国医大师李今庸医学全集

新编黄帝内经纲目

（上册）

李今庸　著

学苑出版社

图书在版编目（CIP）数据

新编黄帝内经纲目/李今庸主编 . —北京：学苑出版社，2019. 6
（国医大师李今庸医学全集）
ISBN 978 - 7 - 5077 - 5692 - 0

Ⅰ . ①新…　Ⅱ . ①李…　Ⅲ. ①《内经》- 研究　Ⅳ. ①R221. 09
中国版本图书馆 CIP 数据核字（2019）第 084977 号

责任编辑：黄小龙
出版发行：学苑出版社
社　　　址：北京市丰台区南方庄 2 号院 1 号楼
邮政编码：100079
网　　　址：www. book001. com
电子邮箱：xueyuanpress@ 163. com
销售电话：010 - 67601101（销售部）67603091（总编室）
印 刷 厂：北京画中画印刷有限公司
开本尺寸：787 × 1092　1/16
印　张：58
字　数：863 千字
版　次：2019 年 6 月第 1 版
印　次：2019 年 6 月第 1 次印刷
定　价：248.00 元

ISBN 978-7-5077-5692-0

9 787507 756920 >

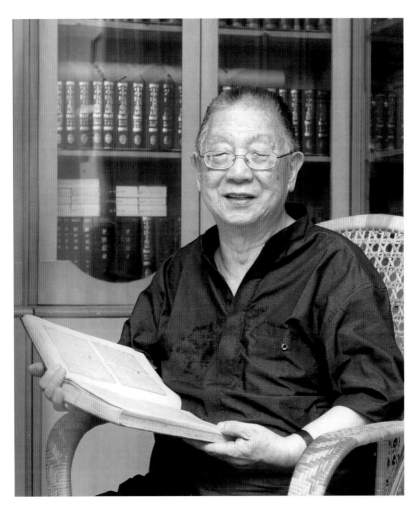

　　李今庸，男，1925年出生，湖北枣阳市人，当代著名中医学家，中医教育学家，湖北中医药大学终身教授，国医大师，国家中医药管理局评定的第一批全国老中医药专家学术经验继承工作指导老师。

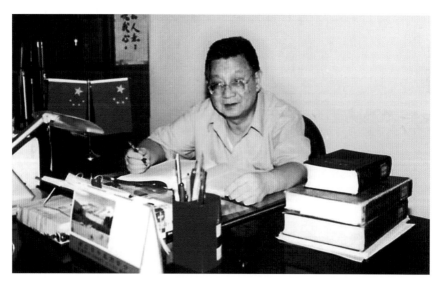

李今庸教授主持湖北省中医药学会工作 20 余年

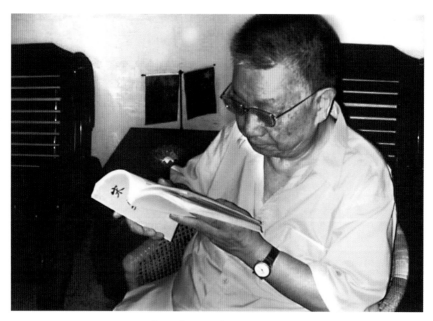

李今庸教授在研读史书

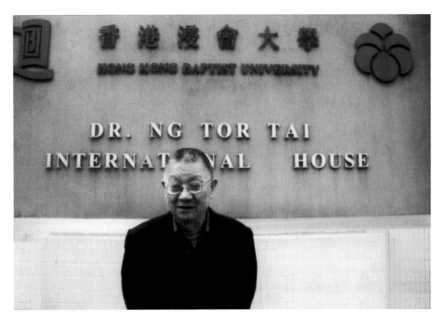

李今庸教授在香港浸会大学讲学期间留影

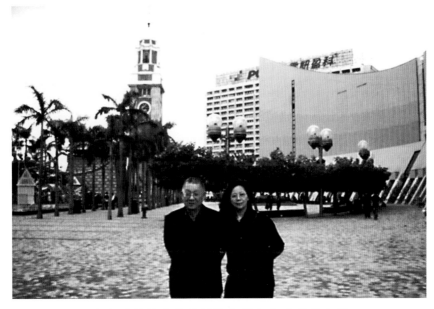

李今庸教授在香港讲学期间与女儿李琳合影

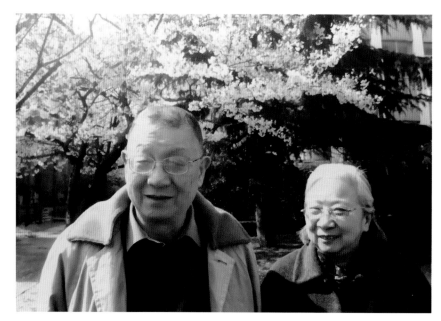

李今庸教授与夫人齐立秀合影

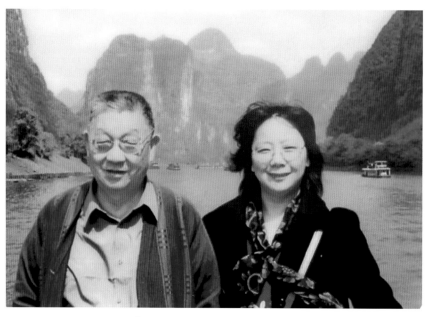

李今庸教授与女儿李琳合影

中国的长期封建社会中，创造了灿烂的古代文化。清理古代文化的发展过程，剔除其封建性的糟粕，吸收其民主性的精华，是发展民族新文化提高民族自信心的必要条件，但是决不能无批判地兼收並蓄。

摘自《新民主主义论》

李今庸教授书法（一）

书，善读之
可以医愚。

李今庸录 壬辰仲秋

李今庸教授书法（二）

富於筆墨窮於命
老去鬚眉壯志心

李今庸書
乙卯初冬

李今庸教授书法（三）

鞠躬顾职，岂能尽如人意；

竭诛斯任，但求无愧我心。

李今庸教授书法（四）

通古博今研岐黄　精勤不倦育桃李

（代总序）

　　李今庸先生，字昨非，1925 年出生于湖北省枣阳市唐家店镇一个世医之家。今庸之名取自《三字经》："中不偏，庸不易。"意为立定志向，矢志不移，永不改易。昨非，语出陶渊明《归去来兮辞》："实迷途其未远，觉今是而昨非。"含有不断修正自己错误认识的意思。书斋曰莲花书屋，义出周敦颐《爱莲说》："出淤泥而不染，濯清涟而不妖。"李今庸先生平生行止，诚如斯言。《孟子·滕文公章句上》说："舜何人也，予何人也，有为者亦若是。"他把这句话作为座右铭。

　　李今庸先生从医 80 载，执教 62 年，在漫长的医教研生涯中积累了宝贵的治学经验。其治学之道，建造了弟子成才的阶梯，是后学登堂入室的通途。听其教、守其道、恭其行者，多能登堂入室，攀登高峰。

博学强志　医教研优

　　李今庸先生 7 岁入私塾读书，开始攻读《论语》《孟子》《大学》《中庸》《礼记》等儒家经典，他博闻强志，日记千言，常过目成诵。1938 年随父学医，兼修文学，先后研读《黄帝内经》《针灸甲乙经》《难经》《伤寒论》《金匮要略》《脉经》《诸病源候论》《千金要方》《千金翼方》《外台秘要》《神农本草经》等，随后其父又命其继续攻读历代各家论著和各科著作，并指导他阅读《毛诗序》《周易》《尚书》等书。对于《黄帝内经》，他大约只用了一年的时间，即将其内容烂熟于心。现在只要提到《黄帝内经》的某一内容，他都能不假思索明确无误地给你指出，本段内容是在《素问》或《灵枢》的某一篇，所以被人们誉为"《内经》王""活字典"。

1961 年，时任湖北中医学院副院长的蒋立庵先生，将一本《江汉论坛》杂志给了李今庸先生。他认真阅读后，敏锐地意识到蒋老是希望他掌握校勘训诂学的知识，以便有效地研究整理古典医籍。从 20 世纪 60 年代初开始，他先后阅读了大量有关古代小学类书籍。通过认真阅读《说文解字》《说文解字注》《说文通训定声》《说文解字义证》《说文解字注笺》等，他对许学相当熟悉。又广泛阅读了雅学、韵书以及与小学有关的一些书籍。从此，他掌握了治学之道，并以此助推医教之道。

一般而言，做学问应具备三个条件：一为深厚的家学，二为名师指点，三为个人勤奋。这三点李今庸先生都具备了，所以先生才有了今天的成就。

李今庸先生在 1987～1999 年间，先后被中国中医研究院（现中国中医科学院）研究生部、张仲景国医大学、长春中医学院（现长春中医药大学）等单位聘为客座教授和临床教授，为这些单位的中医药人才培养做出了贡献。1991 年 5 月被确认为第一批全国老中医药专家学术经验继承工作指导老师，同年获国务院政府特殊津贴；1999 年被中华中医药学会授予全国十大"国医楷模"称号；2002 年获"中医药学术最高成就奖"；2006 年获中华中医药学会"中医药传承特别贡献奖"；2011 年被国家中医药管理局确定为全国名老中医药专家传承工作室建设项目专家；2013 年 1 月被人事部确定为首批中医药传承博士后合作导师，为国家培养中医药高层次人才。

校勘医典　著作等身

李今庸先生在治学上锲而不舍，勇攀高峰，正所谓"路漫漫其修远兮，吾将上下而求索"。他在 20 世纪 60 年代就步入了校勘医典这条漫长而又崎岖的治学之路。在这方面他着力最勤，费神最深，几乎是举毕生之力。他曾说道：首先要善于发现古书中的问题，然后对所发现的问题，进行深入研究考证，并搜集大量的古代文献加以证实。当写成文章时，又必须考虑所选用文献的排列先后，使层次分明，说明透彻，让人易于读懂。如此每写一篇文章，头痛数日不已，然而他仍乐此不疲。虽是辛苦，然也获得了丰硕的成果。经一番整理后，不仅使这些古籍中的文字义理畅达，而且其医学理论也明白易晓，从而使千百年的疑窦焕然冰释，实有功于后学。

李今庸先生首创以治经学方法研究古典医籍。他将清朝乾嘉时期所兴起的治经学方法，引入到古医籍的研究整理之中。他依据训诂学、校勘学、音韵学、古文字学的基本原理，以及方言学、历史学、古文献学、考古学和历代避讳规律等相关知识，对古医书中的疑难问题进行了深入研究。对古医书中有问题的内容，则采用多者刈之、脱者补之、隐者彰之、错者正之、难者考之、疑者存之的方法，细心疏爬。他治学态度严谨，一言之取舍必有于据，一说之弃留必合丁理。其研究所涉及的范围相当广泛，如《素问》《灵枢》《难经》《甲乙经》《太素》《伤寒论》《金匮要略》《神农本草经》《肘后方》《新修本草》《千金要方》《千金翼方》《马王堆汉墓帛书》以及周秦两汉典籍中有关医学的内容。每有得则笔之以文，其研究的千古疑难问题多达数百处。从 20 世纪 50 年代末至现在，他发表了诸如"析疑""揭疑""考释""考义"这类文章 200 多篇。2008 年，他在外地休养的时候，凭记忆又搜集了古医书中疑问之处 88 条，其中部分内容现已整理成文。由此可见，先生对古医籍疏爬之勤。

设帐杏坛　传道授业

李今庸先生执教已 62 个春秋，在中医教育学上，开创和建立了两门中医经典学科教育（《黄帝内经》《金匮要略》）。他先后给师资班、西学中班、本科生、研究生等各类不同层次学生讲授《金匮要略》《黄帝内经》《难经》及《中医学基础》等课程。自 1978 年开始，又在全国中医界率先开展《内经》专业研究生教育。同时，李今庸先生还先后赴辽宁、广西、上海等地的中医药院校讲授《黄帝内经》《金匮要略》等经典课程。

李今庸先生非常重视教材建设。1958—1959 年，他首先在湖北中医学院筹建金匮教研组，并担任组长，其间编写了《金匮讲义》，作为本院本科专业使用。1963 年代理主编了全国中医学院第二版试用教材《金匮要略讲义》，从而将金匮这一学科推向了全国；1973 年为适应社会上的需求，对该书稍作润色，作为全国中医学院第三版试用教材再版发行；1974 年协编全国中医学院教材《中医学基础》；1978 年，主编

《内经选读》，供中医本科专业使用，该教材受到全国《内经》教师的好评；1978年，参与编著高等中医药院校教学参考丛书《内经》；1982年主编高等中医药院校本科生、研究生两用教材《黄帝内经选读》；1987年为光明中医函授大学编写了《金匮要略讲解》。几十年来，李今庸先生为中医药院校教材建设，倾注了满腔心血。

李今庸先生注重师资队伍建设。先生在主持原湖北中医学院内经教研室工作时，非常重视对教师的培养。1981年，他在教研室提出了"知识非博不能反约，非深不能至精"的思想。他要求教师养成"读书习惯和写作习惯"。为配合教师读书方便，他在教研室创建了图书资料室，收藏各类图书800余册。并随时对教师的学习情况进行督促检查。1983—1986年，他组织教研室教师编写了《黄帝内经索引》；1986年，他又组织教研室教师编写了《新编黄帝内经纲目》。通过编辑书籍及教学参考资料，以提高教师的专业水平。在对教师的使用上，尽量做到人尽其才，才尽其用。通过十几年坚持不懈努力，现已培养出一批较高素质的中医药教师队伍。

在半个多世纪的中医药教学生涯中，先生主张择人而教、因材施教，注重传授真知和问答教学。他要求学生学习中医时必须树立辩证唯物主义和历史唯物主义思维方式，将不同时代形成的医学著作和理论体系置于特定历史时代背景中研究，重视经典著作教学和学生临床实践。1962年，先生辅导高级西医离职学习中医班集体写作《从藏府学说看祖国医学的理论体系》一文，全文刊登于《光明日报》，并被《人民日报》摘要登载、《中医杂志》全文收载，在全国产生很大影响。

扎根一线 累起沉疴

李今庸先生在80年的医疗实践中，形成了独特的医疗风格、完整的临床医学思想，积累了大量的临床经验。其一，形成了完整的临床医学指导思想，即坚持辩证历史唯物主义思想指导下的"辨证论治"；其二，独创个人的临床医疗经验病证证型治疗分类约580余种。著有《李今庸临床经验辑要》《中国百年百名中医临床家丛书·李今庸》《李今庸医案医论精华》等临床著作。

李今庸先生通晓中医内外妇儿及五官各科，尤长于治疗内科和妇科疾病。在 80 年的临床实践中，他在内伤杂病的补泻运用上形成了自己独特的风格，即泻重痰瘀，补主脾肾。脾肾两藏，一为后天之本，一为先天之本，是人体精气的主要来源。二藏荣则一身俱荣，二藏损则一身俱损。因此，在治虚损证时，补主脾肾。在临床运用中，具体又有所侧重，小儿重脾胃，老人重脾肾，妇女重肝肾。慢性久病，津血易滞，痰瘀易生，痰瘀互结互病，易成窠囊。他对于此类病证的治疗是泻重痰瘀，或治其痰，或泻其瘀，或痰瘀同治。他临床经验丰富，辨证准确，用药精良，常出奇兵以制胜，其经验可见于《国医大师李今庸医学全集》中。

李今庸先生非常强调临床实践对理论的依赖性，他常说："治病如同打仗一样，没有一定的医学理论做指导，就不可能进行正确的医疗活动。"如一壮年男子，突发前阴上缩，疼痛难忍，呼叫不已，李今庸先生据《素问·厥论》"前阴者，宗筋之所聚"，《素问·痿论》"阳明者，五藏六府之海，主润宗筋"的理论，为之针刺足阳明经之归来穴，留针 10 分钟，病愈，后数十年未再发。此案正印证了其善于以经典理论对临床的指导运用。李老常言："方不在大，对证则效；药不在贵，中病即灵。"

从 1976 年起，李老应邀赴北京、上海、南京、南宁、福州、香港、韩国大田等多地讲学，传授临床经验，深入开展中外学术交流。

振兴中医　奔走疾呼

李今庸先生作为一代中医药思想家，从未停止过对中医药学理论、临床、教育的反复深入思考。1982 年、1984 年，他两次同全国十余名中医药专家联名上书党中央、国务院，建议成立国家中医药管理总局，加强党对中医药事业的领导，受到中央领导重视和采纳。1986 年，国家中医药管理局成立。其后，又积极支持组建中医药专业出版社。1989 年，中国中医药出版社成立。2003 年，向党中央和国务院领导写信陈述中医药学优越性和东方医学特色，建议制定保护和发展中医药的法规，同年，国务院颁布《中华人民共和国中医药条例》。

李老在担任湖北省政协常委及教科文卫体委员会副主任期间，深入基层考察调研，写了大量提案及信函建议。在湖北省第五届政协会议上，提出"请求省委、省政府批准和积极筹建'湖北省中医管理局'，以振兴我省中医药事业"等提案。2006 年，湖北省中医药管理局成立。

1986 年李老当选为湖北省中医药学会理事长。此后，主持湖北省中医药学会工作长达二十余年。组织举行"鄂港澳台国际学术交流大会""国际传统医学大会"等各种大型中医药学术研讨会和国际学术交流会议。其间，向省委、省政府致信建议召开李时珍学术会议，成立李时珍研究会，开展相关研究，为在全国范围内形成纪念李时珍学术活动氛围奠定了坚实根基。主编《湖北中医药信息》《中医药文化有关资料选编》等。

近年来，李老对中医药学术发展方向继续进行深入思考与研究。认为中西医学不能互相取代，只能在发展的基础上取长补短，必须努力促使西医中国化、中医现代化，先后撰写和发表了《论中医药学理论体系的构成和意义》《发扬中医药学特色和优势提高民族自信心和自豪感》《试论我国"天人合一"思想的产生及中医药文化的思想特征》《中医药学应以东方文化的面貌走向现代化》《关于中西医结合与中医药现代化的思考》《略论中医学史和发展前景》等文章。

今将李今庸先生历年间写作刊印出版和未出版的各种学术著作，集中起来编辑整理，勒成一部总集，定名为《国医大师李今庸医学全集》，予以出版，一则是彰显李老半个多世纪以来，在中医药学术上所取得的具有系统性和创造性的重要成就，二则是为中医药学的传承留下一份丰厚的学术遗产。

李今庸先生历年间写作并刊印和出版的各种著作数十部，附列如下（以年代先后为序）：

《金匮讲义》，李今庸编著，原湖北中医学院中医专业本科生用教材。1959 年，内部油印。

《金匮要略讲义》，李今庸编著，全国中医学院中医专业本科生用第二版统一教材。1963 年 9 月，上海科学技术出版社出版。

《中医基础学》，李今庸编著，原湖北中医学院中医专业用教材。1971 年，内部铅印。

《金匮要略释义》，李今庸编著，中医临床参考丛书，全国中医学院西医学习中医者、中医专业用第三版统一教材。1973 年，上海科学技术出版社出版。

《内经选读》，李今庸主编，原湖北中医学院中医专业本科生用教材。1978 年，内部刊印。

《黄帝内经选读》，李今庸主编，原湖北中医学院中医专业本科生、研究生两用教材。1982年，内部刊印。

《内经函授辅导资料》，李今庸主编，原湖北中医学院中医专业函授辅导教材。1983年，内部刊印。

《读医心得》，李今庸著，是研究中医古典著作中理论部分的学术专著。1982年4月，上海科学技术出版社出版。

《中医学辩证法简论》，李今庸主编，全国中医院校教学参考用书。1983年1月，山西人民出版社出版。

《黄帝内经索引》，李今庸主编，原湖北中医学院中医《内经》专业教学参考用书。1983年12月，内部刊印。

《读古医书随笔》，李今庸著，运用考据学知识和方法研究古典医籍的学术专著。1984年6月，人民卫生出版社出版。

《金匮要略讲解》，李今庸著，全国高等中医函授教材。1987年5月，光明日报出版社出版，后由人民卫生出版社于2008年更名为《李今庸金匮要略讲稿》再版。

《新编黄帝内经纲目》，李今庸主编，中医内经专业、西医学习中医者教学参考用书。1988年11月，上海科学技术出版社出版。

《奇治外用方》，李今庸编著，运用现代思想和通俗语言，对中医药古今奇治外用方治给予整理的专著。1993年1月，中国中医药出版社出版。

《湖北医学史稿》，李今庸主编，是整理和反映湖北地方医学史事的专门著作。1993年5月，湖北科学技术出版社出版。

《李今庸临床经验辑要》，李今庸著，作者集数十年临床医疗实践之学术思想和临证经验的总结专著。1998年1月，中国医药科技出版社出版。

《古代医事编注》，李今庸编著，选录了古代著名典籍笔记中关于中医药医事史料文献而编注的人文著作。1999年，内部手稿。

《中华自然疗法图解》，李今庸主编，刮痧疗法、按摩疗法、针灸疗法和天然药食疗法等中医自然疗法治病图解的专著。2001年1月，湖北科学技术出版社出版。

《中国百年百名中医临床家·李今庸》，李今庸著，作者集多年临床学术经验之专著。2002年4月，中国中医药出版社出版。

《古医书研究》，李今庸著，继《读古医书随笔》之后，再以校勘学、训诂学、音韵学、古文字学、方言学、历史学以及古代避讳知识等，研究考证中医古典著作的学术专著。2003年4月，中国中医药出版社出版。

《中医药治疗非典型传染性肺炎》，李今庸编著，选用报刊上有关中医药治疗"非典"（严重急性呼吸综合征）的内容，集而成册。2003 年 8 月，内部刊印。

《汉字、教育、中医药文化资料选编》（1－6 编），李今庸编著，选用报刊上发表的有关文字文化、教育和中医药文化资料而汇编的专门集册。2003—2009 年，内部刊印。

《舌耕馀话》，李今庸著，作者在兼任政协等多项社会职务期间，从事中医药事业的医政医事专门著作。2004 年 10 月，中国中医药出版社出版。

《古籍录语》，李今庸编著，选录古代典籍中关于启迪思想，予人智慧，为人道德之锦句名言而编著的人文专著。2006 年 8 月，内部刊印。

《李今庸医案医论精华》，李今庸著，作者临床验案精选和中医学术问题研究的专著。2009 年 4 月，北京科学技术出版社出版。

《李今庸中医科学理论研究》，李今庸著，中医科学基础理论体系和基本学术思想研究的专著。2015 年 1 月，中国中医药出版社出版。

《李今庸黄帝内经考义》，李今庸著，作者历半个世纪对《黄帝内经》疑难问题研究的学术专著。2015 年 1 月，中国中医药出版社出版。

《李今庸读古医书札记》，李今庸著，辑作者历年来在全国各地刊物上发表的关于古典医籍和古典文献的考释、考义、揭疑、析疑类文章的学术著作。2015 年 4 月，科学出版社出版。

《李今庸特色疗法》，李今庸主编，整理和总结了具有中医学特色的穴敷疗法、艾灸疗法、拔罐疗法、耳穴贴压法等治疗病证的专著。2015 年 4 月，科学出版社出版。

《李今庸经典医教与临床研究》，李今庸著，作者集中医经典教学和经典性临床研究的教研专著。2016 年 1 月，科学出版社出版。

《李今庸医惑辨识与经典讲析》，李今庸著，对有关经典医籍、医学疑问的解疑辨惑及经典著作课堂讲解分析的学术专著。2016 年 1 月，科学出版社出版。

《李今庸临床医论医话》，李今庸，作者关于中医临床的医学论述和医语医话的学术专著。2017 年 3 月，中国中医药出版社出版。

《李今庸中医思考·读医心得》，李今庸著，作者独立思考中医药学实质和中医药学术发展方向性研究的学术专著。2018 年 3 月，学苑出版社出版。

《续古医书研究》，李今庸著，为《古医书研究》续笔，再以开创性的中医治经学方法继续研究中医古典著作之学术力作。将由学苑出版社出版。

另有待出版著作（略）。

李琳于湖北中医药大学

2018 年 5 月 1 日

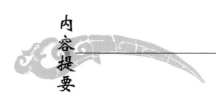

　　《黄帝内经》是中医学理论体系的泉源，是我国历史上一本划时代的巨著，故为学习中医者必读的经典文献。该书由于集不同时期众多作者之医学论述，在篇目卷次、内容结构方面，难免缺乏系统性，又因长期传抄翻刻，使现存版本中常有错脱衍误。本书作者综合大量古今有关文献之校释和研究，将所撰《新编黄帝内经纲目》进行如下整理。

　　①将《内经》162篇文献，精选出理论和实践价值较大而彼此内容不重复的原文共833段，再据各段内容分别归纳成十二类（章）：人与自然、养生、阴阳五行、脏象、经络、病机、病证、诊法、论治、针灸、运气及医学教育等。②汲取历代医家研究成果，结合作者研究心得，对所选原文做必要的校勘和注释。③对所选原文概括内容要点并作必要的分析。

　　本书提纲挈领，考据翔实，观点明确，叙述清楚，是一本帮助读者进一步理解和学习研究内经的良好读物，可供中医院校师生、西医学习中医者以及有关临床工作者参考。

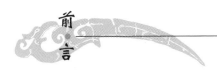

前　言

　　《黄帝内经》（简称《内经》）是我国现存最早的医学著作汇编，它不仅集中反映了先秦（有人认为是西汉末期以前）的时代的医学成就，而且由于它充分运用了当时先进的哲学思想和科学知识，对分散的、见于众多流派的医疗经验和医学观点进行了系统的整理和理论性的总结，从而创立了比较完整的医学理论体系。两千多年来，《内经》的医学理论体系及其基本观点一直为历代医家所推崇和遵循，并有效地指导着中医基础和临床实践的发展，对中国人民的健康和民族的繁衍发挥着重大的作用。可以说，《内经》的诞生，标志着我们祖先同疾病长期作斗争所积累起来的知识和经验已经上升为理论，并开始形成一门独特的医学科学，因此，称它为中医学史上的一本划时代巨著并不是过分的。今天，继续学习、研究和整理这一医学典籍，对于继承和发展中医事业，提高中医的学术水平和诊疗效果，仍然具有重要的现实意义。

　　正因为《内经》是集不同时期众多作者医学论文之大成，所以该书在篇目卷次、内容结构方面存在着不够系统，不够紧凑，甚至重复、繁琐等缺陷；又因为长期的传抄翻刻，多次的整理校订，致使现存的版本中，文字常有错讹衍误，篇章亦见分合改移；加之全书篇帙浩繁，文字古奥，注释纷纭，所有这些都给研习《内经》构成了困难。因此，编写一本普及和提高相结合的、比较完整地反映《内经》理论体系的读本，以利于读者阅读和理解，是完全必要的。基于上述原因，参考古今有关的校释和研究，对《内经》一书做了如下整理：

　　第一，从《内经》包括的《素问》和《灵枢》两书共一百六十二篇（包括已佚而由后人补写的"刺法论"和"本病论"两篇）中，精选出理论和实践价值较大而彼此内容基本上不重复的原文共333段，再根据各段的主要内容分别归纳成十二类（章）："人与自然""养生""阴阳五行""藏象""经络""病机""病证""诊法""论治""针灸""运气"及"医学教育"。每类为一章，每章内又分列不同的专题。

第二，在尽可能汲取历代医家和学者研究《内经》成果的基础上，结合教学心得体会，对所选辑的原文进行必要的校勘和注释，力求做到观点明确，传述清楚，前后一致。

第三，简要地概括出每段原文的内容大意，对其中的要点略加分析，对需要进一步说明的问题则酌加按语。

通过原文的选辑、分类，使《内经》的原文编排和学术内容趋于条理化、系统化，以利读者提纲挈领地加以学习和研究；通过"校释""概要"等项，使《内经》具体的医学理论、观点、法则易为读者所领会和运用。前者重在立纲，后者重在析目，两者结合，则纲举目张，以利读者融会贯通，较好地把握《内经》的整个理论体系，故僭书名为《新编黄帝内经纲目》。

《新编黄帝内经纲目》是研究、整理中医经典著作的一个尝试。鉴于水平所限，编写经验不足，书中错误及不当之处在所难免，切盼学界同行和广大读者批评指正。

编著

1984 年 9 月

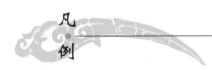

一、原文

1. 本书原文分别以明代顾从德翻刻宋本和明代赵府居敬堂刊为底本。原文一律根据中国文字改革委员会 1964 年编印的《简化字总表》排印。

2. 原文以各篇中相对独立的大段节选为主，也有少数整篇作为一段。若所选录的一段原文由几部分不相连属的原文组成，则删去文字用省略号标示。为保持理论体系的完整性，个别原文段亦有重复选录者。

3. 所辑入的原文分别归入十二章，每章的原文，依据其主要的学术内容又划分为若干个专题，并以简明的小标题冠之。由于一段原文中所论述的学术问题往往不止一个，因此，小标题只能反映出该专题内诸段原文共有的主要学术内容。

二、校勘

1. 凡可校可不校者一律不校。

2. 采用他校、对校、本校、理校相结合的校勘方法。若一处文字能用以对校、他校的版本或书籍较多时，则择其有代表性的一至二种校勘，不一一罗列，以省篇幅。

3. 凡予校勘的文字，均在原文的右上角标出○号译码，而在"校勘"栏的相应序码后简要说明据改、据补或据删的版本或书名卷次，以及校勘的理由。

三、注释

1. 凡属比较疑难费解的字、词、句均酌予注释。所注释的字词句，以校勘后的方案为准。

2. 凡作注的字词句，均在原文的右上角用（ ）号序码标明。其中难认或易读错的字均在"注释"栏相应字头（后）标准拼音只标音即可，用同音字不标准。

3. 注释采取词解和句释相结合的方式，注重医理，兼顾文理，力求做到持之以恒，忠于原文。

4. 注释内容多选用前人较精辟的注文 1 或 2 家；若历代注文均欠妥当或欠完整者，则提出或补充编者的看法。注释的观点一般只取编者赞同的一种。若注家的注词观点一致者，则引用较早或说理简明的一家。凡引用常见注家的注语，皆于引文前标出注家的本名；若引用其他人的注语则同时写出作者和书名。

5. 原文中重复或多次出现的疑难字句，一般只在最先出现时作注，但部分具有多种含义或难度较大的字句，为方便读者，亦重复作注。

四、概要

1. 用简练的语言把全段原文的主要内容加以高度的概括。

2. 根据原文所论及的学术内容归纳为若干要点，而后再做扼要分析。

五、按语

1. 凡该段原文需要进一步阐发，而又不适合在前面三项中论述者，则酌加按语。

2. 根据简明扼要的原则，使它能对读者理解和运用原文有所启发。

3. "按语"涉及的范围较广，主要包括：前后原文的联系、对比；能与该段原文相互印证或补充的原文；涉及本段重要学术内容的多种注释观点的争鸣；本段学术理论原则对后世的影响；等等。

4. 《难经》《伤寒论》等古典医籍中对《内经》学术观点有所阐发或发展者，按语中亦予点明。

六、索引

1. 分《素问》与《灵枢》两部，各部篇目的排列次序依原底本不变。

2. 每篇中的条目前面均冠以段次的序码，并按序码的先后进行编排。

3. 为节省篇幅，删去部分段次句首原有的"黄帝曰""黄帝问于岐伯曰"之类语词。

七、本书校注所引用的主要书名及其作者

（以成书年代先后排列）

《说文解字》（简称《说文》）　东汉·许慎（字叔重）

《脉经》　晋·王熙（字叔和）

《针灸甲乙经》（简称《甲乙》）　晋·皇甫谧（字士安）

《诸病源候论》　隋·巢元方等

《黄帝内经太素》（包括"《黄帝内经太素》缺卷"内容，简称
《太素》）　隋·杨上善

《备急千金要方》（简称《千金方》）　唐·孙思邈

《外台秘要》（简称《外台》）　唐·王焘

《黄帝内经素问》注文　唐·王冰（号启玄子）

《黄帝内经素问》新校正（简称"新校正"）　宋·林亿等

《读素问钞》　元·滑寿（字伯仁）

《黄帝内经素问注证发微》　明·马莳（号玄台）

《黄帝内经灵枢注证发微》　明·马莳（号玄台）

《素问吴注》　明·吴昆（字鹤皋）

《类经》　明·张介宾（号景岳）

《内经知要》明·李中梓（号念莪）

《黄帝内经素问集注》　清·张志聪（字隐庵）

《黄帝内经灵枢集注》　清·张志聪（字隐庵）

《素问经注节解》　清·姚止庵（字绍虞）

《素问灵枢类纂约注》　清·汪昂（字讱庵）

《素问直解》　清·高世栻（字士元）

《素问悬解》　清·黄元御（字坤载）

《灵枢悬解》　清·黄元御（字坤载）

《素问识》　日本·丹波元简

《灵枢识》　日本·丹波元简

《素问释义》　清·张琦（号宛邻）

《素问绍识》　日本·丹波元简

《内经素问校义》　清·胡澍（字荄甫）

《读书余录》　清·俞樾（号曲园）

《香草续校书》　清·于鬯（号香草）

《灵枢经》校勘本　刘衡如

《黄帝内经素问校注语译》　郭霭春

《读古医书随笔》　李今庸

新编黄帝内经纲目

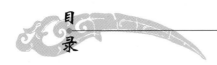

目录

新
编
黄
帝
内
经
纲
目

第一章　人与自然

一、人本天地

[1]《素问·宝命全形论篇第二十五》　夫人生于地，悬命于天，⁽¹⁾天地合气，命之曰人。⁽²⁾人能应四时者，天地为之父母；⁽³⁾知万物者，谓之天子。⁽⁴⁾天有阴阳，人有十二节；⁽⁵⁾天有寒暑，人有虚实。⁽⁶⁾能经天地阴阳之化者，不失四时；⁽⁷⁾知①十二节之理者，圣智不能欺也；⁽⁸⁾能存八动之变②，五胜更立；⁽⁹⁾能达虚实之数⁽¹⁰⁾者，独出独入，⁽¹¹⁾呿吟至微，秋毫在目。⁽¹²⁾

【校勘】

①知：此前《太素》卷十九知针石有"能"字，与上下文例合，可据补。

②变：此后《太素》卷十九知针石有"者"字，与上下文例合，可据补。

【注释】

（1）夫人生于地，悬命于天：夫，发语词。悬，挂也，此作维系解。王冰注："形假物成，故生于地；命唯天赋，故悬于天。"本篇前文有"人以天地之气生，四时之法成"之语，可互证。

（2）天地合气，命之曰人：杨上善注："天与之气，地与之形，二气合之为人也。"

（3）人能应四时者，天地为之父母：父母，即养育者。王冰注：

"人能应四时和气而养生者，天地恒畜养之，故为父母。"

（4）知万物者，谓之天子：天子，即天之骄子，比喻掌握了自然变化规律，从而使自然为我所用的人。吴昆注："知周万物，则能参天地、赞化育，是天之子也。"

（5）天有阴阳，人有十二节：节，度数。王冰注："外所以应十二月，内所以主十二经脉也。"月令、经脉皆有阴阳之分。

（6）天有寒暑，人有虚实：吴昆注："寒暑者，天之阴阳消长也；虚实者，人之阴阳消长也。"

（7）能经天地阴阳之化者，不失四时：经，量度。杨上善注："故能知天地阴阳变化，理与四时合契。"

（8）知十二节之理者，圣智不能欺也：圣智，指知识渊博而聪明的人。欺，加也，此处引申为超过。杨上善注："知人阴阳十二节气与十二时同，循之而动，不可得失，虽有圣智不能加也。"

（9）能存八动之变，五胜更立：存，心存，即审察。王冰注："八动，谓八节之风变动。五胜，谓五行之气相胜。立，谓当其王（通"旺"）时。变，谓气至而变易。"此句言能够识别自然界各种时气变化，就能正确运用五行相胜的规律。

（10）能达虚实之数：达，通晓。数，道理。言能够通晓邪正虚实的病变机理。

（11）独出独入：喻医术卓绝，运用自如。张志聪注："独出独入者，言能存心于八动五胜，明达虚实之数，而出入补泻之有独见者也。"

（12）呿（qū）吟至微，秋毫在目：呿，张口。吟，通"噤"，闭口。呿吟，形容变化极微小。秋毫，原指秋天鸟兽之毛细密而末锐，此亦借喻事物的微细。吴昆注："虽呿吟之声，至微之疾，犹秋毫之在于目，察之无难也。"

【概要】

本段指出人的生命来源于天地，并论述了掌握人与天地相互关系的重要意义。

1. 人的生命来源于天地

人禀天地之气而生，即自然界阴阳之气是人体生命活动得以产生和维持的不可缺少的物质条件和外在环境，所以说"人生于地，悬命于天，天地合气，命之曰人"。正因为天地为人的"父母"，人为天地之"子"，天地之气与人之气息息相通，所以自然界和人体的运动变化存在着相应的关系，即原文所述"人能应四时""天有阴阳，人有十二节；天有寒暑，人有虚实"之类。

2. 掌握人与天地相互关系的重要意义

天地是人体生命的源泉，人体的生命活动必须与天地的运动变化相适应，因此正确认识和掌握自然界的运动变化规律，对于人的养生治病是十分重要的。所以原文用四个排比句反复强调，人类若"能经天地阴阳之化""达虚实之数"，就具有"圣智不能欺"的聪明才智，方能"不失四时"地养生，运用"五胜更立"等法则诊治疾病，达到"独出独入，呿吟至微，秋毫在目"的医疗水平。

[2]《素问·六节藏象论篇第九》　草生五色，⁽¹⁾五色之变，不可胜视，⁽²⁾草生五味，五味之美，不可胜极，⁽³⁾嗜欲不同，各有所通。⁽⁴⁾天食人以五气，⁽⁵⁾地食人以五味。五气入鼻，藏于心肺，⁽⁶⁾上使五色修明，音声能彰。⁽⁷⁾五味入口，藏于肠胃，味有所藏，以养五气。⁽⁸⁾气和而生，津液相成，神乃自生。⁽⁹⁾

【注释】

（1）草生五色：草，泛指植物。五色，指青赤黄白黑五种颜色。

（2）不可胜（shēng）视：胜，尽也。胜视，看不尽。张介宾注："青黄赤白黑，五色之正也，然色有浅深间杂之异，故五色之变不可胜视。"

（3）五味之美，不可胜极：极，穷尽。不可胜极，谓尝不尽。张介宾注："酸辛甘苦咸，五味之正也，然味有厚薄优劣之殊，故五味之美，不可胜极。即此五色五味之变，已不可穷，而天地万物之化，又乌得而量哉？"

（4）嗜欲不同，各有所通：嗜欲，指人的爱好。通，指色味各有其入通的藏府。王冰注："言色味之众，虽不可遍尽所由，然人所嗜所欲，则自随己心之所爱耳。"

（5）天食人以五气：食，通"饲"，饲养、供给之意。吴昆注："盖谓风气入肝，暑气入心，湿气入脾，燥气入肺，寒气入肾，当其不亢不害，则能养人。人在气交之中，以鼻受之而养五藏，是天食人以五气也。"

（6）五气入鼻，藏于心肺：张介宾注："五气入鼻，由喉而藏于心肺，以达五藏。"

（7）上使五色修明，音声能彰：修，美好。修明，明润光泽。彰，显著。王冰注："心荣面色，肺主音声，故气藏于心肺，上使五色修洁分明，音声彰著。"

（8）味有所藏，以养五气：五气，此指五藏之气。姚止庵注："盖人必具五藏以生，而五藏又必须五气而运。然非饮之食之，则五藏之气亦干槁而闭塞矣。是五藏之气，必借五味之气以养也。"

（9）气和而生，津液相成，神乃自生：津液，此处泛指人体的精、气、血、津液等。神，是对人体生命活动及其各种表现的概括。此三句意为：由于天地气味的供养，藏气和调而化生各种基本的精微物质，在此基础上，人体的神气就自然地产生并表现出来了。

【概要】

本段说明天地的气味是人体生命活动的物质基础。在广阔的天地之间，生长着多种多样的动植物，它们的声色嗅味千差万别，各人对它们的嗜好和它们对人体的作用也不一致，所以说"嗜欲不同，各有所通"。在自然界的万物中，天空之气和饮食五味对维持人体生命尤为重要，故原文明确指出："天食人以五气，地食人以五味。"五气由鼻入于肺心而达于五藏，五味由口入于胃肠以充养五藏，五藏之气和调则化生"津液"，从而整个人体的生命活动亦随之而旺盛。由此可知，人体生命得以产生和维持，是以天地的五气五味作为其主要的物质基础的。

[3]《素问·生气通天论篇第三》　夫自古通天者，生之

本，本于阴阳。⁽¹⁾天地之间，六合⁽²⁾之内，其气九州⁽³⁾九窍^①、五藏、十二节⁽⁴⁾，皆通乎天气。其生五，其气三，⁽⁵⁾数犯此者，则邪气伤人，此寿命之本也。⁽⁶⁾苍天之气，清净则志意治，⁽⁷⁾顺之则阳气固，虽有贼邪，弗能害也，此因时之序。⁽⁸⁾故圣人传精神，服天气，而通神明。⁽⁹⁾失之^②则内闭九窍，外壅肌肉，⁽¹⁰⁾卫气散解，⁽¹¹⁾此谓自伤，气之削也⁽¹²⁾。

【校勘】

①九窍：《读书余录·内经素问》："今按'九窍'二字实为衍文，九州即九窍也。《尔雅·释兽》篇：'白州驠。'郭注曰：'州，窍。'是古谓窍为州，此云九州，不必更言九窍，九窍二字疑即古注之误入正文者。"此说可从，当据删。

②失之：此前《太素》卷三调阴阳有"气"字，义明，可据补。

【注释】

（1）夫自古通天者，生之本，本于阴阳：通天，指人体阴阳之气与天地阴阳之气相通。本，根本，本原。张志聪注："凡人有生，受气于天，故通乎天者，乃所生之本。天以阴阳五行化生万物，故生之本本乎阴阳也。"黄元御注："自古及今，人物错出，所以通于天者，以其生育之本本乎阴阳。阴阳之在人物，则为人物之气，而原其本初，实为天气，天人一气，共此阴阳而已。"

（2）六合：王冰注："谓四方上下也。"

（3）九州：此指人体九窍，即眼二、耳二、鼻二、口一、前后二阴。张志聪注："九窍乃藏气之所出入，五藏乃阴阳二气之所舍藏，故皆通乎天气。"

（4）十二节：杨上善注："谓人四肢各有三大节也。"

（5）其生五，其气三：张介宾注："人虽本乎阴阳，而禀分五行，其生五也。阴阳衰盛，少太有三，其气三也。有五有三，则生克强弱，变出其间矣。"

（6）数（shuò）犯此者，则邪气伤人，此寿命之本也：数，屡次，经常。王冰注："犯，谓邪气触犯于生气也。"张介宾注："得其和则为正气而生物，犯其变则为邪气而伤物。其生其死，皆此三五耳，故为寿命之本。"

（7）苍天之气，清净则志意治：净，通"静"。志意，此处代表人的神志。治，正常，精明。杨上善注："天地之和气清而不浊，静而不乱，能令人志意皆清静也。"

（8）虽有贼邪，弗能害也，此因时之序：贼邪，即贼风虚邪，此泛指一切足以致病的外来邪气。弗，不也。黄元御注："内无受邪之根，从顺莫违，则阳气密固；外无中邪之隙，虽有贼风虚邪，弗能害也。此善因四时之序，顺其开阖而莫违者。"

（9）故圣人传精神，服天气，而通神明：圣人，此指道德高深、善于养生的人。传，通"专"。传精神，指精神专一。服天气，指顺应天气的变化。神明，此指阴阳不测之机。通神明，张介宾注："所以与天为一，而神明可与天通矣。"即是使自身的生命活动与自然界的阴阳变化统一协调。

（10）气失之则内闭九窍，外壅肌肉：气失之，指人的生气（阳气）与天气相失。张介宾注："九窍通于内，肌肉卫于外，其行其固，皆阳气为之主也；失之则失其清阳之化，故九窍肌肉皆为闭壅矣。"

（11）卫气散解：姚止庵注："《灵枢经》曰：'卫气者，所以温分肉而充皮肤，肥腠理而司开合者也。'内闭外壅，气以溃乱而涣散不收矣。"

（12）此谓自伤，气之削也：杨上善注："此之失者，皆是自失将摄，故令和气销削也。"

【概要】

本段论述了人气与天气相通的关系，以及顺应天气养生的重要意义。

1. 人与天地阴阳之气的关系

人生活在自然界，禀天地阴阳之气而生，故"生之本，本于阴阳"。人身阴阳之气无时无刻不受天地四时阴阳之气运动变化的影响，因而人身的藏府、九窍、十二节等"皆通乎天气"，所以天人之气相通的阴阳五行规律是决定人体生老病死的"寿命之本"。

2. 顺应天气养生的重要性

天气与人气息息相通，天气对人的作用具有双向性，即天气"清静则志意治，顺之则阳气固"，邪不能害；反之，天气不清静，而人与天气相违失，"则邪气伤人"，导致"内闭九窍，外壅肌肉，卫气散解"的严重后果。所以，善养生者必能做到"传精神，服天气，而通神明"。

二、人应大地

[4]《素问·四气调神大论篇第二》　天气清净光明者也，(1) 藏德不止，故不下也。(2) 天明则日月不明，(3) 邪害空窍，(4) 阳气者闭塞，地气者冒明(5)，云雾不精，则上应白露不下，(6) 交通不表，万物命故不施，(7) 不施则名木(8)多死，恶气不发，(9) 风雨不节，白露不下，(10) 则菀槁不荣。(11) 贼风数至，暴雨数起，天地四时不相保，(12) 与道相失，则未央绝灭。(13) 唯圣人从之，故身无奇①病(14)，万物不失，生气不竭。(15)

【校勘】

①奇：《内经素问校义》："'奇'当为'苛'，字形相似而误。"可据改，与本篇后文"从之则苛疾不起"义协。

【注释】

(1) 天气清净光明者也：杨上善注："天道之气清虚不可见，安静不可为，故得三光七耀光明者也。"吴昆注："天气，阳气也。言天唯阳气清净，则象曜光明；以人论之，人身之阳气清净，则亦聪明而神慧矣。"

(2) 藏德不止，故不下也：德，此指自然界中蕴藏着的使万物生化不息的力量。止，停息。下，衰败。杨上善注："天设日月，列星辰，张四时，调阴阳，日以曝之，夜以息之，风以干之，雨露濡之。其生物也，莫见其所养而物长；其所杀也，莫见其所丧而物亡。此谓天道藏德。"吴昆注："藏其阳德，运而不止，故悠久而不下也。在人之身，能纯全其阳，则亦可以长生而不坏矣。"

（3）天明则日月不明：前"明"字通"萌"，"萌"又通"蒙"。天明即天蒙，指天空昏暗不明。黄元御注："若使天德不藏（天明即不藏德），则烟雾昏蒙，日月无辉，清静既失，光明亦丧矣。"

（4）邪害空窍：空窍，同义复词，此借指自然界的山川。本句言阴霾邪气充斥山川。

（5）阳气者闭塞，地气者冒明：冒明，读作"冒蒙"，遮蔽昏暗的意思。黄元御注："天德泄露，浊气上逆，阳气闭塞而不显达，地气迷漫而障天光。"

（6）云雾不精，则上应白露不下：精，通"晴"。云雾不精，即天气阴晦而不晴朗。王冰注："雾者云之类，露者雨之类。"张志聪注："地气升而为云为雾，天气降而为雨为露。云雾不精，是地气不升也。地气不升，则天气不降，是以上应白露不下。"

（7）交通不表，万物命故不施（yì）：表，显露。施，延续。全句谓天地阴阳之气不能显现其上下交通之状，则万物的生命就不能延续。

（8）名木：胡澍注："名，大也。名木，木之大者。"

（9）恶气不发：不，助词，无义。杨上善注："谓毒气疵疠流行于国。"

（10）白露不下：张介宾注："阴精不降也。"亦即天地阴阳之气不相交通之意。

（11）菀槁不荣：菀，通"郁"，茂也。槁，禾秆。张志聪注："四时失序，虽茂木嘉禾，而亦不能荣秀也。"

（12）天地四时不相保：保，持也。张介宾注："天地四时，不保其常。"即天地四时的阴阳变化不正常。

（13）未央绝灭：央，半也。未央，指未活到自然寿命的一半。绝灭，死亡。

（14）苛病：胡澍注："苛亦病也，古人自有复语耳。字本作'疴'。《说文》：'疴，病也。'"苛病，即疾病。

（15）万物不失，生气不竭：万物不失，即本篇后文"与万物沉浮于生长之门"之义。生气不竭，言生机旺盛而不衰竭。张志聪注："圣人内修养生之道，外顺不正之时，与万物不失其自然，而生气不绝也。"

【概要】

本段通过对天气失常的表现和危害的描述，阐述了"生气通天"和顺从天气的道理。

1. 天气失常的表现及其对万物和人类的危害

"天气清净光明者也，藏德不止，故不下也。"指出天气本具清静光明之象，蕴蓄着万物生化不息之机。因此，天气正常，则阴阳气交，日月光明，生意盎然，万物因时而呈现出生长化收藏的运动状态。相反，若天气失常，则阴阳气拒，升降不行，上则阳气闭塞，日月不明，白露不下；下则地气冒明，邪害空窍，云雾不晴，恶气产生，因而导致"贼风数至，暴雨数起"等恶劣气候。表现于自然界，"则名木多死""菀藁不荣"；表现于人类，则易于罹患疾病，甚至"未央绝灭"。

2. 人类顺从天气的意义

人类生活于自然界之中，无论遇到正常还是异常的天气，都应采取主动适应的态度，即根据天气的具体变化选用相应的调摄方法，以实现健康长寿的目标，这就是原文"唯圣人从之，故身无苛病，万物不失，生气不竭"的深刻含义。

[5]《素问·阴阳应象大论篇第五》 故天有精，地有形，(1)天有八纪(2)，地有五里(3)，故能为万物之父母。清阳上天，浊阴归地，(4)是故天地之动静，(5)神明为之纲纪，(6)故能以生长收藏，终而复始。惟贤人上配天以养头，下象地以养足，(7)中傍人事以养五藏。(8)天气通于肺，(9)地气通于嗌，(10)风气通于肝，(11)雷气通于心，(12)谷气通于脾，(13)雨气通于肾。(14)六经为川，(15)肠胃为海，(16)九窍为水注之气。(17)以天地为之阴阳，(18)阳①之汗，以天地之雨名之(19)；阳①之气，以天地之疾②风名之。(20)暴气象雷，(21)逆气象阳。(22)故治不法天之纪，不用地之理，(23)则灾害至矣。

【校勘】

①阳：据王冰注语"夫人汗泄于皮腠者"及《太素》卷三首篇杨上善注语"前明人汗以天地之雨为名，则人之气以天地之风名也"，"阳"为"人"字之误，可据改。

②疾：应据《太素》卷三首篇删。

【注释】

（1）天有精，地有形：王冰注："阳为天，降精气以施化；阴为地，布和气以成形。"

（2）八纪：王冰注："谓八节之纪。"八节，即一年内立春、立夏、立秋、立冬、春分、秋分、夏至、冬至八个重要节气。此处八纪，泛指天气运动变化的规律。

（3）五里：里，通"理"。高世栻注："五里，东南西北中五方之道理也。"即不同地域的地理特点。

（4）清阳上天，浊阴归地：吴昆注："万物育于天地之间，其清阳之气上升于天，浊阴之质下归于地。"

（5）天地之动静：谓自然界各种事物的运动状态。

（6）神明为之纲纪：神明，此指阴阳变化。纲纪，纲领。全句言阴阳变化是认识天地间万物运动的纲领。

（7）贤人上配天以养头，下象地以养足：贤人，指善于养生的人。配、象，均为应象、比类之意。吴昆注："上配天以养头，法天之清也，清则耳目聪明；下象地以养足，法地之静也，静则不妄作劳，不病四肢。"

（8）中傍（bāng）人事以养五藏：傍，依赖。人事，指饮食、情欲、劳作之类。吴昆注："中傍人事以养五藏，法人事之和也，和则阴之五宫无伤矣。"

（9）天气通于肺：张介宾注："天气，清气也，谓呼吸之气……清气通于五藏，由喉而先入肺。"

（10）地气通于嗌：嗌，此指食道上口。张介宾注："地气，浊气也，谓饮食之气……浊气通于六府，由嗌而先入胃。嗌，咽也。"

（11）风气通于肝：吴昆注："风木气也，肝为木气相感召，故风气通于肝。"

（12）雷气通于心：吴昆注："雷，火声也，心为火气相感召，故雷气通于心。"

（13）谷气通于脾：杨上善注："五谷滋味入脾，故谷气通脾也。"

（14）雨气通于肾：张介宾注："雨为水气，肾为水藏，故相通。"

（15）六经为川：吴昆注："六经，三阴阳之脉也，流而不息，故为人身之川。"

（16）肠胃为海：姚止庵注："人之饮食由胃转肠，凡有所入无不归焉，亦如海之广大，无所不容。"

（17）九窍为水注之气：张介宾注："上七窍，下二窍，是为九窍。水注之气，言水气之注也，如目之泪、鼻之涕、口之津、二阴之尿秽皆是也。"姚止庵注："盖藏府之气必由九窍而外达，气不通则水不得出，九窍之气通，而后藏府之水液因之而注矣。"

（18）以天地为之阴阳：即用天地之气来比喻人身的阴阳。张志聪注："阴阳者，天地之道也，以天地之道，通吾身之阴阳。"

（19）人之汗，以天地之雨名之：名之，命其名，此有比类之意。王冰注："夫人汗泄于皮腠者，是阳气之发泄尔。然其取类于天地之间，则云腾雨降而相似也。"张介宾注："汗出于阳而本于阴，故以天地之雨名之。雨即人之汗，汗即天之雨，皆阴精之所化。"

（20）人之气，以天地之风名之：人之气属阳，阳主动而行速，故以天地之风拟之。

（21）暴气象雷：暴气，指暴发的病气。姚止庵注："无病之人，气宿丹田，及其有病，或抽掣，或眩仆，或狂叫喘促，猝暴非常，正如雷之发于地。"

（22）逆气象阳：阳，通"旸"，久旱不雨之意。张介宾注："天地之气，升降和则不逆矣。天不降，地不升，则阳亢于上，人之气逆亦犹此也。"

（23）治不法天之纪，不用地之理：治，指养生和治病两方面。张志聪注："人之阴阳通乎天地，天有八纪，地有五里，为治不取法天地之阴阳，则灾害至矣。"

【概要】

本段用取象比类法阐述了人与天地相应的关系，指出了取法天地阴阳之理治身的重要性。

1. 天地阴阳与万物生化的关系

天有八节之气，地有五方之域，天地合气，精聚形具，便能生化万物，故天地之气"为万物之父母"。然而天地又分别由清阳和浊阴之气所形成，因此，阴阳变化的规律是认识天地万物运动变化的纲领，阴阳双方的对立统一是万物"能以生长收藏，终而复始"的内在原因。

2. 人体与天地相通应

一方面，天地之气入通人体以养藏府，如天气、地气、风气、雷气、谷气、雨气分别通于肺、嗌胃、肝、心、脾、肾等；另一方面，人体的形态结构和生理、病理又与天地的事物应象，如"六经为川，肠胃为海，九窍为水注之气""人之汗，以天地之雨名之；人之气，以天地之风名之"，以暴逆的病气比喻雷霆、久旱等。

3. 法天地之理养生治病的意义

基于人与天地之气相通、人的生理病理与天地阴阳变化相应的原理，在养生治病中，遵循天地阴阳的变化规律就是一条重要法则。如果违背这一法则，就会导致患病丧身等灾害。原文还以"贤人上配天以养头，下象地以养足，中傍人事以养五藏"为例介绍了运用这一法则的具体方法。

[6]《素问·四时刺逆从论篇第六十四》 是故春气在经脉，(1)夏气在孙络，长夏(2)气在肌肉，秋气在皮肤，冬气在骨髓中。帝(3)曰：余愿闻其故。岐伯(4)曰：春者，天气始开，地气始泄，(5)冻解冰释，水行经通，(6)故人气在脉。(7)夏者，经满气溢入①，孙络受血，(8)皮肤充实。长夏者，经络皆盛，内溢肌中。(9)秋者，天气始收，腠理(10)闭塞，皮肤引急。(11)冬者盖藏，血气在中，内着骨髓，(12)通于五藏。是故邪气者，常随四时之气血而入客也，(13)至其变化，不可为度，(14)然必从其经

气，辟除其邪，⁽¹⁵⁾除其邪则乱气不生。⁽¹⁶⁾

【校勘】

①入：《素问经注节解》："删'入'字。"据上下文义、文例，此说可从。

【注释】

（1）春气在经脉：春气，指春天人的气血。在，此处有重点分布之意。春气在经脉，意为春季人气分布的重点在经脉之中，也就是天之春生之气与人之经脉之气相应。下四句义仿此。

（2）长（zhǎng）夏：《素问·六节藏象论》王冰注："所谓长夏者，六月也。土生于火，长在夏中，既长而王（通'旺'），故云长夏也。"

（3）帝：黄帝，传说中的古代帝王，为有熊国君少典之子，姓公孙，继神农氏而得天下，建都于轩辕之丘，以土德立国，故号轩辕黄帝。《内经》作者以黄帝和诸臣讨论的形式，全面阐述了医学及其有关学科的理论。

（4）岐伯：传说岐伯和伯高、少俞、雷公等俱为黄帝之臣，曾与黄帝讨论医药。

（5）天气始开，地气始泄：开，开发。泄，流动。此二句为互文，意为春回转暖，天地之气从冬季的寒凝冰冻中复苏过来，万物开始生发萌动。

（6）水行经通：马莳注："正以春时天气始开，地气始泄，冻解冰释，故地之水行而人之经脉通。"

（7）故人气在脉：与春天生发之气、冻解水行之象相应，人的气血亦集中在经脉中流行。张介宾注："春时天地气动，水泉流行，故人气亦在经脉。"

（8）经满气溢，孙络受血：高世栻注："盖以夏者，盛大于外，经满气溢，外入孙络而受血。"

（9）经络皆盛，内溢肌中：高世栻注："夏时经络皆盛，长夏则内溢肌中，故长夏之气在肌肉。"

（10）腠理：指皮肤肌肉的纹理、汗孔等，其开阖由卫气主司。

（11）皮肤引急：引，牵引。急，紧缩。皮肤引急，就是皮肤收缩，毛孔紧闭。

（12）血气在中，内着骨髓：中，内也。着，附着。此二句言应冬季伏藏之气，人的气血内舍于骨髓。姚止庵注："人得天地之气以为气，故常与四时生长收藏相应也。"

（13）常随四时之气血而入客也：入客，此作侵入解。高世栻注："人身经络、肌肉、皮肤、骨髓各主其时，是故邪气者，常随四时所主之气血内虚而入客也。"

（14）至其变化，不可为度：姚止庵注："四时有不正之气，常乘人气血之虚而入客；虚有微甚之分，则邪有轻重之异，变变化化，无常度焉。"谓邪气致病不能以常法度量。

（15）必从其经气，辟除其邪：从，顺从，引申为依据。经，常也。经气，此指人体内四时的常气。辟除，祛除。本句言必须依据人体气血随四时而分布不同的特点去祛邪治病。

（16）乱气不生：乱气，变乱之气。高世栻注："除其邪则乱气不生，而合于常度也。"

【概要】

本段主要论述了人体气血在不同季节的分布特点及其相应的治疗原则。

1. 气血在四时的分布特点及其机理

原文指出，人体气血在四时的分布特点是"春气在经脉，夏气在孙络，长夏气在肌肉，秋气在皮肤，冬气在骨髓中"。这是因为人与天地相应，随着四时生长化收藏的规律性变化，人体气血亦相应地浮于表、行于中、藏于里，而有在经脉、在孙络、在肌肉、在皮肤、在骨髓等不同的分布重点。

2. 邪气随四时气血入侵人体的治疗原则

气血随四时而有不同的分布重点，一旦其分布之处的气血不足，邪气便乘虚侵入相应的部位。尽管邪气致病变化多端，但治疗时仍须"从其经气，辟除其邪"，即要依据四时常气的分布特点来祛除病邪，方可

"乱气不生"而病愈。

[7]《素问·诊要经终论篇第十六》　正月二月，天气始方，地气始发，⁽¹⁾人气在肝。⁽²⁾三月四月，天气正方，地气定发，⁽³⁾人气在脾。⁽⁴⁾五月六月，天气盛，地气高，人气在头。⁽⁵⁾七月八月，阴气始杀，人气在肺。⁽⁶⁾九月十月，阴气始冰^①，地气始闭，人气在心。⁽⁷⁾十一月十二月，冰复⁽⁸⁾，地气合，⁽⁹⁾人气在肾。⁽¹⁰⁾

【校勘】

①冰：据王冰注语"阴气始凝"，冰当改作"凝"。

【注释】

（1）天气始方，地气始发：方，通"放"。方、发，俱为生发之意。姚止庵注："盖春居四时之先，正月二月为一岁之首，天地之气至此方萌生发之机，而为化化生生之始也。"

（2）人气在肝：指人身与正月二月春气相应者为肝气。张介宾注："肝属木，气应春，故人气在肝。"

（3）天气正方，地气定发：定，正也。姚止庵注："由春入夏，天地之气方发者，至此大盛。"即天地之气渐至生发的旺盛期。

（4）人气在脾：姚止庵注："三月辰土，四月巳火，火土养脾，脾为元气之母，人气得之以资藏府而生血气也。"

（5）天气盛，地气高，人气在头：高，有上升之义。玉冰注："天阳赫盛，地焰高升，故言天气盛，地气高。火性炎上，故人气在头也。"吴昆注："盛夏阳升之极，故人气在头以应之。"

（6）阴气始杀（shài），人气在肺：杀，衰减。阴气始杀，指秋凉阴气使万物开始衰减。张介宾注："此时天气渐降，清秋当令，阴气始杀万物，人气自头而降，肺金应之，故人气在肺。"

（7）人气在心：吴昆注："去秋入冬，阴气始凝，地气始闭，阳气在中，人以心为中，故人气在心也。"

（8）冰复：孙诒让《札迻》说："复与'腹'通。《礼记·月令》

第一章　人与自然

郑注云："腹，厚也。"张介宾注："复言其重，寒凝之甚也。"

（9）地气合：吴昆注："合，闭而密也。"地气合，言地冻冰封之象。

（10）人气在肾：张介宾注："斯时阳气深伏于下，故人气在肾。"王冰注："夫气之变也，故发生于木，长茂于土，盛高而上，肃杀于金，避寒于火，伏藏于水，斯皆随顺阴阳气之升沉也。"

【概要】

本段论述了人身之气随天地之气在一年十二个月内升降浮沉而相应变化的规律。天地万物随时令的推移而有生长化收藏的变化，人与天地相应，因此人身之气亦随之在体内呈现升降浮沉的规律性变化。全年十二个月，上半年为阳，主生主长，下半年为阴，主杀主藏。正月二月为春，开始生发，肝木应春，故人气在肝；三月四月为春夏之交，生长渐盛，而脾属土，长养万物，故人气在脾；五月六月，盛夏阳升之极，而头位最高，为诸阳之会，故人气在头。七月八月，时当初秋，阴气渐盛，万物始杀，人气亦降，故人气在肺；九月十月，由秋至冬，阴气凝闭，阳气内藏，故人气由肺降至心；十一月十二月，隆冬寒极，阳气深伏，故人气在肾。

【按语】

历代注家对此段原文看法不一，亦有提出质疑者，如张琦说："按本文言人气所在，与《金匮真言》《四时刺逆从论》诸义不同，三月四月之在脾，九月十月之在心，尤难曲解，姑依王义说之，以俟知者。"考本段原文的基本精神，在于说明人体之气随天地阴阳之气的规律性变化而相应地在体内产生升降浮沉的变化，即春夏天地之气升发，人气则自肝而升于脾、上于头；秋冬天地之气杀藏，人气则由肺而降于心、下于肾。这一观点同《内经》天人相应、阴阳升降的基本理论是吻合的，而且将"头"与五藏并列，亦值得深入探讨。至于本段原文的有些提法与《内经》他篇有出入，这在《内经》中并非个别现象，这是因为《内经》本身就是不同时代不同学术流派医学论文的汇编。不同流派医家的学术思想有别，认识事物的角度亦异，因此，就不必断其"文有错乱"而擅自更改以强求一律了。

[8]《素问·生气通天论篇第三》 故阳气者，一日而主外，(1)平旦人气生，(2)日中而阳气隆，(3)日西而阳气已虚，气门乃闭。(4)是故暮而收拒，(5)无扰筋骨，无见雾露，(6)反此三时，(7)形乃困薄。(8)

【注释】

（1）阳气者，一日而主外：阳气，此主要指人体的卫气。一日，指白昼。张介宾注："一日而主外，昼则阳气在外也。"

（2）平旦人气生：平旦，清晨日出之时。人气，即上文"阳气"。生，此指活动于外。王冰注："故阳气平晓生。"

（3）日中而阳气隆：姚止庵注："生者气长渐盛，隆则盛之极也。"张介宾注："日中阳气隆，以日当午也。"

（4）日西而阳气已虚，气门乃闭：日西，即日落、日暮之时。气门，指汗孔、腠理。张介宾注："日西阳气虚，以日渐降也。人气应之，故昼则卫气行于阳分二十五度，至日暮则阳气之门闭，而行于阴分二十五度矣。气门，玄府也，所以通行营卫之气，故曰气门。"

（5）暮而收拒：收拒，指人体活动宜收敛以阻拒外邪。王冰注："皆所以顺阳气也。阳出则出，阳藏则藏，暮阳气衰，内行阴分，故宜收敛以拒虚邪。"

（6）无扰筋骨，无见雾露：张介宾注："无扰筋骨，则阳不耗于内；无见雾露，则邪不侵于外。"

（7）反此三时：姚止庵注："宜顶上节言，谓平旦与日中气行于阳，可动则动；日西气行于阴，当静则静。如动静乖违，与时相反，则气弱而形坏也。"

（8）形乃困薄：困，疲惫。薄，虚损。形乃困薄，犹言体虚而患病。张介宾注："若劳扰不分朝暮，反此三时，则阳气失养，形体劳困衰薄矣。"

【概要】

本段叙述了人体阳气在一天之内的出入盛衰变化，并指出了遵循这一规律养生的重要性。

1. 阳气在一天之内的变化规律

人与自然相应，人体的阳气亦随着天地阳气的盛衰而相应地变化。其规律是：人体阳气白昼行于阳分，平旦出于表，日中盛于身，日西月减于外而入于里。

2. 遵循阳气变化规律的重要性

由于人体阳气的出入盛衰与天地阳气的变化规律相应，因此，人体的日常活动必须遵循这一规律，即"暮而收拒，无扰筋骨，无见雾露"等，才能达到养生防病的目的。否则，"反此三时"而动静乖违，必然耗伤阳气，导致"形乃困薄"、患病丧生的恶果。

【按语】

天地阴阳变化对人体的影响是巨大的，其作用的方式也是多种多样的。《内经》认为，时令寒热的规律性变化对人体藏府气血的影响尤为重要。这种规律性的作用，不仅表现于四时、十二月、一昼夜之内，而且还有五年、十年、六十年等大周期，也有不同时辰的更小的周期。这些认识，是古人对自然现象和人体生理变化、病理表现的长期综合观察所得出的结论，并业已在指导防治疾病的实践中得到了证实。目前，世界上正在兴起的所谓时间生物学、时间医学等的一些基本观点与《内经》不谋而合，亦证明《内经》中这些古老的学术理论有进一步发掘和研究的必要。

三、人法天地

[9]《素问·离合真邪论篇第二十七》 夫圣人之起度数$^{(1)}$，必应于天地，故天有宿度，地有经水，人有经脉。$^{(2)}$天地温和，则经水安静；天寒地冻，则经水凝泣$^{(3)}$；天暑地热，则经水沸溢；卒风暴起，则经水波涌而陇起。$^{(4)}$夫邪之入于脉也，寒则血凝泣，暑则气淖泽，$^{(5)}$虚邪$^{(6)}$因而入客，亦如经水之得风也，经之动脉，其至也亦时陇起，$^{(7)}$其行于脉中循循

然，⁽⁸⁾其至寸口中手也，⁽⁹⁾时大时小，大则邪至，小则平，其行无常处，⁽¹⁰⁾在阴与阳，不可为度，⁽¹¹⁾从而察之，三部九候，⁽¹²⁾卒然逢之，早遏其路。⁽¹³⁾

【注释】

（1）起度数：制订人身的法度。高世栻注："起犹立也。圣人立人身脉度循行之数，必上应天，下应地。"

（2）天有宿（xiù）度，地有经水，人有经脉：宿，星宿。宿度，指星宿周天运行的度数。经水，即河流，此指古代流经中华大地的十二条大河。张介宾注："宿，谓二十八宿。度，谓三百六十五度。经水，谓清渭海湖汝渑淮漯江河济漳，以合人之三阴三阳十二经脉也。"

（3）凝泣：泣，同"涩"。凝涩，即凝滞难行。

（4）卒（cù）风暴起，则经水波涌而陇起：卒，通"猝"，突然之意。姚止庵注："波，波浪，水之激也。陇，丘陇，地之坟也。水激地坟，皆风猝暴之所至。陇，同'垄'。"

（5）气淖（nào）泽：气，脉中血气。淖，濡湿。泽，润泽。气淖泽，指血气自脉内向外渗溢于肌肤。高世栻注："天暑则人气淖泽，犹之天暑地热，经水沸溢也。"

（6）虚邪：《素问·上古天真论》王冰注："邪乘虚入，是谓虚邪。"此处泛指外感邪气。

（7）经之动脉，其至也亦时陇起：杨上善注："十二经之动脉至于动处动也。邪气至时，亦皆有波陇，波陇者，邪气动正气。"

（8）其行于脉中循循然：张志聪注："循循，次序貌。言邪在于经，虽有时陇起，而次序循行，无有常处。"

（9）其至寸口中（zhòng）手也：中手，搏指、应指。姚止庵注："寸口，寸关尺脉。中手，脉应于手而分大小之殊，以别邪之有无也。"

（10）大则邪至，小则平，其行无常处：张介宾注："邪气随脉，必至寸口，有邪则陇起而大，无邪则平和而小，随其所在而为形见（通'现'），故行无常处。"

（11）在阴与阳，不可为度：姚止庵注："邪行无一定之所，故脉象随阴阳而异。"

（12）从而察之，三部九候：三部九候是古代的一种全身脉诊法，详见后段。姚止庵注："脉之三部，医必以九候察之者，盖以邪之循经，亦犹人之行路，路有远近之分，经有浅深之别。"

（13）卒然逢之，早遏其路：逢之，遭遇邪气，此指从脉象中察知邪客部位。遏，阻止。姚止庵注："人卒感邪，初或浅近，若不遏绝，势必深远而难治矣。此邪入之路不可以不遏，而遏之尤贵乎早者，上工治未病之义也。"遏其路，具体指迎而夺之的泻法。

【概要】

本段论述了不同气候对人体气血、脉象的不同影响，提出了"早遏其路"的治疗原则。

1. 不同气候对人体气血、脉象的不同影响

人应天地，故古人制订法度"必应于天地"，人体经脉之度与天之宿度、地之经水相应，即其一例。天温、天寒、天暑、猝风分别引起经水安静、凝涩、沸溢、波涌而垄起，人的经脉亦应之。因此，若邪气侵入经脉，随着邪气性质的不同，或"寒则血凝泣，暑则气淖泽"，或使经脉之动"亦时陇起，其行于脉中循循然"，或使寸口脉应指"时大时小""其行无常处"等。

2. 早遏其路"的治疗原则

外邪侵犯人体，必然导致人体经脉气血的改变，但由于邪气"在阴在阳，不可为度"，必须全面诊察三部九候的脉象，确定病变的具体部位，以便尽早地阻遏邪势，即用针药泻除病邪，杜绝其传变和发展，这体现了既病防变的早期治疗思想。

[10]《素问·八正神明论篇第二十六》　凡刺之法，必候日月星辰、四时八正之气，(1)气定乃刺之。(2)是故天温日明，则人血淖液而卫气浮，(3)故血易写，气易行；(4)天寒曰阴，则人血凝泣而卫气沉。(5)月始生，则血气始精，卫气始行；(6)月郭满，(7)则血气实，肌肉坚；月郭空，则肌肉减，经络虚，卫

气去，形独居。⁽⁸⁾是以因天时而调血气也。是以天寒无刺，⁽⁹⁾天温无疑，⁽¹⁰⁾月生无写，⁽¹¹⁾月满无补，⁽¹²⁾月郭空无治，⁽¹³⁾是谓得时而调之。因天之序，盛虚之时，⁽¹⁴⁾移光定位，正立而待之。⁽¹⁵⁾故日^①月生而写，是谓藏^②虚；⁽¹⁶⁾月满而补，血气扬溢，络有留血，命曰重实；⁽¹⁷⁾月郭空而治，是谓乱经。⁽¹⁸⁾阴阳相错，真邪不别，沉以留止，外虚内乱，淫邪乃起。⁽¹⁹⁾

【校勘】

①日：《太素》卷二十四天忌及《素问·移精变气论》王冰注语引并作"曰"，当据改。

②藏：《太素》卷二十四天忌杨上善注"故刺之重虚也"，是杨所据本"藏"原作"重"字，可据改，与下"重实"为对文。

【注释】

（1）必候日月星辰、四时八正之气：候，观察。王冰注："候日月者，谓候日之寒温，月之空满也。星辰者，谓先知二十八宿之分应水漏刻者也。"候星辰，主要指观察二十八宿运行于天空中的位置变化。四时，即春夏秋冬四季。马莳注："八正者，八节之正气也。四立、二分、二至曰八正。"

（2）气定乃刺之：杨上善注："定者，候得天地正气曰定，定乃刺之。"即察得日月星辰、四时八正等天地之气变化正常时，才施以针刺治疗。

（3）人血淖液而卫气浮：人血淖液，杨上善注："谓血濡甚通液也。"即血液向外渗流而肌肤濡润。浮，趋向浅表。张介宾注："天温日明，阳盛阴衰也，人之血气亦应之，故血淖液而易泻，卫气浮而易行。"

（4）血易写，气易行：为互文，即气血运行流畅之意。

（5）人血凝泣而卫气沉：沉，趋向于里。张介宾注："天寒日阴，阳衰阴胜也，故人血凝泣而卫气沉，凝则难泻，沉则难行矣。"

（6）血气始精，卫气始行：谓人之血气随月初生（月朔）而逐渐旺盛、畅行。杨上善注："精者，谓月初血气随月新生，故曰精也。但卫气常行而言始行者，亦随月生，称曰始行也。"可见，本句的"始精""始行"是对后文的"盛""虚"而言，旨在论述月的盈亏对人体血气的不同影响，非血气常度的划分。

（7）月郭满：郭，通"廓"。月郭满，指月形圆满而不亏缺，即月望之时。月郭空，指月形隐没不见，即月晦之时。

（8）卫气去，形独居：杨上善注："经脉之内，阴气随月皆虚，经络之外，卫之阳气亦随月虚，故称为去，非无卫气也。形独居者，血气与卫虽去，形骸恒在，故曰独居。"

（9）天寒无刺：马莳注："天寒日阴，天之阴气盛矣，而吾人之血凝涩、卫气沉，所以天寒无刺也。刺者，补泻皆不可也。"

（10）天温无疑：疑，疑虑而不行。杨上善注："天温血气淖泽，故可刺之，不须疑也。"

（11）月生无写：张介宾注："恐伐其生气也。"

（12）月满无补：张介宾注："恐助其邪也。"

（13）月郭空无治：张志聪注："正气虚而邪气不去也。"

（14）因天之序，盛虚之时：谓顺应日月星辰的时序更替和天地阴阳之气的盛衰变化。

（15）移光定位，正立而待之：此谓古代用圭表测量日影长短以定时序的方法。王冰注："候日迁移，定气所在，南面正立，待气至而调之也。"

（16）月生而写，是谓重虚：杨上善注："月生，藏之血气精微，故刺之重虚也。"月始生时，人之血气渐精而未盛，相对于月满"血气盛"，仍可称为"虚"，此时复用泻法更伤其正气，便是"重虚"。

（17）月满而补，血气扬溢，络有留血，命曰重实：吴昆注："留血，留止瘀血也。"张志聪注："月满则血气充溢于形身之外，若重补之，则络有留血，是谓重实也。"

（18）乱经：经，常也。乱经，即人体气血紊乱失常。张志聪注："月郭空，则阴阳荣卫皆虚，正不胜邪，则邪留不去，而正气反错乱矣。"

（19）外虚内乱，淫邪乃起：外虚，外由血气不充误刺而虚；内乱，内因藏伤而气机紊乱。黄元御注："外因正泄而虚，内以邪留致气，邪气淫溢，于是大病起矣。"

【概要】

本段论述了日之寒温、月之盈亏等自然变化对人体气血的影响，强调了"因天时而调血气"的重要性。

1. 日月等天时变化对人体气血盛衰的影响

天气有阴晴，阳光有强弱，月廓有盈亏，这些天时的自然变化对人体的气血活动产生着相应的影响。例如，天温日明，则人血淖卫浮，气血调畅；天寒日阴，则人血凝卫沉，气行滞缓；月初生，则人血气渐充而始行；月正圆，则人血气盛，肌肉坚；月晦不见，则血气衰少，经络空虚。

2. "因天时而调血气"的重要意义

基于上述道理，原文提出了"因天时而调血气"的治疗原则。具体来说，就是治病"必候日月星辰、四时八正之气"，它包括"天寒无刺，天温无疑，月生无泻，月满无补，月郭空无治"等一系列法则，如此，"是谓得时而调之"。即根据日之阴晴寒温、月之盈亏消长等自然变化来调理病人的气血，疗效较好。反之，逆天时而施治，如"月生而泻""月满而补""月郭空而治"，必导致正伤邪淫，产生"重虚""重实""乱经"等严重病变。

【按语】

本段和上段比较集中地反映了《内经》的天时观，也是中医"因时制宜"治疗原则的理论依据之一。《内经》认为，人类生活在宇宙之中，周围的自然环境是人体赖以生存的外在条件，其中，地、日、月对人类的影响最大，它们三者的阴阳运动、位置移易及其相互作用等导致时令和气候的周期性变化，这些变化必然对人体的藏府气血活动产生一定的影响，这些影响也就理所当然地成为诊断、治疗疾病时应加以考虑的一个方面。由于古代曾以针刺作为治疗的主要手段，所以本段所述"补""泻"等法主要是就针刺而言，但其"因天时而调血气"的基本原则，则是适合于一切治疗手段和方法的。

[11]《灵枢·岁露论第七十九》　人与天地相参也，与

日月相应也。⁽¹⁾故月满则海水西盛，⁽²⁾人血气积①，肌肉充，皮肤致，⁽³⁾毛发坚，腠理郄，⁽⁴⁾烟垢着。⁽⁵⁾当是之时，虽遇贼风⁽⁶⁾，其入浅不深。至其月郭空，则海水东盛，⁽⁷⁾人气血虚，其卫气去，形独居，肌肉减，皮肤纵⁽⁸⁾，腠理开，毛发残，瞧理薄，②⁽⁹⁾烟垢落。⁽¹⁰⁾当是之时，遇贼风则其入深，其病人也卒暴。⁽¹¹⁾黄帝曰：其有卒然暴死暴病者，何也？少师答曰：三虚③者，其死暴疾⁽¹²⁾也；得三实者，邪不能伤人也。黄帝曰：愿闻三虚。少师曰：乘年之衰，逢月之空，失时之和，⁽¹³⁾因为贼风所伤，是谓三虚。故论不知三虚，工反为粗。⁽¹⁴⁾帝曰：愿闻三实。少师曰：逢年之盛，遇月之满，得时之和，虽有贼风邪气，不能危之也。④

【校勘】

①积：应据《太素》卷二十八三虚三实及杨上善注语改作"精"，与上段原文合。

②毛发残，瞧理薄：《甲乙经》卷六第一作"毛发薄"三字，文义胜，可据删"残，瞧理"三字。

③三虚：此前应据《甲乙经》卷六第一及《太素》卷二十八三虚三实补"得"字。

④危之也：刘衡如校："详文义应将下'命曰三实'四字移入此后，与上为对文，且与问语相合。"此说是，可据移。

【注释】

（1）人与天地相参也，与日月相应也：参，验证。杨上善注："人之身也，与天地形象相参；身盛衰也，与日月相应也。"

（2）月满则海水西盛：此指海水受日月的影响，而出现周期性的涨、落潮现象。杨上善注："日为阳也，月为阴也，东海阳也，西海阴也。月有亏盈，海水之身，随月虚实也。月为阴精主水，故月满西海盛也。"

（3）皮肤致：杨上善注："皮肤密致不开。"

（4）腠理郄（xì）：张介宾注："郄，闭也。"腠理郄，即腠理汗孔紧闭。

（5）烟垢着：张介宾注："烟垢，腻垢如烟也。血实则体肥，故腻垢著于肌肤，表之固也。"即血实体壮之人，脂垢附于皮肤。

（6）贼风：与"虚邪"义同，泛指能够致病的外来邪气。

（7）则海水东盛：杨上善注："人身衰时，法月及与西海皆悉衰也。月空东海盛者，阴衰阳盛也。"

（8）皮肤纵：张介宾注："纵，宽也。"即皮肤弛缓。

（9）毛发薄：指毛发稀少。

（10）烟垢落：张介宾注："血虚则肌瘦，故腻垢剥落，类乎风消，表之虚也。"

（11）其病人也卒暴：卒，通"猝"。本句言发病急骤、突然。

（12）其死暴疾：指病人死亡急速。

（13）乘年之衰，逢月之空，失时之和：黄元御注："乘年之衰，如五运阴年岁气不及，又遇六气之邪克之是也；逢月之空，即月郭空也；失时之和，春不温、夏不热、秋不凉、冬不寒也。"张介宾注："三虚在天，又必因人之虚，气有失守，乃易犯之，故为贼风所伤，而致暴死暴病。使知调摄避忌，则邪不能害，故曰乘、曰逢、曰失者，盖兼人事为言也。"

（14）故论不知三虚，工反为粗：工，技术高明的医生。粗，在此指粗工，即技术低劣的医生。全句意为：如果不了解三虚的理论，高明的医生也就不高明了。

【概要】

本段讨论了月廓空满对人体的多种影响，阐明了天时常变同发病和预后的关系。

1. 月廓空满对人体的多种影响

原文以月郭空满为例，论证了"人与天地相参与，与日月相应也"的道理。月廓盈满，海水西潮，则人血气旺，肌肉充，皮肤密，腠理闭，卫外坚固，贼风不易侵入；月廓空缺，海水东潮，则人血气虚，肌肉弱，皮肤疏，腠理开，卫外不固，贼风易于深入致病。

2. 天时的常变同人体发病和预后的关系

自然界日月运行、时令推移等变化，不仅影响着人体的生理状态，而且影响着人体的病理机制，原文以"三虚""三实"为例讨论了这个问题。年之衰、月之空、时之失相结合，称为三虚，在三虚的条件下，易为贼风邪气所伤，且发病猝然，"其死暴疾"；年之盛、月之满、时之和相结合，称为三实，在三实的条件下，"虽有贼风邪气，不能危之也"，即使发病，也较轻浅。

【按语】

"人与天地相参也，与日月相应也"是《内经》中最重要的学术论点之一，它集中反映了古人对于人与自然界整体联系的认识，高度概括了外在环境对人体生命活动的多方面影响。《内经》认为，人与天地相参应，主要因为人的生命的产生和维持都是以天地精气作为物质基础的，所谓"天地合气，命之曰人""天食人以五气、地食人以五味""生气通天"等，皆说明了这一点。正由于人的生命本源于天地阴阳之气，人的生命过程与自然环境息息相通，人体藏府气血的功能活动、病理表现随着天地阴阳相应地地变化，因此在诊治疾病时，必须取法于天地阴阳，即根据自然环境变化对人体的不同影响，采取相应的措施，才能收到良好的效果。所以说，人法天地是人应天地的必然结果，而人本天地则是人应天地的基本依据。

[12]《灵枢·顺气一日分为四时第四十四》　夫百病[1]者，多以旦慧昼安，夕加夜甚，[2]何也？岐伯曰：四时之气使然。黄帝曰：愿闻四时之气。岐伯曰：春生夏长，秋收冬藏，[3]是气之常也，人亦应之。以一日分为四时，朝则为春，日中为夏，日入为秋，夜半为冬。朝则人气始生，病气衰，故旦慧；日中人气长，长则邪胜，故安；夕则人气始衰，邪气始生，故加；夜半人气入藏，邪气独居于身，[4]故甚也。黄帝曰：其时有反者，[5]何也？岐伯曰：是不应四时之气，藏独主其病者[6]，是必以藏气之所不胜时者甚，以其所胜时者起也。[7]黄帝曰：治之奈何？岐伯曰：顺天之时，而病可与期。[8]顺者为工，逆者为粗。

【注释】

（1）百病：泛指多种疾病。

（2）旦慧昼安，夕加夜甚：慧，指神清气爽，寓病情减轻之意。安，指病人安适。夕，傍晚。加，指病情加重。甚，病情严重。

（3）春生夏长，秋收冬藏：此为一年四时自然界万物运动的普遍规律。张介宾注："春之生，阳气升也。夏之长，阳气盛也。秋之收，阳气降也。冬之藏，阳气伏也。是气之常，皆以阳气为言也。"

（4）夜半人气入藏，邪气独居于身：夜半为冬，人体阳气入藏体内，病邪乘机外盛于身形。

（5）其时有反者：张介宾注："反，谓不应前说也。"本句言病情的变化有时不符合"旦慧昼安，夕加夜甚"的规律。

（6）藏独主其病：指病变藏气对病情的轻重吉凶起着决定性的作用，因而一天之内的阴阳消长对病情的影响就不明显了。

（7）是必以藏气之所不胜时者甚，以其所胜时者起也：起，指病情好转、向愈。全句谓病变藏气被所逢时日所克，则病情转重，病变藏气克制所逢时日，则病情减轻。马莳注："如脾病不能胜旦之木，肺病不能胜昼之火，肝病不能胜夕之金，心病不能胜夜之水，故为加为甚也。若人之藏气能胜时之气，如肺气能胜旦之木，肾气能胜昼之火，心气能胜夕之金，脾气能胜夜之水，故至于慧且安也。"

（8）顺天之时，而病可与期：顺，依从，遵循。期，此指预测病愈的时日。全句意为：能够按照天时之气对人体病情的影响而施以相应的治疗，则疾病的好转是有希望的。张志聪注："故良工顺天之时以调养五行之气，则病之起可与之期。"

【概要】

本段论述了一天之内时气对病情轻重的影响及其临床意义。

1. 一天之内时气对病情轻重的影响及其机理

"旦慧昼安，夕加夜甚"是许多疾病病情变化的一般规律。之所以出现这种变化，是因为人与天时阴阳运动相应。一天四时与一年四季相似，"朝则为春，日中为夏，日入为秋，夜半为冬"，因而人身阳气亦随着旦、昼、夕、夜的更替而发生生、长、收、藏的周期性改变，这样，就必然使邪正双方的力量对比亦相应地消长，从而导致病情在一天之内有慧、安、加、甚的表现。但是，如果属"藏独主其病者"，病情也可不按上述规律变化，而是"以藏气之所不胜时者甚，以其所胜时者起也"，这是时气对病情影响的另一种方式。

2. 顺天时治病的意义

"顺天之时，而病可与期"，说明掌握和运用天时变化对病情影响的客观规律，是一项治疗原则，它对提高疗效和判断预后具有一定的作用。这也是判断医生技术高低、优劣的条件之一，故原文指出："顺者为工，逆者为粗。"

【按语】

从本段及前面几段原文可以看出，《内经》认为自然环境对人体生理、病理的影响，是有规律可循的，这些规律可用阴阳五行的法则加以归纳，而其突出的特点便是人体与自然环境（天地）之间的时序性同步关系，换言之，即人体诸藏府气血等复杂的生命活动，在不同的程度上具有与日月星辰、四时八节等相似的周期性变化。同时，《内经》又将这一理论运用于防治疾病的实践，并以之作为养生保健的重要原则。两千年来，这一理论一直有效地指导着中医的临床实践，后世医家创立的"子午流注""灵龟八法"的针刺疗法，就是例证。近代科学研究表明，包括人在内的生物的生命活动都有节律性的变化，例如人体内就存在着调控体温、血压、呼吸、心搏频率、血糖含量、代谢强度、激素分泌等几十种"生物钟"，而《内经》中所记载的昼夜节律、周月节律、周年节律、潮汐节律等都已经或正在得到现代科学方法和手段的证实。因此，把对《内经》的发掘、研究同对有关的现代边缘学科的研究紧密结合起来，必将有力地推动二者的发展。

第二章 养 生

一、养生总则

[13]《灵枢·本神第八》 故智者⁽¹⁾之养生⁽²⁾也，必顺四时而适寒暑⁽³⁾，和喜怒而安居处，⁽⁴⁾节阴阳而调刚柔。⁽⁵⁾如是，则僻邪⁽⁶⁾不至，长生久视⁽⁷⁾。

【注释】

（1）智者：明智的人，此处指善于养生的人。

（2）养生：保养生命、防病抗衰、延年益寿的意思，又可称为"摄生""道生"。

（3）适寒暑：适应寒暑往来的气候变化。

（4）和喜怒而安居处：调和喜怒等情志活动不使过度，安定住处以使起居规律。

（5）节阴阳而调刚柔：阴阳，此指男女。节阴阳，指节制房事。刚为阳，柔为阴，调刚柔，就是和调人身阴阳，使其不偏盛偏衰。

（6）僻（pì）邪：僻，邪也。僻邪为同义复词，即邪气。

（7）久视：视，活也。久视，生活长久，亦"长生"之义。

【概要】

本段简要地提出了养生的基本要求和目的。原文以调和阴阳为中心，从人体内外环境两方面提出了养生的基本要求：对外要顺应四时寒暑等气候变化，以保持人体阴阳与天地阴阳的协调；对内要和调情志活动，有规律地生活作息，节制房事，保持体内阴阳的相对平衡。通过实施上述要求，就可以增强正气以抗御病邪，邪气不能侵入人体，便可达到"长生久视"、健康长寿的养生目的。

[14]《素问·上古天真论第一》　　上古之人，其知道⁽¹⁾者，法于阴阳，⁽²⁾和于术数，⁽³⁾食饮有节，起居有常，不妄作劳，⁽⁴⁾故能形与神俱，⁽⁵⁾而尽终其天年⁽⁶⁾，度百岁乃去。⁽⁷⁾今时之人不然也，以酒为浆，⁽⁸⁾以妄为常，醉以入房，⁽⁹⁾以欲竭其精，以耗^①散其真，⁽¹⁰⁾不知持满，⁽¹¹⁾不时御神，⁽¹²⁾务快其心，⁽¹³⁾逆于生乐，⁽¹⁴⁾起居无节，故半百而衰也。

【校勘】

①耗：《新校正》："按《甲乙经》'耗'作'好'。""好"与上句"欲"相对，可据改。

【注释】

（1）知道：道，法则，规律，此处指养生的法则。王冰注："知道，谓知修养之道也。"

（2）法于阴阳：法，取法。阴阳，此指自然界的阴阳变化。张介宾注："天以阴阳而化生万物，人以阴阳而荣养一身，阴阳之道，顺之则生，逆之则死，故知道者，必法则于天地。"

（3）和于术数：数，义同"术"。和，和谐，此有施行得当之意。术数，这里指调摄精神、锻炼身体的一些养生方法，如导引、按跷、吐纳等。

（4）不妄作劳：妄，违背常理常法。作劳，即劳作，包括劳力、劳心两方面。吴昆注："不妄作劳，则能和其血气。"

（5）形与神俱：指人的形体与神气相随并存，协调统一。张介宾注："节饮食以养内，慎起居以养外，不妄作劳以保其天真，则形神俱全。"

（6）天年：天赋的年龄，即自然寿命。《内经》认为天年应在百岁以上。

（7）度百岁乃去：度，通"渡"，过也。去，指离开人世，即寿终之意。

（8）以酒为浆：吴昆注："古人每食必啜汤饮，谓之水浆。以酒为浆，言其饮无节也。"

（9）醉以入房：以，连词。入房，指性交，古称房事。醉以入房，即醉酒后又行房事，必重伤精气。

（10）以欲竭其精，以好散其真：欲，情欲。好，嗜好。精、真义近。此二句为互文，言恣情纵欲而耗竭了精气。马莳注："醉以入房，以情欲而竭其精，以竭精而耗散其真。"

（11）不知持满：持满，保持体内精气充盈。王冰注："言爱精保神，如持盈满之器，不慎而动，则倾竭天真。"

（12）不时御神：时，善也。御，用也。不时御神，即不善于使用神气。张介宾注："不时御神，神必外驰。"

（13）务快其心：务，专务，勉力从事。快，乐也。务快其心，即只图一时的快乐。

（14）逆于生乐：违背了生命长久的乐趣。王冰注："快于心欲之用，则逆养生之乐矣。"

【概要】

本段通过对长寿和早衰原因的对比论述，强调了掌握养生之道的重要性。

1. 达到长寿的主要法则

原文指出，上古知道之人能"度百岁乃去"，是因为他们采用了以下的法则养生：法于阴阳，以适应自然环境；和于术数，以锻炼身体；饮食有节，以补养气血；起居有常，以安定形气；不妄作劳，以保持精神。如此，则"能形与神俱，而尽终其天年"。

2. 导致早衰的基本原因

原文指出，今时之人半百而衰的基本原因，就在于以下几方面违背了养生的法则：以酒为浆，必伐气血之源；醉以入房，必损精气之本；起居无节，以妄为常，必动摇形气，招致邪侵；务快其心，不时御神，必耗竭元真，散逸神气。如此，则精气神皆伤，邪入病至，必然早衰而夭折。

【按语】

本段言简意赅，精辟地概括出养生的要点，揭示了保持精、气、神对于健康长寿的极端重要性，实为《内经》养生学的纲领性文字。文中虽有"上古之人""今时之人"等语，但其长寿或早衰主要决定于是否"知道"，即是否按养生的法则去身体力行，这是本段文字的中心思想，应深刻领会。

[15]《灵枢·天年第五十四》　黄帝曰：人之寿夭⁽¹⁾各不同，或夭寿①，或卒死，或病久，愿闻其道。岐伯曰：五藏坚固，⁽²⁾血脉和调，肌肉解利，⁽³⁾皮肤致密，营卫之行，不失其常，呼吸微徐，气以度行，⁽⁴⁾六府化谷，津液布扬，⁽⁵⁾各如其常，故能长久。

黄帝曰：人之寿百岁而死，何以致②之？岐伯曰：使道隧以长，⁽⁶⁾基墙高以方，⁽⁷⁾通调营卫，三部三里起，⁽⁸⁾骨高肉满，⁽⁹⁾百岁乃得终……黄帝曰：其不能终寿而死者，何如？岐伯曰：其五藏皆不坚，使道不长，空外以张，⁽¹⁰⁾喘息暴疾，⁽¹¹⁾又卑基墙，⁽¹²⁾薄脉少血，其肉不石③，数中风寒④，⁽¹³⁾血气虚，脉不通，真邪相攻，乱而相引，⁽¹⁴⁾故中寿而尽⁽¹⁵⁾也。

【校勘】

①寿：此前应据《太素》卷二寿限补"或"字，与上下文合。

②致：张志聪注本作"知"，义胜，可据改。

③石：应据守山阁校本及《太素》卷二寿限改作"实"。

④寒：刘衡如校："《太素》卷二寿限无，疑是后人沾注。'风'与'通''攻'协韵。"

【注释】

（1）寿夭：寿，长寿。夭，夭折，短命。

（2）五藏坚固：杨上善注："谓五藏形坚而不虚，固而不变。"即五藏精气充盈而不易受邪。

（3）肌肉解利：解，开放。利，便利。肌肉解利，指肌肉舒缩灵便自如。张介宾注："解利者无可留滞。"

（4）呼吸微徐，气以度行：微，不粗。徐，不急。杨上善注："谓吐纳气微微不粗，徐徐不疾……呼吸定息，气行六寸，以循度数。"此二句意为呼吸轻缓，气息调匀。

（5）津液布扬：此指水谷化生的精气输布全身内外。

（6）使道隧以长：杨上善注："使道，谓是鼻空（通'孔'）使气之道。隧以长，出气不壅。"黄元御注："隧以长，言孔窍之深长也。"

（7）基墙高以方：基，又叫"地阁"，指颜面的下部，主要为下颌。墙，指颜面两侧，即颊部。高以方，杨上善注："墙基高大方正。"

（8）三部三里起：三部三里，指面部的上、中、下三停，即眉心以上为上部，眉心至鼻尖为中部，鼻尖以下为下部。起，突起，此指外形分明。

（9）骨高肉满：言颜面各部的骨骼高耸，肌肉丰满。张志聪注："骨高者，少阴之气足也。肉满者，阳明之气盛也。如此者，寿之征也。"

（10）使道不长，空外以张：空，通"孔"。空外以张，指鼻孔向外张露。杨上善注："使道短促，鼻空又大，泄气复多，为夭。"

（11）喘息暴疾：暴疾，指呼吸突然骤急。喘息暴疾，与上文"呼吸微徐，气以度行"相对而言。张介宾注："喘息者气促，暴疾者易伤，皆非延寿之征也。"

（12）卑基墙：卑，低下。卑基墙，指面颊、下颌部塌陷而不饱满。

（13）数中风：风，此处泛指外邪。杨上善注："脉小血少，皮肉皆虚，多中外邪。"

（14）真邪相攻，乱而相引：马莳注："以其血气虚，脉道不通，所以真邪相攻而相引也。真为正气，邪为邪气也。"张介宾注："然正本拒邪，正气不足，邪反随之而入，故曰相引。"

（15）中寿而尽：中寿，指天赋寿命的一半。尽，死亡。

【概要】

本段讨论了人体长寿的生理基础和或寿或夭的外形特征。

1. 人体长寿的生理基础

人体之所以生命长久，是有其内在的生理做基础的，原文归纳为以下几点：藏府坚强，功能正常；气血和调，运行畅通；呼吸徐缓，气息调匀；肌肉滑利，皮肤致密。

2. 人体寿夭的外形特征

"寿百岁"的人，鼻窍深长，颊颏方正形充，颜面三部高起而匀称，骨骼粗壮而肌肉丰满。"不能终寿而死"的人，外则鼻道浅露外张，呼吸喘促暴疾，颊颏瘦削塌陷，肌肉亦不丰满，内则五藏不坚，气血衰少，常被邪气所伤而患病，"故中寿而尽也"。

【按语】

本段所述人体寿夭的外形特征，是古人从长期生活经验和临床观察中总结出来的，具有一定的实践价值。同时也要看到，这些外形特征的描述仅是举例，对于判断一个人的寿夭来说，是不够全面和准确的。学习这段文字，重在明确这些外部表现与内在藏府气血功能状况的联系，从而进一步明确藏府气血的强弱常变对于人的寿夭的决定性作用。

[16]《素问·上古天真论第一》　黄帝曰：余闻上古有真人[1]者，提挈天地，[2]把握阴阳，呼吸精气，[3]独立守神，[4]肌肉若一，[5]故能寿敝天地，[6]无有终时，此其道生[7]。中古之时，有至人者，淳德全道，[8]和于阴阳，调于四时，去世离俗，[9]积精全神，游行天地之间，视听八达①之外，[10]此盖益其寿命而强者也，亦归于真人。其次有圣人者，处天地之和，从八风之理，[11]适嗜欲于世俗之间，无恚嗔[12]之心，行不欲离于世，被服章②，举不欲观于俗，[13]外不劳形于事，内无思想之患，以恬愉[14]为务，以自得为功，形体不敝，[15]精神不散，亦可以百数。其次有贤人者，法则天地，象似日月，[16]辩列星辰，[17]逆从阴阳，[18]分别四时，将从上古，合同于道，[19]亦可

使益寿而有极时(20)。

【校勘】

①达：元胡氏古林书堂刊本、明正统道藏本及马莳注本并作"远"，可据改。

②被服章：《新校正》："详'被服章'三字疑衍，此三字上下文不属。"当据删。

【注释】

（1）真人：指养生水平最高的一种人。真人、至人、圣人、贤人，是古人对不同养生水平的人的大致区分。

（2）提挈（qiè）天地：挈，提也。李中梓注："提挈，把握也。"提挈天地，即把握和驾驭自然界的阴阳变化。

（3）呼吸精气：指吐纳调息之类的养生之术。张介宾注："呼接于天，故通乎气。吸接于地，故通乎精。"

（4）独立守神：独立，即自己主宰自身的生命活动。守神，使精神内守而不外失。

（5）肌肉若一：王冰注："肌肤若冰雪，绰约如处子。"即肌肤形体永葆青春而不衰老。张介宾注："神守于中，形全于外，身心皆合于道，故云肌肉若一。"

（6）寿敝天地：王冰注："敝，尽也。"寿敝天地，即寿命与天地同尽，形容寿命最长。

（7）道生：因修道而长生。吴昆注："以其道成，故能长生。"

（8）淳德全道：指养生的道德高深而完备。张介宾注："淳，厚也。至极之人，其德厚，其道全也。"

（9）去世离俗：王冰注："心远世纷，身离俗染，故能积精而复全神。"是说至人的思想行为高于世俗之人，专心于养生。

（10）游行天地之间，视听八远之外：八远，八方荒远之处。张志聪注："积精养神，故令神气充塞于天地之间，耳目聪明于八达（当为'远'）之外。"全句言至人养生的结果，能使神气驰骋于广阔的大自然，能看到和听到比常人遥远的景物和声音。

（11）处天地之和，从八风之理：处，身居。和，淳和养人之气。八风指四方（东、南、西、北）四隅（东南、西南、西南、西北）之风。理，指气候变化的规律。王冰注："所以处天地之淳和，顺八风之正理者，欲其养正，避彼虚邪。"

（12）恚嗔（huì chēn）：恼怒、怨恨。

（13）行不欲离于世，举不欲观于俗：观，此有仿效之意。王冰注："圣人举事行止虽常在时俗之间，然其见为，则与时俗有异尔。"全句言圣人虽生活于世俗之间，但其思想和举动却有异于世俗的准则。

（14）恬（tián）愉：王冰注："恬，静也。愉，悦也。"即思想安静乐观而不激动烦恼。

（15）形体不敝：指形体不衰败。张介宾注："敝，坏也。外不劳形则身安，故形体不敝。"

（16）象似日月：象似，同义复词，仿效之意。象似日月，即仿效日月的运动变化以养生。

（17）辩列星辰：辩，通"辨"。吴昆注："辨列星辰，推步天象也。"即辨别星辰的位次变化。

（18）逆从阴阳：逆从，偏义复词，取"从"义。逆从阴阳，谓顺应阴阳的变化规律。

（19）将从上古，合同于道：将，随也。合同，即符合。全句谓贤人追随远古时代的圣贤，使自己的行为符合养生之道。

（20）极时：极，终也，极时，寿终的时候。

【概要】

本段以四种养生家为例，阐明了养生的方法和水平不同，其效果亦异的道理。

1. 四种养生家的养生方法和水平

真人能把握天地阴阳，呼吸精气，独立守神，使形体强健不衰，其养生水平最高；至人和调于阴阳四时，排除世俗干扰以积精全神，从而使神气游行于天地，视听远及于八荒，其养生水平亦较高；圣人"处天地之和，从八风之理""适嗜欲于世俗之间"而能"外不劳形于事，内无思想之患"，其养生水平稍次；贤人取法于天地、日月、星辰的运行，遵从四时阴阳的变化以养生，虽其养生水平较低，但尚能"合同于道"。

2. 四种养生家的不同养生效果

真人对养生有极高的要求，并能严格地实施，故能"寿敝天地，无有终时"；至人亦能"淳德全道"，故其寿命接近于真人；圣人掌握了一般的养生法则，其思想、行为高出于世俗之人，故其寿命"可以百数"；贤人的养生水平较以上三种人为低，因其能遵循养生大法，故其寿命比世俗之人长一些。

【按语】

本段列举的四种养生家，显然是《内经》作者对理想中的养生典型的划分，并非指上古、中古或当时的具体、真实的人，所谓"寿敝天地，无有终时"的人肯定是不会存在的。介绍这四种典型的目的，在于激励世人在养生过程中，从严从难地要求自己，力求争取最好的养生效果，因此不必拘泥于原文的个别字句。

二、养生方法

[17]《素问·上古天真论第一》　夫上古圣人之教下也，皆谓之，①(1) 虚邪贼风(2)，避之有时，(3) 恬惔虚无(4)，真气从之，(5) 精神内守，(6) 病安从来？是以志闲而少欲，心安而不惧，(7) 形劳而不倦，气从以顺，(8) 各从其欲，皆得所愿，故美其食，任其服，乐其俗，(9) 高下不相慕，(10) 其民故曰朴。(11) 是以嗜欲不能劳其目，淫邪(12)不能惑其心，愚智贤不肖不惧于物，(13) 故合于道。所以能年皆度百岁而动作不衰者，以其德全不危(14)也②。

【校勘】

①上古圣人之教下也，皆谓之：《新校正》："按全元起本云：'上古圣人之教也，下皆为之'。《太素》《千金》同。"当据改。

②也：此前《素问·疏五过论》王冰注文引此有"故"字。可

据补。

【注释】

（1）上古圣人之教也，下皆为之：《新校正》引杨上善注："上古圣人使人行者，身先行之，为不言之教。不言之教胜有言之教，故下百姓仿行者众，故曰下皆为之。"

（2）虚邪贼风：王冰注："邪乘虚入，是谓虚邪；窃害中和，谓之贼风。"此处泛指异常气候等外来致病邪气。

（3）避之有时：指按不同的季节时令防避外来邪气。

（4）恬惔（dàn）虚无：恬惔，安静。虚无，无杂念。恬惔虚无，指心境闲静而无杂念贪欲。

（5）真气从之：体内正气和调，运行正常。黄元御注："神宇不扰，真气自然顺从。"

（6）精神内守：神气守持于体内而未伤耗。

（7）志闲而少欲，心安而不惧：志闲，指思想闲静。不惧，指不为体外事物所焦虑担心。张介宾注："志闲而无贪，何欲之有？心安而无虑，何惧之有？"

（8）气从以顺：即真气随之而调畅。姚止庵注："'气从以顺'句义是根上文解，唯其恬惔少欲，故气顺而无病也。"

（9）美其食，任其服，乐其俗：任，随意。任其服，指衣着随便而不过于追求。马莳注："有所食则以为美，而不求过味；有所服则任用之，而不求其华；与风俗相安相乐，而不相疑忌。"

（10）高下不相慕：指社会地位高低不等的人不互相倾慕，都安于自身的地位。

（11）故曰朴：曰，语助词，无义。朴，质朴，淳朴。王冰注："不恣于欲，是则朴同。"

（12）淫邪：指淫乱不正的事物。

（13）愚智贤不肖不惧于物：愚，愚笨的人。智，聪明的人。贤，有德能的人。不肖，无德能的人。不惧于物，不为外物所操心焦虑，患得患失。马莳注："斯民之心虽有愚智贤不肖之异，而皆能不惧于外物。"

（14）德全不危：全，完备。不危，不致于衰老。马蒔注："盖修道而有得于心，则德全矣；危者，即动作之衰也。"

【概要】

本段论述了外避虚邪、内调精神的方法和意义。

1. 外避虚邪

虚邪贼风是引起人体患病、危害人体健康的重要因素，因此，根据不同时令虚邪贼风伤人的特点，及时加以防范，就是养生防病的一条重要措施。

2. 内调精神

人的精神活动产生于藏府精气，而精神的调摄是否得当又直接影响着人体藏府气血的生命活动。原文指出"恬惔虚无""精神内守"是养生防病的重要一环，其具体要求是："志闲而少欲，心安而不惧""美其食，任其服，乐其俗，高下不相慕"等。做到了这些，方能使形体不为嗜欲所劳伤，情志不被淫邪所惑乱，从而神清气爽，精充体健，不同才智的人都能达到年过百岁而动作不衰的理想境界。

【按语】

本段提出了"虚邪贼风，避之有时"和"恬惔虚无""精神内守"两大养生法则，其实质是外应四时阴阳以实现人与外在环境的统一，内调精神情志以保持人体内在环境的统一，从而鲜明地体现了《内经》强调内因而又不忽视外因的学术思想。本段"恬惔虚无""高下不相慕，其民故曰朴"等语句，与老子的"清心寡欲""清静无为"等说法很相似，说明道家的学术观点对《内经》养生学说的形成有极大的影响。

[18]《灵枢·九宫八风第七十七》 风从其所居之乡来，为实风，(1)主生长，养万物；从①其冲后来，为虚风，(2)伤人者也，主杀主害者。谨候虚风而避之，故圣人曰②：避虚邪之道如避矢石然，(3)邪弗能害，此之谓也。

第二章 养生

【校勘】

①从：此前应据《甲乙经》卷六第一及《太素》卷二十八九宫八风补"风"字。

②日：顾观光《内经灵枢校勘记》："'日'疑'曰'。"可据改，与下"此之谓也"相应。

【注释】

（1）风从其所居之乡来，为实风：所居之乡，就是时气当旺之方。风从其所居之乡来，指风来自时气当旺的方位，即该时令正常的风向。马莳注："其风从所居之乡来，如冬至来自北方，春分来自东方之谓，是之谓实风也，主生长以养万物者。"

（2）风从其冲后来，为虚风：冲，对冲。后，背后。风从其冲后来，指风从与时气，当旺之方相对的一方来，即风向与该时令正常的风向相反，如春之西风，夏之北风之类。

（3）如避矢石然：石，读作"shè"。此句言圣人防避虚邪的侵袭，就像防避箭射一样。

【概要】

本段简述了实风、虚风的概念和作用，指出了防避虚邪的重要性。

1. 实风、虚风的概念和作用

实风从所居之乡来，即风来自时气当旺的方位，属正常的气候，故主生长，具有养育万物的作用。虚风从"冲后"来，即风来自与时气当旺的方位相反的方位，属异常的气候，故主杀害，具有损伤万物的作用。

2. 及时防避虚邪的重要性

虚邪贼风为四时不正之气，致病力较强，必须"谨候虚风而避之""如避矢石然"，即在虚风到来之前，针对其伤人的时间和特点，预先谨慎小心地采取有效的防御措施，就能使人体不被虚邪所伤害。

[19]《素问·八正神明论篇第二十六》　帝曰：星辰八正⁽¹⁾何候？岐伯曰：星辰者，所以制日月之行也。⁽²⁾八正者，

所以候八风之虚邪⁽³⁾以时至⁽⁴⁾者也。四时者，所以分春秋冬夏之气所在，⁽⁵⁾以时调之也^①，八正之虚邪，而避之勿犯也。⁽⁶⁾以身之虚而逢天之虚，⁽⁷⁾两虚相感，其气至骨，⁽⁸⁾入则伤五藏；工候救之，弗能伤也。⁽⁹⁾故曰：天忌⁽¹⁰⁾不可不知也。

【校勘】

①之也：《读书余录·内经素问》："按'调'下衍'之也'二字。"此说为是，可据删"之也"二字及其后的逗号。

【注释】

（1）八正：王冰注："谓八节之正气也。"即四立、二分、二至八节的正常气候。

（2）星辰者，所以制日月之行也：王冰注："制谓制度，定星辰则可知日月行之制度矣。"意即观察星辰的位置变化，就可测知日月的运行情况。

（3）八风之虚邪：张介宾注："八方之气以时而至，谓之八风。从所居之乡来者为实风，从所冲之方来者为虚风。实风主生长，虚风主杀害。察八正之位，则邪之伤人，虚实可知矣。"

（4）以时至：八方的正风应八节的正时而至，八方的虚邪亦以八节之时而至，如秋分来东风，冬至来南风之类。

（5）分春秋冬夏之气所在：王冰注："四时之气所在者，谓春气在经脉，夏气在孙络，秋气在皮肤，冬气在骨髓也。"

（6）以时调八正之虚邪，而避之勿犯也：调，此作测度解。全句谓依照对序测度八正之盛邪将至的时日，从而事先防避而勿触犯。

（7）以身之虚而逢天之虚：姚止庵注："元气亏损，身之虚也。贼邪虚风，天之虚也。然唯身虚则天虚乃得而乘之。"

（8）两虚相感，其气至骨：感，感应，结合。骨，言其部位之深。马莳注："苟以吾身之虚而遇天之虚邪贼风，是谓两虚相感，其邪气至骨。"

（9）工候救之，弗能伤也：工，医生。候，察知。马莳注："唯工候预知而勿犯，纵犯之而即救，始弗至于伤耳。"

（10）天忌：忌，禁也。王冰注："人忌于天，故云天忌。犯之则病，故不可不知也。""天忌"，此指虚邪所至的时日。

【概要】

本段论述了观察星辰、八正对于防避虚邪的意义和天忌不可不知的道理。

1. 观察星辰、八正对于防避虚邪的意义

星辰在天空的位置变化有一定的规律，观察星辰的具体方位可以测定日月运行的度数。观察八节的气候变化，可以测定乘时而至的"八风之虚邪"。结合春夏秋冬四季人气的浮沉浅深，采取相应的预防措施，就可以对以时而至的虚邪"避之勿犯也"。

2. 天忌不可不知的道理

天地时气的正常和变异对人的生命活动具有不同的影响，为了养生防病，就必须了解天时对人的宜与忌，从而采取避忌就宜的养生法则。如果在人体正虚的条件下，又遭遇天时的虚邪，则"两虚相感"，邪气深入，必生重病。此时，医生若能掌握日月、星辰、四时、八正等天时变化，及时预防或早治，仍然能够防止或减轻虚邪对人体的伤害。所以说，"天忌不可不知也"。

[20]《素问·四气调神大论第二》　春三月⁽¹⁾，此谓发陈⁽²⁾，天地俱生，万物以荣。⁽³⁾夜卧早起，广步于庭，⁽⁴⁾被发缓形①，以使志生，⁽⁵⁾生而勿杀，予而勿夺，赏而勿罚，⁽⁶⁾此春气之应，养生之道也。逆之则伤肝，夏为寒变，⁽⁷⁾奉长者少。⁽⁸⁾

夏三月，此谓蕃秀⁽⁹⁾，天地气交，⁽¹⁰⁾万物华实。⁽¹¹⁾夜卧早起，无厌于日，⁽¹²⁾使志无怒，使华英成秀，⁽¹³⁾使气得泄，若所爱在外，⁽¹⁴⁾此夏气之应，养长之道也。逆之则伤心，秋为痎疟⁽¹⁵⁾，奉收者少，冬至重病②。

秋三月，此谓容平⁽¹⁶⁾，天气以急，地气以明。⁽¹⁷⁾早卧早起，与鸡俱兴，⁽¹⁸⁾使志安宁，以缓秋刑，⁽¹⁹⁾收敛神气，使秋气平，无外其志，使肺气清，⁽²⁰⁾此秋气之应，养收之道也。逆之则伤肺，冬为飧泄⁽²¹⁾，奉藏者少。

冬三月，此谓闭藏，水冰地坼，⁽²²⁾无扰乎阳。早卧晚起，必待日光，使志若伏若匿，若有私意，若已有得，⁽²³⁾去寒就温，无泄皮肤，使气亟夺，⁽²⁴⁾此冬气之应，养藏之道也。逆之则伤肾，春为痿厥⁽²⁵⁾，奉生者少。

【校勘】

①形：疑为"带"字之误。《灵枢·经脉》有"缓带披发"之语可证。

②冬至重病：《素问识》："据前后文例，四字恐剩文。"当据删。

【注释】

（1）春三月：此指每年春季正、二、三三个月。后夏三月等均仿此。

（2）发陈：发，生发。陈，布陈。王冰注："春阳上升，气潜发散，生育庶物，陈其姿容，故曰发陈也。"此句概春季的自然景象特点。

（3）天地俱生，万物以荣：黄元御注："天地合德，俱布生气，万物滋息，以此向荣。"

（4）广步于庭：庭，指室外的庭院。张介宾注："广，大也，所以布发生之气也。"

（5）被发缓带，以使志生：被，通"披"。披发缓带，即披开束发，松缓衣带，让形体舒展。马莳注："被发而无所束，缓形而无所拘，使志意于此而发生。"

（6）生而勿杀，予而勿夺，赏而勿罚：予，给予。生、予、赏，指调节神志以应春阳生发之气；杀、夺、罚，指神志活动与春阳生发之气相逆。姚止庵注："顺承天时，以养生生之气。"

（7）逆之则伤肝，夏为寒变：寒变，指因寒而致的病变。姚止庵注："不能顺时而养其气即逆。逆春之气，何以夏为寒变？盖木旺于春而实火之所自生，既不能应春而养其生发之机，则木衰无以生火，故至于夏，宜热而反寒，是为寒变也。"

（8）奉长者少：奉，供给。春生为夏长的基础，若春天养生不好，则夏天养长的基础就差。下文奉收等义仿此。

（9）蕃（fán）秀：王冰注："阳自春生，至夏洪盛，物生以长，故蕃秀也。蕃，茂也，盛也。秀，华也，美也。"此句概夏季的自然景象特点。

（10）天地气交：指天地阴阳之气交通和合以夏季为甚。吴昆注："夏至阴气微上，阳气微下，故言天地气交。"

（11）万物华实：姚止庵注："华实，犹言开花结实，非秋冬之成实也。"王冰注："然阳气施化，阴气结成，成化相合，故万物华实也。"

（12）无厌于日：日，指夏季日长天热。张介宾注："无厌于长日，气不宜惰也。"

（13）使华英成秀：华英，指草木之美者，此处比喻人的神志活动。秀，指草木繁盛秀丽。使华英成秀，意为夏季要使人的神气像草木一样充盛于外。高世栻注："华英成秀，则气机充溢。"

（14）使气得泄，若所爱在外：张志聪注："夏气浮长，故欲其疏泄。气泄则肤腠宣通，时气疏畅，有若好乐之在外也。"

（15）痎（jiē）疟：《素问·生气通天论》马莳注："痎疟者，疟之总称也。"张介宾注："夏失所养，故伤心，心伤则暑气乘之，至秋而金气收敛，暑邪内郁，于是阴欲入而阳拒之，故为寒，火欲出而阴束之，故为热，金火相争，故寒热往来而为痎疟。"

（16）容平：容，受盛。平，平定。杨上善注："夏气盛长，至秋也不盛不长，以结其实，故曰容平也。"此句概秋季的自然景象特点。

（17）天气以急，地气以明：张介宾注："风气劲疾曰急，物色清肃曰明。"

（18）与鸡俱兴：兴，起也。此句言人的作息时间与鸡的早卧早起同。姚止庵注："秋夜露寒宜早卧，秋清气爽宜早起。"

（19）使志安宁，以缓秋刑：秋气肃杀万物，故喻为秋刑。张介宾注："阳和日退，阴寒日生，故欲神志安宁，以避肃杀之气。"

（20）无外其志，使肺气清：即收敛神气以顺秋天肺气清肃之性。

张志聪注："皆所以顺秋收之气，而使肺金清净也。"

（21）飧（sūn）泄：王冰注："飧泄者，食不化而泄出也。"张琦注："收令不肃则藏令不密，阳泄水寒，上侮脾土，水湿相合，脾弱不能消化水谷，则为飧泄。"

（22）水冰地坼（chè）：坼，裂也。马莳注："水以寒而冰，地以寒而坼。"

（23）使志若伏若匿，若有私意，若已有得：黄元御注："使志若沉伏不发，若隐匿不宣，若有私意暗存，若有独得秘宝。"三句皆指使人的神志活动顺应冬气闭藏之令。

（24）使气亟（qì）夺：气，阳气。亟，频数。夺，丧失。马莳注："无泄皮肤之汗，而使阳气之数夺。"

（25）痿厥：此指痿病。杨上善注："痿厥，不能行也。"张琦注："肾气应冬，故逆冬气则伤肾。肝主筋而生于水，肾伤则木之生意不遂，血少筋枯，故痿也。"

【概要】

本段论述了四时调理神气的依据、法则及其重要意义。

1. 四时调理神气的依据和法则

随着自然界春夏秋冬四时气候的周期性变化，人的生命活动也相应地具有生长收藏的生理特点，因此，根据这一规律分别选用调理神气的措施，是养生的一条重要法则。其具体内容是：

春主发陈，万物生荣。人须夜卧早起以资助阳气，广步于庭以运动肢体，披发缓形以畅通气血；"生而勿杀，予而勿夺，赏而勿罚"，以使神志舒展、愉快，从而应春季生发之气。

夏主蕃秀，万物盛长而华实。人须夜卧早起以助阳气之长，使气得泄以宣通阳气；"使志无怒，使华英成秀"，皆是使神志充沛以旺盛于外，从而应夏季盛长之气。

秋主容平，万物收敛而成实。人须早卧早起以内收阳气；使志安宁、无外其志以和缓凉杀之性，保持肺气的清肃，从而应秋季收敛之气。

冬主闭藏，万物蛰伏而深藏。人须早卧晚起以避免扰动阳气，"去寒就温，无泄皮肤"，以助阳而不泄阳；"使志若伏若匿，若有私意，若已有得"，皆使神志内藏而不外露，从而应冬季闭藏之气。

2. 按四时调神气的重要意义

精神情志是人体生命活动的主宰，按四时生长收藏的规律来调摄神志活动，能够增强人体对外在环境的适应力和对邪气的抵抗力，从而减少疾病和延缓衰老。反之，若违反这一养生法则，便会损伤有关的藏气，导致疾病的发生。原文分别以逆春生、夏长、秋收、冬藏之气导致夏寒变、秋痎疟、冬飧泄、春痿厥为例来论证这一点。

【按语】

本段从起居作息、体育运动、寒温调节、精神情志多方面介绍了四时养生、养长、养收、养藏的具体方法，是前［14］［16］段"法于阴阳""调于四时""起居有常，不妄作劳"等养生原则的具体化。本段特别强调了精神情志的调理在四时养生活动中的地位和作用，体现了《内经》形神并重的基本学术观点。

［21］《素问·四气调神大论第二》逆春气，则少阳不生，肝气内变。⁽¹⁾逆夏气，则太阳不长，心气内洞。⁽²⁾逆秋气，则太阴①不收，肺气焦满。⁽³⁾逆冬气，则少阴①不藏，肾气独沉。⁽⁴⁾夫四时阴阳者，万物之根本也，⁽⁵⁾所以圣人春夏养阳，秋冬养阴，⁽⁶⁾以从其根，故与万物沉浮于生长之门。⁽⁷⁾逆其根，则伐其本，坏其真矣。⁽⁸⁾故阴阳四时者，万物之终始也，⁽⁹⁾死生之本也，逆之则灾害生，从之则苛疾⁽¹⁰⁾不起，是谓得道。道者，圣人行之，愚者佩之⁽¹¹⁾。从阴阳则生，逆之则死，从之则治，逆之则乱，反顺为逆，是谓内格⁽¹²⁾。

是故圣人不治已病治未病，不治已乱治未乱，此之谓也。夫病已成而后药之⁽¹³⁾，乱已成而后治之，譬犹渴而穿井，斗而铸锥②，⁽¹⁴⁾不亦晚乎？

46

【校勘】

①太阴、少阴:《素问识》:"以太阳、少阳例推之,此以时令而言之,乃太阴、少阴疑是互误。"证之《灵枢·九针十二原》等篇,此说为是。"太阴""少阴"当互易。

②锥:应据明·正统道藏本、马莳注本及《太素》卷二顺养等改作"兵"。

【注释】

(1)逆春气,则少阳不生,肝气内变:张介宾注:"一岁之气,春夏为阳,秋冬为阴;春夏主生长,秋冬主收藏。春令属木,肝胆应之。《藏气法时论》曰:'肝主春,足厥阴少阳主治。'故逆春气,则少阳之令不能生发,肝气被郁,内变为病。此不言胆而止言肝者,以藏气为主也。后放(通'仿')此。"

(2)心气内洞:吴昆注:"太阳不得长养之令,则心气内虚,而无火之症生矣。"

(3)肺气焦满:焦,焦枯。满,壅满。逆秋气则少阴之令不收,燥热灼津则肺叶焦枯,肺失清肃则气机壅满。

(4)肾气独沉:独,通"浊",乱也,引申为功能失常。沉,坠也,引申为气机下陷。逆冬气则太阴之令不藏,故肾气失常而为下陷滑泄之病。

(5)夫四时阴阳者,万物之根本也:吴昆注:"时序运行,生育万物,万物各因其时受气以生,是四时阴阳为万物根本也。"

(6)春夏养阳,秋冬养阴:养,调理之意。马莳注:"所以圣人于春夏而有养生养长之道者,养阳气也;秋冬而有养收养藏之道者,养阴气也。"

(7)与万物沉浮于生长之门:沉浮,运动。门,道路。全句言善于养生的人能同自然界生物一道,在生命的道路上运动不息。高世栻注:"养阳养阴以从其根,故与万物浮沉于生长不息之门。"

(8)逆其根,则伐其本,坏其真矣:逆其根,指违逆四时阴阳。伐其本,指伤伐生命的本原。坏其真,指败坏人体的精气。

(9)阴阳四时者,万物之终始也:张介宾注:"阴阳之理,阳为始，阴为终。四时之序，春为始，冬为终。"

（10）苛疾：苛，通"疴"，病也。疴疾，即疾病。

（11）佩之：佩，通"倍"，反也。佩之，指违背养生之道。

（12）内格：王冰注："格，拒也，谓内性格抏于天道也。"即人体内的藏府气血精神等生命活动同自然界的阴阳变化相互格拒而不通应。

（13）药之：治病。

（14）渴而穿井，斗而铸兵：穿井，挖掘水井。铸兵，铸造武器。张介宾注："渴而穿井，无及于饮，斗而铸兵，无济于战，诚哉晚矣！而病不早为之计者，亦犹是也。"

【概要】

本段从正反两面论述了顺从四时阴阳而养生的重要性，并突出了未病先防的预防思想。

1. 顺从四时阴阳变化规律养生的重要性

四时阴阳的规律性变化是自然环境运动变化的基本因素，也是人体赖以生存的重要条件，故原文反复强调四时阴阳是"万物之根""万物之终始，死生之本也""逆之则灾害生，从之则苛疾不起"。如果能够做到"春夏养阳，秋冬养阴"，就能"与万物沉浮于生长之门"而健康长寿；反之，若违逆四时阴阳，就会导致"肝气内变""心气内洞""肺气焦满""肾气浊沉"等病变，以至于"伐其本，坏其真"而夭折死亡。

2. 未病先防的预防思想

原文指出，高明的"圣人"能实行养生之道，因此能"不治已病治未病"，即未病而预防之，这才是养生保健的最高原则。如果违背养生之道，"病已成而后药之"，就好像临渴掘井、临战铸兵一样，为时已晚了。

【按语】

"春夏养阳，秋冬养阴"是因时而养生的重要法则。历代注家对此理解很不一致，主要观点有四：一是王冰为代表，认为"阳气根于阴，阴气根于阳，无阴则阳无以生，无阳则阴无以化""春食凉，夏食寒，以养于阳；秋食温，冬食热，以养于阴"，即春夏食凉寒以养阳气之根，

秋冬食温热以养阴气之根；二是马莳为代表，认为春夏养阳即养生养
长，秋冬养阴即养收养藏；三是张介宾为代表，认为"阴以阳生，阳以
阴长，所以圣人春夏则养阳，以为秋冬之地，秋冬则养阴，以为春夏之
地，皆所以从其根也"，即春夏养阳以为秋冬养阴之基，秋冬养阴以为
春夏养阳之基；四是张志聪为代表，认为"春夏之时阳盛于外而虚于
内，秋冬之时阴盛于外而虚于内，故圣人春夏养阳，秋冬养阴，以从其
根而培养也"，即因春夏阳气内虚而养阳，秋冬阴气内虚而养阴。纵观
本篇全文，"春夏养阳，秋冬养阴"这一论点，是在论述了应四时生长
收藏之气以调神养生和逆四时生长收藏之气而导致病变的基础上提出来
的，因此马莳之注比较符合经旨。不过，其他诸注亦从不同角度发挥了
原文精义，并扩大了这一养生法则的应用范围。例如，后世对脾肾阳
虚、夏缓冬剧的慢性咳喘，于春夏之时，采用温补脾肾之法治疗，效果
显著，这种"冬病夏治"法便是"春夏养阳"法则的扩大运用。

[22]《素问·阴阳应象大论第五》　帝曰：调此二者[1]
奈何？岐伯曰：能知七损八益[2]，则二者可调，不知用此，则
早衰之节也①[3]。年四十，而阴气自半[4]也，起居衰矣；年五
十，体重，耳目不聪明[5]矣；年六十，阴痿[6]，气大衰，九
窍不利，下虚上实，涕泣俱出[7]矣。故曰：知之则强，不知则
老，故同出而名异耳。[8]智者察同，愚者察异，[9]愚者不足，
智者有余，有余则耳目聪明，身体轻强，老者复壮，壮者益
治。是以圣人为无为之事，乐恬憺之能，[10]从欲快志于虚无之
守②，[11]故寿命无穷，与天地终，[12]此圣人之治身也。

【校勘】

①则早衰之节也：应据《太素》卷三首篇改作"则早衰。衰之
节"，"节"后为逗号。

②守：《内经素问校义》："'守'字义不相属。守，当为'宇'。
宇与守形相似，因误而为守。"可据改。

【注释】

（1）二者：此承上文指人身的阴阳。

（2）七损八益：诸注不一。近年长沙马王堆汉墓出土的古医籍《养生方·天下至道谈》中载有"七损"和"八益"的具体内容，据研究主要是介绍房中术。七损，是七种对人体有害的性交方法；八益，指八种能保养精气的性交方法。此说似近经旨，姑从之。

（3）衰之节：节，节段。衰之节，指人体衰老过程的阶段划分，即下文从四十岁起十年为一个节段。

（4）阴气自半：阴气，此指肾气。自半，自然耗减至一半。阴气自半，概言男女四十岁左右为肾气由盛转衰的转折期。张介宾注："阴，真阴也。四十之后，精气日衰，阴减其半矣。然此言常人之大较。"

（5）体重，耳目不聪明：杨上善注："人年五十，脾气衰，故体重；肝气衰，故目不明；肾气衰，故听不聪也。"

（6）阴痿：阴事痿弱，指性欲减退、阳痿、精少等现象。张志聪注："人年六十，已逾七八之期，天癸竭，肾气大衰，而阴事痿矣。"

（7）下虚上实，涕泣（qì）俱出：泣，眼泪。下虚，肾气衰；上实，浊阴上溢，气不摄津。张志聪注："精竭于下，水泛于上，而涕泣俱出矣。"

（8）知之则强，不知则老，故同出而名异耳：张志聪注："知七损八益，而能固守其精，则阴阳俱盛，而筋骨壮强。不知阴阳所生之原，以欲竭其精，以耗散其真，至半百而衰老矣。"出，生也。名，功也。全句意为：人虽同禀阴阳精气以出生于世，但因其是否掌握七损八益等养生法则，而身体有强壮和衰老的区别。

（9）智者察同，愚者察异：高世栻注："察同者，于同年未衰之日而省察之，智者之事也察异者，于强老各异之日而省察之，愚者之事也。"马莳注："正以智者察同，方其未老而图之，故智者则有余彼愚者察异，必待已老而图之，故愚者不足，而不及智者远矣。"

（10）为无为之事，乐恬憺之能：憺，同"惔"，静也。能，通"态"，状态。此二句即［16］段"以恬愉为务，以自得为功"和［17］段"恬惔虚无""志闲而少欲，心安而不惧，形劳而不倦"之义。

（11）从欲快志于虚无之宇：宇，居处。此句谓在恬静、愉快的环境中生活，与上句义近。

（12）与天地终：谓与天地同其寿命，即［16］段"寿敝天地，无有终时"之意。

【概要】

本段着重阐述了运用"七损八益"法调节人身阴阳对于抗衰延寿的重要作用。

1. 掌握"七损八益"的重要意义

古代养生家认为，"七损"和"八益"分别属于对人体健康有害和有益的两类性交方法，能够去七损而用八益，就能避免伤伐精气，维持阴阳协调，从而延缓衰老的进程，所以说："能知七损八益，则二者可调，不知用此，则早衰。"原文还进一步指出，人之所以有强壮和早衰的差别，就在于他们是否能调节阴阳以养生。智者做到了这一点，"从欲快志于虚无之宇"，故"耳目聪明，身体轻强，老者复壮，壮者益治"；愚者既认识不到，更做不到这一点，所以必然导致早衰的结局。

2. 常人衰老的大致过程

常人不能严格地按照调节阴阳的法则养生，一般在四十岁左右开始衰老，并以十年为一个阶段，逐渐加重。年四十，肾藏精气减半，起居衰而力渐乏；年五十，肾气更衰，体重不便，耳目失聪；年六十，精气大衰，下虚上实，阴痿，九窍不利而涕泣俱出，已是老态龙钟了。

【按语】

对于"七损八益"的具体含义，历代注家众说纷纭，总不外乎以《上古天真论》所载七八之数立论，以男女阴阳的盛衰损益作释。由于这些说法专在年龄和性别上兜圈子，终难令人信服。考《内经》受道家老庄之学影响较深，而老庄是强调清心寡欲、爱精保神的，因而把节制房事、蓄养精气的性交方法作为调理人身阴阳的重要养生手段应是十分自然的；再者，从房事的角度解释"七损八益"，同［13］段"节阴阳而调刚柔"的观点完全一致，与［14］段"醉以入房，以欲竭其精，以好散其真"等论述亦相照应。所以在本段的注释中，选用了这一观点。

[23] 《素问·生气通天论第三》　阴之所生，本在五味，⁽¹⁾阴之五宫，伤在五味。⁽²⁾是故味过于酸，肝气以津，脾气乃绝。⁽³⁾味过于咸，大骨气劳，短肌，心气抑。⁽⁴⁾味过于甘①，心气喘满，色黑，肾气不衡。⁽⁵⁾味过于苦②，脾气不濡，胃气乃厚。⁽⁶⁾味过于辛，筋脉沮弛，精神乃央。⁽⁷⁾是故谨和五味，骨正筋柔，气血以流，凑理以密，⁽⁸⁾如是则骨③气以精。⁽⁹⁾谨道如法，⁽¹⁰⁾长有天命，⁽¹¹⁾

【校勘】

①甘：应据《太素》卷三调阴阳改作"苦"，与前后文例文义合。

②苦：应据《太素》卷三调阴阳改作"甘"，与前后文例文义合。

③骨：当改作"谷"，疑音同而致误。若不改，则文义重复而不精。

【注释】

（1）阴之所生，本在五味：阴，此指人的形体及构成形体的精血、筋骨、肌肉等。五味。指饮食物的酸、苦、甘、辛、咸五味。张琦注："精液津血皆饮食五味所化。"

（2）阴之五宫，伤在五味：宫，居室。藏属阴，五藏为精气贮藏之所，故称"阴之五宫"。高世栻注："五藏为阴，五味各走其道，太过则病，故阴之五宫伤在五味，如水能浮舟，亦能覆舟也。"

（3）肝气以津，脾气乃绝：以，犹"乃"。津，有过盛之意。绝，此作衰竭解。张介宾注："津，溢也。酸入肝，过于酸则肝气溢。酸从木化，木实则克土，故脾气乃绝。"

（4）大骨气劳，短肌，心气抑：大骨，指腰、髋、膝、肩等部位的骨骼。张志聪注："过食咸则伤肾，故骨气劳伤；水邪盛则侮土，故肌肉短缩；水上凌心，故心气抑郁也。"

（5）心气喘满，色黑，肾气不衡：喘，此指心跳急速。满，通"懑"，烦闷。衡，平也。苦味太过则心火内郁，心神被扰，而为"喘满"；心火不降，水火不济，则肾水失温而气失平衡，肾虚精衰，故面色暗黑。

（6）脾气不濡，胃气乃厚：不，助词，无义。濡，湿也。厚，实也，此指胀满、厌食之类的胃实证。甘入脾，味过于甘则伤脾，脾伤失运则湿邪内聚，湿滞则胃气失降而胀满，水谷不化而食停。

（7）筋脉沮（jǔ）弛，精神乃央：张介宾注："沮，坏也。弛，纵也。央，'殃'同。辛入肺，过于辛则肺气乘肝，肝主筋，故筋脉沮弛。辛散气，则精神耗伤，故曰乃央。"

（8）谨和五味，骨正筋柔，气血以流，凑理以密：凑，通"腠"。腠理，指肌肤的纹理及汗孔。杨上善注："调五味各得其所者，则咸能资骨，故骨正也；酸能资筋，故筋柔也；辛能资气，故气流也；苦能资血，故血流也；甘能资肉，故腠理密也。"

（9）谷气以精：谷气，指水谷，即饮食物。以，通"已"。谷气以精，言食入的水谷已转化为人体的精微物质，即五味得到了充分的利用。

（10）谨道如法：道，行也。本句谓严格地按照"谨和五味"的养生法则去实行。

（11）长有天命：长，常也。天命，即天年，指天赋的寿命。

【概要】

本段论述了饮食五味对人体的利和害，强调了调和饮食五味对于养生的重要性。

1. 饮食五味对人体的利和害

人体藏府和精气神等生理活动的维持必须以饮食五味的不断充养做物质基础，因此饮食五味是人体赖以生存的必要条件，所以原文说："阴之所生，本在五味。"而饮食的不得当，又能损伤藏府、耗散气血而使人患病，所以原文又说："阴之五宫，伤在五味。"这就是饮食对于人体作用的双向性。

2. 五味太过伤人的一般规律

五味入胃，各归所喜，先入本藏，因此五味太过亦先伤本藏，再依五行生克乘侮之理，病及他藏他府或为表里之府。如味过于酸则伤肝，肝气偏亢而克伐脾土；味过于咸，则伤肾损骨，肾邪偏盛则克制心火而心气抑郁，肾水侮脾则肌肉短缩等。

3. 谨和五味是养生的重要法则

由于五味和调则补养人体，失调则伤害人体，所以谨和五味就是养生防病必须遵循的法则。只要真正实行这一法则，就可以使五藏坚强，精神充沛，从而保持"骨正筋柔，气血以流，腠理以密"的健康状态，达到"长有天命"的养生目的。

【按语】

"谨和五味"、防止偏嗜，仅是饮食方面养生法则的一项。根据《内经》的有关篇段，这方面的养生要求还包括："食饮有节"，即不可暴饮暴食、过饥过饱；"谷内果莱，食养尽之"，即食物的种类要多样化、调配化；"食饮者，热无灼灼，寒无沧沧"，即食物的冷热要适度，不可过凉过热，等等。

第三章　阴阳五行

一、阴阳

[24]《素问·天元纪大论第六十六》　太虚廖廓,⁽¹⁾肇基化元,⁽²⁾万物资始⁽³⁾,五运终天,⁽⁴⁾布气真灵,⁽⁵⁾揔统坤元,⁽⁶⁾九星悬朗,七曜周旋,⁽⁷⁾曰阴曰阳,曰柔曰刚,⁽⁸⁾幽显既位,⁽⁹⁾寒暑弛张⁽¹⁰⁾,生生化化,品物咸章。⁽¹¹⁾

【注释】

(1) 太虚廖廓:太虚,指天空,宇宙。廖,通"寥",空阔之意。廓,广大之意。

(2) 肇(zhào)基化元:王冰注:"肇,始也。基,本也。"元,古代哲学概念,指天地万物的本原。"肇基"与"化元"义近,联系上句,意为广阔的宇宙中存在着生化万物的原始物质。

(3) 资始:资,凭借。张介宾注:"资始者,万物借化元而始生。"

(4) 五运终天:五运,指木、火、土、金、水五行之气的运动。终天,形容长久。此句言五行的运动永不停息。

(5) 布气真灵:张志聪注:"真灵者,人与万物也。"此句指敷布精气于生物和人类。

(6) 揔统坤元:揔,同"总"。坤元,指地气。王冰注:"揔统坤元,言天元气常司地气,化生之道也。"

(7) 九星悬朗,七曜(yào耀)周旋:二句为互文。王冰注:"九星，谓天蓬、天内、天冲、天辅、天禽、天心、天任、天柱、天英。七曜，谓日月五星。"五星，即木星、火星、土星、金星、水星。悬，吊挂。朗，明亮。二句言日月星辰等天体在空中闪耀着光芒，并周而复始地旋转运行。

（8）曰阴曰阳，曰柔曰刚：张介宾注："阴阳者，天道也。柔刚者，地道也……故天道资始，阴阳而已；地道资生，刚柔而已。然刚即阳之道，柔即阴之道。"

（9）幽显既位：幽，暗也。显，明也。张介宾注："阳主昼，阴主夜，一日之幽显也。自晦而朔，自弦而望，一月之幽显也。春夏主阳而生长，秋冬主阴而收藏，一岁之幽显也。"全句谓自然界明暗的变化随时令的推移而有其一定的次序。

（10）弛张：弛，放松弓弦。张，拉紧弓弦。弛张，此处引申为消长、盛衰。

（11）生生化化，品物咸章：品，众也。章，通"彰"。吴昆注："生生化化者，生化之繁多也。章者，物形彰显也。"

【概要】

本段从阴阳学说的角度，简述了宇宙万物的形成、本质、运动、演化等问题。

1. 宇宙的物质性和运动性

广阔无际的宇宙存在着"元气"这种基本物质，它是天地间各种事物赖以发生、发展和变化的基础和源泉，这就是"万物资始，五运终天，布气真灵，总统坤元"的主要含义。

2. 天地万物的运动变化可用阴阳来概括说明

原文指出，无论时令的"幽显"，气候的"寒暑"，日月星辰的"悬朗""周旋"，还是"生生化化"的生物和人类，无一不是阴阳二气相互作用和消长转化的结果，所以"曰阴曰阳，曰柔曰刚"，是对从天体运行到极为复杂微妙的生命活动等一切事物的高度概括。

【按语】

阴阳是先秦时代先进的哲学思想，《内经》把它引入医学领域，用以阐释自然界和人体的各种现象及其内在联系，探索生命活动和诊治疾病的规律。《内经》认为，一切自然现象和生命活动都是阴阳之气运动的产物，而各种物质形态及其运动形式又相互影响和不断变化，并有其客观规律可循。正因为《内经》阴阳理论在医学的各个领域坚持了朴素的唯物论和自发的辩证法原则，它才能在两千多年的时间有效地指导着临床实践。

[25]　《素问·阴阳应象大论第五》　阴阳者，天地之道⁽¹⁾也，万物之纲纪，⁽²⁾变化之父母，⁽³⁾生杀之本始，⁽⁴⁾神明之府⁽⁵⁾也。治病必求于本。⁽⁶⁾故积⁽⁷⁾阳为天，积阴为地。阴静阳躁⁽⁸⁾。阳生阴长，阳杀阴藏。⁽⁹⁾阳化气，阴成形⁽¹⁰⁾。寒极⁽¹¹⁾生热，热极⁽¹¹⁾生寒。寒气生浊，热气生清。⁽¹²⁾清气在下，则生飧泄；浊气在上，则生䐜胀⁽¹³⁾。此阴阳反作，病之逆从也。⁽¹⁴⁾

故清阳为天，浊阴为地。地气⁽¹⁵⁾上为云，天气⁽¹⁶⁾下为雨；雨出地气，云出天气。⁽¹⁷⁾故清阳出上窍⁽¹⁸⁾，浊阴出下窍⁽¹⁹⁾；清阳发腠理，浊阴走五藏；清阳实四支⁽²⁰⁾，浊阴归六府。

水为阴，火为阳。阳为气，阴为味。⁽²¹⁾味归形，形归气；⁽²²⁾气归精，精归化。⁽²³⁾精食气，形食味；⁽²⁴⁾化生精，气生形。⁽²⁵⁾味伤形，气伤精；⁽²⁶⁾精化为气，气伤于味。⁽²⁷⁾阴味出下窍，阳气出上窍。味厚⁽²⁸⁾者为阴，薄⁽²⁹⁾为阴之阳；气厚⁽²⁸⁾者为阳，薄⁽²⁹⁾为阳之阴。味厚则泄，薄则通⁽³⁰⁾；气薄则发泄⁽³¹⁾，厚则发热。

壮火之气衰，少火之气壮。⁽³²⁾壮火食气，气食少火；⁽³³⁾壮火散气，少火生气。⁽³⁴⁾

【注释】

（1）天地之道：道，理也，此指规律。张介宾注："道者，阴阳之理。阴阳者，一分为二也。"本句言阴阳是自然界的普遍规律。

（2）万物之纲纪：纲纪，大纲小目，即纲领之意。本句言阴阳是认识一切事物的纲领。

（3）变化之父母：变为渐变、量变，化为突变、质变。《素问·天元纪大论》："物生谓之化，物极谓之变。"父母，引申为根源。张介宾注："然而变化虽多，无非阴阳之所生，故为之父母。"

（4）生杀（shài）之本始：生，生长。杀，衰减。生杀，概括了事物从产生、成长直至衰退、消亡的全过程。本始，即本原、起因。

（5）神明之府：事物内部玄妙莫测的变化叫"神"，其显露于外、易被认识的活动或现象叫"明"。府，藏物之所。此句谓阴阳是事物发生神奇变化的动力所在。

（6）治病必求于本：求，探求，把握。本，根本，本原。张志聪注："本者，本于阴阳也。人之藏府气血、表里上下，皆本乎阴阳；而外淫之风寒暑湿、四时五行，亦总属阴阳之二气；至于治病之气味，用针之左右，诊别色脉，引越高下，皆不出乎阴阳之理，故曰治病必求其本。"

（7）积：聚积，积累。

（8）躁：动也，为静的反面。

（9）阳生阴长，阳杀阴藏：张介宾注："阳生阴长，言阳中之阴阳也；阳杀阴藏，言阴中之阴阳也。盖阳不独立，必得阴而后成，如发生赖于阳和，而长养由乎雨露，是阳生阴长也；阴不自专，必因阳而后行，如闭藏因于寒冽，而肃杀出乎风霜，是阳杀阴藏也。"本句旨在说明自然界万物生、长、收、藏的变化全过程，都是阴和阳共同作用的结果。

（10）阳化气，阴成形：此二句言阴阳之用。气，指自然界中流行不息的微细物质。形，指肉眼可见、有形可征的物体。张介宾注："阳动而散，故化气；阴静而凝，故成形。"

（11）极：至也，用如动词，指达到极限。

（12）寒气生浊，热气生清：浊，浑浊，重浊。清，清明，清轻。此处"浊"指凝聚下沉的阴气，"清"指扬散上升的阳气。马莳注："寒气主阴，阴主下凝而不散，故浊气生焉。热气主阳，阳气主上升而不凝，故清气生焉。"

（13）䐜（chēn）胀：李中梓注："浊阴主降，阴逆于上而不能降，故为䐜胀，胸膈胀满也。"

（14）此阴阳反作，病之逆从也：反作，即反行、失常。逆从，为偏义复词，取"逆"字义全句意为：上述证候是人体阴阳反常、清浊逆乱所产生的。

（15）地气：此指地面水湿之气，属阴。

（16）天气：此指天空云雾之气，属阳。

（17）雨出地气，云出天气：出，生于。马莳注："由云而后有雨，则雨虽天降，而实本之地气所升之云也，故雨出地气。由雨之降，而后有云之升，则云虽地升，而实本之天气所降之雨也，故云出天气。"

（18）上窍：土冰注："谓耳目鼻口。"

（19）下窍：王冰注："谓前阴后阴。"

（20）支：通"肢"。

（21）阳为气，阴为味：张介宾注："气无形而升，故为阳；味有质而降，故为阴。此以药食气味言也。"

（22）味归形，形归气：归，归向，生成。气，指人身的藏气、元气，与"阳为气"之"气"不同。此二句谓药食之味生成人的形体（皮、肉、脉、筋、骨等），而形体又依赖元气的充养。马莳注："言味归人身之形，而形又归于人身之气，皆根第一'味'字而言也。"

（23）气归精，精归化：精，指人体内的精微物质（精、气、血、津液等）。化，指生化功能。此二句谓药食之气生成人的精微物质，而精微物质的生成又借助于人体的生化功能。马莳注："言气归人身之精，而精又归于人身之化，皆根第一'气'字而言也。"

（24）精食气，形食味："食气""食味"为意动用法，即以气为食、以味为食之意。此二句分别与"气归精""味归形"同义。马莳注："其曰精食气者，明上文气归精也。其曰形食味者，明上文味归形也。"

（25）化生精，气生形：此二句分别与"精归化""形归气"同义。马莳注："其曰化生精者，明上文精归化也。其曰气生形者，明上文形归气也。"

（26）味伤形，气伤精：马莳注："夫味归形而形食味，则凡物之味固所以养形也，然味或太过，适所以伤此形耳。气归精而精食气，则凡物之气固所以养精也，然气或太过，适所以伤此精耳。"

（27）精化为气，气伤于味：此二"气"字俱指人身之气。马莳注："化生精者，不自化也，其始由气化之；然精归于化，则既而精必化为气。盖不但气之能生形，而形归于气也。正以精气形三者相须以有成耳。"张介宾注："上文曰味伤形，则未有形伤而气不伤者。如云'味过于酸，肝气以津，脾气乃绝'之类，是皆味伤气也。"

（28）厚：重也，此指气味之盛。

（29）薄：轻也，此指气味之微。

（30）通：通利，流通。马莳注："味之薄者，为阴中之阳，所以用之则流通，不至于泄泻也。"

（31）发泄：指向外发散、疏通肌腠的作用。吴昆注："阳气炎上，故气薄则发散，厚则发热。"

（32）壮火之气衰，少火之气壮：壮火，亢盛、太过的阳气。少火，温和、正常的阳气。气，正气，生气。张介宾注："火，天地之阳气也，天非此火，不能生物；人非此火，不能有生。故万物之生，皆由阳气。但阳和之火则生物，亢烈之火反害物，故火太过则气反衰，火和平则气乃壮。"

（33）壮火食气，气食少火：二句言壮火以正气为食，正气以少火为食，即壮火消蚀正气，少火充养正气之意。

（34）壮火散气，少火生气：即壮火耗散正气，少火资生正气。

【概要】

本段简述了阴阳学说的概念、基本观点及其在医学中的运用。

1. 阴阳学说的概念

"阴阳者，天地之道也"，指出阴阳学说揭示了宇宙间一切事物的普遍规律。具体来说，阴阳是对各种事物分析、归纳的纲领，一也；阴阳的对立和统一是事物运动变化的内在根源，所谓"变化之父母，生杀之本始，神明之府也"即指此，二也；阴阳是诊治疾病的根本法则，三也。

2. 阴阳学说的基本观点

（1）阴阳的基本属性："阴静阳躁"，阳为热，阴为寒，"寒气生浊，热气生清"。

（2）阴阳的作用特点："阳化气，阴成形"，指出了阴阳在万物发生、发展过程中的各自作用。然而阴和阳不是孤立存在的，二者总是相互配合而共同发挥作用的，这就是"阳生阴长，阳杀阴藏"的真意，也是阴阳为一切事物运动变化的"父母""本始"的原理。

（3）阴阳的相对性："清阳为天，浊阴为地""水为阴，火为阳""阴味出下窍，阳气出上窍"等，体现了阴和阳相互对立的一面。而阴阳的任何一方中，本身又包含有阴阳两个方面。例如"阳为气，阴为味"，而"味厚者为阴，薄为阴之阳；气厚者为阳，薄为阳之阴"等。

（4）阴阳的相互转化：由于阴阳的对立和消长变化，致使双方在一定条件下都可向着自己的对立面发生转化，所谓"寒极生热，热极生寒""化生精，气生形""精化为气"等皆是其例。

3. 人身阴阳的生理和病理

在生理状态下，人体之阳向上向外，发散于上窍、腠理和四肢；人体之阴向下向内，行走于下窍、五藏和六府。在病理方面，"阴阳反作"是致病的基本病机，原文以人体清浊之气的逆行而产生飧泄、䐜胀为例做了论证。

4. 药食的气味与人体形、精、气、化的关系

饮食和药物的气属阳而味属阴，其进入人体后的转归是：气、味化生形、精，形、精则产生气、化，形、精的生成又依赖于气、化的作用，而且食入的药食气味太过亦可伤形、伤精、伤气。这六者之间的辩证关系，充分体现了阴阳互根互化的道理。此外，原文还对药食气味的阴阳属性及其不同作用做了简要介绍。

5. 火对气的不同作用

所谓"火"即是阳气。少火是正常而温和的阳气，对生物和人体的正气有补益作用。壮火是太过而亢盛的阳气，对生物和人体的正气有损害作用，所以说"壮火散气，少火生气"。

【按语】

本段"阳生阴长，阳杀阴藏"一语，历代医家曾从不同的角度加以理解，李中梓将其归纳为三种观点：其一，"阳之和者为发育，阴之和者为成实，故曰阳生阴长，此阴阳之治也；阳之亢者为焦枯，阴之凝者为封闭，故曰阳杀阴藏，此阴阳之乱也"；其二，"《天元纪大论》曰：'天以阳生阴长，地以阳杀阴藏。'夫天为阳，阳主于升，升则向生，故曰天以阳生阴长，阳中有阴也；地为阴，阴主于降，降则向死，故曰地以阳杀阴藏，阴中有阳也，此言岁纪也，上半年为阳升，天气主之，故春生夏长；下半年为阴降，地气主之，故秋收冬藏"；其三，"阳不独立，得阴而后成，如发生赖于阳和，而长养由乎雨露，故曰阳生阴长；阴不自专，因阳而后行，如闭藏因于寒冽，而肃杀出乎风霜，故曰阳杀阴藏"。此三说各有其理，然以万物之治乱或天地之岁纪作注，似失之于褊狭，而第三说从阴阳的互根互用贯串于事物运动的各个阶段立论，更具普遍意义，且能照应首节阴阳为"生杀之本始"之旨。

论气、味、形、精等相互关系的一段原文，注释中主要取了马莳的观点。多数注家把原文中的"气"字全部释作人身之气，虽于原文各句亦可勉强读通，但联系到本节前后原文俱以药食的气和味对待而言，则其注之失就明显了。原文在论药食气味的厚薄及其功用时，是把气和味分开而言的，但是实际上，任何药物或食物都是气味兼备的，而且往往不止一种味，因此，在具体分析和判断某一方剂或食物的阴阳属性及功能时，一定要结合气味，全面考虑，分清主次，权衡轻重，才能获得比较正确的认识，切不可以点代面，以偏概全。

[26]《素问·阴阳应象大论篇第五》 天地者，万物之上下也；阴阳者，血气之男女也；[1] 左右者，阴阳之道路也；[2] 水火者，阴阳之征兆[3]也；阴阳者，万物之能始[4]也。故曰：阴在内，阳之守也；[5] 阳在外，阴之使也。[6]

【注释】

（1）阴阳者，血气之男女也：马莳注："万物生于阳成于阴，而自人言之，血为阴，气为阳，故男为阳而不专有气，且有血，阳中有阴也；女为阴而不专有血，且有气，阴中有阳也。则阴阳在人，即有血有气之男女也，而万物可类推矣。"

（2）左右者，阴阳之道路也：古人面南而立以定位，左为东，右为西。他们认为天体自东向西旋转不息，然后有昼夜四时之分，而天为阳，地为阴，故谓左右是阴阳之道路。

（3）征兆：张介宾注："征，证也。兆，见也。阴阳不可见，水火即其证而可见也。"

（4）能始：孙诒让《札迻》说："能者，'胎'之借字。《尔雅·释诂》云：'胎，始也'。"能始，同义复词，起始、起源之意。

（5）阴在内，阳之守也：王冰注："阴静，故为阳之镇守。"言阴为阳守持于内，是阳使于外的根基。

（6）阳在外，阴之使也：王冰注："阳动，故为阴之役使。"言阳为阴运用于外，是阴守于内的护卫。

【概要】

本段扼要论述了阴阳在运用上的广泛性和阴阳相互为用的观点。

1. 阴阳理论在运用上的广泛性

阴阳为天地之道，万物存在于天地之间，因此阴阳理论是适用于天地万物的普遍规律。

以人而言，男为阳，女为阴，气属阳，血属阴；以运动方位而言，左升者为阳，右降者为阴；以表现的征象而言，凡像火而光亮、温暖、清轻、上扬者属阳，凡像水而晦暗、寒凉、重浊、下流者属阴；求本探源，一切事物及其运动变化都是阴阳的相互作用所产生的。

2. 阴阳之间相互为用的关系

阴阳双方不仅是对立的，更是相互依存、相互为用、不可分离的。一般来说，阴守持于内，是阳活动于外的根基；阳运使于外，是阴守持于内的护卫。

[27]《素问·阴阳离合论篇第六》　阴阳者，数[1]之可

第三章　阴阳五行

十，推⁽²⁾之可百，数之可千，推之可万，万之大不可胜数⁽³⁾，然其要一也。⁽⁴⁾

天覆地载，万物方生，未出地者，命曰阴处⁽⁵⁾，名曰阴中之阴①；则⁽⁶⁾出地者，命曰阴中之阳。阳予之正，阴为之主。⁽⁷⁾故生因春，长因夏，收因秋，藏因冬，失常则天地四塞⁽⁸⁾。阴阳之变，其在人者，亦数之可数。⁽⁹⁾

【校勘】

①名曰阴中之阴：此句疑为注语混入之衍文，当删。

【注释】

（1）数（shǔ）：一个一个地计算。下"数"字同。

（2）推：推演、推理之意。

（3）不可胜（shēng）数：胜，尽也。不可胜数，数不尽的意思。

（4）其要一也：吴昆注："言阴阳之道始于一，推之则十百千万不可胜数，然其要则本于一阴一阳也。"言万物变化虽繁，但其要点都可归结为阴阳之理。

（5）阴处：指潜萌于地下。杨上善注："人之与物，未生以前，合在阴中，未出地也。"

（6）则：俞樾注："则当为'财'。《荀子·劝学》篇：'口耳之间则四寸耳。'杨倞注曰：'则当为财，与才同。'是其例也。'财出地者'，犹才出地者，言始出地也，与上文'未出地者'相对。"

（7）阳予之正，阴为之主：予，给与。正，正气，此指生机。主，主体，形质。王冰注："阳，施正气，万物方生；阴为主持，群形乃立。"张介宾注："阳正其气，万化乃生；阴主其质，万形乃成。"

（8）天地四塞：王冰注："夫如是则四时之气闭塞，阴阳之气无所运行矣。"即阴阳格拒，生化停止之意。

（9）亦数（shù）之可数（shǔ）：前"数"字指数目，引申为情况。后"数"字指计算，引申为推测。姚止庵注："天地之道失其常，可以数而知。人乖阴阳之道，亦可指数，若数目之列于前而指数之也。"此句意为：人体的生理病理情况，也可以用阴阳之理去推算和认识。

【概要】

本段论述了用阴阳分析事物的无限性和天人阴阳变化的一致性。

1. 用阴阳分析事物的无限性

阴阳合之则一，分之则二，这种对立统一的法则适用于一切事物的任何范围和阶段。因此，对事物的阴阳划分，可一分为二，二分为四，从十至百，至千至万，以至无穷无尽。虽然阴阳的推算、演绎不可胜数，但是归根结底，仍不外乎阴阳的对立统一这一总原则。

2. 自然界和人体阴阳变化的一致性

"天覆地载，万物方生"，指出天地阴阳之气的和谐是生命产生的必要条件；"阳予之正，阴为之主"，说明阴阳二气既分工又结合的作用，是生物形成和生长的基本因素；"生因春，长因夏，收因秋，藏因冬"，则强调生命活动随四时阴阳而相应地变化。正因为这样，人体的"阴阳之变"也可以用阴阳之理去推测和认识。

【按语】

《灵枢·阴阳系日月》："且夫阴阳者，有名而无形，故数之可十，离之可百，散之可千，推之可万，此之谓也。"同本段文字大同小异，可互相印证。所谓"有名而无形"是说阴阳是从无数具体事物中抽象出来的概念，分别代表着事物内部既对立而又统一的两方，因而不能把阴阳视为某种固定不变的具体事物。所以，"有名而无形"正是阴阳"不可胜数"和"其要一也"的注脚。

[28]《灵枢·论疾诊尺第七十四》 四时之变，寒暑之胜⁽¹⁾，重⁽²⁾阴必阳，重⁽²⁾阳必阴。故阴主⁽³⁾寒，阳主⁽³⁾热，故寒甚则热，热甚则寒，故曰寒生热，热生寒，此阴阳之变也。

【注释】

（1）寒暑之胜：胜，超过，此引申为占优势。寒暑之胜，意为寒凉之气和暑热之气更替地占据主导地位。

（2）重（chóng）：重复，此有甚、极之意。

（3）主：主持，主宰。此处可释作主要表现。

【概要】

本段以四时寒热的变化过程论述了阴阳消长和转化之理。"阴主寒，阳主热"，说明寒凉和温热是自然界阴阳的主要表现和特征之一。春温、夏热（暑）、秋凉、冬寒是一年气候的正常变化，由春温至夏热是阳长阴消的过程，由秋凉至冬寒是阴长阳消的过程，而夏至、冬至两个节气则分别是热极开始转寒、寒极开始转热的起点。所谓"寒生热，热生寒，此阴阳之交也"，正是指出了自然界阴阳的这种相互转化过程，同时"重""盛"二字又提示了阴阳寒热相互转化时的条件。

【按语】

本段"重阴必阳，重阳必阴""寒甚则热，热甚则寒"和《素问·阴阳应象大论》"寒极生热，热极生寒""重寒则热，重热则寒"都是论述阴阳的转化问题，然而有些注家联系到人的某些病理，认为这几句是谈寒热阴阳的真假问题，多以"水极则似火，火极则似水"为释，对于临床亦有一定的指导意义，可资参考。

［29］《素问·金匮真言论篇第四》　阴中有阴，阳中有阳。⁽¹⁾平旦至日中，天之阳，阳中之阳也；日中至黄昏，天之阳，阳中之阴也；合^①夜⁽²⁾至鸡鸣⁽³⁾，天之阴，阴中之阴也；鸡鸣至平旦，天之阴，阴中之阳也，故人亦应之。夫言人之阴阳，则外为阳，内为阴；言人身之阴阳，则背为阳，腹为阴；⁽⁴⁾言人身之藏府中阴阳，则藏者为阴，府者为阳，⁽⁵⁾肝心脾肺肾五藏皆为阴，胆胃大肠小肠膀胱三焦六府皆为阳。所以欲知阴中之阴、阳中之阳者，何也？为冬病在阴，夏病在阳，春病在阴，秋病在阳，⁽⁶⁾皆视其所在为施针石也。⁽⁷⁾故背为阳，阳中之阳，心也；背为阳，阳中之阴，肺也；腹为阴，阴中之阴，肾也；腹为阴，阴中之阳，肝也；腹为阴，阴中之至阴，脾也。⁽⁸⁾此皆阴阳表里⁽⁹⁾、内外雌雄⁽¹⁰⁾相输应⁽¹¹⁾也，故以应天之阴阳也。

【校勘】

①合：《香草续校书》："'合夜'二字无义。'合'疑'台'字之形误，'台'实'始'字之声借。"可据改。

【注释】

（1）阴中有阴，阳中有阳：此即"阴中有阴阳，阳中有阴阳"之意。

（2）台夜：即始夜，与上句"黄昏"同义。

（3）鸡鸣：指夜半子时。

（4）背为阳，腹为阴：此句"背""腹"分别指躯干的上、下部位，即胸背和腹腰。杨上善注："背在胸上近头，故为阳也；腹在胸下近腰，故为阴也。"

（5）藏者为阴，府者为阳：张介宾注："五藏属里，藏精气而不泻，故为阴。六府属表，传化物而不藏，故为阳。"

（6）冬病在阴，夏病在阳，春病在阴，秋病在阳：张志聪注："冬病在肾，肾为阴中之阴，故冬病在阴。夏病在心，心为阳中之阳，故夏病在阳。春病在肝，肝为阴中之阳，故春病在阴。秋病在肺，肺为阳中之阴，故秋病在阳。"

（7）视其所在为施针石也：指察其四时病位所在而治以微针、砭石。

（8）阴中之至阴，脾也：至，极也。至阴，指盛极之阴。杨上善注："脾居腹中，至阴之位，以资四藏，故为阴中之阴。"

（9）表里：杨上善注："五藏六府，即表里阴阳也。"

（10）雌雄：杨上善注："牝藏牡藏，即雌雄阴阳也。"据《灵枢·顺气一日分为四时》等篇所载，肝心为牡（即阳）藏，脾肺肾为牝（即阴）藏。

（11）相输应：吴昆注："转输传送而相应也。"即相互联系、对应的意思。

【概要】

本段运用"天人相应"的观点，论述了昼夜和人体阴阳的划分。

1. 昼夜阴阳的变化规律

一天之内，昼为阳，夜为阴。阳中分阴阳，平旦至日中，阳气渐盛，为阳中之阳；日中至黄昏，阳气渐衰，阴气始起，为阳中之阴。阴中亦分阴阳，黄昏至夜半，阴气渐盛，为阴中之阴；夜半至平旦，阴气渐消，阳气始长，为阴中之阳。

2. 人体的阴阳划分

以内外言，肌肤、四肢在外为阳，藏府、躯干居内为阴。以上下言，膈以上胸背为阳，膈以下腹腰为阴。以藏府言，五藏藏精气为阴，六府传化物为阳。以五藏言，心居膈上、外应夏气，为阳中之阳；肺居膈上、外应秋气，为阳中之阴；肾居膈下、外应冬气为阴中之阴；肝居膈下，外应春气，为阴中之阳；脾居膈下，外应湿气而旺于四季，为阴中之至阴。

3. 人体阴阳应于天之阴阳

人生活于天地之间，天地的阴阳变化时刻影响着人体，所以人体和自然界一样，都是"阴中有阴，阳中有阳"；人体"阴阳表里、内外雌雄"的关系，也是"应天之阴阳"的。

[30]《素问·生气通天论篇第三》　凡阴阳之要⁽¹⁾，阳密乃固。⁽²⁾两者不和，若⁽³⁾春无秋，若⁽³⁾冬无夏，因而和之⁽⁴⁾，是谓圣度⁽⁵⁾。故阳强不能密，阴气乃绝；⁽⁶⁾阴平阳秘，⁽⁷⁾精神乃治；⁽⁸⁾阴阳离决⁽⁹⁾，精气乃绝⁽¹⁰⁾。

【注释】

（1）要：重点，关键。

（2）阳密乃固：密，静也。乃固，王冰注："乃生气强固而能久长。"阳密乃固，谓阳气安静而不妄动，生命才能长久。

（3）若：此处作"象'解。

（4）和之：指和调阴阳。

（5）圣度：杨上善注："先圣法度。"此指养生治病的最好法度。

（6）阳强不能密，阴气乃绝：强，亢盛。绝，缺乏、不足。全句谓若阳气亢盛而妄动，阴气则耗损而不足。

（7）阴平阳秘：平，静也。秘，通"密"。阴平阳秘，即阴阳都保持安静。《素问·至真要大论》："夫阴阳之气，清静则生化治，动则苛疾起。"

（8）精神乃治：精神，即精气，此处代表人的生命活动。治，正常有序，与"乱"相对。精神乃治，言人的生命活动正常，即健康无病。后"精气乃绝"正与此相对。

（9）离决：决，通"诀"，别也。离决，即分离。

（10）绝：断绝，尽绝。

【概要】

本段论述了保持人体阴阳安静的重要意义和阳气在人体的主导作用。

1. "阴平阳秘"是健康长寿的基本条件

原文从正反两面论述了"阴平阳秘"的重要性。人体阴阳都保持安静而不妄动的状态，则"精神乃治"，健康无病；如果这一和谐正常的状态被破坏，就像自然界有春无秋、有冬无夏，从而出现阴阳失调的病态；如果进一步导致阴阳的分离，则终将精气竭尽而死亡。

2. 阳气安静是人体阴阳和调的关键

在人体阴阳两方中，阳气常起着主导作用。"阳密乃固"，指出只有阳气安静而不妄动，生命才能长久；"阳强不能密，阴气乃绝"，则说明阳气失静而偏亢，必致阴气受损而为病。

3. 和调阴阳是养生治病的最好法则

人体患病或死亡，从根本上来说，都是"阴平阳秘"状态遭到破坏的结果。因此，防病治病、养生延年的最好法则，就是经常和调人身的阴阳，使其始终保持"阴平阳秘"的正常状态，这就是"因而和之，是谓圣度"的含义。

【按语】

不少注本将"阴平阳秘"训作阴阳平衡，即不偏盛偏衰，这从阴阳理论上说是可以成立的。然而，就本段文字而言，"密""秘"均无平衡的含义；相反，阴阳应安静有序而不宜妄动逆行的观点在本篇和《内经》全书中都是突出的。例如，本篇"苍天之气，清静则志意治""清静则肉腠闭拒""阳气者，烦劳则张，精绝""阳强不能密，阴气乃绝"以及《素问·痹论》"阴气者，静则神藏，躁则消亡"等记载，都可证明这一观点。因此，这种解释比较符合本段文字的文理和《内经》本身的学术思想。当然，阴阳的"安静"并不是静止不动，而是相对于阴阳失静的躁动不宁或逆乱反作而言的，所以《素问·阴阳应象大论》所谓"阴静阳躁。阳生阴长，阳杀阴藏。阳化气，阴成形"，本篇所谓"阴者，藏精而起亟也；阳者，卫外而为固也""欲如运枢"等，就分别介绍了阴阳的运动形式及其特点。

[31]《素问·生气通天论篇第三》　阴者，藏精而起亟⁽¹⁾也；阳者，卫外而为固⁽²⁾也。阴不胜其阳，⁽³⁾则脉流薄疾，⁽⁴⁾并乃狂；⁽⁵⁾阳不胜其阴，则五藏气争，九窍不通。⁽⁶⁾是以圣人陈阴阳⁽⁷⁾，筋脉和同⁽⁸⁾，骨髓坚固，气血皆从。如是则内外调和，邪不能害，耳目聪明，气立如故，⁽⁹⁾

【注释】

（1）起亟（qì）：亟，屡次，频数。汪机《读素问钞》说："起者，起而应也。外有所召，则内数起以应之也。"

（2）为固：固，坚固而不易受到侵害。张志聪注："阳者主卫外，而为阴之固也。"

（3）阴不胜其阳：姚止庵注："阴阳本互根，不可偏胜，此正言偏胜之为害也。"张志聪注："阳盛而阴不能胜之。"后"阳不胜其阴"句义仿此。

（4）脉流薄疾：张介宾注："薄，气相迫也。疾，急数也。"脉流薄疾，谓血脉流动紧迫而急速。

（5）并乃狂：张介宾注："并者，阳邪入于阳分，谓重阳也。阴不胜阳则阳邪盛，故当为阳脉阳证之外见者如此。"姚止庵注："阳盛而火旺，火旺则神明乱而为狂。"

（6）五藏气争，九窍不通：高世栻注："争，彼此不和也。"姚止庵注："五藏者阴也，九窍者五藏之所以通气者也，五藏之阴气必借阳而后能各出其窍。阳虚不能疏阴则阴气滞，阴气滞则乱而争，气乱而争则不得各从其窍而闭塞矣。所以然者，阳清而阴浊，阳通而阴闭也。"

（7）陈阴阳：张介宾注："陈阴阳，犹言铺设得所，不使偏胜也。"即使阴阳和调的意思。

（8）和同：为同义复词，协调一致的意思。

（9）气立如故：张介宾注："人受天地之气以立命，故曰气立，然必阴阳调和而后气立如故。"气立，这里可视作生命活力的同义语。故，旧貌，原样。气立如故，就是生命力保持旺盛而不衰。

【概要】

本段论述了人体阴阳相互为用的关系和保持阴阳和调的意义。

1. 人体阴阳相互为用的正常关系

人体之阴起着内藏精血，并不断供给外在阳气活动的作用；人体之阳具有抗御外邪，使阴精内守而不损耗的功能。这就是人身阴阳相互为用的正常关系。

2. 人体阴阳偏盛所致的病证举例

人体阴阳的正常和谐关系遭到破坏，必然导致阴阳偏盛偏衰的病理变化而产生相应的病证。例如，阳偏盛而火亢，邪迫于脉，则"脉流薄疾"，邪并而扰乱神明则发狂；阴偏盛而寒凝，则五藏气滞，以致九窍的功能障碍。

3. 协调阴阳是实现健康长寿的根本大法

所谓"陈阴阳"，就是调整人体的阴阳，使其经常保持不偏盛偏衰的和调关系，这样，人体的筋脉、骨髓、气血、耳目等内外各部才能处于正常的生理状态，使邪气无由伤害形体，从而达到健康无病、生命长久的境界。

[32]《灵枢·寿夭刚柔第六》 黄帝问于少师曰：余闻人之生也，有刚有柔，有弱有强，有短有长，有阴有阳，[1]愿闻其方[2]。少师答曰：阴中有阴，阳中有阳，审知阴阳，刺之有方，得病所始，刺之有理，[3]谨度病端，[4]与时相应，内合

于五藏六府，外合于筋骨皮肤。是故内有阴阳，外亦有阴阳。在内者，五藏为阴，六府为阳；在外者，筋骨为阴，皮肤为阳。故曰：病在阴之阴者，刺阴之荥输；[5] 病在阳之阳①者，刺阳之合；[6] 病在阳之阴者，刺阴之经；[7] 病在阴之阳②者，刺络脉③。[8] 故曰：病在阳者，命曰风[9]；病在阴者，命曰痹[10]；病④阴阳俱病，命曰风痹。病有形而不痛者，阳之类也；[11] 无形而痛者，阴之类也。无形而痛者，其阳完而阴伤之[12]也，急治其阴，无攻其阳；有形而不痛者，其阴完而阳伤之也，急治其阳，无攻其阴。阴阳俱动，乍有形，乍无形，[13] 加以烦心，命曰阴胜其阳[14]，此谓不表不里，其形不久。[15]

【校勘】

①阳之阳：据《灵枢·四时气》"邪在府，取之合"和本段"在内者，五藏为阴，六府为阳"之理，"阳之阳"当改作"阴之阳"。

②阴之阳：据本段"在外者，筋骨为阴，皮肤为阳"和病在皮肤宜刺络脉之理，"阴之阳"当改作"阳之阳"。

③络脉：应据《甲乙经》卷六第六改作"阳之络"三字，与上句为对文。

④病：应据《甲乙经》卷六第六及马莳注本等删，方不与本句后"病"字重。

【注释】

(1) 有刚有柔，有弱有强，有短有长，有阴有阳：刚柔，就性格的刚躁和柔静而分；弱强，就形体的衰弱和强壮而分；短长，就身材的矮小和高大而分；阴阳，则是概括人的体质各方面因素而划分的两大类型。

(2) 方：原则，道理。

(3) 得病所始，刺之有理：意为掌握了病因病机，针刺治疗就有理可据，而不致盲目妄行了。

(4) 谨度（duó）病端：度，揣测，衡量。端，头绪，引申为缘由。全句谓谨慎地思考疾病的起因。

（5）刺阴之荥（yíng）输：荥输，指十二经脉分布于四肢的荥穴和输穴。马莳注："是以病有在阴之阴者，即五藏有病而在于筋骨，当刺阴经之荥腧，如刺手太阴肺经之鱼际为荥，太渊为腧之类。"

（6）刺阳之合：阳之合，指手足六阳经在四肢的合穴。马莳注："如刺手阳明大肠经曲池为合之类。"

（7）刺阴之经：阴之经，指手足六阴经在四肢的经穴。马莳注："如刺手太阴肺经经渠为经之类。"

（8）刺阳之络：马莳注："如刺手阳明大肠经偏历为络之类。"

（9）风：此处泛指外邪客于皮肉筋骨所致的一类病证。

（10）痹：此处泛指藏府气机闭阻的病证。

（11）病有形而不痛者，阳之类也：张志聪注："有形者，皮肉筋骨之有形；无形者，五藏六府之气也。"结合本篇下文"风寒伤形，忧恐忿怒伤气。气伤藏，乃病藏；寒伤形，乃应形；风伤筋脉，筋脉乃应。此形气外内之相应也"等语，"有形"当指病在体表面有形体变化可见，故属阳；"无形"当指病在藏府而无形体变化可征，故属阴。

（12）阳完而阴伤之：完，完全，完好。伤，受损。无形而痛，则藏气损伤而外形未病，故"阳完而阴伤之"。下句"阴完而阳伤之"义仿此。

（13）阴阳俱动，乍有形，乍无形：动，变动失常。乍，变化突然之意。张介宾注："阴阳俱动，表里皆病也。乍有形，乍无形，往来不常也。"

（14）阴胜其阳：张介宾注："加以烦心，阴病甚于阳也。"即内病重于外病。

（15）不表不里，其形不久：形不久，指生命危殆。张介宾注："此以阴阳并伤，故曰不表不里，治之为难，形将不久矣。"

【概要】

本段运用阴阳理论对人的体质、结构、病位、证候、治疗及预后等做了扼要的示范性论述。

1. 体质和结构的阴阳属性

由于先后天多种因素的作用，人的体质可概括为阴阳两大类型，如性情刚躁、形体壮实、身材高大等属阳，反之属阴。在人体的结构方面，内为阴，外为阳，而"在内者，五藏为阴，六府为阳；在外者，筋骨为阴，皮肤为阳"。

2. 病位和证候的阴阳划分

外邪客于外在的形体组织，是"病在阳者，命曰风"；病邪在里，导致藏府气血闭阻，是"病在阴者，命曰痹"；两者兼有，则"阴阳俱病，命曰风痹"。凡病在体表，有形证可征，为"阳之类"；病在藏府，痛而外无形证，为"阴之类"。

3. 治疗和预后以阴阳为据

疾病有外感、内伤、深浅、虚实之别，治疗有补泻、缓急及刺荣、输、经、络之异，因此，辨识阴阳失调的病机是治病的基本依据，所以说"审知阴阳，刺之有方，得病所始，刺之有理"。如果"阴阳俱动"而邪气变动不居，且见"烦心"，说明里证重于外证，"阴胜其阳"，故治疗较困难，预后多不良。

二、五行

[33]《素问·宝命全形论篇第二十五》　帝曰：人生有形，不离阴阳，天地合气，别为九野[1]，分为四时，月有小大，日有短长，万物并至，不可胜量，[2]虚实呿吟，[3]敢问其方。[4]岐伯曰：木得金而伐[5]，火得水而灭，土得木而达[6]，金得火而缺，水得土而绝[7]，万物尽然，不可胜竭。[8]

【注释】

（1）九野：指八方和中央等九个方位，也称"九天"。

（2）万物并至，不可胜量（shēngliáng）：不可胜量，即测量不尽，言其多也。杨上善注："日月乃至万物，一一诸物皆为阴阳气之所至，故所至处不可胜量。"

（3）虚实呿吟：虚实，言事物之性。呿吟，喻微细的变化。张志聪注："以呿吟之至微，而知其虚实也。"

（4）敢问其方：敢，谦辞，冒昧之意。其方，指事物运动变化的道理。杨上善注："请言其道。方，道也。"

（5）伐：砍伐，削伐。

（6）达：《说文·辵部》："达，行不相遇也。"即阻隔之意。于鬯注：达之本义，"是不通之谓……达字与伐、灭、缺、绝等字同一韵，义亦一类。"

（7）绝：此处作断绝解。

（8）万物尽然，不可胜竭：尽然，皆如此。胜竭，穷尽。高世栻注："阴阳万物，不外五行制化之道……万物皆有制克之道，故万物尽然。制而复生，无有穷尽，故不可胜竭。"

【概要】

本段指出阴阳五行揭示了天地万物运动变化的共同规律，并介绍了五行相克的内容。

1. 阴阳五行揭示了天地万物的共同规律

天地阴阳之气是人的生命产生和维持的必要条件，故曰"人生有形，不离阴阳"。人和天地万物一样，不仅受着天地、日月、四时等阴阳变化规律的支配，而且也受着五行制化之理的支配，所以虽然"万物并至，不可胜量"，而对于五行相克之理来说，"万物尽然"。

2. 五行之间相互克制的规律

万物皆具五行之理，而五行之间除有相互资生的一面外，还有相互克制的一面，其相克的规律是："木得金而伐，火得水而灭，土得木而达，金得火而缺，水得土而绝。"正因为万物存在着相生相克之理，万物的运动变化才"不可胜竭"。

[34]《素问·阴阳应象大论篇第五》　东方生风，风生木，(1)木生酸，(2)酸生肝，肝生筋，筋生心，(3)肝主目。(4)其在天为玄，(5)在人为道(6)，在地为化，(7)化生五味，(8)道生智，(9)玄生神。(10)神在天为风、在地为木，在体为筋，在藏为肝，在色为苍(11)，在音为角(12)，在声为呼(13)，在变动为握，(14)在窍

为目，在味为酸，在志为怒。怒伤[15]肝，悲胜怒；[16]风伤筋，燥胜风；酸伤筋，辛胜酸。

南方生热，热生火，[17]火生苦，[18]苦生心，心生血，血生脾，心主舌。其在天为热，在地为火，在体为脉，在藏为心，在色为赤，在音为徵[12]，在声为笑，在变动为忧[19]，在窍为舌，在味为苦，在志为喜。喜伤心，恐胜喜；热伤气，寒胜热；苦伤气，咸胜苦。

中央生湿，湿生土，[20]土生甘，[21]甘生脾，脾生肉，肉生肺，脾主口。其在天为湿，在地为土，在体为肉，在藏为脾，在色为黄，在音为宫[12]，在声为歌，[22]在变动为哕[23]，在窍为口，在味为甘，在志为思。思伤脾，怒胜思；湿伤肉，风胜湿；甘伤肉，酸胜甘。

西方生燥，燥生金，[24]金生辛，[25]辛生肺，肺生皮毛，皮毛生肾，肺主鼻。其在天为燥，在地为金，在体为皮毛，在藏为肺，在色为白，在音为商[12]，在声为哭，在变动为咳，在窍为鼻，在味为辛，在志为忧。忧伤肺，喜胜忧；热伤皮毛，[26]寒胜热；辛伤皮毛，苦胜辛。

北方生寒，寒生水，[27]水生咸，[28]咸生肾，肾生骨髓，髓生肝，肾主耳。其在天为寒，在地为水，在体为骨，在藏为肾，在色为黑，在音为羽[12]，在声为呻[29]，在变动为栗[30]，在窍为耳，在味为咸，在志为恐。恐伤肾，思胜恐；寒伤血，[31]燥胜寒，[32]咸伤血，[33]甘胜咸。

【注释】

（1）东方生风，风生木：古人认为，方位自东推移，岁以春为首，气以风为先，五行以木为始。本段诸"生"字含有产生、发生、助长、转化等多种含义，当据上下文字义灵活理解。张介宾注："风者天地之阳气，东者日升之阳方，故阳生于春，春王（通'旺'）于东，而东方生风。"

（2）木生酸：《尚书·洪范》："木曰曲直""曲直作酸"。孔颖达疏："木生子实，其味多酸，五果之味虽殊，其为酸一也。"

（3）筋生心：此处"筋"代表肝。筋生心，即肝木资生心火。其余四方相应字句义仿此。张志聪注："内之五藏合五行之气，而自相资生也。"

（4）肝主目：张介宾注："目者，肝之官也。"

（5）其在天为玄：其，指阴阳的变化。《素问·天元纪大论》："夫变化之为用也，在天为玄。"工冰注："玄，远也。天道玄远，变化无穷。"此句言阴阳的变化表现于宇宙，则高远无际，不可穷尽。

（6）道：姚止庵注："道者，万理之总称，无所不包。"此处指人所认识的客观世界的阴阳五行之理。

（7）在地为化：《素问·大元纪大论》王冰注："化，谓生化也。生万物者地，非土气孕育则形质不成。"

（8）化生五味：五味，指存在于各种物质之中的酸、苦、甘、辛、咸五种味道。马莳注："唯地有是化，则品物形而五味生。"

（9）道生智：黄元御注："人怀此道，则生智慧。"言人认识了自然和人体的阴阳五行之理，就具有正确处理事物的智慧和能力。

（10）玄生神：吴昆注："高远之中，无有而无不有，玄生神也。'其在天为玄'至此六句，唯此东方有之，其余诸方皆无对举之文者，以东方为生物之始，可以冠乎他方，《天元纪大论》以此六句为变化之用，冠于五行之上，可以互观矣。"

（11）苍：青色。吴昆注："象木色也。"余四方之色义仿此。

（12）角、徵（zhǐ 止）、宫、商、羽：为古之五音，分别归属于木、火、土、金、水五行。据王冰注，其音调分别具有调而直、和而美、大而和、轻而劲、沉而深等特点。

（13）呼：指发怒时的叫喊。张志聪注："在志为怒，故发声为呼。"

（14）在变动为握：变动，指藏气变易失常而病。张介宾注："握同搐搦，筋之病也。"

（15）伤：此指五行同类之气太过而自伤。如"怒伤肝"，张介宾

注："怒出于肝，过则伤肝。"

（16）悲胜怒：胜，战胜，引申为抑制。张介宾注："悲忧为肺金之志，故胜肝木之怒。悲则不怒，是其征也。"下文"燥胜风""辛胜酸"等义俱仿此。

（17）南方生热，热生火：张介宾注："阳极于夏，夏王于南，故南方生热。热极则生火也。"

（18）火生苦：《尚书·洪范》："火曰炎上""炎上作苦"。孔颖达疏："火性炎上，焚物则焦，焦是苦气。"

（19）忧：于鬯注："此忧字盖当读为'噫'……噫训气逆，则与脾之变动为哕、肺之变动为咳，义正相类。"《素问·宣明五气篇》："五气所病，心为噫。"《素问·脉解篇》："所谓上走心为噫者，阴盛而上走于阳明，阳明络属心，故曰上走心为噫也。"据此，忧通"噫"，噫为气逆，噫即气逆的主要表现。

（20）中央生湿，湿生土：张介宾注："土王中央，其气化湿。湿润则土气王而万物生。"

（21）土生甘：《尚书·洪范》："土爱稼穑""稼穑作甘"。孔颖达疏："甘味生于百谷，谷是土之所生，故甘为土之味也。"

（22）在声为歌：张志聪注："脾志思，思而得之，则发声为歌。"

（23）哕（yuě）：张介宾注："哕，呃逆也。"胃中有寒则为哕。

（24）西方生燥，燥生金：张介宾注："金王西方，其气化燥。燥则刚劲，金气所生也。"

（25）金生辛：《尚书·洪范》："金曰从革""从革作辛"。孔颖达疏："金之在火，别有腥气，非苦非酸，其味近辛，故辛为金之气味。"辛，即辛辣之味。

（26）热伤皮毛：张介宾注："热胜则津液耗而伤皮毛，火克金也。"

（27）北方生寒，寒生水：张介宾注："水王北方，其气化寒。寒气阴润，其化为水。"

（28）水生咸：《尚书·洪范》："水曰润下""润下作咸"。孔颖达疏："水性本甘，久浸其地，变而为卤，卤味乃咸。"

（29）呻：张志聪注："呻者伸也。肾气在下，故声欲太息而伸出之。"此呻字作哈欠解。

（30）栗：王冰注："栗谓战栗，甚寒大恐而悉有之。"

（31）寒伤血：王冰注："寒则血凝，伤可知也。"

（32）燥胜寒：姚止庵注："燥为热化，寒从水生，水本胜火，燥何以胜寒？然寒多则气不温而血为病，必用辛温之味以炅爕沉寒，于是阴凝之气化为阳和矣。"

（33）咸伤血：《灵枢·五味论》："咸走血，多食之令人渴……血与咸相得则凝。"

【概要】

本段运用五行归类的方法和五行生克的理论，对自然界的事物和人的生理、病理现象及其相应的治疗原则，做了简要的概括。

1. 用取象比类的方法把自然界和人体的一些事物和现象归纳为五大系统

（1）自然界以五行为中心，把五方、五气、五味、五色、五音等分别串联起来，例如"东方生风，风生木，木生酸……在色为苍，在音为角"等。

（2）人体以五藏为中心，把五体、五窍、五志、五声、五变等分别串联起来，例如"在体为筋，在藏为肝……在声为呼，在变动为握，在窍为目……在志为怒"等。

2. 依据五行生克之理，论述了某些生理、病理的联系及其治疗原则

（1）所谓"东方生风，风生木，木生酸，酸生肝，肝生筋"等体现了五行同类事物自"生"的密切联系。

（2）所谓"筋生心""血生脾""肉生肺"等，是据五行相生的原则论述五藏之间相互资生、促进的关系。

（3）"怒伤肝""风伤筋""酸伤筋"等体现了各行之内因气太过而同类自伤致病的观点。

（4）"悲胜怒""燥胜风""辛胜酸"等则是以五行相克的原则作为五志、五气、五味相胜治病的依据。

第三章　阴阳五行

【按语】

《新校正》云："详此篇论所伤之旨，其例有三：东方云'风伤筋''酸伤筋'，中央云'湿伤肉''甘伤肉'是自伤者也；南方云'热伤气''苦伤气'，北方云'寒伤血''咸伤血'，是伤己所胜；西方云'热伤皮毛'是被胜伤己，'辛伤皮毛'是自伤者也。凡此五方所伤，有此三例不同，《太素》则俱云自伤。"此论剖析甚明。又观本段论五志、五气、五味之相胜，除北方云"燥胜寒"为母胜子外，余皆以相胜者为治。由此可见，《内经》作者在运用五行学说于医学领域时，并不完全以五行生克的固定模式去硬套复杂多变的客观事物，而是从具体实际出发，把原则性和灵活性结合起来。因此，对于本段论述五志、五气、五味所"伤"、所"胜"的文字，主要应从五行同类自伤和五行之间相克以制胜的一般原则去理解，同时，又要以医疗实践为依据，具体情况具体分析。另外，所谓"悲胜怒""怒胜思""思胜恐"等运用情志相互制约的关系治疗情志为病的论述，也可看作古代的一种精神疗法，对今天防治疾病亦有一定的启发和借鉴作用。

[35]《素问·金匮真言论篇第四》 帝曰：五藏应四时，各有收受⁽¹⁾乎？岐伯曰：有。东方青色，入通于肝，开窍于目，藏精于肝，其病发惊骇；^{①(2)}其味酸，其类草木，⁽³⁾其畜鸡，⁽⁴⁾其谷麦，⁽⁵⁾其应四时，上为岁星⁽⁶⁾，是以春气在头也，^②其音角，其数⁽⁷⁾八，是以知病之在筋也，^③其臭臊。⁽⁸⁾

南方赤色，入通于心，开窍于耳，⁽⁹⁾藏精于心，故病在五藏；⁽¹⁰⁾其味苦，其类火，其畜羊，其谷黍⁽¹¹⁾，其应四时，上为荧惑星⁽⁶⁾，是以知病之在脉也；其音徵，其数七，其臭焦。

中央黄色，入通于脾，开窍于口，藏精于脾，故病在舌本；⁽¹²⁾其味甘，其类土，其畜牛，其谷稷⁽¹³⁾，其应四时，上为镇星⁽⁶⁾，是以知病之在肉也；其音宫，其数五，其臭香。

西方白色，入通于肺，开窍于鼻，藏精于肺，故病在背；(14)其味辛，其类金，其畜马，其谷稻(15)，其应四时，上为太白星(6)，是以知病之在皮毛也；其音商，其数九。其臭腥(16)。

北方黑色，入通于肾，开窍于二阴，(17)藏精于肾，故病在溪；(18)其味咸，其类水，其畜彘(19)，其谷豆(20)，其应四时，上为辰星(6)，是以知病之在骨也；其音羽，其数六，其臭腐(21)。

【校勘】

①其病发惊骇：《新校正》："详东方云'病发惊骇'，余方各阙者。按《五常政大论》'委和之纪，其发惊骇'，疑此文为衍。"《素问识》"据下文例，当云'故病在头'"二说俱是，当改作"故病在头"四字。

②春气在头也：《素问识》："据文例，当云'知病之在筋'。"可据改作"知病之在筋也"六字。

③是以知病之在筋也：《素问识》："推余方之例，此八字系于错出，当在'上为岁星'之后。"应据删。

【注释】

（1）收受：收，接收。受，通"授"，给予。收受，有相互交通、联系之意。例如，"藏精于肝"为收，"开窍于目"为授。

（2）故病在头：本篇前文说："故春气者，病在头。"马莳注："春气上升，故其应在头。"

（3）其类草木：谓肝归属于木行一类。以下"其类火""其类土"等均仿此。

（4）其畜（chù）鸡：畜，家畜。张介宾注："《易》曰：'巽为鸡。'东方木畜也。"下文羊、牛、马、彘等义仿此。

（5）其谷麦：谷，五谷。张介宾注："麦成最早，故应东方春气。"

（6）岁星、荧惑星、镇星、太白星、辰星：分别是木星、火星、土星、金星、水星的别名，合称五星。王冰注："木之精气上为岁星。"余四星义俱仿此。

（7）数：指五行的生数或成数。《易·系辞上》郑玄注："天一生水于北，地二生火于南，天三生木于东，地四生金于西，天五生土于中。阳无耦，阴无配，未得相成。地六成水于北，与天一并；天七成火于南，与地二并；地八成木于东，与天三并，天九成金于西，与地四并；地十成土于中，与天五并也。"单数为天数属阳，双数为地数属阴。一、二、三、四、五分别为水、火、木、金、土的生数，六、七、八、九、十分别是其成数，由于土化生万物，因此每一行的成数皆由该行的生数加上土的生数五而得。这样，每一行的生成数均由一个奇数（阳）和一个偶数（阴）相配，从而各组成一对阴阳的对立统一关系。所以五行的生数成数，实际上是古人运用数学形式阐述阴阳五行之间复杂辩证关系的一种尝试。

（8）其臭（xiù）臊：臭，此指鼻闻之气。臊，膻臭之气。张介宾注："臭，气之总名也。臊为木气所化。"

（9）开窍于耳：马莳注："《阴阳应象大论》曰：心在窍为舌，肾在窍为耳。而此又以耳为心之窍，可见心之为窍不但在舌，而又在耳也。"

（10）故病在五藏：本篇前文说："夏气者，病在藏。"杨上善注："心为五藏主，不得受于外邪，受外邪则五藏皆病也。"

（11）黍（shǔ）：属粟类，即今之糯小米。以其色赤而性热，故为火之谷。

（12）故病在舌本：舌本，即舌根。王冰注："脾脉上连于舌本，故病气居之。"

（13）稷（jì）：属粟类，即今之高粱。一说为今之粳小米。马莳注："稷之色黄而其味甘，故其谷稷。"

（14）故病在背：本篇前文说："秋气者，病在肩背。"王冰注："以肺在胸中，背为胸中之府也。"

（15）稻：稻米性坚而色白，故为金之谷。

（16）腥：腥臭之气，马莳注："凡气受金变则为腥，故其臭腥。"

（17）开窍于二阴：马莳注："二阴者，前阴、后阴也。以二阴居下，肾主水，实主之。"

（18）故病在溪：溪，本指河沟，此处指肘、腋、腘、胯等四肢大关节。本篇前文说："冬气者，病在四肢。"张志聪注："四肢为诸阳之本，冬气内藏，阳虚于外，故病在四肢也。"

（19）彘（zhì）：即猪，又称豕。

（20）豆：张介宾注："菽也，黑者属水。"姚止庵注："盖以其味厚而益肾也。"

（21）腐：腐臭之气。王冰注："凡气因水变，则为腐朽之气也。"

【概要】

本段以"五藏应四时"为纲，对天地和人体的多种事物按五行属性进行了归类联系。五藏是人体生命活动的中心，四时是天地万物运动变化的重要因素，"五藏应四时"，则揭示了天人之间的密切联系，"各有收受"，则表明这种联系是相互交流、相互作用的。人体与自然界多种事物之间的联系可用阴阳五行的原理加以归类。原文一方面介绍了四时、五位、五星、五色、五味、五畜、五谷、五臭、五音及生成数与五藏、五体、九窍的联系，另一方面也指出了四时、五藏与病变部位的关系，例如"东方青色，入通于肝""故病在头""是以知病之在筋也"等。

【按语】

本段五行归类的内容同上段以及《素问·五常政大论》的有关内容基本一致，可相互印证和补充。然而其中有少数原文，例如关于心、肾的开窍和五畜、五谷的具体记载互有出入，这是因为：一者《内经》不是一个时代一个作者的著作，各篇的学术观点不尽相同是很自然的；二者客观事物的相互联系是非常复杂的，作者受历史条件、知识水平、思维方法等的限制，往往从不同的角度或侧面去探索和认识事物，从而得出不同的结论。所以，只有博采各家之长，通过实践的检验，才能获得比较科学的认识。例如，肾开窍于耳和肾开窍于二阴两说皆能指导中医临床实践，故宜并存之。

[36]《素问·六微旨大论篇第六十八》　帝曰：善。愿闻地理之应六节气位(1)何如？岐伯曰：显明之右，(2)君火之

位⁽³⁾也。君火之右，退行一步，⁽⁴⁾相火治之；⁽⁵⁾复行一步，⁽⁶⁾土气治之；复行一步，金气治之；复行一步，水气治之；复行一步，木气治之；复行一步，君火治之。相火之下，水气承之；⁽⁷⁾水位之下，土气承之；土位之下，风气承之；风位之下，金气承之；金位之下，火气承之；君火之下，阴精⁽⁸⁾承之。帝曰：何也？岐伯曰：亢则害，承乃制。⁽⁹⁾制则生化，⁽¹⁰⁾外列盛衰；⁽¹¹⁾害则败乱，⁽¹²⁾生化大病。⁽¹³⁾

【注释】

（1）地理之应六节气位：张志聪注："此论六节应地而主时也。节，度也。气位，六气所主之步位也。"六气，指厥阴风木、少阴君火、少阳相火、太阴湿土、阳明燥金、太阳寒水六种气候。六节（每节60日）的主气年年不变，故地理常与之相应。

（2）显明之右：王冰注："日出谓之显明。"指东方正位，节令则当春分。显明之右，指自正东方向右旋转，即东南方，从节令看为春分后60日。

（3）君火之位：君火，六气之一。《素问·天元纪大论》："君火以明，相火以位。"运气学说将火气分为君火、相火两种，各司60日。君火之位，指春分后60日为少阴君火所主的步位，又称"二之气"。

（4）退行一步：六气分主一年，即一年分为六步，一步包括60日、四个节气。退行一步，即移行至下一步位，此指"三之气"。后五步义仿此。

（5）相火治之：指少阳相火居正南方，主小满后60日，即"三之气"。

（6）复行一步：即再下行一步。

（7）相火之下，水气承之：下，指所在之处。承，此处兼承接和制止二义。王履《医经溯洄集》说："虽谓之承，而有防之之义存焉……然所承也，其不亢则随之而已，故虽承而不见；既亢则克胜以平之，承斯见矣。"吴昆注："六气各专一令，专令者常太过，故各有所承，所以防其太过，不欲其亢甚为害也。"

（8）阴精：此为"水气"的同义语。五行数五，六气数六，其中火分为二，而有君火相火之别。因前有"相火之下，水气承之"之语，故此言"君火之下，阴精承之"，以免文辞重复。

（9）亢则害，承乃制：亢，过盛。害，危害。制，抑制，约束。吴昆注："言六气亢盛而过其常，则害乎己所胜者，故承于其下者，乃所以制其亢甚，不令为害也。"

（10）制则生化：吴昆注："夫既有所制，则无亢害，无亢害则自然生生化化。"

（11）外列盛衰：列，陈列。此句言自然界呈现出生长化收藏的正常景象。张介宾注："夫盛极有制则无亢害，无亢害则生化出乎自然，当盛者盛，当衰者衰，循序当位，是谓外列盛衰。"

（12）害则败乱：败乱，指生化活动衰败和紊乱。吴昆注："若是亢甚为害，则败乱失常。"

（13）生化大病：生化，指自然界的生化过程。大病，即受到严重伤害。

【概要】

本段运用五行生克制化之理，阐述了运气学说中六气的相互作用及其致病的原理。

1. 六气主时的顺序

一年之内主气的顺序是：君火（春分之后）→相火（小满之后）→土气（大暑之后）→金气（秋分之后）→水气（小雪之后）→风气（大寒之后）→君火；以所主的方位而言，则由东南→正南→西南→西北→正北→东北→东南。这一顺序体现了五行相生的规律。

2. 六气相互承制的关系

所谓"相火之下，水气承之……君火之下，阴精承之"是说任何一气主位之时，必有另一气对它起着制约作用，从而维持着六气之间的动态平衡。这种承制关系，一般遵循着五行相克的规律。

3. 六气相承是正常生化的前提

（1）六气相互承制的意义：风、火、暑、湿、燥、寒六气各主其位，由于当令之气易于亢盛，便存在着相随的另一气去制约它，这样，六气俱循序当位，不偏盛偏衰，自然界的各种生化活动才得以正常地进行下去，这就是"承乃制，制则生化，外列盛衰"的含义。

（2）六气亢而无制的危害：六气中某一气过盛，而其所承的另一气不能随之予以制约，则该气必将亢极而乘其所胜之气或侮其所不胜之气，从而导致生化活动异常（衰败或紊乱）而出现伤害，甚至生化停止而死亡，所以说"亢则害……害则败乱，生化大病"。

【按语】

本段原文虽属运气学说的内容，但它集中体现了五行的生克制化理论。五行的生克制化是五行学说的精髓，它指出，五行中任何一行的事物同其他四行的事物之间，不是存在着"生我"或"我生"的关系，就是存在着"克我"或"我克"的关系，正是这种相互资生（促进）和相互克制（约束）关系的同时存在，自然界和人体的阴阳才能处于动态平衡之中，各种生化活动也才得以正常进行。可见，五行的生克制化寓有事物普遍联系和不断运动的观点，符合唯物辩证法的基本原理。张介宾说得好："盖造化之几，不可无生，亦不可无制；无生则发育无由，无制则亢而为害。生克循环，运行不息，而天地之道，斯无穷已。"（《类经图翼》）对于亢害承制之理的实际运用，他又说："天地万物，固无往而非五行，而亢害承制，又安往而不然哉？故求之于人，则五藏更相平也，五志更相胜也，五气更相移也，五病更相变也……第承制之在天地者，出乎气化之自然；而在人为亦有之，则在挽回运用之得失耳。使能知其微，得其道，则把握在我，何害之有？设承制之盛衰不明，似是之真假不辨，则败乱可立而待也，唯知者乃能慎之。"

[37]《素问·藏气法时论篇第二十二》　黄帝问曰：合人形以法四时五行而治，(1)何如而从？何如而逆？得失(2)之意，愿闻其事。岐伯对曰：五行者，金木水火土也，更贵更贱，(3)以知死生，以决成败，而定五藏之气，(4)间甚(5)之时，死生之期也。

帝曰：愿卒(6)闻之。岐伯曰：肝主春，足厥阴、少阳主治，⁽⁷⁾其日甲乙；⁽⁸⁾肝苦急，急食甘以缓之。⁽⁹⁾心主夏，手少阴、太阳主治，其日丙丁；心苦缓，急食酸以收之。⁽¹⁰⁾脾主长夏，足太阴、阳明主治，其日戊己；脾苦湿，急食苦以燥之。⁽¹¹⁾肺主秋，手太阴、阳明主治，其日庚辛；肺苦气上逆，急食苦以泄之。⁽¹²⁾肾主冬，足少阴、太阳主治，其日壬癸；、肾苦燥，急食辛以润之，⁽¹³⁾开腠理，致津液，通气①也。⁽¹⁴⁾

病在肝，愈干夏，夏不愈，甚于秋，秋不死，持⁽¹⁵⁾于冬，起⁽¹⁶⁾于春。禁当风。肝病者，愈在丙丁，丙丁不愈，加于庚辛，庚辛不死，持于壬癸，起于甲乙。肝病者，平旦慧，下晡⁽¹⁷⁾甚，夜半静。肝欲散，⁽¹⁸⁾急食辛以散之，用辛补之，酸写之。⁽¹⁹⁾病在心，愈在长夏，长夏不愈，甚于冬，冬不死，持于春，起于夏。禁温食、热衣。心病者，愈在戊己，戊己不愈，加于壬癸，壬癸不死，持于甲乙，起于丙丁。心病者，日中慧，夜半甚，平旦静。心欲奭，急食咸以奭之，⁽²⁰⁾用咸补之，甘写之。⁽²¹⁾病在脾，愈在秋，秋不愈，甚于春，春不死，持于夏，起于长夏。禁温食②饱食、湿地濡衣。⁽²²⁾脾病者，愈在庚辛，庚辛不愈，加于甲乙，甲乙不死，持于丙丁，起于戊己。脾病者，日昳⁽²³⁾慧，日出③甚，下晡静。脾欲缓，⁽²⁴⁾急食甘以缓之，用苦写之，甘补之。病在肺，愈在冬，冬不愈，甚于夏，夏不死，持于长夏，起于秋。禁寒饮食、寒衣。肺病者，愈在壬癸，壬癸不愈，加于丙丁，丙丁不死，持于戊己，起于庚辛。肺病者，下晡慧，日中甚，夜半静④。肺欲收，⁽²⁵⁾急食酸以收之，用酸补之，辛写之。病在肾，愈在春，春不愈，甚于长夏，长夏不死，持于秋，起于冬。禁犯焠烧热食、⁽²⁶⁾温炙衣。⁽²⁷⁾肾病者，愈在甲乙，甲乙不愈，甚于戊己，戊己不死，持于庚辛，起于壬癸。肾病者，夜半慧，四季⁽²⁸⁾甚，下晡静。肾欲坚，⁽²⁹⁾急食苦以坚之，用苦补之，咸写之。

夫邪气之客于身也，以胜相加，$^{(30)}$至其所生$^{(31)}$而愈，至其所不胜$^{(32)}$而甚，至于所生$^{(33)}$而持，自得其位$^{(34)}$而起。必先定五藏之脉，$^{(35)}$乃可言间甚之时，死生之期也。

【校勘】

①通气：此后《甲乙经》卷六第九有"坠"字。按"坠"通"隧"，气隧即气道。"通气隧"与上文"开腠理，致津液"句式一律，故可据补"坠"字。

②温食：《素问释义》："疑当作'冷食'。"此说可从。

③日出：《新校正》："按《甲乙经》'日出'作'平旦'，虽日出与平旦时等，按前文言木王之时皆云'平旦'而不云'日出'，盖日出于冬夏之期有早晚，不若平旦之为得也。"

④夜半静：《素问识》："据前后文例，当是云'日昳静'。"此说可从。

【注释】

（1）合人形以法四时五行而治：法，取法。治，治理。黄元御注："合人形者，统藏府经络一切形体而言。法四时五行而治者，法四时之分属五行者治人形也。"意为用四时五行的法则治理人体。

（2）得失：此处就病情而言。病情减轻、向愈为得，病情加重、恶化为失。

（3）更贵更贱：更，更替。吴昆注："五行之道，当其王（通'旺'）时则贵，非其王时则贱。"

（4）定五藏之气：指断定五藏藏气的虚实常变。

（5）间（jiàn）甚：张介宾注："即轻重之谓。"

（6）卒：马莳注："卒，尽也。"即全部之意。

（7）足厥阴、少阳主治：足厥阴肝和足少阳胆为表里，外应春木之气，故春季为肝藏胆府当旺主事之时。余四时义仿此。

（8）其日甲乙：此以天干纪日，即天干与日期依次相配，分别称为甲、乙、丙、丁、戊、己、庚、辛、壬、癸日，而每两日为一组，依次属于木、火、土、金、水五行。张介宾注："甲为阳木，乙为阴木，皆东方之干，内应肝胆，即年月日时，无不皆然。他放（仿）此。"

（9）肝苦急，急食甘以缓之：苦，犹厌恶，用作动词。张介宾注："肝为将军之官，其志怒，其气急，急刚自伤，反为所苦，故宜食甘以缓之，则急者可平，柔能制刚也。"

（10）心苦缓，急食酸以收之：张介宾注："心藏神，其志喜，喜则气缓而心虚神散，故宜食酸以收之。"

（11）脾苦湿，急食苦以燥之：张介宾注："脾以运化水谷，制水为事，湿胜则反伤脾土，故宜食苦温以燥之。"

（12）肺苦气上逆，急食苦以泄之：吴昆注："肺为清虚之藏，行降下之令，若气上逆，则肺苦之，急宜食苦以泄肺气。"

（13）肾苦燥，急食辛以润之：吴昆注："肾者水藏，喜润而恶燥，若燥则失润泽之体而苦之矣，宜食辛以润之。"

（14）开腠理，致津液，通气坠也：坠，通"隧"，道路之意。姚止庵注："燥则津液枯，腠理闭，上下之气不通矣。然欲开而通之，非辛不可。辛走肺，肺为肾之母，降下之令操焉。母得益，自能养其子，于是腠理开，津液致，气自通而燥自润矣。"

（15）持：相持而无明显变化，此指病情处于稳定阶段。

（16）起：此指病有起色，即好转。

（17）下晡（bū）：晡，申时。下晡，指申酉近黄昏之时。吴昆注："下晡，申酉也，时当金旺。"

（18）肝欲散：吴昆注："肝木喜条达而恶抑郁，散之则条达。"

（19）用辛补之，酸写之：吴昆注："顺其性为补，反其性为泻，肝木喜辛散而恶酸收，故辛为补而酸为泻也。"丹波元简注："盖此节专就五藏之本性而言补泻，不拘五行生克之常理也。下文心之咸亦同。"

（20）心欲耎（ruǎn），急食咸以耎之：耎，同"软"。姚止庵注："心为牡藏，主血与火，以阳为事，阳盛则亢，故病则欲耎。善于耎者，莫过于咸，咸者水也，以水治火，则火自息而心自宁。"

（21）甘写之：张琦注："火性急速，甘则反其性而缓之，故曰泻。"

（22）禁冷食饱食、湿地濡衣：濡，湿也。濡衣，指穿湿衣。张琦

注："饱食，中气迟滞。湿地濡衣，则助湿……生冷最败脾也。"

（23）日昳（dié）：午后日偏斜的时候。高世栻注："日昳，乃午后未分，土旺之时。"

（24）脾欲缓：缓，和缓。吴昆注："脾以温厚冲和为德，故欲缓，病则失其缓矣。"

（25）肺欲收：张介宾注："肺应秋，气主收敛。"

（26）焠煿（cuìāi）热食：焠煿，烧灼之意。焠煿热食，指经过烧爆烤炙的枯燥食物。

（27）温炙衣：张志聪注："温炙衣，烘焙之热衣也。肾恶燥，故禁犯之。"

（28）四季：此处借指一日之中土旺的辰戌丑未四个时辰。

（29）肾欲坚：张介宾注："肾主闭藏，气贵周密，故肾欲坚。"指肾藏喜固藏而恶耗泄之性。

（30）以胜相加：加，施加。吴昆注："以胜相加者，六淫得时之胜，则加人为病也。"意谓邪气常以所胜之时侵入被克之藏而发病，如春季（或甲乙日、平旦）邪气侵犯脾藏（为木乘土）而发病。

（31）所生：指己所生之时。

（32）所不胜：指克己之时。

（33）所生：指生己之时。

（34）自得其位：张志聪注："值本气自旺之时。"如肝病逢春季（或甲乙日、平旦）。

（35）必先定五藏之脉：必须首先诊察和判断患者的五藏脉象。本句旨在强调病情的预后应以患者的脉证作为主要依据。

【概要】

本段根据五行生克规律，从生理、病理、治疗和预后方面，举例论述了藏气与时令的关系，并介绍了五味对五藏的不同作用。

1. 藏气与时令的五行生克关系

（1）"藏气法时"的理论依据："合人形以法四时五行而治"，明确指出了人体的生命活动随着时令的推移而相应地变化，而天时和人又都受着五行生克规律的支配，所以人体五藏之气因时令不同而呈现"更贵更贱"的盛衰变化，并进而在人体的疾病进程中表现为间、甚、持、起等病变趋势，这就是根据"藏气法时"的关系"以知死生，以决成败"的道理。

（2）藏气和时令的归类联系：原文遵循天人相应的思想，把藏府、经脉与季节、日期、时辰作了五行的归类联系，以此来观察人体的生理活动和病理变化。例如，肝合胆，属木，络属足厥阴、少阳两经，主春，其日甲乙，其时平旦。

（3）时令更替对五藏病理过程的影响：本段用五行相生相克的观点，具体概括了时令变化对五藏病变过程的不同影响，其一般原则是："以胜相加，至其所生而愈，至其所不胜而甚，至于所生而持，自得其位而起"。例如，肝藏多在秋季金旺之时受邪而发病，愈于夏，甚于秋，持于冬，起于春。就日期和时辰而言，亦同此法。同时，原文也指出，不能单凭时令来判断藏病的转归，患者的脉证表现才是主要的诊断依据，所以说"必先定五藏之脉"。

2. 五味对五藏的不同作用

（1）五藏的"苦""欲"及其与五味的关系：五藏的"苦"和"欲"反映了五藏藏气的各自特性，这是从各藏的生理活动和病理表现中归纳出来的。例如肝属风木之藏，为阴中之少阳，主春生之气，性刚躁而喜条达，病则肝气易郁结或亢急，所以说"肝欲散""肝苦急"。甘味药食能缓急柔肝，辛味药食能散邪疏肝，所以急食之以缓其急而散其郁。

（2）五藏的补泻与五味的关系：本段的"补""泻"不同于一般补正、祛邪的概念，而是从五藏的"苦""欲"特性出发，顺其性为补，逆其性为泻。例如，肝苦急而欲散，故辛味顺其欲而散之为补，酸味逆其性而收之为泻；心苦缓而欲耎，故甘味增其"苦"为泻，咸味顺其"欲"而耎之为补。

（3）五藏病证的调养禁忌：五藏发生病变时，在起居、饮食、衣着、治疗等方面均有一定的禁忌，这些禁忌的法则是避藏气之"苦"，就藏气之"欲"，以免助邪伤正，从而利于正气的逐渐恢复。例如，脾病"禁冷食饱食"以免伤脾气，禁"湿地濡衣"以免助湿邪等。

【按语】

本段仅为五行学说运用于医学的一个示范。从本段和前几段原文中不难看出，五行理论在医学中的运用，是在以四时、五藏为核心而进行广泛的五行归类的基础上，以五行的生克制化作为基本观点，对人体内部复杂的生理、病理联系以及自然界对人体的多种影响加以系统的阐释，并用以指导诊断和治疗的实践。也应指出，《内经》既普遍应用五行学说去阐述医学理论，而当这一学说不能圆满地解释某些事实时，它又能从具体的客观实际出发，而不以事实去迁就固有的理论。例如，本段对五藏"苦""欲"和五味补泻的记载，用五行理论就难以尽释，然而在指导临床实践上却有重要的价值；在归纳时令更递对五藏病程的影响时，原文更重视以病人脉证为凭据。这些，都闪耀着《内经》作者尊重事实、从实际出发的唯物观的光辉。

第四章 藏 象

一、藏府

[38]《素问·六节藏象论篇第九》 帝曰：藏象⁽¹⁾何如？岐伯曰：心者，生之本，神之变^①也，⁽²⁾其华在面，其充在血脉，⁽³⁾为阳中之太阳，通于夏气。⁽⁴⁾肺者，气之本，魄之处也，⁽⁵⁾其华在毛，其充在皮，⁽⁶⁾为阳中之太阴^②，通于秋气。肾者，主蛰^③封藏之本，精之处也，⁽⁷⁾其华在发，其充在骨，⁽⁸⁾为阴中之少阴^④，通于冬气。肝者，罢^⑤极之本，魂之居也，⁽⁹⁾其华在爪，其充在筋，⁽¹⁰⁾以生血气^⑥，其味酸，其色苍^⑦，此为阳中之少阳^⑧，通于春气。脾胃大肠小肠三焦膀胱者，仓廪之本，营之居也，⁽¹¹⁾名曰器⁽¹²⁾，能化糟粕，转味而入出者也，⁽¹³⁾其华在唇四白，其充在肌，⁽¹⁴⁾其味甘，其色黄^⑨，此至阴之类，通于土气。^{⑩(15)}凡十一藏，取决于胆也。⁽¹⁶⁾

【校勘】

①变：《新校正》："详'神之变'，全元起本并《太素》作'神之处'。"当据改。

②太阴："新校正"："按'太阴'，《甲乙经》并《太素》作'少阴'，当作'少阴'。肺在十二经虽为太阴，然在阳分之中当为少阴也。"又《灵枢·九针十二原》等篇俱以肺为"阳中之少阴"。据此，"太阴"当改作"少阴"。

③主蛰：此二字与下文"封藏"义重，且同前后文例不一致，

当删。

④少阴：应据"新校正"及《灵枢·九针十二原》等篇改作"太阴"。

⑤罢：据文义疑为"能"字之误，宜改。

⑥以生血气：《素问识》："'以生血气'最可疑，宜依上文例删此四字。"此说可从。

⑦其味酸，其色苍：《新校正》："详此六字当去。"此说可从。

⑧阳中之少阳：应据"新校正"及《灵枢》的《九针十二原》和《阴阳系日月》等改作"阴中之少阳"。

⑨其味甘，其色黄：应据"新校正"删此六字。

⑩脾胃大肠小肠三焦膀胱者……通于土气：《读素问钞》："此处疑有错误，当云：脾者，仓廪之本，营之居也，其华在唇四白，其充在肌，此至阴之类，通于土气。胃、大肠、小肠、三焦、膀胱，名曰器，能化糟粕，转味而入出者也。"可据改。

【注释】

（1）藏象：张介宾注："象，形象也。藏居于内，形见于外，故曰藏象。"

（2）生之本，神之处也：生，生命。本，根本。处，居处。全句谓心为生命活动的根本，精神意识产生之处。

（3）其华在面，其充在血脉：华，光华、华色。充，充养。张介宾注："心主血脉，血足则面容光彩，脉络满盈，故曰其华在面，其充在血脉。"

（4）为阳中之太阳，通于夏气：马莳注："心肺居于膈上，皆属阳，而心则为阳中之阳，当为阳中之太阳也。自时而言，夏主火，心亦属火，其通于夏气乎！"余四藏义俱仿此。

（5）气之本，魄之处也：魄为人体五神之一，表现为本能的感觉和动作等。马莳注："五藏生成篇云：'诸气者皆属于肺。'故吾身之气以之为本。肺藏魄，故魄以之为处。"

（6）其华在毛，其充在皮：高世栻注："肺合皮，其荣毛，故其华在毛，其充在皮。"

（7）封藏之本，精之处也：封，闭也，肾藏精气为人体发育生殖之根，宜闭藏而忌妄泄，故称肾为封藏之本。肾受五藏六府之精而藏之，故为精之处。

（8）其华在发，其充在骨：头发的生机系于肾气，头发的营养来于精血，而肾藏精生髓主骨，故肾之华在发，其充在骨。

（9）能极之本，魂之居也：能，通"耐"。"极"为疲困之意。"能极"，就是耐受疲劳。人之运动在于筋力，而肝藏血主筋，司肢体的运动，故称肝为"能极之本"。魂属人体五神之　，表现为谋虑及梦幻等。马蒔注："肝藏魂，故为魂所居。"

（10）其华在爪，其充在筋：张志聪注："爪者筋之余，故其华在爪，其充在筋。"

（11）脾者，仓廪（lǐn）之本，营之居也：仓廪，即粮食仓库。脾主转输水谷精微，化生营气等营养物质，故谓"仓廪之本，营之居也"。

（12）器：盛物之具。此指胃、大肠、小肠、三焦、膀胱五府。吴昆注："盛贮水谷，犹夫器物，故名曰器。"

（13）能化糟粕，转味而入出者也：黄元御注："能消化水谷糟粕，运转五味入于上口而出于下窍者也。"姚止庵注："入出二字妙，唯有入故有出也，大小肠脾胃膀胱皆先入而后出者。三焦主气，何亦并言？盖三焦之气亦借饮食之味变化而为升降也。"

（14）其华在唇四白，其充在肌：张志聪注："四白，唇之四际白肉也。口为脾窍而主肌，故华在唇四白，其充在肌。"

（15）此至阴之类，通于土气：张志聪注："脾为阴中之至阴，通于土气……受浊者为阴，故曰至阴之类。"

（16）凡十一藏，取决于胆也：意为十一藏都从胆取得"决断"。孙沛《黄帝内经素问注解》说："五藏六府统称为十一藏。藏气所发，不能自决，无不取决于胆，其义有三：胆为中正之官，主刚断而无偏私，一也；胆为奇恒之府，通全体之阴阳，二也；胆主甲木，主春升之令，为五运六气之首，万物之生长收藏，皆发端于此，即皆归始春之意，三也。"

【概要】

本段概述了五藏的主要功能，阴阳属性，五藏与形体组织、时令气候的密切联系，以及六府的总体功能。

1. 五藏的主要生理功能及阴阳属性

五藏的主要生理功能是：心藏神，主血脉，为"生之本，神之处"。肺藏魄，主气司呼吸，为"气之本，魄之处"。肾藏精，主生殖发育，为"封藏之本，精之处"。肝藏血舍魂，主筋，为"能极之本，魂之居"。脾藏营，主运化，为"仓廪之本，营之居"。五藏的阴阳属性，是依据各藏所居部位的上下，结合其五行归类、通应时气等而划分的，具体是：心为阳中之太阳，肺为阳中之少阴，肾为阴中之太阴，肝为阴中之少阳，脾为阴中之至阴。

2. 五藏与形体组织、时令气候的关系

形体组织赖五藏的精气以滋养，故五藏是形体组织的根本，而形体组织能够反映五藏的内在情况。具体为：心"其华在面，其充在血脉"，肺"其华在毛，其充在皮"，肾"其华在发，其充在骨"，肝"其华在爪，其充在筋"，脾"其华在唇四白，其充在肌"。人生活在自然界中，藏府之气无时无刻不与大自然之气相通相应。这种人体内外之气的通应关系符合五行"同气相求"的规律，即心属火通于夏气，肺属金通于秋气，肾属水通于冬气，肝属木通于春气，脾属土，旺于四季，通于土气。

3. 五府的总体功能

胃、大肠、小肠、三焦、膀胱五者具有受盛、传化水谷的功能，故"名曰器"。它们分工协作，完成了水谷的纳入、消化、泌别、传导、排出等一系列生理活动，这就是原文"能化糟粕，转味而入出者也"的具体含义。

4. 胆在藏府中的特殊作用

"凡十一藏，取决于胆也"，突出了胆在五藏六府中的特殊作用。决即决断，是指对事物作出判断和决定的能力，属于整体性的精神活动。一方面，胆通过决断作用协助心藏调节精神活动，影响藏府功能；另一方面，胆的决断同勇气的形成密切相关，胆壮则气强，邪不可干，正如《素问·经脉别论》所说："勇者气行则已，怯者则着而为病也。"所以，胆的特殊作用，是通过调节神志、助正抗邪以维护藏府正常功能的方式而表现出来的。

【按语】

本段首先提出的"藏象"一词，沿用至今，已成为中医学最基本的概念之一。所谓"藏象"，是指藏府气血的生理功能、病理变化表现于外的各种征象。藏象学说是中医关于人体生命活动的主要理论，它和经络学说相结合，构成了中医生理学和形态学的基本部分，在中医学理论体系中居于重要的地位。

《内经》的藏象理论，是古人以当时朴素的唯物论和辩证法思想为指导，在长期的生活观察、大量的医疗实践及粗浅的解剖认识的基础上总结出来的，其中主要是通过对常人和病人不同藏象的对比观察中逐渐形成的。因此，《内经》的藏象理论，既揭示了机体内部藏府、组织、器官之间功能活动的统一性，又反映出人体与外界环境之间的动态联系，并对人体整体机能加以分类概括。它以五藏为中心，从每一藏的主要功能，各藏与六府、形体组织、外部器官的联系，各藏的属性及与自然环境的关系等三方面着眼，把人体的生命活动分别归属于心象、肺象、肝象、脾象、肾象等五大功能系统之中。所以，中医藏象学说的藏府与西医的同名藏器有实质的区别，前者主要代表着相应的系统功能单位，是一个生理与病理密切结合的综合性概念。

[39]《素问·灵兰秘典论篇第八》　黄帝问曰：愿闻十二藏之相使⁽¹⁾，贵贱⁽²⁾何如？岐伯对曰：悉⁽³⁾乎哉，问也！请遂言⁽⁴⁾之。心者，君主之官⁽⁵⁾也，神明出焉。⁽⁶⁾肺者，相傅之官，治节出焉。⁽⁷⁾肝者，将军之官，谋虑出焉。⁽⁸⁾胆者，中正之官，决断出焉。⁽⁹⁾膻中⁽¹⁰⁾者，臣使之官，喜乐出焉。⁽¹¹⁾脾胃者，仓廪之官，五味出焉。⁽¹²⁾大肠者，传道之官，变化出焉。⁽¹³⁾小肠者，受盛之官，化物出焉。⁽¹⁴⁾肾者，作强之官，伎巧出焉。⁽¹⁵⁾三焦者，决渎之官，水道出焉。⁽¹⁶⁾膀胱者，州都之

正如《素问·经脉别论》所说："勇者气行则已，怯者则着而为病也。"所以，胆的特殊作用，是通过调节神志、助正抗邪以维护藏府正常功能的方式而表现出来的。

【按语】

本段首先提出的"藏象"一词，沿用至今，已成为中医学最基本的概念之一。所谓"藏象"，是指藏府气血的生理功能、病理变化表现于外的各种征象。藏象学说是中医关于人体生命活动的主要理论，它和经络学说相结合，构成了中医生理学和形态学的基本部分，在中医学理论体系中居于重要的地位。

《内经》的藏象理论，是古人以当时朴素的唯物论和辩证法思想为指导，在长期的生活观察、大量的医疗实践及粗浅的解剖认识的基础上总结出来的，其中主要是通过对常人和病人不同藏象的对比观察中逐渐形成的。因此，《内经》的藏象理论，既揭示了机体内部藏府、组织、器官之间功能活动的统一性，又反映出人体与外界环境之间的动态联系，并对人体整体机能加以分类概括。它以五藏为中心，从每一藏的主要功能，各藏与六府、形体组织、外部器官的联系，各藏的属性及与自然环境的关系等三方面着眼，把人体的生命活动分别归属于心象、肺象、肝象、脾象、肾象等五大功能系统之中。所以，中医藏象学说的藏府与西医的同名藏器有实质的区别，前者主要代表着相应的系统功能单位，是一个生理与病理密切结合的综合性概念。

[39]《素问·灵兰秘典论篇第八》　黄帝问曰：愿闻十二藏之相使[1]，贵贱[2]何如？岐伯对曰：悉[3]乎哉，问也！请遂言[4]之。心者，君主之官[5]也，神明出焉。[6]肺者，相傅之官，治节出焉。[7]肝者，将军之官，谋虑出焉。[8]胆者，中正之官，决断出焉。[9]膻中[10]者，臣使之官，喜乐出焉。[11]脾胃者，仓廪之官，五味出焉。[12]大肠者，传道之官，变化出焉。[13]小肠者，受盛之官，化物出焉。[14]肾者，作强之官，伎巧出焉。[15]三焦者，决渎之官，水道出焉。[16]膀胱者，州都之

官，津液藏焉，[17] 气化则能出矣。[18] 凡此十二官者，不得相失[19] 也。故主明则下安，以此养生则寿，殁世不殆[20]，以为天下则大昌；主不明则十二官危，使道闭塞而不通，[21] 形乃大伤，以此养生则殃，以为天下者，其宗[22] 大危，戒之戒之！

【注释】

（1）十二藏之相使：使，用也。相使，相互为用的意思。张介宾注："藏，藏也。六藏六府，总为十二。分言之，则阳为府，阴为藏；合言之，则皆可称藏，犹言库藏之藏，所以藏物者。"此句言十二藏府相互之间的功能联系。

（2）贵贱：是就各藏府在人体所居地位的重要性而言，功能重要者为贵，功能次要者为贱。

（3）悉：详尽。

（4）遂言：尽言，即全部说完的意思。

（5）君主之官：君主，一国的最高统治者。本篇的"君主"和"相傅""将军""臣使"等，是借用古代社会的职位，比喻说明藏府之间的相互关系及其在人体的地位。官，任用、功能的意思，此处引申为具有某种功能的藏器。君主之官，犹言具有君主一样作用的藏器。下文"官"字义俱仿此。

（6）神明出焉：神明，这里概指人体的精神活动。出，发出，产生。焉，作"于此"解。吴昆注："心为一身之主，五藏百骸皆听命于心，故为君主之官。心藏神，故曰神明出焉。"

（7）相傅之官，治节出焉：相傅为同义复词，指辅佐君主而治理国家的官职。治节，即治理和调节。张介宾注："肺与心皆居膈上，位高近君，犹之宰辅，故称相傅之官。肺主气，气调则营卫藏府无所不治，故曰治节出焉。"

（8）将军之官，谋虑出焉：谋虑，出谋划策的意思。肝属风木，藏血主筋，性动志怒，故喻为将军。肝藏魂，有协助心神之用，故出谋虑。

（9）中正之官，决断出焉：姚止庵注："按《六节藏象论》曰：

'凡十一藏，取决于胆也。'是诸藏府各有一定之司，而胆则总揽众职，而决其是非，断其犹豫，不偏不倚，故官名中正。唯其中正，故能决断也。"

（10）膻（dàn）中：《内经》中一指胸中气海，二指心包络。此为后者。张介宾注："按十二经表里，有心包络而无膻中。心包之位正居膈上，为心之护卫。《胀论》曰：'膻中者，心主之宫城也。'正合心包臣使之义，意者其即指此欤？"

（11）臣使之官，喜乐出焉：臣使，传达君主旨意的官员。张志聪注："代君行令，故为臣使之官。心志喜，心主（这里指心包）代君宣布，故喜乐出焉。"

（12）仓廪之官，五味出焉：五味，此处指水谷的精微物质。张介宾注："脾主运化，胃司受纳，通主水谷，故皆为仓廪之官。五味入胃，由脾布散，故曰五味出焉。"

（13）传道之官，变化出焉：道，通"导"。传导，即传送、运输。变化，指变化水谷糟粕而成粪便。张志聪注："大肠居小肠之下，小肠之受盛者赖以传道，济泌别汁，变化糟粕，从是出焉。"

（14）受盛（chéng）之官，化物出焉：受盛，容纳。张介宾注："小肠居胃之下，受盛胃中水谷而分清浊，水液由此而渗于前，糟粕由此而归于后，脾气化而上升，小肠化而下降，故曰化物出焉。"

（15）作强之官，伎巧出焉：作强，精力充沛而强于劳作之意。伎，通"技"。技巧，指技能、智力。唐宗海《医经精义》说："盖髓者，肾精所生，精足则髓足，髓在骨内，髓足则骨强，所以能作强而才力过人也。精以生神……精足神强，自多伎巧。髓不足者力不强，精不足者智不多。"

（16）决渎（dú）之官，水道出焉：决渎为同义复词，开决、疏通之意。吴昆注："上焦不治，水溢高原；中焦不治，水停中脘；下焦不治，水蓄膀胱。故三焦气治，则为开决沟渎之官，水道无泛滥停蓄之患矣。"

（17）州都之官，津液藏焉：都，通"渚"（chǔ）。州都，为水液汇聚之处。张介宾注："膀胱位居最下，三焦水液所归，是同都会之地，故曰州都之官，津液藏焉。"

（18）气化则能出矣：气化，此处指阳气对水液的蒸化作用。唐宗海在《医经精义》中说："肾中之阳蒸动膀胱之水，于是水中之气上升则为津液，气著于物乃化为水，气出皮毛为汗，气出口鼻为涕为唾，游溢藏府内外则统名津液""人但知膀胱主溺，而不知水入膀胱，化气上行则为津液，其所剩余质，乃下出而为溺。"

（19）不得相失：指十二藏府不能彼此失去协调。马莳注："凡此十二官者，上下相使，彼此相济，不得相失也。"

（20）殁（mò）世不殆（dài）：张志聪注："终身而不致危殆。"

（21）使道闭塞而不通：使道，指藏府之间相互联系的途径。张介宾注："心不明则神无所主，而藏府相使之道闭塞不通。"

（22）宗：指宗庙社稷，为古代国家政权的象征。

【概要】

本段运用比喻的笔法论述了十二藏府的主要功能，同时指出了十二藏府相互协调的重要性以及心的主导作用。

1. 十二藏府的主要生理功能

十二藏府在人体的生理功能各不相同。心如全身的"君主"，主宰人体的整个生命活动。肺为"相傅"，协助心藏治理调节一身的气血。肝为"将军"，司肢体运动，与情志思维活动密切相关。脾胃为"仓廪"，主管饮食物的受纳和运化，是气血生化之源。肾司"作强"，为人的体力和智力正常发展的根本。心包为"臣使"，有代心行令、传达神志的功能。胆为"中正"，参与人体的思维、情志活动。大肠主"传导"，使水谷渣滓变成大便排出。小肠主"受盛"，对胃中传来的食物分清别浊。三焦司"决渎"，具有促使津液在体内畅行、敷布的作用。膀胱如"州都"，蓄藏津液，并在气化作用下，使津液上升而尿液下泄。

2. 在心的主导作用下藏府相互协调的重要性

原文在列举了十二藏府的各自功能后，指出"凡此十二官者，不得相失也"，说明人体各藏府之间存在着各司其职、相互为用的协调关系。而心藏犹如一个国家的君主那样，对全身各藏府的功能活动起着指挥和协调作用，"主明则下安""主不明则十二官危，使道闭塞而不通，形乃大伤"。因此，在养生和治病中，都应重视这一原则，才能健康长寿而不致危殆。

【按语】

本段"气化则能出矣"的"气化"一词，被后世医家广泛引申，成为中医一个常用的术语，并在运气、藏象、《伤寒论》等的研究方面，形成了所谓的"气化学派"。在藏象学说中，气化是指在藏府的作用下，人体内各种精微物质的化生、输布、转化及交换等生理过程的运动形式，本段膀胱津液的升腾及变成尿液排出就是气化的实例。同时，本段关于膀胱气化的论述，对诊治膀胱的病变亦有启发作用，例如姚止庵说："气者水之母，气积而不化，则水不得出矣。气之所以积而不化者，有寒热二端焉，热则火盛水亏而气壅，寒则阴滞水凝而气闭，无道可出，于是水溢于周身而为肿为胀矣。奈何世之言治者，但知利水而不知化气，且但知为热壅而单用苦寒，曰治其病，其病转剧，岂非昧于化气之道哉？"

[40]《素问·五藏别论篇第十一》 黄帝问曰：余闻方士⁽¹⁾或以脑髓为藏^①，或以肠胃为藏，或以为府，敢问更相反，⁽²⁾皆自谓是，⁽³⁾不知其道，愿闻其说。岐伯对曰：脑、髓、骨、脉、胆、女子胞⁽⁴⁾，此六者地气之所生也，皆藏于阴而象于地，⁽⁵⁾故藏而不写，⁽⁶⁾名曰奇恒之府⁽⁷⁾。夫胃、大肠、小肠、三焦、膀胱，此五者天气之所生也。其气象天，⁽⁸⁾故写而不藏，此受五藏浊气，⁽⁹⁾名曰传化之府⁽¹⁰⁾。此不能久留，输写者也。魄门亦为五藏使，⁽¹¹⁾水谷不得久藏。所谓五藏者，藏精气⁽¹²⁾而不写也，故满而不能实；⁽¹³⁾六府者，传化物⁽¹⁴⁾而不藏，故实而不能满也。⁽¹⁵⁾所以然者，水谷入口，则胃实而肠虚；⁽¹⁶⁾食下，则肠实而胃虚。故曰：实而不满，满而不实也。

【校勘】

①或以脑髓为藏：此后应据《太素》卷六藏府气液补"或以为府"

一句。

【注释】

（1）方士：王冰注："谓明悟方术之士也。"此处指医生。

（2）敢问更相反：敢问，自谦辞，即冒昧地问。"更相反"是"敢问"的宾语。此句意为用相互矛盾的说法提问。

（3）皆自谓是：都说自己的说法正确。

（4）女子胞：张介宾注："子宫是也。"

（5）此六者地气之所生也，皆藏于阴而象于地：两"于"字为音节助词，无义。地气，即阴气，其性静而蓄纳。此句谓脑等六者藏蓄阴精的功能，比拟于大地藏载万物之象。高世栻注："故脑髓骨脉胆女子胞，此六者藏精藏血，胎息孕育，犹之地气之所生也，六者皆藏于阴而象于地，故藏而不泻。"

（6）藏而不写：写，通"泻"，输出、泄出之意。藏和泻在此相对而言，以明奇恒之府和传化之府的功能特点。

（7）奇恒之府：高世栻注："奇，异也。恒，常也。言异于常府也。"王冰注："脑髓骨脉虽名为府，不正与神藏为表里。胆与肝合而不同六府之传泻。胞虽出纳，纳则受纳精气，出则化出形容，形容之出谓化极而生。然出纳之用有殊于六府，故言藏而不泻，名曰奇恒之府也。"

（8）此五者天气之所生也，其气象天：天气，即阳气，其性动而运转不息。此五府主传化水谷，运行津液，故曰其气象天而为天气之所生。

（9）受五藏浊气：浊气，此指糟粕。水谷的精气传至五藏为其所用，故余下的糟粕称为五藏浊气。杨上善注："故此五者受于五藏糟粕之浊。"

（10）传化之府：传化，即传送水谷化物的省语。王冰注："言水谷入已，糟粕变化而泄出，不能久久留住于中，但当化已输泻令去而已，传泻诸化，故曰传化之府也。"

（11）魄门亦为五藏使：魄，通"粕"，糟粕之意。魄门，即肛门。使，用也。张琦注："为五藏使者，魄门失守则气陷而神去，故五藏皆赖以启闭，不独糟粕由之以出也。"

（12）精气：精，泛指维持人体生命活动的精微物质，如精、气、血等。气，指神气，如神、魂、意、魄、志等。

（13）满而不能实：满是对精神而言，实是对水谷而言。杨上善注："精神遍于藏中不离，故不泻而满也。虽满常虚，故不实。"吴昆注："精气妙神，用于无迹，故满而不实。"

（14）化物：指水谷及其变化的糟粕、津液等。

（15）实而不能满：实，指六府传化水谷更实更虚，而不能同时充满。吴昆注："水谷化糟粕而有象，故实则传化不得满也。"

（16）胃实而肠虚：姚止庵注："此以食之所在为实，食之所不在为虚，单指肠胃而言也。"杨上善注："以其胃虚，故气得上也；以其肠虚，故气得下也。气得上下，神气宣通，长生久视。"

【概要】

本段讨论了奇恒之府和传化之府的概念，并着重阐述五藏六府的基本功能及其特点。

1. 奇恒之府的概念

奇恒之府包括脑、髓、骨、脉、胆、女子胞，其功能特点是藏蓄阴精而不泻，如脑藏肾精所生之髓，胆藏肝气所化之精汁，女子胞藏蓄精血、孕育胎儿，脉藏营血，骨藏髓液，此六者的功能不同于一般的传化之府，故称为奇恒之府。

2. 传化之府的概念

传化之府包括胃、大肠、小肠、三焦、膀胱五府，其功能特点是输泻水谷而不藏。它们在人体内分别进行着受纳、消磨水谷，转输精气给五藏，运行津液，排泄糟粕等功能活动，故称为传化之府。

3. 五藏和六府的总体功能及其特点

"藏精气"是五藏最基本的生理功能。由于精和神对于人体生命的极端重要性，五藏所藏的精和神应保持盈满旺盛，不宜妄泄而亏损。又由于"精气"精微而无形，五藏藏精气的特点是"满而不能实"。"传化物"是六府最基本的生理功能。由于水谷及其化物应及时传送输泻，而不宜久留体内，而且有形的水谷及其化物在六府的传化应更实更虚，不宜同时充满，所以六府传化物的特点是"泻而不藏""实而不能满也"。

4. 魄门与五藏的关系

魄门即肛门，是大肠的下口，其功能是排泄水谷糟粕，参与六府传化；另一方面，魄门的排泄亦受五藏的支配，所以说"魄门亦为五藏使"。

【按语】

《内经》认为，人体的内藏按其阴阳属性和功能特点可划分为藏和府两大类。心肝脾肺肾五者藏精舍神属阴，是生命活动的中心，故皆称为藏，其他内藏则均称为府。在府中，胆、胃、大肠、小肠、膀胱、三焦六者"传化物而不藏"，其性属阳，且分别与五藏表里相合，故称为"六府"，是府的主体，或曰正府。脑、髓、骨、脉、胆、女子胞六者藏蓄精血而不泻，其性属阴，但因其所藏源于五藏，其功能亦隶属于五藏，故不称藏；又因其功能亦异于常府，故称作"奇恒之府"。所谓"传化之府"，即"六府"除胆以外的五府，这是因为胆具有与肝藏表里配合而又不直接受纳传泄水谷、既藏精汁又能参与神志活动等特殊功能，所以胆既属"六府"，又属"奇恒之府"，但不属"传化之府"，从而使胆在藏府中处于比较特殊的地位。

关于五藏所藏和六府所泻的具体内容，《内经》他篇中有多次论述，例如，《灵枢·经水》"五藏者，合神气魂魄而藏之；六府者，受谷而行之，受气而扬之"，《灵枢·本藏》"五藏者，所以藏精神血气魂魄者也；六府者，所以化水谷而行津液者也"，《灵枢·卫气》"五藏者，所以藏精神魂魄者也；六府者，所以受水谷而行化物者也"等，均可与本段原文互证。五藏之"藏"和六府之"泻"，乃相对而言，是就藏和府功能活动的主体而言，实际上任何藏府都是既有藏又有泻的，例如肾藏精为封藏之本，但肾精下泄才能生殖后代；膀胱藏津液和膀胱的津液"气化则能出"，亦是相辅相成、缺一不可的。

藏府不同的藏泻特点，对于临床上认识藏府的病理特点和确立治则，具有重要的指导意义。五藏和奇恒之府均主"藏而不泻"，若藏之不满或藏之不固而耗泄则易致虚证，治当助其蓄藏。六府和传化之府均主"泻而不藏""实而不能满"，若当泻不泻、化物停积则易致实证，治当利其输泻。后世所谓"六府以通为用""以泻为补"等论点，就是在藏府藏泻理论的启示下，通过大量临床实践总结出来的。

［41］《素问·刺禁论篇第五十二》 藏有要害，[(1)]不可不察。肝生于左，肺藏于右，[(2)]心部于表，肾治于里，[(3)]脾为之使，胃为之市。[(4)]鬲肓之上，中有父母，[(5)]，七[①]节之傍，中有小心，[(6)]从之有福，逆之有咎。[(7)]

【校勘】

①七：按文义，疑为"十"字，形近而误。

【注释】

（1）藏有要害：姚止庵注："要害者，性命之所关也。"杨上善注："五藏之气所在，须知针之为害至要，故欲察而识之。"

（2）肝生于左，肺藏于右：人面南而立，左为东，右为西。杨上善注："肝者为木在春，故气生左。肺者为金在秋，故气藏右也。肝为少阳，阳长之始，故曰生也。肺为少阴，阴藏之初，故曰藏也。"本段所论藏府及其方位，皆指该藏府之气主治的部位和方向而言，非指藏器所居的部位。

（3）心部于表，肾治于里：姚止庵注："心为牡藏，属阳而主表，凡诸动作，皆其所部署焉。肾为牝藏，属阴而主里，凡诸藏府，皆其所统治焉。"张琦注："阳外阴内，故心主表而肾主里。部者，统属之词。"

（4）脾为之使，胃为之市：使，役使。市，集市。姚止庵注："趋走不息谓之使，脾主运化水谷以营养夫一身，其使之为乎！百物聚集谓之市，胃谓水谷之海以变化夫五味，其市之为乎！"

（5）鬲肓（huāng）之上，中有父母：杨上善注："心下鬲上谓肓。心为阳，父也；肺为阴，母也。肺主于气，心主于血，共营卫于身，故为父母也。"

（6）十节之傍，中有小心：节，脊椎骨节。傍，通"旁"。从大椎算起，第十椎之旁为胆俞，乃胆府气血灌注之处。心藏神，为十二藏府的大主，而胆为中正之官，十一藏皆取决于胆，故此处称胆俞为小心，以示其重要而不可伤。

（7）从之有福，逆之有咎（jiù）：咎，过失，引申为灾祸。马莳注："夫藏府在人之位次隆重如此，故刺之者，顺其所而不伤则有福，逆其所而伤之则有咎。所谓要害之当察者以此。"

【概要】

本段概括地提出了五藏和胃胆之气的主治方位，指出了察明藏府要害之处的临床意义。

1. 五藏及胃胆之气的主治方位

五藏及胃胆两府都是人体最重要的藏器。这些藏府与外在的形体组织存在着多种联系，而藏府之气的活动亦有其一定的方位。肝应春生之气，其气从左侧而升；肺应秋收之气，其气从右侧而降；心应夏长之气，其气布散于表；肾应冬藏之气，其气主治于里；脾应土气，运化水谷以资周身，故为藏府所役使；胃纳饮食，故为水谷之集市。心肺位于膈上，主行气血，其位最高，故喻为父母；胆府之气行于胆俞，而胆主决断，有协助心神之用，故名曰小心。

2. 察明藏府要害之处的临床意义。

所谓藏府要害之处，就是指本段原文中所列举的各藏府之气所主治的部位及俞穴。明了要害之处，就使医者在针刺治疗时，能避其要害，顺其藏气，从而提高疗效，防止事故，所以原文告诫说："从之有福，逆之有咎。"

【按语】

关于原文"七节之傍，中有小心"一句，历代医家注释颇不一致。"七节"，有从上而下顺数者，亦有自下而上倒数者。"小心"，《太素》卷十九知针石和《甲乙经》卷四第五作"志心"，杨上善释为肾，马莳、吴昆、张介宾、张志聪、丹波元简等则分别认为"小心"指心包络、命门、肾俞、鬲俞或"别有所指"。以上诸注，俱难令人满意。根据胆在藏府中的特殊作用和"七""十"古字形近易误等，将"七"校为"十"，"小心"解作胆气之俞，似乎较近于经旨。

[42]《素问·调经论篇第六十二》　帝曰：人有精气津液，四支九窍，五藏十六部⁽¹⁾，三百六十五节⁽²⁾，乃生百病，百病之生，皆有虚实。今夫子乃言有余有五，不足亦有五，⁽³⁾何以生之乎？岐伯曰：皆生于五藏也。夫心藏神，肺藏气肝藏血，脾藏肉，肾藏志，⁽⁴⁾而此成形^①。志意通^②，内连骨髓，而成身形⁽⁵⁾五藏^③。五藏之道⁽⁸⁾，皆出于经隧⁽⁷⁾，以行血气，血气不和，百病乃变化而生，是故守经隧焉。⁽⁸⁾

【校勘】

①而此成形：《甲乙经》卷六第三无此四字。此四字与后尖"而成身形"义重，当删。

②通：此后应据《甲乙经》卷六第三补"达"字。

③五藏：应据《甲乙经》卷六第三删。

【注释】

（1）十六部：高世栻注："形体十六部，谓两肘两臂两腘两股、身之前后左右、头之前后左右也。"

（2）三百六十五节：节，此处指俞穴。张介宾注："三百六十五节者，言脉络之会。如《九针十二原》篇曰：'节之交，三百六十五会''所谓节者，神气之所游行出入也，非皮肉筋骨也'。"

（3）有余有五，不足亦有五：指上文所述神、气、血、形、志五方面的实证和虚证。

（4）心藏神，肺藏气，肝藏血，脾藏肉，肾藏志：高世栻注："藏者，藏也。夫心藏神，则神有余不足，心所主也；肺藏气，则气有余不足，肺所主也；肝藏血，则血有余不足，肝所主也；脾藏身形之肉，则形有余不足，脾所主也；肾藏志，则志有余不足，肾所主也。"张介宾注："正以见形成于外，神藏于内，唯此五者而已。"

（5）志意通达，内连骨髓，而成身形：志意，泛指五藏所藏之神。骨髓，通言由浅至深的五体。王冰注："志意者，通言五神之大凡也。骨髓者，通言表里之成化也。言五神通泰，骨髓化成，身形既立，乃五藏互相为有矣。"

（6）五藏之道：指五藏精神血气达于全身的通道。

（7）经隧：即经脉。王冰注："隧，潜道也。经脉伏行而不见，故谓之经隧焉。"

（8）守经隧焉：守，掌握的意思。张介宾注："五藏在内，经隧在外，脉道相通，以行血气，血气不和，乃生百病，故但守经隧，则可以治五藏之病。"

【概要】

本段论述了五藏在身形中的主导地位，指出了治病守经隧的道理。

1. 五藏在人体身形的主导地位

人体是由"精气津液、四肢九窍、五藏十六部、三百六十五节"等部分有机构成的整体。原文用互文见义的笔法，通过"心藏神，肺藏气，肝藏血，脾藏肉，肾藏志"的叙述，阐明五藏内藏精神、外主五体的重要功能，从而突出五藏是形体生成的根本，是构成人体的核心部分。

2. 治病守经隧的道理

经脉内属藏府，外络肢节，五藏既通过经脉得到气血的充养，各藏的气血又通过经脉得以相互流通，并通达于全身各处，所以说"五藏之道，皆出于经隧"。在病变时，藏府功能失调，气血不和，亦可从经脉上反映出来。所以，治病时，必须"守经隧"，即通过诊治经脉而调整五藏气血，以达到病愈的目的。

[43]《素问·宣明五气篇第二十三》　　五藏所恶⁽¹⁾；心恶热，⁽²⁾肺恶寒，⁽³⁾肝恶风，⁽⁴⁾脾恶湿，⁽⁵⁾肾恶燥，⁽⁶⁾是谓五恶。

五藏化液：⁽⁷⁾心为汗，肺为涕，肝为泪，脾为涎，⁽⁸⁾肾为唾，⁽⁹⁾是谓五液。

……

五藏所藏：⁽¹⁰⁾心藏神，肺藏魄，肝藏魂，脾藏意⁽¹¹⁾，肾藏志⁽¹²⁾，是谓五藏所藏①。

五藏所主：[13]心主脉，肺主皮，肝主筋，脾主肉，肾主骨，是谓五主。

【校勘】

①所藏：据前后文例，此二字疑为衍文，当删。

【注释】

（1）恶（wù）：憎厌。张志聪注："金木水火土，五藏之本气也。风寒热燥湿，五行之所生也。五藏之气喜于生化，故本气自胜者恶之。"

（2）心恶热：马莳注："心本属火，火之性热，而受热则病，故恶热。"

（3）肺恶寒：马莳注："肺本属金，金之体寒，而受寒则病，故恶寒。"

（4）肝恶风：马莳注："肝属木，其性与风气相通，而感风则伤筋，故恶风。"

（5）脾恶湿：马莳注："脾属土，土湿则伤肉，故恶湿。"

（6）肾恶燥：马莳注："肾属水，其性润，而得燥则精涸，故恶燥。"

（7）五藏化液：张志聪注："水谷入口，其味有五，津液各走其道。五藏受水谷之津淖注于外窍，而化为五液。"

（8）心为汗，肺为涕，肝为泪，脾为涎：张志聪注："心主血，汗乃血之液也。出于肺窍之鼻而为涕，出于肝窍之目而为泪，出于脾窍之口而为涎。"

（9）肾为唾：吴昆注："唾出于廉泉二窍，二窍挟舌本，少阴肾脉循喉咙，挟舌本，故唾为肾液。"

（10）五藏所藏：指五藏分别所主之五神。

（11）意：念也，五神之一，包括意愿、思念等。

（12）志：记也，五神之一，包括记忆、回想等。

（13）五藏所主：张志聪注："五藏在内，而各有所主之外合。"

【概要】

本段运用五行归类的方法，概述了五藏所藏、所主、所恶、化液等功能方面的内容。

1. 五藏所藏

五藏能藏精，故能舍神，神虽由心所主，分言之，则五藏又各有所司，即神魂意魄志五神分别为心肝脾肺肾五藏所司。

2. 五藏所主

五藏居于内，其精气则外充于五体，故脉皮肉筋骨五体分别为心肺脾肝肾五藏所主。

3. 五藏所恶

五藏分属五行而通应于五气，五气调和则资养五藏，五气太过不及亦可伤及相应之藏而为病。其伤藏的一般规律是：热伤心，寒伤肺，风伤肝，湿伤脾，燥伤肾。正因为五藏易受五气伤害而为病，故称为"五恶"。

4. 五藏化液

水谷津液输入五藏，在藏气的作用下，津液分别灌注于肌肤、孔窍，以维持腠理、五官的正常功能。五藏与津液的关系是：心主汗，肺主涕，肝主泪，脾主涎，肾主唾。

【按语】

本段论述五藏所藏、所主、所恶、化液等虽然简略，但都是对人体生理病理的高度概括，因此对临床辨证定位具有指导意义。例如，魂不内守的失眠、多梦等从肝治，精不舍志的健忘、头晕等从肾治，感受外寒的咳喘、恶寒等治以宣肺解表，湿邪阻滞的脘痞少食、体重身困等治以健脾除湿，大汗须防心阳、心血的耗夺，涕多归属肺气不利等，都是本段理论的具体运用。

[44]《灵枢·本输第二》　肺合大肠，大肠者，传道之府。心合小肠，小肠者，受盛之府。肝合胆，胆者，中精之府。[1] 脾合胃，胃者，五谷之府。肾合膀胱，膀胱者，津液之府也。少阳[①]属肾，肾[②]上连肺，故将两藏。[2] 三焦者，中渎之府也[3]，水道出焉，属膀胱[4]，是孤之府[5]也。是六府之所

与合者③。

【校勘】

①少阳：应据《甲乙经》卷一第三及《太素》卷十一本输等改作"少阴"。

②肾：《甲乙经》卷一第三无，可据删。

③合者：此后应据《甲乙经》卷一第三及《太素》卷十一本输补"也"字。

【注释】

（1）中精之府：中，此处作"得"字解。中精，即受纳精汁。杨上善注："胆不同肠胃受传糟粕，唯藏精液于中也。"《难经·四十二难》："胆在肝之短叶间，重三两三铢，盛精汁三合。"

（2）少阴属肾，上连肺，故将两藏：少阴，指肾脉。将，在此作"行"字解。全句意为：足少阴肾经下属肾藏，上连肺藏，所以其经气通行于肾、肺两藏。此句与本段前后文例不合，殆他篇之文错简于此，姑存疑待考。

（3）中渎之府：杨上善注："中，谓藏府中也。"三焦为藏府之间化气行水的藏器，故称中渎之府。

（4）属膀胱：指三焦津液归属于膀胱。杨上善注："下焦如渎，从上焦下气，津液入于下焦，下焦津液流入膀胱之中。"

（5）孤之府：之，音节助词，无义。杨上善注："无藏为合，故曰孤府也。"

【概要】

本段论述了五藏与六府之间的配合关系，并概述了六府的主要功能。

1. 五藏与六府的配合关系

五藏与六府之间通过经脉的相互络属、生理功能的相互配合和病理变化的相互影响等，形成了密切的内在联系。其具体配合是：肺合大肠，心合小肠，肝合胆，脾合胃，肾合膀胱。三焦为孤府，与五藏无直接配合关系，但因其"属膀胱"，而与肾藏关系较为密切。

2. 六府的主要生理功能

大肠为"传道之府"，具有传导水谷糟粕的功能；小肠为"受盛之府"，受纳胃中传来的水谷，并进一步分清别浊；胆为"中精之府"，内藏精汁；胃为"五谷之府"，受纳并腐熟水谷；膀胱为"津液之府"，藏蓄津液，气化则出；三焦为"中渎之府"，司决渎，行津液。

【按语】

藏府相合的理论是《内经》藏象学说中整体观的重要内容，对临床实践亦有一定的指导作用。例如，运用宣肺降气法治疗大肠气滞的便秘，以疏导大肠积滞法治疗肺壅咳喘，运用温肾化气法治疗膀胱癃闭，以清利小肠法治疗心火上炎诸证等，往往收到满意的疗效。

[45]《灵枢·本藏第四十七》 黄帝曰：愿闻六府之应[1]。岐伯答曰：肺合大肠，大肠者，皮其应。心合小肠，小肠者，脉其应。肝合胆，胆者，筋其应。脾合胃，胃者，肉其应。肾合三焦膀胱，[2]三焦膀胱者，腠理毫毛其应。[3]

【注释】

(1) 应：外应，即外在形体组织与内在藏府相应和。

(2) 肾合三焦膀胱：张介宾注："然三焦为中渎之府，膀胱为津液之府，肾以水藏而领水府，理之当然。"

(3) 腠理毫毛其应：即从腠理毫毛的外候，可以测知三焦膀胱的内在状况。张介宾注："唯是肾本合骨，而此云'三焦膀胱者，腠理毫毛其应'，何也？如《五癃津液别》篇曰：'三焦出气，以温肌肉、充皮毛'，此其所以应腠理毫毛也。"丹波元简注："膀胱为太阳经，主周身之表，肾与膀胱合，所以应腠理也。"

【概要】

本段主要论述了六府内合五藏、外应形体的关系。大肠内合肺，外应皮；小肠内合心，外应脉；胆内合肝，外应筋；胃内合脾，外应肉；三焦、膀胱内合肾，外应腠理、毫毛。

【按语】

本段明确提三焦与肾相合，其理有二。从生理功能看，肾司气化，主津液，为水藏，三焦主决渎，通水道，为水府。肾藏化气布津的功能通过三焦才能在全身充分发挥，而三焦的决渎作用又有赖于肾的气化和膀胱的藏泄。从经络上看，手少阳三焦经的下俞在委阳，"并太阳之正，入络膀胱，约下焦"（《灵枢·本输》），即三焦经气与足太阳膀胱的经气相通，所以三焦与膀胱俱合于肾。临床上，三焦病证多从肾与膀胱诊治，理亦本此。另外，三焦膀胱外应腠理毫毛的论点，也是仿寒热病首犯太阳、太阳主表的理论依据之一。

[46]《素问·五藏生成篇第十》　心之合脉也，其荣色也，[1]其主肾也。[2]肺之合皮也，其荣毛也，其主心也。肝之合筋也，其荣爪也，其主肺也。脾之合肉也，其荣唇也，其主肝也。肾之合骨也，其荣发也，其主脾也。

【注释】

（1）其荣色也：其，指代上句的"心"。荣，荣华，与前[38]段的"华"义同，都是指五藏精气明显表现于外的组织或部位。色，指面部的气色。

（2）其主肾也：主，指克我的一方，即受其克制之藏。肾水克心火，故心藏之"主"是肾。余四藏义俱仿此。

【概要】

本段论述了五藏与外在形体组织的特殊联系及五藏之间相互制约的关系。五藏精气在充养形体组织时，各有其特殊的联系，即：心合脉而荣于面色，肺合皮而荣于毫毛，肝合筋而荣于爪甲，脾合肉而荣于口唇，肾合骨而荣于头发。五藏之间相互制约的规律是：肾克心，心克肺，肺克肝，肝克脾，脾克肾。

[47]《灵枢·邪客第七十一》　黄帝曰：手少阴之脉独无腧[1]，何也？岐伯曰：少阴，心脉也。心者，五藏六府之大

主也，精神之所舍也，其藏坚固，邪弗能容①也，容①之则心伤，心伤则神去，神去则死矣。故诸邪之在于心者，皆在于心之包络。包络者，心主之脉(2)也，故独无腧焉。

【校勘】

①容：应据《脉经》卷六第三及《太素》卷九脉行同异改作"客"。

【注释】

（1）独无腧：腧，"俞""输"同，俞穴的意思。此指肘膝以下的井、荥、输、经、合五个特定的穴位。《灵枢·本输》所记载的十一经五俞穴中，手少阴经所列五俞俱在手厥阴经中，故此以"手少阴之脉独无腧"发问。张介宾注："手少阴，心经也。手厥阴，心包络经也。经虽分为二，藏实一原……凡治病者，但治包络之腧，即所以治心也。故少阴一经，所以独无腧焉。"

（2）心主之脉：包络在心的外围，附属于心，故称包络发出的手厥阴经为"心主之脉"。

【概要】

本段通过解释心脉无俞的现象，阐明了心在五藏六府中的主导地位和包络代心受邪的道理。

1. 心在藏府中的主导地位

心主血脉，统神明，是人体生命活动的中枢，是"五藏六府之大主"。因此，"其藏坚固"，不能轻易被邪气伤害。若"心伤则神去，神去则死矣"。

2. 心包络代心受邪的道理

心包络为心的外卫，具有保护心藏的作用。由于心在人体的极端重要性，心藏不能为邪所"客"，一般所谓"诸邪之在于心者，皆在于心之包络"。因此，治疗心包络便是治心，取心包经的俞穴，便能刺泄心邪，这也就是"手少阴之脉独无腧"的原因。

【按语】

本段关于心包代心受邪的学术观点，对后世医家有深远的影响，清代著名温病学家叶天士提出的"温邪上受，首先犯肺，逆传心包"的著名论断，其学术渊源可追溯于此。

[48]《素问·上古天真论篇第一》　帝曰：人年老而无子[(1)]者，材力[(2)]尽邪？将天数然也？[(3)]岐伯曰：女子七岁[(4)]，肾气盛，齿更发长。二七而天癸[(5)]至，任脉通，太冲脉盛，[(6)]月事以时下，故有子。三七，肾气平均[(7)]，故真牙生而长极。[(8)]四七，筋骨坚，发长极，身体盛壮。五七，阳明脉衰，面始焦，发始堕。[(9)]六七，三阳脉衰于上，面皆焦，发始白。[(10)]七七，任脉虚，太冲脉衰少，天癸竭，地道不通，[(11)]故形坏而无子也。[(12)]丈夫[(13)]八岁[(4)]，肾气实，发长齿更。二八，肾气盛①，天癸至，精气溢写，[(14)]阴阳和，[(15)]故能有子。三八，肾气平均，筋骨劲强，故真牙生而长极。四八，筋骨隆盛，肌肉满壮。五八，肾气衰，发堕齿槁。[(16)]六八，阳气衰竭②于上，面焦，发鬓颁白。[(17)]七八，肝气衰，筋不能动。[(18)]天癸竭，精少，肾藏衰，形体皆极。③[(19)]八八，则齿发去。[(20)]肾者主水，[(21)]受五藏六府之精而藏之，故五藏盛乃能写。今五藏皆衰，筋骨解堕[(22)]，天癸尽矣，故发鬓白，身体重，行步不正，[(23)]而无子耳。

帝曰：有其年已老而有子者，何也？岐伯曰：此其天寿过度，气脉常通，[(24)]而肾气有余也。此虽有子，男不过尽八八，女不过尽七七，[(25)]而天地之精气[(26)]皆竭矣。帝曰：夫道者[(27)]年皆百数，能有子乎？岐伯曰：夫道者，能却老而全形，[(28)]身年虽寿，能生子也。

【校勘】

①肾气盛：以女子"二七"之文例之，疑此三字蒙上文而衍，当删。

②竭：应据《甲乙经》卷六第十二删。

③天癸竭，精少，肾藏衰，形体皆极：此十二字，《素问绍识》认为当移于下文"八八"之后，"则齿发去"之前，与女子七七"天癸竭"相对。此说可从。

【注释】

（1）无子：指丧失了生殖能力。

（2）材力：张介宾注："精力也。"即肾藏的生殖功能。

（3）将天数然也：将，抑或。天数，张介宾注："天赋之限数也。"即自然的生理定数。也，通"耶"，疑问语气词。全句谓：或者自然的生理规律本来就是如此呢？

（4）七岁、八岁：是古人根据男女两性发育过程的差异总结出来的大约数字。"二七"即十四岁，"二八"即十六岁，余可类推。

（5）天癸：为肾精的一部分，具有促进和维持两性生殖机能的作用。马莳注："天癸者，阴精也。盖肾属水，癸亦属水，由先天之气蓄极而生，故谓阴精为天癸也。"

（6）任脉通，太冲脉盛：太冲脉，即冲脉，因其与肾、胃之脉相通，血盛脉大而得名。王冰注："任脉、冲脉皆奇经脉也。肾气全盛，冲任流通，经血渐盈，应时而下，天真之气降，与之从事，故云天癸也。然冲为血海，任主胞胎，二者相资，故能有子。"

（7）平均：张介宾注："充满之谓。"

（8）真牙生而长极：真牙，张介宾注："谓牙之最后生者。"即智齿。长极，指人体生长发育处于极盛阶段。

（9）阳明脉衰，面始焦，发始堕：焦，通"憔"，憔悴之意。堕，坠落。张介宾注："女为阴体，不足于阳，故其衰也，自阳明始。阳明之脉行于面，循发际，故面焦发堕。"

（10）三阳脉衰于上，面皆焦，发始白：高世栻注："三阳，太阳、阳明、少阳也。三阳之脉皆起于面，故脉衰于上。始则面始焦者，至此则皆焦矣。始则发始堕者，至此则始白矣。言五七阳明脉衰，至六七而三阳皆衰也。"

（11）地道不通：地道，阴道，此喻月经。王冰注："经水绝止，是为地道不通。"此属老年性的生理性闭经。

（12）形坏而无子：形坏，指形体呈现衰老的状态。"七七"以后，肾气衰，天癸竭，冲任虚，故形体衰败而无生殖能力了。

（13）丈夫：古代对男子的泛称。

（14）精气溢写：溢，满溢。写，泄出。精气溢泻，指男子"二八"生殖之精盈满而外泄，即已具备生殖能力了。

（15）阴阳和：阴阳，指男女两性。和，通"合"，即交合、性交。高世栻注："男女媾精，故阴阳和而有子，言男子二八始能有子也。"

（16）肾气衰，发堕齿槁：张介宾注："男为阳体，不足于阴，故其衰也自肾始，而发齿其征也。"姚止庵注："肾主骨，齿为骨之余。肾蓄精而藏血，发者血之余。肾气既衰，则发齿失所养，故槁堕。"

（17）发鬓颁白：鬓，两颊耳前之发。颁，通"斑"。发鬓颁白，即头发黑白间杂。

（18）肝气衰，筋不能动：张志聪注："肝乃肾之所生，肾气衰，故渐及于肝矣。肝生筋，肝气衰，故筋不能运动。"

（19）形体皆极：极，疲困。张介宾注："肾衰，故形体疲极。"

（20）齿发去：王冰注："阳气竭，精气衰，故齿发不坚离形骸矣。去，落也。"

（21）肾者主水：张介宾注："肾为水藏，精即水也。"

（22）解堕：解，通"懈"。堕，通"惰"。懈惰，即倦怠乏力。

（23）行步不正：行走时步态不稳。

（24）天寿过度，气脉常通：气脉，指肾藏精气和冲任之脉。常，通"尚"。张志聪注："天寿过度，先天所秉之精气盛也。气脉常通，后天之地道尚通也。是以肾气有余而有子。"

（25）男不过尽八八，女不过尽七七：尽，终也。吴昆注："言此等天寿过度之人，虽能有子，若以常理论之，男尽八八，女尽七七，天癸皆竭，不能子也。"意思是这种先天禀赋强的人，其生育年龄与常人差别不大。

（26）天地之精气：指男女的生殖之精。

（27）道者：张介宾注："道者，言合道之人也。既能道合天地，则其材力天数自是非常。"

（28）却老而全形：却老，延迟衰老。全形，使形体健全壮盛。姚止庵注："得道之人，精神完固，老而不老，筋骨劲强，无异年少，即前所谓形与神俱者也。"

【概要】

本段通过对男女生长壮老过程的描述，突出了肾藏在人体生长发育和生殖方面的决定性作用，并阐述了肾精与藏府之精的关系。

1. 男女的生长壮老过程及其与肾气的关系

（1）生长期：出生后，男女分别至"二八""二七"左右为生长期。此期肾气渐盛，"齿更发长"，人体各组织器官迅速发育，变化明显，各项机能渐趋成熟。

（2）壮盛期：女子"三七"至"五七"左右、男子"三八"至"五八"左右为壮盛期。此期肾气充盛，各器官发育健全，形体壮实，而有"真牙生而长极""筋骨隆盛，肌肉满壮"等表现。

（3）衰老期：女子"五七"之后、男子"五八"之后为衰老期。此期肾气及随之而来的其他藏府之气渐衰，经脉气血亦开始减少，故有"面焦，发鬓颁白""发堕齿槁"及"形体皆极""行步不正"等衰老变化。

2. 肾藏精气与生殖的关系

女子"二七"、男子"二八"肾气盛，天癸至，出现女子"月事以时下"、男子"精气溢泻"等生殖机能成熟的征象，若此时"阴阳和，故能有子"。而女子至"七七"、男子至"八八"肾精少、天癸竭，"故形坏而无子也"。但是，还有"年已老而有子"及"年皆百数能有子"等特殊情况，此不外是"天寿过度，气脉常通，而肾气有余"，或者因为善于养生，"能却老而全形"的缘故。可见，肾中精气的盛衰，实为生殖能力有无的决定性因素。

3. 肾精与其他藏府之精的关系

肾精禀受于先天，主生殖，对其他藏府的发育具有促进作用，但是肾精还必须依赖其他藏府之精（特别是脾胃运化的水谷之精）的不断补充和滋养，所以说肾"受五藏六府之精而藏之，故五藏盛，乃能泻"。由此可知，肾精和其他藏府之精存在着相互为用、相辅相成的密切关系。

【按语】

本段强调了肾气对人体的生长壮老过程和生殖功能的主导作用，这不仅对诊治有关发育、生殖、早衰等方面的疾病提示了方向，而且表明保养肾藏精气是中医养生学说中不可忽视的内容。另外，本段所揭示的肾气、天癸、冲任、月经、胎孕之间的内在联系，为中医妇产科学的基本理论奠定了基础，至今仍指导着妇产科的临床实践。

[49]《灵枢·天年第五十四》　人生十岁，五藏始定，$^{(1)}$血气已通，其气在下，$^{(2)}$故好走$^{(3)}$。二十岁，血气始盛，肌肉方长，故好趋$^{(3)}$。三十岁，五藏大定，肌肉坚固，血脉盛满，故好步$^{(3)}$。四十岁，五藏六府十二经脉，皆大盛以平定，腠理始疎，荣华颓落①，$^{(4)}$发颇颁白②，平盛不摇，故好坐。$^{(5)}$五十岁，肝气始衰，$^{(6)}$肝叶始薄，胆汁如灭③，目始不明。六十岁，心气始衰，苦④忧悲，血气懈惰，故好卧。七十岁，脾气虚，皮肤枯⑤。八十岁，肺气衰，魄离，故言善误。$^{(7)}$九十岁，肾气焦，$^{(8)}$四藏⑥经脉空虚。百岁，五藏皆虚，神气皆去，$^{(9)}$形骸独居而终矣。$^{(10)}$

【校勘】

①颓落：《素问·阴阳应象大论》王冰注引作"稍落"，与上句"始疎"为对文，可据改。

②发颇斑白：《甲乙经》卷六第十二作"鬓发颁白"，《太素》卷二寿限作"发鬓颁白"。据此，"颇"为"鬓"字之误，此四字当改作"发鬓斑白"。

③灭：应据《甲乙经》卷六第十二及《太素》卷二寿限改作"减"。

④苦：应据《甲乙经》卷六第十二改作"乃善"二字。

⑤皮肤枯：此后应据《甲乙经》卷六第十二补"故四肢不举"五字。

⑥四藏：应据《太素》卷二寿限改作"藏枯"，与《甲乙经》卷六第十二作"藏乃萎枯"之义合。

【注释】

（1）五藏始定：指五藏发育逐渐完善，藏气开始安定。

（2）其气在下：人之生长本于肾气，肾居于下，故云"其气在下"。

（3）好走、好趋、好步：好，喜好。段玉裁《说文解字注》第二篇上引《释名》曰："徐行曰步，疾行曰趋，疾趋曰走。"是"走"疾于"趋"，"趋"疾于"步"。

（4）腠理始疎，荣华稍落：指卫气始虚于表，华色稍减于面。

（5）发鬓斑白，平盛不摇，故好坐：平盛，指气血稳定、形体壮盛。摇，动也。张介宾注："天地消长之道，物极必变，盛极必衰，日中则昃，月盈则亏。人当四十，阴气已半，故发颁（当作'鬓'）斑白而平盛不摇好坐者，衰之渐也。"

（6）肝气始衰：杨上善注："肝为木，心为火，脾为土，肺为金，肾为水，此为五行相生次第，故先肝衰，次第至肾也。"

（7）魄离，故言善悮：悮，同"误"。魄为肺之神，肺气衰则魄离藏而言多错失。

（8）肾气焦：焦，干枯之意。张介宾注："肾气焦者，真阴亏竭也。"

（9）五藏皆虚，神气皆去：五藏藏精舍神，五藏精空则五神失守而离去。

（10）形骸（hài）独居而终矣：骸，骨也。形骸，指人的形体。终，死亡。杨上善注"枯骸独居称为死也。"

【概要】

本段以十岁为阶段，介绍了人体生长壮老已的全过程，阐述了五藏气血在人生各个阶段的重要作用。

1. 生长阶段

从幼年到二十岁左右。此阶段，从"五藏始定，血气已通"，渐至"血气始盛，肌肉方长"，表现为生长旺盛、生气勃勃，故"好走""好趋"。

2. 壮盛阶段

从卅岁左右到四十岁左右。此阶段一方面人体发育完全成熟，故"五藏大定，肌肉坚固，血脉盛满"；另一方面，此时又为人体的盛衰转折阶段，既是盛之极，又为衰之始，故出现"腠理始疏，荣华稍落，发鬓斑白"及"好步""好坐"等初衰现象。

3. 衰老阶段

从五十岁左右到儿十岁左右。此阶段五藏的精气渐次虚衰，故先后相应地呈现"目始不明""善忧悲""好卧""皮肤枯，故四肢不举""言善误""藏枯，经脉空虚"等衰老越来越明显的变化。

4. 寿终阶段

人活到一百岁左右，为自然寿终的阶段。此时五藏精气已经枯竭，形体极度衰败，神气即将脱离形骸而濒临死亡。

【按语】

上段和本段都讨论了人体生命过程及其阶段的划分。前者女子以七岁为一期、男子以八岁为一期，重点论述了肾藏精气的功能；后者以十岁为一期，全面探讨了五藏气血的作用。二者所论大同小异，正好相互印证发明。

原文关于生长壮老的年龄划分，是古人在长期的生活和医疗实践中观察归纳出来的约数，它随个体禀赋、地域环境、起居调养等不同而有相应的差异，故不可刻板对待。张介宾说得好："然则人之气数，固有定期；而长短不齐者，有出于禀受，有因于人为。故唯智者不以人欲害其天真，以自然之道养自然之寿，而善终其天年，此圣智之所同也。"

[50]《素问·太阴阳明论篇第二十九》　帝曰：脾病而四支不用，何也？[(1)] 岐伯曰：四支皆禀气[(2)] 于胃，而不得至经①,[(3)] 必因于脾，乃得禀也。今脾病不能为胃行其津液[(4)]，四支不得禀水谷气，气日以衰，脉道不利，筋骨肌肉皆无气以生，故不用焉。

第四章　藏象

帝曰：脾不主时，何也？岐伯曰：脾者土也，治中央，[(5)]常以四时长[(6)]四藏，各十八日寄治，[(7)]不得独主于时也。脾藏者，常著胃土之精也，[(8)]土者生万物而法天地，[(9)]故上下至头足，不得主时也。[(10)]

帝曰：脾与胃以膜相连耳，而能为之行其津液，何也？岐伯曰：足太阴者，三阴也，[(11)]其脉贯胃属脾络嗌[(12)]，故太阴为之行气于三阴。[(13)]阳明者，表也，五藏六府之海[(14)]也，亦为之行气于三阳。[(15)]藏府各因其经[(16)]而受气于阳明，故为胃行其津液。

【校勘】

①至经：应据《太素》卷六藏府气液改作"径至"。

【注释】

（1）脾病而四支不用，何也：四支不用，指四肢无力运动。杨上善注："五藏皆连四肢，何因脾病独四肢不用也。"

（2）禀气：承受水谷精气。

（3）不得径至：径至，直接到达。杨上善注："四肢百体禀气于胃，胃以水谷津液资四肢。当用资四肢之时，胃气不能径到四肢，要因于脾，得水谷津液营卫之气营于四肢，四肢禀承方得用也。"

（4）津液：此处泛指水谷精气。《素问·奇病论》："夫五味入口，藏于胃，脾为之行其精气。"可证。

（5）治中央：治，主也，旺也。张介宾注："五藏所主，如肝木主春而旺于东，心火主夏而旺于南，肺金主秋而旺于西，肾水主冬而旺于北，唯脾属土而蓄养万物，故位居中央，寄旺四时各一十八日。"

（6）长：生长、长养。

（7）各十八日寄治：寄，暂居之意。土之正位在中央，而于四季立春、立夏、立秋、立冬之前，土旺用事各十八日，故称"寄治"。张志聪注："春夏秋冬，肝心肺肾之所主也。土位中央，灌溉于四藏，是以四季月中各旺十八日。是四时之中皆有土气，而不独主于时也。五藏之气各主七十二日以成一岁。"

（8）常著胃土之精也：著，显著。姚止庵注："胃主受，脾主运，胃受水谷而脾为之运化，使之著见于一身，是胃土之精实由脾著也。"

（9）土者生万物而法天地：土，代表脾。此句言人之脾取法于天地之土，土能生成万物，故脾能坐养四藏全身。

（10）故上下至头足，不得主时也：张介宾注："土为万物之本，脾胃为藏府之本，故上至头下至足无所不及，又岂得独主一时而已哉？"

（11）足太阴者，三阴也：高世栻注："厥阴为一阴，少阴为二阴，人阴为三阴，故足太阴脾者，三阴也。"

（12）嗌（yì）：即咽，此处指食道上口。

（13）太阴为之行气于三阴：吴昆注："为之，为胃也。三阴，太、少、厥也。脾为胃行气于三阴，运阳明之气入于诸阴也。"

（14）五藏六府之海：海，有汇聚之意。阳明胃主受纳水谷，藏府气血俱源于水谷，故称胃为"五藏六府之海"。

（15）亦为之行气于三阳：为之，为胃。张介宾注："虽阳明行气于三阳，然亦赖脾气而后行，故曰亦也。"三阳，三阳经及六府。

（16）藏府各因其经：姚止庵注："其经，即脾经也。言五藏六府必借脾之运化，而后得受胃气以为养。胃之津液，亦必借脾之运化，而后得遍及于五藏六府也。"

【概要】

本段论述了脾为胃行其津液、脾病而四肢不用和脾不主时的道理。

1. 脾为胃行其津液的道理

脾与胃以膜相连，其经脉相互络属，这是脾为胃行其津液的物质结构。更重要的是在脾气的转输作用下，足太阴脾经能输送胃中水谷精气到三阴经和五藏，足阳明胃经亦输送胃中水谷精气到三阳经和六府，从而使"藏府各因其经而受气于阳明"，故脾能"为胃行其津液"。

2. 脾病而四肢不用的道理

四肢之所以能正常地运动，是由于它不断地得到胃中水谷精气的充养。然而胃中水谷精气"不得径至"于四肢，"必因于脾，乃得禀也"。若"脾病不能为胃行其津液"，则"四肢不得禀水谷气"，致使通达于四肢的脉道不利，气血衰少，四肢的筋骨肌肉失养而不用。

3. 脾不主时的道理

脾属土而"治中央""土者生万物而法天地",因此脾藏在时间上"常以四时长四藏,各十八日寄治",即脾气分旺于四季之末;在部位上,脾藏"常著胃土之精""上下至头足",无处不到,这就是脾藏不专主某一时的缘由。

【按语】

本段脾为胃行其津液和胃为五藏六府之海的论点,是后世称脾胃为"后天之本"的理论依据之一,为诊治虚损病证开辟了重要的蹊径。观《素问·太阴阳明论》全篇,旨在强调脾胃的功能,当是《内经》作者中脾土学派的代表作。

《内经》论脾与四时的关系,有两种不同的学术观点,即本篇脾不主时而寄治四时各十八日和脾主长夏(即农历六月)两种提法,这是《内经》乃多种学术流派医学论文汇编的一个明证。迄今,这两种观点在医学理论和实践中,都有一定的指导意义。

[51]《灵枢·玉版第六十》 人之所受气[1]者,谷也。谷之所注者,胃也。胃者,水谷气血之海也。海之所行云气者,天下也。[2]胃之所出气血者,经隧也。经隧者,五藏六府之大络也,[3]迎而夺之而已矣。[4]

【注释】

(1)气:此指精气。

(2)海之所行云气者,天下也:海,海洋。天下,天空。此句谓海水蒸化的云气在天空中游移流动,喻示胃中水谷化生的气血在人体内布散运行。

(3)经隧者,五藏六府之大络也:经隧,即经脉。大络,此为主要的联络渠道之意。张介宾注:"故水谷入胃,化气化血以行于经隧之中,是经隧为五藏六府之大络也。"

(4)迎而夺之而已矣:迎,指迎着气血运行的方向施针。夺之,指大泻其经气。已,止也,此指死亡。张介宾注:"若迎而夺之,则血气尽而胃气竭矣。"

【概要】

本段概述了胃为水谷气血之海的重要功能,指出了在经脉上妄施针泻的危害性。人体气血的化生来源于水谷,然而"谷之所注者,胃也",胃府纳谷腐熟以化生气血,故胃为"水谷气血之海"。水谷精微化生的气血通过经脉以输布于全身,就像海行云气于天下一样。正因为经脉具有沟通各藏府的气血的重要作用,如果在经脉上"迎而夺之"妄施针泻,就有使藏府气血竭绝而致死亡的危险。

[52]《灵枢·海论第三十三》 胃者①水谷之海,其输上在气街,下至三里。(1)冲脉者为十二经之海,(2)其输上在于大杼(3),下出于巨虚之上下廉。(4)膻中者为气之海,(5)其输上在于柱骨之上下,(6)前在于人迎(7)。脑②为髓之海,(8)其输上在于其盖(9),下在风府(10)。

【校勘】

①胃者:应据《甲乙经》卷一第八及《太素》卷五四海合等此后补"为"字,以与下三句文例一致。

②脑:此后应据《甲乙经》卷一第八补"者'字,以与前三句文例一致。

【注释】

(1)其输上在气街,下至三里:输,指气血输注的俞穴。气街在毛际两旁鼠鼷上一寸,三里即足三里,二穴俱属足阳明胃经。张介宾注:"其胃气运行之输,上者在气街,即气冲穴。下者至三里,在膝下三寸。"

(2)冲脉者为十二经之海:张介宾注:"此即血海也。冲脉起于胞中,其前行者,并足少阴之经侠脐上行,至胸中而散;其后行者,上循背里,为经络之海""血海者,言受纳诸经之灌注,精血于此而畜藏也。"

(3)大杼(shù):足太阳膀胱经穴,在背第一椎下两旁各一寸五分处。

（4）巨虚之上下廉：指足阳阴胃经的上巨虚和下巨虚两穴，分别在足三里下三寸和六寸处。

（5）膻中者为气之海：张介宾注："膻中，胸中也，肺之所居。""宗气积于胸中，出于喉咙，以贯心脉而行呼吸，故膻中为之气海。"

（6）柱骨之上下：张介宾注："柱骨，项后天柱骨也。"柱骨之上下，指项后发际正中的哑门和第七颈椎下正中的大椎，二穴俱属督脉。

（7）人迎：足阳明胃经穴，在结喉旁一寸五分，脉动应手。

（8）脑者为髓之海：张介宾注："凡骨之有髓，唯脑为最巨，故诸髓皆属于脑，而脑为髓之海。"

（9）其盖：盖，头盖骨。张志聪注："谓督脉之百会。"

（10）风府：督脉穴，在项上入发际一寸正中处。

【概要】

本段简介了"四海"的主要功能及其气血输注的重要穴位。"四海"分别是人体水谷、气、血和髓会聚之处，它们各具一定的生理功能。胃受纳饮食，为"水谷之海"；膻中为肺所居，是诸气会聚的场所，为"气之海"；冲脉蓄纳和调节全身诸经的血气，为"十二经之海"；脑为精髓会聚之处，为"髓之海"。"四海"之气输注各有其上下所在的穴位：胃为气冲和足三里，冲脉为大杼和上、下巨虚，膻中为哑门、大椎和人迎，脑为百会和风府。

[53]《灵枢·脉度第十七》　五藏常内阅于上七窍也。⁽¹⁾故肺气通于鼻，肺和⁽²⁾则鼻能知臭香矣；心气通于舌，心和则舌能知五味矣；肝气通于目，肝和则目能辨五色矣；脾气通于口，脾和则口能知五谷矣；肾气通于耳，肾和则耳能闻五音矣。五藏不和，则七窍不通，⁽³⁾六府不和，则留^①为痈。⁽⁴⁾

【校勘】

①留：此后应据《甲乙经》卷一第四补"结"字。

【注释】

（1）五藏常内阅于上七窍也：阅，经历，通达。上七窍，指头面的五官七窍，即目二、耳二、鼻孔二、口一等七个外窍。张介宾注："阅，历也。五藏位次于内而气达于外，故阅于上之七窍如下文者。"

（2）和：和调、正常。张介宾注："故其气各有所通，亦各有所用，然必五藏气和而后各称其职，否则藏有所病则窍有所应矣。"

（3）五藏不和，则七窍不通：七窍不通，指七窍的功能活动障碍。杨上善注："七窍者，精神户牖也。故六阴受邪入藏则五藏不和，五藏不和则七窍不通利也。"

（4）六府不和，则留结为痈：痈，痈肿，此处代表阳气结滞的病证。杨上善注："六阳受邪入府，则六府不和，六府不和则阳气留处处为痈疽。"

【概要】

本段论述了五藏与五官七窍在生理功能和病理变化上的内在联系。五藏的精气神从内而通达于全身各处，五官七窍必须得到五藏气血的不断充养才能维持其正常的感觉功能。而各藏所通之外窍又各有其重点，如肺气通于鼻而具嗅觉，心气通于舌而具味觉，肝气通于目而具视觉，脾气通于口而具食欲，肾气通于耳而具听觉。由于五藏对上七窍的功能起着主导作用，因而五藏一旦发生病变，则可表现为七窍不通利的证候。另外，六府功能失调，阳热偏胜，气血壅结，可发生痈肿之类的病证。

[54]《灵枢·大惑论第八十》　五藏六府之精气，皆上注于目而为之精。(1)精之窠(2)为眼，骨之精为瞳子，(3)筋之精为黑眼，血之精为络(4)，其窠①气之精为白眼，肌肉之精为约束(5)，裹撷(6)筋骨血气之精而与脉并为系，(7)上属于脑，复出于项中。

【校勘】

①其窠：应据《甲乙经》卷十二第四删。

第四章　藏象

【注释】

（1）为之精：之，代指目。精，明也，可理解为正常的视觉功能。张介宾注："为之精，为精明之用也。"

（2）窠（kē）：张介宾注："窝穴之谓。"

（3）骨之精为瞳子："骨"及下文的"筋""血""气""肌肉"分别为肾、肝、心、肺、脾的代词。瞳子，即瞳孔部分，又叫瞳神。

（4）络：指两目内、外眦的血络。

（5）约束：即眼睑，又叫眼胞。

（6）裹撷（xié）：裹，包缠。撷，用衣襟兜东西。裹撷，有包罗、汇集之意。

（7）与脉并为系：脉，指通达眼睛各部的络脉。系，目系。张介宾注："脾属土，所以藏物，故裹撷筋骨血气四藏之精而并为目系，以上出于脑项之间。"

【概要】

本段介绍了眼睛的结构及其与藏府的联系。构成眼睛的各部分与藏府有着密切的内在联系，统言之，"五藏六府的精气，皆上注于目而为之精"；分言之，肾之精气上注瞳子，肝之精气上注黑眼，心之精气上注血络，肺之精气上注白眼，脾之精气上注眼胞，眼胞包罗诸藏精气而与通达眼的络脉合并以形成目系，目系向上连属于脑，后出于头项。

【按语】

本段原文强调了眼睛对于藏府精气的依赖关系，为整体观在眼科学的运用奠定了理论基础。后世眼科学家根据本段眼睛各部分配属五藏的理论创立了"五轮"学说，至今仍有效地指导着中医眼科的临床实践。

[55]《灵枢·大惑论第八十》　目者，五藏六府之精也，营卫魂魄之所常营(1)也，神气之所生(2)也。故神劳则魂魄散，志意乱。是故瞳子黑眼法于阴，白眼赤脉法于阳也，(3)故阴阳合传①而精明也。(4)目者，心②使也，(5)心者，神之舍也。故神③精乱而不转④，(6)卒然见非常处，(7)精神魂魄散不相得，(8)故

曰惑⁽⁹⁾也……心有所喜，神有所恶，⁽¹⁰⁾卒然相惑^⑤，⁽¹¹⁾则精气乱，视误故惑，神移乃复。⁽¹²⁾是故间者为迷，甚者为惑。⁽¹³⁾

【校勘】

①合传：疑"传"乃"抟"形近而误。《甲乙经》卷十二第四及《千金方》卷六上第一"传"作"揣"，考"揣"与"团"通，字本作"抟"，故"合传"应改作"合抟"。

②心：此后应据《甲乙经》卷十二第四及《太素》卷二十七七等补"之"字，以与下句为对文。

③神：此后应据《甲乙经》卷十二第四及《太素》卷二十七七等补"分"字。

④转：疑为"抟"字之误。《甲乙经》卷十二第四作"揣"，而"揣"与"团"通，字本作"抟"，故应改作"抟"。

⑤惑：应据《太素》卷二十七七邪及《千金方》卷六上第一改作"感"。

【注释】

（1）所常营：经常营运、活动之处。

（2）神气之所生：指眼睛为神气表现于外的部位。

（3）瞳子黑眼法于阴，白眼赤脉法于阳：瞳子、黑眼为肾肝所主，肾肝居下为阴，故瞳子、黑眼取法于阴。白眼、赤脉为肺心所主，肺心居上为阳，故白眼、赤脉取法于阳。

（4）阴阳合抟而精明也：抟，聚也，结也。本句意为：由于藏府上注于目的阴阳精气密切结合、共同作用，才具有正常的视觉。

（5）目者，心之使也：意谓眼睛的视物活动受着心神的支配。张介宾注："精神虽统于心，而外用则在目，故目为心之使，心为神之舍。"

（6）神分精乱而不抟：意为精神分散、混乱而不能专一、协调。

（7）卒然见非常处：卒，通"猝"，突然之意。见非常处，指看见异常的景物。

（8）得：合也，结合、协调之意。

（9）惑：古病证名。指人猛然看到令人惊奇、恐惧等异常景物时，心神散乱，魂魄不安，而出现视物眩晕、神情迷惑的证候。张介宾注："所以目见非常于外，则神魂眩惑于心也。"

（10）心有所喜，神有所恶（wù）：张介宾注："偶为游乐，心所喜也。忽逢奇异，神则恶之。"喜和恶代表两种相反的情感。

（11）卒然相惑：指喜欲和憎恶之情同时产生而突然相遇，导致神气失调。张介宾注："夫神有所恶，则志有不随，喜恶相惑于卒然，故精气为乱。"

（12）神移乃复：神移，指喜恶之情已去，精神恢复到正常状态。杨上善注："若得神移返本，则惑解神复。"

（13）间者为迷，甚者为惑：迷，指神志一时迷糊欠清醒。惑，指神志惑乱。张介宾注："间者，言其未甚也，亦足相迷；况其甚者，能无惑乎？"

【概要】

本段阐述了眼睛视物的原理，举例说明了神气和视觉的内在联系。

1. 眼睛视物的原理

原文指出："目者，五藏六府之精也，营卫魂魄之所常营也，神气之所生也。"说明藏府之精是眼睛视物的物质基础，五藏之神则具有支配和协调视觉功能的作用。人的视觉功能依赖于贯注于眼睛各部分的藏府精气的配合作用，所以原文强调"阴阳合抟而精明也"。同时，由于"目者，心之使也，心者，神之舍也"，心神在视物活动中又起着主导作用。

2. "迷""惑"证形成的机理

眼睛的视物活动是受神气支配的，如果"心有所喜，神有所恶"，或"神劳"，或"卒然见非常处"等，均可导致"精神乱而不抟""魂魄散，志意乱"，从而产生"视误"、神惑等证候，其轻者叫"迷"，重者叫"惑"。若上述病因一旦消失，精神恢复正常，则视物异常的证候亦随之而解除。

二、精气神

[56]《灵枢，本藏第四十七》　人之血气精神⁽¹⁾者，所以奉⁽²⁾生而周于性命⁽³⁾者也。经脉者，所以行血气而营阴阳⁽⁴⁾，濡筋骨，利关节者也。⁽⁵⁾卫气者，所以温分肉⁽⁶⁾，充皮肤，肥腠理，司关阖者也。⁽⁷⁾志意⁽⁸⁾者，所以御精神，收魂魄，⁽⁷⁾适寒温，和喜怒者也。是故血和则经脉流行，营覆阴阳，⁽¹⁰⁾筋骨劲强，关节清^①利矣。卫气和则分肉解利，⁽¹¹⁾皮肤调柔，腠理致密矣。志意和则精神专直，⁽¹²⁾魂魄不散，悔怒不起，⁽¹³⁾五藏不受邪矣。寒温和则六府化谷风痹不作，⁽¹⁴⁾经脉通利，肢节得安矣。此人之常平也。

五藏者，所以藏精神血气魂魄者也；六府者，所以化水谷而行津液者也。此人之所以具受于天也，⁽¹⁵⁾无^②愚智贤不肖无以相倚也。⁽¹⁶⁾

【校勘】

①清：应据《太素》卷六五藏命分改作"滑"。

②无：应据《太素》卷六五藏命分删。

【注释】

（1）精神：指人体的意识、思维、情志等精神活动。下文"精神"之义俱准此。

（2）奉：张介宾注："养也。"

（3）周于性命：周，全也。周于性命，即使生命完全、长久。全句意为：人的血、气、神三者是保证人体健康长寿的基本因素。

（4）营阴阳：张介宾注："营，运也。"阴阳，泛指藏府、内外。

（5）濡筋骨，利关节：濡，滋润。利，滑利。利关节，即使关节活动自如。

（6）分肉：即肌肉。张介宾注："肉有分理，故云分肉。

（7）肥腠理，司关阖（hé）：肥，肥厚，壮盛。关，门闩。阖，门板。关阖，引申为体表的门卫。司关阖，指卫气主持卫外抗邪的功能。

（8）志意：属于神的范畴，此处指人体对自身的控制、调节机能。

（9）御精神，收魂魄：御，驾驭、统率。收，收聚、安定。杨上善注："志意者，能御精神令之守身，收于魂魄使之不散。"

（10）营覆阴阳：复，周而复始。营复阴阳，指血气循环往复地运行于全身内外。

（11）分肉解利：指肌肉舒展滑利。

（12）精神专直：指精神集中，思维敏捷。

（13）悔怒不起：言懊悔、愤怒等太过的情志不致产生。

（14）风痹不作：风痹，泛指外邪导致气血闭阻所产生的病证。作，发也。

（15）具受于天：天，先天。此句谓五藏六府是每个人从其父母禀受的。

（16）愚智贤不肖无以相倚也：张介宾注："倚，偏也。"此句意为：五藏六府的功能不因人智力、品德的差异而有所不同。

【概要】

本段主要阐述了血、气、神在人体的重要作用，并指出了它们与藏府的相互关系。

1. 血、气、神的重要功能及正常表现

血、气、神三者具有"奉生而周于性命"的极为重要的功能，原文分别以血脉、卫气、志意为例做了阐发。血通过经脉的布散而具有"营阴阳，濡筋骨，利关节"的功能，因此营血正常，则表现为"经脉流行，营复阴阳，筋骨劲强，关节滑利"。卫气具有"温分肉，充皮肤，肥腠理，司关阖"的功能，因此卫气正常，则表现为"分肉解利，皮肤调柔，腠理致密"。志意具有"御精神，收魂魄，适寒温，和喜怒"的功能，因此志意正常，则"精神专直，魂魄不散，悔怒不起，五藏不受邪"。只有血气精神活动正常，才能保持体内外环境的统一协调，从而避免邪气的侵袭，达到内则"六府化谷"，外则"肢节得安"的健康水平。

2. 藏府与血气精神的密切联系

"五藏者，所以藏精神血气魂魄者也"，指出五藏的主要功能就是藏精（精、血、气等）和舍神（神、魂、魄等）；"六府者，所以化水谷而行津液者也"，指出六府的主要功能就是纳化水谷，运行津液，输送水谷精气给五藏。可见，五藏六府与血气精神是相互为用、不可分割的。同时，藏府及其功能活动是先天就具有的，因此它不因人的智力、品德的优劣而有差异。

[57]《灵枢·决气第三十》　黄帝曰：余闻人有精、气、津、液、血、脉，余意以为一气耳，今乃辨为六名，[(1)]余不知其所以然[①]。岐伯曰：两神相搏，[(2)]合而成形，常先身生，是谓精。[(3)]何谓气？岐伯曰：上焦开发，宣五谷味，[(4)]熏肤充身泽毛，若雾露之溉，是谓气。[(5)]何谓津？岐伯曰：腠理发泄，汗出溱溱[(6)]，是谓津。何谓液？岐伯曰：谷入气满，[(7)]淖泽[(8)]注于骨，骨属[(9)]屈伸，泄泽补益脑髓，皮肤润泽，[(10)]是谓液[(11)]。何谓血？岐伯曰：中焦受气取汁，变化而赤，[(12)]是谓血。何谓脉？壅遏营气，令无所避，[(13)]是谓脉[(14)]。

【校勘】

①所以然：此后应据《太素》卷二六气补"愿闻何谓精？"一句。

【注释】

（1）余意以为一气耳，今乃辨为六名：余，黄帝自称。辨，别也。张介宾注："六者之分总由气化，故曰一气；而下文云六气者，亦以形不同而名则异耳，故当辨之。"

（2）两神相搏：两神，言男女两性。搏，交合。杨上善注："雄雌二灵之别，故曰两神。阴阳二神相得，故谓之薄（通'搏'）。"

（3）合而成形，常先身生，是谓精：精，此指男女生殖之精。张介宾注："凡阴阳合而万形成，无不先从精始，故曰常先身生是谓精。"

（4）上焦开发，宣五谷味：张介宾注："上焦，胸中也。开发，通达也。宣，布散也。"五谷味，指五谷化生的精微物质。

（5）若雾露之溉，是谓气：若，似也。溉，渗灌。杨上善注："若雾露之溉万物，故谓之气，即卫气也。"

（6）溱溱（zhēnzhēn）：众盛貌。黄元御注："涣然流漓之象。"

（7）谷入气满：谷入，指水谷入胃。气满，胃中水谷精气满溢。张介宾注："谷入于胃，其气满而化液。"

（8）淖（nào）泽：《灵枢·邪气藏府病形》音释："淖，浊也。泽，液也。"淖泽，指水谷津液中质较稠浊的部分。

（9）骨属：骨与骨连接处，即关节。

（10）泄泽补益脑髓，皮肤润泽：泄泽，即流出液汁。杨上善注："五谷之精膏注于诸骨节中，其汁淖泽，因屈伸之动，流汁上补于脑，下补诸髓，旁益皮肤，令其润泽。"

（11）液：张介宾注："津液本为同类，然亦有阴阳之分。盖津者，液之清者也；液者，津之浊者也。津为汗而走腠理，故属阳；液注骨而补脑髓，故属阴。"

（12）中焦受气取汁，变化而赤：受气，受纳谷气。取汁，吸取精汁。杨上善注："五谷精汁在于中焦，注手太阴脉中变赤，循脉而行，以奉生身，谓之为血也。"

（13）壅遏营气，令无所避：汪昂注："壅遏，约束也。"避，逃遁，引申为散失。杨上善注："盛壅营血之气，日夜营身五十周，不令避散，故谓之脉也。"

（14）脉：张介宾注："非气非血，而所以通乎气血者也。"指约束营血运行的脉气。

【概要】

本段从不同角度简述了精、气、津、液、血、脉等六气的概念。来自先天父母，能孕育形成新的生命个体的原始物质，称为精。源于水谷，通过上焦宣发，像雾露渗灌一样"熏肤充身泽毛"的精微物质，称为气。源于水谷，滋润肌肤，并泄于腠理为汗的精微物质，称为津。源于水谷，注于骨骼和脑，能够滑利关节、补益脑髓、润泽皮肤的精微物质，称为液。源于水谷，经中焦吸后在经脉变化成赤色，具有奉养全身作用的精微物质，称为血。约束营血，使之不得散溢于外的精微物质，称为脉。

【按语】

本段论述"六气"的角度各有不同，例如论"精""血"主要是就其来源、化生过程而言，论"气""脉"重在介绍其功能，而论"津"只是描述其外泄的状态，论"液"则从化生和功能两方面而言。因此，欲掌握《内经》关于此六者的比较完整的概念，尚需对其他篇段的有关原文进行综合、归纳。

"脉"本为五体之一，常与皮、肉、筋、骨并列，本篇以"脉"与精、气、血、津、液并列而合称为"六气"，似乎是把"脉"视为能约束营血的一种精微之"气"，同作为五体之一的"脉"在概念上当有所区别。

[58]**《灵枢·经脉第十》**　　人始生，先成精，精成而脑髓生，⁽¹⁾骨为干，⁽²⁾脉为营，⁽³⁾筋为刚，⁽⁴⁾肉为墙，⁽⁵⁾皮肤坚而毛发长。⁽⁶⁾谷入于胃，脉道以通，血气乃行。⁽⁷⁾

【注释】

（1）精成而脑髓生：张介宾注："精藏于肾，肾通于脑，脑者阴也，髓者骨之充也，诸髓皆属于脑，故精成而后脑髓生。"指男女生殖之精结合后生出五藏，其肾精发育出脑髓。

（2）骨为斡：即以骨作为人体的干架。张介宾注："犹木之有干，土之有石，故能立其身。"

（3）脉为营：即以脉作为营运血气的通道。张介宾注："脉络经营一身，故血气周流不息。"

（4）筋为刚：刚，通"纲"。筋膜联缀百骸，故为一身的纲维。

（5）肉为墙：即以肉作为人身护卫的墙垣。张志聪注："肉生于土，犹城墙之外卫也。"

（6）皮肤坚而毛发长：张志聪注："血气之充盛也，此言皮肤脉肉筋骨乃五藏之外合，本于先天之精气也。"

（7）脉道以通，血气乃行：张介宾注："前言成形始于精，此言养形在于谷。如《营卫生会》篇曰：'人受气于谷，谷入于胃，以传于

第四章　藏象

肺，五藏六府，皆以受气，其清者为营，浊者为卫。'故脉道通，血气行，此经脉之谓。"

【概要】

本段简述了生殖之精在母体内孕育成胎形的概况和水谷之精对后天发育的作用。男女生殖之精结合后形成胚胎，首先孕育出脑髓，接着生成骨骼以为形体的干架，生成经脉作为营运血气的通道，生成筋膜以维系骨节而司肢体的运动，生成肌肉以护卫内部的藏府器官，最后长出皮肤及毛发，作为形体的最外层以护肌肉、御外邪，这样人的形体便初步完备了。婴儿出生之后，则主要依赖后天的营养，即"谷入于胃"化生气血，通过脉道输至全身，从而保证人体的生长发育。

[59]《素问·经脉别论篇第二十一》　食气[1]入胃，散精于肝，[2]淫气于筋。[3]食气入胃，浊气归心，[4]淫精于脉。脉气流经，[5]经气归于肺，肺朝百脉，[6]输精于皮毛。毛脉合精，[7]行气于府，[8]府精神明，[9]留于四藏，[10]气归于权衡。[11]权衡以平，[12]气口成寸，[13]以决死生。

饮[14]入于胃，游溢精气，[15]上输于脾，脾气散精，上归于肺，通①调水道，[16]下输膀胱。水精[17]四布，五经[18]并行，合于四时五藏阴阳②，[19]揆度以为常也。[20]

【校勘】

①通：《太素》卷十六脉论作"肺"，又长，可据改。

②阴阳：《新校正》："按一本云'阴阳动静'"。《太素》卷十六脉论正作"阴阳动静"四字。据此，"阴阳"后当补"动静"二字。

【注释】

（1）食气：即食物。

（2）散精于肝：散，散布，输送。精，食物化生的精微物质。姚止庵注："食既入胃，脾为之运，糟粕下行，而其精华则先散布于肝经，以肝为春木，主生发之令故也。"

（3）淫气于筋：淫，浸淫，有滋养之意。王冰注："肝养筋，故胃散谷精之气入于肝,则浸淫滋养于筋络矣。"

(4)浊气归心:浊气,此指食气所化精微物质中的精华部分。姚止庵注:"食之所化,有清有浊……浊化血,血有质,心得食气以为养,而血始生焉,故云浊气归心也。"

(5)脉气流经:张志聪注:"脉气者,水谷之精气而行于经脉中也。"

(6)经气归于肺,肺朝百脉:经气,经脉中流行的气血。朝,上奉、会集之意。王冰注:"言脉气流运,乃为大经,经气归宗,上朝于肺,肺为华盖,位复居高,治节由之,故受百脉之朝会也。"

(7)毛脉合精:肺主皮毛,心主血脉,故此句以"毛"代肺,以"脉"代心。张志聪注:"夫皮肤主气,经脉主血,毛脉合精者,血气相合也。"

(8)行气于府:《素问·脉要精微论》:"夫脉者,血之府也。"此处"府"指经脉。本句谓肺心的气血又运行于经脉之中。

(9)府精神明:府精,指经脉中的气血旺盛。神明,指心藏所主之神精明。

(10)留于四藏:留,作"流"解。四藏,指肝、脾、肺、肾。

(11)气归于权衡:权衡,平衡、协调之意。此句言精气在藏府间得到均衡的分布。

(12)权衡以平:平,定也。此句言藏府之气平衡协调,则十二经脉之气亦趋于平定。

(13)气口成寸:即气口方可成为切脉的部位。张介宾注:"气口之义,其名有三:手太阴肺经脉也,肺主诸气,气之盛衰见于此,故曰气口;肺朝百脉,脉之大会聚于此,故曰脉口;脉出太渊,其长一寸九分,故曰寸口,是名虽三而实则一耳。"

(14)饮:指以水为主要成分的饮料,有别于上文之"食气"。

(15)游溢精气:游,流动。溢,渗溢。游溢,形容津液从胃溢出的动态。精气,此处即津液。

(16)肺调水道:指在肺气的治节肃降作用下,津液经三焦而敷布于全身的道路得以保持畅通。

（17）水精：泛指水谷化生的精微物质（气、血、津液等）。

（18）五经：五藏的经脉，此处泛指全身经脉。

（19）合于四时五藏阴阳动静：合，应合、符合。动静，代表运动的基本形式。杨上善注："以外合四时之气，内应五藏阴阳动静，以应法度也。"全句意为：水谷精气在人体的输布、运行是同四时五藏的阴阳运动相适应的，即随着体内外环境的变化而相应地变化。

（20）揆度（kuíduó）以为常也：揆度，度量、审察。王冰注："揆度盈虚，用为常道。"本句意为：在诊察人体时，要以上述原则作为常规大法。

【概要】

本段论述了食饮化生的精气在体内的输布过程和规律，指出切寸口脉诊病的道理。

1. 食物入胃的输精过程

食物入胃，经脾胃化生为精气输送到全身。其输布的大体过程是：水谷精气由经脉注于五藏，再从五藏分别输精于与其相合的形体组织，所以原文说"浊气归心，淫精于脉""散精于肝，淫气于筋"等。肺心二藏在精气的输布过程中起着关键作用，这是因为心主血，是血气在经脉中运行的主宰；肺主气、司呼吸，"朝百脉"，有推动血脉循行和宣发精气的功能。二藏密切配合，协同作用，气血才能均衡、协调地布散于全身各处，所以说："毛脉备精，行气于府，府精神明，留于四藏，气归于权衡。"

2. 水饮入胃的输精过程

水饮入胃，其中的精气化为津液输脾归肺，然后在肺气的宣发、肃降作用下，津液经三焦而布散全身，一部分下行而蓄藏于膀胱。原文强调了"脾气散精"和"肺调水道"，说明此二藏对于津液的正常输布具有重要作用。

3. 水谷精气的输布、运行同人体内外环境相应

人是生活于自然界的一个有机整体，人体内水谷精气的输布活动既同各藏府的阴阳运动相协调，又与外界四时气候的阴阳变化相适应，这一规律应作为审察人体生理、病理状态的常用大法。

4. 切寸口脉诊病的道理

寸口为手太阴肺经所过的部位，一方面，"肺朝百脉"，全身经脉的气血都通达于肺，另一方面，肺心配合，"毛脉合精，行气于府"，二藏的共同作用，使得水谷精气均衡地分布于藏府及其所属的经脉，因而诊察寸口的脉象，就可以了解和测知全身藏府气血的内在变化，从而判断疾病的轻重吉凶。

【按语】

本段"脾气散精""肺调水道"的论述，揭示了脾、肺二藏与津液代谢的密切关系。本段虽未明确指出肾在津液代谢中的作用，但"下输膀胱"一句，已寓示肾的气化与津液的关系。再结合"肾者水藏，主津液"（《素问·逆调论》）及水病"其本在肾，其末在肺""肾者胃之关也"（《素问·水热穴论》）等有关论述看，肾对于津液的输布和排泄具有极为重要的作用，亦是不言而喻的。后世医家把肾、脾、肺三藏作为津液常变的关键，盖源于《内经》。

[60]《灵枢·邪客第七十一》　五谷入于胃也，其糟粕、津液⁽¹⁾、宗气分为三隧⁽²⁾。故宗气积于胸中，出于喉咙，以贯心脉①而行呼吸焉。⁽³⁾营气者，泌其津液，注之于脉，化以为血，⁽⁴⁾以荣四末，内注五藏六府，以应刻数⁽⁵⁾焉。卫气者，出其悍气之慓疾，⁽⁶⁾而先行于四末分肉皮肤之间而不休者也。昼日行于阳，夜行于阴，^{②(7)}常从足少阴之分间，⁽⁸⁾行于五藏六府。

【校勘】

①脉：应据《甲乙经》卷十二第三及《太素》卷十二营卫气行等改作"肺"。

②夜行于阴：此后应据《甲乙经》卷十二第三及《太素》卷十二营卫气行等朴"其入于阴也"一句。

【注释】

（1）津液：此处"津液"包括营卫。

（2）三隧：张介宾注："隧，道也。糟粕之道出于下焦，津液之道出于中焦，宗气之道出于上焦，故分为三隧。"

（3）以贯心肺而行呼吸焉：杨上善注："其清者宗气积于膻中，名曰气海，其气贯于心肺，出入喉咙之中而行呼吸。"

（4）营气者，泌其津液，注之于脉，化以为血：泌，作"过滤"解。其，指胃中水谷。津液，泛指水谷化生的精微物质。杨上善注："营气起于中焦，泌五谷津液，注于肺脉手太阴中，化而为血。"

（5）以应刻数：言营气循环运行全身五十周次的时间，与古代记时的漏下百刻之数相应。内容详见下第［67］段。

（6）悍气之慓（piào）疾：卫气强悍，故名"悍气"。慓，迅捷。慓疾，形容卫气运行迅猛。张介宾注："卫气者，水谷之悍气也。其气慓疾滑利，不能入于脉中，故先行于四末、分肉、皮肤之间而不休者也。"

（7）昼日行于阳，夜行于阴：指卫气白天行于体表阳分，夜晚行于藏府阴分。

（8）足少阴之分间：指足少阴肾经所经过的肌腠之间。

【概要】

本段概述了宗气、营气、卫气的化生、分布及功能。

1. 宗气的化生、分布及功能

宗气是水谷精气积于胸中的部分，它出于喉咙，贯通心肺二藏，具有促进呼吸、推动气血的功能。

2. 营气的化生、运行及功能

营气是水谷精气中的精专部分，它行于脉内，外"荣四末，内注五藏六府"，与漏水下百刻的时数相应，具有营养全身的功能。

3. 卫气的化生、运行及功能

卫气是水谷精气中的慓悍部分，它散行于脉外，"先行于四末分肉皮肤之间而不休"，白天行于阳分，夜晚行于阴分。

【按语】

从本段关于营气的化生和运行过程来看，"营气"和"血"当是名异实同的一种物质，之所以有这两个名称，是认识的角度不同所致。营者，运也，环也，"营气"之名旨在突出血液在经脉中循环运行不已；而名为"血"者，则在于指出营气所呈现的赤色液体的形态。因此，《灵枢·营气》论营气，强调"常营无已，终而复始"，《灵枢·决气》论血，则强调"中焦受气，取汁变化而赤"。《素问·调经论》所谓"取血于营，取气于卫"，《素问·气穴论》所谓"卫散荣溢，气竭血著"等，亦可印证《内经》"营"和"血"的实质相同。

[61]《灵枢·五味第五十八》　黄帝口：愿闻谷气有五味，其入五藏，分别奈何？伯高曰：胃者，五藏六府之海也，水谷皆入于胃，五藏六府皆禀气于胃。⁽¹⁾五味各走其所喜；⁽²⁾谷味酸，先走肝；谷味苦，先走心；谷味甘，先走脾；谷味辛，先走肺：谷味咸，先走肾。谷气津液已行，营卫大通，⁽³⁾乃化糟粕以次传下。⁽⁴⁾

黄帝曰：营卫之行奈何？伯高曰：谷始入于胃，其精微者，先出于胃之两焦⁽⁵⁾以溉五藏，别出两^①行^②营卫之道。⁽⁶⁾其大气⁽⁷⁾之抟而不行者，积于胸中，命曰气海，出于肺，循喉咽^③，故呼则出，吸则入。天地之精气，其大数常出三入一，⁽⁸⁾故谷不入半日则气衰，一日则气少矣。

【校勘】

①两：此后《甲乙经》卷六第九有"焦"字，可据补。

②行：此后应据《甲乙经》卷六第九及《太素》卷二调食补"于"字。

③咽：应据《甲乙经》卷六第九及《太素》卷二调食改作"咙"，以与上段原文合。

【注释】

（1）五藏六府皆禀气于胃：张介宾注："气味之正者，莫如水谷，水谷入胃以养五藏，故藏府者皆禀气于胃，而胃为五藏六府之本。"

（2）五味各走其所喜：杨上善注："五味所喜，谓津液变为五味，则五性有殊，性有五行，故各喜走同性之藏。"张介宾注："五藏嗜欲

第四章　藏　象

不同，各有所喜，故五味之走，亦各有先。然既有所先，必有所后，而生克佐使，五藏皆有相涉矣。"

（3）谷气津液已行，营卫大通：杨上善注："水谷化为津液，清气犹如雾露名营卫，行脉内外无所滞碍，故曰大通。"

（4）乃化糟粕以次传下：张介宾注："其糟粕之质降为便溺，以次下传，而出于大肠、膀胱之窍。"

（5）胃之两焦：《灵枢集注》任允谦注："两焦，上焦、中焦也。上焦出胃上口，中焦亦并胃中，故曰胃之两焦。"

（6）别出两焦，行于营卫之道：指水谷精微分别从两焦输出，营气出于中焦而行于脉内，卫气出于上焦而行于脉外。

（7）大气：此言水谷精气，即后文"天地之精气"。

（8）天地之精气，其大数常出三入一：五谷粮食禀受天地之正气而生，故称为"天地之精气"。五谷经口咽入胃，为"入一"；其糟粕、津液、宗气从三条途径排泄或消耗，为"出三"。《灵枢集注》任允谦注："盖所入者谷，而所出者，乃化糟粕以次传下，其津液溉五藏而生营卫，其宗气积于胸中以司呼吸，其所出有三者之隧道，故谷不入半日则气衰，一日则气少矣。"

【概要】

本段分别论述了谷食与五藏、营卫、宗气的关系，强调了谷气对于人体的重要性。

1. 谷气与五藏的关系

谷气有五味，五味分属五行而各具其特性，五藏对五味亦各有其嗜欲，所以五味入胃后各走其同性所喜之藏。再以相生之次传他藏，则五藏六府皆得到胃中谷气的滋养。

2. 谷食与营、卫、宗气的关系

营、卫、宗气均来自胃中谷气化生的精微物质。出于上焦、行于脉外者是卫气，出于中焦、行于脉中者是营气，营卫对藏府和全身有温养作用。水谷精气积于胸中、行使呼吸者为宗气。

3. 谷气对维持生命的重要意义

五谷粮食是维持人体生命活动不可缺少的营养物质，谷气在人体经

142

三条途径消耗或输出：一是糟粕从二便排泄，二是津液营卫充养全身，三是宗气出于喉咙。人体的谷气来源为一，出路有三，因此，使谷气不断得到补充是维持人体生命活动的必要物质条件，所谓"谷不入半日则气衰，一日则气少"便是从反面论证了这个道理。

【按语】

以上两段原文关于宗气的论述可以互参。宗者，总也，聚也。水谷精气聚积于胸中（气海），是谓宗气。它上走息道以司呼吸，同呼吸、声音、言语、嗅觉等的强弱常变有关；它贯通心肺以合气血，又下注于气街，对血脉的运行和搏动等亦有促进作用。

[62]《灵枢·营卫生会第十八》 人受气于谷，谷入于胃，以①传与肺，五藏六府皆以受气，其清者为营，浊者为卫，(1)营在脉中，卫在脉外。营周不休，五十而复大会，(2)阴阳相贯，如环无端。(3)卫气行于阴二十五度，行于阳二十五度，(4)分为昼夜，故气至阳而起，至阴而止。(5)故曰：日中而阳陇(6)为重阳，夜半而阴陇为重阴。故太阴主内，太阳主外，(7)各行二十五度，分为昼夜。夜半为阴陇，夜半后而为②阴衰，平旦阴尽而阳受气矣。(8)日中为阳陇，日西而阳衰，日入阳尽而阴受气矣。(9)夜半而大会，万民皆卧，命曰合阴，(10)平旦阴尽而阳受气，如是无已，与天地同纪。(11)

【校勘】

①以：《甲乙经》卷一第十一作"气"，义胜，可据改。

②为：应据《甲乙经》卷一第十一删。

【注释】

（1）清者为营，浊者为卫：《灵枢·卫气》："其浮气之不循经者为卫气，其精气之行于经者为营气。"此处"清"作精专、柔和解，"浊"作慓悍、浮散解。

（2）五十而复大会：张介宾注："营气之行，周流不休，凡一昼一夜五十周于身而复为大会。"会，汇聚。营气环行一周为小会，一天环行五十周而大会一次。

（3）阴阳相贯，如环无端：张介宾注："其十二经脉之次，则一阴一阳，一表一里，送行相贯，终而复始，故曰如环无端也。"

（4）卫气行于阴二十五度，行于阳二十五度：阴，阴分，主要指藏府。阳，阳分，指体表。度，周次。

（5）气至阳而起，至阴而止：气，卫气。起，人起而活动。止，人卧而休息。张志聪注："气至阳则卧起而目张，至阴则休止而目瞑。"

（6）陇：通"隆"，盛也。

（7）太阴主内，太阳主外：张介宾注："内言营气，外言卫气。营气始于手太阴而复会于太阴，故太阴主内。卫气始于足太阳，而复会于太阳，故太阳主外。"

（8）平旦阴尽而阳受气：平旦之时，卫气由阴出阳，故阴分卫气衰而阳分承受卫气的活动。

（9）日入阳尽而阴受气：日落之时，卫气从阳入阴，故阳分卫气衰而阴分承受卫气的活动。

（10）夜半而大会，万民皆卧，命曰合阴：卫气夜行于阴分二十五周，夜半子时为阴盛之极，卫气内聚于藏亦盛，故曰大会。阳入之阴则静，故万民皆卧。合阴，即前文"夜半而阴陇为重阴"之义。

（11）与天地同纪：纪，法则，规律。此句言卫气的运行与天地日月的阴阳变化规律是一致的。

【概要】

本段论述了营气和卫气的生成，聚会和运行规律。

1. 营卫的生成概况

水谷入胃化生精微物质，其精专的"清者"进入脉中为营气，慓悍的"浊者"散行脉外为卫气。营卫之气先传至肺，然后"五藏六府皆以受气"。

2. 营气的聚会和运行规律

营气在十四经脉中循环运行，"阴阳相贯，如环无端"，始于手太阴经而复会于手太阴经，昼夜各行二十五周，"五十而复大会"。

3. 卫气的聚会和运行规律

卫气自昼行于阳分二十五周，夜晚行于阴分二十五周。卫气白天始于足太阳经而复会于足太阳经，夜晚内入阴分而行于五藏，在夜半之时大会一次。

【按语】

清和浊是相对的概念，在不同的语言环境中，其含义亦不一致。一般来说，《内经》中的清属阳而浊属阴，故常"清阳"和"浊阴"并提。然而本段"清者为营，浊者为卫"的论述，却不能作为划分营卫阴阳属性的依据，因为本段的"清"和"浊"仅仅是对营气精专和卫气慓悍这两种特性的概括，而从营卫的生理功能、运行特点、活动部位诸方面加以综合判断，仍应以营属阴、卫属阳为是。

[63]《灵枢·营卫生会第十八》 黄帝曰："愿闻营卫之所行，皆何道从来？岐伯答曰：营出于中焦⁽¹⁾，卫出于下^①焦⁽²⁾。黄帝曰：愿闻三焦之所出⁽³⁾。岐伯答曰：上焦出于胃上口⁽⁴⁾，并咽⁽⁵⁾以上，贯膈而布胸中，走腋，循太阴之分而行⁽⁶⁾，还至阳明、上至舌，下足阳明⁽⁷⁾。常与营俱行于阳二十五度，行于阴亦二十五度⁽⁸⁾，一周也^②，故五十度而复大会于手太阴矣⁽⁹⁾。黄帝曰：人有热饮食下胃，其气未定⁽¹⁰⁾，汗则出，或出于面，或出于背，或出于身半，其不循卫气之道而出，何也？岐伯曰：此外伤于风，内开腠理，毛蒸理泄，卫气走之⁽¹¹⁾，固不得循其道。"此气慓悍滑疾，见开而出，故不得从其道，故命曰漏泄⁽¹²⁾。

黄帝曰：愿闻中焦之所出。岐伯答曰：中焦亦并胃中^③，⁽¹³⁾出上焦之后，⁽¹⁴⁾此所受气者，⁽¹⁵⁾泌糟粕，蒸津液，⁽¹⁶⁾化其精微，上注于肺脉，乃化而为血，⁽¹⁷⁾以奉生身，莫贵于此，故独得行于经隧，命曰营气。黄帝曰：夫血之与气，异名同类，何谓也？岐伯答曰：营卫者精气也，⁽¹⁸⁾血者神气也，⁽¹⁹⁾故

血之与气，异名同类焉。故夺血者无汗，夺汗者无血，(20) 故人生④有两死而无两生。(21)

　黄帝曰：愿闻下焦之所出。岐伯答曰：下焦者，别回肠，注于膀胱而渗入焉。(22) 故水谷者，常并居于胃中，成糟粕而俱下于大肠，而成下焦，渗而俱下，济⑤泌别汁，(23) 循下焦而渗入膀胱焉。黄帝曰：人饮酒，酒亦入胃，谷未熟(24)而小便独先下，何也？岐伯答曰：酒者熟谷之液也，其气悍以清⑥，(25) 故后谷而入，先谷而液⑦出焉。(26) 黄帝曰：善．余闻上焦如雾，中焦如沤，下焦如渎，(27) 此之谓也。

【校勘】

①下：应据《太素》卷十二首篇及《千金方》春二十第四等改作"上"，与下文合。

②一周也：刘衡如校："详文义疑是后人沾注。"似是，可据删。

③中：应据《甲乙经》卷一第十一及《太素》卷十二首篇等改作"口"。

④生：应据《甲乙经》卷一第十一及《千金方》卷二十第五等删。

⑤而成下焦，渗而俱下，济：刘衡如校："此九字《素问·咳论》王注无，疑是后人沾注，应加括号，则文义俱畅。"可据删。

⑥清：应据《甲乙经》卷一第十一及《太素》卷十二首篇等改作"滑"。

⑦液：应据《太素》卷十二首篇及《千金方》卷二十第五等删。

【注释】

（1）营出于中焦：出，输出。杨上善注："故营出中焦者，出胃中口也。"

（2）卫出于上焦：杨上善注："卫出上焦者，出胃上口也。"张志聪注："卫者，阳明水谷之悍气，从上焦而出，卫于表阳，故曰卫出上焦。"

（3）三焦之所出：指上、中、下三焦所输出水谷精气的情况。

（4）胃上口：即胃上脘贲门处。

（5）咽：此指食道。

（6）循太阴之分（fēn）而行：循，沿着。分，部分，部位。此句言卫气自胸中经腋，沿着手太阴肺经所过的皮肤肌肉之间散行。

（7）下足阳明：指卫气从口舌部沿足阳明胃经所过的部位运行，而进入卫气循环之中，故以下循行路线省略。

（8）常与营俱行于阳二十五度，行于阴亦二十五度：俱，都，皆。本句言卫气与营气都是白天行二十五周，夜晚行二十五周。

（9）五十度而复大会于手太阴矣：张介宾注："大会，言营卫阴阳之会也。"杨上善注："故一日一夜行五十周，平旦会手太阴脉也。"

（10）其气未定：指饮食之气在胃中尚未完成化生精微的过程。

（11）毛蒸理泄，卫气走之：皮毛为风热之邪所蒸迫，则腠理开泄，卫气亦随之外出。张介宾注："风为阳邪，有外热也。热食气悍，因内热也。热之所聚，则开发腠理，所以毛蒸理泄而卫气走之。"

（12）漏泄：病证名，又叫漏泄风。杨上善注："言卫气勇急，遂不循其道，即出其汗，谓之漏泄风也。"张介宾注："此即热食之气也，出不由度，故曰漏泄。"

（13）中焦亦并胃口：并，依傍，挨着。此句言中焦营气也从胃口输出。

（14）出上焦之后：张介宾注："后，下也。"言中焦输出营气的部位，在上焦所出的下方。

（15）此所受气者：此，指中焦。受气，张介宾注："受谷食之气也。"

（16）泌糟粕，蒸津液：泌，滤出。蒸，蒸化，腐熟。黄元御注："泌，分也。泌糟粕者，犹酒既酿熟，与糟粕分别之也。"

（17）上注于肺脉，乃化而为血：张志聪注："上注于肺脉，奉心神化赤而为血。"

（18）营卫者精气也：张介宾注："营卫之气虽分清浊，然皆水谷之精华，故曰营卫者精气也。"

（19）血者神气也：张志聪注："血者中焦之精汁，奉心神而化赤，神气之所化也。"

（20）夺血者无汗，夺汗者无血：夺，大量丧失之意。无，通"毋"。"无"后"汗""血"二字俱用作动词。张介宾注："然血化于液，液化于气，是血之与气，本为同类，而血之与汗，亦非两种；但血主营，为阴为里，汗属卫，为阳为表，一表一里，无可并攻，故夺血者无取其汗，夺汗者无取其血。"

（21）故人有两死而无两生："有两死""无两生"有重复告诫之意，旨在强调夺血脱气、亡阴亡阳皆可致死。张介宾注："若表里俱夺，则不脱于阴，必脱于阳，脱阳亦死，脱阴亦死，故曰人生有两死。然而人之生也，阴阳之气皆不可无，未有孤阳能生者，亦未有孤阴能生者，故曰无两生也。"

（22）别回肠，注于膀胱而渗入焉：别回肠，言下焦输出的津液从小肠与回肠相接的阑门处别出。杨上善注："回肠，大肠也。下焦在脐下，当膀胱上口，主分别清浊而不内，此下焦处也。"

（23）泌别汁：即以过滤的方式而使津液从回肠别出。

（24）谷未熟：指胃中水谷尚未完成腐熟、运化之时。

（25）其气悍以滑：杨上善注："酒为熟谷之气，又热，故气悍以滑也。"悍，慓悍。滑，滑疾。

（26）故后谷而入，先谷而出：张介宾注："盖以酒之气悍，则直连下焦，酒之质清，则速行无滞，故后谷而入，先谷而出也。"酒之悍气先行皮肤、先充络脉，酒之清液则直趋下焦、渗入膀胱，故先谷而泄出。

（27）上焦如雾，中焦如沤（ǒu），下焦如渎：沤，物渍水中而变化。渎，沟渠。黄元御注："上焦如雾，气盛于上也。下焦如渎，水盛于下也。中焦如沤，气水之交，水欲化气，气欲化水，泡波起灭，象如水沤也。"

【概要】

本段分别论述了三焦所出水谷之气的概况以及与此有关的一些生理、病理、治则等。

1. 上、中、下三焦所出之气的概况

（1）上焦输出卫气：上焦所输出的卫气从胃上口发出，经胸肺循手太阴经的部位而行，还至手阳明，上至口舌，下循足阳明经所过之处。卫气在循环运行过程中，"常与营俱行于阳二十五度，行于阴亦二十五度，故五十度而复大会于手太阴矣"。

（2）中焦输出营气：中焦输出营气的部位亦在胃口，而居于上焦所出的下方。其所出的营气，是看中水谷经过"泌糟粕，蒸津液、化其精微"等复杂变化，"化而为血""行于经隧"而成，具有"以奉生身"的重要功能。

（3）下焦输出津液：下焦输出的津液在回肠上端的阑门处别出。其所出的津液，是胃腐熟的水谷在小肠分别清浊后形成的，它从阑门别出后，沿下焦而渗入膀胱。

2. 与三焦所出有关的几个问题

（1）漏泄的病机：外伤于风，腠理开泄，内有热食，蒸迫肌肤，卫气"慓悍滑疾，见开而出，故不得从其道"，因而汗"或出于面，或出于背，或出于身半"。

（2）气血同类的道理及其应用："营卫者精气也，血者神气也"，言营卫气血名称虽异，实则皆为水谷化生的精微物质。汗由津液所化，而津液与血液又同源于水谷，二者相互亦能转化。因此，"夺血者无汗，夺汗者无血"，否则，将会导致气血衰竭、阴阳亡失的严重后果。

（3）人饮酒从小便先下的道理：酒为熟谷之液，具有慓悍滑利的性质，因此酒入胃之后，运化早于水谷，其悍气先行皮肤、络脉，其清液亦先入膀胱而泄出。

【按语】

本段"血之与气，异名同类"和"夺血者无汗，夺汗者无血"的论点，对后世医学理论有深远的影响。前者阐明了气与血的辩证关系，为"补气以生血，益气以摄血"等治则的确立提供了理论依据；后者指出了津液与血的密切联系，是张仲景以降历代医家处理危急病证时必须严格遵循的原则。

本段所论"三焦"是言躯体上中下三部及其输出功能，重在阐明上、中、下"三焦"所输出的水谷之气，即卫气、营气、津液的输出部位、化生及输布过程，它同作为"决渎之官"、六府之一的"三焦"

水府在概念上应有所区别。

[64]《灵枢·痈疽第八十一》 黄帝曰：余闻肠胃受谷，上焦出气，[(1)] 以温分肉，而养骨节，通腠理。中焦出气如露，[(2)] 上注溪谷而渗孙脉 [(3)] 津液和调，变化而赤为血。[(4)] 血和则孙脉先满溢①，乃注于络脉，皆盈②，乃注于经脉。阴阳已张，[(5)] 因息乃行。[(6)] 行有经纪，周有道理，[(7)] 与天合同，不得休止。[(8)]

【校勘】

①溢：应据《甲乙经》卷十一第九上及《千金翼方》卷二十三第一等删。

②皆盈：此前应据《甲乙经》卷十一第九上及《千金翼方》卷二十三第一等补"络脉"二字。

【注释】

（1）上焦出气：杨上善注："上焦出卫气，卫气为阳，故在分肉能温之也；气润骨节，骨节脑髓皆悉滋长，故为养也；令腠理无痈（为"壅。之借字），故为通。"

（2）中焦出气如露：杨上善注："出气，谓营气也。经络及孙络有内有外，内在藏府，外在筋骨肉间。"此句言中焦所出营气通过经脉络脉，像雨露灌溉草木一样地敷布于全身内外。

（3）上注溪谷而渗孙脉：溪，本指河沟。溪谷，指全身肌肉筋膜会聚处所形成的大小不等的空隙。《素问·气穴论》："肉之大会为谷，肉之小会为溪，肉分之间、溪谷之会，以行营卫，以会大气。"此句言津液流注于溪谷，又渗入于细小的孙脉。

（4）津液和调，变化而赤为血：如果渗入孙脉中的津液与脉中的气血和合协调，则在心神的气化作用下变赤而成为血的一部分。

（5）阴阳已张：张，扩大，引申为盈盛。黄元御注："经脉为阴，络脉为阳，阴阳已盛，以息往来也。"

（6）因息乃行：指脉气随着呼吸而有节律地运行。具体节律详后

第 [67] 段。

(7) 行有经纪，周有道理：经纪，度数。周，循环运行。道理，规律。全句言营卫的循环运行是有一定的法度和规律的。

(8) 与天合同，不得休止：合同，相同，一致。全句言人体气血与自然界天时的阴阳变化相一致，而且都是不断运动而不停止的。

【概要】

本段简述了卫气的化生和功能，津液和血互化的过程，以及气血的运行规律。

1. 卫气的化生和功能

"肠胃受谷"，其精气的慓悍部分经上焦宣发到皮肤、肌腠、骨节等处，称为卫气。卫气属阳，具有温煦卫外的功能，所以原文说"温分肉，而养骨节，通腠理"。

2. 津液和血互化的过程

"中焦出气如露"，表明中焦所出的营气通过经络而渗灌全身各种组织。同时，灌注于溪谷的津液又可回渗入孙脉之中，在心神的作用下，与脉中的血气和合协调，转化为血液。然后再由孙脉注于络脉，由络脉注于经脉，参与全身的营血循环。

3. 人体气血运行的规律

人体气血的运行是有规律的。其一是"因息乃行"，即脉中的气血随着呼吸的节律运行着；二是"与天合同，永无休止"，即人体气血的运行与自然环境的阴阳变化保持一致，而且永不休止。

【按语】

人体肌肉筋骨间的津液可以渗透到络脉中，并在经脉的运行过程中化赤而为血，这是水谷精微在体内化血的又一途径。不仅如此，脉中流行的血液亦可渗出脉外而为津液，所以《灵枢·邪气藏府病形》说："十二经脉，三百六十五络，其血气皆上于面而走空窍……其气之津液皆上熏于面。"它如气与血、气与津、精与血、精与气、精与津之间也同样存在着这种相互渗透和转化的关系，并由此而共同维持着体内各种生理活动的动态平衡。明确这一原理，对于正确认识和处理一些复杂病情是有重要指导意义的。

[65]《素问·痹论篇第四十三》 荣者，水谷之精气也，和调于五藏，洒陈于六府，[1]乃能入于脉也，[2]故循脉上下，贯五藏、络六府也。卫者，水谷之悍气也，其气慓疾滑利，不能入于脉也，[3]故循皮肤之中，分肉之间，熏于肓膜，[4]散于胸腹。逆其气则病，从其气则愈。[5]

【注释】

（1）和调于五藏，洒陈于六府：洒陈，布散精微之意。杨上善注："贯于五藏，调和精神；络于六府，洒陈和气。"

（2）乃能入于脉也：《灵枢·营卫生会》："以奉生身，莫贵于此，故独得行于经隧，命曰营气。"

（3）不能入于脉也：王冰注："以其浮盛之气，故慓疾滑利，不能入于脉中也。"

（4）熏于肓膜：熏，温养之意。肓膜，泛指胸腹腔内藏府之间的系膜、包膜等组织。王冰注："肓膜，谓五藏之间鬲中膜也。以其浮盛，故能布散于胸腹之中，空虚之处，熏其肓膜，令气宣通也。"

（5）逆其气则病，从其气则愈：背逆营卫之气的正常运行则生病，使逆乱的营卫之气恢复正常运行则病愈。

【概要】

本段概述了营气和卫气的性质、运行和功能。营气是水谷精气中的精专部分，故能入于脉内，"循脉上下，贯五藏、络六府也"，起着"和调于五藏，洒陈于六府"的营养功能。卫气是水谷精气中的慓悍部分，"其气慓疾滑利，不能入于脉也"，因而它循行于皮肤、分肉、肓膜、胸腹等处，发挥着温煦、卫外的功能。正因为营卫在人体内具有如此重要的功能，它们一旦运行失常，就会发生疾病。

[66]《灵枢·营气第十六》 营气之道，内谷为宝。[1]谷入于胃，乃[①]传之肺，流溢于中，布散于外，精专者行于经隧，[2]常营无已，终而复始，是谓天地之纪。故气从太阴

出，(3)注手阳明，上行②注足阳明，下行至跗(4)上，注大指间(5)，与太阴合，上行抵髀③。从脾注心中，循手少阴出腋下臂，注小指④，合手太阳，上行乘腋颞，(6)内注目眦(7)，上巅下项，合足太阳，循脊下尻(8)，下行注小指之端，循足心注足少阴，上行注肾，从肾注心，外散于胸中。循心主脉(9)出腋下臂，出⑤两筋之间，入掌中，出中指之端，还注小指次指之端，合手少阳，上行注膻中(10)，散于三焦，从三焦注胆，出胁注足少阳，下行至跗上，复从跗注大指间，合足厥阴，上行至肝，从肝上注肺，上循喉咙，入颃颡(11)之窍，究于畜门。(12)其支别者，上额循巅下项中，循脊入骶，是督脉也，络阴器，上过毛中(13)，入脐中，上循腹里，入缺盆(14)，下注肺中，复出太阳。此营气之所行也⑥，逆顺之常也。(15)

【校勘】

①乃：应据《甲乙经》卷一第十及《素问·平人气象论》王冰注引文改作"气"。

②上行：此后应据《甲乙经》卷一第十及《太素》卷十二首篇补"至面"二字。

③髀：应据《甲乙经》卷一第十及《太素》卷十二首篇改作"脾"。

④小指：《甲乙经》卷一第十及《太素》卷十二首篇此后有"之端"二字，可据补。

⑤出：《甲乙经》卷一第十及《太素》卷十二首篇作"入"，义长，可据改。

⑥所行也：此三字《甲乙经》卷一第十及《太素》卷十二首篇并为一"行"字，当据删改。

【注释】

（1）内谷为宝：内，通"纳"。张介宾注："营气之行由于谷气之化，谷不入则营气衰，故云内谷为宝。"

（2）精专者行于经隧：精专者，指水谷精气中最精纯而富于营养的部分。经隧，指十四经脉。

（3）气从太阴出：杨上善注："以下言营行十二经脉也。气，营气也。营气起于中焦，并胃口出上焦之后，注手太阴。"

（4）跗（fū）：足背。

（5）大指间：指，今作"趾"。张介宾注：足阳明胃经"下行至足跗，出次指之厉兑。其支者，别跗上，入大指出其端，以交于足太阴隐白也"。

（6）乘腋出𩑋（zhuó）：乘，凌驾其上，此作"经过"解。𩑋，目下颧上的部位。杨上善注："手太阳脉支者，别颊上𩑋，抵鼻至目内眦。"

（7）目内眦（zì）：即内眼角。

（8）尻（kǎo）：尾骶部。

（9）心主脉：手厥阴心包络经。

（10）膻中：此指胸中。《灵枢·经脉》：手少阳三焦经"入缺盆，布膻中，散络心包"。

（11）颃颡（gāngsǎng）：张志聪注："鼻之内窍。"指咽、上颚与鼻相通的部位。

（12）究于畜门：究，终止。畜门，后鼻道通脑之处。丹波元简注："畜门者，鼻孔中通于脑之门户。畜，'嗅'同，以鼻吸气也。"

（13）毛中：指阴毛生长之处。

（14）缺盆：多指颈下两侧的锁骨上窝，亦为穴名。此处当指胸骨上方、颈下正中的凹陷，即任脉的天突穴部位。

（15）此营气之行，逆顺之常也：逆顺，偏义复词，此取"顺"义。常，正常次序。

【概要】

本段简述了营气在十四经脉中循环运行的规律。营气是水谷精微中的精专之气，"行于经隧，常营无已，终而复始"。营气从手太阴肺经发出，依次流注于手阳明大肠经，足阳明胃经，足太阴脾经，手少阴心经，手太阳小肠经，足太阳膀胱经，足少阴肾经，手厥阴心包经，手少阳三焦经，足少阳胆经，足厥阴肝经，然后由肝复注于肺。其支别者，从头项沿督脉下骶，再经任脉上行注于肺中。注于肺中的营气复出于手太阴经，开始下一周的运行。

[67]《灵枢·五十营第十五》　黄帝曰：余愿闻五十营⁽¹⁾奈何。岐伯答曰：天周二十八宿，⁽²⁾宿三十六分，⁽³⁾人气行一周，千八分。⁽⁴⁾日行⁽⁵⁾二十八宿，人经脉上下左右前后二十八脉⁽⁶⁾，周身十六丈二尺，以应二十八宿，漏水下百刻，⁽⁷⁾以分昼夜。故人一呼，脉再动，气行三寸，一吸，脉亦再动，气行三寸，呼吸定息，气行六寸。⁽⁸⁾十息气行六尺^①，日行二分。二百七十息，气行十六丈二尺，气行交通于中，⁽⁹⁾一周于身，下水二刻，日行二十五^②分^③。⁽¹⁰⁾五百四十息，气行再周于身，下水四刻，日行四十分^③。⁽¹¹⁾二千七百息，气行十周于身，下水二十刻，日行五宿二十分^③。⁽¹²⁾一万三千五百息，⁽¹³⁾气行五十营于身，水下百刻，日行二十八宿，漏水皆尽，脉终矣。所谓交通者，并行一数也，⁽¹⁴⁾故五十营备，得尽天地之寿矣，⁽¹⁵⁾凡^④行八百一十丈也。⁽¹⁶⁾

【校勘】

①六尺：《医学纲目》卷一阴阳此后有"二十七息，气行一大六尺二寸"十二字是，可据补，并将"六尺"后逗号改句号。

②五：应据《甲乙经》卷一第九及《太素》卷十二营五十周等删。

③分：此后应据《甲乙经》卷一第九补"有奇"二字。

④凡：此前应据《甲乙经》卷一第九及《太素》卷十二营五十周补"气"字。

【注释】

（1）五十营：张介宾注："五十营者，即营气运行之数，昼夜凡五十度也。"

（2）天周二十八宿（xiǔ）：二十八宿是古代天文学的星座名称。天周二十八宿，指日月等天体在二十八宿之间环行不休。二十八宿分布四方，每方七宿，东方是角、亢、氐、房、心、尾、箕，北方是斗、牛、女、虚、危、室、璧，西方是奎、娄、胃、昴、毕、觜、参，南方是井、鬼、柳、星、张、翼、轸。

（3）宿三十六分：指每宿之间的距离是三十六分。

（4）人气行一周，千八分：周，杨上善注："谓昼夜周。"人气行一周，谓营气运行一昼夜。千八分，指在二十八宿之间环行一周次的距离，即二十八与三十六分的乘积。

（5）日行：古代天文学的"地球中心说"认为太阳绕地球运转，故称"日行"。

（6）二十八脉：张介宾注："人之经脉十二，左右相同，则为二十四脉，加以跷脉二、任督脉二，共为二十八脉，以应周天二十八宿，以分昼夜之百刻也。"

（7）漏水下百刻：漏，又叫漏刻、漏壶，是古代的计时器。其法以铜壶盛水，底穿一孔，壶中立箭，上刻度数，壶中水下漏渐减，箭上刻度亦逐次显露，即可知时。计时标准以一百刻为一昼夜，每刻分为六十分，一天十二个时辰各得五百分。

（8）呼吸定息，气行六寸：呼吸定息，指呼吸一次所用的时间。一呼脉动两次气行三寸，一吸脉动两次气行三寸，故一息气行六寸。

（9）气行交通于中：中，体内。此句言营气已周流全身，贯通了二十八脉。

（10）日行二十分有奇（jī）：奇，零数。用五十周次去除一千零八分，则得营气环行一周的日行分数为二十分一厘六毫，故曰二十分有奇。

（11）日行四十分有奇：张介宾注："气行二周，脉行三十二丈四尺，日行当得四十分三厘二毫为正。"

（12）日行五宿二十分有奇：张介宾注："气行十周，脉行一百六十二丈，日行当得五宿二十一分六厘为正。"

（13）一万三千五百息：是一昼夜人呼吸的总息数。即用营气行一周所需的二百七十息乘以五十周次而得出来的。

（14）所谓交通者，并行一数也：张介宾注："此释上文'交通'

二字之义。并行一数，谓并二十八脉通行一周之数也。"

（15）故五十营备，得尽天地之寿矣：备，完备。尽天地之寿，即终其天年。黄元御注："五十营备，与天度符合，故得尽天地之寿"。

（16）气凡行八百一十丈：张介宾注："脉气周行昼夜五十营之总数也。"用气行一周的十六丈二尺乘以五十周，即等于八百一十丈。

【概要】

本段主要论述了营气昼夜环行的节律及其与呼吸、天度的相应关系。营气环周于十四经之中，其运行速度与呼吸的息数、日行的度数及漏刻下水的度数都是相应的。一呼一吸气行六寸。营气行身一周二十八脉，计十六丈二尺，合二百七十息，漏水下二刻，日行二十分有奇。如此循环五十周，则气行八百一十丈，合一万三千五百息，漏水下百刻，日行二十八宿。由于入气和天地之气都是一昼夜运行完一大周，"故五十营备，得尽天地之寿矣。"

[68]《灵枢·卫气行第七十六》　黄帝问于岐伯曰：愿闻卫气之行，出入之合，何如？岐伯曰：岁有十二月，日有十二辰，[1] 子午为经，卯酉为纬。[2] 天周二十八宿，而一面七星，四七二十八星，房昴为纬，虚张为经。[3] 是故房至毕为阳，昴至心为阴，[4] 阳主昼，阴主夜。故卫气之行，一日一夜五十周于身，昼日行于阳二十五周，夜行于阴二十五周，周于五岁①。是故平旦阴尽，阳气出于目，[5] 目张[6] 则气上行于头，循项下足太阳，循背下至小指之端。其散者[7]，别于目锐眦[8]，下手太阳，下至手小指之间②外侧。其散者，别于目锐眦，下足少阳，注小指次指之间，以上循手少阳之分，侧③下至小指④之间。别者以上⑤至耳前，合于颔脉[9]，注足阳明，以⑥下行至跗上，入五指之间。其散者，从耳下下手阳明，入大指之间，入掌中。其至于足也，入足心，出内踝，下⑦行阴分，复合于目，[10] 故为一周。是故日行一舍[11]，人气行⑧一周

与十分身之八；[(12)] 日行二舍，人气行二周于身[⑨]与十分身之六；日行三舍，人气行于身五周与十分身之四；日行四舍，人气行于身七周与十分身之二；日行五舍，人气行于身九周；日行六舍，人气行于身十周与十分身之八；日行七舍，人气行于身十二周在身[⑩]与十分身之六；日行十四舍，人气二十五周于身有奇分与十分身之四[⑪]，[(13)] 阳尽于阴[⑫]，阴受气矣。[(14)] 其始入于阴，[(15)] 常从足少阴注于肾，肾注于心，心注于肺，肺注于肝，肝注于脾，脾复注于肾[⑬]周。是故夜行一舍，人气行于阴藏一周与十分藏之八，亦如阳行之[⑭]二十五周，而复合于目。阴阳一日一夜，合有奇分十分身之四[⑮]与十分藏之二，是故人之所以卧起之时有早晏者，奇分不尽故也。[(16)]

【校勘】

①岁：应据《甲乙经》卷一第九及《太素》卷十二卫五十周改作"藏"，与后文合。

②间：应据《太素》卷十二卫五十周改作"端"。

③侧：应据《太素》卷十二卫五十周删。

④小指：此后应据《太素》卷十二卫五十周及扬上善注语补"次指"二字。

⑤以上：应据《太素》卷十二卫五十周及杨上善注语删。

⑥以：应据《甲乙经》卷一第九及《太素》卷十二卫五十周删。

⑦下：应据《太素》卷十二卫五十周杨上善注语及《医学纲目》卷一阴阳校语改作"上"。

⑧行：此后应据《甲乙经》卷一第九及《素问·八正神明论》王冰注引文补"于身"二字。

⑨二周于身：应据《甲乙经》卷一第九及《素问·八正神明论》王冰注引文改作"于身三周"。

⑩在身：据前后文例，此二字当删。

⑪四：应据清代守山阁本校语及《太素》卷十二卫五十周杨上善注语改作"二"。

⑫于阴:《太素》卷十二卫五十周作一"而"字,可据改,并去"于阴"后的逗号。

⑬为:此后应据《甲乙经》卷一第九及《太素》卷十二卫五十周补"一"字。

⑭行之:应据《甲乙经》卷一第九及《太素》卷十二卫五十周改作"之行"。

⑮四:应据《太素》卷十二卫五十周及杨上善注语改作"二"。

【注释】

(1)日有十二辰:辰,时辰。从半夜起的一昼夜划分为十二时辰,顺次为子、丑、寅、卯、辰、巳、午、未、申、酉、戌、亥,每个时辰相当于两小时。

(2)子午为经,卯酉为纬:十二时辰与方位相配,子居正北,午居正南,故连接子午的南北竖线为"经";卯居正东,酉居正西,故连接卯酉的东西横线为"纬"。张介宾注:"子午当南北二极,居其所而不移,故为经;卯酉常东升西降,列宿周旋无已,故为纬。"

(3)房昴(mǎo)为纬,虚张为经:在周天二十八宿中,房宿居东,昴宿居西,故连接房昴的横线称为"纬";虚宿居北,张宿居南,故连接虚张的竖线称为"经"。

(4)房至毕为阳,昴至心为阴:这是以昼和夜把二十八宿所在之位分为阴阳两方面。自东方的房宿经过南方而至西方的毕宿共十四宿,其位正当日出至日落的卯、辰、巳、午、未、申六个时辰,主白昼而为阳。从西方的昴宿经过北方而至东方的心宿共十四宿,其位正当日落至日出之间的酉、戌、亥、子、丑、寅六个时辰,主黑夜而为阴。

(5)平旦阴尽,阳气出于目:清晨日出而阴气消散,故曰"阴尽";卫气自目内眦起行于诸阳经之分,故曰"阳气出于目"。

(6)目张:张,张开。张介宾注:"太阳始于睛明,故出于目。然目者宗脉之所聚,凡五藏六府之精阳气皆上走于目而为睛,故平旦阴尽则阳气至目而目张。"

(7)其散者:张介宾注:"散者,散行者也。卫气之行,不循经相传,故始自目内眦而下于足太阳,其散者自目锐眦而行于手太阳也。"

（8）目锐眦：即外眼角。

（9）颔（hàn）脉：颔，下巴。颔脉，指行于颔部的足阳明经脉。黄元御注："颔脉，足阳明脉之行于面者，此卫气之行于足阳明也。"

（10）上行阴分，复合于目：阴分，指足少阴肾经和阴跷。张介宾注："少阴之别为跷脉，跷脉属于目内眦，故复合于目，交于足太阳之睛明穴。此卫气昼行之序，自足手六阳而终于足少阴经，乃为一周之数也。"

（11）一舍：即一宿，指日行两宿之间的距离。黄元御注："二十八宿昼夜周天二十八舍。舍者，日月五星之所舍也。"

（12）人气行于身一周与十分身之八：人气，此处指卫气。与，及也。十分身之八，即卫气行身一周的十分之八。卫气一昼夜行身五十周，而一昼夜行二十八舍，以二十八舍去除五十周，则日行一舍卫气行1.7857周有余，约等于1.8周，故曰"一周与十分身之八"。后文日行二舍、三舍等以此类推。

（13）日行十四舍，人气二十五周于身有奇分与十分身之二：日行十四舍为一昼，卫气行身二十五周及余数十分之二周。这是按日行一舍卫气行1.8周，十四舍乘以1.8则得出卫气白昼行身25.2周的约数。

（14）阳尽而阴受气矣：日落而阳气消散，卫气内入五藏，故曰"阳尽而阴受气"。

（15）其始入于阴：张介宾注："此言卫气夜行阴分，始于足少阴肾经以周五藏，其行也以相克为序，故肾心肺肝脾相传为一周，而复注于肾也。"

（16）奇分不尽故也：黄元御注："阴阳一日一夜合有奇分十分身之二与十分藏之二，总而计之是十分身之四也。所以人之卧起之时有早晏之不同者，奇分之零数不尽故也。"

【概要】

本段论述了卫气昼夜运行的节律、路线及其与天度的关系。卫气昼行于阳分二十五周，夜行于阴分亦二十五周。其行于阳分从目发出，分别沿足手六阳经所过的部分散行于体表各处，"其至于足也，入足心"，循足少阴经和跷脉而"复合于目"而"为一周"。其行阴分起于足少阴肾经，然后按五藏相克的顺序遍行五藏，复注于肾为一周。卫气的运行亦与日月等周行于二十八宿的运动相应，其规律是，"日行一舍，人气行一周于身与十分身之八""夜行一舍，人气行于阴藏一周与十分藏之八""阴阳一日一夜，合有奇分十分身之二与十分藏之二"。

【按语】

《内经》论述卫气的运行，本篇同《灵枢·营卫生会》和《灵枢·胀论》的观点不完全一致，可能代表着《内经》成书时存在的两个学派。例如，《灵枢·营卫生会》说：卫气"常与营俱行丁阳二十五度，行于阴亦二十五度，故五十度而复大会于手太阴矣"，《灵枢·胀论》说："卫气之在身也，常然并脉循分肉，行有逆顺，阴阳相随，乃得天和"，均指出脉外的卫气随着经脉内的营气一同运行，在循行部位和方向上是大体一致的，并且强调营卫之会；而本篇则明确指出卫气"昼日行于阳二十五周，夜行于阴二十五周，周于五藏"，其行于阳分则是从目沿六阳经向手足下行，其行于阴分则是在五藏之间环周。显然，上述营卫相随的说法和本篇卫气运行的记载是各有所本的。

本段将"人之所以卧起之时有早晏"，归因于昼夜卫气运行周次的"奇数不尽"，于理欠妥。人的寤寐时间之所以有早晚，当然与卫气行阳、行阴的时间有关，而卫气出入活动的时间又取决于四时昼夜的阴阳消长、每人的体质状况等多种因素，所以仅以人为的计算误差作释，是缺乏说服力的。

[69]《灵枢·动输第六十二》　　胃气上注于肺，其悍气上冲头者，[(1)]循咽，上走空窍，循眼系，入络脑，出颏[(2)]，下客主人[(3)]，循牙车[(4)]，合阳明，并下人迎，[(5)]此胃气别走于阳明者也。[(6)]

【注释】

(1) 其悍气上冲头者：指从胃注于肺的水谷精气中，有一部分强悍者不循经脉运行，而直接上冲于头面诸窍。

(2) 颏（kǎn）：头鬓两颌厌穴的部位。张介宾注："此节言自脑出颊下客主人，则此当在脑之下，鬓之前，客主人之上，其即鬓骨之上、两太阳之间为颠也。"

（3）客主人：即足少阳胆经的上关穴，在耳前颧弓上缘。

（4）牙车：张介宾注："牙车即曲牙，当是颊车也。"颊车为足阳明经穴，在耳下曲颊端陷者中，咬紧时隆起，开口则略凹。

（5）合阳明，并下人迎：人迎，足阳明经穴，在结喉旁一寸五分，动脉应手。张介宾注："乃合于阳明之本经，并下人迎之动脉，此内为胃气之所发，而外为阳明之动也。"

（6）此胃气别走于阳明者也：此胃中悍气从肺上冲头脑，再下合于阳明经，与《灵枢·营卫生会》所谓"走腋，循太阴之分而行，还至阳明"的路线不同，故曰"别走"。

【概要】

本段介绍了胃之悍气上头后别走足阳明经的一条路线。胃气上注于肺，其悍气的一部分上冲于头，循咽而走孔窍，从眼系入脑，再出颔下客主人，经颊车后合于足阳明经，增强人迎脉的搏动。

【按语】

此段"悍气"，诸家注释欠明。据本篇原文所述，此气从胃肺直冲头脑，似与营、卫、宗气皆有区别，其功能主要为温养头脑和上七窍，然后在面部"合阳明，并下人迎"，说明人迎脉动之特别明显，与此别走于阳明的悍气有密切关系。

[70]《素问·五藏生成篇第十》　诸脉者皆属于目，(1)诸髓者皆属于脑，诸筋者皆属于节，(2)诸血者皆属于心，诸气者皆属于肺，此四支八溪之朝夕也。(3)故人卧血归于肝，(4)肝①受血而能视，足受血而能步，掌受血而能握，指受血而能摄(5)。卧出而风吹之，血凝于肤者为痹(6)，凝于脉者为泣(7)，凝于足者为厥(8)，此三者，直行而不得反其空(9)，故为痹厥也。(10)人有大谷十二分(11)，小溪三百五十四名②(12)，少十二俞③，此皆卫气之所留止，邪气之所客也，(13)针石缘而去之。(14)

【校勘】

①肝：当改作"目"，以与下文"足""掌""指"合。成无己《注解伤寒论》卷一第二作"目"可证。

②小溪三百五十四名：王冰校："然以三百六十五小络言之者，除十二俞外，则当三百五十三名，经言三百五十四者，传写行书误以三为四也。"《太素》卷十七杨上善校："据前后体例，无五十四。"据此，本句"四"字当改作"三"。

③少十二俞：此四字疑是后人沾注混入正文，当删。

【注释】

（1）诸脉者皆属于目：诸，众也，多也。属，连属、统属之意。张介宾注：《大惑论》曰：'五藏六府之精气，皆上注于目而为之精。'《口问篇》曰：'耳者，宗脉之所聚也。'故诸脉者皆属于目。"

（2）诸筋者皆属于节：节，骨节。《素问·痿论》："宗筋主束骨而利机关也。"

（3）此四支八溪之朝夕也：张介宾注："四支者，两手两足也。八溪者，手有肘与腋，足有髀与腘也，此四支之关节，故称为溪……朝夕即潮汐之义，言人身气血往来，如海潮之消长。"本句意为：脉、髓、筋、血、气等精微之气像潮水按时消长一样，有规律地贯注于四肢八溪等部位。

（4）人卧血归于肝：王冰注："肝藏血，心行之，人动则血运于诸经，人静则血归于肝藏。何者？肝主血海故也。"

（5）摄：取也，持也。吴昆注："人之所以能步、能握、能摄者，虽系于筋，若无血以养筋，则痿弱无力，足不能步，掌不能握，指不能摄矣。"

（6）痹：指皮肤麻木不仁的病证，即《金匮要略》所述的"血痹"。

（7）泣：音义同"涩"。此处指涩脉，即脉来滞涩不畅。

（8）厥：王冰注："谓足逆冷也。"

（9）反其空：反，通"返"，流归之意。空，通"孔"，此指血行的管道。

（10）故为痹厥也：张介宾注："血得热则行，得寒则凝。凡此上文三节者，以风寒所客，则血脉凝涩，不能运行而反其空，故为痹厥之病也。"马莳注："不曰涩者，言痹厥皆血凝于脉也。"

（11）大谷十二分：张介宾注："大谷者，言关节之最大者也。节之大者无如四支，在手者肩肘腕，在足者髁膝腕（即髀膝踝），四支各有三节，是为十二分。分，处也。按：此即上文八溪之义，夫既曰溪，何又曰谷？如气穴论曰：肉之大会为谷，小会为溪，肉分之间，溪谷之会，以行荣卫，以会大气。是溪谷虽以小大言，而为气血之会则一，故可以互言也。上文单言之，故止云八溪；此节与下文小溪三百五十四名相对为言，故云大谷也。"

（12）小溪三百五十三名：张介宾注："小溪者，言通身骨节之交也。小针解曰：'节之交三百六十五会者，络脉之渗灌诸节者也。'"大谷、小溪共三百六十五处，俱是络脉渗灌筋肉骨节之处，除去大谷的十二处，则小溪为三百五十三处。

（13）此皆卫气之所留止，邪气之所客也：姚止庵注："卫为水谷之悍气。卫气者，昼日行于阳，夜行于阴，邪气中人，必依卫气为出入。是大谷小溪为卫气留止之所，即为邪气出入之所也。"

（14）针石缘而去之：石，砭石。吴昆注："缘，因也。经穴为邪气所客，针石因而取之以去邪也。"

【概要】

本段论述了脉、髓、筋、气、血与某些藏府器官的连属关系，举例说明了血的重要功能和溪谷的重要地位。

1. 脉、髓、筋、气、血与某些藏府器官的联系

目为众脉之所聚，故脉属于目；脑为髓之海，故髓属于脑；筋连骨节而司运动，故筋属于节；心主一身之血脉，故血属于心；肺主气司呼吸，故气属于肺。

2. 血的重要功能及其调节

"诸血者皆属于心""人卧血归于肝"，说明血的生成和运行由心所主，而血的贮藏和调节则主要取决于肝。人体各个组织器官必须得到血的充足濡养，才能发挥正常功能，如目之视，足之步，掌之握，指之摄

等。如果"卧出而风吹之"，血凝而不能正常运行，则会产生"痹""厥"之类的病证。

3. 溪谷在人体的重要地位

大谷和小溪是人体筋脉骨肉交会之处，又是卫气营血运行出入之所，因而也是邪气容易客留的部位。所以大谷小溪共三百六十五处，"皆卫气之所留止，邪气之所客也，针石缘而去之"。

[71]《灵枢·五癃津液别第三十八》 水谷皆入于口，其味有五，各注其海，⁽¹⁾津液各走其道。故三^①焦出气，⁽²⁾以温肌肉、充皮肤，为其^②津；其流而不行者，为液。天暑衣厚则腠理开，故汗出；寒留于分肉之间，聚沫则为痛。⁽³⁾天寒则腠理闭，气湿^③不行，水下留于膀胱，⁽⁴⁾则为溺与气⁽⁵⁾。

五藏六府，心为之主，耳为之听，目为之候，⁽⁶⁾肺为之相，肝为之将，⁽⁷⁾脾为之卫，肾为之主外。⁽⁸⁾故五藏六府之津液，尽上渗于目，心悲气并则心系急，⁽⁹⁾心系^④急则肺举，肺^⑤举则液上溢；⁽¹⁰⁾夫心系与^⑥肺不能常举，乍上乍下⁽¹¹⁾，故咳^⑦而泣出矣。⁽¹²⁾中热则胃中消谷，消谷^⑧则虫上下作，⁽¹³⁾肠胃充郭故胃缓，胃缓则气逆，故唾出。⁽¹⁴⁾五谷之津液和合而为膏者，⁽¹⁵⁾内渗入于骨空，⁽¹⁶⁾补益脑髓，而下流于阴股^⑨；⁽¹⁷⁾阴阳不和，则使液溢而下流于阴，⁽¹⁸⁾髓液皆减而下，下过度则虚，虚故腰背^⑩痛而胫酸。⁽¹⁹⁾阴阳气道不通，⁽²⁰⁾四海闭塞，三焦不写，津液不化，⁽²¹⁾水谷并行^⑪肠胃之中，别于回肠，留于下焦，不得渗膀胱则下焦胀，水溢则为水胀⁽²²⁾。此津液五别之逆顺也。⁽²³⁾

【校勘】

①三：应据《甲乙经》卷一第十三及《太素》卷二十九津液改作"上"。

②其：应据《甲乙经》卷一第十三及《太素》卷二十九津液删。

③湿：应据《甲乙经》卷一第十三及《太素》卷二十九津液改作"涩"。

④心系：应据《甲乙经》卷一第十三及《太素》卷二十九津液删。

⑤肺举，肺：应据《甲乙经》卷一第十三及《太素》卷二十九津液改作"肺叶举"三字，逗号在"举"之后。

⑥与：应据《太素》卷二十九津液改作"举"。

⑦咳：应据《太素》卷二十九津液改作"呿"。

⑧消谷：《太素》卷二十九津液作"谷消"，义长，可据改。

⑨股：应据《太素》卷二十九津液删，与后文合。

⑩背：《甲乙经》卷一第十三及《太素》卷二十九津液并作"脊"，义胜，当据改。

⑪行：应据《甲乙经》卷一第十三及《太素》卷二十九津液改作"于"。

【注释】

（1）其味有五，各注其海：海，有藏聚之义。杨上善注："五味走于五藏四海：肝心二藏主血，故酸苦二味走于血海；脾主水谷之气，故甘味走于水谷海；肺主于气，故辛走于膻中气海；肾主脑髓，故咸走髓海也。"

（2）上焦出气：指水谷津液由上焦肺而敷布全身。

（3）寒留于分肉之间，聚沫则为痛：寒，寒邪。留，通"溜"。寒留，指腠开汗出之时，寒邪乘机侵入。沫，水液。杨上善注："寒留分肉之间，津液聚沫迫裂分肉，所以为痛。"

（4）气涩不行，水下留于膀胱：留，通"流"。张介宾注："腠理闭密则气不外泄，故气化为水，水必就下，故留于膀胱。"

（5）溺与气：溺，同"尿"。气，指天寒时从人体发出的肉眼可见的水蒸气。

（6）心为之主，耳为之听，目为之候：张介宾注："心总五藏六府，为精神之主，故耳目肺肝脾肾皆听命于心。是以耳之听，目之视，无不由乎心也。"

（7）肺为之相，肝为之将：张介宾注："肺朝百脉而主治节，故为心之相。肝主谋虑决断，故为心之将。"

（8）脾为之卫，肾为之主外：主外，主司外形以成坚强的干架。黄元御注："脾为之卫，脾主肌肉以为护卫也。肾为之主外，肾主骨骼以为外坚也。"

（9）心悲气并则心系急：心系，指从心发出而与肺等周围藏器相连通的脉络组织。急，拘急，收引。张志聪注："心悲气并者，心悲则藏府之气皆上并于心，听令于君主也。气并于心，则心系急。"

（10）急则肺叶举，举则液上溢：张志聪注："心系急则肺举，肺乃心之盖也。肺举则液上溢，肺主气而水随气行也。"

（11）乍上乍下：乍，忽然。乍上乍下，指肺叶时举时不举。

（12）呿（qū）而泣（qì）出：呿，张口貌。泣，眼泪。杨上善注："呿者，泣出之时，引气张口也。"即因悲伤而抽咽流泪。

（13）谷消则虫上下作：张介宾注："虫为湿热所化，常居肠中，胃热则消谷中空，虫行求食，故或上或下，动作于肠胃之间。"

（14）肠胃充郭故胃缓，胃缓则气逆，故唾出：郭，大也。充郭，充满扩大之意。张介宾注："充郭者，纵满之谓。肠郭则胃缓，胃缓则气逆上行，涎随而溢，故多唾也。"唾，口中涎水。

（15）五谷之津液和合而为膏者：津液，此处当指津液中的厚浊部分。和合，指津液与肾精相合。膏，脂膏，性黏稠。黄元御注："水之下行有精有粗，精者化而为精液，粗者化而为溲溺，精液宜藏而水溺宜泄。"

（16）内渗入于骨空：骨空，指骨上孔窍及骨髓腔。杨上善注："渗入诸骨空中，补益于髓。"

（17）下流于阴：阴，指男女藏精之处。杨上善注："下流阴中，补益于精。"

（18）阴阳不和，则使液溢而下流于阴：阴阳不和，此指男女性交失调或过度。黄元御注："阴阳不和，精液溢泄，下流阴窍。"

（19）虚故腰脊痛而胫酸：杨上善注："以其分减髓液过多，故虚而腰痛及脚胻酸也。"虚，此指骨中髓液空虚。

（20）阴阳气道不通：杨上善注："藏府阴阳不得和通。"指藏府化气行津的功能障碍。

（21）三焦不写，津液不化：张介宾注："三焦为决渎之官，膀胱为津液之府，气不化则水不行，所以三焦不能泻，膀胱不能渗，而肿胀之病所由作。故治此者，当以气化为主。"

（22）水胀：即水肿胀满之证。

（23）此津液五别之逆顺也：五别，指津液各行其道而为尿、汗、泪、唾、髓等。顺，常也。逆，异也。津液通过藏府的气化，化为以上诸液为顺；若藏府气化失调，津液代谢反常，而变为汁沫、多泣、多唾、滑精、水胀等证则为逆。

【概要】

本段介绍了津液的化生，输布等生理过程，并举例论述了津液失常的部分病理变化。

1. 津液的来源和分类

津液来源于水谷，是水谷的精微物质经过藏府的气化作用而形成的，所以原文说："水谷皆入于口，其味有五，各注其海，津液各走其道。"津液通过上焦的宣发作用而布散于全身，其质清稀者，随卫气敷布于体表肌腠，称为津；其质稠浊者，内注藏府，渗入骨空，补益脑髓，濡润五官，称为液。

2. 津液的输布及其特点

津液的输布与藏府的气化功能密切相关。由于藏府在人体有为主、为相、为将、为卫等不同功能，因此不同的藏府对津液的输布亦起着不同的作用，例如，"心悲气并"则心系急、肺叶举，迫使液上溢而为泪；中热胃缓，液逆于口而为唾；津液与肾精"和合而为膏者，内渗入于骨空，补益脑髓，而下流于阴"等。同时，津液的输布亦同天时等外界环境的变化相适应，如天暑则腠理开而汗出，天寒则水液下沉而为溺与气。

3. 津液的虚实病证举例

由于津液的精华部分在肾的作用下化生髓液以养骨，下流于阴以益精，因而"阴阳不和"，精液自阴窍下泄过度，则髓液亦减少而虚，"故腰脊痛而胫酸"，这是津液虚证之例。如果邪气内侵，藏府气机不利，"三焦不写，津液不化"，则津液停蓄而为水胀之病，这是津液实证之例。

【按语】

本篇是《内经》中关于津液的专论，对津液的生理、病理均做了扼要的阐述。但欲窥《内经》津液理论的全貌，还需结合学习《素问》的"经脉别论""汤液醪醴论""水热穴论""宣明五气篇"及《灵枢·水胀》等篇的有关内容。

本段虽分津液为"津""液"两大类和溺、汗、泣、唾、髓五个去向，但结合《内经》他篇的论述和临床实践看，切不可拘泥于此。杨上善说："凡所言液者，通名为津，经称津者，不名为液，故液有五也。"尿和汗是津液代谢的两条重要途径，亦是人体保持阴阳动态平衡的不可缺少的手段，二者既对立消长，又相互转化补充，这是临床诊治工作中应予注意的一条原则。张仲景在《伤寒论》中指出："阳明病，汗出多而渴者，不可与猪苓汤。以汗多胃中燥，猪苓汤复利其小便故也。""汗家重发汗，必恍惚心乱，小便已，阴疼。"便是这一原则的具体运用。

[72]《灵枢·邪气藏府病形第四》 黄帝间于岐伯曰：首面与身形也，属骨连筋，同血合于①气耳。(1)天寒则裂地凌冰(2)，其卒寒，或手足懈惰，然而其面不衣，(3)何也？岐伯答曰：十二经脉，三百六十五络，其血气皆上于面而走空窍，(4)其精阳气上走②于目而为睛③，(5)其别气走于耳而为听，(6)其宗气上出于鼻而为臭，(7)其浊气出于胃走唇舌而为味。(8)其气之津液皆上燻于面，(9)而皮又厚，其肉坚，故天气甚寒不能胜之也。(10)

【校勘】

①于：应据《太素》卷二十七邪中删。
②走：应据《太素》卷二十七邪中删。
③睛：《太素》卷二十七邪中作"精"，与下句"听"为对文。

【注释】

（1）属骨连筋，同血合气：指头面和身形之间筋骨相连，气血相通。杨上善注："首面及与身形两者，皆属于骨，俱连于筋，同受于血，并合于气。"

（2）凌冰：积冰。

（3）其面不衣：指面部不用衣物覆盖。

（4）其血气皆上于面而走空窍：杨上善注："六阳之经并上于面，六阴之经有足厥阴经上面，余二至于舌下，不上于面，而言皆上面者，举多为言耳。其经络直气贯通，故皆上走七窍以为用也。"

（5）其精阳气上于目而为精：后"精"字，指视觉功能。张介宾注："精阳气者，阳气的精华也。故曰五藏六府之精气，皆上注于目而为之精。"

（6）其别气走于耳而为听：别气，指别行的精阳之气。张介宾注："别气者，旁行之气也。气自两侧上行于耳，气达则窍聪，所以能听。"

（7）其宗气上出于鼻而为臭（xiù）：臭，通"嗅"，嗅觉功能。张介宾注："宗气积于胸中，上通于鼻而行呼吸，所以能臭。"

（8）其浊气出于胃走唇舌而为味：味，味觉功能。张介宾注："浊气，谷气也。谷入于胃，气达于唇舌，所以知味。"

（9）其气之津液皆上燻于面：其气之津液，指经络血气渗出的津液。燻，通"熏"，湿润之意。张志聪注："气之津液上熏于面者，津液随气上行，熏肤泽毛而注于空窍也。"

（10）天气甚寒不能胜之也：甚寒，大寒。之，代表首面的阳热之气。张介宾注："一身血气既皆聚于头面，故其皮厚肉坚异于他处，而寒气不能胜之也。"

【概要】

本段从首面与身形的联系，简述了头面七窍的功能和面部耐寒的道理。首面与身形"属骨连筋，同血合气"，尤其是全身"十二经脉，三百六十五络"的血气都直接或间接地通达面部及其孔窍，例如，阳气的精华上走耳、目而为听、视，宗气上出于鼻而为嗅，浊气上走唇舌而为味。由于经络中的血气及其渗出的津液"皆上熏面"，加之颜面部皮厚肉坚，腠理致密，因此较身体其他部位更耐受寒冷。

[73]《灵枢·阴阳清浊第四十》 黄帝曰：愿闻人气之清浊。岐伯曰：受谷者浊，受气者清。(1) 清者注阴，浊者注阳。(2) 浊而清者，上出于咽；(3) 清而浊者，则下行。(4) 清浊相干，命曰乱气。(5) 黄帝曰：夫阴清而阳浊，浊者有清，清者有浊，清浊①别之奈何？岐伯曰：气之大别，(6) 清者上注于肺，浊者下走于胃。胃之清气，上出于口；(7) 肺之浊气，下注于经，内积于海。(8) 黄帝曰：诸阳皆浊，何阳浊②甚乎？岐伯曰：手太阳独受阳之浊，手太阴独受阴之清。(9) 其清者上走空窍，其浊者下行诸经。(10) 诸阴皆清，足太阴独受其浊(11)。

【校勘】

①清浊：应据《甲乙经》卷一第十二及《太素》卷十二营卫气行删。

②浊：应据《甲乙经》卷一第十二及《太素》卷十二营卫气行改作"独"，与下文合。

【注释】

（1）受谷者浊，受气者清：气，天气，即吸入的自然界清气。谷气有形而质重，故曰浊；天气无形而质轻，故曰清。

（2）清者注阴，浊者注阳：张介宾注："喉主天气，故天之清气自喉而注阴，阴者五藏也。咽主地气，故谷之浊气自咽而注阳，阳者六府也。"

（3）浊而清者，上出于咽：水谷化生的清阳之气经咽喉上出于头面诸窍。

（4）清而浊者，则下行：即后文"肺之浊气，下注于经"之意。

（5）清浊相干，命曰乱气：干，犯也。言清浊之气升降失常，气机紊乱，就叫乱气。张介宾注："一上一下气必交并，二者相合而一有不正，则乱气出乎其中矣。"

（6）气之大别：张介宾注："大别，言大概之分别也。上文以天气谷气分清浊，而此言清中之浊，浊中之清，其所行复有不同也。"

（7）胃之清气，上出于口：张介宾注："然而浊中有清，故胃之清气上出于口，以通呼吸津液。"

（8）肺之浊气，下注于经，内积于海：肺之浊气，指肺吸入的天气中的厚浊部分。海，气海膻中。张介宾注："清中有浊，故肺之浊气下注于经，以为血脉营卫；而其积气之所，乃在气海间也。"

（9）手太阳独受阳之浊，手太阴独受阴之清：张介宾注："手太阳，小肠也。小肠居胃之下，承受胃中水谷，清浊未分，秽污所出，虽诸阳皆浊，而此其浊之浊者也，故曰独受阳之浊。手太阴，肺也。肺者五藏六府之盖也，为清气之所注，虽诸阴皆清，而此其清之清者也，故曰独受阴之清。"

（10）其清者上走空窍，其浊者下行诸经：杨上善注："有清清之气，行于三百六十五络，皆上于面，精阳之气上行目而为精，其别气走耳而为听，其宗气上出于鼻而为臭，其浊气出于唇口而为味，皆是手太阴清气行之故也。手太阴清面浊者下入于脉，行十二经中也。"

（11）足太阴独受其浊：张介宾注："足太阴，脾也。胃司受纳水谷，而脾受其气以为运化，所以独受其浊，而为清中之浊也。"五藏皆受清，唯脾参与谷气的运化，故曰独受其浊。浊，谷气也。

【概要】

本段从天气和谷气的角度论述了人体清浊之气的概念、输注规律及其与藏府的关系。

1. 清浊之气的概念和输注规律

"受谷者浊，受气者清"指出人体吸入的天气为清气，食入的谷气为浊气。"清者注阴，浊者注阳"指出天空清气直接进入五藏，而水谷浊气必先经过六府的纳化。同时，进入人体的天气和谷气还可进一步分清浊。天气之清者，"上走空窍"；天气之浊者，"下注于经，内积于海"；谷气之清者，"上出于咽"；谷气之浊者，下流传化之府而出于二便。人体清浊之气的升降运动必须遵循这一规律，否则，"清浊相干，命曰乱气"，而导致病变。

2. 清浊之气的输注与藏府的关系

从总体看，清气注于五藏而始于肺，浊气注于六府而始于胃，所以说"浊之大别，清者上注于肺，浊者下流于胃"。分别来看，各藏府对于清浊之气的输注所起的作用又有差别。例如，肺"独受阴之清"，它使天气之清者上走空窍，其浊者下行诸经；胃受纳谷气，它使谷气之清者上出口咽，其浊者下传诸府；诸藏皆清，而脾藏独主谷气的运化；诸府皆浊，而小肠独先受胃中谷食之浊气。

[74]《灵枢·天年第五十四》 黄帝问于岐伯曰：愿闻人之始生[1]，何气筑为基？何立而为楯？何失而死？何得而生？岐伯曰：以母为基，以父为楯，[2]失神者死，得神者生也。[3]黄帝曰：何者为神？岐伯曰：血气已和，荣卫已通，五藏已成，神气舍心，魂魄毕具，[4]乃成为人。[5]

【注释】

（1）人之始生：指人的生命活动开始的时候。

（2）以母为基，以父为楯（shǔn）：《说文·木部》："楯，阑槛也"，即栏杆，此处引申为护卫。母、父，在此代指阴精、阳气。全句谓人体生命的产生以阴精为基础，以阳气为护卫。

（3）失神者死，得神者生也：神，此处概括了人体各种生命活动的外在表现。张介宾注："夫精全则气全，气全则神全，未有形气衰而神能王（旺）者，亦未有神既散而形独存者，故曰失神者死，得神者生。"

（4）神气舍心，魂魄毕具：神气舍心，指精神意识等生命活动为心所主宰。魂魄，在此代表五藏所藏之神。毕具，完全具备。

（5）乃成为人：才成为一个健全的人体。《灵枢集注》朱永年注："此言有生之初，得先天之精气，生此营卫气血、五藏神志，而后乃成人。"

【概要】

本段概述了产生人体生命的物质基础及广义"神"的概念。人体生命的诞生，是"以母为基，以父为楯"的，即是以阴阳精气的有机结合作为其物质基础的。人体各方面生命活动的总表现就是"神"，所谓"失神者死，得神者生"，便指出了"神"的衰旺得失对于人体的常变生死所具有的重要意义。原文对"神"所概括的生命活动可归纳为三个方面：其一，"五藏已成"，即藏府完善，功能健全；其二，"血气已和，营卫已通"，即气血充沛，运行畅通；其三，"神气舍心，魂魄毕具"，即精神活动完备协调。

[75]《灵枢·本神第八》　天之在我者德也，(1)地之在我者气也，(2)德流气薄而生者也。(3)故生之来谓之精，(4)两精相搏谓之神，(5)随神①往来者谓之魂，并精而出入者谓之魄。(6)所以任物者谓之心，(7)心有所忆谓之意，(8)意之所存谓之志，(9)因志而存变谓之思，(10)因思而远慕谓之虑，(11)因虑而处物谓之智。(12)

【校勘】

①随神：此后应据《素问·宣明五气篇》王冰注引文补"而"字，与下句为对文。

【注释】

（1）天之在我者德也：在我，赋予人类的意思。德，此处作生机解。《易·系辞下》："天地之大德曰生。"张介宾注："肇生之德本乎天。"

（2）地之在我者气也：气，指构成形体的物质。张介宾注："成形之气本乎地。"

（3）德流气薄而生者也：薄，通"搏"。德流气搏，即生机与成形的物质相结合。生，指产生有生命的人。张介宾注："言理赋形全，而生成之道斯备矣。"

（4）生之来谓之精：孕育生命的原始物质称为精。黄元御注："精者，生化之始基也，故生之方来谓之精，人身形象之根源，神气之室宅也。"

（5）两精相搏谓之神：张介宾注：“两精者，阴阳之精也。搏，交结也……凡万物生成之道，莫不阴阳交而后神明见。故人之生也，必合阴阳之气，构父母之精，两精相搏，形神乃成，所谓天地合气，命之曰人也。”

（6）随神而往来者谓之魂，并精而出入者谓之魄：并，作依附解。张介宾注：“精对神而言，则神为阳而精为阴；魄对魂而言，则魂为阳而魄为阴。故魂则随神而往来，魄则并精而出入……盖神之为德，如光明爽朗、聪慧灵通之类皆是也。魂之为言，如梦寐恍惚、变幻游行之境皆是也。神藏于心，故心静则神清；魂随乎神，故神昏则魂荡……盖精之为物，重浊有质，形体因之而成也。魄之为用，能动能作，痛痒由之而觉也。精生于气，故气聚则精盈；魄并于精，故形强则魄壮。”

（7）所以任物者谓之心：任物，接受、处理事物。张介宾说：“心为君主之官，统神灵而参天地，故万物皆其所任。”

（8）心有所忆谓之意：意，与后文的“志”“思”“虑”“智”是指思维过程的不同阶段，不同于“五神”之“意”和“志”。张介宾注：“忆，思忆也。谓一念之生，心有所向而未定者，曰意。”

（9）意之所存谓之志：李中梓注：“意已决而确然不变者，志也。”

（10）因志而存变谓之思：李中梓注：“志虽定而反复计度者，思也。”

（11）因思而远慕谓之虑：慕，思念。杨上善注：“变求之思，逆慕将来，谓之虑也。”

（12）因虑而处物谓之智：李中梓注：“虑而后动，处事灵巧者，智也。”杨上善注：“因虑所知，处物是非，谓之智也。”

【概要】

本段论述了人体生命的产生、神的概念和思维活动的大体过程。

1. 人体生命活动的产生

“天之在我者德也，地之在我者气也，德流气薄而生者也。”从生命起源的角度指出，一切生命活动都是天之生机和地之精微物质相结合的产物。具体到人来说，每一个生命又来自于其父母生殖之精的结合变化，所以说“生之来谓之精，两精相搏谓之神”。

2. 神的概念

本段之"神"有广、狭两种概念。"两精相搏谓之神"指广义的神，与上段"失神者死，得神者生"的神含义一致，是对人体生命活动的高度概括。而"随神而往来"句中的神则是狭义的神，主要指人的精神意识思维活动，具体又可分为神、魂、意、魄、志五个方面，分别为五藏所主。所谓"随神而往来者谓之魂，并精而出入者谓之魄"，是对精、神、魂、魄相互关系的阐述。

3. 思维活动的大体过程及其所主之藏

思维属于精神活动范畴，是心神对外来事物的一种反应过程，"所以任物者谓之心"，正是指出了接受和处理事物的思维活动是在心主持下完成的。原文对思维的过程，主体分为五个阶段：心对事物产生的初步印象或念头叫"意"，根据意念而确定的志向或打算叫"志"，根据所立的志愿对事物反复地分析、比较叫"思"，通过周密思考以计划未来的行动叫"虑"，在深谋远虑的基础上正确地处理事物叫"智"。

【按语】

《内经》中"神"字的含义较复杂，在不同的文字环境中它具有不同的含义。最常见的含义有以下六种：（1）自然界中奇妙难测的变化，例如《素问·天元纪大论》："阴阳不测谓之神""玄生神"。（2）人体生命活动各种表现的总称，例如《灵枢·天年》："失神者死，得神者生也。"（3）人的精神活动，例如《灵枢·本神》："随神而往来者谓之魂""神伤则恐惧自失"。（4）正气，例如《灵枢·小针解》："神客者，正邪共会也。神者，正气也；客者，邪气也。"（5）精湛的诊疗技术，例如《灵枢·邪气藏府病形》："按其脉，知其病，命曰神。"（6）神仙鬼怪之类，例如《素问·宝命全形论》："道无鬼神，独来独往。"上述诸字义中，以2、3两种最常用。

三、身度

[76]《灵枢·经水第十二》　且夫人生于天地之间，六合之内，此天之高、地之广也，非人力之所能度量而至也。若夫八尺之士⁽¹⁾，皮肉在此，外可度量切循而得之，其死可解剖而视之，⁽²⁾其藏之坚脆⁽³⁾，府之大小，谷之多少⁽⁴⁾，脉之长短，血之清浊⁽⁵⁾，气之多少，十二经之多血少气，与其少血多气，与其皆多血气，与其皆少血气，皆有大数⁽⁶⁾。其治以针艾，各调其经气，固其常有合乎^①。⁽⁷⁾

【校勘】

①乎：应据《甲乙经》卷一第七改作"也"。

【注释】

(1) 八尺之士：此处泛指人体。丹波元简注："据本经'骨度'篇，人长其实七尺五寸，而泛言其修，或云七尺，或云八尺，举其大概耳。"

(2) 外可度量切循而得之，其死可解剖而视之：切循，指触摸形体。张介宾注："然而八尺之士，有形可据，其生也可度量其外，其死也可剖视其内。"

(3) 藏之坚脆：指五藏的坚强和脆弱。

(4) 谷之多少：指六府受纳水谷的数量。

(5) 血之清浊：指血液的清稀和稠浊。

(6) 大数：大约之数。

(7) 固其常有合也：固，本来之意。此言针艾刺灸之数常与上述身度之数相合。

【概要】

本段论述了解剖度量对于认识人体生理病理的作用。原文认为天地无极，非人力所能度量，而人的形体却是可以通过切循法加以度量，死后还可以"解剖而视之"。通过这些方法，就可以比较确切地了解到人体藏府、经脉、气血的概况，从而为认识病机、正确施治提供客观依据，所以说"其治以针艾，各调其经气"，应与度量解剖之数相符合。

【按语】

古代的解剖知识和方法对于《内经》藏象经络学说的形成曾起过不可忽视的作用，这是勿庸置疑的。然而，由于《内经》对人体生理病理的认识，主要是建立在活体和整体的基础上，加之当时历史条件的局限，古代比较粗浅的解剖知识不可能成为《内经》藏象和经络理论的主要内容，当然也就更不可能成为中医学理论发展的基本依据。

[77]《灵枢·骨度第十四》　黄帝曰：愿闻众人之度。人长七尺五寸者，[(1)]其骨节之大小长短各几何？伯高曰：头之大骨围[(2)]二尺六寸，胸围[(3)]四尺五寸，腰围[(4)]四尺二寸。发所复者，[(5)]颅至项①尺二寸，发以下至颐[(8)]长一尺，君子终②折。[(7)]结喉以下至缺盆中[(8)]长四寸，缺盆以下至髑骬[(9)]长九寸，过则肺大，不满则肺小。[(10)]髑骬以下至天枢[(11)]长八寸，过则胃大，不及则胃小。天枢以下至横骨[(12)]长六寸半，过则回肠广长，不满则狭短。横骨长六寸半，横骨上廉[(13)]以下至内辅[(14)]之上廉长一尺八寸，内辅之上廉以下至下廉长三寸半，内辅下廉下至内踝长一尺三寸，内踝以下至地长三寸，膝腘以下至跗属[(15)]长一尺六寸，跗属以下至地长三寸。故骨围大则太过，小则不及。角以下至柱骨[(16)]长一尺，行腋中不见者[(17)]长四寸，腋以下至季胁[(18)]长一尺二寸，季胁以下至髀枢[(19)]长六寸，髀枢以下至膝中长一尺九寸，膝以下至外踝长一尺六寸，外踝以下至京骨[(20)]长三寸，京骨以下至地长一寸。耳后当完骨者[(21)]广[(22)]九寸，耳前当耳门者[(23)]广一尺三寸，两颧[(24)]之间相去七寸，两乳之间广九寸半，两髀之间[(25)]广六寸半。足长一尺二寸，广四寸半。肩至肘长一尺七寸，肘至腕长一尺二寸半，腕至中指本节[(26)]长四寸，本节至其末[(27)]长四寸

半，项发以下至背③骨(28)长二④寸半，膂骨以下至尾骶二十一节长三尺，上节长一寸四分分之一，奇分在下，(29)故上七节⑤至于膂骨九寸八分分之七。此众人骨之度也，所以立经脉之长短也。(30)

【校勘】

①项：此后应据《太素》卷十三骨度补"长"字。

②终：应据《甲乙经》卷二第七及《太素》卷十三骨度等改作"参"。

③背：应据《太素》卷十三骨度改作"膂"，与下文合。

④二：应据《甲乙经》卷二第七及《太素》卷十三骨度改作"三"。

⑤节：此后应据《甲乙经》卷二第七及《太素》卷十三骨度等补"下"字。

【注释】

（1）人长七尺五寸：此指成人的中等身材而言。《灵枢·经水》："其可为度量者，取其中度也。"

（2）头之大骨围：指前平眉、后平枕骨所量得之头部最大周长。杨上善注："自颈项骨以上为头颅骨，以为头大骨也，当其粗处，以绳围也。"

（3）胸围：指平乳绕胸一周的周长。

（4）腰围：指平脐绕身一周的周长。

（5）发所复者：指从额上前发际经头顶至项后发际的长度。

（6）颐（yí）：下巴，此处指下巴正中的最下端。杨上善注："发际以下至颐端，量之一尺。"

（7）君子参折：参，三也。此句言体格匀称的人面部上中下三部分的长度相等。杨上善注："一尺面分，中分为三，三分谓天地人，君子三分齐等，与众人不同也。"所谓中分为三，上为前发际至两眉之间，中为眉间至鼻端，下为鼻端至颐端。

（8）结喉以下至缺盆中：结喉，指喉头隆起处。缺盆中，此处指胸骨上方、颈下正中凹陷处的天突穴。

（9）髑骬（héyú）：即胸骨剑突，又叫鸠尾或蔽心骨。

（10）过则肺大，不满则肺小：过，太过。不满，不及。二者均是就上句自天突至鸠尾的长度而言。张介宾注："缺盆之下，鸠尾之上，是为之胸，肺藏所居，故胸大则肺亦大，胸小则肺亦小也。"

（11）天枢：是阳明经穴名，在脐旁二寸，此处借指脐眼。

（12）横骨：即耻骨。张介宾注："横骨，阴毛中曲骨也。"

（13）廉：边缘。

（14）内辅：张介宾注："膝间内侧大骨也。"内辅上廉，指股骨内上髁；内辅下廉，指胫骨髁下缘。

（15）跗属（zhǔ）：属，连接。跗属，指足背与足胫的连接处。

（16）角以下至柱骨：角，额角发际处。柱骨，此指颈下肩上之锁骨隆起处。张介宾注："此下言测人之纵度也。角，头侧大骨，耳上高角也。柱骨，肩骨之上，颈项之根也。"

（17）行腋中不见者：马莳注："自柱骨行于腋下之隐处。"即自锁骨下行至腋横纹头内折之处。

（18）季胁：张介宾注："胁下尽处短小之肋，是为季胁。季，小也。"即第十一肋的游离端，章门穴处。

（19）髀（bì）枢：髀，股骨。髀枢，在大腿外侧上方，相当于股骨大转子处。

（20）京骨：指足小趾后外侧突出的半圆骨，又是足太阳经穴名。

（21）耳后当完骨者：张介宾注："此言耳后之横度也。耳后高骨曰完骨，足少阳穴名，入发际四分。"耳后当完骨者，指左右完骨之间。

（22）广：宽也，即横量之度。下准此。

（23）耳前当耳门者：指耳前左右耳门穴之间。

（24）颧：张介宾注："目下高骨为颧。"

（25）两髀之间：指两侧股骨内上方之间，亦即两侧腹股沟下方之间。

（26）本节：指掌关节、趾跖关节俱称为本节。

（27）末：指的尖端。

（28）项发以下至脊骨：脊骨，脊骨，此句指第七颈椎和第一胸椎棘突之间的大椎穴部位。本句言从项后发际至大椎之间。

（29）上节长一寸四分分之一，奇分在下：上节，指脊骨中自大椎数起的七个椎骨每一节。奇分，指余下的零数。在下，在第七脊骨之下。脊骨自大椎至尾骶共二十一节，长三尺，鉴于各椎骨的长短不齐，古人将其分为三段，每段七节。上七节每节长一寸四分一厘，共九寸八分七厘；中七节每节长一寸六分一厘，共一尺一寸二分七厘；下七节每节长一寸二分八厘，共八寸八分二厘。上中下三段合计二尺九寸九分六厘。所谓"奇分在下"，就是说上七节按每节长一寸四分一厘计算后，其余下的不尽之数都要在中、下诸节中分摊，以足三尺的总数。

（30）所以立经脉之长短也：意为以人体的骨度为标准，方能确定其经脉的长短度数。

【概要】

本段介绍了常人的骨度法，指出了骨度与藏府、经脉的关系。

1. 常人的骨度方法和数据

（1）头颈部

头颅大骨围，横量二尺六寸；

前发际至后发际，竖量一尺二寸；

前发际至颐端，竖量一尺；

结喉至缺盆中，竖量一尺；

耳后完骨之间，横量九寸；

耳前耳门之间，横量一尺；

两颧之间，横量七寸；

额角下至柱骨，竖量一尺；

后发际下至大椎，竖量三寸五分。

体格发育匀称者，颜面上中下三部长度相等。

（2）胸腹部

缺盆下至剑突，竖量九寸；

剑突下至脐中，竖量八寸；

脐中下至横骨，竖量六寸五分。

胸围，横量四尺五寸；

腰围，横量四尺二寸；

两乳之间，横量九寸五分；

横骨长六寸五分。

（3）背腰部

大椎下至尾骶，竖量三尺；

上七椎每节长一寸四分一厘。

（4）侧胸腹部

柱骨至腋，竖量四寸；

腋至季胁，竖量一尺二寸；

季胁至髀枢，竖量六寸。

（5）四肢部

肩至肘，竖量一尺七寸；

肘至腕，竖量一尺二寸五分；

腕至中指本节，竖量四寸；

中指本节至指尖，竖量四寸五分。

两髀之间，横量六寸五分；

髀至膝中，竖量一尺九寸；

膝至跗属，竖量一尺六寸；

跗属下至地，竖量三寸。

横骨下廉至内辅上廉，竖量一尺八寸；

内辅上廉至内辅下廉，竖量三寸五分；

内辅下廉至内踝，竖量一尺三寸；

内踝下至地，竖量三寸。

外踝至京骨，竖量三寸；

京骨下至地，竖量一寸。

足长，竖量一尺二寸；

足宽，横量四寸五分。

2. 骨度与藏府、经脉的关系

藏府居于胸腹腔之内，骨骼是它们的支柱和屏障。因此，通过对外

部身形骨度的测量，可以推断出居于内的藏府的大小、长短等，例如
"缺盆以下至髑骺长九寸，过则肺大，不满则肺小""骨围大则太过，
小则不及"等。经脉深藏在肌腠筋骨之间，一般无法进行实物测量，但
是由于经脉的走向和长短与人的形体基本一致，所以根据其人的骨度，
亦可大致"立经脉之长短"。

【按语】

《内经》所述尺寸与今之尺寸的关系，目前学术界尚未做定论，这
是因为《内经》非一时一人之作，每一篇原义的成书年代较难考证，
而度量衡制自古以来变化甚多。不过，从《灵枢》以七尺五寸或八尺
作为成年男子的中等身材来看，原文所载尺寸肯定比今之尺寸小得多，
可能一尺只相当于今之六七寸左右。《内经》骨度法的基本精神，是按
照人体各部分的比例关系，折量成一定的标准分寸，这种定点折寸法适
用于各种年龄、性别、体型及身材的人，为临床上所普遍采用，后世所
谓"同身寸"法，即源于此。

[78]《灵枢·肠胃第三十一》 黄帝问于伯高曰：余愿
闻六府传谷者，肠胃之小大长短，受谷之多少，奈何？伯高
曰：请尽言之。谷所从出入浅深远近长短之度；⁽¹⁾唇至齿长九
分，口广二寸半。齿以后至会厌⁽²⁾深三寸半，大容五合。⁽³⁾舌
重十两，长七寸，广二寸半^①。咽⁽⁴⁾门重十两^②，广一^③寸半，
至胃长一尺六寸。胃纡曲屈，⁽⁵⁾伸之，长二尺六寸，大⁽⁶⁾一尺
五寸，径⁽⁷⁾五寸，大容三斗五升。⁽⁸⁾小肠后附脊，左环回周迭
积，⁽⁹⁾其注于回肠者，外附于脐上，⁽¹⁰⁾回运环^④十六曲，⁽¹¹⁾大二
寸半，径八分分之少半，⁽¹²⁾长三丈二尺。回肠当脐，左^⑤环回
周叶积⁽¹³⁾而下，回运环反十六曲，大四寸，径一寸寸之少半，
长二丈一尺。广肠传^⑥脊，以受回肠，⁽¹⁴⁾左环叶脊^⑦，上下辟
大八寸，⁽¹⁵⁾径二寸寸之大半，长二尺八寸。肠胃所入至所
出，⁽¹⁶⁾长六丈四寸四分，回曲环反三十二曲也。

【校勘】

①舌重十两，长七寸，广二寸半：《太素》卷十三肠度无此十一字。刘衡如校："疑是后人据《难经·四十二难》沾注。"当删。

②门重十两：《太素》卷十三肠度无此四字。刘衡如校："疑是后人据《难经·四十二难》沾注。"当删，"咽"字连下读。

③广一：广，应据《太素》卷十三肠度改作"大"。一，应据《甲乙经》卷二第七及《太素》卷十三肠度等改作"二"。

④回运环：此后应据《甲乙经》卷二第七及《太素》卷十三肠度等补"反"字。

⑤左：应据《千金方》卷十八第一及《素问·奇病论》王冰注引文改作"右"。

⑥传：应据《太素》卷十三肠度改作"傅"。

⑦脊：应据《甲乙经》卷二第七及《太素》卷十三肠度等改作"积"。

【注释】

（1）谷所从出入浅深远近长短之度：谷所从出入，指从口唇至肛门的整个消化道。浅深远近长短之度，指消化道各部分的长短、大小、容积等数据。

（2）会厌：为喉咙上口的薄膜，可开可闭，开则通呼吸，传声音，闭则防止饮食物混入气管。黄元御注："会厌在咽喉上，分别气食二管之开阖者也。"

（3）深三寸半，大容五合（gě）：深，指牙齿至会厌的距离。大容，此指口腔的最大容积。合，古容积单位，大合为一升，十升为一斗，与后世量度差异甚大。

（4）咽：此指食道上口。

（5）胃纡（yū）曲屈：纡，曲也。胃纡曲屈，指胃体弯曲。

（6）大：指最大横断面的周长。下言"大"者均准此。

（7）径：直径。下准此。

（8）大容三斗五升：《灵枢·平人绝谷》："其中之谷常留二斗，水一斗五升而满。"

（9）左环回周迭积：左环，自左向右环行。回周，环绕一周。迭积，重迭堆积。此句言小肠在腹内多次环绕。

（10）其注于回肠者，外附于脐上：杨上善注："回肠，大肠也。小肠附脊而在后，大肠近脐而在前。"张介宾注：小肠"其下口注予回肠者，外附近于脐上一寸，当水分穴处是也。"

（11）回运环反十六曲：反，通"返"。此句言回肠往返环绕有十六个弯曲。

（12）八分分之少半：张介宾注："言八分之外，尚有如一分之少半也。"

（13）叶积：张介宾注："如叶之积，亦迭积之义。"

（14）广肠傅脊，以受回肠：广肠，似指今之乙状结肠和直肠。傅，通"附"。以受回肠，即接受回肠传来的内容物。杨上善注："广肠，白膗也，附脊以受大肠糟粕。"

（15）上下辟大八寸：上，指广肠与回肠相接处。下，指直肠的下口通肛门处。辟，开辟，引申为宽广。张介宾注："以其最广，故云辟大八寸。"

（16）肠胃所入至所出：张介宾注："此总结上文自口而入、自便而出之全数。"

【概要】

本段自上而下地介绍了消化道各内藏器官的长度、周长、直径、容积、形态及位置等。

1. 消化道各部的长、宽、周、径及容积

唇至齿，长九分；

齿至会厌，长三寸半，宽二寸半，容积五合；

咽至胃上口，长一尺六寸，周长二寸半；

胃伸直长二尺六寸，最大周长一尺五寸，直径五寸，容积三斗五升；

小肠长三丈二尺，周长二寸半，直径约八分半；

回肠长二丈一尺，周长四寸，直径约一寸半；

广肠长二尺八寸，周长八寸，直径约二寸半。

以上消化道总长六丈四寸四分。

2. 胃肠的形态及其位置关系

胃上口接食道通咽，下口连小肠，其形纡曲不直；

小肠上连胃，下接回肠，其形环绕迭积，后附于脊，前附脐上，有十六个弯曲；

回肠上接小肠，下连广肠，当脐而环绕迭积，亦有十六个弯曲；

广肠上连回肠，下通肛门，其形上下阔大，附脊而下。

四、体质

[79]《灵枢·卫气失常第五十九》　黄帝问于岐伯①曰：人之肥瘦大小寒温，有老壮少小，别之奈何？伯高对曰：人年五十已上为老，二十②已上为壮，十八已上为少，六岁已上为小。黄帝曰：何以度知其肥瘦？伯高曰：人有肥③有膏有肉④。⑴黄帝曰：别此奈何？伯高曰：腘⑤肉④坚，皮满⑵者，肥③。腘⑤肉④不坚，皮缓⑶者，膏。皮肉④不相离者，⑷肉。黄帝曰：身之寒温何如？伯高曰：膏者其肉淖⑸，而粗理者身寒，细理者身热。⑹脂者其肉坚，细理者热，粗理者寒。黄帝曰：其肥瘦大小奈何？伯高曰：膏者多气而皮纵缓，故能纵腹垂腴。⑺肉者身体容大，脂者其身收小。⑻黄帝曰：三者之气血多少何如？伯高曰：膏者多气，多气者热，热者耐寒。⑼肉者多血，则⑥充形⑦，充形⑦则平。⑽脂者其血清，气滑少，⑾故不能大。此别于众人者也。⑿黄帝曰：众人奈何？伯高曰：众人皮肉脂膏不能相加也，⒀血与气不能相多，⒁故其形不小不大，各自称其身，命曰众人。黄帝曰：善。治之奈何？伯高曰：必先别其三形，血之多少，气之清浊，而后调之，治无失常经。⒂是故膏人⑧纵腹垂腴，肉人者上下容大，脂人者虽脂不能大者⑨。

【校勘】

①岐伯：据前后问答当改作"伯高"。

②二十：应据《甲乙经》卷六第六及《千金方》卷五第一引《小品方》改作"三十"。

③肥：应据《甲乙经》卷六第六改作"脂"，与下文合。

④内：坏文。应据《甲乙经》卷六第六改作"肉"。

⑤䐃：与"腘"字形近而误，应据本书注语及《甲乙经》卷六第六改作"腘"。

⑥则：此前应据《甲乙经》卷六第六补"多血"二字，与上文"多气"句法一致。

⑦充形：《甲乙经》卷六第六作"形充"，当乙转。

⑧膏人：此后应据《甲乙经》卷六第六补"者"字。

⑨者：应据《甲乙经》卷六第六删。

【注释】

（1）人有脂有膏有肉：脂，肥肉。膏，油脂。肉，肌肉。此处的脂、膏、肉，指三种异常的体型。

（2）腘（jùn）肉坚，皮满：腘，肌肉会聚处。张介宾注："腘肉，肉之聚处也。"皮满，指皮肤实满。

（3）皮缓：皮肤弛缓而不坚紧。

（4）皮肉不相离：即皮肤与肌肉紧密相连，而无脂膏相间。张志聪："谓肉胜而连于皮，内无膏而外无肥，此亦卫气之盛于肉理者也。"

（5）淖：张介宾注："柔而润也。"

（6）粗理者身寒，细理者身热：《灵枢集注》任允谦注："粗理者，卫气外泄，故身寒；细理者，卫气收藏，故身热。"

（7）纵腹垂腴（yú）：《说文·肉部》："腴，腹下肥者。"黄元御注："纵腹垂腴，其腹皮丰腴纵缓而下垂也。"

（8）肉者身体容大，脂者其身收小：身体容大，指形体粗壮。其身收小，指脂人相对于膏人、肉人，形体较紧缩。《灵枢集注》任允谦注："肉者身体容大，此卫气盛而满于分肉也。脂者其身收小，此卫气深沉，不能充于分肉，以致脂膜相连而肌肉紧充，故其身收小也。"

（9）多气者热，热者耐寒：张介宾注："膏者多气，气为阳，故质热而耐寒也。"

（10）形充则平：形充，即形体壮实。平，指形气协调、平和。张介宾注："肉者多血，血养形，故形充而气质平也。"

（11）脂者其血清，气滑少：血清，即血质清稀。气滑少，指气衰少而行速。《灵枢集注》任允谦注："脂者肌肉紧密，是以血清气少，故不能大。"

（12）此别于众人：张介宾注："若此三者，虽肥盛皆别于众人，而脂者之气血，似不及乎膏肉也。""众人者，言三者之外，众多之常人也。"

（13）皮肉脂膏不能相加：指皮肉脂膏分布匀称，而不积累以致呈现偏多的现象。《灵枢集注》余国锡注："不能相加者，谓血气和平，则皮肉脂膏不能相加于肥大也。"

（14）血与气不能相多：指血气协调而无偏盛。《灵枢集注》余国锡注："血气之浮沉浅深各有常所，不能相多于肌肉间也。"

（15）治无失常经：常经，指一般原则。张介宾注："三形既定，血气既明，则宜补宜泻自可勿失常经矣。"

【概要】

本段指出了人的体质与年龄、体形等的关系，论述了脂、膏、肉三种体型之人的特点及其治疗原则。

1. 人的体质与年龄、外形等的关系

人与人之间存在着个体差异，例如体形上有"肥瘦大小"之别，体质上有寒温阴阳之异，年龄上有老壮少小之别。六岁以上为儿童期，十八岁以上为少年期，三十岁以上为壮年期，五十岁以上为老年期，各期的生理、病理有所不同。

2. 脂、膏、肉三型人的形质特点

脂型之人，肌肉坚紧，皮肤实满，血清气少，体形收小。细理者多热，粗理者多寒。

膏型之人，肌肉不坚，皮缓肉淖，纵腹垂腴，体肥多气。细理者身热，粗理者身寒。

肉型之人，皮肉不相离，肉盛血充，身体容大，气质平和。

3. 区分脂、膏、肉三型人的临床意义

脂、膏、肉三型人与"众人"有区别，其肥瘦、大小、气血、寒热等各不相同，所以在诊治疾病时，"必先别其三形，血之多少，气之清浊，而后调之"，即充分考虑到患者的上述体质特点，给予针对性的治疗，才会收到较好疗效而"无失常经"。

[80]《灵枢·通天第七十二》　黄帝曰：治人之五态⁽¹⁾奈何？少师曰：太阴之人，多阴而无阳，其阴血浊，其卫气涩，⁽²⁾阴阳不和，⁽³⁾缓筋而厚皮，⁽⁴⁾不之疾写，不能移之。⁽⁵⁾少阴之人，多阴①少阳，小胃而大肠，⁽⁶⁾之府不调，其阳明脉小而太阳脉大，⁽⁷⁾必审②调之，其血易脱，其气易败也。⁽⁸⁾太阳之人，多阳而少③阴，必谨调之，无脱其阴而写其阳，阳重脱者易狂，⁽⁹⁾阴阳皆脱者，暴死不知人也。⁽¹⁰⁾少阳之人，多阳④少阴，经小而络大，⁽¹¹⁾血在中而气⑤外，实阴而虚阳，独写其络脉则强；⁽¹²⁾气脱而疢，中气不足，病不起也。⁽¹³⁾阴阳和平之人，其阴阳之气和，血脉调，谨⑥诊其阴阳，视其邪正，安⑦容仪，⁽¹⁴⁾审有余不足，盛则写之，虚则补之，不盛不虚，以经取之。⁽¹⁵⁾此所以调阴阳、别五态之人者也。

……

黄帝曰：别五态之人奈何？少师曰：太阴之人，其状黮黮然黑色，⁽¹⁶⁾念然下意，⁽¹⁷⁾临临然长大，⁽¹⁸⁾腘然未⑧偻，⁽¹⁹⁾此太阴之人也。少阴之人，其状清然窃然，⁽²⁰⁾固以阴贼，⁽²¹⁾立而躁崄，行而似伏，⁽²²⁾此少阴之人也。太阳之人，其状轩轩储储，⁽²³⁾反身折腘，⁽²⁴⁾此太阳之人也。少阳之人，其状立则好仰，行则好摇，⁽²⁵⁾其两臂两肘，则常出于背，此少阳之人也。阴阳和平之人，其状委委然⁽²⁶⁾，随随然⁽²⁷⁾，颙颙然⁽²⁸⁾，愉愉然⁽²⁹⁾，暶暶然⁽³⁰⁾，豆豆然⁽³¹⁾，众人皆曰君子，⁽³²⁾此阴阳和平之人也。

【校勘】

①多阴：此后应据《甲乙经》卷一第十六补"而"字，与上下文句法一致。

②审：此后应据《甲乙经》卷一第十六补"而"字。

③少：应据《甲乙经》卷一第十六改作"无"，与上"太阴之人""无阳"为对文。

④多阳：此后应据《甲乙经》卷一第十六补"而"字。

⑤气：此后应据《甲乙经》卷一第十六补"在"字。

⑥谨：此前《甲乙经》卷一第十六有"宜"字，可据补。

⑦安：此后应据《甲乙经》卷一第十六补"其"字，与上文句法一致。

⑧未：据交叉，疑为"末"字形近而误，当改作"束"。

【注释】

（1）五态：指体质的五种类型。本篇前文说："盖有太阴之人，少阴之人，太阳之人，少阳之人，阴阳和平之人，凡五人者，其态不同，其筋骨气血各不等。"

（2）其阴血浊，其卫气涩：《灵枢集注》赵尔功注："太阴之人，多阴无阳，故其阴血浓浊。阳气者，通会于腠理，无阳，故卫气所行之涩滞也。"

（3）阴阳不和：张介宾注："曰阴阳不和者，四态之人无不然，于此而首言之，他可概见矣。"

（4）缓筋而厚皮：缓筋，指筋膜弛纵乏力。张介宾注："气少不行，故其筋缓。阴体重浊，故其皮厚。"

（5）不之疾写，不能移之：移，改变，此处指纠正阴阳不和的病态。张介宾注："皮厚血浊，非疾泻之不能移易也。"

（6）多阴而少阳，小胃而大肠：张介宾注："此其多阴少阳者，以阳明为五藏六府之海，小肠为传送之府，胃小则藏贮少而气必微，小肠大则传送速而气不畜，阳气既少而又不畜，则多阴少阳矣。"

（7）其阳明脉小而太阳脉大：胃小则足阳明脉小；小肠大，则手太阳脉大。

（8）其血易脱，其气易败：少阴之人阳少不能固摄阴血，则血易脱失；气已少，若再误治伤气，则气必衰败。

（9）阳重脱者易狂：阳气有调神的功能，阳气重脱则神失调而散越，故神志恍惚不清。张介宾注："然阴不足者阳亦无根，若泻之太过则阳气重脱，而脱阳者狂。"

（10）暴死不知人：即突然昏迷不省人事。《灵枢集注》赵尔功注："阴阳皆脱，则为暴死。盖阳为阴之固，阴为阳之守，阳气生于阴中，阴重脱，则阳亦脱矣。"

（11）多阳而少阴，经小而络大：张介宾注："经脉深而属阴，络脉浅而属阳，故少阳之人多阳而络大，少阴而经小也。"

（12）实阴而虚阳，独写其络脉则强：强，正气强而病愈。黄元御注："实阴而虚阳，宜实其阴而虚其阳，独泻其络脉即虚其阳，是以强也。"

（13）气脱而疾，中气不足，病不起也：气脱而疾，指经气泄失过快。中气，藏气。张介宾注："唯是少阳之人，尤以气为主，若泻之太过，以致气脱而疾，则中气乏而难于起矣。"起，病愈。

（14）安其容仪：安，通"按"，察也。安其容仪，谓审察病人的外貌举止。

（15）不盛不虚，以经取之：张介宾注："言本无盛虚之可据，而或有邪正之不调者，但求所在之经以取其病也。"

（16）黮黮（dàndàn）然黑色：张介宾注："黮黮，色黑不明也。"指太阴之人肤色晦暗阴沉。

（17）念然下意：黄元御注："意下而心深也。"即情志深藏而外表恭谦的样子。

（18）临临然长大：临临然，形大貌。此句言自觉身体很长大。

（19）腘然末偻（lóu，又读lǚ）：腘然，屈曲貌。末偻，即背曲。本句是形容颈背弯曲面不能伸直的样子。

（20）清然窃然：清然，清高貌。窃然，行为鬼祟的洋子。

（21）固以阴贼：固，通"故"。《灵枢集注》马仲化注："以阴险贼害为心，故有此态也。"

（22）立而躁崄，行而似伏：崄，通"险"。全句谓站立时躁动不定，行走时身俯不挺。

（23）轩轩储储：骄傲自满的样子。张介宾注："轩轩，高大貌，犹俗谓轩昂也。储储，畜积貌，盈盈自得也。"

（24）反身折䏖：形容挺胸凸肚的样子。张介宾注："言仰腰挺腹，其䏖似折也，是皆妄自尊大之状。"

（25）立则好仰，行则好摇：好，喜好。张介宾注："立则好仰，志务高也。行则好摇，性多动也。"此皆傲慢得意的样子。

（26）委委然：张介宾注："委委，雍容自得也。"从容而安适的样子。

（27）随随然：随和而善于适应环境的样子。

（28）顒顒（yóngyóng）然：严肃、敬重的样子。

（29）愉愉然：和颜悦色的样子。

（30）暶暶（xuánxuán）然：《灵枢集注》赵尔功注："暶暶，目好貌……盖存乎人者，莫良于眸子，胸中正，故眸子了然而美好也。"

（31）豆豆然：张介宾注："豆豆，磊落不乱也。"指举止大方有度。

（32）众人皆曰君子：张介宾注："若人者，人人得而敬爱之，故众人皆曰君子，君子者贤圣之通称。"

【概要】

本段分别论述了阴阳五型之人的气质、形态、性格特征及其针刺法则。

1. 太阴之人

多阴而无阳，阴血浓浊，卫气滞涩，筋缓皮厚；肤色黑而晦暗，"䏖然末偻"；情志深藏，外作谦恭而实则轻人。治宜疾泻其阴，以和其阳。

2. 少阴之人

多阴而少阳，胃小而肠大，阳明脉下而太阳脉大，六府不调；貌似清高，动作鬼祟，阴险害人；"立而躁崄，行而似伏"。治宜补阳泻阴，审而调之，勿伤气血。

3. 太阳之人

多阳而无阴；常高傲自大，挺胸凸肚。治宜谨调之，无脱其阴或泻阳太过。

4. 少阳之人

多阳而少阴，经小而络大，血藏于内而气盛于外；"立则好仰，行则好摇"，两臂时常挽于背后，一副傲慢得意的样子。治宜实阴虚阳，泄其络脉，但不可泻阳过快，以防气脱"病不起"。

5. 阴阳和平之人

阴阳之气和，血脉调；从容安适，随和大方，严肃谦恭，待人和蔼，处事精明。治宜诊阴阳，视邪正，察容仪，泻实补虚，或调其病经。

[81]《灵枢·阴阳二十五人第六十四》　木形之人，比于上角，(1)似于苍帝。(2)其为人苍色小头，长面大肩，背①直身，小手足，好有才(3)，劳心②，少力，(4)多忧劳于事。能春夏不能秋冬，(5)感③而病生。足厥阴④佗佗然。(6)

……

火形之人，比于上征，似于赤帝。其为人赤色广䏤(7)，脱⑤面小头，好肩背髀腹，小手足，行安地，(8)疾心⑥行摇肩，背肉满，有气轻财，(9)少信多虑，见事明⑦，好颜急心，(10)不寿暴死。(11)能春夏不能秋冬，秋冬感而病生。手少阴⑧核核然(12)。

……

土形之人，比于上宫，似于上古黄帝。其为人黄色圆面，大头美肩背，大腹美股胫，小手足⑨多肉，上下相称，行安地，举足浮安，(13)心好利人，不喜权势，善附人也。(14)能秋冬不能春夏，⁽¹⁵⁾春夏感而病生。足太阴⑩敦敦然⁽¹⁶⁾。

……

金形之人，比于上商，似于白帝。其为人方面白色，小头小肩背，小腹小手足，如骨发踵外，骨轻，身⑪清廉，急心静悍，善为吏。⁽¹⁷⁾能秋冬不能春夏，春夏感而病生，手太阴⑫敦敦然⁽¹⁸⁾。

……

水形之人，比于上羽，似于黑帝。其为人黑色面不平，大头廉⑬颐，小肩大腹，动⑭手足，发行摇身，⁽¹⁹⁾下尻长背延延然，⁽²⁰⁾不敬畏，善欺绐人，⁽²¹⁾戮死。⁽²²⁾能秋冬不能春夏，春夏感而病生。足少阴⑮汗汗然⑯。⁽²³⁾

【校勘】

①背：此前应据《甲乙经》卷一第十六及《千金方》卷十一第一补"平"字。

②好有才，劳心：《千金方》卷十一第一作"有材，好劳心"，又胜，可据改。

③感：此前《千金方》卷十一第一有"秋冬"二字，可据补，与以下各条文例合。

④足厥阴：此前应据《甲乙经》卷一第十六补"主"字。

⑤脱：应据《甲乙经》卷一第十六及《千金方》卷十三第一改作"兑"字。兑，通"锐"，

⑥心：应据《千金方》卷十三第一删。

⑦明：此后应据《甲乙经》卷一第十六及《千金方》卷十三第一补"了"字。

⑧手少阴：此前应据《甲乙经》卷一第十六及《千金方》卷十三第一补"主"字。

⑨小手足："小"疑"大"字之误。大手足，方与上文"大头""大腹"相称。

⑩足太阴：此前应据《甲乙经》卷一第十六及《千金方》卷十五

第一补"主"字。

⑪如骨发踵外，骨轻，身：此八字《千金方》卷十七第一作"发动身轻"四字，与《甲乙经》卷一第十六注语合。可据改。

⑫手太阴：此前应据《甲乙经》卷一第十六及《千金方》卷十七第一补"主"字。

⑬廉：应据《甲乙经》卷一第十六及《千金方》卷十九第一改作"广"字。

⑭动：《甲乙经》卷一第十六作"小"，其校语云："小作大。"改作"大"为是。

⑮足少阴：此前应据《甲乙经》卷一第十六及《千金方》卷十九第一补"主"字。

⑯汗汗：形近而误，应据《甲乙经》卷一第十六及《千金方》卷十九第一改作"污污"。

【注释】

（1）比于上角：比，取象比类之意。角、徵、宫、商、羽为古代五音，分别配属木、火、土、金、水五行。每一音中又据阴阳太少、上下左右之理而分为五等，五五二十五音与阴阳二十五人相比拟。例如，得木气之全的人比为上角，则其他得术气之偏的入分别比为大角、鈦角、左角、判角。张介宾注："故首云上角厥阴者，总言木形之全也；后云大角，左角、鈦角、判角少阳者，分言木形之详也，兹于上角而分左右，左右而又分上下，正以明阴阳之中复有阴阳也余准此。"

（2）似于苍帝：苍，青色。苍帝和下文的赤帝、黄帝、白帝、黑帝是传说中上古的五帝，分居东、南、中、西、北五方。张介宾注："角为木音，苍为木色，木形之人，言禀木气之全者也，音比上角，而象类东方之苍帝。"

（3）有材：材，指材干而可以立身者。马蒔注："木随用而可以成材也。"

（4）好劳心，少力：即好谋虑而体力不强。张介宾注："发生无穷，木之化也。木性柔也。"

（5）能春夏不能秋冬：能，通"耐"。马蒔注："耐春夏者，木以春夏适当盛也。不耐秋冬者，木以秋冬而凋落也。就自其时而育耳。"

（6）主足厥阴佗佗然：张志聪注："足厥阴风木主气。佗佗，美也，如木之美材也。"

（7）广䯏（yǐn）：张志聪注："䯏者，脊肉也。广䯏者，火之中势炽而大也。"

（8）行安地：指走路时步履稳重，着地无声。

（9）有气轻财：有气，指作事气魄大。轻财，以钱财为轻。马莳注："有气者，火有气势也，此宜其体而言耳。轻财者，火性义发而不聚也。"

（10）好颜急心：好颜，面色红润美好。急心，脾气急躁。马莳注："好颜者，火色光明也；急心者，火性急也。"

（11）不寿暴死：不寿，指寿命不长久。张介宾注："急速之性不耐久也。"

（12）核核然：马莳注："有真实之义。"指火形之人为人的态度真实。

（13）举足浮安：举足，引申为行动。浮，通"孚"，倍也。安，稳也。举足孚安，就是做事稳妥，取信于人。

（14）善附人：附，依附，此处引申为团结。善附人，就是善于团结人。马莳注："土能容垢纳污，不弃贱趋贵也。"

（15）能秋冬不能春夏：张志聪注："耐秋冬者，土得令也。不耐春夏者，受木克而土燥也。"

（16）敦敦然：敦，厚也。张志聪注："敦敦然者，有敦厚之道也。"即为人厚道。

（17）清廉，急心静悍，善为吏：清廉，清正廉明。善，擅长。张志聪注："身清廉者，金之体冷，而廉洁不受污也，此自其体而言耳。急心静悍者，金质静而性锐利也。善为吏者，有斧断之才也。"

（18）敦敦然：张介宾注："敦敦，坚实貌。手足太阴皆曰敦敦，而义稍不同，金坚土重也。"

（19）发行摇身：指行走时身体摇摆。张介宾注："水流动也。"

（20）下尻长背延延然：下尻，指尾骶部偏下。背长则尻必下。马

196

莳注："皆延延然者，亦长意也。"

（21）善欺绐（dài）人：绐，欺骗。马莳注："善欺绐者，水性不实也。"

（22）戮（lù）死：被杀而死。因其常欺诈所致。

（23）污污然：意指水形之人品格低下。

【概要】

本段论述了木火土金水五形之人在肤色、体态、品性及对时气的适应等方面的特点。

1. 木形之人

皮肤苍色，小头，长面，大肩，平背，直身，小手足，有材；好劳心，少力，多忧劳于事，佗佗然；耐春夏不耐秋冬。

2. 火形之人

皮肤赤色，锐面，小头，广脊肉，好肩背髀腹，小手足，疾行摇肩；有气，轻财，少信，多虑，见事明了，好颜急心，核核然；耐春夏不耐秋冬。

3. 土形之人

皮肤黄色，圆面，大头，美肩背，大腹，美股胫，大手足，多肉，上下相称，行安地；举足孚安，心好利人，不喜权势，善附人，敦敦然；耐秋冬不耐春夏。

4. 金形之人

皮肤白色，方面，小头，小肩背，小腹，小手足，行动身轻便；清廉，急心，静悍，善为吏，敦敦然；耐秋冬不耐春夏。

5. 水形之人

皮肤黑色，面不平，大头，广颐，小肩，大腹，大手足，发行摇身，下尻长背延延然；不敬畏善欺人，戮死，污污然；耐秋冬不耐春夏。

【按语】

《内经》对人的体质的论述较多，其分型方法可归纳为以下三种：一是以年龄、性别、形体肥瘦、腠理疏密等划分，如［79］段的"老壮少小"及"脂""膏""肉"三型人等；二是从人的整体阴阳气质的多少划分，如［80］段的"太阴之人""少阴之人""太阳之人""少阳之人"及"阴阳和平之人"等；三是以五行属性为标准，通过取象比类法把人分为"木形""火形""土形""金形""水形"五类，每类又根据其气的正偏盛衰再分为五种，即本篇所述的"阴阳二十五人"。

人的体质的形成，与先天禀赋、后天调养及天时地理等环境因素等有着密切的关系。古人认为，不同的体质，可以从其形体动态、生理机能、性格特点，对自然和社会的适应能力以及发病的特异性等方面反映出来，为我们辨别体质提供了依据。但是，文中把个人的道德品行与人体的生理差异联系起来的观点，却是不符合科学的。中医的体质学说是辨治施治的理论基础之一。研究和掌握体质学说对于防治疾病具有重要的指导意义。例如，针对不同的体质可拟定不同时令的防病措施；根据患者体质上的各种差异，对于同一种病的各个患者在治则和治法上应有一定的区别等。

［82］《灵枢·论勇第五十》　黄帝曰：愿闻勇怯(1)之所由然。少俞曰：勇士者，目深以固，(2)长衡直扬，(3)三焦理横，(4)其心端直，其肝大以坚，其胆满以傍，(5)怒则气盛而胸张，肝举而胆横，眦裂而目扬，毛起而面苍，此勇士之由然者也。(6)黄帝曰：愿闻怯士之所由然。少俞曰：怯士者，目大而不减①，(7)阴阳相失，(8)其②焦理纵，䯏骭短而小，(9)肝系缓，其胆不满而纵，(10)肠胃挺，(11)胁下空，(12)虽方大怒，气不能满其胸，肝肺虽举，气衰复下，(13)故不能久怒，此怯士之所由然者也。黄帝曰：怯士之得酒，怒不避勇士者，(14)何藏使然？少俞曰：酒者，水谷之精，熟谷之液也。其气慓悍，其入于胃中，则胃胀气上，逆满于胸中，肝浮胆横。当是之时，固此于勇士，气衰则悔。(15)与勇士同类，不知避之，名曰酒悖(16)也。

【校勘】

①减：张介宾校："减，当作'缄'，封藏之谓。"可据改。

②其：当改作"三"字，与上文"三焦理横"一致。

【注释】

（1）勇怯：勇敢和怯懦。此即本篇前文勇士"见难则前"和怯士"闻难则恐"之意。

（2）目深以固：指目光深邃而坚定。张介宾注："目者五藏六府之精也，目深以固，藏气之坚也。"

（3）长衡直扬：衡，指眉上部位。扬，指眉毛。长衡直扬，形容两眉修长而竖直的样子。

（4）三焦理横：三焦，代指肌腠。理横，指纹理显露。《灵枢集注》朱长春注："理者，肌肉之纹理，乃三焦通会之处。三焦理横，少阳之气壮而胆横也。"

（5）其胆满以傍：指胆府盈满而向四旁扩张。《灵枢集注》朱长春注："胆之精汁充满于四旁，此肝胆之形质壮盛也。"

（6）此勇士之由然者也：张介宾注："怒则气盛而胸张、眦裂而目扬者，勇者之肝胆强，肝气上冲也。毛起者，肝血外溢也。面苍者，肝色外见也。此皆勇士之由然。然则勇怯之异，其由于肝胆者为多，故肝曰将军之官，而取决于胆。"

（7）目大而不缄（jiān）：指目虽大而不深藏。张介宾注："目大不缄者，神气不坚也。"

（8）阴阳相失：张介宾注："血气易乱也。"

（9）髑骬短而小：髑骬，即剑突，可反映心的状态。《灵枢集注》朱长春注："髑骬短而小者，心小而下也。"

（10）肝系缓，其胆不满而纵：肝系，指肝藏发出的脉络组织。缓，松弛。纵，弛长。张介宾注："肝系缓者，不急也。胆不满而纵者，汁少形长也。"

（11）肠胃挺：挺，纵缓。肠胃挺，指肠胃纵缓而不收。

（12）胁下空：张介宾注："肝气不实也。"

（13）肝肺虽举，气衰复下：怒则气上而肝肺举，肝胆不强则气复降。张介宾注："此其肝胆不充，气不能满，以故旋怒旋衰，是皆怯士之由然。"

（14）怒不避勇士：避，离去，此处引申为差别。怒不避勇士，谓怯士酒后发怒时，与勇士的表现相差无几。

（15）固比于勇士，气衰则悔：固，必。张介宾注："酒之性热气悍，故能胀胃浮肝，上气壮胆。方其醉也，则神为之惑，性为之乱，自比于勇而不知避；及其气散肝平，乃知自悔。"

（16）酒悖：悖，逆乱，此指行为表现反常。张介宾注："是因酒之所使，而作为悖逆，故曰酒悖。"

【概要】

本段从藏府气机的角度论述了勇士、怯士的外貌和生理特征以及"酒悖"的表现及其机理。

1. 勇士的外貌和生理特征

勇士的外貌特征是"目深以固，长衡直扬，三焦理横"，其藏府的特征是"其心端直，其肝大以坚，其胆满以傍"。正因为勇士的心肝胆等藏气坚强，一旦发怒时，"则气盛而胸张，肝举而胆横"，从而现出勇敢的气势。

2. 怯士的外貌和生理特征

怯士的外貌特征是"目大而不缄""三焦理纵，䯏骭短而下"，其藏府的特征是"肝系缓，其胆不满而纵，肠胃挺"。正因为怯士的肝胆肠胃等藏气虚弱，气血不和，虽然发怒，"气不能满其胸，肝肺虽举，气衰复下"，从而缺乏勇敢的表现。

3. 酒悖的表现及其机理

酒悖，指怯士饮酒后发怒，亦可表现出勇士般的行为的反常现象。这是因为酒的阳热慓悍之气入胃后，可使胃胀气逆，满于胸中，肝浮胆横，此时怯士的藏府气血等生理状态暂时与勇士相似，故"不知避之"；但当酒性过后，必"气衰而悔"。

【按语】

本段从藏府气血的体质差异探讨了勇怯的内在原因，认为勇怯的形成与肝、胆、心、肺、胃、肠等藏府的强弱直接相关，尤其与肝和胆的关系最为密切，这是因为肝为将军之官，主谋虑，胆为中正之官，主决断。同时也应看到，勇怯这种精神状态和性格表现的差异，既与先天禀赋有关，亦受社会环境和社会实践的明显影响，正如张介宾所说："若临难不恐，遇痛不动，此其资禀过人；然随触而发，未必皆能中节也……昔人谓勇可学者，在明理养性而已。然则勇与不勇虽由肝胆，而其为之主者，则仍在乎心耳。"

第五章 经 络

一、十二经脉

[83]《灵枢·经别第十》 夫十二经脉者，人之所以生，病之所以成，人之所以治⁽¹⁾，病之所以起，⁽²⁾学之所始，工之所止也，⁽³⁾粗之所易，⁽⁴⁾上^①之所难也。

【校勘】

①上：应据《太素》卷九经脉正别改为"工"，与"粗"为对文。

【注释】

（1）治：正常，引申为健康。

（2）病之所以起：病，病人。起，起立，引申为病愈。

（3）工之所止：工，这里指高明的医生。止，停止，引申为不能超越。全句意为医生的医术再高也不能越出它的范围。

（4）粗之所易：粗，指粗工，即水平低下的医生。粗之所易，言低劣的医生认为它平常容易。

【概要】

本段阐述了经脉在人体的重要作用，同时指出了业医者掌握经络理论的必要性。

1. 经脉在人体的重要作用

十二经脉，是人体气血运行的通路。"人之所以生""人之所以治"，说明经脉与人体的生存和健康的维持密切相关。"病之所以成""病之所以起"，说明经脉又是疾病形成和痊愈的重要因素。

2. 医生掌握经络理论的必要性

包括十二经脉在内的经络学说，是研究人体生理、病理的基础理论，它对于诊断、治疗及预防均有重要的实用价值，所以学医者必须自始至终地学习和掌握它，这就是"学之所始，工之所止"的含义。然而，在这一点上，医生中却有两种绝对相反的态度，粗工认为它浅显易懂而不去深究，上工却认为它深奥无穷而去努力探求。

[84]《灵枢·逆顺肥瘦第三十八》 黄帝曰：脉行之逆顺(1)奈何？岐伯曰：手之三阴，从藏走手；(2)手之三阳，从手走头；(3)足之三阳，从头走足；(4)足之三阴，从足走腹。(5)

【注释】

（1）逆顺：指经脉来去的走向。经脉从躯干走向四肢为顺，从四肢返回躯干为逆。

（2）手之三阴，从藏走手：张介宾注："手之三阴从藏走手者，太阴肺经，从藏出中府，而走大指之少商；少阴心经，从藏出极泉，而走小指之少冲；厥阴心主经，从藏出天池，而走中指之中冲也。"

（3）手之三阳，从手走头：张介宾注："手之三阳从手走头者，阳明大肠经，从次指商阳而走头之迎香；太阳小肠经，从小指少泽而走头之听宫；少阳三焦经，从名指关冲而走头之丝竹空也。"

（4）足之三阳，从头走足：张介宾注："足之三阳从头走足者，太阳膀胱经，从头之睛明而走足小指之至阴；阳明胃经，从头之承泣而走足次指之厉兑；少阳胆经，从头之瞳子髎而走足四指之窍阴也。"

（5）足之三阴，从足走腹：张介宾注："足之三阴从足走腹者，太阴脾经，从大指隐白走腹而上于大包；少阴肾经，从足心涌泉走腹而上于俞府；厥阴肝经，从足大指大敦而走腹之期门也。"

【概要】

本段概括了十二经脉循行走向的基本规律。

十二经脉在人体的循行具有一定规律性，其基本走向是：手三阴经，从藏走手；手三阳经，从手走头；足三阳经，从头走足；足三阴经，从足走腹。

[85]《灵枢·经脉第十》　经脉者，所以能决死生，处百病，调虚实，不可不通^{①(1)}。肺手太阴之脉，起于中焦，下络⁽²⁾大肠，还⁽³⁾循胃口⁽⁴⁾，上膈⁽⁵⁾属⁽⁶⁾肺；从肺系⁽⁷⁾横出腋⁽⁸⁾下，下循臑⁽⁹⁾内，行少阴、心主⁽¹⁰⁾之前，下肘中，循臂⁽¹¹⁾内上骨⁽¹²⁾下廉，入寸口，上鱼⁽¹³⁾，循鱼际⁽¹⁴⁾，出大指之端；其支者，从腕后直出次指内廉，出其端。是动则病，⁽¹⁵⁾肺胀满，膨膨而喘咳，缺盆中痛，甚则交两手而瞀⁽¹⁶⁾，此为臂厥⁽¹⁷⁾。是主肺所生病⁽¹⁵⁾者，咳，上气喘渴^②，烦心，胸满，臑臂内前廉痛厥，掌中热。气盛有余，则肩背痛风寒^③，汗出中风^④，小便数而欠。⁽¹⁸⁾气虚则肩背痛寒，少气不足以息，溺色变。

【校勘】

①不通：此后应据《甲乙经》卷二第一上补"也"字。

②渴：应据《脉经》卷六第七、《甲乙经》卷二第一上改为"喝"。

③寒：应据《脉经》卷六第七、《千金》卷十七第一删，与下"肩背痛寒"为对文。

④中风：应据《脉经》卷六第七删。

【注释】

（1）通：通晓。

（2）络：联络，指本经与其为表里的藏府相联络。

（3）还：经脉去而复返的意思。

（4）胃口：指胃的上下口，即贲门、幽门。

（5）膈：指胸腹之间的横膈膜。张介宾注："人有膈膜，居心肺之下，前齐鸠尾，后齐十一椎，周围相着，所以遮隔浊气，不使上熏心肺也。"

（6）属：凡经脉与本藏或本府相连的称为"属"。张介宾注："十二经相通，各有表里。凡在本经者皆曰属，以此通彼者皆曰络，故在手太阴则曰属肺络大肠，在手阳明则曰属大肠络肺，彼此互更，皆以本经为主也。下文十二经皆仿此。"

（7）肺系：指与肺直接相连通的气管、喉咙等组织。

（8）腋：腋窝。张介宾注："膊之下，胁之上曰腋。"

（9）臑（nào）：肩下肘上曰"臑"。

（10）少阴、心主：张介宾注："少阴，心经也。心主，手厥阴经也。"

（11）臂：肘下曰臂，亦有称肩下腕上为臂的，此指前者而言。

（12）上骨：即上至桡骨。

（13）鱼：指大指本节后肌肉隆起处。张介宾注："手腕之前，大指本节之间，其肥肉隆起形如鱼者，俗谓之鱼。"

（14）鱼际：鱼部的边缘，又为穴名。

（15）是动则病……是主肺所生病：二者均为肺经脉发生病变所表现的病候，同时亦包括该经脉所属藏府的病候。余经仿此。

（16）瞀（mào）：形容心中烦乱的状态。

（17）臂厥：病名。指经脉之气由臂部厥逆上行，而致喘咳、缺盆中痛及交叉两手于胸前，且心中烦乱等病证。

（18）数而欠：指小便频数而少。

【概要】

本段论述了经脉的重要作用，以及手太阴肺经的具体循行路线和病证。

1. 经脉的重要作用

经脉在体内不仅能够运行血气，通调阴阳，而且对于诊疗上亦有重大意义，它可以决断死生，诊治百病，调理虚实，所以是必须通晓的。

2. 手太阴肺经的循行路线

本经一干一支。

（1）主干：起于中脘$\xrightarrow{下}$络大肠$\xrightarrow{上}$循胃口$\xrightarrow{贯膈}$属肺$\longrightarrow$至喉$\xrightarrow{横行}$胸部$\xrightarrow{下行}$沿上肢内侧前缘$\xrightarrow{经鱼际}$直出拇指之端（少商）。

（2）分支：从手腕后列缺分出$\xrightarrow{直行}$至食指内侧（商阳），交于手阳明大肠经。

3. 手太阴肺经病证

是动病：肺胀满，膨膨而喘咳，缺盆中痛，甚则交两手而瞀，称为臂厥。

所生病：咳，上气喘喝，烦心胸满，臑臂内前廉痛厥，掌中热。气盛则肩背痛风，汗出，小便数而少；气虚则肩背痛寒，少气不足以息，溺色变。

【按语】

关于《灵枢·经脉》中"是动则病"和"是主×所生病者"的问题，历代医家的注释不一，其代表性的观点有以下几种，现罗列如下：

1. "是动病"为气病，"所生病"为血病。（《难经·二十二难》）

2. "是动病"为在气、在阳、在卫、在外；"所生病"为在血、在阴、在营、在里。（《难经》杨康候注语）

3. "是动病"为本经病，"所生病"为他经病。（徐大椿《难经经释》）

4. "是动病"为经络病，"所生病"为藏（或府）病。（《校注十四经发挥》承淡安注语）

5. "是动病"为外因所致，"所生病"为内因所致。（张志聪《灵枢集注》）

6. "是动病"指从本经的俞穴搏动可以测知后文所述的病证，"主×所生病者"则是对前段病证所属的结语。而"主×所生病者"后面罗列的病证或出本经或由合经。（马莳《黄帝内经灵枢注证发微》）

7. "是动病"是说明经脉的病理现象，"所生病"是说明该经经穴的主治证候，二者是一致的。（上海中医学院《针灸学》，人民卫生出版社1974年7月第一版）

[86]《灵枢·经脉第十》　大肠手阳明之脉，起于大指次指之端[1]，循指上廉，出合谷[2]两骨之间，上入两筋之中[3]，循臂上廉，入肘外廉，上臑外前廉，上肩，出髃骨[4]

之前廉，上出于柱骨之会上⁽⁵⁾，下入缺盆⁽⁶⁾，络肺，下膈属大肠；其支者，从缺盆上颈贯颊，入下齿中，还出挟⁽⁷⁾口，交⁽⁸⁾人中，左之右，右之左，上挟鼻孔。是动则病齿痛颈^①肿。是主津液^②所生病者，⁽⁹⁾目黄，口乾，鼽⁽¹⁰⁾衄，喉痹⁽¹¹⁾，肩前臑痛，大指次指痛不用。气^③有余则当脉所过者热肿，虚则寒栗不复⁽¹²⁾。

【校勘】

①颈：应据《脉经》卷六第八、《太素》卷八首篇改为"颔"。

②液：为手太阳所主，应据《脉经》卷六第八、《太素》卷八首篇删。

③气：此后应据《甲乙经》卷二第一上、《太素》卷八首篇补"盛"字。

【注释】

（1）大指次指之端：即食指尖端内侧。

（2）合谷：穴名，在手大指次指歧骨间陷中。

（3）两筋之中：指手腕部前外侧两筋陷中，即阳溪穴。

（4）髃骨：指肩胛骨与锁骨关节部的肩峰，即肩髃穴处。张介宾注："肩端骨罅为髃骨。"

（5）柱骨之会上：柱骨，指背项之间的颈椎骨。六阳经皆会于督脉之大椎，故称"会上"。

（6）缺盆：此指肩下锁骨上陷中，即足阳明胃经缺盆穴所在的部位。

（7）挟：并行于两侧曰挟。

（8）交：经脉彼此交叉曰交。

（9）主津所生病者：张介宾注："大肠与肺为表里，肺主气，而津液由于气化，故凡大肠之或泄或秘，皆津液所生之病，而主在大肠也。"

（10）鼽（qiú）衄：鼽，此指鼻。鼽衄，即鼻衄。杨上善注："鼻孔引气，故为鼽也，鼻形为鼽也。"

（11）喉痹：痹，闭也。喉痹，指喉中红肿而闭塞不通之类的病证。

（12）寒慄不复：寒栗，即寒战。不复，不易恢复温暖的意思。杨上善注："阳虚阴并，故寒栗也。不复，不得复于平和也。"

【概要】

本段讨论了手阳明大肠经的循行路线及其病证。

1. 手阳明大肠经的循行路线

本经一干一支。

（1）主干：起于食指内侧端（商阳）$\xrightarrow{\text{上行}}$出一二掌骨间——→上肢外侧前缘——→上肩（肩髃）——→交大椎——→入缺盆——→络肺$\xrightarrow{\text{下膈}}$属大肠。

（2）分支：从缺盆——→上颈贯颊——→入下齿（龈）中$\xrightarrow{\text{还出}}$挟口——→交人中——→至对侧鼻旁（迎香），交于足阳明胃经。

2. 手阳明大肠经的病证

是动病：齿痛颐肿。

所生病：目黄，口干，鼽衄，喉痹，肩前臑痛，大指次指痛不用。气盛则当脉所过者热肿，气虚则寒栗不复。

[87]《灵枢·经脉第十》　胃足阳明之脉，起于鼻之[①]交頞[(1)]中，旁纳[②]太阳之脉，[(2)]下循鼻外，入上齿中，还出挟口环[(3)]唇，下交承浆，却[(4)]循颐后下廉，出大迎[(5)]，循颊车[(6)]，上耳前，过客主人[(7)]，循发际，至额颅[(8)]，其支者，从大迎前下人迎[(9)]，循喉咙，入缺盆，下膈属胃络脾；其直者，从缺盆下乳内廉，下挟脐，入气街[(10)]中；其支者，起于胃口，下[③(11)]循腹里，下至气街中而合，以下髀关[(12)]，抵伏兔[(13)]，下[④]膝膑[(14)]中，下循胫[(15)]外廉，下足跗，入中指内间；其支者，下廉[⑤]三寸而别，下入中指外间；其支者，别跗上，入大指间出其端。是动则病洒洒振寒，善呻[⑥]数欠，[(16)]颜黑[(17)]，病至则恶人与火，[(18)]闻木声[⑦]则惕然而惊，[(19)]心欲[⑧]动，独闭户

塞^⑨䪼⁽²⁰⁾而处，甚则欲上高而歌，弃衣而走，⁽²¹⁾贲响⁽²²⁾腹胀，是为骭⁽²³⁾厥。是主血所生病者，⁽²⁴⁾狂疟⁽²⁵⁾温淫⁽²⁶⁾汗出，鼽衄，口喝⁽²⁷⁾唇胗⁽²⁸⁾，颈肿喉痹，大腹水肿，膝膑肿痛，循膺⁽²⁹⁾，乳、气街、股、伏兔、骭外廉、足跗上皆痛，中指不用。气盛则身以前皆热。其有余于胃，则消谷善饥，溺色黄。气不足则身以前皆寒栗，胃中寒则胀满。

【校勘】

①之：应据《甲乙经》卷二第一上及《太素》卷八首篇删，并于"鼻"字后加逗号。

②纳：应据《脉经》卷六第六及《甲乙经》卷二第一上改为"约"。

③口，下：此二字应据《脉经》卷六第六及《千金》卷十六第一等改为"下口"，后加逗号。

④下：此后应据《脉经》卷六第六及《甲乙经》卷二第一上等补"入"字。

⑤廉：应据《脉经》卷六第六及《甲乙经》卷二第一上等改为"膝"。

⑥呻：应据《甲乙经》卷二第一上及《太素》卷八首篇改为"伸"。

⑦声：应据《甲乙经》卷二第一上及《太素》卷八首篇改为"音"，与《素问》之"阳明脉解篇""脉解篇"合。

⑧欲：应据《脉经》卷六第六及《千金》卷十六第一移于下文"独"字前，与《素问·脉解篇》合。

⑨塞：应据《脉经》卷六第六及《千金》卷十六第一删，与《素问·脉解篇》合。

【注释】

（1）頞（è）：即鼻根部，亦称山根。

（2）旁约太阳之脉：意即在鼻根两旁与足太阳经交会。

（3）环：围绕其周围称环。

（4）却：进而退转叫却。

（5）大迎：本经穴名，在颊车前。

（6）颊车：本经穴名，在耳垂下八分。

（7）客主人：在耳前，即是少阳经上关穴。

（8）额颅：即前额骨部，在发下眉上处。

（9）人迎：本经穴名，在结喉旁一寸五分动脉处。

（10）气街：本经穴名，又名气冲，在少腹下方毛际两旁鼠鼷上一寸处。

（11）胃下口：张介宾注："胃之下口，当下脘之分，《难经》谓之幽门是也。"

（12）髀关：髀，大腿。髀关，在大腿前上方的交纹处，又为穴名。

（13）伏兔：大腿前外侧隆起之肉，形如兔伏而得名。

（14）膑：音义同"髌"，即膝盖骨。

（15）胫：小腿曰胫，又称为"骭"。

（16）善伸数欠：善伸，好伸腰展肢。数欠，频频哈欠。杨上善注："凡欠及多伸，或为阳上阴下，人之将卧，阴阳上下相引，故数欠。"

（17）颜黑：颜，指额部。黑为水色。阳明病，水气侮之，故见颜黑。

（18）恶人与火：张介宾注："阳明厥逆则喘而惋，惋则恶人也。恶火者，邪客阳明则热甚也。"

（19）闻木音则扬然而惊：《素问·阳明脉解篇》说："阳明者胃脉也，胃者土也，故闻木音而惊者，土恶木也。"惕然，惊惧貌。

（20）闭户牖：牖，窗也。全句意为关闭门窗。张介宾注："欲闭户而处者，阴阳相薄而阴胜阳也。"

（21）上高而歌，弃衣而走：《素问·阳明脉解篇》说："四肢者诸阳之本也，阳盛则四支实，实则登高也。热盛于身，故弃衣欲走也。"

（22）贲响：此指肠鸣。

（23）骭（gàn）：即小腿的胫骨。

（24）是主血所生病者：张介宾注："中焦受谷，变化而赤为血，故阳明为多气多血之经，而主血所生病者。"

（25）狂疟：张介宾注："阳明热胜则狂，风胜则疟。"

（26）温淫：淫，过也。温淫，指温热太胜。

（27）口喎：喎，歪。口喎，即口歪斜。

（28）唇胗（zhěn）：胗，同"疹"。唇疹，指口唇部的疮疡。

（29）膺：胸部两侧肌肉隆起处。

【概要】

本段论述了足阳明胃经的循行路线及其病证。

1. 足阳明胃经的循行路线

本经一干五支。

（1）主干：起于鼻旁（迎香）$\xrightarrow{上行}$交于鼻根部——→入目内眦（会足太阳）$\xrightarrow{下行}$入上齿中——→挟口环唇——→交承浆$\xrightarrow{沿下颌}$经大迎——→过耳前（客主人）——→沿发际——→前额。

（2）分支：

①从大迎$\xrightarrow{下行}$循喉咙——→入缺盆$\xrightarrow{下膈}$属胃络脾。

②直者从缺盆$\xrightarrow{下行}$走乳头内侧——→挟脐$\xrightarrow{旁开二寸}$毛际两旁的气街穴。

③起于胃下口$\xrightarrow{下行腹内}$至气街与前直行经脉相合$\xrightarrow{下行}$沿下肢外侧前缘——→足背——→止于足中趾外侧端（厉兑）。

④从膝下足三里别出$\xrightarrow{下行}$足中趾外侧端。

⑤从足背（冲阳）分出——→至足大趾内侧端（隐白），交于足太阴脾经。

2. 足阳明胃经的病证

是动病：洒洒振寒，善伸数欠，颜黑，病至恶人与火，闻木音则惕然而惊，心动，欲独闭户牖而处，甚则欲上高而歌，弃衣而走，贲响腹胀，称为骭厥。

所生病：狂疟，温淫汗出，鼽衄，口喎唇胗，颈肿喉痹，大腹水

第五章 经络

肿，膝膑肿痛，膺乳、气街、股等循行部位均痛，中趾不用。气盛则身以前皆热，热盛于胃则消谷善饥，溺色黄；气虚则身以前皆寒栗，胃中寒则胀满。

[88]《灵枢·经脉第十》　　脾足太阴之脉，起于大指之端，循指内侧白肉际⁽¹⁾，过核骨⁽²⁾后，上内踝⁽³⁾前廉，上踹①⁽⁴⁾内，循胫骨后，交出厥阴之前，上②膝股内前廉，入腹属脾络胃，上膈挟咽，连舌本⁽⁵⁾，散舌下；其支者，复从胃别上膈，注心中。是动则病舌本强，食则呕，胃脘痛，腹胀，善噫，得后与气，⁽⁶⁾则快然如衰，身体皆重。是主脾所生病者，舌本痛，体不能动摇，食不下，烦心，心下急痛，溏，瘕泄，水闭，黄疸，不能卧，⁽⁷⁾强立⁽⁸⁾股膝内肿厥，足大指不用。

【校勘】

①踹：应据《甲乙经》卷二第一上及《太素》卷八首篇改为"腨"。

②上：此后应据《甲乙经》卷二第一上及《太素》卷八首篇补"循"字。

【注释】

（1）白肉际：指手足掌背两面的交界处。《校注十四经发挥》卷中承澹盦注："手足之掌与指，皆分赤白肉际，在背面有毫毛部分曰赤肉，掌面不生毫毛部分曰白肉，赤肉白肉交界之所曰赤白肉际，亦称白肉际。"

（2）核骨：足大趾本节后内侧凸出的圆骨。形如果核，故名。

（3）踝（huái）：胫骨下端两侧隆起之高骨曰踝。足内侧者曰内踝，足外侧者曰外踝。

（4）腨（zhuàn）：即小腿肚。　《说文·四下肉部》："腨，腓肠也。"

（5）舌本：即舌根。

（6）得后与气：谓得大便和矢气。

（7）溏，瘕泄，水闭，黄疸，不能卧：李中梓注："溏者，水泄也。瘕者，痢疾也。水闭者，土病不能治水也。"水闭，即小便不通之证。湿热壅遏而为黄疸，邪滞经脉则为不能卧。

（8）强立：勉强站立。

【概要】

本段论述了足太阴脾经的循行路线及其病证。

1. 足太阴脾经的循行路线

本经一干一支。

（1）主干：起于足大趾尖端（隐白）

沿赤白肉际——过内踝前缘——上行——小腿内侧正中——内踝上八寸处交出足厥阴前——沿大腿内侧前缘——从腹哀入腹内——属脾络胃——上膈——挟咽——连舌本，散舌下。

（2）分支：从胃——上膈——注心中，交于手少阴心经。

2. 足太阴脾经的病证

是动病：舌本强，食则呕，胃脘痛，腹胀，善噫，得后与气则快然如衰，身体皆重。

所生病：舌本痛，体不能动摇，食不下，烦心，心下急痛，溏、瘕泄，水闭，黄疸，不能卧，强立股膝内肿厥，足大趾不用。

［89］《灵枢·经脉第十》　心手少阴之脉，起于心中，出属心系[(1)]，下膈络小肠；其支者，从心系上挟咽，系目系；其直者，复从心系却上肺，下[①]出腋下，下循臑内后廉，行太阴[(2)]、心主之后，下肘内，循臂内后廉，抵掌后锐骨[(3)]之端，入掌内后[②]廉，循小指之内出其端。是动则病嗌乾，心痛，渴而欲饮，是为臂厥。是主心所生病者，目黄，胁痛，臑臂内后廉痛厥，掌中热痛。

【校勘】

①下：应据《甲乙经》卷二第一上及《太素》卷八首篇改为

"上"。

②后：应据《太素》卷八首篇及滑寿《十四经发挥》卷中删。

【注释】

（1）心系：指心与他藏联系的脉络组织。张介宾注："心当五椎之下，其系有五，上系连肺，肺下系心，心下三系连脾肝肾，故心通五藏之气而为之主也。"

（2）太阴：指手太阴肺经。

（3）掌后锐骨：张介宾注："手腕下踝为锐骨，神门穴也。"

【概要】

本段论述手少阴心经的循行路线及其病证。

1. 手少阴心经的循行路线

本经一干二支。

（1）主干：起于心中——出属心系$\xrightarrow{\text{下膈}}$络小肠。

（2）分支：

①从心系$\xrightarrow{\text{上行}}$挟咽喉——连目系。

②从心系$\xrightarrow{\text{上行}}$肺$\xrightarrow{\text{横行}}$出腋下（极泉）——沿上肢内侧后缘——掌后锐骨——小指内侧端，交于手太阳小肠经。

2. 手少阴心经的病证

是动病：嗌干，心痛，渴而欲饮，称为臂厥。

所生病：目黄，胁痛，臑臂内后廉痛，掌中热痛。

[90]《灵枢·经脉第十》 小肠手太阳之脉，起于小指之端，循手外侧上腕，出踝(1)中，直上循臂骨①下廉，出肘内侧两筋②之间，(2)上循臑外后廉，出肩解(3)，绕肩胛，交肩上，入缺盆络心，循咽下膈，抵胃属小肠；其支者，从缺盆循颈上颊，至目锐眦，却入耳中；其支者，别颊上𬱟(4)，抵鼻，至目内眦，斜络于颧③。是动则病嗌痛颔(5)肿，不可以顾(6)，肩似拔，臑似折。是主液所生病者，(7)耳聋目黄，颊肿，颈颔、肩

臑、肘臂外后廉痛。

【校勘】

①骨：应据《太素》卷八首篇作"下骨"二字。

②筋：应据《甲乙经》卷二第一上及《太素》卷八首篇改为"骨"。

③斜络于颧：应据《太素》卷八首篇及滑寿《十四经发挥》卷中删。

【注释】

（1）踝：此指手腕外侧后缘的高骨。

（2）出肘内侧两骨之间：张介宾注："出肘内侧两骨尖陷中，小海穴也。"

（3）肩解：杨上善注："肩臂两骨相接之处，名为肩解。"

（4）頔（zhuō）：颧上目下曰頔。

（5）颔：指颏骨下方，结喉上方的软肉处。

（6）顾：即回头看。

（7）主液所生病者：张介宾注："小肠主泌别清浊，病则水谷不分而流衍无制，是主液所生病也。"

【概要】

本段论述了手太阳小肠经的循行路线及其病证。

1. 手太阳小肠经的循行路线

本经一干二支。

（1）主干：起于手小指尖端（少泽）$\xrightarrow{上行}$沿上肢外侧后缘──绕肩胛──交肩上（大椎）$\xrightarrow{前行}$入缺盆──络心──沿食道──下膈──过胃──属小肠。

（2）分支：

①从缺盆──上颊──至目锐眦$\xrightarrow{退行}$入耳中（听宫）。

②从颊──经眼下缘──抵鼻──至目内眦（睛明），交于足太阳膀胱经。

2. 手太阳小肠经的病证

是动病：嗌痛，颔肿，不可以顾，肩似拔，臑似折。

所生病：耳聋目黄，颊肿，颈、颔、肩、臑、肘、臂外后廉痛。

[91]《灵枢·经脉第十》　膀胱足太阳之脉，起于目内眦，上额交巅^{①(1)}；其支者，从巅至耳上循^②；其直者，从巅入络脑，还出别下项，循肩髆⁽²⁾内挟脊^③，抵腰中，入循膂⁽³⁾，络肾属膀胱；其支者，从腰中下挟脊，贯臀入腘中；其支者，从髆内左右别下贯胛^{④(4)}，挟脊内^⑤，过髀枢⁽⁵⁾，循髀外从^⑥后廉下合腘中，以下贯踹^⑦内，出外踝之后，循京骨⁽⁶⁾，至小指外侧。是动则病冲头痛，目似脱，项似拔，脊痛，腰似折，髀不可以曲，腘如结，踹如裂，是为踝厥⁽⁷⁾。是主筋所生病者，⁽⁸⁾痔，疟，狂癫疾，头囟项痛，目黄泪出，鼽衄，项、背、腰、尻、腘、踹、脚皆痛，小指不用。

【校勘】

①交巅：此后应据《脉经》卷六第十及《太素》卷八首篇等补"上"字。

②循：应据《甲乙经》卷二第一上及《太素》卷八首篇等改作"角"。

③挟脊：《太素》卷八首篇及《素问·厥论》等篇王冰注等均无，当据删。

④胛：应据《太素》卷八首篇及《千金》卷二十第一等改作"肿"。

⑤挟脊内：此三字应据《太素》卷八首篇及《千金》卷二十第一等删。

⑥从：应据《甲乙经》卷二第一上及《太素》卷八首篇等删。

⑦踹：应据《脉经》卷六第十及《太素》卷八首篇等改作"腨"。

【注释】

（1）巅上：指头顶。

（2）肩髆（bó）：即肩胛骨。滑寿《十四经发挥》说："肩后之下为肩髆。"

（3）膂（lǚ）：此处指夹脊两旁之筋肉。

（4）胂：义同"膂"。杨上善注："胂，侠脊肉也。"

（5）髀枢：股骨大转子处，相当于环跳穴的部位。杨上善注："谓髀骨尻骨相抵相入转动处也。"

（6）京骨：指足小趾本节后大骨，又为穴名。

（7）踝厥：《校注十四经发挥》承澹盦注："指上述之病，为其经脉之气变动，从外踝部向上厥逆之所致。"

（8）主筋所生病者：张介宾注："周身筋脉，惟足太阳为多为巨。其下者结于踵，结于踹，结于腘，结于臀；其上者，挟腰脊，络肩项，上头为目上网，下结于頄。故凡为挛为弛为反张戴眼之类，皆足太阳之水亏，而主筋所生病者。"

【概要】

本段论述了足太阳膀胱经的循行路线及其病证。

1. 足太阳膀胱经的循行路线

本经一干四支。

（1）主干：起于目内眦 $\xrightarrow{上行}$ 额部 $\longrightarrow$ 交于巅顶（百会）。

（2）分支：

①从头顶（百会）$\xrightarrow{分两侧下行}$ 至耳上角。

②从头顶 $\xrightarrow{分两支后行}$ 至枕骨（玉枕）$\longrightarrow$ 入颅络脑 $\longrightarrow$ 复出脑外 $\longrightarrow$ 分别下项（天柱）$\longrightarrow$ 会于大椎 $\longrightarrow$ 分左右挟脊（旁开一寸五分）$\longrightarrow$ 抵腰 $\longrightarrow$ 络肾属膀胱。

③从腰分出 $\xrightarrow{下行}$ 挟脊 $\longrightarrow$ 贯臀 $\longrightarrow$ 入腘中（委中）。

④从左右肩胛内别出 $\longrightarrow$ 挟脊（旁开三寸）$\longrightarrow$ 过髀枢（环跳）$\longrightarrow$ 沿大腿外侧 $\longrightarrow$ 与前脉会于腘窝 $\longrightarrow$ 下穿腓肠（承山）$\xrightarrow{向外下}$ 至外踝后 $\longrightarrow$ 至小趾外侧端，交于足少阴肾经。

2. 足太阳膀胱经的病证

是动病：冲头痛，目似脱，项如拔，脊痛，腰似折，髀不可曲，腘如结，腨痛如裂。称为踝厥。

所生病：痔、疟、狂、癫疾，头囟项痛，目黄泪出，鼽衄，项、背、腰、尻、腘、腨、脚皆痛，小趾不用。

[92]《灵枢·经脉第十》　肾足少阴之脉，起于小指之下，邪[(1)]走足心，出于然谷[①(2)]之下，循内踝之后，别入跟中，[(3)]以上端内，出腘内廉，上股内后廉，贯脊属肾络膀胱；其直者从肾上贯肝膈，入肺中，循喉咙，挟舌本；其支者，从肺出络心，注胸中。是动则病饥不欲食，面如漆柴[(4)]，咳唾则有血，喝喝而喘，坐而欲起，[(5)]目肮肮如无所见，心如悬，若饥状，[(6)]气不足则善恐，心惕惕如人将捕之，[(7)]是为骨厥。是主肾所生病者，口热舌干，咽肿，上气，嗌干及痛，烦心心痛，黄疸，肠澼[(8)]，脊股内后廉痛，痿厥，嗜卧[(9)]，足下热而痛。[(10)]

【校勘】

①谷：应据《素问·阴阳离合论》王冰注引文改为"骨"，与《脉经》《太素》等合。

【注释】

（1）邪：通"斜"。

（2）然骨：杨上善注："然骨，在内踝下近前起骨是也。"亦即然谷穴的部位。

（3）别入跟中：《校注十四经发挥》承澹盦注："是别而下行入于足跟中。连上下文合解，即是指其经由足底斜出，向内踝而上，转向踝后，复别而向足跟部下行，绕过内踝下面再向上，由腓肠部的前侧上达膝弯内侧边。"

（4）漆柴：形容面黑而干枯。张介宾注："水色黑，阴邪色见于面，故如漆。肾藏精，精衰则枯，故如柴。"

（5）坐而欲起：形容坐卧不安。张介宾注："阴虚不能静也。"

（6）心如悬若饥状：心如悬，即心慌。张介宾注："心肾不交则精神离散，故心如悬。阴虚则内馁，故常若饥状。"

（7）善恐，心惕惕如人将捕之：张介宾注："肾在志为恐，肾气怯，故惕惕如人将捕之。"

（8）黄疸、肠澼：肠澼，指下利。杨上善注："肾藏内热发黄，故曰黄疸也。肾主下焦，少阴为病，下焦大肠不和，故为肠澼也。"

（9）嗜卧：张介宾注："多阴少阳，精神匮也。《逆调论》曰：'肾者水藏，主津液，主卧与喘也'。"

（10）足下热而痛：杨上善注："少阴虚则热并，故足下热痛也。"

【概要】

本段论述了足少阴肾经的循行路线及其病证。

1. 足少阴肾经的循行路线

本经一干二支。

（1）主干：起于足小趾下$\xrightarrow{斜行}$足心（涌泉）$\longrightarrow$至内踝后（太溪）$\longrightarrow$折入足跟$\xrightarrow{上行}$沿下肢内侧后缘$\xrightarrow{上行}$贯脊$\longrightarrow$属肾络膀胱。

（2）分支：

①从肾$\xrightarrow{上行}$过肝$\xrightarrow{贯膈}$入肺$\longrightarrow$沿喉咙$\longrightarrow$挟舌本。

②从肺别出$\longrightarrow$络心$\longrightarrow$注胸中，交于手厥阴心包络经。

2. 足少阴肾经的病证

是动病：饥不欲食，面如漆柴，咳唾带血，喝喝而喘，坐卧不安，目䀮䀮如无所见，心如悬若饥状，气虚则善恐，心惕惕如人将捕之，称为骨厥。

所生病：口热舌干，咽肿，上气，嗌干及痛，烦心心痛，黄疸，肠澼，脊、股内后廉痛，痿厥，嗜卧，足下热而痛。

【按语】

《素问·骨空论》云："冲脉者，起于气街，并少阴之经侠脐上行，至胸中而散。"《甲乙经》卷二第一上载："一本云：从横骨中挟脐，循腹里上行而入肺。"据此，足少阴肾经实有一干三支，即除本段原文所说一干二支外，另有一支脉，从会阴别出于前，循腹中线两侧横骨、大赫、气穴、四满、中注、肓俞等穴挟脐上行走胸，止于俞府穴。

[93]《灵枢·经脉第十》 心主手厥阴心包络之脉，(1)起于胸中，出属心包络，下膈，历络三膲；(2)其支者，循胸出胁，下腋三寸，上抵腋下，循臑内，行太阴少阴之间，入肘中，下①臂行两筋之间，入掌中，循中指出其端；其支者，别掌中，循小指次指出其端。是动则病手心热，臂肘挛急，腋肿，甚则胸胁支满，心中憺憺②火③动，(3)面赤目黄，喜笑不休。是主脉所生病者，(4)烦心心痛，掌中热。

【校勘】

①下：此后应据《甲乙经》卷二第一上及《素问·藏气法时论》王冰注引文补"循"字。

②憺憺：应据《脉经》卷六第三及《太素》卷八首篇等改作"澹澹"。

③火：应据《脉经》卷六第三及《太素》卷八首篇等改作"大"字。

【注释】

（1）心主手厥阴心包络之脉：滑寿《十四经发挥》说："手厥阴代君火行事，以用而言，故曰手心主；以经而言，则曰心包络。一经而二名，实相火也。"

（2）历络三膲：历，顺次的意思。张介宾注："包络为心主之外卫，三焦为藏府之外卫，散为表里而相络。"

（3）心中澹澹大动：澹，杨上善注："水摇，又动也。"《校注十四经发挥》卷中承澹盒注："心搏动过甚之意，一般称为心悸动。"

（4）是主脉所生病者：张志聪注："心主血而包络代君行令，故主脉，是主脉之包络所生病者。"

【概要】

本段论述了手厥阴心包络经的循行路线及其病证。

1. 手厥阴心包络经的循行路线

本经一干二支。

（1）主干：起于胸中——→属心包络^{下膈}→依次络上、中、下三焦。

（2）分支：

①从胸中分出——→出胁部腋下三寸^{上行}→抵腋——→沿上肢内侧中线——→入掌中——→出中指端（中冲）。

②从掌中分出——→至无名指尺侧端，交于手少阳三焦经。

2. 手厥阴心包络经的病证

是动病：手心热，臂肘挛急，腋肿，甚则胸胁支满，心中澹澹大动，面赤目黄，喜笑不休。

所生病：烦心，心痛，掌中热。

【按语】

原文"是主脉所生病者"，《太素》卷八首篇作"是心主脉所生病者"，《甲乙经》卷二第一上林亿校云"脉，一作心包络"，《铜人》卷二作"是主心包脉所生病者"。一作"主脉所生病"，一作"主心包络所生病"，二者孰是孰非呢？从十二经"所生病"的文例来看，五藏均主本藏所生病，六府则分别主津、液、气、血、筋骨所生病，心包络属藏，故当主本藏，即"主心包络所生病"。另因其功能隶属于心，故又曰"主脉所生病"。可见，二说均能言之成理，不必互校。

[94]《灵枢·经脉第十》　　三焦手少阳之脉，起于小指次指之端，上出两指之间，循手表腕⁽¹⁾，出臂外两骨之间，上贯肘，循臑外上肩而交出足少阳之后，入缺盆布膻中⁽²⁾，散落①心包，下膈循②属三焦；其支者，从膻中上出缺盆，上项系③耳后，直上出耳上角，以屈下颊至颐；其支者，从耳后入耳中，出走耳前，过客主人前，交颊，至目锐眦。是动则病耳聋浑浑焞焞⁽³⁾，嗌肿喉痹。是主气所生病者，⁽⁴⁾汗出，目锐眦痛，颊痛，耳后肩臑肘臂外皆痛，小指次指不用。

【校勘】

①落：应据《甲乙经》卷二第一上及《太素》卷八首篇等改作"络"。

②循：应据《甲乙经》卷二第一上及《太素》首篇等改作"遍"。

③系：应据《脉经》卷六第十一及《甲乙经》卷二第一上改作"侠"。

【注释】

（1）手表腕：张介宾注："手表之腕，阳池也。"

（2）膻中：此处指胸中。

（3）浑浑焞焞（tūn）：形容耳内作响，听音不清。杨上善注："耳聋声也。"

（4）是主气所生病者：三焦司决渎，主通调水道，水道不利多由气化失常所致，故主气所生病。张介宾注："三焦为水渎之府，水病必由于气也。"

【概要】

本段论述了手少阳三焦经的循行路线及其病证。

1. 手少阳三焦经的循行路线

本经一干二支。

（1）主干：起于手小指次指之端（关冲）——上行——沿上肢外侧中线——上肩——前行——入缺盆——布膻中——散络心包下膈——依次属上中下三焦。

（2）分支：

①从膻中分出——上行——出缺盆——上项——侠耳后——直上——出耳上角——折下——经颊——至眶下。

②从耳后——入耳中——出耳前——至目锐眦，交于足少阳胆经。

2. 手少阳三焦经的病证

是动病：耳聋作响，嗌肿喉痹。

所生病：汗出，目锐眦痛，颊痛，耳后、肩、臑、肘、臂外皆痛，小指次指不用。

[95]《灵枢·经脉第十》　　胆足少阳之脉，起于目锐眦，上抵头角，下耳后，循颈行手少阳之前，至肩上却交出手少阳之后，入缺盆；其支者，从耳后入耳中，出走耳前，至目锐眦后；其支者，别锐眦，下大迎，合于^①手少阳，抵于颅，下加颊车，下颈合缺盆，以下胸中，贯膈络肝属胆，循胁里，出气街，绕毛际，横入髀厌中⁽¹⁾；其直者，从缺盆下腋，循胸过季胁⁽²⁾，下合髀厌中，以下循髀阳⁽³⁾，出膝外廉，下外辅骨⁽⁴⁾之前，直下抵绝骨⁽⁵⁾之端，下出外踝之前，循足跗上，入小指次指之间^②；其支者，别跗上，入大指之间，循大指歧骨⁽⁶⁾内，出其端，还贯爪甲，出三毛⁽⁷⁾。是动则病口苦，善太息⁽⁸⁾，心胁痛不能转侧，甚则面微有尘，体无膏泽，⁽⁹⁾足外反热，是为阳厥⁽¹⁰⁾。是主骨所生病者，⁽¹¹⁾头痛^③、颔痛，目锐眦痛，缺盆中肿痛，腋下肿，马刀侠瘿⁽¹²⁾，汗出振寒，疟，胸胁肋髀膝外至胫绝骨外踝前及诸节皆痛，小指次指不用。

【校勘】

①于：应据《甲乙经》卷二第一上及《太素》卷八首篇等删。

②入小指次指之间：《素问·阴阳离合论》王冰注引文及《脉经》卷六第二等均为"出小指次指之端"，当据改。

③痛：应据《太素》卷八首篇、《圣济总录》卷一九一等改为"角"，与前"上抵头角"一致。

【注释】

(1) 髀厌中：即髀枢的环跳穴。

(2) 季胁：腋下为胁，胁下第十一肋骨处为季胁。

(3) 髀阳：指大腿的外侧部。张介宾注："髀之外侧也。"

(4) 辅骨：滑寿《十四经发挥》说："骱外为辅骨。"即腓骨。

(5) 绝骨：穴名，在外踝上三寸。

(6) 歧骨：指足大趾和次趾本节后的骨缝。

(7) 三毛：指足大趾爪甲后丛毛处。

（8）口苦，善太息：张介宾注："胆病则液泄，故口苦。胆郁则不舒，故善太息。"

（9）面微有尘，体无膏泽：面色灰暗如同蒙上了灰尘一样，身体肌肤失去润泽。张介宾注："足少阳之别散于面，胆木为病，燥金胜之，故面有微尘，体无膏泽。"

（10）阳厥：言足少阳之气厥逆为病。

（11）主骨所生病者：胆藏精汁，精汁养骨，故足少阳胆经主骨所生诸病。

（12）马刀侠瘿：指瘰疬。生于颈旁，结核连续如贯珠者，名"挟瘿"；生于腋下者，名"马刀"。

【概要】

本段论述了足少阳胆经的循行路线及其病证。

1. 足少阳胆经的循行路线

本经一干四支。

（1）主干：起于目锐眦（瞳子髎）——→过听会——→至头角——→下耳后——→沿颈项行手少阳经的前面——→至肩上（过肩井穴）——→旁出手少阳之后——→入缺盆。

（2）分支：

①从耳后分出——→入耳中——→出耳前——→目外眦（瞳子髎）。

②从目外眦 $\xrightarrow{\text{下行}}$ 大迎 $\xrightarrow{\text{折行}}$ 抵目下 $\xrightarrow{\text{又折后下}}$ 过颊车——→下颈——→与前脉合于缺盆 $\xrightarrow{\text{入里}}$ 下胸中 $\xrightarrow{\text{贯膈}}$ 络肝属胆——→出气街——→绕毛际 $\xrightarrow{\text{横行}}$ 至环跳处。

⑧从缺盆——→下腋——→沿胸胁——→过季胁——→下环跳合于前支 $\xrightarrow{\text{下行}}$ 下肢外侧中线——→至外踝之前——→出足小趾次趾之端（窍阴）。

④从足背（临泣）别出——→出足大趾丛毛处，交于足厥阴肝经。

2. 足少阳胆经的病证

是动病：口苦，善太息，心胁痛不能转侧，甚则面微有尘，体无膏泽，足外反热。又称为阳厥。

所生病：头角额痛，目锐眦痛，缺盆中肿痛，腋下肿，马刀侠瘿，汗出振寒，疟，胸胁肋髀膝外至胫绝骨外踝之前及诸节皆痛，小趾次趾不用。

【按语】

关于胆足少阳之脉在头面部的循行，滑寿说："此经头部，自瞳子髎至风池，凡二十穴，作三折向外而行。始瞳子髎，至完骨，是一折；又自完骨外折，上至阳白，会睛明，是一折；又自睛明上行，循临泣、风池，是一折。"此说可供参考。

[96]《灵枢·经脉第十》 肝足厥阴之脉，起于大指丛毛之际[(1)]，上循足跗上廉，去内踝一寸，上踝八寸，交出太阴之后，上腘内廉，循股阴[(2)]入毛中，过[①]阴器[(3)]，抵小腹，挟胃属肝络胆，上贯膈，布胁肋，循喉咙之后，上入颃颡，连目系，上出额，与督脉会于巅；其支者，从目系下颊里，环唇内；其支者，复从肝别贯膈，上注肺。是动则病腰痛不可以俛仰，丈夫㿉疝[(4)]，妇人少腹肿，甚则嗌乾，面尘脱色。是肝[②]所生病者，胸满，呕逆，飧泄，狐疝[(5)]，遗溺，闭癃。

【校勘】

①过：应据《甲乙经》卷二第一上及《太素》卷八首篇等改作"环"。

②肝：此前应据《甲乙经》卷二第一上及《太素》卷八首篇等补"主"字。

【注释】

（1）大指丛毛之际：指足大趾爪甲横纹后丛毛处，即上段之"三毛"。

（2）股阴：指大腿内侧。

（3）环阴器：环绕外生殖器一周。

（4）㿉（tuí 颓）疝：㿉，通癫。㿉疝，疝气之一，发病时阴囊肿痛下坠。

（5）狐疝：疝气之一，发作时疝在阴囊少腹之间时上时下，像狐之出入无常。

第五章 经 络

【概要】

本段论述了足厥阴肝经的循行路线及其病证。

1. 足厥阴肝经的循行路线

本经一干二支。

（1）主干：起于足大趾爪甲丛毛处（大敦）$\xrightarrow{上行}$足背——→沿大腿内侧前缘——→上内踝八寸交出足太阴之后——→沿下肢内侧中线——→入阴毛中绕阴器——→抵小腹——→至期门入腹——→挟胃属肝络胆$\xrightarrow{上贯膈}$布胁肋——→沿喉咙——→入鼻内窍——→连目系——→上出额——→会于巅。

（2）分支：

①从目系$\xrightarrow{下行}$颊里——→环唇口。

②从肝别出$\xrightarrow{下行}$注肺中，交于手太阴肺经。

2. 足厥阴肝经的病证

是动病：腰痛不能俯仰，男子癀疝，妇人少腹肿，甚则嗌干，面尘脱色。

所生病：胸满，呕逆，飧泄，狐疝，遗溺，闭癃。

【按语】

原文"上出额，与督脉会于巅"后，应据《甲乙经》卷二第一上校语、《千金》卷十一第一校语及《素问·刺腰痛篇》王冰注引文补入"其支者，从小腹与太阴、少阳结于腰踝下夹脊第三、第四骨孔中"二十五字，与《外台》卷三十九云中髎为"厥阴所结"及《素问·缪刺论》王冰注云"下髎是足太阴、厥阴、少阳所结"相吻合。说明足厥阴肝经还有一支脉从小腹分出下行，与足太阴、足少阳结于腰踝，并下夹脊而入于中髎、下髎，此为临床解释肝病出现腰痛等症状提供了理论依据。

［97］《素问·血气形志篇第二十四》 夫人之常数[(1)]，太阳常多血少气，少阳常少血多气，阳明常多气多血，少阴常少血多气，厥阴常多血少气，太阴常多气少血，此天[(2)]之常

数。足太阳与少阴为表里，少阳与厥阴为表里，阳明与太阴为表里，是为足阴阳也。手太阳与少阴为表里，少阳与心主为表里，阳明与太阴为表里，是为手之阴阳也……

刺阳明出血气，刺太阳出血恶[3]气，刺少阳出气恶血，刺太阴出气恶血，刺少阴出气恶血，刺厥阴出血恶气。

【注释】

（1）人之常数：指气血在人体十二经脉中分布的正常之数。

（2）天：此处指先天禀赋。

（3）恶：此处作"忌"解。

【概要】

本段论述了人体十二经脉气血分布的多少及针刺宜忌。

人体十二经脉中，气血分布的多少，基于先天禀赋而各有一定之数，故在针刺治疗时当察其气血而施补泻，凡多者宜泻，少者忌泻。

太阳常多血少气，治宜出血恶气。

少阳常少血多气，治宜出气恶血。

阳明常多气多血，治宜出血气。

少阴常少血多气，治宜出气恶血。

厥阴常多血少气，治宜出血恶气。

太阴常多气少血，治宜出气恶血。

【按语】

六经气血多少之说，在《内经》中凡三见：一见于本段，二见于《灵枢·五音五味》，其云"厥阴常多气少血，少阴常多血少气，太阴常多血少气"，与本段不同；三见于《灵枢·九针论》所云"太阴多血少气"，亦与本段不同。马莳等注家认为《灵枢》多误，当以本段为正，但对气血多少之理却未予具体阐明。

考《太素》卷十任脉曰："太阳常多血少气，少阳常多气少血，阳明常多血气，厥阴常多气少血，少阴常多血少气，太阴常多血气。"杨上善注云："手足少阴太阳多血少气，以阴多阳少也。手足厥阴少阳多气少血，以阳多阴少也。手足太阴阳明多血气，以阴阳俱多谷气故也。"

《太素》此篇所载原文及杨氏之注，对气血多少的论述规律性较强，说理有据，明确地反映了气血多少与经脉阴阳特性之间的联系。与本段文字相较，其义似长，可供学习时参考。

[98]《灵枢·根结第五》 太阳根⁽¹⁾于至阴，结⁽²⁾于命门⁽³⁾，命门者，目也。阳明根于厉兑，结于颡大，颡大者，钳耳也⁽⁴⁾。少阳根于窍阴，结于窗笼，窗笼者，耳中也。⁽⁵⁾太阳为开^①，阳明为阖，少阳为枢。⁽⁶⁾故开折⁽⁷⁾则肉节渎而暴病起矣，⁽⁸⁾故暴病者，取之太阳，视有余不足，渎者皮肉宛膲而弱也。⁽⁹⁾阖折则气无所止息而痿疾起矣，⁽¹⁰⁾故痿疾者，取之阳明，视有余不足，无所止息者，真气稽留，邪气居之也。枢折即骨繇⁽¹¹⁾而不安于地，故骨繇者，取之少阳，视有余不足，骨繇者，节缓而不收也，所谓骨繇者，摇故也，当穷其本⁽¹²⁾也。

太阴根于隐白，结于太仓⁽¹³⁾。少阴根于涌泉，结于廉泉。厥阴根于大敦，结于玉英⁽¹⁴⁾，络于膻中。太阴为开，厥阴为阖，少阴为枢。⁽¹⁵⁾故开折则仓廪无所输，膈洞，⁽¹⁶⁾膈洞者，取之太阴，视有余不足，故开折者，气不足而生病也。阖折即气绝^②而喜悲，⁽¹⁷⁾悲者取之厥阴，视有余不足。枢折则脉有所结而不通，⁽¹⁸⁾不通者取之少阴，视有余不足，有结者皆取之不足^③。

足太阳根于至阴，溜于京骨，注于昆仑，入于天柱、飞扬也。⁽¹⁹⁾足少阳根于窍阴，溜于丘墟，注于阳辅，入于天容、光明也。足阳明根于厉兑，溜于冲扬，注于下陵⁽²⁰⁾，入于人迎、丰隆也。手太阳根于少泽，溜于阳谷，注于少海^④，入于天窗、支正也。手少阳根于关冲，溜于阳池，注于支沟，入于天牖、外关也。手阳明根于商阳，溜于合谷，注于阳溪，入于扶突、偏历也。

【校勘】

①开：应据《太素》卷十经脉根结及《素问·阴阳离合论》《新校正》引《九墟》开改作"关"字。

②绝：应据《甲乙经》卷二第五及《太素》卷十经脉根结等改为"弛"。

③不足：此二字应据《甲乙经》卷二第五及《太素》卷十经脉根结删。

④少海：应从《甲乙经》卷三第二十九及《素问·气府论》工冰注改为"小海"，以免与手少阴经少海穴相混淆。

【注释】

（1）根：根本，脉气所起为根。

（2）结：终结，脉气所归为结。

（3）命门：命通"名"，"名"同"明"。两目视物，故称明门。《素问·阴阳离合论》王冰注："命门者，藏精光照之所，则两目也。"此处具体指晴明穴。

（4）颛大者，钳耳也：丹波元简说："楼氏云：颛大，谓额角入发际，头维二穴也，以其钳束于耳上，故名钳耳也。"

（5）窗笼者，耳中也：张介宾注："耳中者，乃手太阳听宫穴也，为手足少阳、手太阳之会，故足少阳结于此。"

（6）太阳为关，阳明为阖，少阳为枢：杨上善注："三阴三阳之脉于（此二字原缺，据肖延平按语补）身为门，营卫身也。门有三种，一者门关，比之太阳；二者门扉，比之阳明；三者门枢，比之少阳也。"

（7）折：张介宾注："损伤也。"

（8）肉节渎而暴病起：渎，通"dú"，败坏的意思。肉节，观下文"皮肉宛膲而弱"语，当指皮肉。太阳主表，外合皮毛，故太阳关折，则皮肉败坏而暴病起。

（9）皮肉宛膲而弱也：宛，屈曲，引申为凹入。膲，肉不丰满。皮肉宛膲而弱，张介宾注："即消瘦干枯之谓。"

（10）气无所止息而痿疾起：杨上善注："阳明主肉主气，故肉气折损则正气不能禁用。能止气不泄，能行气滋息者，真气之要也。阳明阖折，则真气稽留不用，故邪气居之，痿疾起也。"

（11）骨繇（yáo）：繇，同摇。杨上善注："少阳主筋，筋以约束骨节。骨节气弛，无所约束，故骨摇，骨摇则知少阳枢折也。"

（12）穷其本：即探寻其病源。

（13）太仓：即任脉中脘穴。

（14）玉英：即玉堂，任脉穴，在膻中穴上一寸六分。

（15）太阴为关，厥阴为阖，少阴为枢：杨上善注："门有二种，有内门、外门，三阴为内门，三阳为外门。内门关者谓是太阴，内门阖者谓是厥阴，内门枢者谓是少阴。"

（16）开折则仓廪无所输，膈洞：仓廪，此指脾。膈，此指食物隔塞不下的病证。洞，大便洞泄不禁。马莳注："仓廪无所转输，其病为膈证，为洞泄。"

（17）气弛而喜悲：气弛，即气缓。喜悲，好悲的意思。悲为肺志，肝伤气缓而肺气乘之，故好悲。

（18）脉有所结而不通：指肾的经络结滞不通，由于肾伤气虚所致。杨上善注："结即少阴络结也。"

（19）足太阳根于至阴，溜于京骨，注于昆仑，入于天柱、飞扬：溜，同流。张介宾注："此下言手足三阳之盛络，凡治病者所当取也。足太阳之至阴，井也。京骨，原也。昆仑，经也。天柱在头，飞扬在足，皆本经之当取者。后放（通仿）此。"

（20）下陵：即足三里穴。

【概要】

本段论述了三阴三阳经脉的根结部位和穴名，三阴三阳关、阖、枢的不同功能及其主病和治疗原则，同时讨论了手足六经脉的根、溜、注、入的穴位。

1. 三阴三阳经的根结部位和穴名

三阴三阳经脉，其根多在足趾之端（少阴在足心），其结分别在头颈胸腹各部。具体是：

太阳根于足小趾端的至阴穴，结于命门（目）的睛明穴。

阳明根于足大趾次趾端的厉兑穴，结于颡大（钳耳，即耳上额角部）的头维穴。

少阳根于足小趾次趾端的窍阴穴，结于窗笼（耳中）的听宫穴。

太阴根于足大趾内侧的隐白穴，结于腹部的太仓（中脘）穴。

少阴根于足心的涌泉穴，结于喉部的廉泉穴。

厥阴根于足大趾外侧的大敦穴，结于胸部的玉英（玉堂）穴。

2. 三阴三阳的不同功能、主病及其治则

三阴三阳的功能可以分别用门户的"关、阖、枢"来比喻。三阳在表，有主持形体的功能，其中：太阳为关，主皮；阳明为阖，主肌肉；少阳为枢，主筋。三阴在里，有藏精气神的功能，其中太阴为关，司谷气的运化；厥阴为阖，司神气的蓄藏；少阴为枢，司血气的出入。

关阖枢受损，则能引起相应的疾病。太阳关病，则皮肉消瘦干枯，而多暴病。阳明阖病则阳气不藏而发生痿疾。少阳枢病，则骨繇而不安于地。太阴关病，则脾气不运而病膈证和洞泄。厥阴阖病，则肝气弛缓而多悲。少阴枢病，则少阴脉气结滞不通。治疗原则是，各取其本经的穴位，泻其有余，补其不足。

3. 手足六阳经的根、溜、注、入腧穴

足太阳经：根于至阴，溜于京骨，注于昆仑，入于天柱、飞扬。

足少阳经：根于窍阴，溜于丘墟，注于阳辅，入于天容、光明。

足阳明经：根于厉兑，溜于冲阳，注于下陵（足三里），入于人迎、丰隆。

手太阳经：根于少泽，溜于阳谷，注于小海，入于天窗、支正。

手少阳经：根于关冲，溜于阳池，注于支沟，入于天牖、外关。

手阳明经：根于商阳，溜于合谷，注于阳溪，入于扶突、偏历。

【按语】

原文关于手足六阳经的根、溜、注、入腧穴的论述，与十二经脉所谓"五腧穴"的井、荥、输（原）、经、合有所不同。杨上善说："输穴之中，言六阳之脉，流井、荥、输、原、经、合，五行次第至身为极。今此手足六阳，从根至入，流注上行，与《本输》及《明堂流注》有所不同。此中根者皆彼所出，此中流者皆当彼所过，唯手太阳流不在完骨之过，移当彼经阳谷之行，疑其此经异耳。此中注者皆当彼行，唯足阳明不当解溪之行，移当彼合下陵，亦谓此经异耳。此中入者并与彼不同，六阳之脉，皆从手足指端为根，上络行至其别走大络称入。入有二处，一入大络，一道上行至头入诸天柱，唯手足阳明至颈于前人迎扶突。《流注》以所出为井，此谓根者，井为出水之处，故根即井也。"杨氏做了对比说明，可供学习研究时参考。

[99]《灵枢·脉度第十七》　黄帝曰：愿闻脉度。岐伯答曰：手之六阳⁽¹⁾，从手至头，长五尺，五六三丈。手之六阴，从手至胸中，⁽²⁾三尺五寸，三六一丈八尺，五六三尺，合二丈一尺。足之六阳，从足上至头，八尺，六八四丈八尺。足之六阴，从足至胸中，六尺五寸，六六三丈六尺，五六三尺，合三丈九尺。跷脉从足至目，⁽³⁾七尺五寸，二七一丈四尺，二五一尺，合一丈五尺。督脉任脉，各四尺五寸，二四八尺，二五一尺，合九尺。凡都合一十六丈二尺，⁽⁴⁾此气之大经隧也。⁽⁵⁾

经脉为里，支而横者为络，络之别者为孙①。盛②而血③者疾诛之，⁽⁶⁾盛者写之，虚者饮药以补之。⁽⁷⁾

【校勘】

①为孙：此后应据《甲乙经》卷二第三及《太素》卷十三脉度等补"络"字。

②盛：此前应据《甲乙经》卷二第三及《太素》卷十三脉度补"孙络之"三字。

③血：此前应据《甲乙经》卷二第三及《太素》卷十三脉度补"有"字。

【注释】

（1）手之六阳：指左右手足三阳经，计六条经脉。下文"手之六阴""足之六阳""足之六阴"俱仿此。

（2）手之六阴，从手至胸中：张介宾注："手足十二经脉，手之三阴从藏走手，手之三阳从手走头，足之三阳从头走足，足之三阴从足走腹，此其起止之度。今云手之六阴，从手至胸中，盖但计其丈尺之数，俱以四末为始而言，非谓其行度如此也。后放此。"

（3）跷脉从足至目：马莳注："跷脉有阳跷、阴跷，阳跷自足申脉行于目，阴跷自足照海行于目，然阳跷左右相同，阴跷亦左右相同，则跷脉宜乎有四，今曰二七一丈四尺，二五一尺，则止于二脉者何也？观本篇末云：跷脉有阴阳，何脉当其数？岐伯答曰：男子数其阳，女子数其阴。则知男子之所数者，左右阳跷，女子之所数者，左右阴跷也。"

（4）凡都合一十六丈二尺：都合，即全部总计。张介宾注："右连前共二十八脉，通长一十六丈二尺，此周身经隧之总数也。"

（5）气之大经隧：气，指气血。经隧，犹言深行的脉道。全句意谓，二十八脉总长一十六丈二尺，均是人体气血运行的大通道。

（6）孙络之盛而有血者疾诛之：盛，指孙络盛满怒张。血，指瘀血滞留。诛，除去。全句谓见到孙络盛满怒张而有瘀血滞留的病变，应该立即用放血疗法来除掉它。张介宾注："络脉有血而盛者，不去之则壅而为患，故当疾诛之。诛，除也。"

（7）盛者写之，虚者饮药以补之：杨上善注："凡大小络虚，皆须饮药补之，不可去血，去血虚虚，不可不禁也。"

【概要】

本段论述了二十八脉的长度，讨论了经脉、络脉、孙络之间的联系和区别，以及经络为病的治疗原则。

1. 二十八脉的长度

手足六阴、六阳，加上跷脉及督脉、任脉，合为二十八脉，总共长度为一十六丈二尺。手六阳经，从手至头，长五尺，共长三丈；手六阴经，从手至胸中，长三尺五寸，共长二丈一尺；足六阳经，从足至头，长八尺，共长四丈八尺；足六阴经，从足至胸中，长六尺五寸，共长三丈九尺；跷脉从足至目，长七尺五寸，共长一丈五尺；督脉，任脉各长四尺五寸，共长九尺。

2. 经脉、络脉、孙络的概念及其为病的治疗原则。

经脉，为在里的主干；从经脉分出的横行支脉，称为络脉；从络脉别出的网状细脉，便是孙络。

经络为病的治疗原则是"盛者泻之，虚者饮药以补之"。对于孙络盛满而有瘀血留聚的，则应当用放血疗法以速去其瘀血。

【按语】

本段提出了经脉的长度，实际上这个长度只是左右二十四条正经，二条跷脉及督脉任脉共二十八条经脉长度的总和。在奇经八脉中，还有二条跷脉及冲脉、带脉、阴维、阳维等未计算在内，因此，它不是十二经脉及奇经八脉的总长度。文中记载的经脉长度，是成人经脉的平均约数，实际上由于每个人的体型等差异，具体长度是不可能完全一致的。

[100]《灵枢·经别第十一》 足太阳之正(1)，别入于腘中，其一道下尻五寸，别入于肛，属于膀胱，散之肾，循膂当心入散；直者，从膂上出于项，复属于太阳，此为一经也。足少阴之正，至腘中，别走太阳而合，上至肾，当十四顀(2)，出属带脉；直者，系舌本，复出于项，合于太阳，此为一合(3)。成①以诸阴之别，皆为正也。(4)

足少阳之正，绕髀入毛际，合于厥阴；别者，入季胁之间，循胸里属胆，散之上肝贯心②，以上挟咽，出颐颌中，散于面，系目系，合少阳于外眦也。足厥阴之正，别跗上，上至毛际，合于少阳，与别俱行，(5)此为一③合也。

足阳明之正，上④至髀，入于腹里，属胃，散之脾，上通于心，上循咽，出于口，上頞䪼，还系目系，合于阳明也。足太阴之正，上至髀，合于阳明，与别俱行，上结⑤于咽，贯舌中(6)，此为三合也。

手太阳之正，指地(7)，别于肩解，入腋走心，系小肠也。手少阴之正，别入渊腋两筋之间，属于心，上走喉咙，出于面，合目内眦，此为四合也。

手少阳之正，指天(8)，别于巅，入缺盆，下走三焦，散于胸中也。手心主之正，别于渊腋三寸，入胸中，别属三焦，出⑥循喉咙，出耳后，合少阳完骨之下，此为五合也。

手阳明之正，从手循膺乳，别⑦于肩髃，入柱骨，下走大肠，属于肺，上循喉咙，出缺盆，合于阳明也。手太阴之正，别入渊腋少阴之前，入走肺，散之太阳⑧，上出缺盆，循喉咙，复合阳明，此⑨六合也。

【校勘】

①成：应据《甲乙经》卷二第一下校语及《太素》卷九经脉正别改作"或"。

②散之上肝贯心：详文义应改作"散之肝，上贯心"，与本文足太阳条"散之肾"及足阳明条"散之脾，上通心"句法合。

③一：应据《甲乙经》卷二第一下及《太素》卷九经脉正别改作"二"，与前后文合。

④上：此前应据《甲乙经》卷二第一下补"别"字，与诸阴经之例合。

⑤结：形近而误，应据《太素》卷九经脉正别改作"络"。

⑧出：应据《太素》卷九经脉正别及《素问·缪刺论》《新校正》引《甲乙经》文改作"上"字。

⑦别：此后应据《太素》卷九经脉正别及杨注补"上"字。

⑧太阳：形近而误，应据《太素》卷九经脉正别改作"大肠"。

⑨此：此后应据《甲乙经》卷二第一下及《太素》卷九经脉正别补"为"字，与以上诸条均合。

【注释】

（1）正：指从十二大经别出另行的经脉，它从本经之脉别出后，同与本经为表里的内藏或经脉相合。它既异于十二大经，又不属于络脉，为十二经脉别行之脉，故称为经别。

（2）顀（chuí）：义同椎。

（3）合：十二经表里相互配合，分为六对，是为六合，此为六合之一，曰一合。杨上善注："足三阳大经从头至足，其正别则从足向头，其别皆从足指大经终处别而上行，并至其出处而论其属合也。足三阴大经从足至胸，其正别则从足上行向头，亦至其出处而言属合……此太阳少阴表里以为一合也。"

（4）或以诸阴之别，皆为正：杨上善注："十二大经，复有正别。正，谓六阳大经别行，还合府经。别，谓六阴大经别行，合于府经，不还本经，故名为别……"或以诸阴为正者，黄帝以后撰集之人，以二本莫定，故前后时有称'或'，有言'一曰'，皆是不定之说。

（5）与别俱行：别，此指足少阳经别出的经脉。与别俱行，是说足厥阴的经别与足少阳的经别相偕而行。

（6）贯舌中：杨上善注："上贯于舌中，故舌下中脉者，足太阴也。"

（7）指地：张介宾注："指地者，地属阴，居天之内。手太阳内行之脉，别于肩解，入腋走心，系于小肠，皆自上而下，自外而内，故曰指地。"

（8）指天：张介宾注："指天者，天属阳，运于地之外。手少阳之正，上别于巅，入缺盆，下走三焦，散于胸中，包罗藏府之外，故曰指天。"

【概要】

本段论述了十二经别的循行与六合。

1. 足太阳与足少阴经别——一合

（1）足太阳之正——→别于腘中，分为二条：

①上行至尻下五寸——→别入于肛——→属于膀胱$\xrightarrow{散行}$至肾——→循脊肉$\xrightarrow{上行}$当心入内而散。

②直行部分——→从脊肉$\xrightarrow{上行}$出于项——→复属于足太阳本经。

（2）足少阴之正——→至腘中，分为二条：

①别出一脉——→与足太阳相合$\xrightarrow{上行}$至肾——→当十四椎出属带脉。

②直行部分$\xrightarrow{从肾上行}$系舌本——→复出于项——→与足太阳经相合。

2. 足少阳与足厥阴经别——二合

（1）足少阳之正$\xrightarrow{上行}$绕髀——→入毛际与足厥阴相合。

别出一脉——→入季胁间——→沿胸里——→属胆$\xrightarrow{散行}$至肝$\xrightarrow{向上}$贯穿心部$\xrightarrow{上行}$挟咽喉——→出于颐颔中——→散于面部——→连目系——→与足少阳本经合于目外眦。

（2）足厥阴之正——→自足背别行$\xrightarrow{上}$至毛际与足少阳别行的正经相合上行。

3. 足阳明与足太阴经别——三合

（1）足阳明之正$\xrightarrow{上行}$至髀——→入腹——→属胃$\xrightarrow{散行}$至脾$\xrightarrow{向上}$通于心$\xrightarrow{上行}$沿咽部——→出于口$\xrightarrow{上行}$至鼻根及眼眶下方——→连系目系与足阳明本经相合。

（2）足太阴之正$\xrightarrow{上行}$至髀与足阳明别行的正经相合$\xrightarrow{上行}$络于咽——→贯入舌本。

4. 手太阳与手少阴经别——四合

（1）手太阳之正$\xrightarrow{上行}$至肩解$\xrightarrow{别行}$入腋下——→走入心——→连系小肠。

（2）手少阴之正——→别入渊腋两筋之间——→属于心$\xrightarrow{上行}$喉咙——→出面部——→与手太阳的支脉合于目内眦。

5. 手少阳与手心主经别——五合

（1）手少阳之正——→别于巅顶$\xrightarrow{向下}$入缺盆$\xrightarrow{下行}$走三焦——→散行胸中。

（2）手心主之正——→别出渊腋下三寸——→入于胸中$\xrightarrow{别行}$连属三焦$\xrightarrow{出而上行}$沿喉咙——→出于耳后与手少阳会合于完骨下方。

6. 手阳明与手太阴经别——六合

（1）手阳明之正——→从手$\xrightarrow{上行}$沿膺乳部$\xrightarrow{别行}$出于肩髃——→入柱骨$\xrightarrow{下行}$走大肠——→属于肺$\xrightarrow{上行}$沿喉咙——→出缺盆与手阳明本经相合。

（2）手太阴之正$\xrightarrow{别出}$入于渊腋部手少阴之前——→入走肺$\xrightarrow{散行}$至大肠$\xrightarrow{上行}$出缺盆——→沿喉咙再与手阳明经相合。

【按语】

经别，是从十二大经另行别出的经脉。它与从大经主干别后的一般分支不同。经脉的分支，自分出之后，不再还合于本经；而经别则相反，阴经的经别入合于相表里的阳经，阳经的经别仍还归于本经。它与十五别络亦不同，十五别络从经脉的别出处多本四末，各有穴腧，并以此定名，而十二经别则多行于躯干或靠近躯干；十五别络在于加强阴阳表里两经在四肢浅表的联系，而十二经别则在于沟通阴阳表里两经在躯体深部的联系。

二、奇经

[101]《素问·骨空论篇第六十》　任脉者，起于中极之下[(1)]，以上毛际，循腹里上关元，至咽喉，上颐，循面入目。冲脉者，起于气街，[(2)]并少阴之经，[(3)]侠脐上行，至胸中而散。任脉为病，男子内结七疝[(4)]，女子带下[(5)]瘕聚[(6)]。冲脉为病，逆气里急。[(7)]督脉为病，脊强反折。[(8)]

督脉者，起于少腹以下骨中央，[(9)]女子入系廷孔[(10)]，其孔，溺孔之端也[①]。其络循阴器合篡[②(11)]间，绕篡后，别绕臀，至少阴与巨阳中络者，[(12)]合少阴上股内后廉，贯脊属肾。与太阳起于目内眦，上额交巅上，入络脑，还出别下项，循肩髆内，侠脊抵腰中，入循膂络肾。其男子循茎下至篡，与女子等。[(13)]其少腹直上者，贯脐中央，上贯心，入喉，上颐环唇，上系两目之下中央。[③]此生病，从少腹上冲心而痛，不得前后，[(14)]为冲疝[(15)]。其女子不孕、癃、痔、遗溺、嗌干。

【校勘】

①其孔，溺孔之端也：此七字疑为古注语，而非《素问》原文，可删。

②篡（cuàn）：形近而误，应据《甲乙经》卷二第二及《太素》

卷十一骨空改为"篡"。下"篡"字同。

③督脉者……上系两目之下中央：依据《内经》的读法和经脉循行的规律，本段文字疑有错简，现拟整理如下：督脉者，起于少腹以下骨中央，女子入系廷孔，出篡，循脊上行，抵头额下鼻，过人中，入上齿中，环唇交承浆。其少腹直上者，贯脐中央，上贯心，入喉上颐，环唇，上系两目之下中央，与太阳起于目内眦，上额交巅上，入络脑，还出别下项，循肩髆内，挟脊抵腰中，入循膂络肾。其络循阴器，合篡间，绕篡后，别绕臀，至少阴与巨阳中络者，合少阴上股内后廉，贯脊属肾。其男子循茎下至篡，与女子等。

【注释】

（1）中极之下：张介宾注："中极，任脉穴名，在曲骨上一寸。中极之下，即胞宫之所。任冲督三脉皆起于胞宫，而出于会阴之间。"

（2）起于气街：张介宾注："起，言外脉之所起，非发源之谓也。下仿此。气街即气冲，足阳明经穴，在毛际两旁。"冲脉内起于胞宫，这里是指冲脉浮浅而外行的部分从气街起始。

（3）并少阴之经：指与足少阴肾经相并而行。丹波元简注："按虞庶云：《素问》曰：并足少阴之经。《难经》却言并足阳明之经。况少阴之经，侠齐左右各五分，阳明之经，侠齐左右各二寸，气冲又是阳明脉气所发，如此推之，则冲脉自气冲起，在阳明少阴二经之内，侠齐上行，其理明矣。李时珍云：足阳明，去腹中行二寸；少阴，去腹中行五分，冲脉行于二经之间也。"

（4）七疝：马莳注："乃五藏疝及狐疝、癫疝也。"

（5）带下：此泛指妇女月经方面的疾病。丹波元简注："赤白带下，昉出于《病源》，而古所谓带下，乃腰带以下之义。疾系于月经者，总称带下。《史记》扁鹊为带下医，《金匮》有带下三十六病之目，可以见也。"

（6）瘕聚：张介宾注："瘕，癥瘕也。聚，积聚也。"

（7）逆气里急：逆气，即气逆。里急，胸腹拘急。张介宾注："冲脉侠脐上行，至于胸中，故其气不顺则隔塞逆气，血不和则胸腹里急也。"

（8）脊强反折：脊柱强直而向背后弯曲。马莳注："言督脉行于脊中，故其为病，脊强反折而不能屈伸也。"

（9）少腹以下骨中央：少腹，即小腹。骨中央，指骨盆中央的胞宫。全句谓小腹下面骨盆中央的胞宫。

（10）廷孔：即阴道口。

（11）篡：指前后阴之间的会阴部位。丹波元简注："盖两阴之间，有一道缝处，其状如篡组，故谓之篡。"

（12）少阴与巨阳中络：指足少阴肾经的别络，从足根部肾经的大钟穴别出而行于足跟外侧，并与足太阳膀胱经相连的一条络脉。

（13）与女子等：指男子的督脉亦起于横骨中央，再循阴茎下至会阴部，其后的循行路线与女子相同。

（14）不得前后：指大小便不通。

（15）冲疝：疝病之一，证见气从少腹上冲心而痛，不能大小便。

【概要】

本段论述了冲、任、督脉的循行路线及其病证。

1. 冲任督脉的循行路线

冲任督脉均起于胞宫（男子起于横骨中央），而后分别上行，故王冰有"一源三歧"之说。

现依据校勘后原文归纳如下：

（1）冲脉：

起于胞宫——过阴器——外行支——出于气街——并足少阴经上行——布胸中。

（2）任脉：

起于胞宫——上毛际——沿腹正中线直上——至咽喉——上颐——循面——系目下。

（3）督脉：

①主干部分：起于胞宫——出会阴——沿脊正中线——上头额——下鼻——过人中——入上齿中——环唇交承浆。

②前行部分：从会阴——前行——沿腹胸正中线——至喉（廉泉）——上颐

（承浆）$\xrightarrow{\text{入里}}$环唇$\longrightarrow$合于本经（龈交）$\xrightarrow{\text{分而上行}}$至两目内眦（睛明穴）$\xrightarrow{\text{上行}}$额$\longrightarrow$交会于巅（百会）$\longrightarrow$入络脑$\xrightarrow{\text{还出}}$别下项$\longrightarrow$循肩髆内$\longrightarrow$夹脊$\longrightarrow$抵腰$\longrightarrow$从肾俞入里络肾。

③络脉部分：循前阴$\longrightarrow$合于会阴$\longrightarrow$别绕臀$\longrightarrow$沿股后$\xrightarrow{\text{直下}}$至足跟部的少阴与太阳相连的络脉$\xrightarrow{\text{折向内侧}}$合于少阴肾经$\xrightarrow{\text{上行}}$股内后廉$\longrightarrow$贯脊$\xrightarrow{\text{上行}}$从肾俞穴入里属肾。

2. 冲任督脉的病证举例

冲脉为病，逆气里急。

任脉为病，男子七疝，女子带下瘕聚。

督脉为病，有冲疝（气从少腹上冲心而痛，不得大小便），女子不孕，癃，痔，遗溺，嗌干。

【按语】

本段所载督脉的循行中，其从少腹直上的部分实际上是论任脉的，故王冰说："然任脉、冲脉、督脉者，一源而三歧也，故经或谓冲脉为督脉。何以明之？今《甲乙经》及《古经脉流注图经》，以任脉循背者谓之督脉，自少腹直上者谓之任脉，亦谓之督脉，是则以背腹阴阳别为名目尔。"由于督脉的前行支实指任脉，所以督脉为病的病证亦有与任脉相同的地方。马莳对督脉任脉的循行及病证中相同的地方做了对比说明，兹录之以供参考。马莳曰："督脉任脉名色虽异，而气脉不殊，其督脉所行者，一如任脉之行，故自少腹直上者，贯脐中央，上贯心入喉，上颐环唇，上系两目之中央。其督脉为病者，又如任脉之病，从少腹上冲心而痛，不得前后，为冲疝；其女子所生之病，一如任冲之病，为不孕，为癃，为痔，为遗溺，为嗌干也。"

[102]《灵枢·五音五味第六十五》　黄帝曰：妇人无须者，无血气乎？岐伯曰：冲脉、任脉，皆起于胞中，上循背^①里，为经络之海。其浮而外者，循腹右^②上行，会于咽喉，别而络唇口。血气盛则充肤热肉，血独盛则澹渗^③皮肤，生毫

毛。今妇人之生，有余于气，不足于血，以其数脱血⁽¹⁾也，冲任之脉，不荣口唇，⁽²⁾故须不生焉。

【校勘】

①背：应据《甲乙经》卷二第二及《太素》卷十任脉等改作"脊"字。

②右：应据《甲乙经》卷二第二及《太素》卷十任脉删。

③澹渗：应据《甲乙经》卷二第二及《素问·骨空论》王冰注引文改作"渗灌"。

【注释】

（1）数脱血：指每月按时排出经血。张介宾注："谓血不留，而月事以时下也。"

（2）冲任之脉，不荣口唇：张介宾注："冲任为血之海，须为血之余，血不足则冲任之脉不荣于口而须不生矣。"

【概要】

本段主要论述了冲脉的部分循行路线及妇人无须的道理。

1. 冲脉前行及后行之脉的循行路线

冲脉与任脉、督脉一样均起于胞中。

（1）前行支：从小腹——并足少阴经—上行→布胸中——会于咽喉—别出→络唇口。

（2）后行支：从会阴——绕肛门—上行→背脊之内——出于大杼穴。

2. 妇人无须的道理

"血气盛则充肤热肉，血独盛则渗灌皮肤，生毫毛"，冲任均起于胞中，任脉绕唇，冲脉"别而络唇口"，为"经络之海"。由于妇人具有每月按时排出经血的生理特点，血相对不足，因而冲任之脉的血气不能上盛以充养口唇，故妇女不能像男子那样生长胡须。

［103］《灵枢·逆顺肥瘦第三十八》　夫冲脉者，五藏六府之海也，五藏六府皆禀焉。⁽¹⁾其上者，出于颃颡，渗诸阳，灌诸精；⁽²⁾其下者，注少阴之大络⁽³⁾，出于气街，循阴股内

廉，入^①腘中，伏行骭骨内，下至内踝之后属而别；其下者，并于少阴之经，渗三阴；其前者，伏行出跗属⁽⁴⁾，下循跗，入大指间，渗诸络而温肌肉。故别络结⁽⁵⁾，则跗上不动，不动则厥，厥则寒⁽⁶⁾矣。

【校勘】

①入：此前应据《甲乙经》卷二第二补"斜"字，与《灵枢·动输》合。

【注释】

（1）五藏六府皆禀焉：张介宾注："冲脉起于胞中，为十二经精血之海，故五藏六府皆禀焉。"

（2）渗诸阳，灌诸精：头面为诸阳之会，故此"诸阳"，即指头面部。全句意谓冲脉渗灌精气于头面。

（3）少阴之大络：此指从肾藏发出深行于体内的大络脉，非十五别络之谓。

（4）跗属：指足背与胫骨相连属的关节处。

（5）别络结：指少阴和冲脉下行别出的络脉结滞不通。

（6）厥则寒：气血厥逆而出现局部寒冷的症状。张介宾注："冲脉为十二经之海，故能温肌肉，温足胫，皆冲脉之气也。若冲脉之络因邪而结，则跗上之经不动而为厥为寒者，亦冲脉之所致也。"

【概要】

本段论述了冲脉上行和下行之脉的循行路线，同时阐明了冲脉的生理功能。

1. 冲脉上行和下行之脉的循行路线

（1）上行之脉：沿咽喉──→出颃颡──→渗灌于头面部。

（2）下行之脉：并足少阴之大络──→出于气街──→沿下肢内侧──→足内踝后跟──→并足少阴经──→渗入足三阴经。从足内踝后跟别出一支，伏行出于足背，至足大趾。

2. 冲脉的生理功能

冲脉与足阳明胃经及足少阴肾经等密切相联，气血充盛而为"经络之海"，因此，它上能"渗诸阳，灌诸精"，下能"渗诸络而温肌肉"。全身内外，五藏六府，均赖以养，故曰冲脉为"五藏六府之海，五藏六府皆禀焉。"

[104]《灵枢·动输第六十二》　黄帝曰：足少阴何因而动？岐伯曰：冲脉者，十二经之海也，与少阴之大络，起于肾下，出于气街，循阴股内廉，邪入腘中，循胫骨内廉，并少阴之经，下入内踝之后，入足下；其别者，邪入踝，出属跗上，入大指之间，注诸络，以温足胫，此脉之常动者也。(1)

【注释】

（1）此脉之常动者也：张介宾注："足少阴之脉动者，以冲脉与之并行也。冲脉亦十二经之海，与少阴之络同起于肾下，出于足阳明之气冲，循阴股、腘中、内踝等处以入足下；其别者，邪出属跗上，注诸络以温足胫，此太溪等脉所以常动不已也。"

【概要】

本段从冲脉的循行上论述了足少阴肾脉搏动的道理。

冲脉的下行支脉，与足少阴肾经的大络同起于肾下；出气街后，又并少阴之经而下行；抵足跗，又注诸络以温足胫。因此，足少阴之经脉受冲脉血气的温养与影响最大，从而表现为太溪等处脉常动不已。

【按语】

冲脉的循行路线比较复杂，兹据《内经》有关原文综合如下：冲脉起于胞宫（男子为精室），下出于会阴，而分为三支。前支过阴器，出气街，沿腹正中线旁开五分上行，布散于胸中，循咽喉，络唇口，上行至面。后支绕肛门，上行背脊之里，出于足太阳膀胱经的大杼穴。下支与足少阴之大络同起于肾下，出气街分为二支：一支下行于下肢外侧，至膝下巨虚的上下廉；另一支沿下肢内侧，下至内踝后跟处又分为二支：一支并足少阴经，渗入足三阴经，另一支前行下入足大趾。

[105]《灵枢·脉度第十七》　黄帝曰：跷脉(1)安起安

止？何气荣水^①？岐伯答曰：跷脉者，少阴之别，⁽²⁾起于然骨之后，⁽³⁾上内踝之上，直上循阴股，入阴⁽⁴⁾，上循胸里，入缺盆，上出人迎之前入頄⁽⁵⁾，属目内眦，合于太阳、阳跷而上行，气并相还，则为濡目，⁽⁶⁾气不荣则目不合。黄帝曰：气独行五藏，不荣六府，何也？岐伯答曰：气之不得无行也，如水之流，如日月之行不休，故阴脉荣其藏，阳脉荣其府，⁽⁷⁾如环之无端，莫知其纪，终而复始，其流溢之气，⁽⁸⁾内溉藏府，外濡腠理。黄帝曰：跷脉有阴阳，何脉^②当其数？⁽⁹⁾岐伯答曰：男子数其阳，女子数其阴，当数者为经，其不当数者为络也。⁽¹⁰⁾

【校勘】

①荣水：应据《太素》卷十阴阳跷脉改为"营此"。

②脉：应据《甲乙经》卷二第二及《太素》卷十阴阳跷脉改为"者"。

【注释】

（1）跷脉：跷，也写作"乔"。杨上善注："人行健疾，此脉所能，故因名也。"

（2）跷脉者，少阴之别：跷脉，此就阴跷而言。张介宾注："少阴之别，足少阴肾经之别络也。"

（3）起于然骨之后：张介宾注："然骨之后，照海也，足少阴穴，即阴跷之所生。"

（4）入阴：杨上善注："入阴者，阴跷脉入阴器也。"

（5）頄（qiú）：目下为頄，即颧也。

（6）气并相还则为濡目，气不荣则目不合：张介宾注："阴跷阳跷之气，并行回还而濡润于目。若跷气不荣，则目不能合，故《寒热病》篇曰：阴跷阳跷，阴阳相交，阳入阴，阴出阳，阳气盛则瞋目，阴气盛则瞑目。此所以目之瞑与不瞑，皆跷脉为之主也。"

（7）阴脉荣其藏，阳脉荣其府：阴脉，指三阴经脉。阳脉，指三阳经脉。杨上善注："三阴之脉，营藏注阳，三阳之脉，营府注阴，阴阳相注如环，比水之流，日月之行，终而复始，莫知其纪也。"

（8）其流溢之气：杨上善注："此谓二跷之气。"

（9）何者当其数：指阴跷或阳跷中，何脉的长度计算入篇首所说的二十八脉的总长度之中。阴跷阳跷脉左右四条各长七尺五寸，但实际计数时，只算入了两条跷脉的长度共一丈五尺。具体是男子只计算阳跷的长度，阴跷则视为络，女子则只计算了阴跷的长度，阳跷则视为络。

（10）当数者为经，其不当数者为络也：张介宾注："跷脉阴阳之数，男女各有所属。男属阳，当数其阳；女属阴，当数其阴。故男子以阳跷为经，阴跷为络；女子以阴跷为经，阳跷为络也。"

【概要】

本段论述了阴跷的循行路线、跷脉的功能及男女跷脉属经属络的划分方法。

1. 阴跷脉的循行路线及功能

阴跷脉是足少阴的别络，它起于然骨之后（照海）$\xrightarrow{\text{上行}}$内踝$\xrightarrow{\text{直上}}$沿大腿内侧$\longrightarrow$入于前阴$\longrightarrow$沿腹入胸中$\longrightarrow$入缺盆$\xrightarrow{\text{向上}}$出人迎之前$\longrightarrow$入頄$\longrightarrow$属目内眦$\longrightarrow$与足太阳脉、阳跷会合而上行。

阴阳跷脉之气在人体内流溢，"内溉藏府，外濡腠理"。它们在目之内外眦"气并相还"，能濡润眼睛，维持目之正常开合；若跷脉之气不荣于目，则会出现"目不瞑"的病变。

2. 阴阳跷脉属经属络的区分

阴阳跷脉属于奇经，但在全篇计算二十八脉的总长度时，却只计算阴跷或者只计算阳跷。其计算的原则是：男子以阳跷计入总数，女子以阴跷计入总数，故男子以阳跷为经，阴跷为络；女子以阴跷为经，阳跷为络。

【按语】

本条跷脉的起止和循行路线是就阴跷脉而言的，至于阳跷脉的循行，当参见《难经》等有关论述。张介宾曰："本篇止言阴跷之起，而未及阳跷，惟《缪刺论》曰：'邪客于足阳跷之脉，刺外踝之下半寸所。'故阴跷为足少阴之别，起于照海；阳跷为足太阳之别，起于申脉，庶得其详也。"

三、络脉

[106]《灵枢·经脉第十》　经脉十二者，伏行分肉之间，深而不见；其常见者，足太阴过于外^①踝之上，无所隐故也。⁽¹⁾诸脉之浮而常见者，皆络脉也。六经络⁽²⁾手阳明少阳之大络，起于五指间，上合肘中。⁽³⁾饮酒者，卫气先行皮肤，先充络脉，⁽⁴⁾络脉先盛，故卫气已平，营气乃满，⁽⁵⁾而经脉大盛。脉⁽⁶⁾之卒然动者，皆邪气居之，留于本末；⁽⁷⁾不动则热，⁽⁸⁾不坚则陷且空，⁽⁹⁾不与众同，是以知何脉之动^②也。

雷公曰：何以知经脉之与络脉异也？黄帝曰：经脉者常不可见也，其虚实也以气口知之，脉之见者皆络脉也。雷公曰：细子⁽¹⁰⁾无以明其然也。黄帝曰：诸络脉皆不能经大节⁽¹¹⁾之间，必行绝道而出入，⁽¹²⁾复合于皮中，其会皆见于外。⁽¹³⁾

【校勘】

①外：应据《太素》卷九经络别异改为"内"。

②动：应据《太素》经九经络别异改为"病"。

【注释】

（1）足太阴过于内踝之上，无所隐故也：杨上善注："十二经脉及诸络脉，其不见者，谓十一经也；其可见者，谓足太阴经，上行至于踝上，以其皮薄故见也；诸余络脉，皆见者也。"

（2）六经络：指手足六经的络脉。

（3）手阳明少阳之大络，起于五指间，上合肘中：张介宾注："手足各有六经，而手六经之络，则惟阳明、少阳之络为最大。手阳明之络名偏历，在腕后三寸上侧间，别走太阴；手少阳之络名外关，在臂表腕后二寸两筋间，邪行向内，历阳明、太阴别走厥阴。二络之下行者，阳明出合谷之次，分络于大食二指；少阳出阳池之次，散络于中名小三指，故起于五指间。其上行者，总合于肘中内廉厥阴曲泽之次。"

（4）饮酒者，卫气先行皮肤，先充络脉：指饮酒后，酒之悍气随卫气先行于皮肤，先充于络脉之中。张介宾注："卫气者，水谷之悍气也，其气慓疾滑利，不入于经。酒亦水谷之悍气，其慓疾之性亦然。故饮酒者，必随卫气先达皮肤，先充络脉。"

（5）卫气已平，营气乃满：平，张介宾注："犹潮平也，即盛满之谓。"全句意谓，卫气先充实于皮肤络脉处，营气则随之而充满。

（6）脉：指经脉。

（7）留于本末：本末，指本条经脉之中。杨上善注："卫气将邪入于此脉本末之中，留而不出，故为动也。酒即邪也。"

（8）不动则热：不动，指邪气不移动。邪客于经脉之中，久居不移，则郁而化热，而有发热的表现。

（9）不坚则陷且空：此承前句而言，说明邪郁于经脉化热之后，除发热外，当还可见脉形胀满的症状。如果脉形未见胀满的则属寒邪为患，且寒邪尚未化热，其表现则应是脉形空陷，或者有发冷的症状。杨上善注："当邪居处，热邪盛也，必为坚硬。若寒邪盛多，脉陷肉空，与平人不同。"

（10）细子：犹言"小子"，系雷公自谦之辞。

（11）大节：指大骨节。

（12）必行绝道而出入：绝，横也。络脉为经脉的分支，故行走横道，出入于经脉所不到的部位。张介宾注："凡经脉所行，必由其溪谷大节之间。络脉所行，乃不经大节，而于经脉不到之处，出入联络以为流通之用。"

（13）其会皆见于外：见，通"现"。指络脉相互交会于肌肤而显露于外。张介宾注："然络有大小，大者曰大络，小者曰孙络。大络犹木之干，行有出入。孙络犹木之枝，散于肤腠，故其会皆见于外。"

【概要】

本段主要论述了经脉与络脉在循行、分布上的区别，以及不同的诊察方法。

1. 经脉与络脉在循行分布上的区别

经脉分布较深，多经大节出入"伏行于分肉之间，深而不见"，但是亦有例外情况，这就是"足太阴过内踝上"，因该处皮薄，脉无所隐，故亦可见到。络脉则相反，它分布较浅，"皆不能经大节之间，必行绝道而出入，复合于皮中，其会皆见于外"。

2. 经脉与络脉病变的诊察方法

由于经脉与络脉的分布有浅深之别，有可见、不可见之异，所以它们的诊察方法亦各不相同。经脉"常不可见"，其病变可以用诊气口方法测知；络脉"浮而常见"，其病变可以用望络脉的方法测知。从不同经脉的异常搏动，可以诊察出病在何经，热郁经脉其脉坚硬胀满或见发热；经脉虚寒，其脉凹陷空虚，或见怕冷。

3. 饮酒者酒气充盈经络的次序

酒为熟谷之液，其性慓疾滑利，与卫气相似。因此，饮酒后酒气随同卫气"先行皮肤，先充络脉"，卫气进入经脉之中，则营气亦盛满，从而经脉大盛。原文以此为例，说明经脉和络脉的内在联系和相互影响。

【按语】

本句的"足太阴"，张介宾认为应改作"手太阴"。他说："经脉深而直行，故手足十二经脉，皆伏行分肉之间，不可得见。其有见者，惟手太阴一经，过于手外踝之上，因其骨露皮浅，故不能隐。下文云经脉者常不可见也，其虚实也以气口知之，正谓此耳。"此说亦有理，可供参考。

[107]《灵枢·经脉第十》　手太阴之别，(1) 名曰列缺，起于腕上分间(2)，并太阴之经直入掌中，散入于鱼际。其病实则手锐掌热，(3) 虚则欠㰦，小便遗数，(4) 取之去腕半寸①，别走阳明也。(5) 手少阴之别，名曰通里，去腕一寸半②，别而上行，循经入于心中，系舌本，属目系。其实则支膈(6)，虚则不能言，取之掌③后一寸，别走太阳也。手心主之别，名曰内关，去腕二寸，出于两筋之间④，循经以上，系于心包，络心系。实则心痛，虚则为头强⑤，取之两筋间也。手太阳之别，名曰

支正,上⑥腕五寸,内注少阴;其别者,上走肘,络肩髃。实则节弛肘废,⁽⁷⁾虚则生肬⁽⁸⁾,小者如指痂疥,⁽⁹⁾取之所别也。手阳明之别,名曰偏历,去腕三寸,别入⑦太阴;其别者,上循臂,乘肩髃,上曲颊偏齿;⁽¹⁰⁾其别者,入耳合于宗脉⁽¹¹⁾。实则龋聋,虚则齿寒痹隔⁽¹²⁾,取之所别也。手少阳之别,名曰外关,去腕二寸,外绕臂,注胸中,合心主。病实则肘挛,虚则不收,取之所别也。足太阳之别,名曰飞阳,去踝七寸,别走少阴。实则鼽窒⁽¹³⁾,头背痛,虚则鼽衄,取之所别也。足少阳之别,名曰光明,去踝五寸,别走厥阴,下⑧络足跗。实则厥,虚则痿躄⁽¹⁴⁾,坐不能起,取之所别也。足阳明之别,名曰丰隆,去踝八寸,别走太阴;其别者,循胫骨外廉,上络头项,合诸经之气,下络喉嗌。⁽¹⁵⁾其病气逆则喉痹瘁⑨瘖,实则狂巅,虚则足不收,胫枯,取之所别也。足太阴之别,名曰公孙,去本节之后一寸,别走阳明;其别者,入络肠胃。厥气上逆则霍乱,⁽¹⁶⁾实则肠⑩中切痛,虚则鼓胀,取之所别也。足少阴之别,名曰大钟,当踝后绕跟,别走太阳;其别者,并经上走于心包,下外⑪贯腰脊。其病气逆则烦闷,实则闭癃,虚则腰痛,取之所别者也。足厥阴之别,名曰蠡沟⁽¹⁷⁾,去内踝五寸,别走少阳;其别者,径胫⑫上睾结于茎。其病气逆则睾肿卒疝,实则挺长⁽¹⁸⁾,虚则暴痒,取之所别也。住⑬脉之别,名曰尾翳,下鸠尾,散于腹。实则腹皮痛,虚则痒搔,取之所别也。督脉之别,名曰长强,挟膂上项,散头上,下当肩胛左右,别走太阳,入贯膂。实则脊强,虚则头重,高摇之,挟脊之有过者⑭,取之所别也。脾之大络,名曰大包,出渊腋下三寸,布胸胁。实则身尽痛,虚则百节尽⑮皆纵,⁽¹⁹⁾此脉若罗络之血者,⁽²⁰⁾皆取之脾之大络脉也。

凡此十五络者,实则必见,虚则必下,⁽²¹⁾视之不见,求之

上下，人经不同，络脉异所别也。⁽²²⁾

【校勘】

①半寸：应据《脉经》卷六第七及《太素》卷九十五络脉作"一寸半"三字。

②半：应据《太素》卷九十五络脉及《千金方》卷十三第一等删，与下文"一寸"合。

③掌：应据《甲乙经》卷二第一下及《太素》卷九十五络脉改作"腕"。

④两筋之间：此后应据《太素》卷九十五络脉杨上善注引《明堂经》文补"别走少阳"四字。

⑤头强：应据《甲乙经》卷二第一下及《脉经》卷六第三等改作"烦心"。

⑥上：应据《太素》卷九十五络脉改为"去"，与前后各条合。

⑦入：应据《甲乙经》卷二第一下及《太素》卷九十五络脉改作"走"，与前后各条合。

⑧下：此前应据《甲乙经》卷二第一及《素问·刺腰痛篇》王冰注补"并经"二字。

⑨瘁：应据《太素》卷九十五络脉及《圣济总录》卷一九一改作"卒"。

⑩肠：应据《脉经》卷六第五及《太素》卷九十五络脉等改为"腹"。

⑪外：应据《太素》卷九十五络脉及《千金》卷十九第一删。

⑫径胫：应据《甲乙经》卷二第一下及《千金》卷十一第一改作"循经"。

⑬住：形近而误，应改为"任"，与诸本均合。

⑭高摇之，挟脊之有过者：《甲乙经》卷二第一下校语说："《九墟》无'高摇之'以下九字。"按本文各节文例，无此九字为是。

⑮尽：应据《甲乙经》卷二第一下及《太素》卷九十五络脉删。

【注释】

（1）手太阴之别：别，别络。手太阴之别，指手太阴经的别络。马莳注："夫不曰络而曰别者，以此穴由本经而别走邻经也。"

（2）分间：即分肉之间。

（3）实则手锐掌热：张介宾注："掌后高骨为手锐骨。实为邪热有余，故手锐掌热。"

（4）虚则欠㰦，小便遗数：张介宾注："欠㰦，张口伸腰也。虚因肺气不足，故为欠㰦及小便遗而且数。《通俗文》曰：体倦则伸，志倦则㰦也。"

（5）别走阳明也：指手太阴之络由此别走而络于手阳明经。张介宾注："此太阴之络别走阳明，而阳明之络曰偏历，亦入太阴，以其相为表里，故互为注络以相通也，他经皆然。"

（6）支膈：胸膈间有支撑不舒的感觉。

（7）节弛肘废：指肩肘关节废弛，不能运动。张介宾注："邪实则脉络壅滞而节弛肘废。"

（8）肬：同疣。系皮肤上的赘肉。

（9）小者如指痂疥：丹波元简注："此谓肬之多生，如指间痂疥之状。"

（10）上曲颊偏齿：曲颊，颊骨所钩着处，形曲如环。全句言上行至曲颊，偏络下齿龈中。

（11）宗脉：杨上善注："宗，总也，耳中有手太阳、手少阳、足少阳、足阳明络四脉总会之处，故曰宗脉。"

（12）痹隔：痹，闭也。痹隔，指膈间闭塞不畅的病证。

（13）衄窒：鼻塞不通。

（14）痿躄（bì）：躄，张介宾注："足不能行也。"痿躄，即下肢痿软无力，不能行走的病证。

（15）合诸经之气，下络喉嗌：张介宾注："此经循喉咙入缺盆，胃为五藏六府之海，而喉嗌缺盆为诸经之孔道，故合诸经之气下络喉嗌而为病如此。"

（16）厥气上逆则霍乱：霍乱，指上吐下泻并见的胃肠道疾病。杨上善注："阳明络入肠胃，清浊相干，厥气乱于肠胃，遂有霍乱。"

（17）蠡（lǐ）沟：穴名，在足内踝上五寸处陷中。

（18）挺长：指阴茎挺纵不收。《灵枢·经筋》说：足厥阴之筋，"伤于寒则阴缩入，伤于热则纵挺不收。"

（19）实则身尽痛，虚则百节皆纵：张介宾注："脾之大络名大包，在渊液下三寸，布胸胁，出九肋间，总统阴阳诸络，由脾灌五藏者也，故其为病如此。"

（20）罗络之血者：张介宾注："言此大络包罗诸络之血。"

（21）实则必见，虚则必下：言邪气壅盛于别络，则络脉突起而可见；络中气血空虚，则脉陷下而不可见。张介宾注："邪气盛者脉乃壅盛，故实则必见；正气虚者，脉乃陷下，而视之不见矣。"

（22）视之不见，求之上下，人经不同，络脉异所别也：由于个体差异，其经脉的循行及络脉别出的部位亦有所不同，因此，在诊察络脉时必须在络脉的上下寻找，不可拘泥于固定的部位。张介宾注："故当求上下诸穴，以相印证而察之。何也？盖以人经有肥瘦长短之不同，络脉亦异其所别，故不可执一而求也。"

【概要】

本段论述了十五别络的名称、循行路线、虚实病证及其诊治法。

1. 十五别络的名称及循行路线

（1）手太阴之别——列缺：

起于手腕上分间（列缺）——并手太阴经 $\xrightarrow{\text{直入}}$ 掌中——散入于鱼际。

（2）手少阴之别——通里：

起于手腕后一寸（通里）$\xrightarrow{\text{上行}}$ 循手少阴经 $\xrightarrow{\text{入}}$ 心中——连系舌本——系于目系。

（3）手心主之别——内关：

起于手腕上二寸（内关）——出行两筋之间——别走手少阳经——循手厥阴经上行——连系心包，络于心系。

（4）手太阳之别——支正：

起于手腕上五寸（支正）$\xrightarrow{向内}$注于手少阴经$\xrightarrow{别支上行}$过肘$\longrightarrow$络肩髃。

（5）手阳明之别——偏历：

起于手腕上三寸（偏历）$\longrightarrow$别走手太阴经$\xrightarrow{别支上行}$沿臂$\longrightarrow$上肩髃$\xrightarrow{上行}$过颈$\longrightarrow$抵曲颊$\longrightarrow$偏络于齿根$\xrightarrow{别支上行}$入耳合于宗脉。

（6）手少阳之别——外关：

起于手腕上二寸（外关）$\xrightarrow{向外}$绕臂部$\xrightarrow{上行}$注胸中，与手厥阴经相会合。

（7）足太阳之别——飞阳：

起于足外踝上七寸（飞阳）$\longrightarrow$别走足少阴经。

（8）足少阳之别——光明：

起于足外踝上五寸（光明）$\longrightarrow$别走足厥阴经$\longrightarrow$与足少阳经脉并行$\xrightarrow{下行}$络足背。

（9）足阳明之别——丰隆：

起于足外踝上八寸$\longrightarrow$别走足太阴经$\xrightarrow{别支}$沿胫骨外侧$\xrightarrow{上行}$络头项，并与诸经气会合$\xrightarrow{向下}$络咽喉。

（10）足太阴之别——公孙：

起于足大趾本节后一寸（公孙）$\longrightarrow$别走足阳明$\xrightarrow{别支上行}$入腹络肠胃。

（11）足少阴之别——大钟：

起于足内踝后（大钟）$\longrightarrow$环绕足跟$\longrightarrow$别走足太阳经$\xrightarrow{别支}$与足少阴经并行$\xrightarrow{上行}$走入心包络$\xrightarrow{下行}$贯穿腰脊。

（12）足厥阴之别——蠡沟：

起于足内踝上五寸（蠡沟）$\longrightarrow$别走足少阳$\xrightarrow{别支}$沿足厥阴经$\longrightarrow$抵睾丸$\longrightarrow$聚于阴茎。

（13）任脉之别——尾翳：

起于鸠尾之上（尾翳）$\xrightarrow{\text{下行}}$散于腹部。

（14）督脉之别——长强：

起于尾骶骨端（长强）——挟脊背两旁肌肉$\xrightarrow{\text{上行}}$项部——散于头上$\xrightarrow{\text{下行}}$肩胛部左右——别行足太阳经$\xrightarrow{\text{入于深部}}$贯穿于脊柱两旁。

（15）脾之大络——大包：

出于渊腋下二寸（大包）——→散布于胸胁。

2. 十五别络的病证

十五络脉的病证有虚实之分，实由邪阻络脉，气血壅滞；虚由络中血气不足。

手太阴之别：实则手锐掌热，虚则欠㰦，小便遗数。

手少阴之别：实则胸胁支撑不舒，虚则不能言。

手心主之别：实则心痛，虚则烦心。

手太阳之别：实则节弛肘废，虚则生疣，或疣多如指间痂疥。

手阳明之别：实则龋齿、耳聋，虚则齿寒、膈间闭塞不畅。

手少阳之别：实则肘关节拘挛，虚则肘部弛缓不收。

足太阳之别：实则鼻塞不通，头背痛，虚则鼻衄。

足少阳之别：实则肢冷为厥，虚则痿躄。

足阳明之别：气逆则喉痹、卒瘖，实则癫狂，虚则足不收、胫枯。

足太阴之别：气逆则霍乱，实则腹中剧痛，虚则鼓胀。

足少阴之别：气逆则烦闷，实则闭癃，虚则腰痛。

足厥阴之别：气逆则睾肿、卒疝，实则阴茎挺长，虚则阴部暴痒。

任脉之别：实则腹皮痛，虚则腹皮痒瘙。

督脉之别：实则脊柱强直，虚则头部沉重。

脾之大络：实则身尽痛，虚则百节皆纵无力。

3. 十五别络病证的诊察方法及治疗原则

十五络病证的虚实，可以通过望诊而察知。一般来说，"实则必见，虚则必下"。但要灵活对待络脉的望诊部位，如当见而诊之不见者，应在络脉的上下邻近部位寻求之。

十五别络病证的治疗，原则上是各取本经别出的络穴以补虚泻实，如手太阴之别络病，则取列缺穴来治疗。

【按语】

关于十五别络之数，历代医家的看法存在着分歧，归纳起来主要有以下四种：

《灵枢·经脉》以十四经的别络，加上脾之大络为数；《难经·二十六难》以十二经的别络，阴阳跷脉的别络，加上脾之大络为数；喻嘉言《医门法律》以十二经之别络、脾胃之大络，加上奇经之一大络为数。此外，马莳更谓不止十五络，主张在《灵枢·经脉》十五别络的基础上，再加胃之大络虚里，合为十六络。

多数医家，如张介宾、杨继州及张志聪等均主《灵枢·经脉》之说，其理由主要有以下二点：第一，督统诸阳，任统诸阴，为十二经之纲领，脾胃为藏府之本，而十二经皆以受气，故当入数；第二，阳跷为足太阳之别，阴跷为足少阴之别，二跷非十四经之正，本经无穴，故不得与十四经并言，而入其数。但是，对胃之大络不入其数的道理却未做解释，从脾胃为藏府之本的观点来看，似乎言脾之大络应包括胃之大络在内，或从马氏加胃之大络作十六络为是。

[108]《素问·气穴论篇第五十八》　帝曰：余已知气穴⁽¹⁾之处，游针之居⁽²⁾，愿闻孙络溪谷，亦有所应乎？岐伯曰：孙络三百六十五穴会⁽³⁾亦①以应一岁，以溢奇邪，以通荣卫；⁽⁴⁾荣卫稽留，卫散荣溢，气竭血著，⁽⁵⁾外为发热，内为少气，⁽⁶⁾疾写无怠，以通荣卫，见而写之，无问所会。⁽⁷⁾帝曰：善。愿闻溪谷之会也。岐伯曰：肉之大会为谷，肉之小会为溪。⁽⁸⁾肉分之间，溪谷之会，以行荣卫，以会②大气。⁽⁹⁾邪溢气壅，脉热肉败，荣卫不行，必将为脓，内销骨髓，外破大䐃；留于节凑，⁽¹⁰⁾必将为败；积寒留舍，荣卫不居，卷肉缩筋，肋肘不得伸，内为骨痹，外为不仁，命曰不足，大寒留于溪谷也。溪谷三百六十五穴会，亦应一岁，其小痹⁽¹¹⁾淫溢；循脉

往来，微针所及，与法相同。(12)

【校勘】

①亦：应据《甲乙经》卷三第一及《太素》卷十一气穴删。

②会：应据《甲乙经》卷三第一及《太素》卷十一气穴杨注改作"舍"。

【注释】

（1）气穴：杨上善注："三百六十五穴，十二经脉之气发会之处，故曰气穴也。"

（2）游针之居：张介宾注："针所游行之处也。"

（3）穴会：张介宾注："孙络之云穴会，以络与穴为会也。穴深在内，络浅在外，内外为会，故曰穴会。非谓气穴之外，别有三百六十五络穴也。"

（4）以溢奇邪，以通荣卫：孙络在病理上有传递邪气的作用，在生理上有交通营卫的功能。溢，传注。奇邪，即病邪。

（5）荣卫稽留，卫散荣溢，气竭血著：意谓邪气导致营卫气血停滞而失去其正常功能。张志聪注："邪客之则荣卫稽留，荣卫不能相将而行，则气竭而血著矣。"

（6）外为发热，内为少气：邪正相争则外为发热，正气耗伤则内为少气。

（7）见而写之，无问其会：张志聪注："见其血留色变之处，即刺泻之，无问其穴会之所在也。"

（8）肉之大会为谷，肉之小会为溪：张志聪注："夫肉有大分小分，大分者，如股肱之肉，各有界畔；小分者，肌肉之内，皆有纹理。然理路虽分，而交相会合，是大分处即是大会处，小分处即是小会处也。分肉之间，以行荣卫之气，故曰溪谷。"张介宾注："肉之会依乎骨，骨之会在乎节，故大节小节之间，即大会小会之所，而溪谷出乎其中。"

（9）以舍大气：大气，指正气。全句意为，溪谷是停留正气的地方。

（10）留于节腠：杨上善注："留于骨节，聚于腠理，以为痛疽。"

（11）小痹：痹，此指病邪。张介宾注："邪在孙络，邪未深也，是为小痹。"

（12）与法相同：指小痹的刺法与刺孙络、溪谷相同。

【概要】

本段主要论述了孙络、溪谷的概念及作用，简介了孙络溪谷的病理、病证及治法。

1. 孙络、溪谷的概念及作用

孙络是由络脉别出的细小分支，孙络相互交会的主要部位就是三百六十五俞穴所在处。孙络在生理上，能交通营卫之气；在病理上，是病邪传变的途径。

溪谷是分肉筋骨相连接所形成的空隙之处，"肉之大会为谷，肉之小会为溪"。所以溪谷也是人体通行营卫，留舍正气之处。原文还指出，孙络、溪谷均与三百六十五穴相联系会合，以应一岁之气。

2. 孙络、溪谷的病理、病证及治法

营卫气血在人体营运不休，一旦外邪侵入孙络，留于溪谷，便会影响气血运行，出现"荣卫稽留，卫散荣溢，气竭血著"等病变，从而产生"发热""少气""为脓""骨痹"等病证。在治疗上，应当于其络脉血留色变之处，刺络疾泻其邪气，以恢复营卫气血的正常功能，而不论其是否为穴会之处。

[109]《灵枢·动输第六十二》　黄帝曰：营卫之行也，上下相贯，如环之无端。今有其卒然遇邪气，及逢大寒，手足懈惰，其脉阴阳之道，相输之会，行相失也，(1)气何由还？岐伯曰：夫四末阴阳之会者，此气之大络也。(2)四街者，气之径路①也。(3)故络绝则径通，(4)四末解则气从合，相输如环。(5)

【校勘】

①路：应据《甲乙经》卷二第一下及《太素》卷九脉行异同删。

【注释】

（1）其脉阴阳之道，相输之会，行相失：张介宾注："营卫之行，阴阳有度，若邪气居之，则其运行之道，宜相失也。"

（2）夫四末阴阳之会，此气之大络：四末即四肢。气之大络，此指手足十二经脉，《灵枢·玉版》："经隧者，五藏六府之大络也。"为表里的阴阳经脉在四肢交会，使营气循环运行，故曰"四末阴阳之会"。

（3）四街者，气之径：四街，此指布于四肢的络脉，包括十二别络在内。四肢络脉有沟通阴阳经脉气血的作用，故曰"气之径"。

（4）络绝则径通：络，大络，即经脉。径，四街，即络脉。全句谓当四肢经脉阻闭时，四肢络脉的径路仍然通畅。

（5）四末解则气从合，相输如环：谓四肢的邪气解除后，则阴阳经脉重新沟通，其气血又得以交会流通，从而恢复循环输注的正常状态。

【概要】

本段主要论述了四肢络脉在保证四肢气血环流上的重要作用。

原文认为阴阳经脉在四肢相输之会有两条途径，一是表里阴阳经脉在四末的自相交通，二是阴阳表里经脉通过别络等络脉的相互联系。若邪客四肢，四肢经脉气血阻绝不通时，由于四末还有络脉的相互沟通，故四肢气血仍可保持通畅，从而保持经气在各种情况下的相输如环。而当四肢经脉之邪解除后，则四末的经脉又得以通行，从而恢复阴阳经脉气血常规循环。

【按语】

本篇"四街"一词，注家多以上段所谓胸、腹、头、胫之气街为释。考之《卫气》篇，虽然有"胸气有街，腹气有街，头气有街，胫气有街"之语，然并无"四街"之名；而且从本段所讨论的邪中四肢，"其脉阴阳之道，相输之会"被阻绝时，经气如何转输环流的主题来看，亦未能尽合，因为上肢无"街"可言，而头、胸、腹之街与四肢亦无涉。再从本段"四街"为气的径路来看，四肢的络脉亦是经气环流的一条道路，亦可称为"街"，四肢皆有络脉，故称为"四街"。是

第五章　经络

以本段之"四街"当指四肢诸经相互交通的众多络脉而言,与《卫气》胸、腹、头、胫之气街有所不同。

四、经筋、皮部

[110]《灵枢·经筋第十三》　　足太阳之筋⁽¹⁾，起于足^①小指，上结⁽²⁾于踝，邪上结于膝，其下^②循足外踝^③结于踵⁽³⁾，上循跟结于腘；其别者⁽⁴⁾，结于踹^④外，上腘中内廉，与腘中并上结于臀，上挟脊，上项；其支者，别入结于舌本；其直者，结于枕骨，上头下颜，结于鼻；其支者，为目上网^{⑤(5)}，下结于頄；其^⑥支者，从腋后外廉结于肩髃；其支者，入腋下，上出缺盆，上结于完骨；其支者，出缺盆，邪上出于頄。其病小指支跟肿痛，腘挛，脊反折，项筋急，肩不举，腋支，缺盆中纽痛⁽⁶⁾，不可左右摇，治在燔针⁽⁷⁾劫刺⁽⁸⁾，以知为数，⁽⁹⁾以痛为输，⁽¹⁰⁾名曰仲春痹⁽¹¹⁾。

足少阳之筋，起于小指次指^⑦，上结外踝，上循胫外廉，结于膝外廉；其支者，别起外辅骨，上走髀，前者结于伏兔之上，后者结于尻；其直者，上乘䏰⁽¹²⁾季肋，上走腋前廉，系于膺乳，结于缺盆；直者^⑧上出腋，贯缺盆，出太阳之前，循耳后上额角，交巅上，下走颔，上结于頄；支者^⑨，结于目^⑩眦为外维⁽¹³⁾。其病小指次指支转筋，引膝外转筋，膝不可屈伸，腘筋急，前引髀，后引尻，即上乘䏰，季肋痛，上引缺盆膺乳颈，维筋急，从左之右，右目不开，⁽¹⁴⁾上过右角，并跷脉而行，左络于右，故伤左角，右足不用，命曰维筋相交，⁽¹⁵⁾治在燔针劫刺，以知为数，以痛为输，名曰孟春痹也。

足阳明之筋，起于中三指⁽¹⁶⁾，结于跗上，邪外上加于辅骨，上结于膝外廉，直上结于髀枢，上循胁属脊；其直者，上循骭，结于膝；其支者，结于外辅骨，合少阳；其直者，上循伏兔，上结于髀，聚于阴器，上腹而布，至缺盆而结，上颈上挟口，合于頄，下结于鼻，上合于太阳，太阳为目上网⑪阳明为目下网⑪；(17)其支者，从颊结于耳前。其病足中指支，胫转筋，脚跳坚(18)，伏兔转筋，髀前肿，㿉疝，腹筋急，引缺盆及颊，卒口僻(19)，急者目不合，热则筋纵，目不开(20)。颊筋(21)有寒则急，引颊移口(22)；有热则筋弛纵，缓不胜收⑫，故僻。治之以马膏(23)，膏其急者，以白酒和桂，以涂其缓者，(24)以桑钩钩之，(25)即以生桑灰⑬置之坎中，高下以⑭坐等，以膏熨急颊，且饮美酒，啖(26)美炙肉，不饮酒者，自强也，为之三拊(27)而已。治在燔针劫刺，以知为数，以痛为输，名曰季春痹也。

足太阴之筋，起于大指之端内侧，上结于内踝；其直者，络⑮于膝内辅骨，上循阴股，结于髀，(28)聚于阴器，上腹结于脐，循腹里结于肋⑯，散于胸中；其内者，着于脊。其病足大指支(29)，内踝痛，转筋痛，膝内辅骨痛，阴股引髀而痛，阴器纽痛，下⑰引脐⑱两胁痛，引膺中⑲脊内痛。治在燔针劫刺，以知为数，以痛为输，命曰孟⑳秋痹(30)也。

足少阴之筋，起于小指之下㉑，并足太阴之筋，邪走内踝之下，结于踵，与太阳之筋合而上结于内辅之下，并太阴之筋而上，循阴股结于阴器，循脊内挟膂，上至项，结于枕骨，与足太阳之筋合。其病足下转筋，及所过而结者，皆痛及转筋。病在此者，主痫瘛及痉(31)，在外者不能俛，在内者不能仰。(32)故阳病者，腰反折不能俛，阴病者不能仰。治在燔针劫刺，以知为数，以痛为输，在内者熨引药。此筋折纽(33)，纽发数甚者，死不治，名曰仲㉒秋痹也。

足厥阴之筋，起于大指之上，上结于内踝之前，上循胫，上结内辅之下，上循阴股，结于阴器，络㉓诸筋。(34)其病足大指支⁽²⁹⁾，内踝之前痛，内辅痛，阴股痛转筋，阴器不用，伤于内则不起，伤于寒则阴缩入，伤于热则纵挺不收。治在行水清阴气。⁽³⁵⁾其病转筋者，治在燔针劫刺，以知为数，为痛为输，命曰季秋痹也。

手太阳之筋，起于小指之上，结于腕，上循臂内廉，结于肘内锐骨⁽³⁶⁾之后，弹之应小指之上，⁽³⁷⁾入结于腋下；其支者，后走腋后廉，上绕肩胛，循颈^㉔出走^㉕太阳之^㉖前，结于耳后完骨；其支者，入耳中；直者^㉗，出耳上，下结于颔，上属目外眦。其病小指支，肘内锐骨后廉痛，循臂阴⁽³⁸⁾入腋下，腋下痛，腋后廉痛，绕肩胛引颈而痛，应耳中鸣痛引颔，目瞑⁽³⁹⁾良久乃得视，颈筋急则为筋瘘颈肿⁽⁴⁰⁾。寒热在颈者，治在燔针劫刺之^㉘，以知为数，以痛为输，其为肿者，复而锐之。⁽⁴¹⁾本支者^㉙，上曲牙，循耳前，属目外眦，上颔，结于角。其痛当所过者支转筋。治在燔针劫刺，以知为数，以痛为输，名曰仲夏痹也。

手少阳之筋，起于小指次指之端，结于腕，中^㉚循臂结于肘，上绕臑外廉，上肩走颈，合手太阳；其支者，当曲颊入系舌本；其支者，上曲牙⁽⁴²⁾，循耳前，属目外营，上乘颔⁽⁴³⁾，结于角。其病当所过者即支⁽²⁹⁾转筋，舌卷。治在燔针劫刺，以知为数，以痛为输，名曰季夏痹也。

手阳明之筋，起于大指次指之端，结于腕，上循臂，上结于肘外，上臑结于髃；其支者，绕肩胛，挟脊；直者^㉛，从肩髃上颈；其支者，上颊结于頄；直者^㉛，上出手太阳之前，上左角，络头，下右颔。⁽⁴⁴⁾其病当所过者，支痛及转筋，肩不举，颈不可左右视。治在燔针劫刺，以知为数，以痛为输，名曰孟夏痹也。

手太阴之筋，起于大指之上，循指上行，结于鱼后，循寸口外侧，上循臂，结肘中，上臑内廉入腋下，出缺盆，结肩前髃，上结缺盆，下结胸里，散贯贲⁽⁴⁵⁾，合贲下，抵季胁。其病当所过者，支转筋痛，甚成息贲⁽⁴⁶⁾，胁急吐血。治在燔针劫刺，以知为数，以痛为输，名曰仲冬痹也。

手心主之筋，起于中指，与太阴之筋并行，结于肘内廉，上臂阴，结腋下，下散前后挟胁；其支者，入腋^②散胸中，结于臂^{③(47)}。其病当所过者，支转筋，前^④及胸痛，息贲。治在燔针劫刺，以知为数，以痛为输，名曰孟冬痹也。

手少阴之筋，起于小指内侧，结于锐骨，上结肘内廉，上入腋，交太阴，挟^⑤乳里，结于胸中，循臂^⑥下系于脐。其病内急，心承伏梁⁽⁴⁸⁾，下为肘网^{⑦(49)}。其病当所过者，支转筋，筋痛。治在燔筋劫刺，以知为数，以痛为输。其成伏梁唾血脓^⑧者，死不治。⁽⁵⁰⁾经筋之病，寒则反折针急，热则筋弛纵不收，阴痿不用。阳急则反折，阴急则俯不伸。焠刺者，刺寒急也，热则筋纵不收，无用燔针，名曰季冬痹也^⑨。

足之阳明，手之太阳，筋急则口目为僻⁽⁵¹⁾，眦急^⑩不能卒视，治皆如右方也。

【校勘】

①足：应据《太素》卷十三经筋删，以与本篇各条之例合。

②其下：此后应据《甲乙经》卷二第六及《太素》卷十三经筋补"者"字。

⑧踝：应据《甲乙经》卷二第六及《太素》卷十三经筋改作"侧"字。

④踹：应据《甲乙经》卷二第六及《太素》卷十三经筋改作"腨"。

⑤网：应据《太素》卷十三经筋及《圣济总录》卷一九一改为"纲"。

⑥其：此后应据《甲乙经》卷二第六及《太素》卷十三经筋补

"下"字。

⑦小指次指：此后应据《甲乙经》卷二第六及《太素》卷十三经筋等补"之上"二字。

⑧直者：此前应据《太素》卷十三经筋补"其"字，与前后句法一致。

⑨支者：此前应据《甲乙经》卷二第六、《太素》卷十三经筋等补"其"字，与前后句法一致。

⑩结于目：此后应据《甲乙经》卷二第六及《太素》卷十三经筋等补"外"字。

⑪网：应据《甲乙经》卷二第六及《太素》卷十三经筋改为"纲"。

⑫收：应据《太素》卷十三经筋删。

⑬灰：应据《太素》卷十三经筋及《圣济总录》卷一九一改作"炭"。

⑭以：应据《甲乙经》卷二第六及《太素》卷十三经筋等改作"与"。

⑮络：应据《太素》卷十三经筋及《千金方》卷十五上第一等改作"上结"二字。

⑯肋：应据《甲乙经》卷二第六及《太素》卷十三经筋等改作"胁"，与后文"两胁痛"合。

⑰下：应据《甲乙经》卷二第六及《太素》卷十三经筋改作"上"。

⑱引脐：此后应据《太素》卷十三经筋补"与"字。

⑲膺中：此后应据《太素》卷十三经筋补"与"字。

⑳孟：应据《太素》卷十三经筋及杨上善注语改作"仲"。

㉑之下：此后《甲乙经》卷二第六及《千金方》卷十九第一有"入足心"三字。当据加。

㉒仲：应据《太素》卷十三经筋改作"孟"。

㉓络：此前应据《太素》卷十三经筋及《千金方》卷十一第一补"结"字。

㉔胫：应据《甲乙经》卷二第六及《太素》卷十三经筋改作"颈"。

㉕走：应据《甲乙经》卷二第六及《太素》卷十三经筋等改为"足"字。

㉖太阳之：此后应据《甲乙经》卷二第六及《太素》卷十三经筋等补"筋"字。

㉗直者：此前应据《太素》卷十三经筋补"其"字，与前后句法合。

㉘之：应据《甲乙经》卷二第六及《太素》卷十三经筋等删。

㉙本支者……以痛为输：此段四十一字与下手少阳之筋文重，应据《甲乙经》卷二第六删。

㉚中：应据《甲乙经》卷二第六及《太素》卷十三经筋等改作"上"。

㉛直者：此前应据《甲乙经》卷二第六补"其"字。

㉜入腋：此后应据《太素》卷十三经筋补"下"字，与下为对文。

㉝臀：应据《甲乙经》卷二第六及《太素》卷十三经筋等改作"贲"。

㉞前：应据《太素》卷十三经筋删。

㉟挟：应据《太素》卷十三经筋及杨上善注语改为"伏"。

㊱臂：应据《甲乙经》卷二第六及《太素》卷十三经筋改作"贲"。

㊲网：应据《甲乙经》卷二第六及《太素》卷十三经筋等改作"纲"。

㊳血脓：应据《甲乙经》卷二第六及《太素》卷十三经筋改作"脓血"。

㊴名曰季冬痹也：此六字应据《医学纲目》卷十四及《类经》卷十七第六十九注语移于前文"死不治"之后。

㊵眦急：此前应据《甲乙经》卷二第六及《太素》卷十三经筋补"目"字。

【注释】

（1）筋：指与该经脉直接连属的大筋、小筋及筋膜。杨上善注："十二经脉主于血气，内营五藏六府，外营头身四肢；十二经筋内行胸腹郭中，不入五藏六府。脉有经脉、络脉；筋有大筋、小筋、筋膜。十二经筋起处与十二经脉流注并起于四末，然所起处有同有别。"

（2）结：有纡曲结聚之意。杨上善注："结，曲也，筋行回曲之处谓之结。"

（3）踵：足后跟着地的部分。

（4）其别者：张介宾注："此即大筋之旁出者，别为柔软短筋，亦犹木之有枝也。后凡言别者、支者，皆仿此。"

（5）目上纲：纲，纲维。目上纲，指分布于目上的经筋，具有约束睑睫，司目开合的功能。

（6）纽痛：杨上善注："谓转展痛也。"

（7）燔（fán）针：即火针，将针烧红而刺。

（8）劫刺：指疾刺疾出的一种刺法。

（9）以知为数：知，指病获效或痊愈。数，指针刺次数的限度。

（10）以痛为输：即以痛处作为取穴的部位，今称之为天应穴或阿是穴。马莳注："其所取之腧穴，即痛处是也。"

（11）仲春痹：古时对每季的三个月，依次以孟、仲、季命名。仲春，指春季的第二个月。痹，病名，指气血闭阻，而致疼痛的病证。在仲春所得的筋痹，称为仲春痹。以下各条类此。杨上善注："十二经筋感寒湿风三种邪气所生诸病，皆曰筋痹。"张志聪注："在外皮肤为阳，筋骨为阴，病在阴者名曰痹。痹者，血气留闭而为痛也。"

（12）䏚（miǎo）：张介宾注："季胁下两旁软处曰䏚。"

（13）外维：指维系于眼外角以司目左右盼视之经筋。张介宾注："此支者，从颧上斜趋结于目外眦，而为目之外维，凡人能左右盼视者，正以此筋为之伸缩也。"

（14）从左之右，右目不开：杨上善注："此筋本起于足，至项上而交至左右目，故左箱有病，引右箱目不得开，右箱有病，引左箱目不得开也。"

（15）维筋相交：指左右两侧的足少阳经筋上头顶后，各维系于对侧的头额部。杨上善往："跷脉至于目眦，故此筋交巅左右，下于目眦与之并行也。筋既交于左右，故伤左额角，右足不用，伤右额角，左足不用，以此维筋相交故也。"

（16）中三指：杨上善注："足阳明脉入于中指内间、外间，脉气三指俱有，故筋起于中指并中指左右二指，故曰中三指也。"

（17）阳明为目下纲：指足阳明之经筋结于目下，为下眼睑活动的纲维。

（18）脚跳坚：谓足筋跳动，并有强直不舒的感觉。张介宾注："跳者，跳动；坚者，坚强也。"

（19）卒口僻：张介宾注："僻，歪斜也。"卒口僻，即突然发生口角歪斜。

（20）急者目不合，热则筋纵，目不开：杨上善注："寒则目纲上下拘急，故开不得合也。热则上下缓纵，故合不得开。"

（21）颊筋：杨上善注："足阳明筋侠口过颊，故曰颊筋。"

（22）移口：与"口僻"义同。

（23）马膏：张介宾注："马膏，马脂也。其性味甘平柔润，能养筋治痹，故可以膏其急者。"

（24）以白酒和桂，以涂其缓者：张介宾注："白酒辣桂，性味辛温，能通经络，行血脉，故可以涂其缓者。"

（25）以桑钩钩之：张介宾注："桑之性平，能利关节，除风寒湿痹诸痛，故以桑钩钩之者，钩正其口也。"

（26）噉（dàn）：同"啖"，吃也。

（27）三拊：拊，通"抚"。张介宾注："三拊而已，言再三拊摩其患处，则病自已矣。"

（28）循阴股，结于髀：张介宾注："股之内侧曰阴股。结于髀，箕门之次也。"

（29）支：此作"掣引"解。

（30）仲秋痹：张介宾注："盖足太阴之经，应八月之气也。"

（31）痫瘛及痉：张介宾注："痫，癫痫也。瘛牵急也。痉，坚强反张尤甚于瘛也。足少阴为天一之经，真阴受伤，故为此病。"

（32）在外者不能俛，在内者不能仰：杨上善注："背为外为阳也，腹为内为阴也。故病在背筋筋急，故不得低头也；病在腹筋筋急，不得仰身也。"

（33）折纽：张志聪注："纽折者，痫瘛强痉也。如纽发频数而甚者，死不治。盖少阴主藏津液，所以濡筋骨而利关节；阳气者，柔则养筋，纽折数甚，精阳之气绝也。"

（34）结于阴器，结络诸筋：杨上善注："足三阴及足阳明筋皆聚阴器，足厥阴屈络诸阴，故阴器名曰宗筋也。"

（35）治在行水清阴气：张志聪注："厥阴之木气本于水，故治在行水，以清厥阴之气。"

（36）肘内锐骨：锐骨，即高骨。肘内锐骨，即小海穴之次。

（37）弹之应小指之上：张介宾注："但于肘尖下两骨罅中，以指捺其筋，则酸麻应于小指之上，是其验也。"

（38）臂阴：指上臂内侧。

（39）目瞑：即闭目。

（40）筋瘘颈肿：指瘰疬之类的病证。张介宾注："筋瘘颈肿，即鼠瘰之属。"

（41）其为肿者，复而锐之：意谓针刺后肿不消的，再用锐利的针刺之。张介宾注："刺而肿不退者，复刺之，当用锐针，即镵针也。"

（42）曲牙：指下颔骨后下方颊车穴处，以其形曲而向前而得名。

（43）颔：此处指耳上眉后的太阳穴部位，下节"颔"义同。

（44）上左角，络头，下右颔：张介宾注："此直者，自颈出手太阳天窗、天容之前，行耳前上额左角络头，以下右颔。此举左而言，则右在其中，亦如经脉之左之右、右之左也。故右行者，亦上额右角，交络于头，下左颔，以合于太阳、少阳之筋。"

（45）贲：杨上善注："贲，谓膈也。筋虽不入藏府，仍散于膈也。"

（46）息贲：五积病之一。杨上善注："肺之积，名息贲，在右胁下，大如杯，久不愈，今人洒淅振寒，热，喘咳，发肺痈也。"

（47）结于贲：即结聚于膈部。张介宾注："盖此支并太阴之筋入散胸中，故同结于贲也。"

（48）心承伏梁：即心下有积块留着。张介宾注："承，承于下也。伏梁，坚伏之积也。"杨上善注："心之积，名曰伏梁，起脐上，如臂，上至心下。其筋循膈下脐，在此痛下，故曰承也。"

（49）肘纲：杨上善注："人肘屈伸，以此筋为纲维，故曰肘纲也。"此指肘纲为病而不利之意。

（50）其成伏梁，唾脓血者，死不治：张介宾注："若伏梁已成而唾见血脓者，一病剧藏伤，故死不治。

（51）口目为僻：张介宾注："僻，僻同。"口目为僻，即口眼歪斜。

【概要】

本段主要论述了十二经筋的循行、病证及治则。

1. 十二经筋的循行概况

十二经筋均起于四肢末端的爪甲，上结于关节，抵达胸腹或结于头面，但不进入藏府。

（1）足三阳之筋：在十二经筋中分布最广，起于足趾端爪甲处，沿下肢上行，抵躯干，太阳行身后，少阳行身侧，阳明行身前，均经缺盆上达头面部及目部周围，其中太阳为"目上纲"，少阳为"目外维"，阳明为"目下纲"。

（2）足三阴之筋：均起于足趾端爪甲处，沿下肢上行，并结于"阴器"。足太阴还上腹，结于脐、胁，散于胸中，内着于脊。足少阴还脊内挟膂，上至项，结于枕骨。

（3）手三阴之筋：均起于手指端爪甲处，沿上肢上行，过颈项，上头面部，到达"额角"部位。手太阳走耳前及耳后，并入耳中，联属目外眦。手少阳循耳前，还入系舌根，上曲牙，联属目外眦。手阳明挟脊，上颊，结于颊部。

2. 十二经筋的病证

十二经筋为病，一般均在其循行、分布的部位出现掣引、拘急、转筋、疼痛或筋纵不收，以及影响局部活动等症状。此外，足少阳筋病，还有眼不能张开（或左或右），足不能行走（或右或左）；足阳明筋病还有癫疝，突然口角歪斜，眼不能闭或不能开；足少阴筋病还有痫证，抽搐及角弓反张，身体不能前俯或后仰；足厥阴筋病还有阴器不用，或阴痿不举，或阴器缩入，或阴挺不收；手太阳筋病还有耳中鸣响且痛，牵引颔部至目闭不开，良久才能看清东西，筋瘘颈肿；手少阳筋病，还有舌卷；手太阴筋病还有息贲，胁下拘急，吐血；手心主筋病还有胸痛息贲；手少阴筋病还有成伏梁而吐脓血等病证。

3. 十二经筋为病的针刺原则及其他治法

十二经筋为病，其治疗原则是，寒则"燔针劫刺，以知为数，以痛为输"，即用火针刺痛处，疾刺疾出，以病愈为度，但对于属热的病证则不能运用燔针。另外，原文还指出，足阳明筋病，可结合运用马膏膏法，"以马膏膏其急者，以白酒和桂，以涂其缓者，以桑钩钩之，即以生桑炭置之坎中，高下与坐等，以膏熨急颊，且饮美酒，啖美炙肉"，并再三地用手抚摩患处。足少阴筋病，病在胸腹内者，宜用药熨、按摩导引及服用汤药来治疗。足厥阴筋病，病在阴器不用等证者，治宜行水以清除厥阴之邪气。

【按语】

十二经筋，是经络系统的连属部分，它联缀百骸，维络周身，主司运动，是人体运动不可缺少的组织之一。经筋的循行、分布、作用及其与经脉的区别，张介宾曾做了简明的论述，他说："十二经脉之外，而复有所谓经筋者，何也？盖经脉营行表里，故出入藏府，以次相传；经筋联缀百骸，故维络周身，各有定位。虽经筋所行之部多与经脉相同，然其所结所盛之处，则惟四肢溪谷之间为最，以筋会于节也。筋属木，其华在爪，故十二经筋皆起于四肢指爪之间，而后盛于辅骨，结于肘腕，系于关节，联于肌肉，上于颈项，终于头面，此人身经筋之大略也。筋有刚柔，刚者所以束骨，柔者所以相维，亦犹经之有络，纲之有纪，故手足项背直行附骨之筋皆坚大，而胸腹头面支别横络之筋皆柔细也。但手足十二经之筋又各有不同者，如手足三阳行于外，其筋多刚，手足三阴行于内，其筋多柔；而足三阴、阳明之筋皆聚于阴器，故曰前阴者，宗筋之所聚，此又筋之大会也。然一身之筋，又皆肝之所生，故惟足厥阴之筋络诸筋，而肝曰罢极之本，此经脉经筋之所以异也。"

[111]《素问·皮部论篇第五十六》　黄帝问曰：余闻皮有分部，[1] 脉有经纪，[2] 筋有结络，[3] 骨有度量，其所生病各异。别其分部，左右上下，阴阳所在，病之始终，[4] 愿闻其道。岐伯对曰：欲知皮部，以经脉为纪者①，[5] 诸经皆然。阳明之阳，名曰害蜚[6]，上下同法，[7] 视其部中有浮络[8] 者，皆阳明之络也；其色多青则痛，[9] 多黑则痹，黄赤② 则热，多白则寒，五色皆见，则寒热也；[10] 络盛则入客于经，阳主外，阴主内。[11] 少阳之阳，名曰枢持[12]，上下同法，视其部中有浮络者，皆少阳之络也，络盛则入客于经，故在阳者主内，在阴者主出，[13] 以渗于内，诸经皆然。太阳之阳，名曰关枢[14]，上下同法，视其部中有浮络者，皆太阳之络也，络盛则入客于经。少阴之阴，名虽枢儒③[15]，上下同法，视其部中有浮络者，皆少阴之络也，络盛则入客于经，其入经也，从阳部注于经，[16] 其出者，从阴内注于骨。[17] 心主之阴④，名曰害肩[18]，上下同法，视其部中有浮络者，皆心主之络也，络盛则入客于经。太阴之阴，名曰关蛰⑤[19]，上下同法，视其部中、有浮络者，皆太阴之络也，络盛则入客于经。凡十二经络脉者，皮之部[20] 也。

【校勘】

①者：《太素》卷九经脉皮部无，当删。

②黄赤：此前应据《太素》卷九经脉皮部补"多"字，与前后文一致。

③儒：《太素》卷九经脉皮部作"糯"，与《新校正》引《甲乙经》作"糯"相合，可据改。

④心主之阴：张琦云："心主当作厥阴。"心主，即手厥阴心包络经。言心主则不能概括足厥阴肝经在内，与前后文例不合，故当改作

第五章　经络

"厥阴"为是。下文"心主之络"亦同。

⑤蛰：《素问识》："盖蛰是'染'之讹。"可据改，以与前五节文例一致。

【注释】

（1）皮有分部：人身体表皮肤上有十二经络分属的部位。马莳注："人身之皮，分为各部，如背之中行为督脉，督脉两旁四行属足太阳经，肋后背旁属足少阳经，肋属足厥阴经等义是也。"

（2）脉有经纪：高世栻注："周身脉道，有径直之经，横络之纪，故脉有经纪。"

（3）筋有结络：即十二经筋各有结聚和联络之处。

（4）病之始终：张志聪注："邪在皮肉筋骨络脉藏府，各有浅深，或为筋挛骨痛，肉烁破䐃，或入舍于藏府，而为藏府之病也。别其络脉所分之上下左右，十二经脉之阴阳所在，而知病之始终也。"

（5）欲知皮部，以经脉为纪：杨上善注："欲知皮之部别，十二经为纲纪也。"即以十二经的循行部位为纲纪来划分皮的分部。

（6）害蜚（fēi）：丹波元简注："盖'害''盍''阖'，古通用。《尔雅·释宫》：'蜚，谓之扉。'疏：'阖，扇也。'《说文》曰：'阖，门扇也，一曰闭也。'蜚，音扉。害蜚，即是阖扉，门扇之谓。《离合真邪论》云：'阳明为阖'。义相通。"

（7）上下同法：谓手足阳明经视察之法相同。张志聪注："上下同法，谓手足二经、皆同此法。"

（8）浮络：指浮浅而可见之络脉。

（9）其色多青则痛：杨上善注："络脉俱有五色，然众络以色偏多者，候其别病。邪客分肉之间，迫肉初痛，故络青也。"

（10）五色皆见，则寒热也：寒热，此指寒热相兼的病证。浮络青黑多为寒凝血滞，黄赤多为热盛气溢，青多为风，故五色并现为寒热。

（11）阳主外，阴主内：此指络主外，经主内。张介宾注："络为阳，故主外；经为阴，故主内。"

（12）枢持：吴昆注："枢，枢轴也，所谓少阳为枢是也。持，把持也，盖少阳居于表里之间，犹持枢轴也。"

（13）在阳者主内，在阴者主出：内，通"纳"，入也。张介宾注："然邪必由络入经，故其有阳者主内，言自阳分而入于内也。在阴者主出以渗于内，言出于经而渗于藏也。此邪气之序，诸经之皆然者。"

（14）关枢：吴昆注："关，固卫也。少阳为枢，转布阳气，太阳则约束而固卫其转布之阳，故曰关枢。"丹波元简注："且害蜚、枢持、关枢之类为三阴三阳之称者，不过借以见神机枢转之义，亦宜无深意焉。"

（15）枢檽：丹波元简注："檽，音软，或作楘，又作楠。《尔雅》：'楠，谓之窦。'注：'即栌也。'疏：'谓斗栱也。'《苍颉篇》云：'栌拱，柱上木也。柱上承斗之曲木也。'少阴之阴，取名于枢上柱头之檽，故曰枢檽欤。"枢檽，指门轴上方承托栋梁的方木。

（16）从阳部注于经：阳部，指络脉。张介宾注："即自络入经之谓。"

（17）其出者，从阴内注于骨：张介宾注："谓出于经而入于骨，即前少阳经云在阴者主出以渗于内之义。"

（18）害肩：丹波元简注："肩，楣同，桁也。《说文》：'桁，屋栌也。'徐锴云：'柱上横木承栋者，横之似笄也。'《集韵》：'桁或作楣。'阖楣者，谓阖扉上容枢之桁欤！"害肩，指门板连接门轴的横木。

（19）关䫅（niè）：丹波元简注："䫅闑同。《谷梁传·昭八年》：'以葛复质以为䫅'。范宁注：'䫅，门中臬'。关䫅者，取义于门中之橛，左右之扉所合处欤！"关䫅，指古代两扇门关闭处的门槛，又叫门橛。

（20）皮之部：吴昆注："浮络见于皮，故曰皮之部。"杨上善注："皮有部者，以十二脉分为部也。"

【概要】

本段主要论述了十二经络在全身皮肤上的分部，以及视皮部络色的诊病方法。

1. 十二经络在皮肤上的分部

皮肤分属于十二经脉，其区域的划分是："以经脉为纪，诸经皆然。"十二经皮部即是十二经脉，及其络脉所分布的体表部位。阳明经的皮部叫作"害蜚"，少阳经的皮部叫作"枢持"，太阳经的皮部叫作"关枢"，少阴经的皮部叫作"枢儒"，厥阴经的皮部叫作"害肩"，太阴经的皮部叫作"关蛰"。

2. 皮部络色的诊察法

十二经皮部皆有浮络视而可见，根据各皮部络脉颜色的变化，可以诊察有关经脉及其藏府的病变。其诊察的具体方法是：首先，依据皮部确定其所属的经脉；其次，依据该部浮络颜色的改变来判断其不同病变，一般是"色多青则痛，多黑则痹，多黄赤则热，多白则寒，五色皆见，则寒热也"。

第六章　病因病机

一、病因

[112]《灵枢·顺气一日分为四时第四十四》　夫百病⁽¹⁾之所始生⁽²⁾者，必起于燥湿寒暑风雨，阴阳⁽³⁾喜怒，饮食居处。气合而有形，⁽⁴⁾得藏而有名。⁽⁵⁾

【注释】

（1）百病：泛指多种疾病。

（2）所始生：即发生疾病的原因。

（3）阴阳：此指房事不节。

（4）气合而有形：气合，邪气与人气相合，意为邪气侵犯人体。有形，有病形可征。张介宾注："气合而有形，脉证可据也。"

（5）得藏而有名：得，合也。得藏，即病邪伤害藏府。全句谓邪气侵犯不同的藏府而有相应的病证名称。

【概要】

本段简述了病因的基本内容及其与病证的内在联系。疾病发生的原因，主要可以归纳为外感和内伤两大类，前者包括"燥湿寒暑风雨"等六淫之邪，后者包括房事不节、情志失调、饮食无度、起居失常等方面。邪气侵害人体时，由于正邪相搏，一定会有证候反映于外，因此审察其证侯表现，便可以判断其病邪病因，并依据邪气侵犯的藏府部位而确立相应的病证名称。

[113]《灵枢·百病始生第六十六》　黄帝问于岐伯曰：夫百病之始生也，皆生于风雨寒暑，清湿⁽¹⁾喜怒。喜怒不节则伤藏，⁽²⁾风雨则伤上；清湿则伤下，⁽³⁾三部之气⁽⁴⁾，所伤异类，愿闻其会⁽⁵⁾。岐伯曰：三部之气各不同，或起于阴，或起于阳，⁽⁶⁾请言其方⁽⁷⁾。喜怒不节则伤藏，藏伤则病起于阴也；清湿袭虚，则病起于下；⁽⁸⁾风雨袭虚，则病起于上。⁽⁹⁾是谓三部。至于其淫泆⁽¹⁰⁾，不可胜数。

【注释】

（1）清湿：清，冷也。清湿，指寒湿之邪。

（2）喜怒不节则伤藏：喜怒，代表情志。杨上善注："心主于喜，肝主于怒，二者起之过分即伤神，伤神即内伤五藏，即中内之部也。"

（3）风雨则伤上，清湿则伤下：杨上善注："风雨从头背面下，故为上部之气；清湿从尻脚而上，故为下部之气。"

（4）三部之气：指上文伤藏、伤上、伤下的邪气。

（5）会：会通，此指会通的道理。杨上善注："所伤之类不同，望请会通之也。"

（6）或起于阴，或起于阳：起，此指发病。阳，指人体的外部、上部；阴，指人体的内部、下部。

（7）方：法也，即法则、规律。

（8）清湿袭虚，则病起于下：袭虚，即乘虚侵袭。张介宾注："清湿袭虚，阴邪之在表也，故病起于下。"

（9）风雨袭虚，则病起于上：张介宾注："风雨袭虚，阳邪之在表也，故病起于上。"

（10）淫泆（yì）：淫，浸淫。泆，布散。淫泆，指邪气在体内浸淫传变。

【概要】

本段主要论述了不同邪气发病部位的特点及邪气传变的复杂性。

1. 不同邪气发病的部位特点

邪气的性质不同，其发病部位有"或起于阴，或起于阳"的区别。

情志内伤，病多发于藏府，故"喜怒不节则伤藏"而病起于内；地之清湿为外感之阴邪，故"清湿袭虚，则病起于下"；天之风雨为外感之阳邪，故"风雨袭虚，则病起于上"。

2. 病邪传变的复杂性

所谓"三部之气"，只是对邪气致病初期的大致划分，由于人体藏府经络气血之间存在着广泛的联系，加之邪正斗争的消长，病邪性质的转化等，都使得邪气在体内的浸淫流泆"不可胜数"，从而产生复杂多样的病理变化及其相应的证候表现。

【按语】

以上二段原文均论述了《内经》病因学的基本观点，为中医病因学的基本内容和分类方法等奠定了基础。原文认为，发病部位与邪气的性质和病因的种类有关，这是符合一般临床实际的，但是正如张介宾所说："上非无湿，下非无风，但受有先后耳，曰先受之，则后者可知矣。"因此，在具体辨析病证部位与病因病邪的内在联系时，应全面考虑，分清主次，不能刻板地对待。

[114]《素问·生气通天论篇第三》 风客淫气⁽¹⁾，精乃亡，邪伤肝也。⁽²⁾因而⁽³⁾饱食，筋脉横解，⁽⁴⁾肠澼为痔。⁽⁵⁾因而大饮，则气逆。⁽⁶⁾因而强力，肾气乃伤，高骨乃坏。⁽⁷⁾

【注释】

(1) 风客淫气：姚止庵注："客者人来自外之称，风自外来，故亦曰客也。"淫气，即气淫，指邪气向体内浸淫、深入。

(2) 精乃亡，邪伤肝也：亡，失也。高世栻注："风为阳邪，风客淫气，则阴精消烁，故精乃亡。风木之邪内通于肝，故邪伤肝也。"

(3) 因而：张介宾注："此下三节，皆兼上文'风客淫气'而言也。"

(4) 筋脉横解：横，充溢。解，通"懈"，松弛之意。张介宾注："风气既淫于外，因而饱食，则随客阳明，必肠胃横满，横满则有损伤，故筋脉弛解。"

（5）肠澼（pì）为痔：丹波元简注："窃考澼本是'癖'，以其肠间辟积之水，故从水作澼。"黄元御注："筋脉横解，肠癖之后必生痔病。"

（6）因而大饮，则气逆：大饮，指过量饮水或饮汤汁。张志聪注："夫饮入于胃，脾为输转，肺气通调，肺主周身之气，气为邪伤，而复大饮，则水津不能四布，而气反逆矣。"

（7）因而强力，肾气乃伤，高骨乃坏：王冰注："强力，谓强力入房也。高骨，谓腰高之骨也。然强力入房则精耗，精耗则肾伤，肾伤则髓气内枯，故高骨坏而不用也。"

【概要】

本段简述了几种病因所致的病理和病证。风邪侵犯人体，浸淫深入，常耗精而损肝。若因饱食而肠胃充满，筋脉弛纵，以致肠中气滞水积而成痔疾。若因饮用茶水汤汁过量，水湿内停上迫于肺，可致气逆而咳喘。若因强力入房，则损伤肾藏精气，以致腰部大骨败坏而不能正常运动。

[115]《素问·经脉别论篇第二十一》　黄帝问曰：人之居处动静勇怯，(1)脉(2)亦为之变乎？岐伯对曰：凡人之惊恐恚劳(3)动静，皆为变也。是以夜行则喘出于肾，淫气病肺；(4)有所堕恐①，喘出于肝，淫气害脾；(5)有所惊恐，喘出于肺，淫气伤心；(6)度水跌仆，喘出于肾与骨。(7)当是之时，勇者气行则已，怯者则着而为病也。(8)故曰：诊病之道，观人勇怯骨肉皮肤，能知其情，以为诊法(9)也。

故饮食饱甚，汗出于胃；(10)惊而夺精，汗出于心；(11)持重远行，汗出于肾；(12)疾走恐惧，汗出于肝；(13)摇体劳苦，汗出于脾。(14)故春秋冬夏四时阴阳，生病起于过用，(15)此为常也。

【校勘】

①堕恐：《素问绍识》："'堕恐'二字义似不属，且下有'惊恐'，此'恐'字疑伪。"据《灵枢·邪气藏府病形》谓露有所堕坠……则伤

肝"，当改作"堕坠"为是。

【注释】

（1）居处动静勇怯：居处，指生活环境。动静，指作息劳逸。勇怯，代表形气的强弱。

（2）脉：张介宾注："脉以经脉血气统言之也。"张琦注："有动于气，脉必形之。"

（3）恚劳：恚，恼怒。劳，心劳。恚劳，代表情志失调和思虑过度两方面。

（4）夜行则喘出于肾，淫气病肺：张琦注："凡喘皆肺病而所因不同，故五藏气乘之皆能为喘，然其因于肺之不降一也。"张志聪注："肾属亥子，而气主闭藏，夜行则肾气外泄，故喘出于肾。肾为本，肺为末，肾气上逆，故淫伤于肺也。"

（5）有所堕坠，喘出于肝，淫气害脾：王冰注："堕损筋血，因而奔喘，故出于肝也。肝木妄淫，害脾土也。"

（6）有所惊恐，喘出于肺，淫气伤心：吴昆注："惊则神越，气乱于胸中，故喘出于肺。心藏神，神乱则邪入，故淫气伤心。"

（7）度水跌仆，喘出于肾与骨：度，通"渡"。渡水，即步行涉水。张介宾注："水气通于肾，跌仆伤于骨，故喘出焉。"

（8）勇者气行则已，怯者则着而为病也：已，止也，此指不发病。黄元御注："勇者气盛，故流行而不病；怯者气虚，故留著而为病也。"张志聪注："言此数者，皆伤五藏之气，勇者逆气已过，正气复顺，怯者则留着为病。"

（9）以为诊法：张介宾注："勇可察其有余，怯可察其不足，骨可以察肾，肉可以察脾，皮肤可以察肺，望而知其情，即善诊者也。"

（10）饮食饱甚，汗出于胃：吴昆注："此下五条言过用者之损阴也。汗，阴液也。"张琦注："汗为阴液，由阳气而外泄，饱食胃满气溢，故胃津外出。"

（11）惊而夺精，汗出于心：精，神也。因惊骇而精神散乱，心气不能自持而心液外泄为汗。

（12）持重远行，汗出于肾：姚止庵注："肾主骨，骨劲乃能持重。

若所持既重而行又远，则骨惫肾虚，气外泄而为汗矣。"

（13）疾走恐惧，汗出于肝：疾，快速。吴昆注："肝主筋而藏魂，疾走则伤筋，恐惧则伤魂，肝受其伤，故汗出于肝。"

（14）摇体劳苦，汗出于脾：吴昆注："摇体劳苦，用力勤作也。"高世栻注："摇体劳苦，则伤脾主之肌肉，故汗出于脾。不言肺者，以汗皆出于肺主之皮肤也。"

（15）生病起于过用：张介宾注："五藏受气，强弱各有常度，若勉强过用，必损其真，则病之所由起也。"

【概要】

本段以喘、汗为例，论述了不同原因致病的机理，指出了勇怯与发病的关系和"生病起于过用"的道理。

1. 五藏致喘的病因病理

呼吸喘促为肺的病证，然而各种病因引起藏气逆乱都可致喘，在居处动静方面，夜行伤肾、淫气病肺可致喘，堕坠伤肝、淫气害脾、渡水跌仆伤肾亦可致喘；在惊恐恚劳方面，惊恐扰乱肺气、伤及心神也可致喘。

2. 藏府致汗的病因病理

汗为阳气蒸动津液外泄于皮肤而成，然而引起出汗的病因和机理是多种多样的。例如，饮食过饱，胃满津溢；惊扰心神，心液外泄；负重远行，劳伤肾气；疾走恐惧，魂伤肝损；劳力太过，脾气受损等，都可导致汗出。

3. 人体勇怯与发病的关系

勇，是体质强壮的表现，怯，是体质衰弱的表现。在同样的病因条件下，人的勇怯对于是否发病起着决定性的作用，勇者气盛神旺，邪气自去而不病，怯者气弱神衰，邪气着留而发病，所以说"勇者气行则已，怯者则着而为病也"。

4. "生病起于过用"的道理

原文通过对汗、喘两证病因的探讨，指出无论起居、劳作，还是饮食、情志，虽然都是人体维持正常生活所必需的，但又都应适度而不可太过，太过则损伤藏府精气而致病，所以"生病起于过用"是致病的一条规律。

【按语】

"勇者气行则已，怯者则着而为病"，揭示了体质强弱和情志因素在发病学中的重要作用，这体现了《内经》重视内因的学术思想，为防治疾病指明了方向。"生病起于过用"的论点是从大量临床经验中总结出来的，它指出了内伤病因的一个重要方面，对诊断和治疗内伤性疾病具有一定的指导意义。

本段的原文表明，同一病证可出不同病因、不同藏府所引起，而同一病因或藏府又可引起不同的病证，这就为中医辨证施治的原则提供了理论依据。

[116]《素问·举痛论篇第三十九》　帝曰：善。余知百病生于气$^{(1)}$也，怒则气上，喜则气缓，悲则气消，恐则气下，寒则气收，炅$^{(2)}$则气泄，惊则气乱，劳则气耗，思则气结，九气不同，何病之生？

岐伯曰：怒则气逆，甚则呕血及飧泄，故气上矣。$^{(3)}$喜则气和志达，荣卫通利，故气缓矣。$^{(4)}$悲则心系急，肺布叶举，$^{(5)}$而上焦不通，荣卫不散，热气在中，故气消矣。$^{(6)}$恐则精却，却则上焦闭，闭则气还，还则下焦胀，故气不^{①}行矣。$^{(7)}$寒则腠理闭，气^{②}不行，故气收矣。$^{(8)}$炅则腠理开，荣卫通，汗大泄，故气泄。$^{(9)}$惊则心无所倚，神无所归，虑无所定，故气乱矣。$^{(10)}$劳则喘息汗出，外内皆越，故气耗矣。$^{(11)}$思则心有所存，神有所归，正^{③}气留而不行，故气结矣。$^{(12)}$

【校勘】

①不：应据"新校正"校语改作"下"。"气下行"方与帝问语合。

②气：应据《甲乙经》卷一第一改作"营卫"二字。"营卫不行"与下文"营卫通"为对文，又胜。

③归，正：应据《甲乙经》卷一第一及《太素》卷二九气改作"止"一字，并在"止"字后加逗号。

【注释】

（1）百病生于气：气，此指气机不和或失常。张介宾注："气之在人，和则为正气，不和则为邪气。凡表里虚实，逆顺缓急，无不因气而至，故百病皆生于气。"

（2）炅（jiǒng）：杨上善注："热也。"

（3）怒则气逆，甚则呕血及飧泄，故气上矣：张介宾注："怒，肝志也。怒动于肝，则气逆而上，气逼血升，故甚则呕血。肝木乘脾，故为飧泄。肝为阴中之阳，气发于下，故气上矣。"

（4）喜则气和志达，营卫通利，故气缓矣：张介宾注："气脉和调，故志畅达。荣卫通利，故气徐缓。然喜甚则气过于缓而渐至涣散，故《调经论》曰：'喜则气下。'《本神篇》曰：'喜乐者，神惮散而不藏。'义可知也。"气缓可表现为喜笑不休、癫狂等证。

（5）悲则心系急，肺布叶举：布，布列，张开。举，举起。肺布叶举，即肺叶布举。张介宾注："悲生于心则心系急，并于肺则肺叶举。"张琦注："肺系于心，心系急故肺叶张布。"

（6）而上焦不通，荣卫不散，热气在中，故气消矣：张琦注："心肺同处上焦，气抑不行无以散布营卫之气，心火郁遏熏于胸中，故气消散。"气消可见咳血、短气、口干、声低、懒言等证。

（7）恐则精却，却则上焦闭，闭则气还，还则下焦胀，故气下行矣：张琦注："恐伤肾，精气沉陷，水火不交，上下闭塞，气独居下而为胀，肾寒则为胀也。气还者，气本自肾而上，今上焦闭而来还也。"肾气沉陷而不上升，还可表现为滑精、浊带、遗尿等证。

（8）寒则腠理闭，营卫不行，故气收矣：王冰注："身寒则卫气沉，故皮肤纹理及渗泄之处皆闭密而气不流行，卫气收敛于中而不发散也。"气收可见恶寒、发热、无汗、身疼等证。

（9）炅则腠理开，荣卫通，汗大泄，故气泄：王冰注："热则肤腠开发，荣卫大通，津液外渗而汗大泄也。"张琦注："气随汗泄于外。"气泄可见汗多、身热、心烦、口渴、肢倦、乏力等证。

（10）惊则心无所倚，神无所归，虑无所定，故气乱矣：倚，依附。归，留藏。张志聪注："惊则心气散而无所倚，神志越而无所归，思虑惑而无所定，故气乱矣。"神气散乱可表现为惊悸不宁、肢体拘挛、肌肤麻木，甚至昏厥等证。

（11）劳则喘息汗出，外内皆越，故气耗矣：越，外散。马莳注："劳则气耗者，正以人有劳役，则气动而喘息，其汗必出于外；夫喘则内气越，汗出则外气越，故气以之而耗散也。"气耗可见一系列气虚的证候。

（12）思则心有所存，神有所归，气留而不行，故气结矣：杨上善注："专思一事则心气驻 物，所以神务一物之中，心神引气而聚，故结而为病也。"气结可见神情呆滞、不思饮食、心悸、失眠等证。

【概要】

本段论述了情志、劳倦、寒热导致气机失常的病变机理。

1. 情志过激所致的气机病变

大怒伤肝，肝气上逆，血随气升而呕血，肝木乘脾土而飧泄，故"怒则气上"。过喜则伤心，导致心气滞缓乏力，心神涣散不收，故"喜则气缓"。悲生于心而成于肺，过度悲哀则心系紧急，肺叶张举，致使上焦闭塞，营卫之气不能布达于外，郁而为热，热聚胸中，耗损气血，故"悲则气消"。大恐伤肾，肾伤则精气不升，水火不交，上下不通，肾气下陷而为病，故"恐则气下"。惊伤心肝，神魂散乱，以致心无所主，神无所附，思虑不定，藏气紊乱为病，故"惊则气乱"。

2. 劳倦过度所致的气机病变

劳力太过，气血外张，上逆则为喘息，外泄则为汗出，内外皆越而正气亏耗，故"劳则气耗"。思虑过度，精神高度集中，气结于心，滞于脾，故"思则气结"。

3. 寒热失调所致的气机病变

寒性收引，寒束则腠理闭塞，卫气不能外达肌肤而收敛于内，故"寒则气收"。热性开泄，热迫则腠理开发，荣卫外达而汗大出，气随汗泄，故"炅则气泄"。

【按语】

本段指出，各种病因致病的一个重要机理，就是导致人体气机的失常，所谓"百病生于气也"。因此针对气机失常的具体情况，调理气机使恢复其正常状态，就是治疗的一条重要法则。由于情由神生，而神为藏所主，所以情志失调为病多直接损伤五藏，导致藏气失调而产生一系例病证，这是《内经》病因病机学说的一个显著特点，在理论上和临床上都有重要价值。

[117]《素问·五藏生成篇第十》　是故多食咸，则脉凝泣而变色^①;⁽¹⁾多食苦，则皮槁而毛拔;⁽²⁾多食辛，则筋急而爪枯;⁽³⁾多食酸，则肉胝腑而唇揭;⁽⁴⁾多愈甘，则骨痛而发落。此五味之所伤也。

【校勘】

①变色:《千金方》二十六第一作"色变"，与下文例一律，可据改。

【注释】

（1）多食咸，则脉凝泣而色变:马莳注:"此承上文五藏之所主者有相克之义，而此遂以所主之所伤者言之也。心之所主者唯肾，故肾之味主咸者也。多食咸，则心为肾伤，心之合在脉，脉则凝涩而不通，心之荣在色，色则变常而黧黑矣。"后四句之义仿此。

（2）皮槁而毛拔:皮槁，皮肤枯槁而不润泽。毛拔，肤毛脱落而似拔去。

（3）筋急而爪枯:筋急，筋膜拘急而不柔和。爪枯，爪甲干枯而不荣。

（4）肉胝腑（zhīchú）而唇揭:胝，皮肉粗厚。腑，皱缩。揭，掀起。丹波元简注:"盖胝腑者，敛缩之义。肉在皮里，肉之敛缩不可得而见，唇为肉之外候，以其掀揭而知肉之敛缩，故言肉胝腑而唇揭。"

【概要】

本段论述了偏嗜五味所致的病证及其机理。人体进食五味贵在和调平衡，若有所偏嗜，则会导致所先入之藏的藏气偏亢，伤及所克之藏而发病。多食咸，则肾气亢而伤心，心伤则"脉凝泣而色变";多食苦，则心气亢而伤肺，肺伤则"皮槁而毛拔";多食辛，则肺气亢而伤肝，肝伤则"筋急而爪枯";多食酸,则肝气亢而伤脾,脾伤则"肉胝脂而唇揭";多食甘,则脾气亢而伤肾,肾伤则"骨痛而发落"。

[118]《素问·通评虚实论篇第二十八》　凡治消瘅⁽¹⁾仆击⁽²⁾,偏枯痿厥⁽³⁾、气满发逆⁽⁴⁾,肥^①贵人⁽⁵⁾,则高梁之疾也。⁽⁶⁾隔塞闭绝,上下不通,⁽⁷⁾则暴忧之病也。暴厥⁽⁸⁾而聋,偏塞闭不通⁽⁹⁾,内气暴薄也。⁽¹⁰⁾不从内,外中风之病,故瘦留着^②也。⁽¹¹⁾蹠跛,寒风湿之病也⁽¹²⁾。

黄帝曰:黄疸、暴痛、癫疾、厥狂⁽¹³⁾,久逆之所生也⁽¹⁴⁾。五藏不平,六府闭塞之所生也。⁽¹⁵⁾头痛耳鸣,九窍不利,肠胃之所生也。⁽¹⁶⁾

【校勘】

①肥:此前应据《素问·腹中论》王冰注语及守山阁校本补"甘"字。

②瘦留著:应据《甲乙经》卷十二第五及王冰注语改作"留瘦着"。

【注释】

(1)消瘅:病名。瘅,热也。吴昆注:"消瘅,消中而热,善饮善食也。"

(2)仆击:又称击仆,指卒然仆倒的"中风"病。

(3)痿厥:此指肢体痿弱不用的痿病。

(4)气满发逆:指气机壅逆的喘息病。

(5)甘肥贵人:即常食甘味多脂等食物的富贵之人。

(6)高梁之疾也:谓过食膏粱厚味所引起的疾病。张琦注:"盖甘肥之过,中气缓滞,肺胃壅遏,郁生痰热,故见诸证。"

(7)隔塞闭绝,上下不通:隔塞,指饮食不进的噎膈病之类。闭绝,指二便秘结之证。张介宾注:"愁忧者,气闭塞而不行,故或上或下,致为痞隔,而水谷有不通也。"

(8)暴厥:指突然发生的昏厥。

（9）偏塞闭不通：指藏府经络气机局部阻塞不利。

（10）内气暴薄也：薄，迫也。张琦注："悉因内气急迫，升降失常。"

（11）不从内，外中风之病，故留瘦着也：不从内，指不由内伤而发病。王冰注："外风中入伏藏不去，则阳气内受，为热外燔，肌肉消烁，故留薄肉分消瘦，而皮肤着于筋骨也。"

（12）蹠（zhí）跛，寒风湿之病也：蹠，跛也。蹠跛，同义复词，足跛之意。张琦注："至蹠跛一足偏废者，又必兼乎寒湿风杂合之病，非专责之风也。"

（13）癫疾、厥狂：癫疾，此指癫病。厥，此作病解。厥狂，即患狂病。

（14）久逆之所生也：张志聪注："如黄疸者，湿热内郁而色病见于外也。暴痛者，五藏之气不平，卒然而为痛也。癫疾厥狂，阴阳偏胜之为病也。此皆阴阳五行之气久逆不和之所生也。"

（15）五藏不平，六府闭塞之所生也：不平，失常而病之意。马莳注："五藏本与六府相为表里，今饮食失宜，吐利过节，以致六府不能传其化物而六府闭塞，则五藏亦不和平，各病自生也。"

（16）肠胃之所生也：张琦注："头痛耳鸣，九窍不利，皆由清阳不升，浊阴不降，大小肠传送失职，阳明逆不下降，故上窍不通，而下窍亦塞。"

【概要】

本段简述了多种病证的病因及其致病机理。消瘅、击仆、偏枯、痿病、喘息等，多见于富贵之人，乃过食肥甘厚味，造成藏气滞缓、热蕴湿聚所致；脘腹阻绝、上下不通之病，是忧愁太过而气机闭塞所致；暴厥而聋，清窍不利，是部分藏府经络的气血上冲侵迫所致；肌肤消瘦干枯，多因外中风邪，邪留化热，逐渐耗损精血所致；足跛难行，是寒湿风三邪混合侵犯下肢所致；黄疸、暴痛、癫疾、狂病，是藏府经络之气长期逆乱所致；五藏之气失和，可因六府闭塞、传化失司所致；头痛耳鸣、九窍不利，可由肠胃气逆、升降失常所致。

二、发病

[119]《灵枢·百病始生第六十六》　　风雨寒热[(1)]，不得虚[(2)]，邪不能独伤人。卒然逢疾风暴雨而不病者，盖无虚，故邪不能独伤人。此必因虚邪之风[(3)]，与其身形，两虚相得，乃客其形，[(4)]两实相逢，众人肉坚。[(5)]其中于虚邪也，因于天时，与其身形，参以虚实，大病乃成。[(6)]气有定舍，因处为名，[(7)]上下中外，分为三员①。[(8)]

【校勘】

①员：应据《太素》卷二十七邪传改作"贞"，与前"形""成""名"协韵。

【注释】

（1）风雨寒热：此泛指外感邪气。

（2）虚：指人体正气虚弱或不和。

（3）虚邪之风：即虚风，又叫虚邪、贼风，为一切外来致病因素的统称。

（4）两虚相得，乃客其形：两虚，指自然界的虚邪和人体的正虚。得，合也。客，此作侵入解。张介宾注："若人气不虚，虽遇虚风，不能伤人。故必以身之虚而逢天之虚，两虚相得，乃客其形也。"

（5）两实相逢，众人肉坚：两实，指自然界的正常气候和人体的正气和调。众人，即一般的人。肉坚，肌肉坚实，此引申为健康不病。张介宾注："若天有实风，人有实气，两实相逢而众人肉坚，邪不能入矣。"

（6）参以虚实，大病乃成：杨上善注："参，合也。虚者，形虚也；实者，邪气盛实也。两者相合，故大病成也。"

（7）气有定舍，因处为名：舍，居处，此指邪气留居之所，即病位。杨上善注："邪气舍定之处，即因处以施病名。如邪舍形（形，疑为'于'字之误）头，即为头眩等头病也；若舍于腹，即为腹痛、泄利等病也，若舍于足，则为足惋不仁之病也。"

（8）上下中外，分为三贞：贞，通"正"，"正"通"证"，凭证之意。杨上善注："贞，正也，三部各有分别，故名三贞也。"三贞即本篇前文之"三部"：在内之藏府和在外之上部、下部。

【概要】

本段阐述了外感发病的机理，强调了人体正虚对于发病的决定性作用。

1. 外感发病的机理

"两虚相得，乃客其形"是对外感发病机理的高度概括。人体感受外邪而发病，必须具备两个基本因素，即外有虚邪之风，内有身形之虚，两者结合，其病乃成。如不存在这两种因素，"两实相逢，众人肉坚"就不会发病。

2. 人体正虚是发病的决定性因素

虽然"两虚相得"就会发病，但是人体正气的亏虚和失调，在一般情况下又是决定是否发病的关键，所以原文指出"风雨寒热，不得虚，邪不能独伤人"，甚至"卒然逢疾风暴雨"，只要人体正气强盛，邪气亦不能客于身形而发病。

3. 病证的命名方法

"气有定舍，因处为名"，指出依据邪气居留、侵犯的部位而确定相应的病名，是《内经》病证命名的方法之一。而邪气舍于身形的部位，由于病因不同，常分为上下中外"三贞"。

【按语】

强调邪气和正虚相结合而发病，同时又说明正气在发病中的决定作用，这不仅是《内经》论述外感发病的基本学术观点，而且也是中医发病学的基本观点和特点。《素问·评热病论》"邪之所凑，其气必虚"和《素问遗篇·刺法论》"正气存内，邪不可干"，正是从正反两面对这一认识的简明概括。这一发病学观点符合"外因是变化的条件，内因是变化的根据，外因通过内因而起作用"这一唯物辩证法的基本原则，因此，它至今仍有效地指导着中医养生防病和临床诊治的实践。

所谓人体正气的强弱是发病的决定因素，是就发病的一般规律而言，这并不排除某些特殊情况下邪气也能起决定性的作用，例如刀斧伤、毒蛇咬伤、烈性传染病等。然而即使在这些情况下发病，其发病的早晚、轻重、病程的长短、转归、预后等仍然与患者的正气强弱密切相关。

[120]《灵枢·五变第四十六》 黄帝曰：人之善病风厥漉汗[1]者，何以候之？少俞答曰：肉不坚，腠理疏，则善病风。黄帝曰：何以候肉之不坚也。少俞答曰：腘①肉不坚，而无分理，理者粗理，粗理而皮不致者②，腠理疏，[2]此言其浑然[3]者。

黄帝曰：人之善病消瘅者，何以候之？少俞答曰：五藏皆柔弱者，善病消瘅。[4]黄帝曰：何以知五藏之柔弱也。少俞答曰：夫柔弱者，必有刚强，[5]刚强多怒，柔者易伤也。[6]黄帝曰：何以候柔弱之与刚强？少俞答曰：此人薄皮肤而目坚固以深[7]者，长冲③直扬；[8]其心刚，刚则多怒，怒则气上逆，胸中畜积[9]，血气逆留，臗皮充肌，[10]血脉不行，转而为热，热则消肌肤，故为消瘅。此言其人暴刚而肌肉弱者也。

【校勘】

①腘：应据《甲乙经》卷十第二上改作"腘"。

②而无分理，理者粗理，粗理而皮不致者：《甲乙经》十第二上作"无分理者，肉不坚；肤粗而皮不致者"，义较明，可据改。

③冲：应据《甲乙经》卷十一第六改作"衡"，与《灵枢·论勇》篇合。

【注释】

(1) 风厥漉（lù）汗：风厥，病证名。漉，渗出，湿润。张介宾注："风邪逆于腠理，而汗出漉漉不止者，病名风厥。"

(2) 腘肉不坚，而无分理者，肉不坚：肤粗而皮不致者，腠理疏，肉不坚；肤粗而皮不致者，腠理疏，肌肉结聚而突起之处。无分理，即皮肤纹理模糊不清。致，细密。全句谓腘肉薄弱而皮肤纹理不清，说明全身肌肉不坚固：皮肤粗疏而不致密，说明腠理空虚。

（3）浑然：浑，大也。黄元御注："此言其浑然者，浑举其大概而言之也。"

（4）五藏皆柔弱者，善病消瘅：马莳注："消瘅者，多饥渴而肉瘦，瘅则内热也。"张志聪注："盖五藏主藏精者也，五藏皆柔弱，则津液渴而善病消瘅矣。"

（5）夫柔弱者，必有刚强：柔弱，指形体而言；刚强，指性情而言。张志聪注："谓形质弱而性气刚也。"即后文"其人暴刚而肌肉弱"之意。

（6）刚强多怒，柔者易伤也：言性情刚强者易于发怒，形质柔弱者易为邪伤。

（7）目坚固以深：指眼珠深藏眼眶之内，两目转动欠灵活。

（8）长衡直扬：眉上曰衡，眉毛曰扬。长衡直扬，形容两眉横长而眉毛竖直的形态。

（9）怒则气上逆，胸中畜积：畜，通"蓄"。张志聪注："其心刚，刚则多怒，怒则气上逆而血积于胸中。"

（10）血气逆留，膹皮充肌：膹，同"宽"，此处用作动词，有扩充之意。黄元御注："膹皮充肌，血气壅阻而皮肉充塞也。"

【概要】

本段以"风厥""消瘅"为例，论述了体质与发病的关系和不同体质的诊察方法。

1. 风厥的发病和体质的关系

风厥病以"漉汗"为主证，而之所以发生风厥，是由于患者"肉不坚，腠理疏"，卫表不固，风邪乘虚客于肌腠，迫津外泄为汗。"肉不坚"的凭据是䐃肉薄弱而肤理难辨，"腠理疏"的凭据是皮肤粗疏而不致密。

2. 消瘅的发病和体质的关系

消瘅病以易饥善渴而肌肤消瘦为主证，而之所以发生消瘅，是由于患者"五藏柔弱"而性气"刚强"，刚强则多怒而气血上逆，蓄积胸中，郁而化热，内热灼津消肌。"五藏柔弱"的凭据是皮肤薄而肌肉弱，"刚强多怒"的凭据是"目坚固以深""长衡直扬"。

【按语】

以上原文表明，人的体质千差万别，强弱不等，强者少病，弱者易病，而且不同的体质状况，其发病亦有差别。这种差别可表现在对邪气的易感性、发病的季节性、病位的多变性等方面。例如，肌肉薄弱、腠理疏松者，易感受风邪而患"风厥漉汗"；性情刚暴、藏气柔弱者，易生内热而患消瘅病等。这些理论是中医体质学说的重要组成部分，对诊治和预防疾病具有一定的实用价值。

[121]《灵枢·邪气藏府病形第四》　黄帝问于岐伯曰：邪气之中人也，奈何？岐伯答曰：邪气之中人高也[①]。[(1)] 黄帝曰：高下有度乎？岐伯曰：身半已上者，邪中之也；[(2)] 身半已下者，湿中之也。[(3)] 故曰：邪之中人也，无有常[②]，中于阴则溜于府，中于阳则溜于经。[(4)] 黄帝曰：阴之与阳也，异名同类，[(5)] 上下相会，经络之相贯，如环如端。邪之中人，或中于阴，或中于阳，上下左右，无有恒常，其故何也？岐伯曰：诸阳之会，皆在于面。[(6)] 中人也，方乘虚时，及新用力，若[③]饮食汗出，腠理开而中于邪。中于面则下阳明，中于项则下太阳，中于颊则下少阳，其中于膺、背、两胁，亦中其经。[(7)] 黄帝曰：其中于阴，奈何？岐伯答曰：中于阴者，常从臂胻始。夫臂与胻，其阴皮薄，[(8)] 其肉淖泽，[(9)] 故俱受于风，独伤其阴。[(10)] 黄帝曰：此故伤其藏乎？[(11)] 岐伯答曰：身之中于风也，不必动藏。故邪入于阴经，则[(12)] 其藏气实，邪气入而不能客，故还之于府。[(13)] 故中阳则溜于经，中阴则溜于府。

【校勘】

①高也：应据《太素》卷二十七邪中乙转作"也高"，与问语合。

②常：此前应据《太素》卷十七邪中补"恒"字，与后文"无有恒常"句合。

③若：此后应据《甲乙经》第二上及《太素》卷二十七邪中补"热"字。

【注释】

（1）邪气之中人也高：邪气，此处指风雨寒暑等天之邪气，为外邪之属于阳者。中，侵入。高，人体上部。张志聪注："邪气者，风雨寒暑，天之邪也，故中人也高。"

（2）身半已上者，邪中之也：已，通"以"。《灵枢·百病始生》："风雨袭虚，则病起于上。"

（3）身半已下者，湿中之也：湿，指地面清湿之阴邪。《灵枢·百病始生》："清湿袭虚，则病起于下。"张志聪注："湿乃水土之气，故中于身半以下。此天地之邪中于人身。而有上下之分。"

（4）中于阴则溜于府，中于阳则溜于经：阴，阴经。阳，阳经。溜，流传之意。马莳注："中于阴经者，则流于阳经之为府；而中于阳经者，则止留于本经而已。"

（5）阴之与阳也，异名同类：张介宾注："经脉相贯合一，本同类也；然上下左右部位各有所属，则阴阳之名异矣。"

（6）诸阳之会，皆在于面：张介宾注："手足六阳俱会于头面，故为诸阳之会。"

（7）其中于膺、背、两胁，亦中其经：谓邪气中于胸膺、脊背和两胁时，也分别传注于这些部位所属的三阳经脉。张介宾注："膺在前，阳明经也。背在后，太阳经也。两胁在侧，少阳经也。中此三阳经与上同。"

（8）其阴皮薄：其阴，指臂胫的内侧。皮薄，即皮肤薄弱。

（9）其肉淖泽：张介宾注："淖泽，柔润也。本句言臂胫内侧肌肉柔弱而湿润，寓有肌腠疏松之意。

（10）故俱受于风，独伤其阴：黄元御注："手三阴行于臂里，足三阴行于胻里，故中于阴经者常从臂胫始。其里面皮薄，其肌肉淖泽，孔窍常开，邪气易入，故俱受于风，独伤其阴经。"

（11）此故伤其藏乎：故，必定。此句谓邪中阴经必定伤及五藏吗？

（12）则：假设之辞。

（13）故还之于府：张介宾注："然邪入于阴而藏气固者，邪不能客，未必动藏，则还之于府，仍在表也。故邪中阳者溜于三阳之经，邪中阴者滞于三阴之府。"

【概要】

本段主要论述了外邪中人的部位特点及其传变规律。

1. 外邪中人的部位及其特点

外感邪气因其阴阳属性的不同，其中人后的发病部位亦有上下之分。风雨寒暑等天之邪气多伤人体的上半部，清湿等地之邪气多伤人体的下半部。邪中阳经，常从头面部开始；邪中阴经，常从臂胫内侧开始。但是，由于人的阴阳经脉上下相贯，如环无端，所以邪之中人"无有恒常"，即全身各处均可发病。

2. 外邪中人经脉的传变规律

外邪中人的一般传变规律是：由表入里，由经脉入藏府，其"中阳则溜于经，中阴则溜于府"。其中，邪中于三阳经者，中于面则下阳明经，中于项则下太阳经，中于颊则下少阳经，中于胸、背、两胁者亦分别传注三阳经；邪中于三阴经者，常始于臂胻内侧，若藏气不虚，则邪不能入藏而还于其为表里之府。当然，如果藏府虚，则中于阴经之邪亦可入藏，中于阳经之邪亦可入府，自不待言。

【按语】

本段"诸阳之会，皆在于面"的论点和面胸之疾邪在阳明、项背之疾邪在太阳、颊胁之疾邪在少阳、臂胻内侧之疾邪在三阴经等论述，是后世分经以辨别病位及针刺取穴、选药引经等医学理论的导源，对于头痛、身痛、痈疽、疮疡等多种疾病的辨证施治具有重要的指导作用。

第六章 病因病机

[122]《素问·金匮真言论篇第四》 黄帝问曰：天有八风，经有五风，⁽¹⁾何谓？岐伯对曰：八风发邪，以为经风，⁽²⁾触五藏，邪气发病。⁽³⁾所谓得四时之胜⁽⁴⁾者，春胜长夏，长夏胜冬，冬胜夏，夏胜秋，秋胜春，所谓四时之胜也。

东风生于春，病在肝，俞在颈项；(5)南风生于夏，病在心，俞在胸胁；(6)西风生于秋，病在肺，俞在肩背；(7)北风生于冬，病在肾，俞在腰股；(8)中央为土，病在脾，俞在脊。(9)故春气者病在头，(10)夏气者病在藏，(11)秋气者病在肩背，冬气者病在四支。(12)故春善病鼽衄，(13)仲夏善病胸胁，(14)长夏善病洞泄寒中，(15)秋善病风疟(16)，冬善病痹厥(17)。故冬不按跷，(18)春①不鼽衄，春①不病颈项，仲夏不病胸胁，长夏不病洞泄寒中，秋不病风疟，冬不病痹厥。飧泄而汗出也②。夫精者，身之本也。(19)故藏③于精者，春不病温。(20)夏暑汗不出者，秋成风疟。(21)此平人脉法也。(22)

【校勘】

①春：《素问吴注》《素问释义》并去此字，于义为长，可据删。

②飧泄而汗出也：《新校正》："详'飧泄而汗出也'六字，据上文疑剩。"乃可据删。

③藏：《香草续校书》："藏"上当脱"冬"字。王注云："此正谓冬不按跷，则精气伏藏。"盖王本此冬字尚未脱也。下文云："夏暑汗不出者，秋成风疟。"此冬字与彼夏字为对，脱去则句法亦失类矣。可据补。

【注释】

（1）天有八风，经有五风：吴昆注："八风，八方之风。经，《风论》也。五风，五藏之风。"马蒔注："夫天有八风，则人之所伤，在此八风也，而复有五风之谓，岂八风之外，复有五风乎？殊不知五风者，即八风之所伤也，特所伤异藏，而名亦殊耳。"

（2）八风发邪，以为经风：姚止庵注："病之初起多由于风，风所自来不外八方，风既中人，则人之经络皆风为之，由是因经入藏，而大小之病起矣。"

（3）触五藏，邪气发病：王冰注："原其所起，则谓八风发邪，经脉受之，则循经而触于五藏，以邪干正，故发病也。"

（4）得四时之胜：张介宾注："春木、夏火、长夏土、秋金、冬水，五时五气，互有克胜，所胜为邪，则不胜者受之。天之运气，人之藏气，无不皆然。"例如，某一时令出现相胜时令的气候，则与本时令相应的内藏就易受伤而发病；若某一当令的气候太过，则其相应的藏气就会乘克所胜之藏而发病等。

（5）东风生于春，病在肝，俞在颈项：俞，通"腧""输"，经穴。此指本藏经气输应于外的部位。张介宾注："上文言四时之胜者能为病，此下言邪气随时之为病也。东风生于春，木气也，故病在肝。春气发荣于上，故俞应于颈项。"张琦注："下言春病在头，颈项即头之变文。"

（6）俞在胸胁：王冰注："心少阴脉，循胸出胁，故俞在焉。"

（7）俞在肩背：王冰注："肺处上焦，背为胸府，肩背相次，故俞在焉。"

（8）俞在腰股：王冰注："腰为肾府，股接次之，以气相连，故兼言也。"

（9）俞在脊：王冰注："以脊应土，言居中尔。"

（10）春气者病在头：张志聪注："所谓气者，言四时五藏之气相为病也。肝俞在颈项，而春病在头者，春气生升，阳气在上也。"

（11）夏气者病在藏：张志聪注："夏时阳气发越在外，藏气内虚，故风气乘虚而内薄。"张琦注："夏病在藏，即谓胸胁，对肢节而言。"

（12）冬气者病在四支：张志聪注："四支为诸阳之本，冬气内藏，阳虚于外，故病在四支也。"

（13）春善病鼽（qiú）衄：鼽，鼻也。鼽衄，即鼻出血。张志聪注："鼽衄，头面之经证也。春气在头，故善病鼽衄。"姚止庵注："人之虚实不同，邪之所中亦异，善病云者，皆大略之言耳，未可据以为实也。"

（14）仲夏善病胸胁：仲夏，指农历五月，此泛指夏季。高世栻注："夏病在藏，俞在胸胁，故仲夏善病胸胁。言仲夏，所以别长夏也。"

（15）洞泄寒中：洞，杨上善注："疾流也。"洞泄，水谷不化的急性泄泻。寒中，即里寒证。黄元御注："长夏土湿，益以饮食寒冷，伤其脾阳，水谷不化，脾陷肝郁，风木下冲，故生洞泄。"

（16）风疟：疟之一种，因风致疟，故名。王冰注："以凉折暑，乃为是病。《生气通天论》曰：魄汗未尽，形弱而气烁，穴俞以闭，发为风疟。"

（17）痹厥：痹病。张介宾注："寒邪在四支也。"

（18）冬不按跷：王冰注："按谓按摩，跷谓如跷捷者之举动手足，是所谓导引也。"姚止庵注："导引之术，本以却病延年，而行之于冬，反令四时生病何也？盖冬时阳气潜藏，宜静不宜动，动则气不密而易病。不按跷即终年不病者，岐伯特甚言之，以见冬宜安静以养阳，不可烦扰以动气也。否则凡人之病，何时不有，岂尽按跷之所致。盖欲导引之家知所戒慎，不得妄动以致病也。"

（19）夫精者，身之本也：张志聪注："神气血脉皆生于精，故精乃生身之本。"精，此概先后天之精而言，藏于五藏。

（20）冬藏于精者，春不病温：张介宾注："精耗则阴虚，阴虚则阳邪易犯，故善病温。此正谓冬不按跷则精气伏藏，阳不妄升则春无温病，又何虑乎鼽衄颈项等病？"张琦注："精藏则阳秘，内热不生，外感不入，故不病温也。"

（21）夏暑汗不出者，秋成风疟：张介宾注："夏月伏暑而汗不出，则暑邪内畜，以至秋凉凄切之时，寒热相争，乃病风疟。故《热论篇》曰：'暑当与汗皆出，勿止也。'以上二节，一言冬宜闭藏，一言夏宜疏泄。冬不藏精则病温，夏不汗泄则病疟。阴阳启闭，时气宜然。"

（22）此平人脉法也：平，通"辨"，辨别之意。吴昆注："脉法，犹言诊法也。"全句是说：这就是辨别人体病与不病的一种诊断方法。

【概要】

本段论述了四时八风之邪伤人的途径、病位、病证以及藏精的重要意义。

1. 四时八风之邪伤人的途径

四时八风之邪多通过经脉传入藏府而发病，原文叙述了两种具体方式：一是按"春胜长夏，长夏胜冬，冬胜夏，夏胜秋，秋胜春"等时气相胜的次序伤人发病，二是各在其当令之时伤其本藏而为病。

2. 四时邪气的发病部位和病证举例

春季东风多伤人肝藏，气应于头颈部，易患鼽衄等头面病证。夏季南风多伤人心藏，气应于胸胁部，易患胸胁的病证。秋季西风多伤人肺藏，气应于肩背部，易患风疟等病证。冬季北风多伤人肾藏，气应于腰股四肢，易患四肢痹厥等证。长夏湿土之气多伤人脾藏，气应于脊部，易患洞泄寒中等病。

3. 藏精的重要意义

精是人体内最宝贵的精微物质，为"身之本"，贵在保持充盈。如果人调摄不当，妄耗精气，则人体阴阳失调易为邪伤而发病，所以原文举例说："冬不按跷，春不鼽衄，不病颈项……""冬藏于精者，春不病温"。这是临床诊断疾病的方法之一。

【按语】

《内经》认为，由于自然环境特别是气候的变化，疾病的发生和流行具有季节性和定位性等特点，这一理论对于预防、诊断和治疗疾病具有一定的指导意义。关于季节性多发病、流行病的发病规律，除本段外，还可参阅《素问》的"生气通天论""阴阳应象大论"及"运气七篇大论"的有关内容。

原文以精为人身的根本作理论根据，提出了"冬藏于精者，春不病温"的著名论点，为温热疾病的防治提示了方向，并成为后世温病学派发病理论的一个重要依据。

[123]《素问·生气通天论篇第三》 因于露风，乃生寒热。[1]是以春伤于风，邪气留连，乃为洞泄；[2]夏伤于暑，秋为痎疟；[3]秋伤于湿，[4]上逆而咳，发为痿厥；[5]冬伤于寒，春必温病。[6]四时之气，更伤五藏。[7]

【注释】

(1) 因于露风，乃生寒热：露，冒也，触冒、冒犯之意。风，泛指外邪。寒热，即外感初期恶寒发热的证候。王冰注："触冒风邪，风气外侵，阳气内拒，风阳相薄，故寒热由生。"

（2）春伤于风，邪气留连，乃为洞泄：吴昆注："春伤风邪，即病者则为外感；若不即病，邪气留连日久，则风淫木胜，克制脾土，而为洞泄。"姚止庵注："留连者，缠绵不解之义。"

（3）夏伤于暑，秋为痎疟：痎疟，疟疾的统称。吴昆注："夏伤热邪，即病者则为暑病；若不即病而延于秋，秋凉外束，金火相战，则往来寒热，是为痎疟。"

（4）秋伤于湿：王履《医经溯洄集》说："秋虽亦有三月，然长夏之湿令，每侵过于秋而行，故曰秋伤于湿。"即初秋湿气尚盛，故人易感湿邪。

（5）上逆而咳，发为痿厥：痿厥，即痿病。王冰注："秋湿既胜，冬水复王，水来乘肺，故咳逆病生。湿气内攻于藏府则咳逆，外散于筋脉则痿弱也。"

（6）冬伤于寒，春必温病：张志聪注："冬伤于寒，邪不即发，寒气伏藏，春时阳气外出，邪随气而化热，发为温病。"

（7）四时之气，更伤五藏：张介宾注："风暑寒湿迭相胜负，故四时之气更伤五藏。"姚止庵注："上五段言天气之病人，此则其总结语也。"

【概要】

本段概述了时邪外感留连发病的规律。四时邪气伤人，既可感而即发寒热等证，又可潜伏体内，留连不解，至以后的时令发病。原文介绍了以下几种发病情况：春伤于风，夏为洞泄；夏伤于暑，秋为痎疟；秋伤于湿，冬为咳逆、痿证；冬伤于寒，春为温病。时气伤人的共同特点，是病及相应的内藏，所以说："四时之气，更伤五藏。"

【按语】

本段提出了当季受邪而下季发病的问题，说明《内经》时代的医家已认识到某些邪气具有潜伏性和这些疾病与季节气候的密切联系，为后世"伏气学说"的创立奠定了理论基础，明清时代关于"伏气温病"的学术争鸣亦导源于本段"冬伤于寒，春必温病"等论述。

关于四时伏邪为病，《素问·阴阳应象大论》指出："冬伤于寒，春必温病；春伤于风，夏生飧泄；夏伤于暑，秋必痎疟；秋伤于湿，冬生咳嗽。"《灵枢·论疾诊尺》亦说:"冬伤于寒,春生瘅热;春伤于风,夏生飧泄、肠澼;夏伤于暑,秋生痎疟;秋伤于湿,冬生咳嗽。是谓四时之序也。"此二段与本段文字略有出入,其基本观点和内容是一致的,宜互参互证。

[124]《灵枢·贼风第五十八》　黄帝曰:夫子[1]言贼风邪气之伤人也,令人病焉。今有其不离屏蔽,不出空①穴之中,[2]卒然病者,非不离贼风邪气,[3]其故何也?岐伯曰:此皆尝有所伤于湿气,藏于血脉之中,分肉之间,久留而不去;若有所堕坠,恶血[4]在内而不去。卒然喜怒不节,饮食不适,寒温不时,[5]腠理闭而不通,[6]其开而②遇风寒,则血气凝结,与故邪相袭,[7]则为寒痹[8]。其有热则汗出,汗出则受风,[9]虽不遇贼风邪气,必有因加而发焉。[10]

【校勘】

①空:应据《甲乙经》卷六第五及《太素》卷二十八诸风杂论等改作"室"。

②其开而:《甲乙经》卷六第五作"而适"二字,义胜,可据改。

【注释】

(1)夫子:犹言先生,此为黄帝对岐伯的尊称。

(2)不离屏蔽,不出室穴之中:屏蔽,即屏障,此指遮蔽或障卫风寒侵袭的设施,如房屋、围墙之类。室穴,指上古之人居住的洞穴。本句谓没有失去对邪气的防护,没有走出户外。

(3)非不离贼风邪气:离,避开。全句谓不是没有避开贼风邪气,即是避开了贼风邪气的侵袭。

(4)恶血:停滞而有害之血,即后世所谓瘀血。

(5)寒温不时:即不能按时调节人体的寒温以适应环境的变化。

(6)腠理闭而不通:指腠理开阖失常、卫外功能障碍。杨上善注:"又因喜怒、饮食、寒温失理,遂令腠理闭塞,壅而不通。"

(7)与故邪相袭:故邪,即前述藏留体内不去的湿邪、恶血。相袭，相互结合而侵害人体。马莳注："或遇风寒，则血气凝结，与湿气恶血等之故邪相袭。"

（8）寒痹：病证名。张介宾注："故邪在前，风寒继之，二者相值，则血气凝结，故为寒痹。《痹论》曰：寒气胜者为痛痹也。"

（9）其有热则汗出，汗出则受风：其，若也。风，此指实风，非虚邪贼风。张介宾注："其或有因热汗出而受风者，虽非贼风邪气，亦为外感。"

（10）必有因加而发焉：张介宾注："必有因加而发者，谓因于故而加以新也，新故合邪，故病发矣。"

【概要】

本段论述了内有故邪复因新感相加而发病的道理。有些人"不离屏蔽，不出室穴"，即没有贼风邪气外袭的明显病史，却"猝然病者"是因为体内有故邪不去，以致易于新感，新故合邪而发病。例如曾经有湿气、恶血"久留而不去"，从而损伤了人体正气；又因近期"喜怒不节，饮食不适，寒温不时，腠理闭而不通"，即腠理开阖失常、卫气功能障碍，在这种易感状态下，"适遇风寒"就会导致新感的风寒和久留的湿气恶血相合，"血气凝结"而为寒痹病。同样在这种易感状态下，患者因热而汗出腠疏，亦可以感受风邪，导致故邪加新感而发病，所以说"虽不遇贼风邪气，必有因加而发焉"。

［125］《灵枢·本神第八》 是故怵惕(1)思虑者则伤神，神伤则恐惧①流淫而不止；(2)因②悲哀动中者，竭绝而失生；(3)喜乐者，神③惮散而不藏；(4)愁忧者，气④闭塞而不行；(5)盛怒者，迷惑而不治；(6)恐惧者，神⑤荡惮而不收。(7)

心，怵惕思虑则伤神，神伤则恐惧自失，(8)破䐃脱肉，(9)毛悴色夭，(10)死于冬。(11)脾，愁忧而不解则伤意，意伤则悗乱，(12)四肢不举，毛悴色夭，死于春。肝，悲哀动中则伤魂，魂伤则狂忘不精，不精则不正，(13)当人阴缩而挛筋，两胁骨不⑥举，(14)毛悴色夭，死于秋。肺，喜乐无极则伤魄，魄伤则狂，狂者意不存人，[15] 皮革焦，毛悴色夭，死于夏。肾，盛怒而不止则伤志，志伤则喜忘其前言，腰脊不可以俯仰屈伸，[16] 毛悴色夭，死于季夏[17]。恐惧而不解则伤精，[18] 精伤则骨酸痿厥，精时自下。[19] 是故五藏主藏精者也，不可伤，伤则失守而阴虚，[20] 阴虚则无气，无气则死矣。[21]

【校勘】

①则伤神，神伤则恐惧：应据《太素》卷六首篇删此八字，以免与下段文重。

②因：应据《太素》卷六首篇删，与前后句法一律。

③神：应据《太素》卷六首篇及《素问·疏五过论》王冰注引文删，与前后文例一致。

④气：应据《太素》卷六首篇及《素问·疏五过论》王冰注引文删，与前后文例一致。

⑤神：应据《太素》卷六首篇及《素问·疏五过论》王冰注引文删，与前后文例一致。

⑥不：《太素》卷六首篇及《千金方》卷十一第一无此字，义胜，可据删。

【注释】

（1）怵（chù）惕：张介宾注："怵，恐也。惕，惊也。"

（2）流淫而不止：张介宾注："流淫，谓流泄淫溢，如下文所云'恐惧而不解则伤精''精时自下'者是也。思虑而兼怵惕，则神伤而心怯，心怯则恐惧，恐惧则伤肾，肾伤则精不固。盖以心肾不交，故不能收摄如此。"

（3）悲哀动中者，竭绝而失生：中，内藏。张介宾注："竭者绝之渐，绝则尽绝无余矣。"全句言悲哀太过则使内藏变动，导致气血渐消而生机丧失。

（4）喜乐者，惮散而不藏：惮，通"啴"（chǎn），舒缓之意。惮散，指神气弛缓而涣散。黄元御注："喜乐伤心，君火升泄，故神明惮散而不藏。"

（5）愁忧者，闭塞而不行：黄元御注："愁忧伤脾，中气不运，故土气闭塞而不行。"

（6）盛怒者，迷惑而不治：迷惑，指意识不清醒。张介宾注："怒则气逆，甚者必乱，故致昏迷惶惑而不治。不治，乱也。"

（7）恐惧者，荡惮而不收：荡惮，动荡散逸之意。不收，不能收敛摄持。杨上善注："恐惧惊荡，则精气无守，而精自下，故曰不收。"

（8）恐惧自失：因恐惧而失去控制自身的能力。

（9）破䐃脱肉：张介宾注："䐃者，筋肉结聚之处。心虚则脾弱，故破䐃脱肉。"

（10）毛悴色夭：皮毛憔悴，色泽枯晦。此处为病危之候。下文准此。

（11）死于冬：张介宾注："火衰畏水，故死于冬。"下仿此。

（12）意伤则悗乱：悗乱，指心胸烦乱。张介宾注："忧则脾气不舒，不舒则不能运行，故悗闷而乱。"

（13）魂伤则狂忘不精，不精则不正：狂忘不精，指神识恍惚。不正，谓言行失常。张介宾注："魂伤则为狂为忘而不精明，精明失则邪妄不正。"

（14）当人阴缩而挛筋，两胁骨举：当，副词，作"则"字解。杨上善注："肝足厥阴脉环阴器，故魂肝伤，宗筋缩也。肝又主诸筋，故挛也。肝在两胁，故肝病两胁骨举也。"

（15）魄伤则狂，狂者意不存人：张介宾注："喜本心之志，而亦伤肺者，暴喜伤阳，火邪乘金也。肺藏魄，魄伤则神乱而为狂。意不存人者，傍若无人也。"

（16）志伤则喜忘其前言，腰脊不可以俯仰屈伸：杨上善注："肾志伤，故喜忘。肾在腰督之中，故肾病不可俯仰屈伸也。"

（17）季夏：夏季之末，即农历六月，又名长夏，为湿土主事之时。

（18）恐惧而不解则伤精：张介宾注："盖盛怒虽云伤肾，而恐惧则肾藏之本志，恐则气下而陷，故能伤精。"

（19）骨痠酸厥，精时自下：痠厥，指肢体痿弱、无力运动的痿证。精时自下，指滑精、白带之类的病证。张志聪注："肾主骨，故精伤则骨酸痿厥。精时自下者，藏气伤而不能藏也。"

（20）伤则失守而阴虚：张介宾注："此总结上文而言五藏各有其精，伤之则阴虚，以五藏之精皆阴也。"

（21）阴虚则无气，无气则死矣：张介宾注："阴虚则无气，以精能化气也。气聚则生，气散则死。"张志聪注："阴虚则神气绝而死矣。"

【概要】

本段论述了情志失调内伤五藏的病变、预后及五藏精神不可伤的道理。

1. 情志失调内伤五藏致病的病证和机理

怵惕思虑太过则内伤心神，心怯而恐；心肾不交，则精气"流淫而不止"；心虚致脾弱，则破䐃脱肉。心藏神，在志为喜，喜乐过度则导致神气涣散而不藏。忧愁不解则内伤脾意，脾气失运则气机闭塞而心胸烦闷，四肢无力举动。悲哀太过则伤肝魂，魂伤则神识狂乱，行为越常，筋脉挛急而阴缩，胁骨上举。喜乐无极则伤肺魄，魄伤亦致神乱而发狂，旁若无人，皮肤焦枯。大怒不止则伤肾志，志伤则喜忘，甚则神情迷惑而失常，同时，腰脊不能俯仰屈伸。恐惧不解亦可自伤肾精，导致"骨酸痿厥，精时自下"等肾气下陷的病证。

2. 情志内伤五藏致病的预后

情志伤藏为病，若后期出现皮毛憔悴，色泽枯槁，是精竭神离的征兆，预后多凶。一般病情迁延至相克的季节，已病之藏复受克伐，则病情加重，甚至死亡，如情志伤心久不愈者死于冬，情志伤脾久不愈者死于春等。

3. 五藏精神不可伤的道理

五藏藏精舍神，是人体生命活动的中心。若五藏神伤则藏失神守而精泄，精耗则阴虚，阴虚无以化气，则神气衰竭，生机绝止而死。所谓"悲哀动中者，竭绝而失生""心，怵惕思虑则伤神，神伤则恐惧自失，破䐃脱肉，毛悴色夭，死于冬"等，皆是其例。

【按语】

情志分属于五藏，而总统于心，情志太过致病亦必伤及藏气而后发。总而言之，各种情志失调均可损伤心神而为病；分而言之，则喜乐伤心，恚怒伤肝，忧思伤脾，悲哀伤肺，惊恐伤肾。这是情志致病的一般规律。然而，由于情志与五藏之间，五藏相互之间存在着复杂多样的联系，情志伤藏的病理也是复杂多样的。例如本段中，恐惧不解伤精，是本藏之志过度而自伤本藏；悲哀伤魂、喜乐伤魄，则是伤其所克之藏；盛怒伤志，是伤其母藏；怵惕思虑伤神，则是兼伤其所克、所生之藏。由此可知，情志失调既可伤及本藏为病，亦可伤及有关的他藏而发病。所以临床诊病时，应从实际病情出发，不拘一格，全面分析，综合判断，方不误事。

[126]《灵枢·邪气藏府病形第四》　黄帝曰：邪之中人藏奈何？岐伯曰：愁忧恐惧则伤心。⁽¹⁾形寒寒饮则伤肺，⁽²⁾以其两寒相感，中外皆伤，故气逆而上行。⁽³⁾有所堕坠，恶血留内，若有所大怒，气上而不下，积于胁下，则伤肝。⁽⁴⁾有所击仆，若醉入房，汗出当风，则伤脾。⁽⁵⁾有所用力举重，若入房过度，汗出浴水，则伤肾。⁽⁶⁾黄帝曰：五藏之中风奈何？岐伯曰：阴阳俱感，邪乃得往。⁽⁷⁾

【注释】

（1）愁忧恐惧则伤心：杨上善注："愁忧恐惧内起伤神，故心藏伤也。"

（2）形寒寒饮则伤肺：形寒，形体受外寒。寒饮，进食冷饮。张介宾注："肺合皮毛，其藏畏寒，形寒饮冷，故伤肺也。"

（3）以其两寒相感，中外皆伤，故气逆而上行：两寒相感，中外皆伤，指既感外寒之邪，又伤内寒之饮。张介宾注："若内有所伤，而外复有感，则中外皆伤，故气逆而上行，在表则为寒热疼痛，在里则为喘咳呕哕等病。"

（4）积于胁下，则伤肝：积于胁下者，恶血、逆气也。张介宾注：

"肝藏血，其志为怒，其经行胁下也。"

（5）有所击仆，若醉入房，汗出当风，则伤脾：张介宾注："脾主肌肉，饮食击仆者，伤其肌肉。醉后入房，汗出当风者，因于酒食，故所伤皆在脾。

（6）有所用力举重，若入房过度，汗出浴水，则伤肾：张介宾注："肾主精与骨，用力举重则伤骨，入房过度则伤精，汗出浴水，则水邪犯其本藏，故所伤在肾。"

（7）阴阳俱感，邪乃得往：阴阳俱感，谓五藏内外皆伤。邪乃得往，言外邪才得以深入五藏而发病。杨上善注："阴阳血气皆虚，故俱感于风，而邪因往入也。"

【概要】

本段举例论述了内外病因导致五藏发病的机理，指出五藏感受外邪的前提条件。

1. 五藏为病的病因病机举例

五藏为病，可由一种病因所致，也可由内外多种病因结合而致病。心藏神，过度的愁忧恐惧，则损伤心神而发病。肺主气外合皮毛，其性恶寒，外寒和寒饮同时犯肺，则为气逆喘咳等证。肝藏血主怒，堕坠则恶血留着，大怒则经气逆滞，气血积于胁下而发病。脾主运化外合肌肉，外因击仆损肉，内因醉以入房受风，则脾伤而病。肾藏精主骨，用力举重则损骨，入房过度则耗精，汗出浴水则伤肾。

2. 五藏感受外邪的前提条件

五藏深居躯体之内，外邪一般不易深入五藏而为病。原文指出，"五藏之中风"，必是多种原因使藏气先有所伤，藏虚则内不固，外邪乘虚深入而致病，所以说："阴阻俱感，邪乃得往。"突出了藏气内虚是五藏发病的重要前提。

【按语】

引起五藏发病的原因虽然多种多样，但从本段和他篇原文有关论述看，由于五藏在人体生命中的不同功能和地位，致使各种病因邪气同五藏的关系亦有主次之分。例如，情志为病多伤心、肝、脾，外邪侵入首犯肺、脾，饮食失调易损脾、肺、肾，入房或用力太过则常病肾、肝、脾等。掌握五藏所伤的常见病因，对于正确辨证和施治是有裨益的。

[127]《素问·宣明五气篇第二十三》 五气所病：⁽¹⁾心为噫，⁽²⁾肺为咳，⁽³⁾肝为语，⁽⁴⁾脾为吞，⁽⁵⁾肾为欠⁽⁶⁾为嚏①，胃为气逆为哕⁽⁷⁾为恐②，大肠小肠为泄，⁽⁸⁾下焦溢为水，⁽⁹⁾膀胱不利为癃，不约为遗溺，⁽¹⁰⁾胆为怒，⁽¹¹⁾是谓五病。

五精所并：⁽¹²⁾精气并于心则喜，⁽¹³⁾并于肺则悲，⁽¹⁴⁾并于肝则忧，⁽¹⁵⁾并于脾则畏，⁽¹⁶⁾并于肾则恐，⁽¹⁷⁾是谓五并，虚而相并者也。⁽¹⁸⁾

……

五病所发：⁽¹⁹⁾阴病发于骨，阳病发于血，阴病发于肉，⁽²⁰⁾阳病发于冬，阴病发于夏，⁽²¹⁾是谓五发。

五邪所乱：⁽²²⁾邪入于阳则狂，邪入于阴则痹，⁽²³⁾搏阳则为巅疾，搏阴则为瘖，⁽²⁴⁾阳入之阴则静，阴出之阳则怒，⁽²⁵⁾是谓五乱。

……

五劳所伤：⁽²⁶⁾久视伤血，⁽²⁷⁾久卧伤气，久坐伤肉，⁽²⁸⁾久立伤骨，久行伤筋，⁽²⁹⁾是谓五劳所伤。

【校勘】
①为嚏：应据《灵枢·九针论》及《太素》卷六藏府气液删。
②为恐：应据《灵枢·九针论》及《太素》卷六藏府气液删。

【注释】
(1) 五气所病：杨上善注："五藏从口中所出之气，皆是人常气之变也。"
(2) 心为噫：噫，同"嗳"，嗳气也。《素问·脉解篇》："所谓上走心为噫者，阴盛而上走于阳明，阳明络属心，故曰上走心为噫也。"张志聪注："盖此因胃气上逆于心，故为噫。"
(3) 肺为咳：王冰注："象金坚劲，扣之有声，邪击于肺，故为咳也。"

（4）肝为语：语，多言也。姚止庵注："语者，所以畅中之郁也。肝喜畅而恶郁，故为语以宣畅其气之郁。"

（5）脾为吞：吞，吞咽。张志聪注："脾主为胃行其津液，脾气病而不能灌溉于四藏，则津液反溢于脾窍之口，故为吞咽之证。"

（6）肾为欠：欠，哈欠。《灵枢·口问》："故阴气积于下，阳气未尽，阳引而上，阴引而下，阴阳相引，故数欠。"张琦注："阳未静而阴引之，则为欠，故阳衰者多欠。"

（7）胃为气逆为哕：张琦注："胃以下行为顺，不和则上逆，凡呕吐之属是也。哕为呃逆，有胃寒气逆者，有胃热上冲者，有胃绝败呃者，大约声高而长为实，轻微为虚，病甚者其声哕也。"

（8）大肠小肠为泄：王冰注："大肠为传道之府，小肠为受盛之府，受盛之气既虚，传道之司不禁，故为泄利也。"

（9）下焦溢为水：张介宾注："下焦为分注之所，气不化则津液不行，故溢于肌肉而为水。"

（10）膀胱不利为癃，不约为遗溺：张介宾注："膀胱为津液之府，其利与不利皆由气化。有邪实膀胱，气不通利而为癃者；有肾气下虚，津液不化而为癃者，此癃闭之有虚实也。若下焦不能约束而为遗溺者，以膀胱不固，其虚可知。"

（11）胆为怒：张琦注："胆性刚决，怒属肝而系胆者，肝胆同气也。"

（12）五精所并：吴昆注："五精，五藏之精气也。并，合而入之也。五藏精气各藏其藏，则不病；若合而并于一藏，则邪气实之，各显其志。"

（13）精气并于心则喜：张介宾注："气并于心则神有余，故志为喜。"姚止庵注："心主喜，心盛则气偏胜，于是不当喜而喜，喜即是病，病之有余者。"

（14）并于肺则悲：精气并于肺则肺志有余，故表现为悲忧。姚止庵注："肺之志为忧，而此云悲，然悲从忧生，忧则必悲，义犹可通。"

（15）并于肝则忧：马莳注："肝虚而余藏精气并之，则善忧。夫

《阴阳应象大论》曰'怒'而兹曰'忧'者，以肺气得以乘之也。"

（16）并于脾则畏：张介宾注："气并于脾，则脾实乘肾，故为畏。"畏，恐惧也。

（17）并于肾则恐：精气并于肾则肾志有余，故表现为恐惧。姚止庵注："悉而论之，精气并而自得其志者，心肺肾也。精气盛于所不胜以并其所胜者，脾也。精气盛于所胜，而反并其所不胜者，肝也。"

（18）虚而相并者也：张介宾注："藏气有不足，则胜气得相并也。《九针论》曰：五精之气并于藏也。"

（19）五病所发：黄元御注："五藏各有所发之处、所发之时。"

（20）阴病发于骨，阳病发于血，阴病发于肉：此三句的阴、阳是就五藏的阴阳属性而言。张志聪注："肾为阴藏，在体为骨，故肾阴之病而发于骨。心为阳中之太阳，在体为脉，故心阳之病而发于血。脾为阴中之至阴，在体为肉，是以太阴之病而发于所主之肌肉。"

（21）阳病发于冬，阴病发于夏：阳病，阳虚之病。阴病，阴虚之病。马蒔注："冬时阴气盛，故阳病发于冬，以阳不能敌阴也；夏时阳气盛，故阴病发于夏，以阴不能敌阳也。"

（22）五邪所乱：张志聪注："谓邪气乱于五藏之阴阳。"

（23）邪入于阳则狂，邪入于阴则痹：吴昆注："邪，阳邪也。阳邪入于阳，是重阳也，故令狂……阴邪入于阴，是重阴也，则为五藏痹。"张介宾注："邪入阳分，则为阳邪，邪热炽盛，故病为狂……邪入阴分，则为阴邪，阴盛则血脉凝涩不通，故病为痹。"

（24）搏阳则为巅疾，搏阴则为瘖：搏，指邪正相击。巅疾，指头痛、眩晕等头部疾患。瘖，失音或声哑。黄元御注："邪搏阳经，则为巅疾，手足六阳皆会于头也。"张琦注："足三阴、手太阴、少阴之脉皆循喉咙，侠舌本，邪聚于阴脉，经气不能上通，故瘖。"

（25）阳入之阴则静，阴出之阳则怒：张志聪注："阳分之邪而入之阴，则病者静，盖阴盛则静也。阴分之邪而出之阳，则病者多怒，盖阳盛则怒也。"

（26）五劳所伤：张志聪注："劳，谓太过也……是五劳而伤五藏所主之血气筋骨也。"

（27）久视伤血：姚止庵注："目得血而能视，视久则目力竭而血伤。"

（28）久卧伤气，久坐伤肉：张介宾注："久卧则阳气不伸，故伤气。久坐则血脉滞于四体，故伤肉。"

（29）久立伤骨，久行伤筋：张志聪注："久立则伤腰肾膝胫，故伤骨。行走罢极，则伤筋。"

【概要】

本段论述了五藏失调而产生的一些病机病证。

1. 五气所病

心气上逆则嗳气，肺气失宣则咳嗽，肝气抑郁则多言，脾气逆滞则吞咽，肾气失调则善欠。

2. 五精所病

精气并于心，心志有余则为喜；并于肺，肺志有余则为悲；并于肝，肝虚肺乘则为忧；并于脾，脾邪乘肾则为畏；并于肾，肾志有余则为恐。

3. 五病所发

肾为阴中之阴而主骨髓，故病发于骨；心为阳中之阳而主血脉，故病发于血；脾为阴中之至阴而主肌肉，故病发于肉。阳衰者不胜阴寒，故病发于冬；阴亏者不胜阳热，故病发于夏。

4. 五邪所乱

阳邪入于阳分，热扰神志，则病狂；阴邪入于阴分，寒滞血脉，则病痹；邪搏于阳经，诸阳经会于头面，则为头巅之疾；邪搏于阴经，诸阴经行于喉舌，则为瘖哑之疾；邪气由阳入于阴分，阴盛则喜静；邪气由阴出于阳分，阳盛则喜怒。

5. 三劳所伤

久视劳神耗血，故伤血；久卧气滞失运，故伤气；久坐血瘀形体，故伤肉；久立劳于腰膝，故伤骨；久行劳于筋膜，故伤筋。

三、病传

[128]《素问·皮部论篇第五十六》 是故百病之始生也，必先①于皮毛；邪中之则腠理开，开则入客于络脉；留而不去，传入于经，留而不去，传入于府，廪于肠胃。(1)邪之始入于皮也，泝②然起毫毛，开腠理；(2)其入于络也，则络脉盛，色变；其入客于经也，则感③，(3)虚乃陷下；(4)其留于筋骨之间，寒多则筋挛骨痛，(5)热多则筋弛骨消，肉烁䐃破，毛直而败。(6)

帝曰：夫子言皮之十二部，其生病皆何如？岐伯曰：皮者，脉之部也。(7)邪客于皮则腠理开，开则邪入客于络脉，络脉满则注于经脉，经脉满则入舍于府藏也。故皮者有分部，不与而生大病也。(8)

【校勘】

①必先：此后应据《甲乙经》卷二第一下及《太素》卷九经脉皮部补"客"字。

②泝：《甲乙经》卷二第一下作"淅"，与王冰注语"恶寒也"义合，可据改。

③感：应据《甲乙经》卷二第一下改作"盛"，连上句读。

【注释】

（1）廪于肠胃：张志聪注："廪，积也。夫经络受邪，则内于藏府，其藏气实者，不必动藏，则溜于府矣。盖阳明居中土，为万物之所归，邪入于胃，则积于肠胃之间，为贲响腹胀诸证。"

（2）淅然起毫毛，开腠理：淅然，吴昆注："洒淅恶寒也。"邪中于皮，卫气受损而不能护表，故使毫毛竖起、腠理开泄而恶寒。

（3）其入客于经也，则盛：谓邪气从络脉传入经脉，则经脉因邪客而盛实。

（4）虚乃陷下：虚，藏府气虚。陷下，指邪气从经脉深入于藏府，即后文"入舍于府藏"之义。

（5）寒多则筋挛骨痛：吴昆注："寒则收引，故筋挛；脉凝涩，故骨痛。"

（6）热多则筋弛骨消，肉烁腘破，毛直而败：张介宾注："弛，纵缓也。消，枯竭也。烁，销烁也……热多则真阴散亡，故为筋弛骨消等证。腘破者，反侧多而热溃肌肉也。毛直而败者，液不足而皮毛枯槁也。"

（7）皮者，脉之部也：言全身皮肤是十二经络脉的分布区域。张介宾注："十二经脉，各有其部，察之于皮，其脉可知，故曰皮者脉之部。"

（8）不与而生大病也：与，处理，引申为治疗。杨上善注："在浅不疗，遂生大病也。与，疗也。"

【概要】

本段论述了外邪中人的传变途径及邪客人体各部的病变举例。

1. 外邪中人的传变途径

外邪伤害人体致病，多先客于皮毛而开泄腠理，然后入客于络脉，传入于经脉、筋骨，最后入舍于府藏或积留于肠胃。所以，原文总结这一规律时指出："邪客于皮则腠理开，开则邪入客于络脉，络脉满则注于经脉，经脉满则入舍于府藏也。"

2. 邪客人体各部的病变举例

邪中皮毛，则使人毫毛竖起而恶寒；邪入络脉，则络脉盛满，络色异常；邪传经脉，则经脉盛实；邪留筋骨，寒重则筋脉挛急，骨节疼痛，热重则筋纵骨痿、肌肉消瘦、皮毛枯槁。若藏府气虚，则邪气从经脉内陷于府藏。

[129]《素问·玉机真藏论篇第十九》　五藏受气于其所生，[1]传之于其所胜，[2]气舍于其①所生，[3]死于其所不胜。[4]病之且死，必先传行至其所不胜，病乃死。此言气之逆行[5]也，故死。肝受气于心，传之于脾，[6]气舍于肾，至肺而死。[7]心

受气于脾，传之于肺，气舍于肝，至肾而死。脾受气于肺，传之于肾，气舍于心，至肝而死。肺受气于肾，传之于肝，气舍于脾，至心而死。肾受气于肝，传之于心，气舍于肺，至脾而死。此皆逆死⁽⁸⁾也。一日一夜五分之，此所以占死生^②之早暮也。⁽⁹⁾

黄帝曰^③：五藏相通，移皆有次，五藏有病，则各传其所胜。⁽¹⁰⁾不治，法三月若六月，若三日若六日，传五藏而当死，⁽¹¹⁾是顺传所胜之次。故曰：别于阳者，知病从来；别于阴者，知死生之期。⁽¹²⁾言知^④至其所困而死。⁽¹³⁾

是故风者百病之长也，⁽¹⁴⁾今风寒客于人，使人毫毛毕直⁽¹⁵⁾，皮肤闭而为热，当是之时，可汗而发也；⁽¹⁶⁾或痹不仁、肿痛，当是之时，可汤熨及火灸刺而去之。⁽¹⁷⁾弗治，病入舍于肺，名曰肺痹⁽¹⁸⁾，发咳上气。弗治，肺即传而行之肝，病名曰肝痹，一名曰厥，胁痛出食，⁽¹⁹⁾当是之时，可按若刺耳。⁽²⁰⁾弗治，肝传之脾，病名曰脾风⁽²¹⁾，发瘅⁽²²⁾，腹中热，烦心出黄，⁽²³⁾当此之时，可按可药可浴。弗治，脾传之肾，病名曰疝瘕⁽²⁴⁾，少腹冤热而痛，出白，一名曰蛊，⁽²⁵⁾当此之时，可按可药。弗治，肾传之心，病筋脉相引而急，病名^⑤曰瘛⁽²⁶⁾，当此之时，可灸可药，弗治，满十日，法当死。⁽²⁷⁾肾因传之心，心即复反传而行之肺，发寒热，法当三岁^⑥死⁽²⁸⁾。此病之次也。

【校勘】

①其：《读书余录》："两言'其所生'则无别矣，疑下句衍'其'字。'其所生'者，其子也；"所生"者，其母也。《藏气法时论》'夫邪气之客于身也，以胜相加，至其所生而愈，至其所不胜而甚，至于所生而持'，王注解'其所生'曰：'谓至己所生也'，解'所生'曰：'谓至生己之气也'。一曰'其所生'，一曰'所生'，分别言之，此亦当同矣。"应据删。

②生：应据《甲乙经》卷六第十改作"者"《新校正》："按《甲乙经》'生'作'者'字，云占死者之早暮。详此经文专为言气之逆行也，故死，即不言生之早暮。"

③黄帝曰：《素问释义》："三字衍。"按此三字在此无着落，宜删。

④知：应据《甲乙经》卷八第一上删。

⑤病名：应据《甲乙经》卷八第一上改作"名之"，以免与上句"病"重。

⑥三岁：《读素问钞》："三岁当作三日。夫以肺病而来，各传所胜，至肾传心，法当十日死；及肾传之心，心复传肺，正所谓一藏不复受再伤者，又可延之三岁乎？"可据改。

【注释】

（1）受气于其所生：受，接受。气，病气。其所生，指我生之藏，即子藏。王冰注："谓受病气于己之所生者也。"

（2）传之于其所胜：王冰注："谓传于己之所克者也。"

（3）气舍于所生：舍，留止。王冰注："气舍所生者，谓舍于生己者也。"

（4）死于其所不胜：王冰注："谓死于克己者之分位也。"

（5）气之逆行：即病气的逆传。本段以五藏病气相胜传为顺传，以子病传母的次序传为逆传，故下文有"是顺传所胜之次"之语。

（6）传之于脾：此句即上节"传之于其所胜"的举例，皆属插入句，乃借宾定主的笔法。意即本节重在论述逆传，如肝受病气于其子藏心，若肝之病气不顺传于其所克之脾藏，则会逆传于其母藏肾，然后肾之病气再逆传于其母藏肺而死。下文"传之于肺""传之于肾""传之于肝""传之于心"亦同此例。

（7）至肺而死：张琦注："垂绝之本，复遇金克，则死。五藏皆准此。"

（8）逆死：指病气逆传至克己之藏而死，与上文"气之逆行，故死"同义。

（9）一日一夜五分之，此所以占死者之早暮也：一日一夜五分之，指一天十二个时辰分为五部分以配属五藏。占，预测。早暮，早晚。张琦注："推昼夜十二时，寅卯为木，巳午为火，申酉为金，亥子为水，辰戌丑未为土，藏气遇不胜之时而绝，故早暮可占。"

（10）五藏有病，则各传其所胜：谓五藏病气按相克之次序"顺传"。《新校正》注："上文既言逆传，下文所言乃顺传之次也。"

（11）不治，法三月若六月，若三日若六日，传五藏而当死：法，则也，此言按法则预测"顺传"的死期。若，或也。张介宾注："病不早治，必至相传，远则三月六月，近则三日六日，五藏传遍，于法当死。"所谓三六者，盖天地之气以六为节，如三阴三阳，是为六气，六阴六阳，是为十二月，故五藏相传之数，亦以三六为尽。若三月而传遍，一气一藏也；六月而传遍，一月一藏也。三日者，昼夜各一藏也；六日者，一日一藏。藏惟五而传遍以六者，假令病始于肺，一也；肺传肝，二也；肝传脾，三也；脾传肾，四也；肾传心，五也；心复传肺，六也。是谓六传。六传已尽，不可再传，故《五十三难》曰："一藏不再伤，七传者死也。"

（12）别于阳者，知病从来；别于阴者，知死生之期：张介宾注："阳者言表，谓外候也；阴者言里，谓藏气也。凡邪中于身，必证形于外，察其外证，即可知病在何经，故别于阳者，知病从来。病伤藏气，必败真阴，察其根本，即可知危在何日，故别于阴者；知死生之期。此以表里言阴阳也。"

（13）至其所困而死：张介宾注："至其所困而死，死于其所不胜也。凡年月日时，其候皆然。"

（14）风者百病之长也：长，首也，始也。外感风邪可发生多种病证，故风为百病之长。

（15）毫毛毕直：毕，全部。直，竖起。张介宾注："风寒客于皮肤，则腠理闭密，故毫毛尽直。"

（16）皮肤闭而为热，当是之时，可汗而发也：张介宾注："寒束于外，则阳气无所疏泄，故郁而为热。斯时也，寒邪初中在表，故可取汗而愈。"

（17）可汤熨（wèi）及火灸刺而去之：汤熨，黄元御注："药汤熏洗，药袋熏烙。"火灸刺，指艾灸、燔针之类。王冰注："皆谓释散寒邪，宣扬正气。"

（18）肺痹：张志聪注："皮毛者肺之合，邪在皮毛，弗以汗解，则邪气乃从其合矣……病舍于肺，名肺痹也。痹者，闭也。邪闭于肺，故咳而上气。"

（19）病名曰肝痹，一名曰厥，胁痛出食：出食，呕吐食物。张介宾注："在肺弗治，则肺金乘木，故及于肝，是为肝痹。肝气善逆，故一名曰厥。厥在肝经，故胁痛。厥而犯胃，故出食。"

（20）可按若刺耳：张志聪注："按者，按摩导引也。木郁欲达，故可按而导之。肝主血，故若可刺耳。"针刺以疏通肝经气血。

（21）脾风：张志聪注："盖肝乃风木之邪，贼伤脾土，故名脾风。"

（22）发瘅：瘅，通"疸"。发瘅，即发生黄疸。张志聪注："风淫湿土而成热，故湿热而发瘅也。"

（23）烦心出黄：出黄，即尿黄。张志聪注："湿热之气上蒸于心则烦心，火热下淫则溺黄。盖热在中土，而变及于上下也。"

（24）疝瘕：姚止庵注："邪气入肾，聚而成形，故为疝瘕。"

（25）少腹冤热而痛，出白，一名曰蛊：冤，同"悗"，烦闷之意。冤热，即烦热。张琦注："出白，即遗精白浊。阳郁下焦而肾藏不密，故精液渗泄。"蛊，毒虫，此作病名。王冰注："冤热内结，消铄脂肉，如虫之食（通'蚀'），日内损削，故一名曰蛊。"

（26）瘛（chì）：筋脉抽掣之证。张志聪注："盖心主血脉而属火，火热盛则筋脉燥缩而手足拘急也。

（27）弗治，满十日，法当死：吴昆注："满十日，则天干一周，五藏生意皆息，故死。"

（28）三日死：自肺病起顺传至心复传肺，一日传一藏则已六日，再过三天即满十日，五藏气尽而死。

【概要】

本段主要论述了五藏病的传变次序及其预后，同时介绍了风寒客于形体五藏的病证及其治疗。

1. 五藏病气的两种传变次序

（1）顺传：就是按照五行相克的顺序传变，即原文所说"五藏有病，则各传其所胜"，如肺病传肝，肝病传脾，脾病传肾，肾病传心，心病复传肺，"是顺传所胜之次"。

（2）逆传：就是子病传至母藏的传变，即原文所说"五藏受气于其所生……气舍于所生，死于其所不胜"，如肝病来自心而传至肾，肾病再传至肺等。由于这种传变不同于一般的相胜传，而且预后较差，故云"气之逆行也"。

2. 五藏病传的预后

本段对疾病传变的预后论述了三个要点：一是"病之且死，必先传行至其所不胜"，即五藏病传至其所不胜之藏时，病情多危重；二是"别于阳者，知病从来；别于阴者，知死生之期"，即病在体表较轻，病入五藏则有生命的危险；三是五藏病的轻重吉凶与天时对藏气的不同影响有关，这种影响符合五行生克规律。在死期预测方面，原文介绍了"一日一夜五分之""法三月若六月，若三日若六日"及"满十日，法当死"等不同的方法。

3. 风邪伤人体表和五藏的病证及其治疗

"风者百病之长也"，所以风邪伤人，一般先客于皮肤肌腠，使人毫毛毕直，恶寒发热，此时"可汗而发也"；若出现麻痹不仁或肢节肿痛时，"可汤熨及火灸刺而去之"。肺合皮毛，外邪从皮毛首先犯肺，引起发咳上气的"肺痹"；不治，则传至肝，引起胁痛呕吐的"肝痹"，可按摩或针刺治疗；不治，则传至脾，引起黄疸、尿黄、腹中热、烦心的"脾风"，"可按可药可浴"；不治，则传至肾，引起少腹烦热而痛、前阴流出白液的"疝瘕""可按可药"；不治，则传至心，引起"筋脉相引而急"的"瘛"病，"可灸可药"。

［130］《素问·玉机真藏论篇第十九》　　然其卒发者，不必治于传，(1) 或其传化有不以次。不以次入者，忧恐悲喜怒，令不得以其次，(2) 故令人有大病矣。因而喜，大虚，则肾气乘

矣，⁽³⁾怒则肝气乘矣，⁽⁴⁾悲则肺气乘矣，⁽⁵⁾恐则脾气乘矣，⁽⁶⁾忧则心气乘矣，⁽⁷⁾此其道也。⁽⁸⁾故病有五，五五二十五变，⁽⁹⁾及其传化。传，乘之名也。⁽¹⁰⁾

【注释】

（1）然其卒发者，不必治于传：卒，通"猝"，突然。姚止庵注："若夫猝然而起，或暴感外邪，或真元脱竭，病虽有因，实非传来，如伤寒之直中、中风之眩仆、杂病厥逆之类，但当考其致病之由，不必泥于相传之次论治也。"

（2）忧恐悲喜怒，令不得以其次：王冰注："忧恐悲喜怒，发无常分，触遇则发，故令病气亦不次而生。"

（3）因而喜，大虚，则肾气乘矣：张介宾注："喜则气下，故伤心。心伤而大虚，则肾气乘之，水胜火也。"

（4）怒则肝气乘矣：姚止庵注："怒者肝之志，盛怒则肝气强急，必有乘脾之患矣。"

（5）悲则肺气乘矣：张介宾注："悲则气并于肺而乘于肝，金胜木也。"

（6）恐则脾气乘矣：张介宾注："恐伤肾而肾气虚，则脾气乘之，土胜水也。"

（7）忧则心气乘矣：姚止庵注："肺之志又为忧，过忧则肺伤，肺伤则金弱而火将乘之矣。"

（8）此其道也：张介宾注："或以有余而乘彼，或以不足而被乘，皆乘所不胜，此不次之道也。"

（9）故病有五，五五二十五变：张介宾注："藏唯五，而五藏之传又能各兼五藏，则有二十五变。"

（10）传，乘之名也：王冰注："言传者何？相乘之异名尔。"姚止庵注："以上临下、以强凌弱曰乘。邪之传也，正谓乘其所胜而侮之，以其势足相乘而后传之也。"

【概要】

本段论述了五藏病猝发和不以次相传的原因及其例证。

1. 五藏病猝发和不以次相传的原因

引起五藏病变的原因是多种多样的，有外感，有内伤，邪气亦有轻有重，有缓有烈，所以除了由表入里和五藏顺传、逆传等传变方式外，还有许多疾病是突然发生或不按一定的次序传变的，原文以最常见的"忧恐悲喜怒"情志太过致病为例，来说明这一道理。正因为这类疾病的传变无次序可言，所以在处理上也"不必治于传"了。

2. 五藏病不以次相传的例证

情志太过的五藏病证，一般不按固定的次序相传，但其发病常有两种情况。一是引起本藏之虚而被所不胜之藏相乘，如喜则肾气乘心，恐则脾气乘肾，忧则心气乘肺；二是引起本藏之实而乘所胜之藏，如怒则肝气乘脾，悲则肺气乘肝等。由于每藏除了自病外，都可向其他四藏传化，所以共有"二十五变"，而所谓"传"，即是藏气相乘的别名。

【按语】

以上两段，主要论述了五藏病传的问题。由于五藏之间存在着生理病理上的生克乘侮的复杂联系，所以每一藏患病，都有向其他四藏中任何一藏传变的可能性，至于具体向何藏传变，则取决于各藏的虚实状况、邪气的性质等多种条件，这就是本篇既说"五藏相通，移皆有次"，列举了相胜传和子母传等方式，同时又指出"其传化有不以次"的道理。又因藏气"大虚"和"弗治"常常为病气的传变造成了可乘之机，所以重视调养和保护藏气，抓住早期治疗的有利时机，防止病气的传变，是临床防治疾病实践中的重要课题。

[131]《素问·气厥论篇第三十七》　黄帝问曰：五藏六府，寒热相移⁽¹⁾者何？岐伯曰：肾移寒于肝①，痈肿少气。⁽²⁾脾移寒于肝，痈肿筋挛。⁽³⁾肝移寒于心，狂，隔中。⁽⁴⁾心移寒于肺，肺消②，肺消者，饮一溲二，死不治。⁽⁵⁾肺移寒于肾，为涌水⁽⁶⁾，涌水者，按腹不坚，水气客于大肠，疾行则鸣濯濯，⁽⁷⁾如囊裹浆，水之病也。⁽⁸⁾脾移热于肝，则为惊衄。⁽⁹⁾肝移热于心，则死。⁽¹⁰⁾心移热于肺，传为鬲消。⁽¹¹⁾肺移热于肾，传

为柔痓[12]。肾移热于脾，传为虚，肠澼死，不可治。[13]

胞移热于膀胱，则癃，溺血。[14]膀胱移热于小肠，鬲肠不便，上为口糜。[15]小肠移热于大肠，为虙瘕，为沉③。[16]大肠移热于胃，善食而瘦入④，谓之食亦。[17]胃移热于胆，亦曰食亦。[18]胆移热于脑，则辛頞鼻渊[19]，鼻渊者，浊涕下不止也，传为衄衊、瞑目[20]。故得之气厥也。[21]

【校勘】

①肝：应据《甲乙经》卷六第十及《太素》卷二十六寒热相移等改作"脾"。

②肺消：应据《甲乙经》卷六第十及《圣济总录》卷三等在此前补"为"字。

③沉：《素问直解》作"沉痔"二字，义长。《灵枢·邪气藏府病形》篇有"微涩为不月、沉痔"之语。当据补。

④入：《新校正》："按《甲乙经》'入'作'又'。王氏注云'善食而瘦入也'，殊为无义，不若《甲乙经》作'又'读连下文。"可据改。

【注释】

（1）寒热相移：寒热，指寒、热邪气。相移，指在藏府之间的传变。张介宾注："相移者，以此病而移于彼也。"

（2）肾移寒于脾，痈肿少气：张介宾注："痈者壅也，肾以寒水之气，反传所胜，侵侮脾土，故壅为浮肿。"张琦注："脾病而升降之机微，故少气。"

（3）脾移寒于肝，痈肿筋挛：姚止庵注："脾寒则气滞，肝寒则血凝，气血凝滞，则结为痈肿。"肝主筋膜，寒性收敛，肝寒故筋膜挛急。

（4）肝移寒于心，狂，隔中：隔中，指胸中气机隔塞不通的病证。王冰注："心为阳藏，神处其中，寒薄之则神乱离，故狂也。阳气与寒相薄，故隔塞而中不通也。"

（5）肺消者，饮一溲二，死不治：张介宾注："心与肺，二阳藏也。心移寒于肺者，君火之衰耳。心火不足则不能温养肺金，肺气不温则不能行化津液，故饮虽一而溲则倍之。夫肺者水之母也，水去多则肺气从而索矣，故曰肺消。门户失守，本元日竭，故死不能治。"

（6）涌水：病证名。张介宾注："涌水者，水自下而上，如泉之涌也。水者阴气也，其本在肾，其末在肺。肺移寒于肾，则阳气不化于下，阳气不化，则水泛为邪而客于大肠，以大肠为肺之合也。"

（7）疾行则鸣濯濯：疾行，快速行走。濯濯，指水气在肠间激荡而发出的声音。

（8）如囊裹浆，水之病也：好像囊袋中装着水浆，这是水气停蓄的病证。张琦注："按腹不坚者，按之没指，随手而起也，水之病也。"

（9）脾移热于肝，则为惊衄：黄元御注；"脾移热于肝，肝藏血，血舍魂，魂不宁谧，则为惊。血失敛藏，则为衄。"

（10）肝移热于心，则死：姚止庵注："心本火藏，更受木燔，以火益火，阳而亢矣，焉得不死。"

（11）心移热于肺，传为鬲消：王冰注："心肺两间中有斜鬲膜，鬲膜下际内连于横鬲膜。故心热入肺，久久传化，内为鬲热，消渴而多饮也。"张介宾注："上文言肺消者因于寒，此言鬲消者因于热，可见消有阴阳二证，不可不辨。"

（12）柔痓（zhì）：姚止庵注："痓者，筋脉抽掣，木之病也。木养于水，今肾受肺热，水枯不能养筋，故令搐搦不已。但比刚痓少缓，故曰柔也。"

（13）传为虚，肠澼死，不可治：吴昆注："肾移邪热于脾，脾之阴液为热所耗则虚。"马莳注："脾气不能运化，而小肠、大肠皆有澼积，如《通评虚实论》所谓或便血，或下白沫，或下脓血者是也。此则土绝水竭，死不可治。"

（14）胞移热于膀胱，则癃，溺血：胞，此指膀胱前下方之胞，具有暂时藏蓄和排泄来自膀胱的尿液的功能。马莳注："《类纂》曰：'膀胱者，胞之室。'今胞中热极，乃移热于膀胱，则为癃，为溺血。癃者，小便不通也。《宣明五气论》曰：'膀胱不利为癃。'盖热极则胞与膀胱皆胀，而溺不得出也。溺血者，血随溺下也。《正理论》曰：'热在下焦则溺血'。"

（15）鬲肠不便，上为口糜：鬲肠不便，指府气失降而便秘。吴昆注："小肠之脉抵胃循咽，又循颈上颊，今膀胱移热，鬲塞于肠不得便利，其热之熏蒸发越于上，则令口内生疮，谓之口糜，糜者烂也。"

（16）为虙瘕（fújiǎ），为沉痔：虙，通"伏"，隐藏之意。瘕，腹中积块。沉痔，即痔疮。张介宾注："小肠之热下行，则移于大肠。热结不散，则或气或血，留聚于曲折之处，是为虙瘕。虙瘕者，谓其隐伏秘匿，深沉不易取也。"高世栻注："火热下行，而为沉痔。"

（17）善食而瘦，又谓之食亦：王冰注："食亦者，谓食入移易而过，不生肌肤也。亦，易也。"姚止庵注："胃主受纳，大肠主变化，饮食二者，是其职也。二府既热，阳明火炽，内消水谷，外铄肌肉，故食虽多而人愈瘦。"

（18）胃移热于胆，亦曰食亦：高世栻注："胃者五谷之府，胆者中精之府，胃移热于胆，胆受火热，精汁不布，亦善食而瘦，亦曰食亦。"

（19）辛頞（è）鼻渊：辛，伤也。頞，鼻梁。辛頞，指损伤鼻梁的病理。王冰注："脑液下渗则为浊涕，涕下不止，如彼水泉，故曰鼻渊也。"

（20）衄衊（miè）瞑目：瞑目，此指目昏眼花。张介宾注："脑热不已，则传为此证。衄衊皆为鼻血，但甚者为衄，微者为衊。热伤阴血，则目无所养，故令瞑目。"

（21）故得之气厥也：张介宾注："厥者，气逆也。此总结一篇之义，皆由气逆所致。姚止庵注："气之所以逆而为病者，由于寒热之所致，移寒移热者，盛极而逆行也。"

【概要】

本段举例介绍了藏府寒热相移、气机逆乱所致的病证。

1. 五藏寒热相移引起的病证

肾藏移寒于脾，为浮肿、少气；移热于脾，为虚损，若成肠澼，则不可治。脾移寒于肝，为痈肿、筋挛；移热于肝，为惊骇、衄血。肝移寒于心，为发狂、隔中；移热于心，为死证。心移寒于肺，为肺消，证见饮一溲二，则不治；移热于肺，为鬲消。肺移寒于肾，为涌水，证见按腹不坚，如囊裹浆，快走则肠鸣濯濯；移热于肾，为柔痓。

2. 府热相移引起的病证

贮尿之胞移热于膀胱，为癃闭或尿血。膀胱移热于小肠，为便秘或口糜。小肠移热于大肠，为伏瘕或沉痔。大肠移热于胃，为能食而消瘦的食亦证。胃移热于胆，亦为食亦。胆移热于脑，为辛頞鼻渊，久则传为衄衊、目昏。

［132］《素问·脉要精微论篇第十七》　帝曰：病成而变，[1]何谓？岐伯曰：风成为寒热，[2]瘅成为消中，[3]厥成为巅疾，[4]久风为飧泄，[5]脉风成为疠。[6]病之变化，不可胜数。帝曰：诸痈肿筋挛骨痛，此皆安生？岐伯曰：此寒气之肿，八风之变也。[7]

【注释】

（1）病成而变：成，酿成。变，演变。病成而变，言疾病酿成后的变证。

（2）风成为寒热：寒热，指恶寒、发热的病证。《素问·风论》："风气藏于皮肤之间，内不得通，外不得泄。风者善行而数变，腠理开则洒然寒，闭则热而闷。"

（3）瘅成为消中：吴昆注："瘅，热邪也。积热之久，善食而饥，名曰消中。"

（4）厥成为巅疾：张介宾注："厥，逆气也。气逆于上，则或为疼痛，或为眩仆，而成顶巅之疾也。

（5）久风为飧泄：张介宾注："风从木化，久风不已则脾土受伤，病为飧泄而下利清谷也。"

（6）脉风成为疠：疠，疠风，又称麻风病。张琦注："风客于血脉，营气热腐，久久则为疠。"

（7）寒气之肿，八风之变也：肿，通"钟"，聚也。八风，泛指外邪。此言痈肿，筋挛、骨痛等证是寒气留聚和外邪侵犯形体所引起的病变。

【概要】

本段举例介绍了部分疾病酿成后的演变情况。风邪客于肌肤后，若损伤卫气，导致腠理开合失常而变为寒热之证。内热滞留中焦，日久则演变为消中病，邪气上逆，犯扰清窍，则变为头痛、眩晕等巅顶疾患。风气久羁胃肠，木邪克伐脾土，日久则变生飧泄。风寒客于经脉之中不去，腐血溃肉，逐渐变成疠风病。寒气等外邪聚留于形体，则可产生痈肿、筋挛、骨痛等病证。由于疾病的发展演变复杂多样，所以说"病之变化，不可胜数。"

四、邪正虚实

[133]《素问·通评虚实论篇第二十八》 黄帝问曰：何谓虚实？岐伯对曰：邪气盛则实，精气夺则虚。(1)帝曰：虚实何如？岐伯曰：气虚者，肺虚也；(2)气逆者，足寒也。(3)非其时则生，当其时则死。(4)余藏皆如此。(5)

【注释】

（1）邪气盛则实，精气夺则虚：盛，亢盛。夺，夺失。杨上善注："风寒暑湿客身盛满为实，五藏精气夺失为虚也。"李中梓注："夫邪气者，风寒暑湿燥火。精气即正气，乃谷气所化之精微。盛则实者，邪气方张，名为实证，三候有力，名为实脉……夺则虚者，亡精失血，用力劳神，名为内夺；汗之下之，吐之清之，名为外夺。气怯神疲，名为虚证，三候无力，名为虚脉。"

（2）气虚者，肺虚也：高世栻注："气主于肺，行于内外，故气虚者，乃肺虚也。"

（3）气逆者，足寒也：气逆属肺藏实证。马莳注："气逆者，气上行而逆，则在下之足，以无气而寒。"

（4）非其时则生，当其时则死：高世栻注："邪逆正虚，伤其内藏，故非其克制之时则生，当其克制之时则死。"

（5）余藏皆如此：张介宾注："心脾肝肾各有所主，则各有衰王之时，以肺藏为例，可类推矣。"

【概要】

本段扼要地论述了虚和实的概念。凡主要表现为邪气亢盛的病证，就叫实证，凡主要表现为正气虚弱的病证，就叫虚证，所以说："邪气盛则实，精气夺则虚。"原文以肺藏为例，指出肺藏虚证，可见气虚息弱等肺气不足之证；肺藏实证，可见喘逆足寒等邪气壅肺之证。同时，肺藏的虚证和实证皆受天时的影响，一般遵循"非其时则生，当其时则死"的规律。

【按语】

人体患病的过程，也就是邪气和正气在人体内消长变化的过程。虚与实，正是从邪正斗争的角度，对不同病变阶段病证性质的高度概括，凡邪气亢盛居于矛盾的主导地位者为实证，凡正气亏失居于矛盾的主导地位者便为虚证。由于辨别病证的虚实对于正确施治具有决定性的作用，所以李中梓说"此二语为医宗之纲领，万世之准绳"。

虚和实是相对的，任何具体病证不能完全无邪实，亦不能完全无正虚，诚如张介宾所言："凡邪正相搏而为病，则邪实正虚皆可言也。"这就要求医者临证时，在全面收集病情资料的基础上，详细辨析证候，分清主次缓急，正确判断病机。对此，李中梓曾精辟地论述道："精于法者，止辨虚实二字而已。其中大实大虚，小实小虚，似实似虚，更贵精详。大虚者补之，宜峻宜温，缓则无功也；大实者攻之，宜急宜猛，迟则生变也；小虚者，七分补而三分攻，开其一面也；小实者，七分攻而三分补，防其不测也。至于似虚似实，举世淆讹，故曰至虚有盛候，反泻含冤；大实有羸状，误补益疾。辨之不可不精，治之不可不审也。或攻邪而正始复，或养正而邪自除，千万法门，惟图全其正气耳。"

[134]《灵枢·刺节真邪第七十五》　黄帝曰：有一脉生数十病者，或痛或痈，或热或寒，或痒或痹或不仁，变化无穷，其故何也？岐伯曰：此皆邪气之所生也。黄帝曰：余闻气者，有真气[(1)]；有正气[(2)]，有邪气。何谓真气？岐伯曰：真

气者，所受于天，与谷气并而充身也。⁽³⁾正气者，正风⁽⁴⁾也，从一方来，非实风⁽⁵⁾又非虚风⁽⁶⁾也。邪气者，虚风之贼伤人⁽⁷⁾也，其中人也深，不能自去。正风者，其中人也浅，合而自去，⁽⁸⁾其气来柔弱，不能胜真气，故自去。

虚邪之中人也，洒淅动形，⁽⁹⁾起毫毛而发腠理。其入深，内搏于骨，则为骨痹⁽¹⁰⁾；搏于筋，则为筋挛；搏于脉中，则为血闭，不通则为痛；搏于肉，与卫气相搏，阳胜者则为热，阴胜者则为寒，寒则真气去，去则虚，虚则寒；⁽¹¹⁾搏于皮肤之间，其气外发，⁽¹²⁾腠理开，毫毛摇，气往来行^①则为痒，留^②而不去则痹^③，⁽¹³⁾卫气不行则为不仁。虚邪偏容^④于身半，其入深，内居营卫，营卫稍衰则真气去，邪气独留，发为偏枯⁽¹⁴⁾。其邪气浅者，脉偏痛⁽¹⁵⁾。

【校勘】

①行：《甲乙经》卷十第一下此前有"微"字，可据补。

②留：此前《甲乙经》卷十第一下有"气"字，可据补。

③痹：此前《甲乙经》卷十第一下有"为"字，可据补，与前后句法一致。

④偏容：应据《甲乙经》卷十第二改作"偏客"。

【注释】

（1）真气：即人身正气，又称精气，由先天元气与后天谷气结合而成，是人体维持生命、抗御邪气的基本物质和力量。

（2）正气：此处指自然界的正常气候而言，与人身的正气是不同的概念。

（3）所受于天，与谷气并而充身也：天，先天。并，合也。马莳注："真气者，与生俱生，受之于天。"张志聪注："所受于天者，先天之精气；谷气者，后天水谷之精气，合并而充身者也。"

（4）正风：即应时而至的正常气候。张介宾注："风得时之正者，是为正风。"

（5）实风：指当令而太过的气候。张介宾注："然正风实风本同一方，而此曰非实风者，以正风之来徐而和，故又曰正气；实风之来暴而烈，故与虚风对言也。"

（6）虚风：又称虚邪或贼风，指非时而至的恶劣气候，易于伤人致病。张介宾注："从冲后来者为虚风。"

（7）贼伤人：贼，害也。贼伤人，即伤害人体。

（8）合而自去：合，此指正风与真气相遇。自去，指未致病即离开人体。张介宾注："谓邪与正合而正胜之，故自去也。"

（9）洒淅动形：指因恶寒而使形体颤动，即寒栗之意。

（10）骨痹：病证名。《素问·长刺节论》："病在骨，骨重不可举，骨髓酸痛，寒气至，名曰骨痹。"《灵枢·寒热病》："骨痹，举节不用而痛，汗注烦心。"

（11）寒则真气去，去则虚，虚则寒：此三句乃释"阴胜者则为寒"的病理。张介宾注："盖气属阳，人以气为主，寒胜则阳虚，所重在气也。"意即虚邪与卫气相搏于肌肉，若卫气不敌虚邪，则真气耗泄而虚，不能温养肌腠故身寒。

（12）其气外发：指虚邪为卫气所迫而向外发泄于肤表。

（13）气往来微行则为痒，气留而不去则为痹：邪气往来游走于皮毛之间则觉痒，邪气留滞于皮肤络脉则患皮痹而酸痛。

（14）偏枯：指半身肌肉枯痿且不能随意运动的病证。

（15）脉偏痛：指半身经络疼痛。

【概要】

本段论述了真气和邪气的概念，并举例介绍了虚邪中人形体不同部位的病证及其机理

1. 真气和邪气的概念

"真气者，所受于天，与谷气并而充身也"，明确指出真气来源于先天精气和后天谷气，具有充养全身和抗御邪气的功能，是维持人体生命活动的重要物质基础。本段所述邪气是就自然界的异常气候而言。正常的气候称为"正气"或"正风"，是人体生存的必要条件，它一般不会致病，即使有时中人，也因"其气来柔弱，合而自去"。所谓邪气，主要指"虚风之贼伤人也"，它是非时而至的恶劣气候，因此致病为

强，"其中人也深"，常导致发病。此外，当令太过的"实风"也能致病，亦属邪气的范围。

2. 虚邪中人形体不同部位的病证及其机理

虚邪中人形体必与真气相搏，由于其病位有浅深之别，故表现的病证及其机理也不同。虚邪初客于表，卫阳失煦，则见"洒淅动形，起毫毛而发腠理"。邪气搏于皮肤之间，往来游走则为痒，留滞不去则为痹，卫气受阻不能外达肤腠，则为不仁。

虚邪深入，与卫气相搏于肌肉，卫阳胜则身热，阴邪胜、真气外虚则身寒。虚邪搏于脉中，则血气闭塞不通，久则化热腐肉而为痈。虚邪搏于筋，筋膜劲急失柔而为筋挛。虚邪内搏于骨，骨髓受伤化而为骨痹。

虚邪客于身半，其入深而重者，营卫真气损伤，发为偏枯之证；其入浅而轻者，邪气闭阻经络，发为半身疼痛。

【按语】

"真气"是《内经》中经常提到并极为重要的一个概念。《素问·上古天真论》指出，"以欲竭其精，以好散其真"是半百而衰的重要原因，而"恬惔虚无，真气从之，精神内守，病安从来"，从正反两面阐述了真气对于养生防病的重要意义。既病之后，真气是人体同邪气抗争的主要力量，真气胜邪气则病转愈，邪气胜真气则病增重，真气脱失，则人必死亡。因此，《素问·离合真邪论》说："真气者，经气也……用实为虚，以邪为真，用针无义，反为气贼，夺人正气。以从为逆，荣卫散乱，真气已失，邪独内着，绝人长命，予人夭殃。"可见，正确地辨别和衡量真邪的状况，及时地采取护养真气和祛除邪气的有效措施，是诊治疾病时必须考虑的重要问题。

[135]《素问·调经论篇第六十二》 帝曰：实者何道从来？虚者何道从去？⁽¹⁾虚实之要，愿闻其故。岐伯曰：夫阴与阳皆有俞会，⁽²⁾阳注于阴，阴满之外，⁽³⁾阴阳匀平，以充其形，九候若一，命曰平人。⁽⁴⁾夫邪之生也，或生于阴，或生于阳，⁽⁵⁾其生于阳者，得之风雨寒暑，其生于阴者，得之饮食居

处，阴阳⁽⁶⁾喜怒。

帝曰：风雨之伤人奈何？岐伯曰：风雨之伤人也，先客于皮肤，传入于孙脉，孙脉满则传入于络脉，络脉满则输于大经脉⁽⁷⁾。血气与邪并客于分腠之间，其脉坚大，故曰实⁽⁸⁾实者外坚充满，不可按之，按之则痛。⁽⁹⁾帝曰：寒湿之伤人奈何？岐伯曰：寒湿之中人也，皮肤不^①收，肌肉坚紧^②，荣血泣，卫气去，故曰虚。⁽¹⁰⁾虚者聂辟气不足，⁽¹¹⁾按之则气足以温之，故快然而不痛。⁽¹²⁾

帝曰：善。阴之生实⁽¹³⁾奈何？岐伯曰：喜^③怒不节则阴气上逆，⁽¹⁴⁾上逆则下虚，下虚则阳气走之，故曰实矣。⁽¹⁵⁾帝曰：阴之生虚奈何？岐伯曰：喜则气下，⁽¹⁶⁾悲则气消，消则脉虚空，因寒饮食，寒气熏满^④，⁽¹⁷⁾则血泣气去，故曰虚矣。

【校勘】

①不：应据《甲乙经》卷六第三及《太素》卷二十四虚实所生等删，与下句"肌肉坚"之义相合。

②紧：应据《太素》卷二十四虚实所生删，与前后句法一律。

③喜：《新校正》："疑剌'喜'字"。《素问识》："下文云'喜则气下'，则此'喜'字衍。"按"喜"疑"恚"字形近而误。"恚怒不节"方与"阴气上进"之理合。

④熏满：应据《甲乙经》卷六第三及《新校正》引《甲乙经》语改作"动藏"。

【注释】

（1）实者何道从来？虚者何道从去：来，指邪气之客留；去，指正气之夺失。此二句是问实证、虚证各是怎样形成的。

（2）夫阴与阳，皆有俞会：张琦注："此阴阳以经脉言。俞会，经气转输会合之所也。"

（3）阳注于阴，阴满之外：外，阳也。此二句言阴阳经的气血相互灌注。

（4）九候若一，命曰平人：九候，指全身三部九候的脉象。张介宾注："九候若一，则阴阳和，血气匀，身安无病，故曰平人。"

（5）或生于阴，或生于阳：生，发也，此指邪气发病。黄元御注："夫邪之生也，或生于阴分藏府，或生于阳分经络。"

（6）阴阳：丹波元简注："盖指房室。"

（7）大经脉：与络脉相对而言，经脉是较大的主干，故称大经脉。

（8）其脉坚大，故曰实：其脉坚大，言触按其脉坚实粗大。黄元御注："血气与邪并客于分腠之间，郁其经脉而见坚大，故曰实。"

（9）实者外坚充满，不可按之，按之则痛：外坚充满，指邪客处的外表坚硬而内部实满。张介宾注："此外感之生实也。实痛者必坚满，中有留邪也。按之则实邪相拒，故痛愈甚。虚痛着必柔软，中空无物也。"

（10）皮肤收，肌肉坚，荣血泣，卫气去，故曰虚：杨上善注："寒湿中人致虚有四：皮肤收者，言皮肤急而聚也；肌肉坚者，肌肉坚而不迎也；营血泣者，邪气至于脉中，故营血泣；卫气去者，邪气至于脉外，卫气不行，故曰去也。"张介宾注："营血涩于脉中，卫气去于脉外，所以为虚。"

（11）聂辟气不足：聂，通"慑"，气怯也。辟，通"僻"，偏颇不实。姚止庵注："聂辟，怯弱也。寒束肌腠，荣涩卫去，气血虚寒。"

（12）快然而不痛：快然，愉悦的感觉。张介宾注："气虚作痛者，按之可以致气，气至则阳聚阴散，故可快然而痛止也。"

（13）阴之生实：此言发于内藏的实证。

（14）阴气上逆：肝居膈下而藏血，故属阴。阴气，此指肝气。怒为肝志，恚怒则肝气上逆，气逼血升，故《素问·生气通天论》说："阳气者，大怒则形气绝而血菀于上。"

（15）下虚则阳气走之，故曰实矣：张介宾注："阴逆于上则虚于下，阴虚则阳邪凑之，所以为实。然则实因于虚，此所以内伤多不足也。"此"实"，指阳气并于阴分。

（16）喜则气下：下，陷也。此句言过喜则神气涣散而下陷。

（17）寒气动藏：动藏，动伤藏气。饮食寒盛必伤阳气，内藏阳弱则血涩气乏而为内虚之病。

【概要】

本段主要论述了病因分类和各类病因形成虚实病证的机理。

1. 病因的分类及其与发病部位的关系

《内经》把疾病的病因分为阴和阳两大类，"得之风雨寒暑"，即外感病因属于阳；"得之饮食居处，阴阳喜怒"，即内伤病因属于阴。之所以这样分类，是因为外感者多起病于体表经络等阳分，内伤者多起病于藏府等阴分，即原文所谓"其生于阳者"得之外感，"其生于阴者"得之内伤之义。

2. 各类病因产生虚实病证的机理

（1）外感所致的虚实证：外感之邪伤人一般是由表入里，从经至藏，即原文所谓从皮肤、孙脉、络脉渐次传入经脉。然而外感之邪亦分阴阳。风雨为天之阳邪，与血气并客于分肉腠理之间，多表现为脉形坚大、患处拒按的实证。寒湿为地之阴邪，易损伤肌表阳气，致使皮肤收缩，肌肉坚紧，营血涩滞，卫气耗损，故表现为"聂辟气不足"而患处喜按的虚证。

（2）内伤所致的虚实证：内伤之邪一般直接损伤藏气。原文以情志太过为例，指出恚怒伤肝，导致"阴气上逆"而"下虚"，阳气乘于阴分而成实证；而过喜则神散气陷，过悲则血气消散，导致经脉空虚。若再过食寒凉之物，损伤藏府之阳，必致藏府血涩气弱的虚证。

[136]《素问·调经论篇第六十二》　帝曰：善。余已闻虚实之形，不知其何以生。岐伯曰：气血以并，阴阳相倾,⁽¹⁾气乱于卫，血逆于经,⁽²⁾血气离居，一实一虚。⁽³⁾血并于阴，气并于阳，故为惊狂。⁽⁴⁾血并于阳，气并于阴，乃为炅中。⁽⁵⁾血并于上，气并于下，心烦惋^①善怒。⁽⁶⁾血并于下，气并于上，乱而喜忘。⁽⁷⁾帝曰：血并于阴，气并于阳，如是血气离居，何者为实？何者为虚？岐伯曰：血气者，喜温而恶寒，寒则泣不能流，温则消而去之。⁽⁸⁾是故气之所并为血虚，血之所并为气虚。⁽⁹⁾

帝曰：人之所有者，血与气耳。今夫子乃言血并为虚，气并为虚，是无实乎？岐伯曰：有者为实，无者为虚。⁽¹⁰⁾故气并则无血，血并则无气，⁽¹¹⁾今血与气相失，故为虚焉。⁽¹²⁾络之与孙脉俱输于经，血与气并则为实焉。⁽¹³⁾血之与气，并走于上，则为大厥，⁽¹⁴⁾厥则暴死⁽¹⁵⁾，气复反则生，不反则死。⁽¹⁶⁾

【校勘】

①悗：应据《太素》卷二十四虚实所生改作"悗"。

【注释】

（1）气血以并，阴阳相倾：并，兼并，即夺占地盘。阴阳，指内外上下。倾，偏于一侧。此二句言气血互并致其分布偏颇而失去协调。

（2）气乱于卫，血逆于经：卫，此与经相对，指脉外。经，指脉内。张志聪注："气乱于卫者，血并于气也。血逆于经者，气并于血也。"此二者乃"气血以并，阴阳相倾"所致。

（3）血气离居，一实一虚：杨上善注："血气相并，离于本居处，故各有虚实也。"张志聪注："血并于气，则血离其居；气并于血，则气离其居矣。血离其居，则血虚而气实；气离其居，则气虚而血实，故曰一实一虚。盖有者为实，无者为虚也。"

（4）血并于阴，气并于阳，故为惊狂：惊狂，指惊惕神乱的狂证。"血并于阴"为宾句，"气并于阳"为主句。阳气并于阳分则阳盛，故发为狂证。

（5）血并于阳，气并于阴，乃为炅中：炅中，即内热病。"血并于阳"为宾句，"气并于阴"为主句。阳气并于阴分，则热盛于里，故为内热病。

（6）血并于上，气并于下，心烦悗善怒：此二句重在前句。杨上善注："血盛上冲心，故心烦闷而喜怒。悗，则'闷'同也。"

（7）血并于下，气并于上，乱而喜忘：此二句亦重在前句。血并于下则心血不足，心神失养故神乱；血并于下则下焦蓄血，故喜忘。

（8）温则消而去之：高世栻注："以寒冷则血气凝涩，不能流行，唯温暖则消而去之。消，不凝也。去，流也。"

第六章　病因病机

（9）气之所并为血虚，血之所并为气虚：所并，所并之处。高世栻注："是故气之所并，气实也，而为血虚；血之所并，血实也，而为气虚。此实之所在，即虚之所在。"

（10）有者为实，无者为虚：有者言"气并"处气盛，"血并"处血盛。无者言"气并"处少血，"血并"处少气。张介宾注："有血无气，是血实气虚也。有气无血，是气实血虚也。"

（11）气并则无血，血并则无气：谓气并之处则血相对不足，血并之处则气相对不足。杨上善注："血并则血有气毋，气并则气有血毋，是以言虚不无其实，论实不废其虚，故在身未曾无血气也。"

（12）今血与气相失，故为虚焉：血与气失去协调，一方偏盛则另一方偏衰。张琦注："然气血本不相离，偏胜则相失，故皆为虚。"

（13）络之与孙脉俱输于经，血与气并，则为实焉：张志聪注："五藏之血气从大络而出于孙脉，从孙脉而出于肤表，表阳之气从孙络而入于大络，以大络而注于经俞，此外内交通血气之径路也。是络脉之血气、孙络之气血俱输于经，是血与气共并于血分，则为实也。"谓络脉和经脉的气血交并之处为实。

（14）血之与气，并走于上，则为大厥：大厥，此指突然昏倒、不省人事的病证。张介宾注："此言血与气并，并者为实，不并者为虚也。血气并走于上则上实下虚，下虚则阴脱，阴脱则根本离绝而下厥上竭，是为大厥。"

（15）暴死：此指突然昏厥的假死状态。

（16）气复反则生，不反则死：反，通"返"。《素问集注》王庭桂注："气复反则生，谓复归于下也。盖阳气生于下而升于上，血气并逆，则气机不转而暴死，反则旋转而复生。"张介宾注："若气极而反，则阴必渐回，故可复苏。其有一去不反者，不能生矣。"

【概要】

本段举例论述了血气的虚实病证及其机理。

1. 血气虚实的概念

"人之所有者，血与气耳"，指出血和气是人体生命活动的基本物质和重要表现。如果"气乱于卫，血逆于经"，即气血的运行失常，就会产生各种虚实病证。一般来说，气、血停聚或偏盛之处为实，气、血相对不足之处为虚，所以原文说"有者为实，无者为虚""血与气并，则为实焉""血与气相失，故为虚焉"。然而虚与实是相对的概念，气血阴阳之间，一方实则另一方虚，原文又强调指出"血气离居，一实一虚""气之所并为血虚，血之所并为气虚"等。

2. 几种气血虚实的病证及其机理

"气并于阳"，气属阳，阳气并入于阳分则阳偏盛，故为惊狂；"气并于阴"，即阳气内并于阴分，故为热中；"血并于上"，血属阴，阴气上逆于阳位，故心烦善怒；"血并于下"，则阳藏失去阴血濡养，故神乱喜忘。若"血之与气，并走于上"，则下虚而上实，上部气机阻绝，而为"暴死"的大厥，气血能返归于下则有复生之机，不能返归则死。

【按语】

"有者为实，无者为虚"，其"实"和"虚"分别是就局部气、血的偏盛和偏虚而言，似乎与［133］段"邪气盛则实，精气夺则虚"的说法相左，然而气、血相并或停聚，即为邪气，邪气亢盛则属实证，气、血相对不足之处，即为虚证。因此，两种说法并无实质性的区别。

"血气者，喜温而恶寒"，反映了血气的基本生理特性，为临床上治疗血气运行失常的病证指明了方向。例如，血气凝涩所致诸证，因于寒者，理当温通；因于热者，亦不可过用寒凉，或于寒凉药中佐以温通之品。本段对于惊狂、善怒、喜忘、大厥等病证机理的论述，对后世诊治这些病证亦多启迪。

［137］《灵枢·决气第三十》　黄帝曰：六气[(1)]者，有余不足，气之多少，脑髓之虚实，血脉之清浊，[(2)]何以知之？岐伯曰：精脱者，耳聋。[(3)]气脱者，目不明。[(4)]津脱者，腠理开，汗大泄。[(5)]液脱者，骨属屈伸不利，色夭，脑髓消，胫酸，耳数鸣。[(6)]血脱者，色白，夭然不泽。其脉[①]空虚。[(7)]此其候也。

黄帝曰：六气者，贵贱何如？岐伯曰：六气者，各有部主也，[(8)]其贵贱善恶，可为常主，[(9)]然五谷与胃[②]为大海也。[(10)]

【校勘】

①其脉：此前应据《甲乙经》卷一第十二补"脉脱者"三字，以备六脱之候。

②胃：《太素》卷二十六气无，于文义为顺，可据删。

【注释】

（1）六气：指本篇前文所论精、气、津、液、血、脉六种精微物质，此六者俱属人体的精气，故曰"六气"。

（2）血脉之清浊：此言血液的清稀、纯净或稠浊、混杂。

（3）精脱者，耳聋：脱，失去，此言虚甚。张介宾注："肾藏精，耳者肾之窍，故精脱则耳聋。"

（4）气脱者，目不明：张介宾注："五藏六府精阳之气，皆上注于目而为睛，故阳气脱则目不明。"

（5）津脱者，腠理开，汗大泄：津随阳气敷布于腠理肌肤，故腠理开、汗大泄为津脱之象。杨上善注："前之二脱言脱所由，故有脱也；以下三脱直指其脱状，故津脱，腠理开、汗泄为状。"

（6）液脱者，骨属屈伸不利，色夭，脑髓消，胫酸，耳数鸣：骨属，即关节。耳数鸣，指常觉耳中鸣响。张介宾注："液所以注骨益脑而泽皮肤者，液脱则骨髓无以充，故屈伸不利而脑消胫酸。皮肤无以滋，故色枯而夭。液脱则阴虚，故耳鸣也。"

（7）脉脱者，其脉空虚：言脉脱之状，脉象虚弱乏力，甚则不见搏动。

（8）六气者，各有部主也：谓六气各有其输布、作用的部位，各有其统属的藏府，如精藏于肾而主于肾，气布于全身而主于肺，血藏于肝而主于心，脉统于心，津液敷布于腠理、骨髓、孔窍，而由肾、脾、肺所主等。

（9）其贵贱善恶，可为常主：其，代表六气。贵贱，是就其在人体内的重要性相比较而言。进行生理活动为善，产生病理变化为恶。可为常主，是说六气的主次常变，一般是由其所主的藏府决定的。

（10）五谷与为大海也：与，通"举"，皆也。杨上善注："六气有部有主，有贵有贱，有善有恶，人之所受各有其常，皆以五谷为生成大海者也。"

【概要】

本段论述了六气虚脱的部分病证，指出了六气活动的规律。

1. 六气虚脱的病证举例及其机理

精藏于肾而肾开窍于耳，故精脱者耳聋。藏府的精气皆上注于目以维持正常的视力，故藏虚气脱则目不明。津布于肌表而注于腠理，故汗大泄为津脱之象。液充养骨髓，润泽皮肤，故关节不利、胫酸脑空、皮夭耳鸣等为液脱之象。血充络脉而华于色，故面色苍白枯槁为血脱之象。脉具有壅遏和运行血气的功能，故按其脉空虚无力，甚至无脉搏动，则是脉气虚脱之象。

2. 六气活动的规律

精、气、津、液、血、脉是产生和维持人体生命活动所必不可少的精微物质，它们在体内各具有一定的分布范围和生理功能，其活动的常变各受一定的藏府支配，所以说："六气者，各有部主也，其贵贱善恶，可为常主"。然而六气又都以水谷作为其化生的源泉，所以谓"五谷与为大海也"。

[138]《素问·逆调论篇第三十四》　帝曰：人之肉苛[(1)]者，虽近衣絮[(2)]犹尚苛也，是谓何疾？岐伯曰：荣气虚、卫气实也[①]。荣气虚则不仁，[(3)]卫气虚则不用，[(4)]荣卫俱虚，则不仁且不用，肉如故也。[(5)]人身与志不相有，曰死。[(6)]

【校勘】

①荣气虚、卫气实也：《素问识》："下文云：'营气虚则不仁，卫气虚则不用，营卫俱虚，则不仁且不用。'则此七字不相冒，恐是衍文。"此说是，可据删。

【注释】

（1）肉苛：病证名。黄元御注："肉苛，顽木无觉也。"

（2）近衣絮：犹言穿上棉衣保温。杨上善注："虽衣絮温覆，犹尚不仁者，谓之苛也。"

（3）荣气虚则不仁：马莳注："不仁者，不知寒热痛痒也。"黄元御注："营行脉中，卫行脉外，气以煦之，血以濡之，故肌肉灵觉痛痒皆知，营气虚则痛痒无觉而不仁。"

（4）卫气虚则不用：不仁是对感觉而言，不用是对运动而言。黄元御注："卫气虚则动转莫遂而不用。"

（5）肉如故也：故，旧也。肉如故，谓形体与病前无明显差异。

（6）人身与志不相有，曰死：志，神志。不相有，指二者不协调相应。马莳注："且其身用而志不内应，志为商身不外随，两者若不相有然。"张介宾注："人之身体在外，五志在内，虽肌肉如故而神气失守，则外虽有形而中已无主，若彼此不相有也，故当死。"

【概要】

本段论述了肉苛病的主要证候及其机理。肉苛，是以肌肤麻木不仁、肢体不能举动为主要表现的病证。其特点是顽麻的肢体外形如故，虽加衣被以温暖之，其顽麻之证不减。"荣气虚则不仁，卫气虚则不用"，指出了营卫气虚是形成肉苛的基本病机。如果肉苛发展至形神完全相离的程度，即"人身与志不相有"时，便有死亡的危险。

【按语】

肉苛病，似为一种严重的慢性虚损性疾病，然而营卫气虚之因，仍在于邪气的侵袭。正如《诸病源候论》卷一风不仁候所说："风寒入于肌肉，使血气行不宣流，其状搔之皮肤如隔衣是也。诊其寸口脉缓则不仁，不仁脉虚数者生，牢急疾者死。其汤熨针石别有正方，补养宣导今附于后。"后世治疗多以补养气血、活络祛风为主，可资参考。

[139]《灵枢·口问第二十八》　　故邪之所在，皆为不足。⁽¹⁾故上气⁽²⁾不足，脑为之不满，⁽³⁾耳为之苦鸣⁽⁴⁾，头为之苦①倾⁽⁵⁾，目为之眩；中气不足，溲便为之变，⁽⁶⁾肠为之苦鸣；下气不足，则乃②为痿厥心③悗⁽⁷⁾。

【校勘】

①苦：应据《甲乙经》卷十二第一及《太素》卷二十七十二邪删，

与下句为对文。

②乃：应据《太素》卷二十七十二邪删。

③心：应据《太素》卷二十七十二邪改作"足"。

【注释】

（1）邪之所在，皆为不足：杨上善注："此之邪气所至之处损于正气，故令人不足为病也。"

（2）上气：即上部精气。本段以头面胸背为上，膈下脐上为中，脐腰以下为下。

（3）脑为之不满：之，代表上气不足。不满，指脑髓空虚为病。

（4）苦鸣：以鸣为苦，此指患严重耳鸣之证。

（5）倾：张介宾注："倾者，沉重不能支也。"

（6）溲便为之变：邪客中虚，脾弱失运，水谷不化，清浊相干，传导失职，故大小便出现异常之候，如泄泻、便秘、尿黄、尿频等。

（7）痿厥足悗：痿厥，即痿病。足悗，指下肢胀闷酸软的病证。下部精气亏损，则髓虚不能充骨，筋疲无力束骨，故肢体痿弱酸胀。

【概要】

本段简述了人体上、中、下三部精气不足所产生的病证及其机理。上气不足，脑髓不充，七窍失养，故头倾、耳鸣、目眩；中气不足，脾胃虚衰，传化失职，故肠鸣、二便异常；下气不足，筋骨失养，故肢体痿弱乏困。这些病证虽为精气内虚所致，然而正虚之处必有邪气为害，所以说"邪之所在，皆为不足"。

［140］《灵枢·海论第三十三》 黄帝曰：四海之逆顺(1)奈何？岐伯曰：气海有余者①，气满胸中，悗息面赤；(2)气海不足，则气少不足以言。(3)血海有余，则常想其身大，怫然不知其所病；(4)血海不足，亦②常想其身小，狭然不知其所病。(5)水谷之海有余，则腹满③；水谷之海不足，则饥不受谷食。(6)髓海有余，则轻劲多力，自过其度；(7)髓海不足，则脑转耳鸣，胫酸眩冒，目无所见，懈怠安卧。(8)

【校勘】

①者：应据《甲乙经》卷一第八改作"则"，连下句读，与以下各条句法合。

②亦：应据《甲乙经》卷一第八及《太素》卷五四海合改作"则"。

③满：《太素》卷五四海合此后有"胀"字，可据补。

【注释】

（1）逆顺：此为偏义复词，取"逆"字意，指失常的病证。

（2）气海有余，则气满胸中，悗息面赤：张介宾注："气有余者，邪气实也。气不足者，正气虚也。下放（仿）此。气海在胸中而属阳，故气实则胸中悗闷喘息，面热而赤。"

（3）气海不足，则气少不足以言：张介宾注："声由气发，气不足则语言轻怯，不能出声。"

（4）血海有余，则常想其身大，佛（fó）然不知其所病：杨上善注："血多脉盛，故神想见身大也。"张介宾注："形以血充，故血有余则常想其身大。佛，怫郁也，重滞不舒之貌。"

（5）血海不足，则常想其身小，狭然不知其所病：张介宾注："狭，隘狭也，索然不广之貌。此皆血海不调之为病，病在血者徐而不显，故茫然不觉其所病。"《灵枢集注》吴嗣昌注："是冲脉之血充实于周身，故有余则觉其身大，不足则觉其身小。"

（6）水谷之海有余，则腹满胀；水谷之海不足，则饥不受谷食：张介宾注："有余者，水谷留滞于中，故腹为胀满。不足者，脾虚则不能运，胃虚则不能纳，故虽饥不受谷食。"

（7）自过其度：超过自身应有的量度。此言脑满髓充之人，骨骼坚固，聪慧灵巧，其体力和智力都超过常人之度。

（8）脑转耳鸣，胫酸眩冒，目无所见，懈怠安卧：眩冒，指头目眩晕而昏乱。懈怠，身困乏力。安卧，嗜卧懒动。张介宾注："若其不足，则在上者为脑转，以脑空而运，似旋转也。为耳鸣，以髓虚者精必衰，阴虚则耳鸣也。为胫酸，髓空无力也。为眩冒忽不知人，为目无所见；怠惰安卧，皆以髓为精类，精衰则气去而诸证以见矣。"

【概要】

本段论述了四海有余和不足所产生的病证。膻中气海有余，邪盛胸中，气机壅滞上逆，则胸闷、喘息、面赤；不足则宗气虚弱，表现为气短、懒言、语声不能接续。冲脉血海有余，邪髓血溢，形盛神妄，则自觉重滞形大，而无其他明显病痛；不足则形神失养，自觉形体紧小，而无其他病态。水谷之海胃气有余，则邪实胃府，水谷滞留而腹部胀满；不足则纳运乏力，虽饥而吃不下饮食。髓海脑有余，则精盈胃健，动作有力，超越常度；不足则脑空骨弱，而见眩冒目昏、耳鸣胫酸、怠惰嗜卧等证。

【按语】

本段所述"四海"的虚实病证，实际上也是有关藏府的病理表现，如膻中气海与肺之间，冲脉血海与肝、心之间，水谷之海胃与脾之间，髓海脑与肾之间，都存在着密切的内在联系。因此，在认识和研究"四海"病证时，不能离开相关的藏府。

本段所谓"不足"，均指"四海"的精气亏损而言，其"有余"则非尽为邪气盛实之证，其中"髓海有余"，是指脑髓充盈、精力超过常人的特殊健康状态，故不可以病态视之。

五、阴阳盛衰

[141]《素问·阴阳应象大论篇第五》 阴胜则阳病，阳胜则阴病。[1] 阳胜则热，阴胜则寒。重寒则热，重热则寒。[2] 寒伤形，热伤气，[3] 气伤痛，形伤肿。[4] 故先痛而后肿者，气伤形也；先肿而后痛者，形伤气也。[5] 风胜则动，[6] 热胜则肿，[7] 燥胜则干，[8] 寒胜则浮，[9] 湿胜则濡泻①。[10]

天有四时五行，以生长收藏，以生寒暑燥湿风；[11] 人有五藏化五气，以生喜怒悲②忧恐。[12] 故喜怒伤气，寒暑伤形。[13] 暴怒伤阴，暴喜伤阳，[14] 厥气上行，满脉去形。[15] 喜怒不节，寒暑过度，生乃不固。[16] 故重阴必阳，重阳必阴。故曰：冬伤于寒，春必温病；春伤于风，夏生飧泄；夏伤于暑，秋必痎疟；秋伤于湿，冬生咳嗽。

……

帝曰：法阴阳⁽¹⁷⁾奈何？岐伯曰：阳胜则身热，腠理闭⁽¹⁸⁾，喘麤为之俯仰；⁽¹⁹⁾汗不出而热，齿干以烦冤，⁽²⁰⁾腹满死⁽²¹⁾，能冬不能夏。⁽²²⁾阴胜则身寒，汗出，身常清，⁽²³⁾数栗而寒，寒则厥，厥则腹满死，⁽²⁴⁾能夏不能冬。此阴阳更胜之变，病之形能也。⁽²⁵⁾

【校勘】

①濡泻：应据《太素》卷三首篇删"泻"字，以与前四句句法一律。

②悲：姚止庵校："按天元纪大论'悲'作'思'，脾主思，是也。本篇下文亦言脾'在志为思'。而此既言'悲'，又言'忧'，悲忧并为肺志，反失却脾志，必错误也。"此说是，可据改。

【注释】

（1）阴胜则阳病，阳胜则阴病：胜，偏盛、太过之意。病，此指受损而不足致病。姚止庵注："寒极则火衰，热盛则水涸。"黄元御注："阴胜则阳败而病生，阳胜则阴败而病生。"

（2）重寒则热，重热则寒：重，重复、盛极之意。张介宾注："物极则变也。此即上文'寒极生热，热极生寒'之义。"

（3）寒伤形，热伤气：张介宾注："寒为阴，形亦属阴，寒则形消，故伤形。热为阳，气亦属阳，热则气散，故伤气。"姚止庵注："所谓寒伤形者，如洒淅恶寒、四肢厥冷之类，寒入肤腠，形不能胜故也。所谓热伤气者，中暑多汗、辛热耗散之类，热性酷烈，气为之烁故也。"

（4）气伤痛，形伤肿：李中梓注："气喜宣通，气伤则壅闭而不通，故痛。形为质象，形伤则稽留而不化，故肿。"

（5）先痛而后肿者，气伤形也；先肿而后痛者，形伤气也：张介宾注："气先病而后及于形，因气伤形也。形先病而后及于气，因形伤气也。"姚止庵注："凡人之病，有单证，有兼证。痛者未必肿，肿者未必痛，此单证也；既痛而肿者，是兼证也。然兼证之中，实有先后，先后所分，治法异焉。先痛后肿，肿因于痛，治其气而形可无伤也；先肿后痛；痛因于肿，治其形而气亦无伤也。本端则标自正矣。"

（6）风胜则动：动指震颤、抽搐、眩晕等肢体动摇之类的病证。王冰注："风胜则庶物皆摇，故为动。"

（7）热胜则肿：王冰注："热胜则阳气内郁，故洪肿暴作，甚则荣气逆于肉理，聚为痈脓之肿。"

（8）燥胜则干：张介宾注："燥胜者为津液枯涸、内外干涩之病。"

（9）寒胜则浮：浮，浮肿胀满之类的病证。张介宾注："寒胜者阳气不行，为胀满浮虚之病。"

（10）湿胜则濡：濡，湿盛而致体重、汗多、泄泻之类的病证。杨上善注："阴湿气盛则多汗也。"张介宾注："湿胜者必侵脾胃，为水谷不分濡泻之病。"

（11）天有四时五行，以生长收藏，以生寒暑燥湿风：吴昆注："四时有春生、夏长、秋收、冬藏之殊，五行有水寒、火热、金燥、土湿、木风之异。"

（12）人有五藏化五气，以生喜怒思忧恐：张介宾注："五气者，五藏之气也。由五气以生五志。如本论及《五运行大论》俱言心在志为喜，肝在志为怒，脾在志为思，肺在志为忧，肾在志为恐。"

（13）喜怒伤气，寒暑伤形：张琦注："喜怒该五志言，寒暑该六气言。喜怒从内发，故伤气；寒暑从外入，故伤形。"张介宾注："上文言'寒伤形，热伤气'，与此二句似乎不同，盖彼以阴阳分形气，此以内外分形气也。"

（14）暴怒伤阴，暴喜伤阳：张介宾注："气为阳，血为阴。肝藏血，心藏神。暴怒则肝气逆而血乱，故伤阴。暴喜则心气缓而神逸，故伤阳。"

（15）厥气上行，满脉去形：厥气，指逆乱的气血。去形，离开形体。张琦注："阴阳一伤，则逆气上行满于经脉，而神气浮散，此即暴厥之候。"

（16）生乃不固：即生命不长久。杨上善注："内外伤已，生得坚固，不道夭者，未之有也。"

（17）法阴阳：张介宾注："法，则也，以辨病之阴阳也。"

（18）腠理闭：张介宾注："阳盛者表实，故腠理闭。"

（19）喘麤为之俛仰：麤，同"粗"。俛，同"俯"。俛仰，形容呼吸不利、憋气难受的样子。姚止庵注："喘粗者，热盛于内，气不得泄而喘急也。俯仰者，坐卧不宁之状。"

（20）汗不出而热，齿干以烦冤：冤，音义同"闷"。以，而也。杨上善注："阴气内绝，故汗不出，身仍热……热盛至骨，故齿干也……热以乱神，故烦闷也。"

（21）腹满死：高世拭注："腹满而上气内绝，故死。"盖阳亢至极而见腹满，为脾阴竭尽而不濡，阴盛至极而见腹满，为中阳式微而停运，皆属凶险之兆，与一般气滞腹满者有别。

（22）能冬不能夏：能，通"耐"。张介宾注："阴竭者，得冬之助，犹可支持；遇夏之热，不能耐受矣。"后文"能夏不能冬"，义仿此。

（23）汗出，身常清：清，冷也。张介宾注："阳衰则表不固，故汗出而身冷。"

（24）寒则厥，厥则腹满死：阴寒则导致藏气逆滞，寒气凝结于中则腹部胀满。张介宾注："阴极者，阳竭于中，故腹满而死。"

（25）此阴阳更胜之变，病之形能也：能，通"态"。姚止庵注："形能，犹言情状。"全句谓：这就是人体发生阴阳偏盛的病理变化时所表现出的证候。

【概要】

本段论述了阴阳偏盛的基本病理、病证及其与四时五气的关系。

1. 阴阳偏盛的基本病理变化和证候表现

阴阳平衡协调，则维持着人体的生理状态。若阴阳任何一方偏盛，就会引起一系列的病理变化。阳主热，阴主寒，故"阳胜则热，阴胜则寒"。由于阴阳是相互对立的，偏盛之阳必然伤阴，偏盛之阴亦必然伤阳，所以"阴胜则阳病，阳胜则阴病"。由于阴阳可在一定的条件下相互转化，所以说"重寒则热，重热则寒""重阴必阳，重阳必阴"。

阴阳偏盛的病理变化必然导致证候的出现。阳胜者，可出现身体发热，腠闭无汗，喘促气粗，损及阴液则齿干而烦闷；阴胜者，可出现恶寒战栗，汗出身冷等证候。无论阳亢或阴盛，若发展到极点而出现腹满，则是脾土败绝的危候，所以说"腹满死"。

2. 四时五气与人体阴阳盛衰病理的关系

四时分主生长收藏，五行化生寒暑燥湿风。人与天时相应，五藏之气外通寒暑燥湿风，内生喜怒思忧恐五志。然而五气太过或五志失节皆可损伤人的形体五藏，导致阴阳气血的失调而患病，故原文指出"喜怒伤气，寒暑伤形""喜怒不节，寒暑过度，生乃不固"。既病之后，自然界的阴阳变化对疾病的转归仍具有一定的影响，所谓阳胜者"能冬不能夏"，阴胜者"能夏不能冬'就是其例。

3. 自然界五气致病的特点

风气通于肝，风胜则耗血伤筋。故常致形体动摇的病证。热气壅聚于血脉肌腠，则腐肉化脓，成为局部痈肿等证。燥气淫胜，则伤津劫液，导致身体内外干涩的病证。寒气凝敛伤阳，常致气滞津停，形成虚浮肿胀之类的病证。湿邪重着碍气，困遏脾阳，常致汗多肤润、濡泻等湿邪潴留的病证。

五气伤人，既可感而即发，还可潜伏体内，待一定的时机而发病，所谓"冬伤于寒，春必温病；春伤于风，夏生飧泄"等便是其例，而且，这也体现了阴阳之气随时转化的观点。

【按语】

阳胜而见"腠理闭""汗不出"，阴胜而见"汗出，身常清"，似同临床上感寒多表闭无汗、热盛常腠开多汗的证情相左，对此应辨证地看待。阳盛而能汗出，则表明邪有出路，或尚有津液作汗，故病可趋向好转；阳盛而无汗，则表明邪闭于内，或阴液大亏，故病势渐至危殆。阴盛而无汗，是卫气尚充，阳气无虚之虞；阴盛而汗出不止，是阴盛损阳，或逼阳外越，汗愈出则阳愈泄，以致亡阳之患。

[142]《素问·调经论篇第六十二》　帝曰：经言[1]阳[2]

第六章　病因病机

虚则外寒，阴⁽²⁾虚则内热，阳盛则外热，阴盛则内寒，余已闻之矣，不知其所由然也。岐伯曰：阳受气于上焦，以温皮肤分肉之间，令^①寒气在外，则上焦不通，上焦不通则寒气独留于外，故寒栗。⁽³⁾

帝曰：明虚生内热奈何？岐伯曰：有所劳倦，形气衰少，⁽⁴⁾谷气不盛，⁽⁵⁾上焦不行，下脘不通，胃气热，热气熏胸中，故内热。⁽⁶⁾

帝曰：阳盛生外热奈何？岐伯曰：上焦不通利，则皮肤致密，腠理闭塞，玄府不通，⁽⁷⁾卫气不得泄越，故外热。⁽⁸⁾

帝曰：阴盛生内寒奈何？岐伯曰：厥气上逆，⁽⁹⁾寒气积于胸中而不写，不写则温气去⁽¹⁰⁾，寒独留，则血凝泣，凝则脉不通，其脉盛大以濇，故中寒。⁽¹¹⁾

【校勘】

①令：应据《甲乙经》卷六第三及《太素》卷二十四虚实所生改作"今"。

【注释】

（1）经言：王冰注："谓上古经言也。"

（2）阳、阴：本段阳指阳位，即体表，阴指阴位，即藏府。

（3）上焦不通则寒气独留于外，故寒栗：张介宾注："寒气在外，阻遏阳道，故上焦不通；卫气不温于表，而寒气独留，乃为寒栗，此阳虚则外寒也。"

（4）形气衰少：此指脾的阴气亏虚。

（5）谷气不盛：指脾胃运化力弱，水谷精气不足。

（6）上焦不行，下脘不通，胃气热，热气熏胸中，故内热：张志聪注："上焦不能宣五谷之味，下焦不能受水谷之津，胃为阳热之府，气留而不行，则热气熏胸中而为内热矣。"热气，谓胃中谷气郁滞所化之热。

（7）腠理闭塞，玄府不通：玄府，即汗孔。此二句为变文，表闭无汗之意。

（8）卫气不得泄越，故外热：张介宾注："上焦之气主阳分也，故外伤寒邪则上焦不通，肌表闭塞，卫气郁聚，无所流行而为外热，所谓人伤于寒则病为热，此外感证也。"

（9）厥气上逆：指下焦或中焦的阴寒之气上逆。

（10）温气去：王冰注："温气，谓阳气也。"去，消散之意。

（11）其脉盛大以涩，故中寒：张志聪注："阴寒之气，积于胸中而不泻，则中上二焦之阳气消，而寒气独留于上，寒则血凝泣而脉不通矣。阴盛则脉大，血凝泣，故脉涩也。阳热去而寒独留，故中寒也。"寒邪积留胸中，故脉实大；气血运行受阻，故脉涩；胸中藏府寒盛，故曰中寒。

【概要】

本段论述了阴阳盛衰导致内外寒热病证的机理。

1. 阳虚则外寒

"阳受气上焦，以温皮肤分肉之间。"若寒客肌表，气凝腠闭，则上焦不通；上焦不通，宣发失司，则卫气不得温煦体表，而寒邪独留不去，故恶寒、战栗。此外寒因卫阳不足，寒气独留所致，故曰"阳虚则外寒"。

2. 阴虚则内热

劳倦过度，损伤脾阴，脾弱则中焦运化失司，而水谷精气不足。升降乏力，清气不升则上焦无以宣发，浊气不降则下脘不能疏通，以致胃气稽留而化热，上熏于胸膈之间，而产生内热证。此内热因脾阴虚所致，故曰"阴虚生内热"。

3. 阳盛则外热

外邪束表，上焦宣发功能障碍，则皮肤致密，腠理闭塞，卫气不能透迭于表，则郁而为热。此外热因邪束肌肤而卫阳郁聚所致，故曰"阳盛则外热"。

4. 阴盛则内寒

阴寒之邪内盛，上逆而积于胸中，损伤心肺阳气，导致血气凝滞。寒留胸中，邪实气壅，则脉形实大紧急；寒凝而血行不利，故脉涩。此内寒因阴邪上逆，损伤胸阳所致，故曰"阴盛则内寒"。

【按语】

本段所论阴阳盛衰导致的寒热病证，与后世医家所说的"阳虚生外寒""阴虚生内热""阳盛则热""阴盛则寒"在概念及病机上不完全一致。其主要不同点是：本段的"阴""阳"是就病位的内、外及病因的内伤、外感而言，后世的"阴""阳"是就阳气、阴精（精、血、津液）及病性的寒、热而言。同时，本段所述阴阳盛衰导致内外寒热病证的论点，对后世阴阳、表里、寒热、虚实八纲理论的形成具有启发作用。

本段"阴虚则内热"的机理，是李杲"气虚发热""甘温除热。等著名理论的导源。二说虽有源流关系，但其含义略有区别。《内经》"阴虚则内热"乃脾阴虚失运，升降不行，胃中谷气郁滞而生热；李氏"气虚发热"乃脾胃虚热，元气不足，肾间阴火上乘所致。

[143]《素问·太阴阳明论篇第二十九》　黄帝问曰：太阴阳明为表里，脾胃脉也，生病而异者何也？岐伯对曰：阴阳异位，(1) 更虚更实(2) 更逆更从，(3) 或从内，或从外，(4) 所从不同，故病异名也。帝曰：愿闻其异状也。岐伯曰：阳者，天气也，主外；阴者，地气也，主内。故阳道实，阴道虚。(5) 故犯贼风虚邪者，阳受之；食饮不节、起居不时者，阴受之。阳受之则入六府，阴受之则入五藏。(6) 入六府，则身热，不时卧①，上为喘呼；(7) 入五藏，则䐜满闭塞，下为飧泄，久为肠澼。(8) 故喉主天气，咽主地气。(9) 故阳受风气，阴受湿气。(10) 故阴气从足上行至头，而下行循臂至指端；阳气从手上行至头，而下行至足。故曰：阳病者，上行极而下；阴病者，下行极而上。(11) 故伤于风者，上先受之；伤于湿者，下先受之。(12)

【校勘】

①不时卧：应据《甲乙经》卷七第一上改作"不得眠"。《香草续校书·内经素问》："不得卧，始为病。若不时卧，今之养病者有之，非所谓病也。"

【注释】

（1）阴阳异位：张介宾注："脾为藏，阴也，胃为府，阳也。阳主外，阴主内，阳主上，阴主下，是阴阳异位也。"

（2）更虚更实：张介宾注："阳虚则阴实，阴虚则阳实，是更虚更实也。"然而阳多实，阴多虚，故下文曰："阳道实，阴道虚。"

（3）更逆更从：从，顺也。逆，反也。脾气升、胃气降为从，脾气降、胃气升为逆。张介宾注："病者为逆，不病者为从，是更逆更从也。"

（4）或从内，或从外：谓病或从内生，或从外受。从内即为内伤，从外即为外感。

（5）阳道实，阴道虚：道，此指发病规律。本句言属阳的府多病外感而为实证，属阴的藏多病内伤而为虚证。

（6）阳受之则入六府，阴受之则入五藏：本句的"阳"指阳明胃府，"阴"指太阴脾藏。张志聪注："入六府者，谓阳明为之行气于三阳，阳明病则六府之气皆为之病矣……入五藏者，谓太阴为之行气于三阴，太阴病则五藏之气皆为之病矣。"

（7）身热，不得眠，上为喘呼：阳明为多气多血之经，主肌肉，邪客阳明，邪实正盛，故身热较甚；胃邪随络上扰于心，则不得眠；阳明气逆壅于肺，则喘促气粗。

（8）䐜满闭塞，下为飧泄，久为肠澼：太阴脾主运化，脾病则水谷内停而腹部胀满；脾气不升，则下为飧泄，久则演变为肠澼而便下脓血。

（9）喉主天气，咽主地气：高世栻注："喉司呼吸，肺气所出，故喉主天气；咽纳水谷，下通于胃，故咽主地气。"

（10）阳受风气，阴受湿气：张介宾注："风，阳气也，故阳分受之；湿，阴气也，故阴分受之。各从其类也。"

（11）阳病者，上行极而下；阴病者，下行极而上：本句从阴阳经脉之气运行的角度，论述阴阳病证的转化。张介宾注："盖阴气在下，下者必升；阳气在上，上者必降。脾阴胃阳，气皆然也。阳病极则及于下，阴病极则及于上，极则变也。非唯上下，表里亦然。"

（12）伤于风者，上先受之；伤于湿者，下先受之：张介宾注："阳受风气，故上先受之；阴受湿气，故下先受之。然上非无湿，下非无风，但受有先后耳。曰先受之，则后者可知矣。"

【概要】

本段以太阴（脾）阳明（胃）为例，阐述了藏府的阴阳属性不同因而为病各异的规律和道理。藏属阴，府属阳，藏府虽为表里，但因"阴阳异位，更虚更实，更逆更从，或从内，或从外"，其为病的规律是不同的。一般来说，阳主外，犯贼风虚邪者，阳分先受之而病在六府，"阳道实"，故可出现身热、不得眠、喘呼等实证；阴主内，食饮不节、起居不时者，阴分先受之而病在五藏，"阴道虚"，故可出现腹胀、飧泄、肠澼等虚证。阴阳藏府的属性不同，不仅致病的病因不同，而且同是外感，阳位易受阳邪，阴位易受阴邪，即具有同气相求、各从其类的特点，所谓"阳受风气，阴受湿气"等便是其例。原文还以阴阳经脉的循行为例，指出阴阳病证在一定条件下相互转化的机理，"阳病者，上行极而下；阴病者，下行极而上"等，便说明了这一论点。

【按语】

本段"阳道实，阴道虚"的论点，不仅符合太阴、阳明的病理实际，而且对五藏、六府及整个阴证、阳证的诊治都有指导意义。临床上五藏病多虚，六府病多实；《伤寒论》三阳病多实，三阴证多虚；治三阳六府病以祛邪通降为先，治三阴五藏病以扶正补虚为主等，均是这一理论的具体运用。

[144]《素问·生气通天论篇第三》 阳气者，若天与日，失其所，⁽¹⁾则折寿而不彰，⁽²⁾故天运当以日光明，是故阳因而上，卫外者也。⁽³⁾因于寒①，欲如运枢，⁽⁴⁾起居如惊，神气乃浮。⁽⁵⁾因于暑，汗，烦则喘喝，静则多言。⁽⁶⁾体若燔炭，汗出而散②。⁽⁷⁾因于湿，首如裹，⁽⁸⁾湿热不攘，⁽⁹⁾大筋緛短，小筋弛长，緛短为拘，弛长为痿。⁽¹⁰⁾因于气，为肿。⁽¹¹⁾四维相代，⁽¹²⁾阳气乃竭。

阳气者，烦劳则张，[13]精绝，辟积于夏，[14]使人煎厥[15]，目盲不可以视，耳闭不可以听，溃溃乎若坏都，[16]汩汩乎不可止。[17]阳气者，大怒则形气绝[18]，而血菀于上，[19]使人薄厥[20]，有伤于筋，纵，其若不容，[21]汗出偏沮，使人偏枯。[22]汗出见湿，乃生痤痱。[23]高粱之变，足③生大丁，[24]受如持虚。[25]劳汗当风，寒薄为皶，郁乃痤。[26]

阳气者，精则养神，柔则养筋。[27]开阖不得，[28]寒气从之，乃生大偻。[29]陷脉为瘘，留连肉腠，[30]俞气化薄，[31]传为善畏，及为惊骇。[32]营气不从，逆於肉理，乃生痈肿。[33]魄汗[34]未尽，形弱而气烁，[35]穴俞以闭，发为风疟。[36]

故风者，百病之始也，清静则肉腠闭拒，[37]虽有大风苛毒[38]，弗之能害，此因时之序[39]也。故病久则传化，上下不并，良医弗为。[40]故阳畜积病死，[41]而阳气当隔，隔者当写，[42]不亟正治，粗乃败之。[43]

【校勘】

①因于寒：朱震亨《格致余论·生气通天论病因章句辩》及吴昆注本等将此三字移于后"神气乃浮"句后，可据移。

②体若燔炭，汗出而散：朱震亨《格致余论·生气通天论病因章句辩》及吴昆注本等将此八字移于前"因于暑"句前，文义通畅，可据移。

③足：《内经素问校义》："'足'当作'是'，字之误也……'是'，犹'则'也。"可据改。

【注释】

(1) 失其所：言阳气若失去其正常的居处和功能。张志聪注："失其所居之位、所运之机。"

(2) 折寿而不彰：折，损也。彰，显也。高世栻注："故短折其寿，而不彰著于人世矣。"

(3) 阳因而上，卫外者也：因，顺应。此句言人体阳气顺应天之阳气而上升，发挥温煦卫外的作用。

（4）欲如运枢：枢，北斗第一星，又名天枢。本句谓阳气在人体的活动，要像天上的星辰一样有规律的运行不息。

（5）起居如惊，神气乃浮：惊，王冰注："谓暴卒也。"起居如惊，指日常作息缺乏规律。神气，即阳气。吴昆注："然养此阳气，正在起居之时，若于此时不能清静，烦扰如惊，则神气乃浮散而不固，不固则失其卫外之用，而有下文外感之患。"

（6）烦则喘喝，静则多言：烦，此指躁动不宁。喘喝，即喘气而喝喝有声。静，此指神昏少动。多言，谓谵语妄言。暑热若外动四肢、上迫心肺，则发现为躁扰而喘喝；暑热若伤耗气阴、扰乱神明，则表现为身静而谵语。

（7）因于寒，体若燔（fán）炭，汗出而散：燔炭，即燃炭。体若燔炭，喻身体发热的热度之高。散，指寒邪散而热亦退。吴昆注："人之伤于寒也，则为病热，故云体若燔炭。治之之法，在表者宜汗之，汗出则寒可得而散矣。"

（8）首如裹：言头部沉重，如物裹缠一般。

（9）湿热不攘（rǎng）：攘，除也。湿热不攘，即湿热之邪不除。

（10）大筋緛（ruǎn）短，小筋弛长，緛短为拘，弛长为痿：緛，缩也。弛，同"弛"。弛纵之意。前二句为互文，即大筋、小筋或为短缩，或为弛长；后二句谓凡筋短缩者，表现为拘急痉挛，凡筋弛长者，表现为痿废不用。

（11）因于气，为肿：高世栻注："气，犹风也，《阴阳应象大论》云：'阳之气，以天地之疾风名之。'故不言风而言气。"风客肌腠，营卫阻滞，故头面四肢肿胀。

（12）四维相代：四维，即四隅，此引申指上文所述风、寒、暑、湿四时之邪气。代，替代。四维相代，是说风、寒、暑、湿之邪随四时而更替地伤害人体。

（13）烦劳则张：烦，通"繁"，多也。烦劳，即操劳过度。张，外张、亢盛之意。

（14）辟积于夏：辟，通"襞"，即衣裙皱褶，引申为重复。辟积，重复积累。张介宾注："故病积至夏，日以益甚。"

（15）煎厥：指阳气亢盛煎熬阴精而致气逆昏厥的一种病证。

（16）溃溃乎若坏都：张介宾注："溃溃，坏貌。都，城郭之谓。"此句形容煎厥发病像都城破溃一样来势急猛。

（17）汩汩（gǔgǔ）乎不可止：汩汩，水流急貌。本句形容煎厥发展迅速，不可遏止。

（18）形气绝：此指藏府经络之气阻绝不通。

（19）血菀于上：菀，同"郁"，积也。上，此指心胸及头部。张介宾注："血逆妄行，菀积于上焦也。"

（20）薄厥：指因大怒而气血上逆于心胸或头部所致的昏厥病证。张介宾注："相追曰薄，气逆曰厥，气血俱乱，故为薄厥。"

（21）纵，其若不容：纵，筋脉弛纵。容，通"用"。其若不容，言肢体不能随意运动。

（22）汗出偏沮（jǔ），使人偏枯：沮，阻止。汗出偏沮，言身体应汗出时半身无汗。此乃邪气留滞，气血不能周行全身所致。偏枯，病证名。吴昆注："身常汗出而偏止者，久久偏枯，半身不遂，此由中于风邪使然。"

（23）汗出见湿，乃生痤疿（cuóféi）：痤，小疖。疿，汗疹，俗称痱子。张介宾注："汗方出则玄府开，若见湿气，必留肤腠，甚者为痤，微者为疿。"

（24）高粱之变，是生大丁：高，通"膏"，脂肪类食物。粱，通"粱"指细粮。是，犹"则"。丁，通"疔"，疔疮。全句谓过食膏粱厚味，就会发生疔疮。

（25）受如持虚：张介宾注："热侵阳分，感发最易，如持空虚之器以受物，故曰受如持虚。"

（26）劳汗当风，寒薄为皶（zhā），郁乃痤：张介宾注："形劳汗出，坐卧当风，寒气薄之，液凝为皶，即粉刺也。若郁而稍大，乃成小疖，是名曰痤。"

（27）阳气者，精则养神，柔则养筋：本句应读作"阳气者，养神则精，养筋则柔"。是说人身阳气养神则神气旺盛，养筋则筋膜柔和。

（28）开阖不得：言腠理不能正常的开阖。张介宾注："开谓皮腠发泄，阖谓玄府封闭，皆卫气为之主也。"

（29）大偻（lóu）：偻，曲背。大偻，指形态伛偻而不能直立的病证。吴昆注："开阖失宜，为寒所袭，则不能柔养乎筋，而筋拘急，形容偻俯矣。此阳气被伤，不能柔筋之验。"

（30）陷脉为瘘（lòu），留连肉腠：瘘，瘘管。留连，稽留不去。张介宾注："陷脉，寒气自筋络而陷入脉中也。瘘，鼠瘘之属。邪结不散，则留连肉腠，曼延日甚矣。"

（31）俞气化薄：谓邪气从经俞内传而迫及五藏。张介宾注："寒气自脉渐深，流于经俞，气化内薄，则侵及五藏。"

（32）传为善畏，及为惊骇：即传变为易恐和惊骇之证。吴昆注："善藏藏神，今为邪气所薄，故神不安如此。此阳气被伤，不能养神之验。"

（33）营气不从，逆于肉理，乃生痈肿：张介宾注："邪气陷脉，则营气不从，营行脉中也。不从则不顺，故逆于肉理，聚为痈肿也。"

（34）魄汗：魄通"白"。白汗，指不因暑热蒸迫而自汗。

（35）形弱而气烁：姚止庵注："自汗不止，形自弱而气自烁矣。"烁，消也。

（36）穴俞以闭，发为风疟：张介宾注："汗出未止，卫气未固，其时形气正在消弱，而风寒薄之，俞穴随闭，邪气留止，郁而为疟。以所病在风，故名风疟。"

（37）清静则肉腠闭拒：清静，与上文"烦劳"对言，即无烦劳。肉腠闭拒，谓腠理固密而能抗御外邪。

（38）大风苛毒：苛，暴也。大风苛毒，泛指致病力强的外来邪气。

（39）因时之序：言顺应时令的变化而养生，如顺春气以养生、顺夏气以养长之类。

（40）上下不并，良医弗为：王冰注："并，谓气交通也。然病之深久，变化相传，上下不通，阴阳否隔，虽医良法妙，亦何以为之?"

（41）阳畜积病死：张介宾注："若邪畜阳分，积而不行，阳亢无阴，其病当死，盖即上文上下不并之谓也。"

（42）阳气当隔，隔者当写：前"当"字，通"挡"。挡隔，即阻隔不通。此二句谓阳气蓄积乃阳气阻塞不通的危证，当急泻阳气以恢复其畅通。

（43）不亟正治，粗乃败之：亟，急也。正治，指"隔者当写"的正确治疗。高世栻注："苟不亟泻而正治之，犹粗工之败乃事，不得云良医弗为也。"

【概要】

本段论述了阳气在人体的重要作用，并列举了阳气失调的病理病证。

1. 阳气在人体的重要作用

原文以太阳在自然界的地位为喻，从生理和病理两方面论证了人体阳气的重要性。在生理方面，"阳因而上，卫外者也""阳气者，精则养神，柔则养筋"，对人体发挥着极为重要的温养和保卫作用。在病理方面，阳气失调便会发生多种病变，甚则导致"折寿而不彰"的严重后果。例如病久传化，阳气挡隔不通，若不能及时得到正确治疗，则"阳畜积病死"。正因为阳气如此重要，原文强调"清静"以调养阳气，并"因时之序"地养生。

2. 阳气失调所导致的外感病证和机理

阳气在人身"欲如运枢"，有规律地出入升降，若"起居如惊"等原因引起阳气的活动失调，则卫外不固，易受外邪侵袭而发病。

（1）感受寒邪：寒闭腠理，阳郁化热，则身热如同燃炭；卫气开阖失常，寒伤筋脉，则背曲伛偻；寒陷经脉，结聚不散，则生瘰疬；寒气从经输内迫五藏，则为易恐和惊骇；寒留经脉，营气逆于肉理，化热腐肉，则为痈肿。

（2）感受暑邪：暑热外熏肌肤则汗出，灼熏筋骨则躁动不宁，上壅于肺则喘喝，内攻于心则谵语，伤津耗气则身静嗜卧。

（3）感受湿邪：湿邪蒙蔽清窍，则头重如裹；湿蕴化热，筋脉受损，或续短而发为拘挛，或弛长而发为痿弱；汗出见湿，邪结肌肤，微者为痱疹，甚者化热为疮疖。

（4）感受风邪：风客肌肤，营卫郁滞，发为头面、四肢肿胀，多伴瘙痒；劳汗当风，风凝脂聚，发为粉刺；若郁而化热，为痤疮；表虚自汗，形弱气耗，风邪外袭，腠闭邪伏，则发风疟。

3. 阳气失调所导致的内伤病证和机理

（1）烦劳过度：过于烦劳，则阳气亢盛于外，阴精耗损于内，到了夏季，暑热更助亢阳，复损阴精，必致阴竭阳浮，发生视物不清、耳聋不聪甚至突然昏倒的煎厥证。

（2）情志过激：大怒伤肝，气机上逆，血随气升而郁积于心胸头部，导致形气阻绝而发生突然昏倒、不省人事的薄厥证。由于伤肝损筋而弛纵不收，肢体不能随意活动；若一侧无汗，则是邪气留滞、气血不周，久则半身肢体枯萎不用而成偏枯证。

【按语】

本段原文突出了阳气在发病和养生中的重要作用，体现了《内经》重视阳气的学术思想。这一学术思想对后世医家具有深远的影响，例如明清时代的温补学说、命门学说等的形成无不与此有关。

[145]《素问·逆调论篇第三十四》　黄帝问曰：人身非常温也，非常热也，(1)为之热而烦满(2)者何也？岐伯对曰：阴气少而阳气胜，(3)故热而烦满也。帝曰：人身非衣寒也，中非①有寒气也，(4)寒从中生者何？岐伯曰：是人多痹气(5)也，阳气少，阴气多，故身寒如从水中出。

帝曰：人有四支热，逢风寒②如炙如③火(6)者，何也？岐伯曰：是人者阴气虚、阳气盛；四支者阳也，两阳相得(7)而阴气虚少，少水不能灭盛火，(8)而阳独治，独治者，不能生长也，独胜而止耳。(9)逢风而如炙如③火者，是人当肉烁(10)也。

帝曰：人有身寒，汤火不能热，厚衣不能温，然不冻栗，是为何病？岐伯曰：是人者素肾气胜，以水为事，(11)太阳气衰，肾脂枯不长，(12)一水不能胜两火④。肾者水也，而生于⑤

骨，肾不生则髓不能满，故寒甚至骨也。⁽¹³⁾所以不能冻栗者，肝一阳也，心二阳也，肾孤藏也，⁽¹⁴⁾一水不能胜二火，故不能冻栗，病名曰骨痹，⁽¹⁵⁾是人当挛节⁽¹⁶⁾也。

【校勘】

①中非：当乙转作"非中"。中，伤也。"非中有寒气也"，即不为寒邪所中之意。

②寒：应据答语"逢风而如炙如火者"改作"而"字。

③如：《太素》卷三十肉烁作"于"。《新校正》："《太素》云'如炙于火'，当从《太素》之文。"可据改。

④一水不能胜两火：《素问直解》和《素问释义》等俱以此七字为衍文。可据删。

⑤生于：应据《甲乙经》卷十第一下及《太素》卷二十八痹论改作"主"字。

【注释】

（1）非常温也，非常热也：常，通"裳"，与下节"衣"字为对文。此二句谓不是因衣裳过暖而感到发热。

（2）烦满：满，通"懑"。烦满，即烦闷不舒。

（3）阴气少而阳气胜：谓素体阴虚而阳气偏盛。张志聪注："火为阳而居上，水为阴而居下，阴气少而阳气盛，故热而烦满于上也。"

（4）非中有寒气也：即不为寒邪所伤。此上二句意在指出患者身寒乃内生于阴阳之气的偏盛偏衰。

（5）痹气：指阳弱阴盛，气机阻滞难行，吴昆注："痹气者，气不流畅而痹著也。"

（6）如炙于火：即像在火上熏烤一样，形容身热之甚。

（7）两阳相得：指素体偏盛之阳与阳旺之四肢相合。

（8）少水不能灭盛火：王冰注："水为阴，火为阳，今阳气有余，阴气不足，故云少水不能灭盛火也。"

（9）独治者，不能生长也，独胜而止耳：王冰注："治者，王（旺）也。胜者，盛也。"止，停止生长之意。吴昆注："不能生长，谓偏阳不能生阴也，安得阳生而阴长哉！但独胜而止耳。"

（10）肉烁：此指肌肉消烁而瘦削的病证。杨上善注："二阳合而独盛，消烁肌肉，不能生长，故曰肉烁。"

（11）素肾气胜，以水为事：指素体肾及膀胱的阴气偏盛。张志聪注："肾气胜者，肾水之气胜也。以水为事者，膀胱之水胜也。谓其人水寒之气偏胜。"

（12）太阳气衰，肾脂枯不长：肾脂，指肾藏所主的精髓。张琦注："太阳之气周于一身，赖肾中阳气为之游行，肾气衰则太阳之气亦衰。肾主骨髓，而髓之生长唯恃乎气，寒湿在内，反消真精，肾气既衰，则脂枯不长。"

（13）寒甚至骨也：此甚言肾阳大虚、寒自内生的严重证情。

（14）肝一阳也，心二阳也，肾孤藏也：高世栻注："肾水生肝木，肝为阴中之阳，故肝一阳也。少阴合心火，心为阳中之阳，故心二阳也。肾为阴中之阴，故肾孤藏也。"阳藏有二，阴藏唯一，故此处称肾为孤藏。

（15）故不能冻栗，病名曰骨痹：杨上善注："虽寒至骨，二阳犹胜，故不觉寒栗，遂为骨痹之病。"

（16）挛节：骨节拘挛。张琦注："寒入骨髓，骨病而筋亦缩，为挛节。"

【概要】

本段论述了素体阴阳偏虚而导致寒热病证的机理。

1. 阴虚内热证和阴虚肉烁证的机理

阳性热，阴性寒，若素体阴气虚少，则会导致阳气偏盛，从而产生热而烦闷的内热证。素体阴虚阳盛者必生内热，而四肢为诸阳之本，两阳相合则阳气独旺，阴气更亏，若再逢属阳的风邪则亢阳得助，致使四肢"如炙于火"，日久精血渐耗，肌肉干枯瘦削而为肉烁证。

2. 阳虚里寒证和阳虚骨痹证的机理

阳气衰少，阴气偏盛，可到气血痹阻，阳虚不能温煦肌表，则产生身体寒冷如从水中出来一样的内寒证。素体下焦阴寒偏盛而阳气虚衰者，因阳衰不化、阴凝不行，肾精不能化髓以充骨，肾阳不能温养以达髓，故寒甚至骨，成为骨节拘挛的骨痹证。但由于肝、心二藏之阳犹旺，肾藏之阴寒尚不能完全胜过二藏之阳热，所以肢体虽寒冷然不致发生战栗。

六、藏府经络失调

[146]《素问·至真要大论篇第七十四》　帝曰：善。夫百病之生也，皆生于风寒暑湿燥火，以之化之变⁽¹⁾也。经言盛者写之，虚者补之，余锡⁽²⁾以方士，而方士用之尚未能十全，余欲令要道必行，桴鼓相应⁽³⁾，犹拔刺雪汙⁽⁴⁾，工巧神圣⁽⁴⁾，可得闻乎？岐伯曰：审察病机⁽⁶⁾，无失气宜，⁽⁷⁾此之谓也。

帝曰：愿闻病机何知？岐伯曰：诸⁽⁸⁾风掉眩⁽⁹⁾，皆⁽¹⁰⁾属于肝。诸寒收引⁽¹¹⁾，皆属于肾。诸气膹郁⁽¹²⁾，皆属于肺。诸湿肿满⁽¹³⁾，皆属于脾。诸热瞀瘛⁽¹⁴⁾，皆属于火①。诸痛痒⁽¹⁵⁾疮，皆属于心②。诸厥固泄，皆属于下。⁽¹⁶⁾诸痿喘呕，皆属于上。⁽¹⁷⁾诸禁鼓栗⁽¹⁸⁾，如丧神守，⁽¹⁹⁾皆属于火。诸痉项强，皆属于湿。⁽²⁰⁾诸逆冲上，皆属于火。⁽²¹⁾诸胀腹大，皆属于热。⁽²²⁾诸躁狂越，皆属于火。⁽²³⁾诸暴强直，皆属于风。⁽²⁴⁾诸病有声，鼓之如鼓，⁽²⁵⁾皆属于热。诸病胕肿⁽²⁶⁾，疼酸惊骇，皆属于火。诸转反戾，⁽²⁷⁾水液⁽²⁸⁾浑浊，皆属于热。诸病水液，澄澈清冷，⁽²⁹⁾皆属于寒。诸呕吐酸，暴注下迫，皆属于热。⁽³⁰⁾

【校勘】

①火：应据《素问直解》改作"心"，以与上文例合。

②心：应据《素问直解》改作"火"。

【注释】

（1）之化之变：之，代表风寒暑湿燥火六气。全句谓人体的许多疾病都是六气的运动变化所引起的。

（2）锡（xī）：赐予。

（3）桴（fú）鼓相应：桴，鼓槌。桴鼓相应，此处比喻疗效显著，就像鼓槌击在鼓上立即产生音响一样。

（4）雪汙：雪，洗也。汙，同"污"，污垢。

（5）工巧神圣：皆指医术高明的程度。《难经·六十一难》："望而知之谓之神，闻而知之谓之圣，问而知之谓之工，切而知之谓之巧。"

（6）病机：疾病发生、发展及变化的机理、要点。张介宾注："机者，要也，变也，病变所由出也。"

（7）无失气宜：不要违背天之时气、人之藏气之所宜。张介宾注："病随气动，必察其机，治之得其要，是无失气宜也。"

（8）诸：众也，此处作"多种"解。下同。

（9）掉眩：掉，肢体动摇。眩，视物晕眩。吴昆注："掉，摇也。眩，昏乱旋运而目前玄也。乃风木动摇蔽翳之象。"

（10）皆：此处作"大都"解。下同。

（11）收引：指身体蜷缩、筋脉拘急之类的病证。王冰注："收，谓敛也。引，谓急也。寒物收缩，水气同也。"

（12）膹（fèn）郁：膹，通"愤"，满也。膹，郁义近，皆胀闷之意。

（13）肿满：肌肤浮肿、身形胀满。

（14）瞀（mào）瘛：瞀，神志昏蒙。瘛，肢体抽掣。高世栻注："诸热而目瞀经瘛，病皆属于心，热气通于心也。"

（15）痒：《说文·疒部》："疡也。"

（16）诸厥固泄，皆属于下：厥，指《素问·厥论》所述的寒厥、热厥证。固泄，指二便的固闭不通或泄出不禁。下，指人体下部藏府（肾、肝、膀胱、大肠等）。吴昆注："厥有阴阳二证，阳气衰于下则为寒厥，阴气衰于下则为热厥。热厥足下热，寒厥则从五指至膝上寒。"肾主开窍于二阴，肾家水衰火实则为固，火衰水实则为泄。"

（17）诸痿喘呕，皆属于上：痿，指《素问·痿论》所述之痿躄及《金匮要略》的肺痿等证。上，人体上部的藏府（肺、胃等）。张介宾注："肺居上焦，故属于上。气急曰喘，病在肺也。吐而有物有声曰呕，病在胃口也。逆而不降，是皆上焦之病。"

（18）禁鼓栗：禁，通"噤"，指牙关紧闭。鼓，击也指上下牙齿不自主地扣击有声。栗，肢体战抖。

（19）如丧神守：好像失去神志的守持一样。此句进一步形容前述三证不能为自身所控制的状态。本条证候多由火邪闭遏于内，阳气不能外达所致，可见于急性热病的初期、极期及火毒内陷之际。

（20）诸痉项强，皆属于湿：痉，《说文·广部》："强急也。"项强，项背强急不柔。湿邪阻滞太阳等经脉，导致阳气失煦，精血失濡，故项背筋脉拘急而发病。

（21）诸逆冲上，皆属于火：逆冲上，指藏府经络的气机上逆而致急性呕吐、吐血、呃逆、喘息、面赤头痛等证。张介宾注："火性炎上，故诸逆冲上者皆属于火。然诸藏诸经皆有逆气，则其阴阳虚实有不同矣。"

（22）诸胀腹大，皆属于热：热结胃肠，府气不通，故脘腹胀满，甚则疼痛。

（23）诸躁狂越，皆属于火：躁，肢体躁动不宁。狂越，神志狂乱而言行超越常度。张介宾注："热盛于外则肢体躁扰，热盛于内则神志躁烦。"

（24）诸暴强直，皆属于风：高世栻注："诸一时卒暴，筋强而直，屈伸不能，乃足厥阴肝经之病。厥阴主风故皆属于风。"

（25）诸病有声，鼓之如鼓：病有声，指肠鸣、嗳气之类。鼓之如鼓，谓叩击腹部时产生如鼓之声音。此为气滞之证。

（26）胕肿：胕，此处音义同"腐"。胕肿，即痈肿。

（27）转反戾（lì）：转，转筋。反，角弓反张。戾，身曲不直。转反戾，俱为筋脉痉挛之象。

（28）水液：张介宾注："上下所出皆是也。"泛指痰、涕、涎、唾、汗、尿、白带等由人体排泄的液体。

（29）澄澈清冷：张介宾注："水体清，其气寒，故凡或吐或利，水谷不化而澄澈清冷者，皆得寒水之化，如秋冬寒冷，水必澄清也。"

（30）诸呕吐酸，暴注下迫，皆属于热：暴注，指剧烈的泄泻。下迫，里急后重。吴昆注："火有炎上之象，故呕。酸，肝之味也，火甚制金，不能平木，木旺而协于热，故吐酸。肠胃热则传化失常，故暴注，火性急速之象也。火能燥物，又急且速，故令下迫。"

【概要】

本段主要论述了审察病机的重要性和五藏、六气的病机举例。

1. 审察病机的重要意义

凡疾病皆有其致病的机理，例如外感病"皆生于风寒暑湿燥火，以之化之交也"。因此诊病必须掌握病机这一"要道"，采取"盛者泻之，虚者补之"的治则，才能"无失气宜"，收到"桴鼓相应""拨刺雪污"的理想效果，达到"工巧神圣"的诊疗水平。

2. 五藏、六气的病机举例

（1）五藏及上下病机：属于五藏的病机有五条：风性主动，气通于肝，肝病而筋、目失养，则为"掉眩"；寒性收引，气通于肾，肾病而筋骨失煦，则肢体"收引"；肺主气，性喜清肃，肺病而气壅气逆，则胸中"膹郁"；湿性黏滞，气通于脾，脾病而湿聚水停，则为"肿满"；热性炎灼，气通于心，心病而血伤脉急神乱，则为"瞀瘛"。

属于上下藏器的二条。肺居上焦，司宣发，肺热津伤，肢体失养，则为痿废不用；肺阴虚内热灼津，则为虚热肺痿；肺中阳气不足，津凝痰聚，则为虚寒肺痿；肺气上逆，则为喘息。胃为六府之始，其上口气通于胸，位连上焦，胃气上逆，则为呕吐，所以"诸痿喘呕，皆属于上"。肾寓元阴元阳，藏先天水火，阳虚阴盛，则为寒厥，阴虚阳盛，则为热厥；肾为胃关，开窍于二阴，肾气不化，阴窍不利，则为癃闭，肾虚不固，二窍失约，则二便失禁。大肠主燥化，司传导，若燥化失常，传导失职，亦为便秘或泄泻，所以"诸厥固泄，皆属于下"。

（2）六气的病机：属于风寒湿的三条：风性主动，善行数变，风伤筋膜则劲急不柔，发为"暴强直"；水体清而气寒，阴盛阳衰，津液不化，故水液"澄澈清冷"；湿性重着，湿阻项背经络，筋脉失养，则为"痉项强"。

属于热的四条：实热结聚脘腹，府气不行，则腹大胀满；热邪壅阻胃肠，水气贲迫走窜，则为肠鸣、嗳气，叩之如鼓音；热主燔灼躁动，热灼津血，筋脉运动反常，则为"转反戾，水液浑浊"；热性急迫，肝热逆胃，则"呕吐酸"，热犯大肠，则"暴注下迫"。属于火的五条：火邪壅遏经络，营卫稽留，血败肉腐，则为疮疡疼痛；火毒内攻神藏，阳气失于外达，筋脉失养而运动反常，则为"噤鼓栗，如丧神守"；火邪急速、炎上，火伤经藏，气逼血升，则为"逆冲上"诸证；火邪内乱心神，外动四肢，则为"躁狂越"之证. 火邪壅遏于局部经络，外腐肌肉，内迫神藏，则为"胕肿，疼酸惊骇"。

【按语】

本段关于五藏、八气病机的原文即后世所谓"病机十九条"，揭示了病位、病邪与一些常见病证的内在联系，反映了五藏、六气致病的部分规律，对临床辨证施治具有重要的指导意义，因此是中医病机理论中极有价值的内容，值得深入研究和进一步完善。

在这十九条中，属于五藏的五条，属于上下病位的二条，属于六气的十二条。六气之中，尚缺燥气一条，刘完素在《素问玄机原病式》中曾做了补充，其文曰"诸涩枯涸，干劲皴揭，皆属于燥"，可资参考。

病机十九条是"审证求因"的范例，体现了祖国医学"同病异治""异病同治""治随机立"的辨证施治精神。例如属火邪的五条，尽管其证候各异，但因均属于火，故其治疗的方向基本相同；热、火、风、湿、寒等邪均可引起筋脉挛急而出现的抽搐、强直、收引等证，因其病机各别，故其治疗的基本方向亦不同。

应当看到，病机十九条，尚存在一定的局限性和片面性，它既没有也不可能概括病机的全部内容，而且部分条文的表述亦不够全面、贴切，因此，学习病机十九条，既要结合《内经》其他有关原文全面掌握，更要正确理解十九条所提示的辨证法则，并以此作为进一步探讨病机的起点。

[147]《灵枢·本神第八》　肝藏⁽¹⁾血，血舍魂，肝气虚则恐，实则怒。⁽²⁾脾藏营，⁽³⁾营舍意，脾气虚则四肢不用，五藏不安，实则腹胀，经①溲不利。⁽⁴⁾心藏脉，脉舍神，心气虚则悲，实则笑不休。肺藏气，气舍魄，肺气虚则鼻塞不②利，

少气，实则喘喝，胸盈仰息。⁽⁵⁾肾藏精，精舍志，肾气虚则厥⁽⁶⁾，实则胀⁽⁷⁾。五藏不安，必审五藏之病形，以知其气之虚实，谨而^③调之⁽⁸⁾也。

【校勘】

①经：应据《脉经》卷六第五及《甲乙经》卷一第一改作"泾"。

②塞不：应据《脉经》卷六第七及《素问·调经论》王冰注引文改为一"息"字。

③谨而：应据《甲乙经》卷一第一及《太素》卷六首篇乙转作"而谨"。

【注释】

（1）藏：本段有蓄藏、主宰、化生等多种含义，当随其前后文灵活理解。

（2）肝气虚则恐，实则怒：肝藏血舍魂主怒，肝气虚则血亏魂怯，故易恐；肝气实则志有余，故易怒。《素问·调经论》："血有余则怒，不足则恐。"

（3）脾藏营：张介宾注："营出中焦，受气取汁，变化而赤是谓血，故曰脾藏营。"

（4）实则腹胀，泾溲不利：泾溲，指小便。张志聪注："腹乃脾土之郛郭，故实则腹胀。泾溲不利者，不转输其水也。"

（5）喘喝，胸盈仰息：张介宾注："胸盈，胀满也。仰息，仰面而喘也。"喘喝，即喘促而喝喝有声。二句皆形容邪气壅肺之状。

（6）厥：指肾中阳气或阴气不足所产生的寒厥、热厥证。

（7）实则胀：胀，指水肿、胀满。张志聪注："肾者胃之关也，故实则关门不利而为胀矣。"

（8）谨调之：谓谨慎细心地调治疾病。

【概要】

本段概述了五藏所藏、所舍及其虚实病证举例，同时指出了五藏病证的诊治原则。

1. 五藏所藏之精和所合之神

五藏属阴，主藏精、神、气、血。具体来说，肝藏血舍魂，脾藏营舍意，心藏脉合神，肺藏气合魄，肾藏精舍志。

2. 五藏的虚实病证举例

肝主谋虑，在志为怒，故肝虚则魂怯而恐，肝实则气机失疏而怒。脾主运化水谷精微，故脾虚则五藏失养而四肢不用，脾实则水谷停聚失运而腹胀、小便不利。心主神明，在志为喜，故心虚则志不足而悲，心实则志有余而笑不休。肺主气而司呼吸，故肺虚则气少不足以息、鼻道通利，肺实则邪阻气道而喘喝有声、胸满仰息。肾藏元阴元阳而主化气行津，故肾虚则或为寒厥或为热厥；肾实则气滞水停而为肿胀。

3. 五藏病证的诊治原则

五藏患病，必有证候表现于外，因此审察"五藏之病形"，辨明藏气的虚实，然后谨慎地施以适当的补泻治法，这便是诊治五藏病证的基本原则。

[148]《素问·藏气法时论篇第二十二》　肝病者，两胁下痛引少腹，令人善怒；虚则目䀮䀮无所见，耳无所闻，[1]善恐，如人将捕之。[2]取其经厥阴与少阳。[3]气逆，则头痛，耳聋不聪，颊肿，[4]取血者。[5]

心病者，胸中痛，胁支满[6]，胁下痛，膺背肩胛间痛，两臂内痛；虚则胸腹大，胁下与腰相引而痛。[7]取其经少阴、太阳、舌下[8]血者。其变病[9]，刺郄中[10]血者。

脾病者，身重，善肌肉痿①，足不收，行善瘛，脚下痛；[11]虚则腹满肠鸣，飧泄食不化。取其经太阴、阳明、少阴[12]血者。

肺病者，喘咳逆气，肩背痛，汗出，尻阴股膝髀腨胻足皆痛；[13]虚则少气不能报息[14]，耳聋嗌干[15]。取其经太阴足太阳之外、厥阴内血者。[16]

肾病者，腹大胫肿，喘咳身重，寝汗②出，憎风；(17)虚则胸中痛，大腹小腹痛，(18)清厥意不乐。(19)取其经少阴、太阳血者。

【校勘】

①善肌肉痿：应据《甲乙经》卷六第九改作"善饥，肌肉痿"五字。

②寝汗：《素问·气交变大论》《新校正》注引此文作"寝汗"。义胜，可据改。

【注释】

（1）目䀮䀮（huǎnhuǎn）无所见，耳无所闻：䀮䀮，目不明貌，此处指视物不清。耳无所闻，即耳聋。张介宾注："目为肝之窍，肝脉上入颃颡，连目系，肝与胆为表里，胆脉从耳后入耳中，故气虚则目无所见，耳无所闻也。"

（2）如人将捕之：形容恐惧的神情。张介宾注："肝虚则胆虚，故气怯而善恐。"

（3）取其经厥阴与少阳：张介宾注："取其经者，非络也。取厥阴以治肝，取少阳以治胆。此承上文虚实二节而言，虚者当补，实者当泻也。下仿此。"

（4）气逆，则头痛，耳聋不聪，颊肿：张介宾注："气逆于上则上实，故头痛、耳聋、颊肿。盖肝脉与督脉会于巅，下颊里；胆脉入耳中，下加颊车也。"

（5）取血者：指针刺足厥阴少阳经穴以出其血。

（6）支满：支撑胀满不舒的感觉。

（7）虚则胸腹大，胁下与腰相引而痛：张介宾注："心虚则阳虚而逆气不行，故为胸腹大。心主血脉，血虚则不能荣养筋脉，故腰胁相引而痛。"心病累及小肠，小肠筋膜系连胁腰之间，故胁下牵引腰脊而痛。

（8）舌下：王冰注："少阴之脉从心系上侠咽喉，故取舌本下及经脉血也。"

（9）变病：姚止庵注："谓与初起之病不同也。"

（10）郄中：为手少阴之阴郄穴，在掌后脉中去腕半寸，当小指之后。

（11）足不收，行善瘛，脚下痛：瘛，同"瘈"。行善瘛，即行走时常抽掣作痛。王冰注："脾太阴之脉，起于足大指之端，循指内侧上内踝前廉，上腨内……故病则足不收，行善瘛，脚下痛也。"

（12）少阴：指足少阴经穴位。张介宾注："脾主湿，肾主水，水能助湿伤脾，故当取少阴之血以泄其寒实。"

（13）尻阴股膝髀腨胻足皆痛：王冰注："肾少阴之脉，从足下上循腨内出腘内廉，上股内后廉，贯脊属肾络膀胱。今肺病则肾脉受邪，故尻阴股膝髀腨胻足皆痛，故下取少阴也。"

（14）不能报息：报，复也。息，呼吸。本句谓呼吸气短，难以接续。

（15）耳聋嗌干：王冰注："肺太阴之络会于耳中，故聋也。"嗌，此指喉咙。喉为肺系，肺藏津气不足，则喉干。

（16）取其经太阴足太阳之外、厥阴内血者：张介宾注："太阴，肺之本经也，故当因其虚实取而刺之。更取足太阳之外，外言前也，足厥阴之内，内言后也，正谓内踝后直上腨之内侧者，乃足少阴脉次也。视左右足脉，凡少阴部分有血满异于常处者，取而去之，以泻其实。"

（17）寖汗出，憎风：寖，同"浸"。寖汗，即多汗。憎风，即恶风。皆由邪气伤肾，阴寒内盛，卫表不固所致。

（18）胸中痛，大腹小腹痛：肾脉过腹，上注心中，肾气不足，肾脉失荣，故胸中及大腹小腹痛。

（19）清厥意不乐：清厥，此指两足清冷不温。意不乐，谓感觉难受。

【概要】

本段论述了五藏常见的虚实病证及其针刺法。五藏的病证，一般包括本藏功能失调、本藏经脉受累及本藏相关的藏府经脉病变三个方面。

肝病，邪滞经脉，肝失疏泄，则两胁下痛引少腹，善怒；肝藏精血亏虚，不能濡窍舍魂，则目暗耳聋而易恐。肝气上逆头面，则头痛耳聋而颊肿。

心病，邪滞经脉，则胸膺胁背肩胛及两臂内侧均痛；阳虚寒凝，经脉失养，并累及小肠，则胸腹大，胁下与腰相引而痛。

脾病，湿邪伤胜，则身重、善饥、肉痿，滞经则足不收、行善瘈、脚下痛；中虚湿停，水谷下趋，则腹满、肠鸣、飧泄、食不化。

肺病，邪壅气逆，则喘咳逆气，肺邪侵及肾脉，则尻阴股膝髀腨胻足皆痛；肺气虚弱无力宣发，津气失濡，则少气不能报息，耳聋嗌干。

肾病，阴盛阳微，水邪上泛，则腹大胫肿，喘咳身重，多汗恶风；肾气虚衰，经脉失煦，则两足清冷难受，胸中及大小腹皆痛。

针刺五藏病证，其法则是取本经俞穴以及为表里的府经俞穴，或兼取相关藏府经脉的俞穴，虚则补之，实则刺出其血以泻之。

[149]《灵枢·邪气藏府病形第四》　帝曰：愿闻六府之病。岐伯答曰：面热者，足阳明病；[1]鱼络血者，手阳明病；[2]两跗之上脉竖陷[1][3]者，足阳明病，此胃脉也。

大肠病者，肠中切痛而鸣濯濯，冬日[2]重感于寒即泄，当脐而痛，[4]不能久立，与胃同候，取巨虚上廉。[5]

胃病者，腹膜胀，胃脘当心而痛，上肢[3]两胁，膈咽不通，[6]食饮不下，取之三里也。

小肠病者，小腹痛，腰脊控睾而痛，时窘之后，[7]当耳前热，若寒甚，若独肩上热甚，及手小指次指之间热，若脉陷者，此其候也。手太阳病也，取之巨虚下廉。

三焦病者，腹[4]气满，小腹尤坚，不得小便，窘急[8]，溢则水[5]，留即为胀。候在足太阳之外大络，大络在太阳少阳之间，[9]亦见于脉。取委阳。

膀胱病者，小腹偏肿[10]而痛，以手按之即欲小便而不得，肩上热，若脉陷，及足小指外廉及胫踝后皆热，若脉陷。取委中央。

胆病者，善太息，口苦，呕宿汁[11]心下澹澹恐，[12]人[6]将捕之，嗌中阶阶然⁽¹³⁾，数唾⁽¹⁴⁾。在^⑦足少阳之本末。⁽¹⁵⁾亦视其脉之陷下者灸之，⁽¹⁶⁾其寒热者，取阳陵泉。⁽¹⁷⁾

【校勘】

①坚陷：应据《甲乙经》卷四第二下及《太素》卷十一府病合输改作"坚若陷"三字。

②曰：应据《甲乙经》卷九第七及《太素》卷十一府病合输改作"日"。

③肢：应据《脉经》卷六第六及《千金方》卷十六第一改作"支"。

④腹：此后应据《脉经》卷六第十一及《甲乙经》卷九第九补"胀"字。

⑤水：此前应据《甲乙经》卷九第九及《太素》卷十一府病合输补"为"字，与下句为对文。

⑥人：此前应据《甲乙经》卷九第五及《太素》卷十一府病合输补"如"字。

⑦在：此前应据《甲乙经》卷九第五及《太素》卷十一府病合输补"候"字。

【注释】

（1）面热者，足阳明病：杨上善注："阳明脉起面，故足阳明病面热为候也。"

（2）鱼络血者，手阳明病：手阳明脉行手鱼际，故手鱼之络脉瘀血外现，是手阳明患病之候。

（3）脉坚若陷：脉道充盈盛实或凹陷空虚。

（4）当脐而痛：当，正在。大肠盘居于脐腹部，故病则当脐而痛。

（5）与胃同候，取巨虚上廉：候，诊也。张介宾注："大肠属胃，故与胃同候。"《灵枢·本输》："复下三里三寸为巨虚上廉，复下上廉三寸为巨虚下廉也。大肠属上，小肠属下，足阳明胃脉也，大肠、小肠皆属于胃。"

（6）膈咽不通：指胸膈、食道不通利。

（7）腰脊控睾而痛，时窘之后：控，牵引。窘，困迫。后，大便。全句谓腰脊部牵掣外阴疼痛，时时感到大便急迫而登厕则无大便排出。张介宾注："小肠气化于小腹，后附腰脊，下引睾丸，故为诸痛及不得大小便而时窘之后，盖即疝之属也。"

（8）窘急：此指小便胀急而难于排出的证候，即后世的尿急尿频、淋漓涩痛。

（9）大络在太阳少阳之间：《灵枢·本输》："三焦下腧在于足大指之前、少阳之后，出于腘中外廉，名曰委阳，是太阳络也。"由于三焦的下合穴在足太阳经的委阳，故三焦的病变可候于此络。

（10）小腹偏肿：谓整个腹部独小腹肿胀突起。杨上善注："偏肿者，大腹不肿也，此府病也。"

（11）宿汁：此指胆汁。

（12）心下澹澹恐：澹澹，水动貌。心下澹澹恐，谓因恐惧而心悸不宁。

（13）嗌中吤吤（jièjiè）然：吤吤，梗阻不畅貌。本句谓咽中如有物梗阻而不爽快，乃胆郁瘰结所致。

（14）数唾：频频吐出唾沫。

（15）足少阳之本末：本末，犹言起止。足少阳之本末，指足少阳经脉的发出和终止处。

（16）脉之陷下者灸之：张介宾注："其脉之陷下者为不足，故宜灸。"

（17）其寒热者，取阳陵泉：张介宾注："其寒热者为有邪，故宜取之阳陵泉，即足少阳经之合也。"

【概要】

本段介绍了六府的常见病证及其诊治法。

1. 六府的常见病证

六府的病变主要表现为本藏的气机逆乱和本经的经气阻滞两方面，而府气逆乱又多属于水谷传化失常所致，实证居多。

大肠病，气阻水停，寒湿内盛，故肠中急痛而伴肠鸣，泄泻，当脐而痛，不能久立。

胃病，气滞络阻，故腹部胀满，胃脘疼痛；气逆侮肝，故两胁撑胀，膈咽阻塞，饮食不下。

小肠病，府气不利，筋络挛急，故小腹痛，甚则腰脊控睾而痛，大便急迫不爽，共经脉所过之耳前、肩上、手小指等处或热，或寒，或脉陷。

三焦病，气化不行，水道不通，故全腹膨胀而以小腹尤甚，水肿，小便不利而急痛。

膀胱病，津液停蓄，故膀胱所在的小腹部肿胀突起而疼痛，虽欲小便而不能排出，其经脉所过之处亦出现相应的证候。

胆病，气郁痰凝，神气怯弱，故善太息，口苦，呕胆汁，咽中梗阻不适，数唾，恐惧而心动悸，如被追捕一样。

2. 六府病的经络诊法

六府有病，可从其经络及所循行部位的异常表现中反映出来。例如，面部发热为足阳明之病，手鱼血络瘀滞为手阳明之病足背冲，阳脉坚盛或虚陷，亦为足阳明之病。由于大肠、小肠属于胃，三焦下合于膀胱，故二肠三焦之病亦可诊侯于足阳明、足太阳的俞穴或络脉。

3. 六府病证的针灸法则

合穴治内府，故六府的病证多取本经的合穴治之。大肠病，可取其下合穴巨虚上廉；小肠病，可取其下合穴巨虚下廉；胃病，可取本经合穴足三里；三焦病，可取其下合穴委阳；膀胱病，可取本经的合穴委中；胆病，可取本经的合穴阳陵泉。若六府脉陷者，当用灸法。

[150]《灵枢·四时气第十九》 腹中常鸣，气上冲胸，喘，不能久立，[1]邪在大肠。刺盲①之原[2]、巨虚上廉、三里[3]。

小腹控睾引腰脊，上冲心，邪在②。小肠者，连睾系，属于脊，[4]贯肝肺，络心系。[5]气盛则厥逆，上冲肠胃，熏肝③，散于盲①，结于脐。故取之盲①原以散之，[6]刺太阴以予之，[7]取厥阴以下之，[8]取巨虚下廉以去之，[9]按其所过之经以

调之。(10)

善呕，呕有苦，长太息，(11)心中儋儋④恐，人⑤将捕之，邪在胆，逆在胃，胆液泄则口苦，胃气逆则呕苦，故曰呕胆。取三里以下，胃气逆则刺少阳血络以闭胆逆(12)，却调其虚实以去其邪。

饮食不下，膈塞不通，邪在胃脘。在上脘则刺⑥抑而下之，在下脘则散而去之。(13)

小腹痛肿，不得小便，邪在三焦约。(14)取之太阳大络，(15)视其络脉与厥阴小络结而血者，(16)肿上及胃脘，取三里。(17)

【校勘】

①盲：应据《脉经》卷六第八及《千金方》卷十八第一改作"肓"。

②邪在：此后应据《甲乙经》卷九第八补"小肠也"三字。

③燻肝：应据《脉经》卷六第四及《千金方》卷十四第一等改作"动肝肺"三字。

④儋儋：应据《脉经》卷六第二及《千金方》卷十二第一改作"澹澹"，与《灵枢·邪气藏府病形》合。

⑤人：应据《脉经》卷六第二及《千金方》卷十二第一在此前补"如"字。

⑥刺：应据《甲乙经》卷九第七删。

【注释】

（1）腹中常鸣，气上冲胸，喘，不能久立：张志聪注："此邪在大肠而为病也。大肠为传导之官，病则其气反逆，是以腹中常鸣，气上冲胸，喘，不能久立。"

（2）肓之原：《灵枢·九针十二原》："肓之原，出于脖胦。"即脐下一寸半处任脉的气海穴。

（3）巨虚上廉、三里：指足阳明经的上巨虚和足三里穴。张志聪注："取巨虚、三里者，大肠属胃也。"

（4）属于脊：指小肠后面贴附于腰脊。

（5）贯肝肺，络心系：谓小肠的经脉穿过肝肺二藏，绕络心系。

（6）取之肓原以散之：谓取气海穴以散留结于脐部的邪气。

（7）刺太阴以予之：谓刺手太阴经穴以补肺之虚，因小肠经邪动肺之故。

（8）取厥阴以下之：谓刺足厥阴经穴以泻肝之实，因小肠经邪动肝之故。

（9）取巨虚下廉以去之：谓刺小肠下合穴下巨虚以去小肠经之邪。

（10）按其所过之经以调之：谓按压小肠经脉所过之处，发现异常即调治之。张介宾注："谓察其邪之所在以调之也。"

（11）呕有苦，长太息：呕有苦，即呕出含胆汁的苦水。长，通"常"。张志聪注："此邪在胆而为病也。呕有苦，胆气逆在胃也。胆气欲升，故长太息以升之。"

（12）闭胆逆：指阻止胆气上逆。

（13）在上脘则抑而下之，在下脘则散而去之：张志聪注："如邪在上脘，则不能受纳水谷，故当抑而下之；如邪在下脘，则不能传化糟粕，故当散而去之。"

（14）小腹痛肿，不得小便，邪在三焦约：下焦泌别津液的功能受制于膀胱，故膀胱称为"三焦约"。张志聪注："此邪在膀胱而为病也。三焦下俞出于委阳，并太阳之正，入络膀胱，约下焦，实则闭癃，虚则遗溺。小腹肿痛，不得小便，邪在三焦约也。"

（15）太阳大络：张介宾注："飞扬穴也。"

（16）视其络脉与厥阴小络结而血者：谓见到足太阳别络和足厥阴小络之脉结聚而瘀血者，当刺泄其瘀血。肝藏血而主疏泄，肝病则疏泄失职，小便不利，络血瘀滞，故当刺泄其络。

（17）肿上及胃脘，取三里：若"小腹痛肿"向上扩散到胃脘，当兼取胃经的足三里。

【概要】

本段论述了邪在六府的病机、病证及其刺法。

1. 邪在六府的病机、病证

大肠主传导，邪滞大肠，府气上逆冲胸，则喘患、肠鸣、不能久立。

小肠前连睾系，后附腰脊，其脉贯通肝肺，绕络心系，邪在小肠，肠膜引急，则小腹牵掣睾丸和腰脊作痛；邪盛上逆，累及肝肺及心，亦可出现此三藏的证候。

胆藏精汁，与肝同主疏泄，邪在胆，胆郁犯胃，则喜呕，呕出苦水，常太息；胆虚神怯，则心中动悸而恐，如有人捕捉一样。

胃主受纳水谷，邪在胃脘，胃失和降，则呕不纳食，脘膈痞塞不通。

三焦主决渎，膀胱司小便，邪在膀胱三焦，则气化不行，水道受阻，故小便不利，小腹肿痛。

2. 六府病证的针刺法

六府有病，除刺本府之经外，还须结合病变的性质和涉及的范围，选择有关的藏府经脉取穴。邪在大肠，可刺气海、上巨虚、足三里；邪在小肠，可取气海、下巨虚及本经俞穴，还可补手太阴、泻足厥阴；邪在胆，刺足少阳血络及足三里；邪在胃，刺上脘或下脘穴；邪在膀胱、三焦，取飞扬及足太阳、足厥阴的络脉结血者。

【按语】

以上两段讨论了六府的病变。六府泻而不藏，与五藏病变比较，实证居多，其虚证常责之为表里之藏。

在六府病证中，胆独为奇恒之府，主决断，故胆病可见"心下澹澹恐，如人将捕之"等情志证候，这是其他五府所未见者。

原文指出：大肠病"与胃同侯"，二肠的病证常取胃经的上、下巨虚穴，这揭示了二肠与胃的密切关系。《灵枢·本输》说："大肠、小肠皆属于胃。"这一论点对诊治二肠病证具有指导意义。三焦主决渎，通行水道，膀胱藏津液，气化则能出，二府皆参与水液的运行和排泄。因此，在病证上，二府皆可出现小腹胀痛、小便不利等证。然而由于三焦运行的水液下归膀胱，而且三焦的下合穴亦在膀胱经脉上，所以三焦水道不利的病证亦多从膀胱论治。

[151]《灵枢·师传第二十九》　胃中热则消谷，令人县

心⁽¹⁾善饥，脐以上皮热；⁽²⁾肠中热则出黄如糜，⁽³⁾脐以下皮寒^①。胃中寒则腹^②胀，肠中寒则肠鸣飧泄。⁽⁴⁾胃中寒，肠中热，则胀而且泄；胃中热，肠中寒，则疾饥，小腹痛胀。⁽⁵⁾

【校勘】

①寒：据上下文义，应改作"热"字。

②腹：《甲乙经》卷六第二及《太素》卷二顺养作"䐜"。可据改。

【注释】

（1）县心：县，通"悬"。悬心，指胃脘空虚而心慌不安的证候。胃热则谷食易消，故饥而心慌。

（2）脐以上皮热：脐以上为胃府所居，故胃中热则脐以上肌肤发热。

（3）出黄如糜：张介宾注："出黄如糜者，以胃中湿热之气传于小肠所致也。糜，腐烂也。"

（4）肠中寒则肠鸣飧泄：张介宾注："肠中寒则阴气留滞，不能泌别清浊而为肠鸣飧泄。"

（5）胃中热，肠中寒，则疾饥，小腹痛胀：疾饥，谓很快便感到饥饿。张介宾注："胃中热则善消谷，故疾饥；肠中寒则阴气聚结不行，故小腹切痛而胀。"

【概要】

本段简述了胃肠寒热的典型证候及其机理。胃主受纳，热能杀谷，胃热则谷食易消，导致胃脘空虚而"悬心善饥"，脐以上肌肤发热。小肠主泌别清浊，大肠主传导糟粕，肠中积热则清浊不分，传导失职，而排出黄色糜烂大便。胃中寒，则胃气凝滞不降而脘腹䐜胀。肠中寒，则阴气留滞，水谷下趋而肠鸣飧泄。若胃肠寒热并存，则其寒热病证亦并见。

［152］《素问·阴阳别论篇第七》　曰：二阳之病发心脾^①，⁽¹⁾有不得隐曲，⁽²⁾女子不月；⁽³⁾其传为风消⁽⁴⁾，其传为息贲者，死不治。⁽⁵⁾曰：三阳为病发寒热，⁽⁶⁾下为痈肿，⁽⁷⁾及为痿

厥、腨㾓[8]；其传为索泽[9]，其传为㿉疝[10]。曰：一阳发病，少气、善咳、善泄；[11]其传为心掣[12]，其传为隔[13]。

二阳一阴发病，主惊骇、背痛，[14]善噫善欠；[15]名曰风厥[16]。二阴[17]一阳发病，善胀、心满、善气[18]。三阳三阴[19]发病，为偏枯痿易，四支不举。[20]

【校勘】

①心脾：《太素》卷三阴阳杂说作"心痹"，为病证名，与下文文例一致，可据改。

【注释】

（1）二阳之病发心痹：二阳即阳明，指胃与大肠。心痹，此指心藏气血不足而脉道痹阻的病证。盖阳明为水谷之海，气血之源，阳明病则气血不足，而心主血脉，心藏气血不足则脉道痹阻不畅，故为"心痹"之病。

（2）不得隐曲：杨上善注："隐曲，大小便。"阳明病则传化失职，故二便不利。

（3）女子不月：即月经闭止。阳明病则气血来源不足，故女子可见闭经之证。

（4）风消：指阳明久病不愈，渐致形体羸瘦，犹如风邪消烁肌肉一样的证情。

（5）其传为息贲者，死不治：息贲，指肺气将脱而喘促奔迫的危候。张介宾注："胃病则肺失所养，故气息奔急。气竭于上，由精亏于下，败及五藏，故死不治。"

（6）三阳为病发寒热：三阳即太阳，指膀胱和小肠。张志聪注："三阳者，太阳之为病也。太阳之气主表，邪之中人始于皮毛，邪正相搏，发为寒热之病矣。"

（7）下为痈肿：痈，通"壅"。壅肿，即肿胀之意。小肠别清浊，膀胱藏津液，二府病则水气留滞，故下部肿胀。

（8）痿厥、腨（zhuàn）㾓（yuān）：腨，小腿肚。㾓，酸疼。张介宾注："足太阳之脉，从头下背，贯臀入腘，循腨抵足，故其为病，则足膝无力曰痿，逆冷曰厥，足肚酸疼曰腨痛也。"

（9）索泽：谓皮肤枯涩不泽的病证。姚止庵注："索，消索也。泽，润泽也。热久则肌肤枯燥而无润泽之气，膀胱主表故也。

（10）㿗（tuí）疝：㿗，同"癞"。姚止庵注："㿗疝，睾丸重坠，俗名小肠气是也。疝者寒气不行之病，小肠主火，病久则经虚而寒壅于其中，故传为㿗疝也。"

（11）一阳发病，少气、善咳、善泄：一阳即少阳，指胆和三焦。张介宾注："胆属风木，二焦属相火。其为病也，壮火则食气伤肺，故为少气为咳；木强则侮土，故善泄也。"

（12）心掣：张志聪注："饮食于胃，浊气归心，脾胃受伤而为泄，故心虚而掣痛矣。"

（13）隔：张介宾注："以木乘土，脾胃受伤，乃为隔证。"隔指饮食不下、隔塞不通的病证。

（14）二阳一阴发病，主惊骇背痛：张介宾注："二阳，胃与大肠也。一阴，肝与心主也。肝胃二经皆主惊骇。如《金匮·真言论》曰：东方通于肝，其病发惊骇。《经脉篇》曰：足阳明病，闻木音则惕然而惊者是也。"手足阳明之筋皆夹脊，心包络后附脊背，故背痛。

（15）善噫善欠：吴昆注："五气所病，心为噫，故善噫。欠，曲引肢体之名，木曲之象也。"

（16）风厥：上述诸证乃风木之气厥逆上犯所致，故又总名为风厥。

（17）二阴：即少阴，指心与肾。

（18）善胀、心满、善气：满，通"懑"，闷也。张志聪注："经云：肾气实则胀。三焦病者，腹气满，小腹尤坚。此肾气与生阳并逆，故善胀。心肾之气不能相交，故心满善气也。善气者，太息也。心系急则气道约，故太息以伸出之。"

（19）三阴：即太阴，指脾与肺。

（20）偏枯痿易，四支不举：易，通"弛"。痿易，即肢体弛纵而不用。张志聪注："偏枯者，半身不遂。痿易者，委弃而不能如常之动作也。太阳为诸阳主气而主筋，阳气虚则为偏枯，阳虚而不能养筋则为痿。脾属四肢，故不举也。"姚止庵注："脾统血，脾病则血少而偏枯；肺主气，肺病则气虚而痿弱……太阳小肠膀胱为阳经之一，小肠主受化物，膀胱主藏津液，二者同病，则一身乏灌溉之资而筋络干槁，此皆足以致偏枯痿废之病者也。"

【概要】

本段举例论述了三阴（藏）三阳（府）的常见病证及其传变。

二阳（阳明）为病，纳运失职，气血乏源，则为心痹、二便不利、经闭等证；病久精亏血枯，肌肉消烁，成为风消，或肺虚气脱，成为息贲，预后多不良。三阳（太阳）为病，卫表受邪，气不化津，则发为寒热、下部浮肿、痿厥、腨痛等证。病久气滞津乏，成为索泽，或小肠气坠，成为癞疝。一阳（少阳）为病，壮火耗气，风木侮土，则为少气、善咳、善泄等证。病久心气不足，成为心掣，或胃失纳运，成为隔病。

二阳一阴为病，肝、心包、胃、大肠气机逆乱，则为惊骇、背痛、善噫、善欠的风厥病。二阴一阳为病，木邪乘土，肾邪凌心，则为善胀、心闷、太息等证。三阳三阴为病，太阳气衰，太阴失运，筋肉失养，则为偏枯、痿弛、四肢不举等证。

【按语】

关于"二阳之病发心脾"句，多数注家仍以"心脾"作注，其争论的焦点集中在是二阳胃病累及心脾两藏呢，还是心脾之病影响及胃的问题上。然而纵观全段原文，"发"字后皆述病或病名，若仍作"心脾"则与文例相失，而且"心痹"作为病证名称在《内经》他篇中是不乏旁证的。例如《素问·痹论》说："心痹者，脉不通，烦则心下鼓，暴上气而喘，嗌干善噫，厥气上则恐。"《素问·五藏生成篇》说："赤脉之至也，喘而坚，诊曰有积气在中，时害于食，名曰心痹。"依《太素》文校"心脾"为"心痹"，则阳明胃肠病变上致心痹，下致二便不利或月经闭止，于文理医理俱畅。

"隐曲"一词，《内经》用来代指二阴窍及与二阴窍直接有关的事物，故王冰说："隐曲，谓隐蔽委曲之事也。"在《内经》各篇的文字环境中，具体又有三义：一指大小便，如本篇原文说"三阴三阳俱搏，心腹满，发尽，不得隐曲"，其"不得隐曲"之义显然与本段同，乃二便不通之意；二指前阴或生殖器，如《素问·至真要大论》"太阴在泉……湿客下焦，发而濡泻，及为肿隐曲之疾"；三指性交，如《素问·风论》"肾风之状……脊痛不能正立，其色炲，隐曲不利"，《素问·至真要大论》"太阳之胜……阴中乃疡，隐曲不利，互引阴股"，其中的"隐曲不利"俱为阳痿或不能正常性交之意。

[153]《灵枢·五乱第三十四》　黄帝曰：何谓相顺①？岐伯曰：经脉十二者，以应十二月，(1)十二月者，分为四时，四时者，春秋冬夏，其气各异，营卫相随，(2)阴阳已和，清浊不相干，(3)如是则顺之而治。

黄帝曰：何谓逆②而乱？岐伯曰：清气在阴，浊气在阳，(4)营气顺脉，卫气逆行，(5)清浊相干，乱于胸中，是谓大悗(6)。故气乱于心，则烦心密嘿，俛首静伏；(7)乱于肺，则俛仰喘喝，接手以呼；(8)乱于肠胃，则为霍乱；乱于臂胫，则为四厥(9)；乱于头，则为厥逆(10)，头重眩仆。

【校勘】

①相顺：此后应据《甲乙经》卷六第四补"而治"二字，与答语合。

②逆：此前应据《甲乙经》卷六第四补"相"字，与前为对文。

【注释】

(1) 经脉十二者，以应十二月：《素问·阴阳别论》王冰注："十二月，谓春建寅卯辰，夏建巳午未，秋建申酉戌，冬建亥子丑之月也。十二脉，谓手三阴三阳、足三阴三阳之脉也。以气数相应，故参合之。"

(2) 营卫相随：杨上善注："营在脉中，卫在脉外，内外相顺，故曰相随。非相随行，相随，和也。"

(3) 清浊不相干：清，人体清阳之气，如阳经之气，水谷精气等。浊，人体浊阴之气，如阴经之气，水谷糟粕等。干，冒犯。不相干，即各行其分，各守其位，互不干扰。

第六章　病因病机

（4）清气在阴，浊气在阳：阴、阳，就人体的部位而言。清气属阳应在阳位而反在阴位，浊气属阴应在阴位而反在阳位，故属清浊相干，气逆而乱。张介宾注："清气属阳而升，在阴则乱。浊气属阴而降，在阳则乱。"

（5）营气顺脉，卫气逆行：张介宾注："营气阴性精专，行常顺脉。卫气阳性慓悍，昼当行阳，夜当行阴。"卫气逆行，指卫气的循行不循常道，如《灵枢·胀论》所述："营气循脉，卫气逆为脉胀，卫气并脉循分为肤胀"之类。

（6）大悗：张介宾注："若卫气逆行，则阴阳相犯，表里相干，乱于胸中而为悗闷，总由卫气之为乱耳。"

（7）烦心密嘿，俛首静伏：嘿，同"默"。俛，同"俯"。烦心密嘿，指烦闷而反神情淡漠、过于宁静的状态。俛首静伏，即低头不语懒动的样子。

（8）悗仰喘喝，接手以呼：谓喘急气粗而身体俯仰不宁，两手交叉胸部以助呼吸。

（9）四厥：杨上善注："谓四肢冷或四肢热也。"

（10）厥逆：言病机，指下部浊气上逆于头部。

【概要】

本段论述了人体清浊之气的顺治和逆乱，并举例介绍了乱气发于不同部位的五乱病证。

1. 阴阳清浊之气的顺治和逆乱

人体阴阳清浊之气彼此协调，并同外在环境的变化相适应，所谓"春夏秋冬，其气各异，营卫相随，阴阳已和，清浊不相干"，则为"相顺而治"。若阴阳清浊之气失去常度，清气不在阳而在阴，浊气不在阴而在阳，营气虽顺行于脉中，卫气却逆行于脉外，如此即是"清浊相干"，则为"相逆而乱"。

2. 气乱于不同部位的病证举例

阴阳清浊之气相逆相干，称为"乱气"。乱气所在部位不同，其病证表现各异。气乱于胸中，宗气逆滞，称为"大悗"。气乱于心，心神被扰，则心烦而沉默，表情淡漠，低头静伏而懒动；气乱于肺，肺气壅塞，则喘喝有声，俯仰不安，两手按胸以助呼吸；气乱于肠胃，升降失常，则为上吐下泻的霍乱；气乱于四肢，阴阳经气不相顺接，则为四肢厥冷或发热；气乱于头，浊阴上干清阳之位，则为头重、眩晕，甚至仆倒。

［154］ 《灵枢·脉度第十七》 五藏不和，则七窍不通，⁽¹⁾六府不和，则留①为㿉。⁽²⁾故邪在府，则阳脉不和，阳脉不和则气留之，气留之则阳气盛矣。阳气太盛②，则阴③不利，阴脉不利则血留之，血留之则阴气盛矣。阴气太盛，则阳气不能荣也，故曰关。⁽³⁾阳气太盛，则阴气弗能荣也，故曰格。⁽⁴⁾阴阳俱盛，不得相荣，故曰关格。⁽⁵⁾关格者，不得尽期而死也。⁽⁶⁾

【校勘】

①留：应据《甲乙经》卷一第四此后补"结"字，与上句为对文。

②阳气太盛：应据《甲乙经》卷一第四改作"邪在藏"三字。

③阴：此后应据《甲乙经》卷一第四及《太素》卷六藏府气液补"脉"字。

【注释】

（1）五藏不和，则七窍不通：五藏之气外通于上七窍，故五藏不和则七窍不利，功能失常。

（2）六府不和，则留结为㿉：㿉，通"壅"，壅塞之意。六府传化物，藏而不泻，以通降为顺，若六府失调，则府气不降而壅塞不通，出现呕吐、饮食不下、二便闭结等证。

（3）阴气太盛，则阳气不能荣也，故曰关：张志聪注："关，谓关阴于内，阳气不得以和之。"阴阳之气贵在平调，阴气太盛，致使阳弱不能入内与阴气交通，故叫作关。

（4）阳气太盛，则阴气弗能荣也，故曰格：张志聪注："格，谓格阳于外，阴气不得以和之。"阳气太盛，致使阴气不能出外面阳气独盛，故叫作格。

（5）阴阳俱盛，不得相荣，故曰关格：张介宾注："阴阳俱盛，不得相荣，则阴自阴，阳自阳，不相浃洽而为关格。"

（6）关格者，不得尽期而死也：不得尽期，谓不能活到自然的寿限。关格乃阴阳相互格拒而将至离决的严重病理状况，故患者多夭折而亡。

【概要】

本段举例论述了邪在藏、府的病理变化及关格的病机和预后。

1. 邪在藏、府的病理变化

五藏藏精气以充养七窍，邪客五藏，则精气不能外达而产生耳聋、目暗、鼻塞、口乏味等功能失常的病变。六府传化物以通降为顺，邪客六府，则府气阻逆不通而产生呕吐、腹胀、便闭等壅滞留结的病变。

2. 关格的病机和预后

关格是邪客府藏，阴阳偏盛，导致阴阳相互格拒不通的严重失调状态。邪在五藏，阴脉失和血行留滞，以致阴气偏盛而阳不入阴，则称为关；邪在六府，阳脉失和而气行留滞，以致阳气偏盛而阴不出阳，则称为格；若阴阳之气俱盛，且彼此格拒互不荣运，则称为关格。关格皆属藏府精气大伤、阴阳严重失调的危重病情，因此预后不良，"不得尽期而死也"。

［155］《素问·阳明脉解篇第三十》　黄帝问曰：足阳明之脉病，恶(1)人与火，闻木音则惕然(2)而惊，钟鼓不为动，(3)闻木音而惊，何也？愿闻其故。岐伯对曰：阳明者胃脉也，胃者土也，故闻木音而惊者，土恶木也。帝曰：善。其恶火何也？岐伯曰：阳明主肉，其脉血气盛，邪客之则热，热甚则恶火。(4)帝曰：其恶人何也？岐伯曰：阳明厥则喘而惋，惋则恶人。(5)帝曰：或喘而死者，或喘而生者，何也？岐伯曰：厥逆连藏则死，连经则生。(6)帝曰：善。病甚则弃衣而走，登高而歌，或至不食数日，逾垣上屋，(7)所上之处皆非其素所能也，病反能者，何也？岐伯曰：四支者，诸阳之本也，(8)阳盛则四

支实，实则能登高也。帝曰：其弃衣而走者何也？岐伯曰：热盛于身，故弃衣欲走也。帝曰：其妄言骂詈不避亲疏[(9)]而歌者，何也？岐伯曰：阳盛，则使人妄言骂詈不避亲疏而不欲食，不欲食故妄走也[①]。[(10)]

【校勘】

①而不欲食，不欲食故妄走也：此十一字《甲乙经》卷七第二无。吴昆注本改作"而歌也"三字，与问语合，可据改。

【注释】

（1）恶：厌恶，惧怕。后"恶"字义同。

（2）惕然：惊惧貌。

（3）钟鼓不为动：即不被钟鼓之声所惊扰。

（4）邪客之则热，热甚则恶火：张介宾注："阳明经多气多血，邪客之则血气壅而易为热，热则恶火也。"

（5）阳明厥则喘而惋，惋则恶人：丹波元简注："《集韵》：'惋''愠''宛''怨'同，音郁，心所郁积也。"足阳明胃经之络上通心肺，胃邪上逆于肺则喘息，上扰于心则烦闷，故恶人烦扰。

（6）厥逆连藏则死，连经则生：五藏藏精舍神，邪气深入于藏，精伤神去，故主死；邪气仅局限于经络，则精神尚充而邪有外达之机，故主生。

（7）逾垣上屋：即翻越高墙，登上屋顶。

（8）四支者，诸阳之本也：本，主也。全句谓四肢是人体众阳位的主体部分。阳动阴静，而四肢是人体运动的主要器官，故四肢也是人体阳气充实和活动的主要部位。"清阳实四肢"，阳气旺则四肢有力而动作矫健，阳气衰则四肢乏力而身困懒动，阳气偏亢则四肢妄动而力过常人，所以从四肢的活动可以判断阳气的盛衰。

（9）妄言骂詈不避亲疏：丹波元简注："恶言及之曰骂，诽谤咒诅曰詈。"避，忌讳。亲疏，偏义复词，取"亲"之义。全句谓胡言乱语，对亲近的人也相骂，这是神志昏乱的表现。

（10）阳盛，则使人妄言骂詈，不避亲疏而歌也：胃络上通于心，阳明热邪上扰心神，神乱无主故言语失常或歌唱不已。

【概要】

本段阐释了足阳明经部分病证的机理及其预后。足阳明胃属土，为多气多血之经，邪入阳明则易从阳化热。木能克土，故闻木音则惕然而惊惧；热盛于外则恶热，甚至弃衣而走；热盛于内，胃津耗伤则不欲食，上逆于肺则气喘，上扰心神则烦闷，甚至妄言骂詈不避亲疏而歌；热实四肢，则逾垣上屋，至其素所不能之处。病变的预后，主要取决于病邪侵犯的深浅及其进退。邪热深入五藏，损及精气神，则病情重笃，主死；邪热局限于经脉，则病情轻浅，主生。

【按语】

本篇以阳明经为例，对经脉的一些病证机理从理论上加以阐释。其阐释的理论依据，主要有阴阳五行、藏象学说、经络学说等。其他经脉的病证机理《内经》虽未详加介绍，但不言而喻，可以采用同样的法则给予阐释。

本篇以神志狂乱作为阳明经病的主要表现，对后世诊治狂病有深远的影响。例如，采用白虎、承气诸方或在方剂中重用石膏、大黄、芒硝等清泄阳明之药，便是这一学术观点有效运用的一个范例。

[156]《素问·厥论篇第四十五》　帝曰：善。愿闻六经脉之厥状病能也。(1)岐伯曰：巨阳之厥，则肿首头重，足不能行，发为眴仆。(2)阳明之厥，则癫疾欲走呼，腹满不得卧，面赤而热，妄见而妄言。(3)少阳之厥，则暴聋，颊肿而热，胁痛，胻不可以运。(4)太阴之厥，则腹满膹胀，后不利，不欲食，食则呕，不得卧。(5)少阴之厥，则口干溺赤，腹满心痛。(6)厥阴之厥，则少腹肿痛，腹胀，泾溲不利，(7)好卧屈膝，(8)阴缩肿，胻内热。盛则写之，虚则补之，不盛不虚，以经取之。

太阴①厥逆，胻急挛，心痛引腹，(9)治主病者。(10)少阴①厥逆，虚满呕变，下泄清，(11)治主病者。厥阴①厥逆，挛腰痛，虚满，前闭，谵言，(12)治主病者。三阴俱逆，不得前后，使人手足寒，三日死。⁽¹³⁾太阳^①厥逆，僵仆，呕血，善衄，⁽¹⁴⁾治主病者。少阳^①厥逆，机关不利，机关不利者，腰不可以行，项不可以顾，⁽¹⁵⁾发肠痈不^②可治，惊者死。⁽¹⁶⁾阳明^①厥逆，喘咳身热，善惊，衄，呕血。⁽¹⁷⁾

手太阴厥逆，虚满而咳，善呕沫，⁽¹⁸⁾治主病者。手心主少阴厥逆，心痛引喉，身热死，不可治。⁽¹⁹⁾手太阳厥逆，耳聋泣出，项不可以顾，腰不可以俛仰，⁽²⁰⁾治主病者。手阳明少阳厥逆，发喉痹嗌肿，痉，⁽²¹⁾治主病者。

【校勘】

①太阴，少阴，厥阴，太阳，少阳，阳明：此六者前《太素》卷二十六经脉厥皆有"足"字，可据补，以与下文手三阴三阳经的厥证相呼应。

②不：应据《太素》卷二十六经脉厥杨上善注改作"犹"。

【注释】

（1）六经脉之厥状病能：能，通"态"。六经脉之厥状病能，即三阴三阳经脉的厥逆证候。

（2）肿首头重，足不能行，发为眴仆：眴仆，即因眩晕而仆倒的病证。张琦注："太阳脉上额交巅入络脑，故首肿头重，阳壅于上也。又其脉下合腘中，贯腨内，故足不能行，阳衰于下也。上实下虚，故眩晕而仆。"

（3）癫疾欲走呼，腹满不得卧，面赤而热，妄见而妄言：张介宾注："阳明，胃脉也，为多气多血之经。气逆于胃则阳明邪实，故为癫狂之疾而欲走且呼也。其脉循腹里，故为腹满。胃不和则卧不安，故为不得卧。阳明之脉行于面，故为面赤而热。阳邪盛则神明乱，故为妄见妄言。"

（4）暴聋，颊肿而热，胁痛，胻不可以运：胻，此指小腿。张介宾注："厥在足少阳者，其脉入耳中，故暴聋。下加颊车，故颊肿而热。下腋循胸过季胁，故胁痛。下出膝外廉下外辅骨之前，故胻不可以运。"

（5）食则呕，不得卧：张志聪注："脾不转运，则胃亦不和，是以食则呕而不得卧也。"

（6）口干溺赤，腹满心痛：张琦注："少阴脉循喉咙，侠舌本，经热，故口干。肾司二便，热移膀胱，故溺赤。关门不利，故腹满。肾脉注胸中，热随经上至心，故痛。"

（7）腹胀，泾溲不利：肝脉挟胃，木邪侮土则腹胀。肝脉环阴器，肝郁失疏，故小便不利。

（8）好卧屈膝：张介宾注："肝主筋，为罢极之本，故足软好卧而屈膝。"

（9）骱急挛，心腹引痛：张介宾注："足太阴之脉上腨内，循胫骨之后，故腨为急挛；入腹注心中，故心痛引腹。"

（10）治主病者：即治本经主病的经穴。张介宾注："谓如本经之左右上下及原俞等穴，各有宜用，当审其所主而刺之也。余准此。"

（11）虚满呕变，下泄清：虚满，与邪结于腹的实满相对而言。呕变，即呕吐。泄清，言泄泻清稀。足少阴属肾，肾阳虚衰及脾，脾虚失运则虚满而下泻清稀。阴寒犯胃，胃气上逆则呕吐。

（12）挛腰痛，虚满，前闭，谵言：前闭，指小便癃闭。张介宾注："厥阴脉络诸筋，故为拘挛腰痛。肝邪侮土，故为虚满。肝经之脉环阴器，故为前闭不通。肝藏魂，厥逆在肝则神魂乱，故言为谵妄。"

（13）三阴俱逆，不得前后，使人手足寒，三日死：张介宾注："不得前后者，或闭结不通，或遗失不禁，不得其常之谓也。三阴俱逆则藏气绝。《阳明脉解》篇曰：厥逆连经则生，连藏则死。此之谓也。"脾、肾、肝三藏精气皆竭，故三日而死。

（14）僵仆，呕血，善衄：足太阳脉起于目内眦，挟脊抵腰络脑。其经气厥逆，血气上涌，窍闭络伤，故僵直仆倒，呕血衄血。

（15）机关不利者，腰不可以行，项不可以顾：张介宾注："机关者，筋骨要会之所也。胆者筋其应，少阳厥逆则筋不利，故为此机关腰项之病。"

（16）发肠痈犹可治，惊者死：杨上善注："脉行胁里，出于气街，发肠痈病犹可疗之。"发肠痈，病在府实，精神未败，故可治；发惊骇，则邪犯肝心，神魂失守，故主死。

（17）喘咳身热，善惊，衄，呕血：张介宾注："阳明之脉循喉咙入缺盆下膈，故为喘咳。阳明主肌肉，故为身热。风木之邪发惊骇，为胃所畏，故善惊。阳明之脉起于鼻属于胃，气有所逆，故为衄血呕血。"

（18）虚满而咳，善呕沫：张志聪注："手太阴厥逆，肺气逆也。肺主气，故虚满而咳。不能通布水津，故善呕沫。"

（19）心痛引喉，身热死，不可治：张介宾注："手心主厥阴之脉起于胸中，出属心包络；手少阴心脉从心系上挟嗌，皆令人心痛引喉。二经属火，其主血脉，故为身热。心为五藏六府之大主，故逆之则死，不可治。"

（20）耳聋泣出，项不可以顾，腰不可以俛仰：张介宾注："手太阳小肠之脉至目之内外眦入耳中，故厥则耳聋泣出。其支者从缺盆循颈，故项不可以顾。又《四时气》篇曰：邪在小肠者，连睾系，属于脊，故腰不可以俛仰。"

（21）发喉痹嗌肿，痓：痓义通"痉"。张介宾注："手阳明大肠之脉从缺盆上颈贯颊，手少阳三焦之脉上出缺盆上项，故皆发喉痹嗌肿。按全元起本'痓'作'痉'，谓手臂肩项强直也。"

【概要】

本段论述了十二经厥逆的证候、治则及其预后。

1. 十二经厥逆的证候

十二经脉各有其不同的循行部位及所络属的藏府，所以一旦经气厥逆时，便会表现出其相应的证候。

足太阳经厥逆，则头部肿胀而沉重，两足不能行走，或发生眩晕、僵直、仆倒、呕血、衄血等。足阳明经厥逆，则喘咳、发热、易惊、呕血、衄血，或发癫狂、腹胀、面赤、不得卧、妄言妄见等。足少阳经厥逆，则暴聋、颊肿而热、胁痛，或筋骨关节不利、腰项活动受限、两腿运动、不便等。手太阳经厥逆，则耳聋、流泪、腰项活动不便等。手阳明少阳经厥逆，则发喉痹咽肿、颈项强急等。

足太阴经厥逆，则腹部胀满、大便不利、不欲饮食、食则呕吐、不能安卧，或两腿拘急痉挛、心痛牵引腹部等。足少阴经厥逆，则口干、尿赤、腹满、心痛，或腹部虚胀、呕吐、泄泻清稀等。足厥阴经厥逆，则少腹肿痛、腹胀、小便不利、喜卧屈膝、前阴挛缩而肿大、两腿内侧发热，或拘挛腰痛、腹部虚满、小便不通、胡言乱语等。手太阴经厥逆，则胸部虚满、咳嗽、呕吐涎沫等。手厥阴步阴经厥逆，则心痛牵引喉部、全身发热等。

2. 十二经厥逆的治则及其预后

十二经厥逆的针刺治疗，原则上是取主病经脉的俞穴，邪盛者用泻法，正虚者用补法，虚实不明显的取本经穴位以调之。

十二经厥逆以经脉病变为主，一般说来，若厥逆只限于经脉，则预后较好；若厥逆深入藏府，甚至数藏俱逆，则预后不良。例如："手少阳厥逆……发肠痛犹可治，惊者死""手心主少阴厥逆，心痛引喉，身热死""三阴俱逆，不得前后，使人手足寒，三日死"等。

【按语】

本段"六经脉之厥状病能"之文，马莳指出"此"言足六经之厥状病能也"，张志聪则进一步释为"阴阳二气皆起于足，故止论足之六经焉"。原文列举的证候支持了马、张之说，故于"概要"中将此节内容与后文足六经厥逆的内容合并陈述，使二者互为补充。虽然如此，两段原文皆论足六经之厥逆毕竟造成文字的重复，其原因正如《新校正》所述："详从'太阴厥逆'至篇末，全元起本在第九卷，王氏移于此。"

本段虽列在"厥论"篇内，但其重点在阐述十二经脉之气逆乱的病理变化，它与本篇前文论述以手足发冷或发热为主证的厥病是有所不同的，对这一点应有明确的认识。

第七章 病 症

一、热病

[157]《素问·热论篇第三十一》 黄帝问曰：今夫热病[(1)]者，皆伤寒之类[(2)]也。或愈或死，其死皆以六七日[(3)]之间，其愈皆以十日以上者，何也？不知其解，愿闻其故。岐伯对曰：巨阳者，诸阳之属也，[(4)]其脉连于风府[(5)]，故为诸阳主气[(6)]也。①人之伤于寒也，则为病热，热虽甚不死；[(7)]其两感[(8)]于寒而病者，必不免于死。

帝曰：愿闻其状。岐伯曰：伤寒一日，巨阳受之，[(9)]故头项痛，腰脊强；[(10)]二日阳明受之，阳明主肉，其脉侠鼻络于目，故身热[(11)]、目疼而鼻干，不得卧也；[(12)]三日少阳受之，少阳主胆②，[(13)]其脉循胁络于耳，故胸胁痛而耳聋。三阳经络皆受其病，而未入于藏③者，故可汗而已。[(14)]四日太阴受之，太阴脉布胃中络于嗌，故腹满而嗌干；五日少阴受之，少阴脉贯肾络于肺，系舌本，故口燥舌干而渴；六日厥阴受之，厥阴脉循阴器而络于肝，故烦满而囊缩。[(15)]三阴三阳，五藏六府皆受病，荣卫不行，五藏不通则死矣。其不两感于寒者，七日巨阳病衰[(16)]，头痛少愈[(17)]；八日阳明病衰，身热少愈；九日少阳病衰，耳聋微闻；十日太阴病衰腹减如故，则思饮食；十一日少阴病衰，渴止不满④，舌干已而嚏[(18)]；十二日厥阴病衰，囊纵少腹微下，⁽¹⁹⁾大气⁽²⁰⁾皆去，病日已矣。

帝曰：治之奈何？岐伯曰：治之各通其藏脉，⁽²¹⁾病日衰已矣。⁽²²⁾其未满三月者，可汗而已；其满三日者，可泄⁽²³⁾而已。

【校勘】

①巨阳者……故为诸阳主气也：《素问识》："滑本此二十字移于'伤寒一日，巨阳受之'之下，徐本同，文义颇承，为胜。"据移。

②胆：应据《甲乙经》卷七第一上及《太素》卷二十五热病决等改作"骨"。

③藏：应据《甲乙经》卷七第一上及《太素》卷二十五热病决等改作"府"。

④不满：《素问识》："《甲乙》《伤寒例》并无'不满'二字。简按上文不言腹满，此必衍文。"可据删。

【注释】

（1）热病：指外感引起的发热性疾病。张志聪注："盖论外因之热病也。"

（2）伤寒之类："伤寒"不是病名而是指外感寒邪的病因。"伤寒之类"，谓感受寒邪之类的外感性疾病。故下文说："人之伤于寒也，则为病热。"

（3）六七日：张志聪注："六日气周，七日来复。死于六七日之间者，六经之气已终，而不能复也。"本篇所述的具体日数，仅是对外感热病的传变、病程和预后的约略估计，乃示人以法，不可"胶柱鼓瑟"。

（4）巨阳者，诸阳之属（zhǔ）也：巨，大也。"大"字古通"太"。巨阳，即太阳经脉。诸阳，指手足三阳经及督脉、阳维等所有阳脉。属，聚会。张志聪注："谓太阳为诸阳之会。"

（5）风府：督脉穴名，在项后正中入发际一寸凹陷中。此穴为督脉、阳维、足太阳经的交会穴。

（6）为诸阳主气：主，统摄、主持。主气，此指主持卫外抗邪的功能。杨上善注："督脉、阳脉之海，阳维，维诸阳脉，总会风府，属于太阳，故足太阳脉为诸阳主气。"此句与"诸阳之属"义近。

（7）热虽甚不死：伤寒初期发热，乃邪束肌表，腠理闭塞，阳气不得散热所致，此时热势虽盛，但邪在表而不在里，且正气尚充，故预后良好而云"不死"。

（8）两感：指为表里的阴阳两经及藏府俱受邪发病。

（9）伤寒一日，巨阳受之：张介宾注："人身经络，三阳为表，三阴为里。三阳之序，则太阳为三阳，阳中之阳也；阳明为二阳，居太阳之次；少阳为一阳，居阳明之次，此三阳为表也。三阴之序，则太阴为三阴，居少阳之次；少阴为二阴，居太阴之次；厥阴为一阴，居少阴之次，此三阴为里也。其次序之数，则自内而外，故各有一二三之先后者如此。又如邪之中人，必自外而内。"张琦注："太阳为诸阳之长，总统六经，主于皮毛，故风寒之初客皆在太阳。"

（10）头项痛，腰脊强（jiàng）：指头、项、腰脊强痛不舒。王冰注："足太阳脉从巅入络脑，还出别下项，循肩蒋内，侠脊抵腰中，故头项痛，腰脊强。"

（11）身热：张介宾注："伤寒多发热，而独此云'身热'者，盖阳明主肌肉，身热尤甚也。"《素问·阳明脉解》："阳明主肉，其脉血气盛，邪客之则热，热甚则恶火。"

（12）不得卧也：此指高热气喘而不能平卧、卧则喘甚的证候。《素问·逆调论》："阳明者，胃脉也，胃者六府之海，其气亦下行，阳明逆不得从其道，故不得卧也。"

（13）少阳主骨：《新校正》引全元起注："少阳者，肝之表，肝候筋，筋会于骨，是少阳之气所荣，故言主于骨。"丹波元简注："盖太阳主皮肤，阳明主肉，少阳主骨，从外而内，殆是半表半里之部分。"二说并通。

（14）可汗而已：汗，指发汗法。已，愈也。杨上善注："未满三日，未至于府，当以针药，发汗而已。"

（15）烦满（mèn）而囊缩：满，通"懑"。《说文·心部》："懑，烦也。"囊缩，指睾丸内缩。肝、心包二藏主血脉舍神魂，邪扰厥阴故烦闷，热伤筋脉故囊缩。

（16）病衰：病气衰减，即病情减轻。

（17）少（shāo）愈：少，通"稍"，略微意。少愈，即有所好转。

（18）嚏：刘完素《素问玄机原病式》注："伤寒衰而成嚏者，由火热已退，虚热为痒，痒发则嚏也。"

（19）囊纵少腹微下：纵，通"从"。全句谓上缩的睾丸自少腹部略微下降。

（20）大气：王冰注："谓大邪之气。"大，谓邪气之深重。

（21）各通其藏脉：通，疏通，通调。藏脉，即藏府和经脉。张介宾注："各通其藏脉，谓当随经治也。"

（22）病日衰已矣：谓病情逐日减轻以至痊愈。

（23）泄：泄去。此处指多种除祛里邪之法。杨上善注："三日以外，热入藏府之中，可服汤药泄而去也。"张琦注："泄谓泄越其热，非攻下之谓也。"

【概要】

本段讨论了外感热病的概念、传变、六经分证、预后及治则。

1. 热病的概念

本篇所述的"热病"，是指外感寒邪之类的发热性疾病。这一类疾病有三个特点：其一，由外伤于时邪所致，具有季节性；其二，"病热"，即身体发热；其三，起病急，传变快，病程较短，故原文说"其死皆以六七日之间，其愈皆以十日以上者"。

2. 热病的传变

热病的传变，一般遵循自表入里，从阳传阴的规律，一般次序是：太阳──→阳明──→少阳──→太阴──→少阴──→厥阴。若不恶化死亡，其证候消失的次序亦大约如此。原文的传变日期，诚如高世栻所说："一日受二日受者，乃循次言之，非一定不移之期日也。会悟圣经，当勿以辞害意。"

3. 六经证候及其机理

根据热病病程不同阶段的临床表现，本篇将其归纳为六个基本证型，即所谓"六经分证"：

$$
\text{三阳主表邪滞经络}
\begin{cases}
太阳病
\begin{cases}
主证：头项痛，腰脊强。\\
机理：邪客太阳，经气不利。
\end{cases}\\
阳明病
\begin{cases}
主证：身热，目疼、鼻干，不得卧。\\
机理：热盛阳明，经气不利，邪扰心胸。
\end{cases}\\
少阳病
\begin{cases}
主证：胸胁痛，耳聋。\\
机理：邪犯少阳，经气不利。
\end{cases}
\end{cases}
$$

$$
\text{三阴主里经藏俱伤}
\begin{cases}
太阴病
\begin{cases}
主证：腹满，嗌干，不思食。\\
机理：热入太阴，脾运受阻，伤及津液。
\end{cases}\\
少阴病
\begin{cases}
主证：口燥，舌干，烦闷而渴。\\
机理：热入少阴，阴液亏耗。
\end{cases}\\
厥阴病
\begin{cases}
主证：烦闷而囊缩。\\
机理：热入厥阴，神魂被扰，筋脉挛急。
\end{cases}
\end{cases}
$$

4. 热病的预后

判断热病吉凶的主要依据是邪正盛衰及病位的浅深。所谓"热虽甚不死""三阳经络皆受其病而未入于府者，故可汗而已"，表明邪气客于经络而未入藏府时，病位尚表浅而正气不虚，故预后较好。所谓"其两感于寒而病者，必不免于死""三阴三阳，五藏六府皆受病，荣卫不行，五藏不通，则死矣"，表明邪气深入已伤害藏府，邪盛精竭，故病情危重而预后较差。

5. 热病的治疗原则

热病总由外邪客于经络，侵犯藏府，气机阻滞不利所致，所以治疗的基本原则是"各通其驻脉"，以恢复其经脉的气血运行和藏府的功能活动。邪在表者，以发汗散邪法；邪在里者，以清泄里邪为法。

【按语】

本段"伤寒之类"的"伤寒"二字，一般注家都作为病证名称，以致有广义和狭义之争。考"伤寒"二字在《内经》中似并未作病名使用，"伤寒"即伤于寒邪或外感寒邪之意，伤于寒邪可以产生多种病证，故《素问·刺志论》说"气盛身寒，得之伤寒"，《素问·水热穴论》说"人之伤于寒而传为热"，《素问·阴阳应象大论》说"冬伤于寒，春必温病""寒伤形……形伤肿"，《素问·痹论》说"有寒故痛也"。可见因"伤寒"而患热病只是寒邪致病的一个方面，而本篇用"皆伤寒之类"来解释热病，旨在表示这里所说的"热病"是指外中于寒邪导致的发热性疾病而已。当然，《难经·五十八难》说："伤寒有五：有中风、有伤寒、有湿温、有热病、有温病。"其"伤寒"则为病名且有广义、狭义之分，但这已属《难经》对《内经》的发展。张仲景《伤寒杂病论》则沿用了《难经》这一病证概念。

《素问·热论》是仲景《伤寒杂病论》和明清温病学派的重要学术渊源。特别是张仲景创立的六经辨证施治体系，既继承了《热论》关于伤寒的概念、传变趋势及途径、六经的证候、治则和预后等方面的基本学术观点，又根据前人和自己"平脉辨证"的大量临床实践，对外感热病的因机证治、理法方药做了全面的补充和发展，把祖国医学对外感热病的理论和实践推进到了一个崭新的阶段。这种把继承和创新熔于一炉的治学态度和方法，堪为后世的楷模。

[158]《素问·热论篇第三十一》　帝曰：其病两感于寒者，其脉应[1]与其病形何如？岐伯曰：两感于寒者，病一日则巨阳与少阴俱病，则头痛口干而烦满；[2]二日则阳明与太阴俱病，则腹满身热，不欲食，谵言[3]；三日则少阳与厥阴俱病，则耳聋囊缩而厥[4]；水浆不入，[5]不知人，[6]六日死。[7]帝曰：五藏已伤，六府不通，荣卫不行，如是之后，三日乃死，何也？岐伯曰：阳明者，十二经脉之长也，[8]其血气盛，故不知人三日，其气乃尽，[9]故死矣。

凡病伤寒而成温者，[10]先夏至日者为病温，[11]后夏至日者为病暑，[12]暑当与汗皆出，勿止。[13]

【注释】

（1）脉应：庞安时《伤寒总病论》说："其脉候《素问》已脱，今详之：凡沉者皆属阴也；一日脉当沉而大，沉者少阴也，大者太阳也；二日脉当沉而长，三日脉当沉而弦，乃以合表里之脉也。"

（2）头痛口干而烦满：杨上善注："足太阳上头，故头痛也。手少阴上侠咽，足少阴侠舌本，手太阳络心循咽，故令口干。手少阴起于心中，足少阴络心，手太阳络心，故令烦满。"

（3）谵言：杨上善注："多言也。"引申为语无伦次，是神志昏乱的一种表现。张介宾注："阳明病则身热谵言，太阴病则腹满不欲食。"

（4）厥：指手足或寒或热的证候。张介宾注："少阳病则为耳聋，厥阴病则为囊缩而厥。

（5）水浆不入：就是不能进食。

（6）不知人：指神昏而失去了知觉。《素问集注》倪沐龙注："伤寒重在胃气神气。胃气已绝，则水浆不入；邪伤神藏，则昏不知人。"

（7）六日死：杨上善注："三阴三阳俱病，气分更经三日皆极，故六日死也。"即前三日三阴三阳俱病，延至后三日胃气尽乃死。

（8）阳明者，十二经脉之长（zhǎng）：张介宾注："阳明为水谷气血之海，胃气之所出也，故为十二经脉之长。"

（9）其气乃尽：指胃中谷气耗尽。张介宾注："凡两感于邪者，三日之后，胃气乃尽，故当死也。"

（10）凡病伤寒而成温：病伤寒，即感受寒邪而发病。温，指温热病。

（11）先夏至日者为病温：指夏至节以前发病称为温病。吴瑭《温病条辨·原病》说："先夏至，春候也，春气温，阳气发越，阴精不足以承之，故为病温。"

（12）后夏至日者为病暑：指夏至节以后发病称为暑病。张志聪注："盖春温夏暑，随气而化，并随时而命名也。"

（13）暑当与汗皆出，勿止：吴瑭《温病条辨·原病》说："勿者，禁止之词。勿止暑之汗，即治暑之法也。"暑为阳邪，开泄腠理，热随汗解，故勿止汗以留邪。但暑病还须清泻暑邪。

【概要】

本段论述了伤寒两感证及温病、暑病的概念。

1. 伤寒两感证

两感证，就是为表里的两经及所属的藏府同时受邪发病，原文列举了太阳少阴俱病，阳明太阴俱病、少阳厥阴俱病三种类型，其传变次序以三阳经为序，其主证则是有关两经证健的综合。两感证一般预后较差，若六经俱病而水谷化源告绝，则胃气耗尽乃死。

2. 温病暑病的概念

从本段原文看，外感寒邪而发生的温热病，又可分为温病、暑病等病证，而它们之所以不同，主要是由于其发病的时令、患者的体质、兼夹的邪气有别，所以说"先夏至日者为病温，后夏至日者为病暑"。由于夏季阳盛，人身阳气亦相应向外发泄，因而患"暑病"而汗自出者，乃热邪有外散之机，决不可误用止汗之法。

【按语】

对于本篇"两感"的概念，后世医家已有较大的发展。《伤寒论》中所谓"合病""并病"，已突破了为表里两经同时发病的界限，此后尚有理解为外感结合内伤发病者，如张介宾引钱祯的话说："两感者，本表里之同病，似若皆以外邪为言，而实有未必尽然者，正以内外俱伤，便是两感。今见少阴先溃于内，而太阳继之于外者，即纵情肆欲之两感也；太阴受伤于里，而阳明重感于表者，即劳倦竭力、饮食失调之两感也；厥阴气逆于藏，少阳复病于府者，必七情不慎，疲筋败血之两感也……或谓两感之证不多见者，盖亦见之不广，而义有未达耳。"

关于"凡病伤寒而成温者，先夏至日者为病温，后夏至日者为病暑"的注释，历代注家分歧很大，甚至引起了明清温病学家的长期争鸣。我们认为，这段文字是论述感受寒邪的"伏气"为病，而不是"冬不藏精"的"热自内发"，旨在说明外感热病的命名要以发病的季节为依据。

[159]《素问·评热病论篇第三十三》　黄帝问曰：有病温者，汗出辄复热[1]，而脉躁疾不为汗衰，[2] 狂言不能食，病名为何？岐伯对曰：病名阴阳交[3]，交者死也。[4] 帝曰：愿闻其说。岐伯曰：人所以汗出者，皆生于谷，[5] 谷生于精，[6] 今邪气交争于骨肉[7] 而得汗者，是邪却而精胜也。精胜，则当能食而不复热。复热者，邪气也，[8] 汗者，精气也。今汗出而辄复热者，是邪胜也。不能食者，精无俾[9] 也；病而留者，[10] 其

寿可立而倾也。[11]且夫《热论》[12]曰：汗出而脉尚躁盛者，死。今脉不与汗相应，此不胜其病也，[13]其死明矣。狂言者，是失志[14]，失志者死。今见三死不见一生，[15]虽愈必死也。[16]

帝曰：有病身热，汗出烦满，烦满不为汗解，[17]此为何病？岐伯曰：汗出而身热者，风也。[18]汗出而烦满不解者，厥也，[19]病名曰风厥。[20]帝曰：愿卒闻之。岐伯曰：巨阳主气，故先受邪。[21]少阴与其为表里也，得热则上从之，[22]从之则厥也。帝曰：治之奈何？岐伯曰：表里刺之，[23]饮之服①汤。[24]

【校勘】

①服：《太素》卷二十五热病说无此字。王冰注语："饮之汤者，谓止递上之肾气也。"说明王冰所据本亦无"服"字。故可据删。

【注释】

（1）辄（zhé）复热：辄，就，立即。复热，再次发热。

（2）脉躁疾不为汗衰：疾，急速。衰，减少。此所谓脉象的躁动急速，不因为汗出而减轻。

（3）阴阳交：是热病过程中一种危重证型。《温热经纬》引尤掘吾语："交，非交通之谓，乃错乱之谓也。阴阳错乱而不可复理。"张志聪注："阴阳交者，谓汗乃阴液，外出于阳，阳热不从汗解，复入之阴。"

（4）交者死也：吴昆注："阳邪交入于阴，是邪益深而正益负，故为死征也。"

（5）皆生于谷：指汗液都来源于水谷。

（6）谷生于精：于，音节助词，无义。谷生精，是对上句汗"皆生于谷"的解释。吴昆注："言谷气变化为阴精，泄之于表为汗出耳。"

（7）邪气交争于骨肉：指热邪和精气在筋骨肌腠之间激烈抗争。杨上善注："今邪气与精气交争于骨肉之间。"

（8）复热者，邪气也：黄元御注："复热者，邪气所为也。"

（9）精无俾（bǐ）：《说文·人部》："俾，益也。"汪机《读素问钞》注："谷气化为精，今不能食，则精无所俾益。"

（10）病而留者：病，病气，此指热邪。而，连词，假设之意。留，留着。姚止庵注："盖邪之为热，得汗则解。今汗后复热，是精气内竭，不能托邪出外，故热留着而不去。"

（11）其寿可立而倾也：寿，寿命。立，立即。倾，倒塌，引申为死亡。张介宾注："病气留而不退，则元气日败，必致损命矣。"

（12）《热论》：乃古医经篇名。张介宾注："《热论》指《灵枢·热病》篇也。"《灵枢·热病》："热病已得汗而脉尚躁盛，此阴脉之极也，死。"

（13）此不胜其病也：此，指精气。黄元御注："汗后脉宜安静，今脉不与汗后相应，此正气不胜其病邪也。"

（14）失志：志，神志。张介宾注："此总五志为言也。志舍于精，精不胜邪，则五藏之志皆失，故致狂言者多死。"

（15）今见三死不见一生：杨上善注："汗出而热不衰，死有三候：一不能食，二犹脉躁，三者失志。汗出而热，有此三死之候，未见一生之状，虽差必死。"

（16）虽愈必死：愈，此处指暂时好转。吴昆注："虽或稍愈，犹必死矣。"

（17）烦满（mèn）不为汗解：张介宾注："不为汗解，谓汗后热烦不散也。"杨上善注："风热开于腠理为汗，非精气为汗，故身热不解。"

（18）汗出而身热者，风也：高世栻注："风为阳邪，性主开发，凡汗出而身发热者，风也。"

（19）汗出而烦满不解者，厥也：马莳注："汗出之后，而烦满不解，以下气上逆也。"

（20）病名曰风厥：马莳注："以其太阳感风，少阴气厥，名为风厥之证。"高世栻："此因风致汗，因汗致厥，病名曰风厥。"马注病位，高注病因，二说宜互参。

（21）巨阳主气，故先受邪：张志聪注："巨阳，太阳也。太阳之气主表。风为阳邪，伤人阳气。两阳相搏，则为病热。"

（22）得热则上从之：张介宾注："表病则里应，故少阴得热，则阴分之气亦从阳而上逆，逆则厥矣。"

（23）表里刺之：张介宾注："阳邪盛者阴必虚，故当写太阳之热，补少阴之气，合表里而刺之也。"

（24）饮之汤：汤，汤药。王冰注："饮之汤者，谓止逆上之肾气也。"姚止庵注："然则治之维何？曰：凉解之中，兼滋其阴是矣。"

【概要】

本段论述了阴阳交的证候、病机、预后和风厥的主证、病机、治疗。

1. 阴阳交

（1）证候：主证是"汗出辄复热"，必备证候是"脉尚躁疾""狂言""不能食"。

（2）病机：总的病机是阴液外泄于表，阳热内陷于里。热邪迫津外泄，则"邪胜"而精耗，故"汗出辄复热"；热邪炽盛于里，阴不胜其阳，故"汗出而脉尚躁盛"；热邪灼伤五藏，精竭神乱，故"狂言"；邪损脾胃，精气化源告绝，故"不能食"而"精无俾也"。

（3）预后：所谓"阴阳交，交者死也""今见三死不见一生，虽愈必死也"，都说明"阴阳交"证预后险恶。这是因为"阴阳交"的证候一齐出现，说明患者阳亢阴竭，藏气大伤，精神败乱，病情已发展到危笃阶段，救治已十分困难了。

2. 风厥

（1）主证："身热""汗出""烦满不为汗解"。

（2）病机：总的病机是太阳外受风邪，引起肾气上逆。具体证候分析是"汗出而热者，风也。汗出而烦满不解者，厥也"。

（3）治疗："表里刺之"，泻太阳补少阴，同时"饮之汤"，滋肾阴，降气逆以和调阴阳。

【按语】

"阴阳交""风厥"皆有汗出身热的证候，但是，"阴阳交"兼脉躁疾、狂言、不能食等"三死"之候，为阳亢阴竭的危急证型，而"风厥"乃太阳受风化热，引动肾气上逆之证，亦可理解为太阳少阴表里病，病情较前者为轻为缓。

　　"阴阳交"和"风厥"的名称在《内经》俱数见，含义不完全一致。例如《素问·五运行大论》"尺寸反者死，阴阳交者死"，其"阴阳交"是指左右手的脉象与岁气阴阳的变化相反；《素问·阴阳别论》"二阳一阴发病，主惊，背痛，善噫，善欠，名曰风厥"，此"风厥"乃指胃、大肠、肝、心包感受风邪而致藏气逆乱的病证。

　　[160]《素问·热论篇第三十一》　　帝曰：热病已愈[1]，时有所遗[2]者，何也？岐伯曰：诸遗者，热甚而强食之，[3]故有所遗也。① 若此者，皆病已衰，[4]而热有所藏，[5]因其谷气相薄，[6]两热相合，故有所遗也。帝曰：善。治遗奈何？岐伯曰：视其虚实，调其逆从，[7]可使必已矣。帝曰：病热当何禁[8]之？岐伯曰：病热少愈[9]，食肉则复，[10]多食则遗，[11]此其禁也。

【校勘】

①故有所遗也：成无己《伤寒明理论》卷三第五十引文无此五字，疑涉下误衍，宜删。

【注释】

（1）已愈：指证候已基本消失，但内热还未尽去的时候。

（2）遗：遗留、剩余。此处指余热稽留而为病。杨上善注："大气虽去，犹有残热在藏府之内外。"

（3）热甚而强食之：指热邪尚留藏于人体内时就勉强过量进食。

（4）病已衰：病气已经衰减，即病情已经减轻。《伤寒论》第398条："病人脉已解，而日暮微烦，以病新差，人强与谷，脾胃气尚弱，不能消谷，故令微烦，损谷则愈。"

（5）热有所藏：指故病之余热还留藏体内。

（6）因其谷气相薄：杨上善注："因多食，以谷气热与故热相薄，重发热病。

（7）调其逆从：逆从，偏义复词。取"逆"之义。调其逆从，即调其逆乱的气机。张志聪注："正气虚者，补其正气；余热未尽者，清其余邪。"

（8）禁：禁忌。此处指热病患者在饮食方面的禁忌。

（9）少（shāo）愈：少，通"稍"。稍愈，就是病情初步好转的时候。

（10）食肉则复：王冰注："热虽少愈，犹未尽除，脾胃气虚，故未能消化，肉坚食驻，故热复生。复，谓复旧病也。"

（11）多食则遗：吴瑭《温病条辨》说："大抵邪之着人也，每借有质以为依附，热时断不可食，热退必须少食，如兵家坚壁清野之计，必候热邪尽退，而后可大食也。"

【概要】

本段论述了热病遗复的原因、机理和治则。

1. 热病遗复的病因病机

热病"遗""复"的原因是"热甚而强食之""热病少愈，食肉则复，多食则遗"，即在热邪未尽之时，勉强吃了不易消化的肉食或饮食过量所造成的。热病初愈而尚未痊愈时，脾胃气虚，运化无力，若摄取了过多的食物，则食物停滞难消，食物化生之热与热病遗留的余热相结合，就会导致热病复发而迁延不愈。

2. 热病遗复的治则

"视其虚实，调其逆从"，指出治疗"遗""复"仍当辨别病证的虚实，使逆乱失常的气机恢复正常，例如健脾理气，消食导滞，清热养胃之类。

3. 热病的食禁

原文虽未正面回答"热病当何禁之"？但"食肉则复，多食则遗"二句即已提示我们：在热病未痊愈，脾胃功能尚未恢复时，当禁肉食或多食，宜以清淡稀粥渐为调养之。

二、风病

[161]《素问·风论篇第四十二》　　黄帝问曰：风⁽¹⁾之伤人也，或为寒热，或为热中，或为寒中，或为疠风⁽²⁾，或为偏枯①。或②为风也，其病各异，其名不同，或内至五藏六府，不知其解，愿闻其说。岐伯对曰：风气藏于皮肤之间，内不得通，外不得泄。⁽³⁾风者善行而数变，⁽⁴⁾腠理开则洒然寒，闭则热而闷；⁽⁵⁾其寒也则衰食饮⁽⁶⁾，其热也则消肌肉⁽⁷⁾，故使人怢栗③⁽⁸⁾而不能食，名曰寒热。

风气与阳明入胃，⁽⁹⁾循脉而上至目内眦。其人肥，则风气不得外泄，则为热中⁽¹⁰⁾而目黄⁽¹¹⁾；人瘦④则外泄而寒，则为寒中⁽¹²⁾而泣出⁽¹³⁾。风气与太阳俱入，行诸脉俞，⁽¹⁴⁾散于分肉之间，与卫气相干，其道不利，⁽¹⁵⁾故使肌肉愤䐜而有疡，⁽¹⁶⁾卫气有所凝而不行，故其肉有不仁也；疠者，有⑤荣气热胕⁽¹⁷⁾，其气不清，故使其鼻柱坏，而⑥色散，⁽¹⁸⁾皮肤疡溃。风寒客于脉而不去，名曰疠风，或名曰寒热⑦。

以春甲乙伤于风者为肝风，⁽¹⁹⁾以夏丙丁伤于风者为心风，以季夏戊己伤于邪者为脾风，以秋庚辛中于邪者为肺风，以冬壬癸中于邪者为肾风。

风⑧中五藏六府之俞，亦为藏府之风。⁽²⁰⁾各入其门户所⑨中，则为偏风。⁽²¹⁾风气循风府而上，则为脑风。⁽²²⁾风入系头⑩，则为目风。⁽²³⁾眼⑪寒，饮酒中风，则为漏风。⁽²⁴⁾入房汗出中风，则为内风⁽²⁵⁾。新沐中风，则为首风。⁽²⁶⁾久风入中，则为肠风飧泄。⁽²⁷⁾外在腠理，则为泄风⁽²⁸⁾。

故风者，百病之长也，⁽²⁹⁾至其变化，乃为他病也，无常方⁽³⁰⁾，然致有风气也。⁽³¹⁾

【校勘】

①偏枯：应据《读素问钞》改作"偏风"。本篇后文有"偏风"而无"偏枯"可证。

②或：《香草续校书》："'或'字当涉上文诸'或为'字而误。盖本作'同'，故下文云：'其病各异，其名不同。''同'误为'或'，则句不成义。"可据改。

③佚栗：应据《甲乙经》卷十第二上改作"解㑊"。

④人瘦：此前应据《圣济总录》卷十三引文补"其"字，方与上句"其人肥"为对文。

⑤有：应据《太素》卷二十八诸风数类删。

⑥而：疑当作"面"，"而""面"形近致误。"面色败"与"鼻柱坏"为对文，故"而"当改作"面"。

⑦或名曰寒热：《读素问钞》无此五字，疑为衍文，当删。

⑧风：此下应据《甲乙经》卷十第二及《太素》卷二十八诸风数类补"气"字。

⑨所：应据《太素》卷二十八诸风数类改作"之"。

⑩系头：明·医统正脉本《甲乙经》卷十第二上注："一本作'头系'。"《素问识》："改'係'作'系'。若不作'头系'，则'头'字无着落。今据《甲乙》注改'头系'。头系，乃头中之目系。"可据改。

⑪眼：应据《太素》卷二十八诸风数类改作"眠"。

【注释】

（1）风：杨上善注："风、气一也，徐缓为气，急疾为风。人之生也，感风气以生，其为病也，因风气为病。"姚止庵注："此言风邪中人，病之外感者也。"

（2）疠（lì）风：又称"癞病""恶风""大风"，即今之麻风病。

（3）内不得通，外不得泄：玉冰注："腠理开疏则邪风入，风气入已，玄府闭封，故内不得通，外不得泄也。"

（4）善行而数（shuò）变：善行，即风性游走不定。数变，言证候变化多端。杨上善注："风性好动，故喜行数变以为病。"

（5）腠理开则洒（xiǎn）然寒，闭则热而闷：王冰注："洒然，寒貌。闷，不爽貌。"黄元御注："风以疏泄为性，善行而数变，有时风强而卫不能敛，腠理开则洒然寒；有时卫强而风不能泄，皮毛闭则热而闷。"

（6）衰食饮：谓使食饮减少。张介宾注："寒邪伤阳，则胃气不化，故衰少食饮。"

（7）消肌肉：张介宾注："热邪伤阴，则津液枯涸，故肌肉消瘦。"

（8）解㑊（xièyì）：证候名。解，通"懈"。高士栻注："解㑊犹懈怠。"即肢体倦怠，动作乏力。

（9）风气与阳明入胃：与，此作"附""从"解。杨上善注："风气从皮肤循足阳明之经入于胃中。"

（10）热中：病证名。黄元御注："其人肥则腠理致密，风气不得外泄，郁其经府之阳为热中。"

（11）目黄：杨上善注："人肥腠理密实不升，风气壅而不得外泄，故内为热中病目黄也。"

（12）寒中：病证名。杨上善注："人瘦则腠理疏虚，外泄温气，故风气内以为寒中。"

（13）泣出：泣，眼泪。泣出，此指非情志所致的流泪，为"寒中"的证候之一。黄元御注："肾主五液，入肝为泪，风木升泄，是以泣出。"

（14）行诸脉俞：指风气行之于太阳经脉的俞穴。

（15）与卫气相干（gān），其道不利：干，通"扞"。扞格，抟结之意。其道，指足太阳经营卫运行之道。张介宾注："风与卫气相薄，俱行于分肉之间，故气道涩而不利。"

（16）使肌肉愤䐜而有疡：愤，郁结。䐜，胀起。黄元御注："卫气梗阻，故使肌肉䐜郁䐜胀而发疮疡。"

（17）胕：杨上善注："胕，腐也。"

（18）鼻柱坏，面色败：鼻柱，即鼻梁。黄元御注："肺主卫气，开窍于鼻，卫阻肺病，故鼻柱坏。血主华色，营血热腐，故色败也。"

（19）以春甲乙伤于风者为肝风：张介宾注："故得春之气则入肝，得甲乙之气亦入肝，当以类求，不可拘泥，诸气皆然也。又如本节曰

'伤'曰'中'，本为互言，故无轻重之别。"

（20）风中（zhòng）五藏六府之俞，亦为藏府之风：张志聪注："如风中于经俞，则内连藏府，故亦为藏府之风，病五藏之经也。""本篇之论，一因随时而伤藏气，一因经络受邪而内连藏府。"

（21）各入其门户之中，则为偏风：杨上善注："门户，空穴也。邪气所中之处，即偏为病，故名偏风也。"下文之"脑风""目风""首风""肠风"等俱属偏风之列。

（22）风气循风府而上，则为脑风：杨上善注："风府，在项入发际一寸，督脉阳维之会，近太阳入脑出处。风邪循脉入脑，故名脑病也。"吴昆注："脑风，脑痛也。"

（23）风入头系，则为目风：高世栻注："风入目系，而至于头，则入目之门户而为目风。"吴昆注："目风，目痛也。"

（24）眠寒饮酒中风，则为漏风：眠寒，指睡眠于寒冷而无遮拦之处。眠寒、饮酒常致卫虚腠开，风乘虚入，则为漏风。高世栻注："酒气充于络脉，饮酒中风，则入络脉之门户而为漏风。"

（25）内风：高世栻注："入房汗出，则肾精竭而腠理疏，复中于风，则入肾藏之门户，而为内风。"此"内"字作房事过度解。内风兼肾虚之候。

（26）新沐（mù）中风，则为首风：洗头发为沐。新沐中风，即新近洗头时就被风邪所袭。杨上善注："新沐发已，头上垢落，腠开得风，故曰首风也。"首风证候见下段。

（27）久风入中，则为肠风飧泄：姚止庵注："中者，脾胃也。脾胃者，土也风久则木胜，木胜则入而伤土，是故风居肠藏，而令水谷不分也。"

（28）泄风：王冰注："风居腠理，则玄府开通，风薄汗泄，故云泄风。"泄风证候见下段。

（29）故风者，百病之长（zhǎng）也：王冰注："长，先也，先百病而有也。"杨上善注："百病因风而生，故为长也；以因于风，变为万病，非为一途，故风气以为病长也。"

（30）无常方：方，位也。无常方，即没有固定的病变部位。

（31）然致有风气：马莳注："此皆为风气所致。"

【概要】

本段讨论了风邪的特性及其所致的多种病证。

1. 风邪的特性

（1）善行而数变：风为阳邪，主变动不居，因此它不但能侵犯人体各个部位，而且在其致病过程中又是变化多端的，所以原文指出："其腠理开则洒然寒，闭则热而闷；其寒也则衰食饮，其热也则消肌肉。"

（2）为百病之长：风虽为春季主气，然而四时皆可出现。一切外感病的初期多由风邪所致，且风邪致病又变化多端，"至其变化，乃为他病也"。正因为风气常为外感疾病先见的致病邪气，所以称之为"百病之长"。

2. 多种风病的病因病机及证候

原文说："同为风也，其病各异，其名不同。"这是由于风邪的强弱、致病的时间和部位、兼夹的邪气、患者的体质等多方面因素造成的。

（1）寒热：风邪客于肌表，"藏于皮肤之间"，使腠理开泄则恶寒，饮食减少或不能食，腠理闭则身热、烦闷，甚则消瘦体倦乏力，"名曰寒热"。

（2）热中、寒中：风邪侵犯阳明从经脉上达于目内眦；若其人肥则热闭于内而见目黄身热的"热中"证；其人瘦，则风泄阳衰而见身寒流泪的"寒中"证。

（3）疠风：风邪侵犯太阳经，营卫壅滞，脉道不利，化热腐肉而成为肌肤肿起，溃烂，麻木不仁，"鼻柱坏、面色败"的"疠风"病。

（4）藏府之风：藏府各以其所主的时令感受风邪，或"风中五藏六府之俞"，都可形成藏府之风。

（5）偏风：风邪"各入其门户之中，则为偏风"。原文以脑风、目风、漏风、内风、首风、肠风、泄风为例，说明风邪通过风府、目系、头面、肠等不同的"门户"及中风时所处"眠寒、饮酒""新沐""入房汗出"等不同的致病环境而产生的多种病证。

【按语】

《内经》中"风"字有广义和狭义两种。广义之"风"乃是四时气候，外感邪气或外感病的通称，例如《素问·上古天真论》的"虚邪贼风""八风"，《素问·平人气象论》"脉滑曰病风"，《灵枢·九宫八风》的"风""实风""虚风"，《灵枢·寿天刚柔》"病在于阳者，命曰风"等。然而更多见的则是狭义之"风"，即外感邪气之一种，与寒、暑、湿、燥等并列，篇所论之"风"即属于此。就狭义之"风"而言，又有作为病因的风邪和作为病证的风病两种含义，本篇所谓"风之伤人也""风者善行而数变""风气藏于皮肤之间"等的"风"或"风气"，是指风邪而言；而藏府之"风""内风"等的"风"字，则是指风病或风证。由于《内经》风病皆指外感风邪或外感风邪兼内伤的病证，因此，与后世以内伤为主的所谓"中风"或"类中风"等病证的概念是不同的，不应混淆。

关于"疠风"，本篇所述尚欠完整，当参阅《内经》有关篇章及注文。例如《素问·脉要精微论》的"脉风成为疠"，《素问·长刺节论》："病大风，骨节重，须眉堕，名曰大风。刺肌肉如故，汗出百日；刺骨髓，汗出二百日，须眉生而止针。"《灵枢·四时气》："疠风者，素刺其肿上，已刺，以锐针针其处，按出其恶气，肿尽乃止。常食方食，无食他食。"等等。另外，姚止庵曾说："风病惟此为厉，故名疠风，今人有此病者，多是父母相传。"指出了"疠风"传染的途径，是对《内经》论述的必要补充。

[162]《素问·风论第四十二》　帝曰：五藏风之形状不同者何？愿闻其诊⁽¹⁾及其病能⁽²⁾。岐伯曰：肺风之状，多汗恶风，⁽³⁾色皏然白，⁽⁴⁾时咳短气，昼日则差，暮则甚，⁽⁵⁾诊在眉上，其色白。⁽⁶⁾心风之状，多汗恶风，焦绝^{①(7)}善怒吓^②，赤色，病甚则言不可快，⁽⁸⁾诊在口^③，其色赤。肝风之状，多汗恶风，善悲^④，色微苍，嗌干⁽⁹⁾，善怒⁽¹⁰⁾，时憎女子，⁽¹¹⁾诊在目下，⁽¹²⁾其色青。脾风之状，多汗恶风，身体怠惰，⁽¹³⁾四支不

欲动，色薄微黄，不嗜食，诊在鼻上，⁽¹⁴⁾其色黄。肾风之状，多汗恶风，面庞然浮肿，⁽¹⁵⁾脊痛⑤不能正立，其色炲⁽¹⁶⁾，隐曲不利，⁽¹⁷⁾诊在肌上⑥，⁽¹⁸⁾其色黑。胃风之状，颈多汗恶风，⁽¹⁹⁾食饮不下，鬲塞不通，⁽²⁰⁾腹善满，失衣则䐜胀，食寒则泄，⁽²¹⁾诊形瘦而腹大。⁽²²⁾

首风之状，头面多汗恶风，⁽²³⁾当先⑦风一日则病甚头痛，⁽²⁴⁾不可以出内，⁽²⁵⁾至其风日，则病少愈。⁽²⁶⁾漏风之状，或多汗，常不可单衣，⁽²⁷⁾食则汗出，⁽²⁸⁾甚则身汗⑧喘息恶风，⁽²⁹⁾衣常濡，⁽³⁰⁾口乾善渴，⁽³¹⁾不能劳事，⁽³²⁾泄风⑨之状，多汗，汗出泄衣上，口中干，上渍其风⑩，不能劳事，身体尽痛则寒。⁽³³⁾

【校勘】

①焦绝：《医心方》卷三第一引《小品方》作"憔悴"，"焦"通"憔"，"悴"通"脆"，古写作"胞"，"胞"与"绝"形近致误。可据改。

②善怒吓：《甲乙经》卷十第二上作"善怒"，无"吓"字。《医心方》卷三第一引《小品方》作"喜悲"。按《灵枢·本神》"心气虚则悲，实则笑不休"之理，当改作"善悲"二字。

③口：《三因方》卷二引文及《素问直解》并作"舌"。按《素问·阴阳应象大论》"心主舌"。可据改。

④善悲：《医心方》卷三第一引《小品方》作"喜怒"，义长，可据改。

⑤脊痛：此前应据《甲乙经》卷十第二上及《太素》卷二十八诸风状论补"腰"字。

⑥肌上：应据《太素》卷二十八诸风状论改作"颐上"。

⑦当先：应据《甲乙经》卷十第二上及《太素》卷二十八诸风状论乙转作"先当"。

⑧身汗：《圣济总录》卷十三引此作"身寒"。可据改。

⑨泄风：《新校正》："疑此'泄风'乃'内风'也。按本论前文

先云漏风、内风、首风，次言入中为肠风，在外为泄风。今有泄风而无内风；孙思邈载内风乃此泄风之状，故疑此'泄'字'内'字之误也。"可据改。

⑩上渍其风：《素问识》："四字未详，或恐是衍文。"可据删。

【注释】

（1）诊：张介宾注："凡察病之法，皆谓之诊。"

（2）病能：能，通"态"。病能，即病状或证候。

（3）多汗恶风：吴昆注："风能疏泄，故多汗；既伤于风，故恶风。"马莳注："故五藏之感风，无不多汗而恶风也。"

（4）䴬（pěng）然白：䴬，杨上善注："白色薄也。"即浅白色。

（5）昼日则差（chāi）暮则甚：差，通"瘥"，病愈。此处作病情减轻理解。王冰注："昼则阳气在表，故差；暮则阳气入里，风内应之，故甚也。"

（6）诊在眉上，其色白：王冰注："眉上，谓两眉间之上，阙庭之部，所以外司肺候，故诊在焉。白，肺色也。"《灵枢·五色》："阙中者，肺也。"

（7）憔悴：心主血脉而舍神，其华在面，风邪耗伤心血神明，故面容憔悴而神气衰疲。

（8）言不可快：指言语謇涩而不流畅。张介宾注："心主舌，病甚则舌本强，故言不可缺。"

（9）嗌干：黄元御注："肝脉循喉咙，入颃颡，风动津耗，故嗌干。"

（10）善怒：黄元御注："肝气不舒，则善怒。"

（11）时憎女子：时，常也。憎，厌恶。吴昆注："肝脉环阴器，肝气治则悦色而欲女子，肝气衰则恶色而憎女子。"憎女子，性欲减退之意。

（12）诊在目下：吴昆注："肝脉支者，从目系下颊里，故诊在目下。"

（13）身体怠惰：惰，通"惰"。张志聪注："脾主肌肉四肢，身体怠惰，四肢不欲动，脾气病也。"

（14）诊在鼻上：鼻上，即鼻之准头，《灵枢·五色》又称为"面王"。王冰注："脾气合土主中央，鼻于面部亦居中，故诊在焉。"

（15）面庞（máng）然浮肿：《素问·评热病论》王冰注："庞然，肿起貌。"张介宾注："风邪入肾，则挟水气上升，故面为浮肿。"

（6）炲（tái）：张志聪注："炲，烟煤黑色也。"

（17）隐曲不利：杨上善注："谓大小便不得通利。"

（18）诊在颐上：腮下颏上曰颐，其色泽候肾。

（19）颈多汗恶风：张介宾注："胃脉从大迎前下人迎，循喉咙入缺盆，故胃风之状，颈必多汗恶风。"

（20）食饮不下，鬲塞不通：指不能进食，如呕吐、噎膈之类。吴昆注："胃主受纳水谷，胃受风则气上涌，故食饮不下，鬲塞不通。"

（21）失衣则䐜胀，食寒则泄：失衣，指不穿衣或衣服单薄。张介宾注："失衣则阳明受寒于外，故为䐜胀。食寒则胃气受伤于内，故为泄泻。"

（22）诊形瘦而腹大：张介宾注："胃者肉其应，胃病故形瘦。腹者胃所居，邪实故腹大。此下当详明六府之病，而止言胃风者，以胃为六府之长，即如本输篇所谓'大肠小肠皆属于胃'之意，胃病则府在其中矣。"

（23）头面多汗恶风：张志聪注："头乃诸阳之会，因沐中风，则头首之皮腠疏而阳气弛，故多汗恶风也。"

（24）先当风一日则病甚头痛：张介宾注："凡患首风者，止作无时，故凡于风气将发，必先风一日面病甚头痛，以阳邪居于阳分，阳性先而速也。"

（25）不可以出内：王冰注："不可以出室屋之内者，以头痛甚而不喜外风故也。"

（26）至其风日，则病少愈：风日，指气候剧变之时。少愈，即稍微减轻。黄元御注："至其风发之日，表气疏泄则病少愈也。"

（27）多汗常不可单衣：张志聪注："饮酒者，胃气先行皮肤，先充络脉，或因胃气热而腠理疏，或络脉满而阴液泄，故常多汗也。酒性悍热，与风气相搏，故虽单衣而亦不可以常服。"黄元御注："皮毛蒸泄，常不可单衣，身体烦热故也。"

（28）食则汗出：吴昆注："食入于阴，长气于阳，故汗出。"

（29）甚则身寒喘息恶风：饮酒中风，湿热蒸迫，汗出过多而表阳虚，则身寒恶风；湿热犯肺则气壅喘息。

（30）衣常濡：常，通"裳"。濡，湿渍。张介宾注："汗出不止，故衣濡。"

（31）口干善渴：吴昆注："汗既外濡于衣，则津液内亡，故口干善渴。"

（32）不能劳事：能，通"耐"，不耐劳事，就是劳动即疲乏难支的意思。吴昆注："不能劳事者，一则风热伤其筋，一则汗多衰弱也。"

（33）身体尽痛则寒：则，此作"而"字解。吴昆注："汗出多，则无液以养筋，故身体尽痛；汗多亡阳，故令寒。"

【概要】

本段叙述了五藏风、胃风、首风、漏风、内风的主要证候及其诊断要点。

1. 风证的共同表现及其机理

（1）汗出恶风。这是因为风邪外入首先客于肌表，开泄腠理，损伤卫气所致。

（2）证候多样，变化迅速。这是因为风邪善行而数变，它可以侵犯人体的各个部位，也可以同其他邪气合而为病，从而出现或寒或热或虚或实等证型。

2. 各种风证的证候特点

（1）五藏风：主要表现为各藏功能失常的证候及其相应的色泽变化。例如肺风"时咳短气"而眉上色白，心风"善悲""言不可快"而舌色赤，肝风"善怒"而目下色青，脾风"身体怠惰""不嗜食"而鼻上色黄，肾风"面庞然浮肿，腰脊痛"而颐上色黑等。

（2）胃风：以胃府纳化水谷的功能障碍为主，如"食饮不下""食寒则泄""形瘦而腹大"等。

（3）首风：头痛先风一日则病甚，"至其风日则减轻"。

（4）漏风：饮酒而伤风，"湿热内蕴而表气虚，故以烦热、汗多、口干、不耐劳作为主证。

（5）内风：房劳汗出中风，除可具肾风的证候外，还见汗多、口干、身痛而寒冷、不耐劳作等证候。

【按语】

本篇所论诸风，详略不等，且有些仅有病名而无证候，因此当结合《内经》他篇和后世医著中的有关记载进行学习。同时，本篇文字错简衍误之处较多，除应做必要的校勘外，学习时应着重掌握其医理的基本精神，勿过于受文字的拘泥。

［163］《素问·病能论篇第四十六》　帝曰：善。有病身热解㑊$^{(1)}$，汗出如浴，$^{(2)}$恶风少气，$^{(3)}$此为何病？岐伯曰：病名曰酒风$^{(4)}$。帝曰：治之奈何？岐伯曰：以泽泻、术$^{(5)}$各十分$^{(6)}$，麋衔$^{(7)}$五分，合以三指撮，$^{(8)}$为后饭。$^{(9)}$

【注释】

（1）热解（xiè）㑊：张介宾注："酒性本热，过饮而病，故令身热。湿热伤于筋，故解㑊。"

（2）汗出如浴：张介宾注："湿热蒸于肤腠，故汗出如浴。"汗出如浴，形容大汗淋漓，遍及全身。

（3）恶风少气：少气，指气少乏力，王冰注："风气外薄，肤腠复开，汗多内虚，瘅热熏肺，故恶风少气。"伤风则卫虚腠开，故恶风，热蒸则汗多津泄，故少气。

（4）酒风：王冰注："饮酒中风者也。风论曰：'饮酒中风，则为漏风。'是亦名漏风也。"

（5）泽泻、术：术，白术。张介宾注："泽泻味甘淡，性微寒，能渗利湿热。白术味甘苦、气温，能补中燥湿止汗。"

（6）十分：分，古时重量。张介宾注："十分者，倍之也，五分者，减半也。"

（7）麋（mí）衔：药名。吴昆注："麋衔，一名薇衔，麓治风湿筋痿。"

（8）合以三指撮：吴昆注："合，修合也。三指撮，言如三指宽一撮也。"即三药为末混合，用三个指头摄取药末作为一次剂量。

（9）为后饭：王冰注："饭后药先，谓之后饭。"即先服药，后吃饭，取胃气载药周于全身之意。

【概要】

本段论述了酒风的证候及治疗。

酒风的证候是，身热恶风，汗出如浴，懈惰少气。此乃湿热内蒸，风邪外搏，卫弱气虚所致。治疗酒风的方药，以泽泻、白术十分，麋衔五分共为末，饭前送服三指撮，有清热除湿，祛风止汗之功。

[164]《灵枢·热病第二十三》 偏枯(1)，身偏不用而痛，言不变，志①不乱，(2)病在分腠之间，②(3)巨针(4)取之，益其不足，损其有余，乃可复(5)也。痱(6)之为病也，身无痛者③，四肢不收，(7)智乱不甚，其言微知，(8)可治；甚则不能言(9)，不可治也。病先起于阳，后入于阴者，先取其阳，后取其阴，(10)浮而取之。④(11)

【校勘】

①志：应据《甲乙经》卷十第二下及《千金方》卷八第一改作"智"。《太素》卷二十五热病说作"知"，通"智"。可证。

②分腠之间：此后应据《诸病源候论》卷一风偏枯候并参考《千金方》卷八第一及校语等补"宜温卧取汗"五字。

③身无痛者：应据《诸病源候论》卷一风痱候改作"身体无痛"。

④浮而取之：应据《甲乙经》卷十第二下改作"必审其气之浮沉而取之"十字。

【注释】

（1）偏枯：病名。以半身不遂，患侧渐致枯瘦为主证。《诸病源候论》卷一风偏枯候："风偏枯者，由血气偏虚，则腠理开，受于风湿，风湿客于半身，在分腠之间，使血气凝涩，不能润养。久不瘥，真气去，邪气独留，则成偏枯。其状半身不遂，肌肉偏枯，小而痛，言不变，智不乱是也。"

（2）言不变，智不乱：即言语如常，神识清楚。张介宾注："若言不变，志不乱，则病不在藏而在于分肉腠理之间。"

（3）温卧取汗：即多盖衣被而卧，以暖气助其出汗。

（4）巨针：即大针。《灵枢·九针论》："九曰大针，取法于锋针。其锋微员，长四寸，主取大气不出关节者也。"

（5）可复：马莳注："可复予无病也。"

（6）痱（féi）：病名，又称风痱。以肢体废而不用，感觉丧失为主证。

（7）身体无痛，四肢不收：不收，不能收缩、伸展以运动。马莳注："上节偏枯曰痛，而此痱病曰不痛，下节身偏不用，两此曰四肢俱不收，此其所以为偏枯与痱病之辨也。"

（8）智乱不甚，其言微知：言微知，意为言语中有少数是明白话。张介宾注："智乱不甚，其言微有知者，神气未为全去，犹可治也。"

（9）不能言：指神昏而舌强不语。张志聪注："甚则不能言者，邪入于藏，不可治也。"

（10）先取其阳，后取其阴：取于阳，指浅刺以治表病；取于阴，指深刺以治里病。张介宾注："此治必先其本也……此下不言先起于阴者，盖病始于阴。其中藏也，多不可治，故不复言之。"

（11）必审其气之浮沉而取之：即根据病气的浅深变化而确定针刺的法则。

【概要】

本段简述了偏枯和痱病的证候、治则和预后。

1. 偏枯

（1）证候：半身不遂、疼痛，神清言明。

（2）预后：病位在分腠，针刺可复。

（3）治则：巨针取之，益其不足，损其有余。

2. 痱病

（1）证候：四肢不收、不痛。轻者神微乱，言欠明，重者神昏，不能言。

（2）预后：轻证可治，预后好；重者难治，预后差。

（3）治则："必审其气之浮沉而取之"，即根据病变的浅深变化而确定针刺的法则。

【按语】

"偏枯"和"痱"，后世医家多归属于"风"病类。然而考《内经》原文，"偏枯"多由感受虚邪或内伤情志、饮食所致，属虚实夹杂证。而"痱"则以内伤为主，重在正虚。二者与一般外感风邪所致的病证是不同的。本篇对此二病的论述简略，尚须结合他篇有关的原文加以分析综合，才可能获得《内经》对此二病的较为完整的认识。例如《灵枢·刺节真邪》："虚邪偏客于身半，其入深，内居荣卫，荣卫稍衰，则真气去，邪气独留，发为偏枯。其邪气浅者，脉偏痛。"《灵枢·九宫八风》："其有三虚而偏中于邪风，则为击仆偏枯矣。"《素问·生气通天论》："阳气者，大怒则形气绝而血菀于上，使人薄厥。有伤于筋，纵，其若不容，汗出偏沮，使人偏枯。"《素问·通评虚实论》："凡治消瘅、仆击、偏枯、痿厥、气满发逆，肥贵人则高梁之疾也。"《素问·脉解篇》"内夺而厥，则为瘖俳（同"痱"），此肾虚也"等等。

楼英《医学纲目》指出："痱，废也。痱，即偏枯之邪气深者。痱与偏枯是二疾，以其半身无气荣运，故名偏枯；以其手足废而不收，故名痱。或偏废，或全废，皆曰痱也。""中风，世俗之称也。其症卒然仆倒，口眼㖞斜，半身不遂，或舌强不言，唇吻不收是也。然名各有不同，其卒然仆倒者，经称为'击仆'，世又称为'中'，乃初中风时如此也。其口眼㖞斜，半身不遂者，经称为'偏枯'，世又称为'左瘫''右痪'及'腰腿风'，乃中倒后之证，邪之浅者如此也。其舌强不言，唇吻不收者，经称为'痱病'，世又称为'风懿''风气'，亦中倒后之症，邪之深者如此也。"此论比较切合临床。还应指出，"偏枯"和"痱"亦有单独出现，而非"卒中"之后遗症者，不可不知。治疗除针刺外，后贤创制的小续命汤、地黄饮子、补阳还五汤等，皆可选用。

三、痹病

[165]《素问·痹论篇第四十三》　黄帝问曰：痹之安生？(1)岐伯对曰：风寒湿三气杂至，(2)合而为痹(3)也。其风气胜(4)者为行痹(5)，寒气胜者为痛痹(6)，湿气胜者为着痹(7)也。帝曰：其有五者，何也？岐伯曰：以冬遇此(8)者为骨痹，以春遇此者为筋痹，以夏遇此者为脉痹，以至阴(9)遇此者为肌痹，以秋遇此者为皮痹。帝曰：内舍五藏六府，何气使然？岐伯曰：五藏皆有合，(10)病久而不去者，内舍于其合也。故骨痹不已，复感于邪，(11)内舍于肾；筋痹不已，复感于邪，内舍于肝；脉痹不已，复感于邪，内舍于心；肌痹不已，复感于邪，内舍于脾；皮痹不已，复感于邪，内舍于肺。所谓痹者，各以其时，重①感于风寒湿之气也。

凡痹(12)之客五藏者，肺痹者，烦满(13)，喘而呕(14)；心痹者，脉不通，烦则心下鼓，(15)暴上气而喘，(16)嗌干，善噫(17)，厥气上则恐；(18)肝痹者，夜卧则惊，(19)多饮，数小便，(20)上为引如怀；(21)肾痹者，善胀，尻以代踵，脊以代头；(22)脾痹者，四支解㑊，发咳呕汁，(23)上为大塞。(24)肠痹者，数饮而出不得，(25)中气喘争，时发飧泄。(26)胞痹(27)者，少腹膀胱按之内痛，若沃以汤，(28)涩于小便，(29)上为清涕。(30)

阴气者，静则神藏，躁则消亡。(31)饮食自倍，肠胃乃伤。(32)淫气喘息，痹聚在肺；(33)淫气忧思，痹聚在心；淫气遗溺，痹聚在肾；淫气乏竭(34)，痹聚在肝；淫气肌绝(35)，痹聚在脾。诸痹不已，亦益内也。(36)其风气胜者，其人易已也。(37)帝曰：痹，其时有死者，或疼久者，或易已者，其故何也？岐伯曰：其入藏者，死，(38)其留连筋骨间者，疼久，(39)其留皮肤间者，易已⁽⁴⁰⁾。帝曰：其客于六府者，何也？岐伯曰：此亦其食饮居处，为其病本⁽⁴¹⁾也。六府亦各有俞，⁽⁴²⁾风寒湿气中其俞，而食饮应之，⁽⁴³⁾循俞而入，各舍其府也。

帝曰：以针治之奈何？岐伯曰：五藏有俞，六府有合，⁽⁴⁴⁾循脉之分，各有所发，各随^②其过，⁽⁴⁵⁾则病瘳⁽⁴⁶⁾也。

【校勘】

①重：应据《甲乙经》卷十第一上删。

②随：应据《甲乙经》卷十第一上及《太素》卷二十八痹论改作"治"。

【注释】

(1) 痹之安生：之，结构助词，无义。安，怎样。全句意为，痹病是怎样产生的。

(2) 三气杂至：杂，错杂。至，到。马莳注："风寒湿之三邪气错杂而至。"

(3) 合而为痹：马莳注："合之于体而痹生。"本篇后文有营卫之气"不与风寒湿气合，故不为痹"之语，故"合而为痹"，指风寒湿三邪气与人体营卫相搏，阻闭经络，而合生痹病。

(4) 风气胜：胜，超过。风气胜，即风气超过寒湿二气，就是以风气为主的意思。下文"寒气胜""湿气胜"仿此。

(5) 行痹：张志聪注："风者善行而数变，故其痛流行而无定处。"

(6) 痛痹：张介宾注："阴寒之气，客于肌肉筋骨之间，则凝结不散，阳气不行，故痛不可当，即痛风也。"

(7) 着痹：着，有附着不移、留着难去的意思。张介宾注："着痹者，肢体重着不移，或为疼痛，或为顽木不仁。"

(8) 遇此：指感受风寒湿三气。

(9) 至阴：杨上善注："至阴，六月，脾所主也。"

(10) 五藏皆有合：王冰注：肝合筋，心合脉，脾合肉，肺合皮，肾合骨。久病不去，则入于是。"

(11) 复感于邪：姚止庵注："风寒湿之邪，由外入内，筋骨受痹，

第七章 病症

若更感外邪，则必内及于肝肾。"

（12）痹：此"痹"指痹气。

（13）烦满：满，通"懑"。烦满，即烦闷不舒。高世栻注："肺脉起于中焦，为心之盖，故肺痹者烦满。"

（14）喘而呕：高世栻注："肺主呼吸，脉循胃口，肺痹故喘而呕。"

（15）烦则心下鼓：烦，有"动"之义。心下，即心藏所居之处。高世栻："鼓，犹'动'也。"心下鼓，即心下悸。心脉闭阻而邪气内搏，故心中悸动不宁。

（16）暴上气而喘：暴，突然发作。黄元御注："火炎金伤，肺失收降之令，暴上气而喘。"

（17）善噫（ài）：噫，即嗳气。张志聪注："心主噫。心气上逆而出，则善噫也。"

（18）厥气上则恐：吴昆注："厥气上者，肾气逆上也。心火衰则肾水乘之，故令恐。"

（19）夜卧则惊：黄元御注："肝主筋，夜卧则血归于肝，血舍魂，肝病而魂不守舍，故夜卧则惊。"惊，指惊骇、惊醒。

（20）多饮、数小便：高世栻注："木郁则热，故多饮。郁而不升，故数小便。"

（21）上为引如怀：黄元御注："肝脉抵小腹，挟胃，上贯鬲，布胁肋。肝病尅脾，脾气胀满，上引胁肋如怀胎妊也。"

（22）善胀，尻以代踵，脊以代头：踵，足跟。姚止庵注："今邪着于肾，气闭不行，一身尽胀，但可坐而不可行，但能俯而不能仰，如踵以尻，而头以脊也。善胀之状，乃至于此。"

（23）发咳呕汁：张琦注："发咳呕汁者，脾病胃受之，胃逆于肺，故咳而呕吐清水也。"

（24）上为大塞：上，指上焦部位。高世栻注："脾气不能转输，则肺不能通调，故上为大塞。"

（25）数饮而出不得：出不得，指小便涩少不利。张志聪注："小肠为心之府而主小便，邪痹于小肠，则火热郁于上而为数饮，下为小便不得出也。"

（26）中气喘争，时发飧泄：姚止庵注："人之饮食，上入必下出。今邪入二肠，气痹不行，不能下达，中气壅闭，喘急争乱，食饮内停，不能变化，时或下出，则为飧泄，皆二肠气痹，不能传送所致也。"

（27）胞痹：胞居膀胱前下方为贮尿、排尿之所。胞痹，即胞气不通之证。

（28）少腹膀胱，按之内痛，若沃以汤：沃，浇也。汤，热水。姚止庵注："膀胱居少腹之内，故云'少腹膀胱'。内痛若沃以汤者，火也。火盛故不可按也。"

（29）涩于小便：指小便不利。

（30）上为清涕：张志聪注："膀胱之脉，从巅入脑，脑渗则为涕。上为清涕者，太阳之气痹闭于下，不能循经而上升也。"

（31）阴气者，静则神藏，躁则消亡：张介宾注："阴气者，藏气也。五藏者，所以藏精神魂魄志意者也。人能安静，则邪不能干，故精神完固而内藏。若躁扰妄动，则阴气耗散，神志消亡，故外邪得以乘之，五藏之痹因而生矣。"

（32）饮食自倍，肠胃乃伤：张介宾注："六府者，所以受水谷而化物者也。若过用不节，致伤肠胃，则六府之痹因而生矣。"

（33）淫气喘息，痹聚在肺：高世栻注："此淫气内乱，致有五藏之痹，以明静则神藏，躁则消亡之意。"意思是过用肺气而见气喘等证，是邪气乘虚内聚而痹阻于肺藏所致。后痹聚四藏之义仿此。

（34）乏竭：筋力衰疲。

（35）肌绝：马莳注："肌气阻绝，正以脾主肌。"

（36）诸痹不已，亦益内也：诸痹，指前述五体之痹。益，更加。张琦注："承上言不必复感，但不已，亦即内舍所合也。"

（37）其风气胜者，其人易已也：张介宾注："风为阳邪，可以散之，故易已。然则寒湿二痹，愈之较难，以阴邪留滞，不易行也。"

（38）其入藏者，死：黄元御注："入藏者，神气消亡，故死。"

（39）其留连筋骨间者，疼久：留连，留滞不去之意。吴昆注："筋骨痛久，邪深入也。"

（40）其留皮肤间者，易已：王冰注："皮肤易已，以浮浅也。"

（41）病本：此指致病的根源，即病因。

（42）六府亦各有俞：亦，助词，无义。张介宾注："俞言周身之穴，凡邪可入，皆谓之俞，非荥俞、背俞之谓。"

（43）食饮应之：姚止庵注："然俞为六府之门户，风寒湿气固易于中，而苟无饮食不节之患，则所入者亦仅至毫腠而止。惟起居不密，饥饱失时，六府之气先已不固，而后风寒湿气乃得从而入之也。"

（44）五藏有俞，六府有合：俞，俞穴。合，合穴。张介宾注："五藏有俞，六府有合，乃兼藏府而互言也。"

（45）各有所发，各治其过：姚止庵注："过，犹过失。"即患病的部位。马莳注："循藏府经脉所行之分，各有所发病之经，乃随其病之所在而刺之。"

（46）病瘳（chōu）：病愈。

【概要】

本段论述了痹病的病因、病机、分类、预后、针刺原则和藏府痹的证候。

1. 痹的病因病机

（1）病因："风寒湿三气杂至""各以其时，感于风寒湿之气也"，说明风寒湿三气结合侵犯人体是痹的基本病因。同时原文所谓"风寒湿气中其俞，而食饮应之""此其亦食饮居处，为其病本也"等又说明饮食、起居、劳倦、情志等各种内伤因素也是形成痹病，特别是痹邪内入藏府的重要条件。

（2）病机：风寒湿侵犯人体后，同人体的营卫相搏，阻滞气血运行，从而引起痹病的发生，所以原文强调"合而为痹也"，并用了"内舍""留连'"循俞而入"等语。

2. 痹的分类及预后

痹病分类的依据：一是按主要邪气和证候特点分类，如"其风气胜者为行痹，寒气胜者为痛痹，湿气胜者为着痹也"；二是按感邪时令和发病部位分类，如"以冬遇此者为骨痹""故骨痹不已，复感于邪，内舍于肾"等。三是按病变所在的主要藏府分类，如五藏痹、肠痹、胞痹等。

痹病的预后主要取决于三点，一是邪气侵犯的部位，如"其入藏者死，其留连筋骨间者疼久，其留皮肤间者易已"；二是感受邪气的差异，如"其风气胜者，其人易已也"，若以寒邪、湿邪为主者，病程就会长一些；三是痹病的久暂，"病久而不去者，内舍于其合也""诸痹不已，亦益内也"，说明痹病日久，邪气深入则预后差，若痹病新发则易治而预后良好。

3. 五藏痹和肠痹、胞痹的证候

（1）五藏痹：主要表现为藏气阻滞，功能障碍的证候，如肺痹"烦满，喘而呕"，心痹"脉不通，烦则心下鼓"等。

（2）肠痹：表现为大小肠气滞，传化失常的证候，如"数饮而出不得，中气喘争，时发飧泄"。

（3）胞痹：表现为膀胱气化不行，经气不利的证候，如"少腹膀胱按之内痛，若沃以汤。涩于小便，上为清涕"。

4. 痹的针刺原则

"五藏有俞，六府有合"，治痹不仅取某藏府经脉之穴，还可根据痹发部位，"各治其过"。

【按语】

痹，有闭塞不通之义。"痹"字在《内经》中用法甚广，除了作病名外，还可指病理证候。在作为病名使用时，又有广义和狭义之分。广义之"痹"，包括一切藏府器官组织气机阻滞之疾，如"食痹""喉痹""五藏痹""肠痹"等，《灵枢·寿夭刚柔》所谓"病在阴者，命曰痹"亦属此类。狭义之"痹"，即本篇所述由风寒湿三气侵犯人体，导致血气不行，经络壅闭，而表现为肢体疼痛、麻木、肿胀、关节活动受限等证候的一类病证。

《新校正》指出，本篇从"凡痹之客五藏者"至"淫气肌绝，痹聚在脾"一段，"全元起本在阴阳别论中，此王氏之所移也"。《太素》将此段列入卷三阴阳杂说，并置于《素问·阴阳别论》一段原文之后。可见，此段文字原非《素问·痹论》之文，乃王冰因此段内有藏府"痹"之名，而本篇又有"内舍于五藏六府"之语，便轻率地移入《素问·痹论》篇中。殊不知，藏府'痹'乃广义之"痹"，多产生于内伤，而以藏府气机阻滞的证候为主；本篇的"行痹""痛痹""着痹"及五体之"痹"则为狭义之"痹"，乃"感于风寒湿之气"，以肢体疼痛、不仁、寒冷、发热等为主证。明确了二者概念的异同，对于我们正确理解和运用本篇原文是有裨益的。

[166]《素问·痹论篇第四十三》　帝曰：善。痹，或痛或不痛或不仁，或寒或热，[(1)]或燥或湿，[(2)]其故何也？岐伯曰：痛者寒气多也[①]，有寒故痛也，[(3)]其不痛不仁者，病久入深，荣卫之行涩，经络时疏，[(4)]故不通[②]，[(5)]皮肤不营，故为不仁。[(6)]其寒者，阳气少，阴气多，[(7)]与病相益，[(8)]故寒也。其热者，阳气多，阴气少，病气胜，阳遭[③]阴，[(9)]故为痹热[(10)]。其多汗而濡[(11)]者，此其逢湿甚也，阳气少，阴气盛，两气相感，[(12)]故汗出而濡也。帝曰：夫痹之为病，不痛何也？岐伯曰：痹在于骨则重，在于脉则血凝而不流，在于筋则屈不伸，在于肉则不仁，在于皮则寒。故具此五者，则不痛也。[(13)]凡痹之类，逢寒则虫[④]，逢热则纵。[(14)]帝曰：善。

【校勘】

①寒气多也：应据《甲乙经》卷十第一下及《太素》卷二十八痹论改作"其寒气多"。

②通：应据《甲乙经》卷十第一下及《太素》卷二十八痹论改作"痛"字。

③遭：应据《甲乙经》卷十第一下改作"乘"字。

④虫：应据《甲乙经》卷十第一下及《太素》卷二十八痹论改作"急"。

【注释】

（1）或寒或热：即有的患处寒冷，有的患处发热。

（2）或燥或湿：即有的皮肤干燥，有的皮肤湿润。

（3）其寒气多，有寒故痛也：张介宾注："寒多则血脉凝滞，故必为痛。"张志聪注:"上'寒'字言天之寒邪,下'寒'字言人之寒气。"

(4)经络时疏:黄元御注:"病久入深,经脉不利,营卫之行涩,经络时常空疏。"

(5)故不痛:张介宾注:"营卫之行涩,而经络时疏,则血气衰少,血气衰少则滞逆亦少,故为不痛。"

(6)皮肤不营,故为不仁:杨上善注:"仁者,亲也、觉也。营卫及经络之气疏涩不营皮肤,神不全于皮肤之中,故皮肤不觉痛痒,名曰不仁。"

(7)阳气少,阴气多:此就患者体质的阴阳盛衰而言,下"阳气""阴气"仿此。张介宾注:"凡病寒者,不必尽由于外寒,但阳气不足,阴气有余,则寒从中生。"

(8)与病相益:益,增益、助长。李中梓注:"痹病本属阴寒,若阳气不足之人,则寒从内起,与外病相助益,故寒也。"

(9)病气胜,阳乘阴:胜,通"盛"。乘,犹胜也。此句是说:虽然痹邪较盛,但是患者偏亢的阳气胜过阴邪。张志聪注:"人之阳气盛,而遇天之阴邪,则邪随气化而为痹热矣。"

(10)痹热:痹病发热。

(11)濡:此处指皮肤湿润。

(12)两气相感:感,指感召,此处指阴气与湿热相结合。李中梓注:"两气者,身中之气与外客之气,两气皆阴,互相感召,故汗出。"

(13)故具此五者,则不痛也:杨上善注:"此为不痛之痹。"疼痛虽是痹的常见证候,但在上述五种情况下,痹病也可不痛。

(14)逢寒则急,逢热则纵:急,拘急,加重。纵,弛纵、缓解。吴昆注:"寒则助其阴气,故筋挛而急;热则助其阳气,故筋弛而纵。"

【概要】

本段论述了痹病的主要证候及其病机。

1. 痹病疼痛的机理

感受"寒气多",寒则血凝涩不通,筋脉拘急掣引,故疼痛明显。

2. 痹病不痛不仁的机理

"病久入深，营卫之行涩，经络时疏"，说明痹病日久，气血不足，经络空虚，邪正抟结阻滞程度亦轻，故反而不觉疼痛。同时，痹邪所在的部位不同，其表现亦异，如在骨则沉重，在脉则血流不利，在筋则屈不伸，在肉则不仁，在皮肤则寒冷或不仁，这也是五体痹的临床特点。

3. 痹病身冷的机理

患者素体阳弱阴盛，而痹邪亦属阴，以阴助阴，故肢体寒冷。

4. 痹病身热的机理

患者素体阳盛阴弱，虽痹邪较盛，但体质偏盛之阳胜过感受的阴邪，从而使体内的风寒湿气转化为风湿热气，痹病患者，表现出发热的证候。

5. 痹病身汗出的机理

患者素体阳弱阴盛，若感受的湿气重，则体质偏盛之阴与外湿之阴相互为用，导致汗多而肤润。

6. 环境变化对痹病证候的影响

由于痹病是阴邪（风寒湿）客于皮肉脉筋骨所致，因此，外界环境的阴阳变化对痹病证候的轻重有明显的影响，"逢寒则急，逢热则纵"就是对这种影响的高度概括。

[167]《灵枢·周痹第二十七》　黄帝问于岐伯曰：周痹之在身也，上下移徙，随脉其①上下，左右相应，间不容空，(1)愿闻此痛在血脉之中邪(2)？将在分肉之间乎？何以致是？其痛之移也，间不及下针；(3)其恫痛(4)之时，不及定治(5)，而痛已止矣。何道使然？愿闻其故。岐伯答曰：此众痹也，非周痹也。黄帝曰：愿闻众痹。岐伯对曰：此各在其处，(6)更发更止，更居更起，(7)以右应左，以左应右，非能周也，(8)更发更休也。黄帝曰：善。刺之奈何？岐伯对曰：刺此者，痛虽已止，必刺其处，勿令复起。(9)

帝曰：善。愿闻周痹何如？岐伯对曰：周痹者，在于血脉之中，随脉以上，随脉以布，不能左右，各当其所。[(10)]黄帝曰：刺之奈何？岐伯对曰：痛从上下者，先刺其下以过[②]之，后刺其上以脱之；[(11)]痛从下上者，先刺其上以过[②]之，后刺其下以脱之。黄帝曰：善。此痛安生？何因而有名？岐伯对曰：风寒湿气，客于外[③]分肉之间，迫切而为沫，[(12)]沫得寒则聚，聚则排分肉而分裂也，[(13)]分裂则痛，痛则神归之，[(14)]神归之则热，热则痛解，[(15)]痛解则厥，[(16)]厥则他痹发，发则如是。帝曰：善。余已得其意矣[④]。此内不在藏，而外未发于皮，[(17)]独居分肉之间，真气不能周，[(18)]故命曰周痹。

故刺痹者，必先切循其下之六经[⑤]，[(19)]视其虚实及大络之血结而不通，[(20)]及虚而脉陷空者而[⑥]调之，熨而通之，[(21)]其瘛坚[⑦]转引而行之。[(22)]

【校勘】

①其：应据《太素》卷二十八痹论删。

②过：应据《太素》卷二十八痹论改作"遏"。

③外：应据《甲乙经》卷十第一上及《太素》卷二十八痹论删。

④帝曰：善。余已得其意矣：张介宾说："'帝曰，善。余已得其意矣'九字，乃下文之误复于此者，今删去之"。考此后正为帝问"何因而有名"之答语，故张说可从。

⑤其下之六经：《甲乙经》卷十第一上作"其上下之大经"，于义为长，可据改。

⑥而：应据《太素》卷二十八痹论删。

⑦其瘛坚：应据《甲乙经》卷十第一上改作"其瘛紧者"四字。

【注释】

（1）间不容空：间，指间隔的时间。空，即空隙。全句意为痹病在全身的转移频繁迅速，连小空隙都不存在。

（2）邪：张介宾注："邪，'耶'同。"疑问助词。

（3）间不及下针：下针，进针。杨上善注："间不及下针者，痹痛之中，未及下针，其痛已移也。"

（4）恺（xù）痛：恺，同"畜""蓄"，聚积之意。丹波元简注："恺痛，谓聚痛也。"

（5）定治：指确定穴位以针刺。

（6）各在其处：指众痹之邪散在各处为患。

（7）更发更止，更居更起：更发更止，指痹痛或发或停，在时间上的交替。更居更起，指痹痛此起彼伏，在部位上的转移。

（8）非能周也：指不能像周痹那样，邪随经脉流行而周遍全身。张介宾注："不能周遍上下，但或左或右，更发更休，患无定所。"

（9）必刺其处，勿令复起：张介宾注："必刺其处，谓刺其原痛之处也。治从其本，故可勿令复起。"

（10）不能左右，各当其所：言周痹不能像众痹那样左右转移及有固定的部位。

（11）先刺其下以遏之，后刺其上以脱之：遏，阻遏病势。脱，拔除病根。马莳注："其脉从上而下，当先刺其下之痛处以遏绝之，后乃刺其上之痛处以脱痛根，而不使之复下。"下句之意仿此。

（12）迫切而为沫：迫，压迫。切，贴近，引申为按压。沫，津液变化的病理产物，即后世所谓痰饮、水湿之类。本句指风寒湿气客于分肉之间，压迫津液而成为汁沫。

（13）排分肉而分裂也：排，排挤。本句谓汁沫因寒气而停聚于分肉之间，从而排挤四周分肉，使其受压而胀裂。

（14）痛则神归之：马莳注："痛则心专在痛处，而神亦归之。"神归之，指神气通达于痛处。

（15）神归之则热，热则痛解：马莳注："神归即气归也，所以痛处作热，热则痛散而暂解。"

（16）痛解则厥：虽此处疼痛缓解，而邪气仍随经脉而逆行于他处。张介宾注："然其逆气仍在，故痛虽解而厥未除。"

（17）此内不在藏，而外未发于皮：指周痹之邪内未深入于藏府，而外未发泄于皮肤。

（18）独居分肉之间，真气不能周：张志聪注："真气者，五藏元真之气，三焦通会于肌腠之间，所受于天，与谷气并而充身者也。邪、沫凝聚于腠理，则真气不能充身，故曰周，谓因痹而不周也。"

（19）切循其上下之大经：指用手沿着痛处所过经脉的上下进行触按，以诊断病情。

（20）大络之血结而不通：指病变大络中血气瘀滞不通的状况。

（21）熨而通之：指把药加热后外敷患处以温通经络而止痛的治法。

（22）其瘈紧者，转引而行之：其瘈紧者，指患部筋脉拘紧挛急者。转引而行之，指通过针刺或导引使经气恢复正常运行。

【概要】

本篇介绍了周痹和众痹病机、证候及针刺的特点和诊治痹病的法则。

1. 众痹和周痹特点及针刺法

（1）病机：众痹、周痹虽同为风寒湿气客于人体致病，但众痹邪气"各在其处""各当其所"，即邪居部位较固定，不能周遍全身，而周痹邪气"在于血脉之中""内不在藏，而外发于皮，独居分肉之间，真气不能周"。

（2）证候：二者都以阵发性的肢体疼痛为主证，但众痹之痛"各在其处，更发更止，更居更起，以左应右，以右应左""其痛之移也，间不及下针，其慉痛乏时，不及定治，而痛已止矣"，即疼痛部位多，时发时止，左右相应，痛处移动极快；而周痹之痛"随脉以上，随脉以下，不能左右"，即是沿着经脉上下游走性的疼痛。

（3）针刺：刺众痹，"痛虽已止，必刺其处，勿令复起"；刺周痹，先刺后痛之处以遏止病势传变，后刺先痛之处以拔除病根。

2. 痹的诊治举例

（1）诊断："先切循其上下之大经"，以确定其病位和虚实状况。

（2）治疗："视其虚实"而"调之""熨而通之""其瘈紧者，转引而行之"，即根据其具体病情扶正驱邪，选用针刺、药熨、导引等法治之。

【按语】

楼英《医学纲目》认为：本篇"黄帝曰：善。此痛安生……真气不能周，故名曰周痹"一段，应前移于"非能周也，更发更休也"之下，其中"周痹"当作"众痹"，"帝曰：善。余已得其意矣"九字应删。这样，不仅众痹"更发更休""间不容空"的机理得以阐发，而且众痹之邪"独居分肉之间"，周痹之邪"在于血脉之中"的病位明确，从而全篇层次清淅，医理贯通，因而是值得进一步探讨的。另外，本篇的"周痹""众痹"，并非《素问·痹论》所述风寒湿痹之外的痹病，而是从另一角度对痹病的分类和命名而已，因此，当互观之。

四、痿病

[168]《素问·痿论篇第四十四》　黄帝问曰：五藏使人痿⁽¹⁾何也？岐伯对曰：肺主身之皮毛，心主身之血脉，肝主身之筋膜⁽²⁾，脾主身之肌肉，肾主身之骨髓。故肺热叶焦①，则②皮毛虚弱急③薄着，⁽³⁾则生痿躄⁽⁴⁾也；心气热，则下脉厥而上，⁽⁵⁾上则下脉虚，虚则生脉痿，枢折挈④，⁽⁶⁾胫纵而不任地也；⁽⁷⁾肝气热，则胆泄口苦，⁽⁸⁾筋膜干，筋膜干则筋急而挛，发为筋痿；⁽⁹⁾脾气热，则胃干而渴，肌肉不仁，⁽¹⁰⁾发为肉痿；肾气热，则腰脊不举，⁽¹¹⁾骨枯而髓减，发为骨痿。

帝曰：何以得之？岐伯曰：肺者藏之长也，为心之盖也，⁽¹²⁾有所失亡，所求不得，则发肺鸣，⁽¹³⁾鸣则肺热叶焦，故曰五藏因肺热叶焦⑤发为痿躄，此之谓也⑥。悲哀太甚则胞络绝，⁽¹⁴⁾胞络绝则阳气内动⁽¹⁵⁾，发则心下崩，数溲血也，⁽¹⁶⁾故《本病》⁽¹⁷⁾曰：大经空虚，发为肌⑦痹，传为脉痿。⁽¹⁸⁾思想无穷，所愿不得，意淫于外，⁽¹⁹⁾入房太甚，宗筋弛纵，⁽²⁰⁾发为筋痿，及为白淫⁽²¹⁾，故《下经》⁽²²⁾曰：筋痿者，生于肝⑧使内⁽²³⁾也。有渐于湿，以水为事，⁽²⁴⁾若有所留，居处相⑨湿，⁽²⁵⁾肌肉濡渍，痹而不仁，⁽²⁶⁾发为肉痿，故《下经》曰：肉痿者，得之湿地也。有所远行劳倦，逢大热⁽²⁷⁾而渴，渴则阳气内伐，[28]内伐则热舍于肾，肾者水藏也，今水不胜火，[29]则骨枯而髓虚，故足不任身，[30]发为骨痿，故《下经》曰：骨痿者，生于大热也。。

帝曰：何以别之？岐伯曰：肺热者，色白而毛败；心热者，色赤而络脉溢[31]；肝热者，色苍而爪枯；脾热者，色黄而肉蠕动[32]；肾热者，色黑而齿槁。

帝口：如夫子言可矣。论言治痿者独取阳明，[33]何也？岐伯曰：阳明者，五藏六府之海，主闰宗筋，[34]宗筋主束骨而利机关也；[35]冲脉者，经脉之海也，主渗灌溪谷[36]与阳明合于宗筋。[37]阴阳揔宗筋之会，[38]会于气街，而阳明为之长，[39]皆属于带脉而络于督脉。[40]故阳明虚则宗筋纵，带脉不引[41]，故足痿不用也。帝曰：治之奈何？岐伯曰：各补其荥而通其俞，[42]调其虚实，和其逆顺。筋脉骨肉，各以其时受月，[43]则病已矣。帝曰：善。

【校勘】

①肺热叶焦：应据《甲乙经》卷十第四补作"肺气热，则叶焦"六字，与下文各节句式一律。

②则：此前应据《甲乙经》卷十第四补"焦"字。

③急：与上下"虚弱""薄著"等字义不相协，疑衍，当删。

④枢折挈：王冰注文："故膝腕枢纽如折去而不相提挈。"是王注所据原文"挈"上本有"不"字，可据补。

⑤故曰五藏因肺热叶焦：《甲乙经》卷十第四无此九字，应据删。

⑥此之谓也：应据《甲乙经》卷十第四删。

⑦肌：《太素》卷二十五五藏痿作"脉"，为是。

⑧生于肝：应据《太素》卷二十五五藏痿删。

⑨相：《甲乙经》卷十第四作"伤"。可从。

【注释】

（1）痿：吴昆注："痿与'萎'同，弱而不用之意。"

（2）筋膜：张介宾注："盖膜犹幕也，凡肉理藏府之间，其成片联络薄筋，皆谓之膜，所以屏障血气者也。"筋膜，具有约束关节以司运动及联缀形体组织等作用。

（3）皮毛虚弱薄着：薄着，为附着之意。此句谓肺热津伤，皮毛失养而衰败干枯附着于形骸上。张志聪注："著者，皮毛燥著，而无生转之气。"

（4）痿躄（bì）：病证名，又叫皮痿。汪昂注："肺主皮毛，传精布气，肺热叶焦，则不能传精于皮毛，故虚弱急薄，皮肤燥着，而痿躄不能行，犹木皮剥，则不能行津于枝干而枯也。"

（5）下脉厥而上：张志聪注："心气热则气惟上炎，心主脉，故脉气亦厥而上矣，上则身半以下之脉虚而成脉痿也。"

（6）枢折不挈（qiē）：枢，喻指髋、膝等大关节。挈，提举。王冰注："膝腕枢纽如折去而不相提挈。"

（7）胫纵而不任地也：王冰注："胫筋纵缓而不能任用于地也。"任地，即在地上站立行走。

（8）胆泄口苦：张介宾注："胆附于肝，肝气热则胆汁溢泄，故为口苦。"

（9）发为筋痿：姚止庵注："痿之为义似属弛缓，挛急亦痿者，急则拘缩而不能伸，与弛无异，故亦能痿也。"筋急而挛，日久不解者，筋膜渐致枯痿而不复能运用。

（10）胃干而渴，肌肉不仁：张介宾注："脾与胃以膜相连而开窍于口，故脾气热则胃干而渴。脾主肌肉，今热畜于内则精气耗伤，故肌肉不仁。"

（11）腰脊不举：张志聪注："肾主藏精，肾气热则津液燥竭矣。腰者肾之府，是以腰脊不能伸举。"

（12）肺者藏之长也，为心之盖也：杨上善注："肺在五藏之上，是心之盖；主气，故为藏之长也。"

（13）有所失亡，所求不得，则发肺鸣：有所失亡，所求不得，指遇到失意之事或欲望得不到满足，因而心情抑郁不畅。张志聪注："有所失亡，所求不得，则心志靡宁，而火气炎上，肺乃心之盖，金受大刑，即发喘鸣而肺热叶焦矣。"

（14）悲哀太甚则胞络绝：绝，阻绝不通。张琦注："胞络者，心包络之脉也。悲则心系急，故心包络绝。"

（15）阳气内动：指热气动藏。《素问·举痛论》："悲则心系急，肺布叶举，而上焦不通，荣卫不散，热气在中。"

（16）心下崩，数溲血：崩，毁坏溃败。张琦注："心包主血，心热内动其血，故内崩而溲溺下血。"

（17）《本病》：王冰注："本病，古经论篇名也。"

（18）发为脉痹，传为脉痿：杨上善注："尿血致令脉虚为脉痹，传为脉痿。"即先为脉气虚少不利，久则脉痿不用。

（19）意淫于外：姚止庵注："邪思妄想，意淫而已，虽无事实，而精气已为之动摇。"

（20）宗筋弛纵：杨上善注："入房太甚，遂令阴器弛纵也。阴为诸筋之宗，故宗筋伤则为筋痿。"此处宗筋，即与前阴相连的大筋。《素问·厥论》："前阴者，宗筋之所聚。"

（21）白淫：王冰注："白淫，谓白物淫衍如精之状，男子因溲而下，女子阴器中绵绵而下也。"白淫包括白浊、滑精、带下等。

（22）《下经》：王冰注："下经，上古之经名也。"

（23）使内：杨上善注："使内者，亦入房。"即性交过度。

（24）有渐于湿，以水为事：渐，近也。王冰注："业惟近湿，居处泽下，皆水为事也。"此二句是说在水湿环境中生活或工作。

（25）居处伤湿：指居处潮湿伤人。

（26）肌肉濡渍（zì），痹而不仁：渍，浸泡。张介宾注："脾主肌肉而恶湿，湿着于肉，则卫气不荣，故肌肉顽痹，而为肉痿。"

（27）逢大热：适值炎热的气候或环境。

（28）阳气内伐：伐，攻击，引申损伤。吴昆注："阳气内伐，谓阳气内伐其阴也。"

（29）水不胜火：姚止庵注："水以制火，然火盛则烁水，而水愈虚火愈炽。是故劳倦热渴，阳火内炽，水不能胜而肾亏矣。"

（30）足不任身：任，承担。任身，即承担身体的重量。姚止庵

注："肾主骨，骨借髓以强，身凭足以任。肾亏则髓虚，髓虚则骨枯而足无力以任身，是名骨痿也。"

（31）络脉溢：杨上善注："络脉，心之所主也。络脉胀见为溢也。"

（32）肉蠕（rú）动：蠕，张介宾注："微动貌。"肌肉微颤动，乃脾热津乏肌肉失养之象。

（33）治痿者，独取阳明：独，作语助，犹"其"。取，治疗，此处指针刺。阳明，即足阳明胃经。《灵枢·根结》："故痿疾者，取之阳明。"

（34）主闰宗筋：闰，同"润"。姚止庵注："言藏府资水谷以化气血而养人，宗筋借以滋润焉。"

（35）主束骨而利机关：束，约束。机关，指大关节。张介宾注："宗筋者，前阴所聚之筋也，为诸筋之会，凡腰脊溪谷之筋，皆属于此，故主束骨而利机关也。"

（36）主渗灌溪谷：张志聪注："溪谷者，大小分肉腠理也。冲脉起于胞中，上循背里，为经络之海。其浮而外者，渗灌于溪谷之间。"

（37）与阳明合于宗筋：王冰注："冲脉循腹侠脐傍各同身寸之五分而上，阳明脉亦侠脐旁各同身寸之一寸五分而上，宗筋脉于中，故云与阳明合于宗筋也。"

（38）阳明揔宗筋之会：揔，同"总"。马莳注："凡阳经阴经总与宗筋而相会。"张介宾注："宗筋聚于前阴。前阴者，足之三阴、阳明、少阳及冲、任、督、跷九脉之所会也。"

（39）会于气街，而阳明为之长：气街，足阳明经气冲穴。张琦注："阴阳诸脉总会于宗筋，归于气街而阳明为之主，以藏府皆受气于阳明，冲脉之血亦阳明所灌输也。"

（40）皆属于带脉而络于督脉：张志聪注："带脉起于季胁，围身一周，如束带然。三阴三阳、十二经脉，与奇经之任督冲维经循于上下，皆属带脉之所约束。督脉起于会阴，分三歧为任冲，而上行腹背，是以冲、任、少阴、阳明，与督脉皆为连络。"

（41）不引：引，收引、牵拉。高世栻注："不引者，不能延引而环约也。"

（42）各补其荥而通其俞：黄元御注："诸经之所溜为荥，所注为俞。治痿虽独取阳明，而脉肉筋骨各有所主，如脉痿则兼治手少阴，肉痿则兼治足太阴，筋痿则兼治足厥阴，骨痿则兼治足少阴。各补其荥穴，以滋经阴；通其俞穴，以泄经热。"

（43）各以其时受月：张琦注："时受月，旺月也。"吴昆注："既调其虚实，和其逆顺，病邪散去，而天真之气不能骤复……各以其时受气则病已也。"即五体痿各在其藏气当旺之时得时气之助，正气渐复而病愈。

【概要】

本篇论述了痿病的病因、病机、分类、证候及治疗。

1. 痿的病因病机

（1）病因：所谓"有所失亡，所求不得""悲哀太甚""入房太甚""远行劳倦"等，说明情志、劳倦、房事等方面内伤，是痿病的主要病因。而"有渐于湿，以水为事""逢大热而渴"等，说明外感湿热等邪亦是成痿的不可忽视的原因。

（2）病机：由于五体受五藏所主，故五藏内热阴亏，是五体痿弱不用的基本病机。所谓"肺热叶焦""下脉虚""筋膜干""胃干而渴""骨枯而髓减"等，揭示了五藏气血、津液、精髓等因热灼而亏损不足，导致了皮肉筋骨脉失养而痿弱不用。因此，痿病的证候主要表现于形体，其病变重心则在五藏的热和虚。

2. 痿的分类及其病机证候

（1）痿躄（皮痿）：病机为"肺热叶焦"，气津两伤，"皮毛虚弱薄着"。证候为手足痿弱不用，喘鸣"色白而毛败"。

（2）脉痿：病机为"心气热""胞络绝""阳气内动""心下崩""大经空虚"。证候为"枢折不挈，胫纵不能任地""数溲血""色赤而络脉溢"。

（3）筋痿：病机为"肝气热""胆泄""筋膜干"。证候为筋"急而挛"或"宗筋弛纵""白淫""色苍而爪枯"。

（4）肉痿：病机为"脾气热""胃干""肌肉濡渍"而失养。证候为渴，"肌肉不仁""色黄而肉蠕动。"

（5）骨痿：病机为"肾气热""阳气内伐""水不胜火，则骨枯而髓虚"。证候为"腰脊不举""足不任身"，口渴，"色黑而齿槁"。

3. 痿的治疗

（1）取阳明：痿病是宗筋弛纵不收的表现。足阳明胃是"五藏六府之海"气血生化之源；冲脉为"经脉之海也，主渗灌溪谷与阳明会于宗筋，"带脉、督脉与全身阴宗经脉亦会于宗筋，然而阳明为全身经脉之长，"阳明虚则宗筋纵"，所以治痿要取阳明胃经的穴位。

（2）调荣俞："各补其荣而通其俞，调其虚实，和其逆顺"，说明治痿还应根据病变部位选取相应经脉的荣穴、俞穴而补泻之。

（3）各以其时受月：痿属慢性虚损疾病，治疗时必须耐心调养，待虚损的藏气得时气之助而渐复，则痿病自愈。

五、厥病

[169]《素问·厥论篇第四十五》 黄帝问曰：厥[1]之寒热者，何也？岐伯对曰：阳气衰于下，[2]则为寒厥；阴气衰于下，则为热厥。帝曰：热厥之为热也，必起于足下者，[3]何也？岐伯曰：阳气[4]起①于足五指之表[5]，阴脉[6]者，集于足下而聚于足心，[7]故阳气胜，则足下热也。[8]帝曰：寒厥之为寒也，必从五指而上于膝者，何也？岐伯曰：阴气起于五指之里，[9]集于膝下而聚于膝上②，故阴气胜，则从五指至膝上寒。其寒也，不从外，皆从内也。[10]

帝曰：寒厥何失而然[11]也？岐伯曰：前阴者，宗筋之所聚，[12]太阴阳明之所合也。[13]春夏则阳气多而阴气少，秋冬则阴气盛而阳气衰。此人者质壮，[14]以秋冬夺于所用，[15]下气上争不能复，[16]精气溢下，邪气因从之而上也；[17]气因③于中，[18]阳气衰，不能渗营[19]其经络，阳气日损[20]，阴气独在，故手足为之寒也。帝曰：热厥何如而然也？岐伯曰：酒入于胃，则络脉满而经脉虚，[21] 脾主为胃行其津液者也，阴气虚则阳气入，[22] 阳气入则胃不和，胃不和则精气竭，[23] 精气竭则不营其四支也。此人必数醉若饱以入房，[24] 气聚于脾中不得散，酒气与谷气相薄，热盛于中，故热遍于身，内热而溺赤也。[25] 夫酒气盛而慓悍，肾气有[4]衰，阳气独胜，故手足为之热也。

帝曰：厥，或令人腹满，或令人暴不知人[26]，或至半日远至一日乃知人者，何也？岐伯曰：阴气盛于上则下虚，[27] 下虚则腹胀[5]满。[28] 阳气盛于上，[29] 则下气重上而邪气逆，[30] 逆则阳气乱，阳气乱则不知人也。[31]

【校勘】

①起：《新校正》："按《甲乙经》阳气'起于足'作'走于足'，'起'当作'走'。"可从。

②集于膝下而聚于膝上：律上节"阴脉者，集于足下而聚于足心"，此句前应补"阳脉者"三字。

③因：《太素》卷二十六寒热厥作"居"。为是。

④有：应据《甲乙经》卷七第三改作"日"。

⑤胀：应据《甲乙经》卷七第三及《千金》卷十四第五删。

【注释】

（1）厥：此作病名。厥病所赅甚广，本篇是指以手足寒冷或发热，或昏不知人为主证的内伤病证。

（2）阳气衰于下：此句是对寒厥病机的高度概括。《灵枢·本神》"肾气虚则厥"。阳气衰于下，当指下焦藏府（主要指肾）的阳气虚衰。下句"阴气衰于下"，义仿此。

（3）起于足下：起，开始。足下，即足心。张介宾注："热为阳邪而反起于阴分，故问之。"

（4）阳气：此处指足三阳经之气。

（5）足五指之表：即五个足趾的外侧。

（6）阴脉：此处指足三阴经之脉。

（7）集于足下而聚于足心：集同"聚"。足下同足心。意为足三阴的经脉会聚足心。

（8）故阳气胜，则足下热也：此句"阳气"指经、藏而言，"阳气胜"乃"阴气衰于下"所致。张介宾注："若阳气胜则阴气虚，阳乘阴位，故热厥必从足下始。凡人病阴虚者，所以足心多热也。"下段寒厥"从五指至膝上寒"义仿此。

（9）阴气起于五指之里：指足三阴经起于足趾的内侧。

（10）其寒也，不从外，皆从内也：从外，指外感所致。从内，指内伤所致。姚止庵注："阳虚则阴胜，阴胜则寒矣。然寒本于阳虚，故云'从内'。"

（11）何失而然：失，过失，此处引申为病因，即后文"秋冬夺于所用"之类。

（12）前阴者，宗筋之所聚：杨上善注："大便处为后阴，阴器为前阴也。宗，总也。人身大筋总聚为前阴也。"

（13）太阴阳明之所合也：高世栻注："阳明主润宗筋，而阳明胃府水谷之精，又借太阴脾土以运行，故宗筋乃太阴阳明之所合也。"

（14）此人者质壮：质，形体。张志聪注："此寒厥人者，因恃其质壮，过于作劳。"

（15）秋冬夺于所用：秋冬阴盛阳衰，以收藏为用。夺于所用，指由于房劳过度或强力劳作，使秋冬违失了收藏之用。杨上善注："于秋冬阳气衰时，入房太甚有伤，故曰夺于所用。"

（16）下气上争不能复：下气，指肾中阳气。《说文解字》段玉裁注："凡言争者，谓引之使归于己也。"张介宾注："精虚于下则取足于上，故下气上争也。去者太过，生者不及，故不能复也。"

（17）精气溢下，邪气因从之而上也：张介宾注："精溢则气去，气去则阳虚，阳虚则阴胜为邪，故寒气因而上逆矣。"

（18）气居于中：杨上善注："寒邪之气因虚上乘，以居其中。以寒居中，阳气衰虚。"

（19）渗营其经络：渗，渗灌。营，营运。杨上善注："夫阳气者，卫气也。卫气行于脉外，渗灌经络以营于身。"

（20）日损：即日渐亏损。

（21）络脉满而经脉虚：李中梓注："经脉在内，深而不见，属阴者也；络脉在外，浮而可见，属阳者也。酒者熟谷之液，其气悍疾为阳，故先充络脉，酒热伤阴，故络脉满而经脉也。"本句意在指出饮酒易致人体阳盛阴虚、脾胃受损的病理。

（22）阴气虚则阳气入：张志聪注："不从脾气通调于经脉，则阴气虚矣。悍热之气反从外而内，则阳气入矣。"

（23）胃不和则精气竭：张琦注："酒性悍烈，伤其脾阴，胃之阳热复归入之，则脾阴不能和胃阳，故精气竭乏。"

（24）此人必数醉若饱以入房：杨上善注："此人，谓手足热厥之人。数经醉酒及饱食，酒谷未消入房，气聚于脾藏。"

（25）故热遍于身，内热而溺赤也：马莳注："热盛于中，故热偏于身，自内形外也，其内热以溺赤为验。"

（26）暴不知人：张介宾注："猝然昏愦也。"即突然昏倒而不省人事。

（27）阴气盛于上则下虚：高世栻注："阴寒之气盛于上，则上下皆阴，而阳气虚于下。"

（28）下虚则腹满：阳气虚于下则气滞水停，故腹满胀。高世栻注："以明腹满而为寒厥之意。"

（29）阳气盛于上：指上焦的阳气偏亢。

（30）下气重上而邪气逆：吴昆注："重，并也。邪气气失其常之名也。"本句谓下焦阴虚所生之热邪上逆与上焦已亢之阳气合并而为患。

（31）阳气乱则不知人也：阳气者精则养神，上焦阳气被邪气所扰，则神志昏乱而不知人，高世栻注："以明暴不知人而为热厥之意。"

【概要】

本段论述了寒厥热厥的病因、病机及证候。

1. 病因

（1）寒厥："此人者质壮，以秋冬夺于所用"，即秋冬妄施劳作或房事太过，阳气失于收藏所致。

（2）热厥："此人必数醉若饱以入房"，即酗酒或过饱后，肆行房事，阴精内耗所致。寒厥、热厥均由内伤所致，故原文指出："不从外皆从内也。"

2. 病机

"阳气衰于下，则为寒厥；阴气衰于下，则为热厥。"指出寒厥、热厥的基本病机。

由于秋冬失于收藏，下焦阳气损伤，肾气不固，"精气溢下"，加重了肾阳虚，阴寒之气上逆于中焦，渐致"阳气衰，不能渗营其经络"，四肢失去温养而成寒厥。由于"数醉若饱以入房"，肾精耗泄，同时"酒气盛而慓悍""与谷气相薄"，中焦"阴气虚则阳气入"，即使"胃不和"，而精气亏乏"不营其四肢"，又加重了肾中阴虚阳亢的病变，渐成"热盛于中"而"手足为之热"的热厥。原文还具体介绍了寒厥之寒"必起于足下"，热厥之热"必从五指而上于膝""或令人腹满""或令人暴不知人"等证候的具体机理。

3. 主要证候

（1）寒厥：手足寒冷，五趾至膝上先寒，"精气溢下""腹满"等。

（2）热厥：手足发热。足心先发热，溺赤，重者"热偏于身""暴不知人"等。

【按语】

"厥"字本义是"逆气"（《说文》）。《素问·方盛衰论》亦说："是以气多少，逆皆为厥。"因此，在《内经》中凡属气机逆乱者，无论病机、证候或病名皆可称"厥"。作为病名的"厥"所赅病种甚多，其主证亦不同，本篇所述"寒厥""热厥"是以手足或寒或热为主证的，属于诸厥病中之轻而始发者。至于本篇后文中的"六经之厥"及"厥逆"，他篇的薄厥、煎厥（《素问·生气通天论》、《素问·脉解篇》）、阳厥（《素问·病能论》）、暴厥（《素问·大奇论》）、大厥（《素问·调经论》）、尸厥（《素问·缪刺论》）等，虽同为"厥"病，其病因、病机、证候、治疗、预后等，与本篇"寒厥""热厥"大不相同，当详审而明辨之。另外，《伤寒论》所述之"厥"，虽继承了《素问·厥论》的一些基本学术观点，但又有新的发展，二者亦不宜混为一谈。

风、痹、痿、厥被后世医家合为"《内经》四大证",在中医内科学中占有重要的地位,值得深入研究和探讨。

[170]《素问·缪刺论篇第六十三》 邪客于手足少阴、太阴、足阳明之络,此五络皆会于耳中,⁽¹⁾上络左角。⁽²⁾五络俱竭,⁽³⁾令人身脉皆动①,而形无知也,⁽⁴⁾其状若尸,或曰尸厥⁽⁵⁾。刺其足大指内侧爪甲上去端如韭叶,⁽⁶⁾后刺足心,⁽⁷⁾后刺足中指②爪甲上各一痏,⁽⁸⁾后刺手大指内侧,去端如韭叶,⁽⁹⁾后刺手心主③、少阴锐骨之端⁽¹⁰⁾各一痏,立已。不已,以竹管吹其两耳。④⁽¹¹⁾鬄其左角之发方一寸,燔治,⁽¹²⁾饮以美酒⁽¹³⁾一杯,不能饮者,灌之立已。⁽¹⁴⁾

【校勘】

①身脉皆动:此后应据《千金》卷三十第四及《针灸资生经》卷五尸厥补"如故"二字,与王冰注语"身脉犹如常人而动也"义合。

②足中指:足中指胃经无俞穴,《医心方》卷二"厉兑在足大指次指之端""主暴厥欲死,口息脉动如故,其形无知"。据此,当改作"足大指次指"。

③心主:应据《甲乙经》卷五第三及《太素》卷二十三量缪刺删此二字。

④以竹管吹其两耳:推寻上下文义,此句下疑脱"立已。不已"四字。《针灸资生经》卷五尸厥引文有此四字,当据补。

【注释】

(1) 此五络皆会于耳中:杨上善注:"手少阴通里,入心中,系舌本,孙络至耳中;足少阴经至舌本,皮部络入耳也;手太阴正别,从喉咙,亦孙络入耳中;足太阴经,连舌本下,散舌下,亦皮部络入耳中;足阳明经上耳前,过客主人前,亦皮部络入耳中。此之五络,入于耳中,相会通已,上络于左角。"

(2) 上络左角:王冰注:"出络左额角也。"

(3) 五络俱竭:竭读作"è"。此句是指邪客头窍,致五络气机不通。王冰注："五络闭结而不通。"

（4）身脉皆动如故，而形无知也：形无知，即昏倒而失去知觉。王冰注："言其卒冒闷而如死尸，身脉犹如常人而动也。"张琦注："邪客于五络，闭塞神气出入之道故然。"

（5）尸厥：张介宾注："上下离竭，厥逆气乱，昏愦无知，故名尸厥。"

（6）足大指内侧爪甲上去端如韭叶：去端如韭叶，指距离趾甲尖约一分处。王冰注："谓隐白穴，足太阴之井也。"

（7）后刺足心：足心，王冰注："谓涌泉穴，足少阴之井也。"马莳注："夫自脾以至于心，其刺皆有先后，故皆指之曰后也。"

（8）足大指次指爪甲上各一痏（wěi）：足大指次指爪甲上，张介宾注："足阳明之井，厉兑穴也。"痏，针灸后穴位上留下的瘢痕。因此，凡刺灸一穴一次为一痏。此"各一痏"，指在左右厉兑穴各刺一次。

（9）手大指内侧去端如韭叶：王冰注："谓少商穴，手太阴之井也。"

（10）手少阴锐骨之端：王冰注："谓神门穴，在掌后锐骨之端陷者中，手少阴之俞也。"

（11）以竹管吹其两耳，立已：张介宾注："以小竹管纳对耳孔用力吹之，勿令气泄，所以温助五络，气可复通也。"

（12）鬄（tì）其左角之发方一寸，燔治：张介宾注："鬄，剃同。左角之发，五络之血余也。燔治，烧治为末也。"剃发燔治，即后世的"血余炭"，有活血、止血，通络利窍的作用。

（13）饮以美酒：美酒，好酒。王冰注："酒者，所以行药势，又炎上而内走于心，心主脉，故以美酒服之。"

（14）不能饮者，灌之立已：指神昏不能张口自饮的病人，要强使其张口而灌服之。张志聪注："酒者热谷之悍液也；卫者，水谷之悍气也。故饮酒者，随卫气先行皮肤，先充络脉。故饮以美酒一杯，以通卫气，荣卫运行，则其人立疎（疎疑为"苏"字之误）矣。"

【概要】

本段介绍了"尸厥"的主证、病机和治法。

1. 尸厥的主证

"令人身脉皆动如故，而形无知也，其状若尸"，指出尸厥的主要表现是神昏而形体无知觉，但全身脉动如常。

2. 尸厥的病机

邪客于心、肺、脾、肾、胃五经的络脉，此五络皆会于耳中，上络左角，邪客头窍络脉，致五络气血皆骤然不通，遂成"尸厥"。

3. 尸厥的治疗

（1）针刺法：依次针刺脾、肾、胃、肺四经的井穴，最后刺心经的俞穴神门。其中，胃、心两经穴位是左右各刺一痏，其他三经则刺右侧穴位，属于缪刺法。

（2）吹耳法："以竹管吹其两耳"，使络气畅通。

（3）左角发酒服法：以患者左额角头发烧存性，用酒送服，以活血通络，开窍醒神。

六、咳喘

［171］《素问·咳论篇第三十八》　黄帝问曰：肺之令人咳，何也？岐伯对曰：五藏六府皆令人咳，非独肺也。帝曰：愿闻其状[1]。岐伯曰：皮毛者，肺之合也，皮毛先受邪气，邪气以从其合也；[2]其寒饮食入胃，从肺脉上至于肺[3]则肺寒，肺寒则外内合邪，[4]因而客之，则为肺咳。[5]五藏各以其时受病，[6]非其时各传以与之。[7]人与天地相参，[8]故五藏各以治时感于寒则受病，微则为咳，甚者为泄为痛。[9]乘秋则肺先受邪，[10]乘春则肝先受之[11]，乘夏则心先受之，乘至阴[12]则脾先受之，乘冬则肾先受之。

帝曰：何以异[13]之？岐伯曰：肺咳之状，咳而喘息有音，甚则唾血[14]。心咳之状，咳则心痛，喉中介介如梗①状，[15]甚则咽肿喉痹。⁽¹⁶⁾肝咳之状，咳则两胁，甚则不可以转，转则两肤下满。⁽¹⁷⁾脾咳之状，咳则右胁^②下痛，⁽¹⁸⁾阴阴引肩背，⁽¹⁹⁾甚则不可以动，动则咳剧。肾咳之状，咳则腰背相引而痛，甚则咳涎。⁽²⁰⁾帝曰：六府之咳奈何？安所受病？岐伯曰：五藏之久咳，乃移于六府。脾咳不已，则胃受之，胃咳之状，咳而呕，呕甚则长虫出。⁽²¹⁾肝咳不已则胆受之，胆咳之状，咳呕胆汁。⁽²²⁾肺咳不已，则大肠受之，大肠咳状，咳而遗失^③。⁽²³⁾心咳不已，则小肠受之，小肠咳状，咳而失气，气与咳俱失。^{④(24)}肾咳不已，则膀胱受之，膀胱咳状，咳而遗溺。⁽²⁵⁾久咳不已，⁽²⁶⁾则三焦受之，三焦咳状，咳而腹满，不欲食饮。⁽²⁷⁾此皆聚于胃，关于肺，⁽²⁸⁾使人多涕唾而面浮肿，气逆也。⁽²⁹⁾

帝曰：治之奈何？岐伯曰：治藏者治其俞，⁽³⁰⁾治府者治其合，⁽³¹⁾浮肿者治其经。⁽³²⁾帝曰：善。

【校勘】

①梗：应据《太素》卷二十九咳论及《外台》卷十六引《删繁》改作"哽"，义明。

②胁：应据《甲乙经》卷九第三作"肤"为是，可据改。

③失：应据《甲乙经》卷九第三及《太素》卷二十九咳论改作"矢"。

④气与咳俱失：《太素》卷二十九咳论作"气者与咳俱出"为是，可据改。

【注释】

（1）状：情状。此处指"五藏六府皆令人咳"的具体情由。后文"肺咳之状"等"状"字，乃指病状而言。

（2）邪气以从其合也：黄元御注："邪气在表，外束皮毛，皮毛闭敛，则肺气壅阻，缘肺合皮毛，表里同气从其合也。"

（3）从肺脉上至于肺：杨上善注："人肺脉手太阴，起于中焦，下络大肠，还循胃口，上鬲属肺。寒饮寒食入胃，寒气循肺脉上入肺中。"

（4）肺寒则外内合邪：黄元御注："肺寒则饮食与日露之寒，外内合邪。"

（5）因而客之，则为肺咳：黄元御注："因而客居肺部不散，寒闭气阻，则为肺咳，是肺咳之故也。"《灵枢·邪气藏府病形》："形寒寒饮则伤肺，以其两寒相感，中外皆伤，故气逆而上行。"与此同义。

（6）五藏各以其时受病：时，即后文"治时"，就是藏气当旺的时令。姚止庵注："王不受邪，五藏之常也。五藏不虚则已，虚则应王不王，邪乘虚入，是五藏之受病，反在应王之时，故云各以其时受病也。"

（7）非其时各传以与之：咳属肺病，非其时，指非肺藏当旺之时令。张志聪注："如非其秋时，则五藏之邪各与之肺而为咳也。"

（8）人与天地相参：参，应合。张志聪注："人与天地相参也，五藏之气与四时五行之气相合。"

（9）甚则为泄为痛：黄元御注："肺气上逆而为咳，甚则传之大肠，大肠下陷为泄为痛也。"

（10）乘秋则肺先受邪：姚止庵注："乘者，窥伺之意，邪之乘虚为病，亦犹盗之何隙害人。"

（11）先受之：吴昆注："曰先受之，则次传及乎肺而为咳矣。"

（12）至阴：高世栻注："脾为阴中之至阴，寄旺四时。乘至阴，即其旺时也。"

（13）异：异，分也。此引申为辨别。

（14）唾血：即咯血。王冰注："甚则肺络逆，故唾血也。"

（15）喉中介介如哽（gěng）状：哽，食物阻塞在咽而下不去。介介，分隔不通貌。王冰注："少阴之脉起于心中，出属心系，其支别者从心系上侠咽喉，故病如是。"

（16）咽肿喉痹：吴昆注："喉痹，喉肿而痛也。"张琦注："心肺气逆，邪火上冲，故为咽喉之病。"

（17）转则两胠下满：胠在腋下胁上，为肺肝交接处。肝咳乃肝邪上乘于肺，若转侧则肝肺之气更加壅滞不利，故两胠下满。

（18）咳则右胠下痛：人体左右为阴阳藏气升降之所，心肝阳藏行气于左，肺脾阴藏行气于右，右胠下乃肺脾之气升降之所。脾咳则脾肺之气逆滞于右胠下，故痛。

（19）阴阴引肩背：阴阴，王冰注："阴阴然深慢痛也。"引，牵掣。张琦注："肺系于背，故引肩背。"

（20）甚则咳涎：涎，俗称"口水"。张琦注："肾主五液，入脾为涎，浊阴上填，故咳而多涎。"

（21）呕甚则长虫出：张介宾注："长虫，蛕虫也，居肠胃之中，呕甚则随气而上出。"

（22）咳呕胆汁：黄元御注："胆木上逆而尅胃土，则咳呕胆汁，胆汁色黄而味苦。"

（23）咳而遗矢：矢，通"屎"。李中梓注："遗矢者，大便不禁也。"

（24）咳而失气，气与咳俱出：失气，即矢气，俗谓"放屁"。张介宾注："小肠之下，则大肠也。大肠之气，由于小肠之化。故小肠受邪而咳，则下奔失气也。"气者与咳俱出，意为咳嗽的同时矢气。

（25）咳而遗溺：指咳嗽的同时，小便不禁而尿液滴出。吴昆注："邪移于膀胱，则膀胱气弱不能禁固，故遗溺。"

（26）久咳不已：姚止庵注："此总论久咳欠之为害也。咳久则病不止一藏一府而无所不病矣。"

（27）咳而腹满，不欲食饮：张介宾注："久咳不已，则上中下三焦俱病，出纳升降皆失其和，故腹满，不能食饮。"

（28）此皆聚于胃，关于肺：此句乃总结五藏六府咳的基本病机所在，与前段"外内合邪"相照应。聚，会集。关，交通。全句意为：各种咳病都是邪气聚于胃府而通于肺藏所致。张琦注："此统释诸咳也。胃为藏府之海，诸脉侠胃口，故曰聚于胃；藏府受病不传于肺，则不为咳，故曰关于肺。"

（29）使人多涕唾而面浮肿，气逆也：黄元御注："肺逆则多涕，胃逆多唾，浊气郁塞，是以淫泆而化涕唾。肺胃郁升则面浮肿，总因浊气上逆也。"

（30）治藏者治其俞：马莳注："五藏俞穴者，肺俞太渊，脾俞太白，心俞神门，肾俞太溪，肝俞太冲是也。"

（31）治府者治其合：马莳注："六府合者，大肠合曲池，胃合三里，小肠合小海，膀胱合委中，三焦合天井，胆合阳陵泉是也。"

（32）浮肿者治其经：马莳注："若藏府之咳而面浮肿，则随藏府之经穴而各分治之。肺之经穴经渠，大肠之经穴阳溪，胃之经穴解溪，脾之经穴商丘，心之经穴灵道，小肠之经穴阳谷，膀胱之经穴昆仑，肾之经穴复溜，心包络之经穴间使，三焦之经穴支沟，胆之经穴阳辅，肝之经穴中封是也。"高世栻注："举浮肿则涕唾气逆皆在其中，得其治俞治合治经之意而推广之，治咳不难矣。"

【概要】

本篇讨论了咳嗽的病因、病机、分类、证候及针刺法则。

1. 咳嗽的病因病机

（1）病因：外感六淫邪气，即"皮毛先受邪气"；内伤致邪，即"其寒饮食入胃"。内外邪气合客于肺，即可引起咳嗽。同时指出了咳病的发作与季节气候有密切的联系，所谓"人与天地相参，故五藏各以治时感于寒则受病，微则为咳，甚者为泄为痛"，即表明了这一观点。

（2）肺之令人咳：咳为肺病，无论外感或内伤的邪气，侵犯到肺，引起肺气不利，便可发为咳嗽。胃中水谷精气由肺脉上通于肺，因此病理上胃中邪气亦常上犯于肺而咳，所以原文以"此皆聚于胃，关于肺"来概括咳的病机所在。

（3）五藏六府皆令人咳："五藏各以其时受病，非其时各传以与之"；同时，"五藏之久咳，乃移于六府"，所以凡其他藏府的病变影响到肺气不利，就可以使人咳嗽。

2. 咳的分类和证候

原文根据咳的成因及不同兼证，把咳嗽病归纳为五藏咳和六府咳等十一种证型，每一证型又指出该藏（或府）常见的或特异性的证候，如心咳的"心痛"，肝咳的"两胁下痛"，胃咳的"呕甚则长虫出"，膀胱咳的"咳而遗溺"等。最后，原文还指出久咳而致肺胃气逆，可"使人多涕唾而面浮肿"。

3. 咳的针刺法则

"治藏者治其俞，治府者治其合，浮肿者治其经"，指出了按五藏六府的病位分经取穴，是针刺咳病的重要法则。

【按语】

本篇虽为咳病的专论，但其中"外内合邪，因而客之""此皆聚于胃，关于肺""五藏六府皆令人咳，非独肺也"等著名论断，体现了《内经》正确认识主要矛盾和次要矛盾的关系，重视藏府之间的病理联系及自然环境对疾病的影响等学术思想，对其他许多疾病也同样适用，并且指导着后世中医学术理论的发展。

在论述病因时，本篇多次提到寒邪，这表明寒邪是致咳的最常见病邪。然而也认识到，"肺寒"仅是举例而言，寒邪非致咳的唯一邪气，例如《素问·阴阳应象大论》："秋伤于湿，冬生咳嗽""其在天为燥……在变动为咳"。《素问·风论》："肺风之状……时咳短气"。《素问·刺热篇》："肺热病者……热争则喘咳"。《素问·平人气象论》："颈脉动喘疾，咳，曰水"等，说明各种邪气犯肺皆可咳嗽。

关于本篇针刺取穴的原文，张志聪尚有另一种解释。他认为："咳在五藏，当治其俞，五藏之俞，皆在于背"（指足太阳膀胱经上位于背腰部的五藏俞）"合治内府，故咳在六府，取之于合，胃合于三里，大肠合入于巨虚上廉，小肠合入于巨虚下廉，三焦合入于委阳，膀胱合入于委中央，胆合入于阳陵泉；浮肿者，取肺胃之经脉以治之。"此注亦合医理，可资参考。

[172]　《素问·逆调论篇第三十四》　帝曰：人有逆气⁽¹⁾，不得卧⁽²⁾而息有音⁽³⁾者，有不得卧而息无音者，有起居如故⁽⁴⁾而息有音者，有得卧行而喘⁽⁵⁾者，有不得卧不能行而喘者，有不得卧，卧而喘者，皆何藏使然？愿闻其故。岐伯曰：不得卧而息有音者，是阳明之逆⁽⁶⁾也。足三阳者下行，⁽⁷⁾今逆而上行，故息有音也。⁽⁸⁾阳明者，胃脉也，胃者六府之海，⁽⁹⁾其气亦下行，阳明逆，不得从其道，故不得卧也。⁽¹⁰⁾《下经》曰：胃不和，则卧不安，⁽¹¹⁾此之谓也。夫起居如故而息有音者，此肺之络脉逆也。⁽¹²⁾络脉不得随经上下，故留经而

不行，(13)络脉之病人也，微，(14)故起居如故而息有音也。夫不得卧，卧则喘者，是水气之客(15)也，夫水者，循津液而流也，(16)肾者水藏，主津液，(17)主卧与喘也。(18)帝曰：善。

【注释】

（1）逆气：此总括下文"不得卧""息有音""喘"等证而言。马莳注："此言人有逆气诸证，有关于胃者，有关于肺者，有关于肾者之不同也。"

（2）不得卧："卧"有"躺""睡"二义，本篇皆取"躺"义。不得卧，即不能平躺仰卧之意。

（3）息有音：指呼吸气粗有声。张介宾注："夫息有音者，即喘之渐。"

（4）起居如故：就是作息如常，没有"不得卧、不能行"的病状。

（5）得卧行而喘：即能够平躺，但行动则气息喘促。

（6）阳明之逆：指足阳明胃的经、府气逆。

（7）足三阳者下行：张介宾注："足三阳，其气皆下行，足之三阴，其气皆上升，亦天气下降，地气上升之义。"

（8）今逆而上行，故息有音也：张介宾注："故阳明上行者为逆，逆则气连于肺而息有声，此胃气之不降也。"

（9）胃者，六府之海：胃为水谷之海，居传化之首，其他五府所传化之物皆来自于胃，故称胃为六府之海。

（10）阳明逆，不得从其道，故不得卧也：不得从其道，指水谷浊气不能沿正常途径向其他府传化。黄元御注："胃气不降，则经气上逆，不得从其故道而下，经府皆逆，浊气上填，故不得卧也。"

（11）胃不和，则卧不安：即胃气失调就不能安适地躺卧。《素问·评热病论》："不能正偃者，胃中不和也，正偃则咳，上迫肺也"，指出不能平卧（即正偃）的原因就在于胃中逆气上迫于肺，因乎卧则气逆加剧。

（12）此肺之络脉逆也：张志聪注："肺主呼吸，肺之络脉逆，故呼吸不利而息有音也。"

（13）络脉不得随经上下，故留经而不行：马莳注："今络脉不得随经上下，故留于本经，而不能行之别经。"由于邪客于肺，肺中络脉之气不利，导致本经气血壅滞而不能宣散于外。

（14）络脉之病人也，微：张介宾注："病不在胃，亦不在藏，故起居如故。气逆于肺之络脉者，病浅而微，故但为患有音耳。"

（15）水气之客：水气，即水邪。黄元御注："水位在下，而循津液逆行客于肺部，气被水阻，故不得偃卧，卧则气闭而喘作也。"

（16）夫水者，循津液而流也：指水邪在体内总是沿着津液流行的道路而为害的。此句旨在阐述水气引起"卧与喘"的道理。

（17）肾者，水藏，主津液：《素问·水热穴论》："肾者，牝藏也，地气上者属于肾，而生水液也""肾者胃之关也。关门不利，故聚水而从其类也。"肾属水合膀胱，有化气行水的功能，故称为"水藏""主津液"。

（18）主卧与喘也：肾藏气化不行，津液停聚则为水邪，水邪上迫于肺，则喘而不得卧，所以说肾藏"主卧与喘也"。

【概要】

本段论述了喘息、不得卧与肺、胃、肾三藏气逆的关系。

1. 与肺藏的关系

喘息不得卧者属肺病，而单纯息有音者，"此肺之络脉逆也""络脉之病人也，微，故起居如故而息有音也"。

2. 与阳明胃的关系

"不得卧而息有音者，是阳明之逆也。"足阳明经气本应下行，"今逆而上行"，导致肺气不利，则息有音；胃府之气亦下行，若胃气不和而上逆迫肺，则不得平卧。

3. 与肾藏的关系

"肾者水藏主津液"，肾病水停，水气"循津液而流"，上客于肺则为"不得卧，卧则喘"。

【按语】

本段帝设六问，而岐伯答只有三，因此王冰等注家认为是"古之脱简也"。细审本段原文，未答三问之答语，已隐涵于已答三问的答语之中，高世栻便明确指出："不得卧而息有音，由于胃气之逆，则不得卧而息无音，亦由胃气之逆；起居如故而息有音，由于肺络之逆，则得卧行而喘，亦由肺络之逆；不得卧，卧而喘，由于水气之客，则不得卧，不能行而喘，亦由水气之客。帝故默会其义而善之。"

七、痛证

〔173〕《素问·举痛论第二十九》　帝曰：愿闻人之五藏卒痛⁽¹⁾，何气使然？岐伯对曰：经脉流行不止，环周不休，⁽²⁾寒气入经而稽迟，^①泣而不行，⁽³⁾客于脉外则血少，⁽⁴⁾客于脉中则气不通，⁽⁵⁾故卒然而痛。

帝曰：其痛或卒然而止者，或痛甚不休者，或痛甚不可按者，或按之而痛止者，或按之无益者，或喘动应手⁽⁶⁾者，或心与背相引而痛者，或胁肋与少腹相引而痛者，或腹痛引阴股⁽⁷⁾者，或痛宿昔而成积者，⁽⁸⁾或卒然痛死不知人，有少间复生⁽⁹⁾者，或痛而呕者，或腹痛而后泄者，或痛而闭不通⁽¹⁰⁾者。凡此诸痛，各不同形，别之奈何？

岐伯曰：寒气客于脉外则脉寒，脉寒则缩踡，⁽¹¹⁾缩踡则脉绌急⁽¹²⁾，则^②外引小络，故卒然而痛，⁽¹³⁾得炅则痛立止；⁽¹⁴⁾因重中于寒，则痛久矣。⁽¹⁵⁾寒气客于经脉之中，与炅气相薄则脉满，⁽¹⁶⁾满则痛而不可按也；寒气稽留，炅气从上^③，⁽¹⁷⁾则脉充大而血气乱，⁽¹⁸⁾故痛甚不可按也；寒气客于肠胃之间，膜原之下，血不得散，⁽¹⁹⁾小络急引故痛；按之则血气散，⁽²⁰⁾故按之痛止。寒气客于侠脊之脉则深，⁽²¹⁾按之不能及，故按之无益⁽²²⁾也。寒气客于冲脉，冲脉起于关元，随腹直上，⁽²³⁾寒气客则脉不通，脉不通则气因之，故喘动应手矣。⁽²⁴⁾寒气客于背俞之脉⁽²⁵⁾则脉泣，脉泣则血虚，血虚则痛，⁽²⁶⁾其俞注于心，⁽²⁷⁾故相引而痛；按之则热气至，热气至则痛止矣。⁽²⁸⁾寒气客于厥阴之脉，厥阴之脉者，络阴器系于肝，寒气客于脉中则血泣脉急，故胁肋与少腹相引痛矣。⁽²⁹⁾ 厥^④气客于阴股，寒^④气上及少腹，⁽³⁰⁾血泣在下相引，⁽³¹⁾故腹痛引阴股。寒气客于小肠膜原之间、络血之中，血泣不得注于大经，⁽³²⁾血气稽留不得行，故宿昔而成积⁽³³⁾矣。寒气客于五藏，厥逆上泄，⁽³⁴⁾阴气竭，阳气未入，⁽³⁵⁾故卒然痛死不知人，气复反则生矣。⁽³⁶⁾寒气客于肠胃，厥逆上出，⁽³⁷⁾故痛而呕也。寒气客于小肠，小肠不得成聚，⁽³⁸⁾故后泄腹痛矣。热气留于小肠，肠中痛；瘅热焦渴，⁽³⁹⁾则坚干^⑤不得出，⁽⁴⁰⁾故痛而闭不通矣。

【校勘】

①寒气入经而稽迟：《太素》卷二十七邪客作"寒气入焉，经血稽迟"八字。义长，当据改。

②则：此前应据《太素》卷二十七邪客补"绌急"二字。

③上：疑"之"字之误，二字篆文形似易混。

④厥、寒：以上下各节律之，"厥"字不应在句首，疑此二字互倒。

⑤坚干：《儒门事亲》卷十三引作"便坚"，与王冰注"热渗津液，故便坚也"合，可从。

【注释】

（1）五藏卒痛：卒，通"猝"。五藏卒痛，即藏府病变所致的突然疼痛，与风寒湿三气客于体表之痹痛有所区别。

（2）环周不休：指经脉中的气血沿十四经的道路周流不息。姚止庵注："经脉者，气血运行之道路，故言流行不止，环周不休，无病之人常如是也。"

（3）经血稽迟，泣（sè）而不行：《说文·禾部》："稽，留止也。"《说文·辵部》："迟，徐行也。"泣，通"涩"。高世栻注："若寒气入经，而正气稽迟，则血凝泣而不行。"

（4）客于脉外则血少：张志聪注："客于脉外，则脉缩蜷而血少。"

（5）客于脉中则气不通：张志聪注："客于脉中，则脉满而气不

448

通。"张琦注："脉外伤卫，脉中伤营，互文见义。血少则气虚可知，气不通则血亦不行矣，其脉必见迟涩。"二注，互为补充。

（6）喘动应手：喘，此为疾急之意。喘动，指腹部痛处之脉搏动急剧。丹波元简注："盖此指腹中筑动而言。"

（7）阴股：指大腿内侧。

（8）痛宿昔而成积：宿，居住。昔，久远。宿昔，经久之意。积，积块。此句言长期疼痛而逐渐形成积块。

（9）少间（jiàn）复生：少间，隔不多时。复生，指恢复神志。

（10）闭不通：指大便秘结。

（11）脉寒则缩蜷（quán）：缩、蜷同义，收缩不伸之意。黄元御注："寒气客于脉外，阻其卫气，营血失其煦养则脉寒，脉寒则缩蜷不舒。"

（12）脉绌（chù）急：绌，不足。脉绌急，指脉管因收缩而短绌紧急。

（13）绌急则外引小络，故卒然而痛：小络，指从缩蜷绌急之脉上分出的较小的络脉。张志聪注："缩蜷则绌急而外引小络。夫经脉为里，浮而外者为络，外内引急，故卒然两痛也。"

（14）得炅（jiǒng）则痛立止：炅，热也。姚止庵注："寒则收引故缩急，热则气行故痛止也。"

（15）因重中于寒，则痛久矣：吴昆注："此明痛甚不休者。寒气重盛，不易解散，故痛久。"

（16）与炅气相薄则脉满：炅气，指患者体内阳气。张介宾注："阳气行于脉中而寒袭之，则寒热相薄，留而下行，则邪实于经，故脉满而痛不可按也。"

（17）寒气稽留，炅气从之：吴昆注："此重明痛甚不可按者。"寒气稽留于脉内，导致营血凝泣，则阳气亦随之而不行。

（18）脉充大而血气乱：邪正搏于脉中，则脉充实满大；气血运行受阻则紊乱失常。脉实气壅，按之则痛益剧，故痛甚而不可按。

（19）寒气客于肠胃之间，膜原之下，血不得散：丹波元简注："盖藏府之间，有膜而相遮隔，有系而相连接，此即膜原也。"血不得散，谓血因寒凝而留滞不行。

（20）按之则血气散：姚止庵注："血得热则行，得寒则凝，按之则气流动而血运行，故痛止，然不按则又复痛矣。"

（21）寒气客于侠脊之脉则深：侠脊之脉，指冲脉之运行背者。张志聪注："侠脊之脉，伏冲之脉也。伏冲之脉，上循背里，邪客之则深。"

（22）按之无益：无益，谓不能减轻痛苦。侠脊之脉深，虽用手按之，但温气仍不能深达此脉以散寒，故于止痛无益。

（23）冲脉起于关元，随腹直上：王冰注："冲脉，奇经脉也。关元，穴名，在脐下三寸，言起自此穴，即随腹而上，非生出于此也。"

（24）脉不通则气因之，故喘动应手矣：黄元御注："脉道不通则经气因之而生阻格，故其痛处喘动应手矣。"喘动应手，即触按痛处时，指下触到明显的搏动。

（25）背俞之脉：张志聪注："背俞之脉者，足太阳之脉也。太阳之脉活于背，而五藏六府之俞皆在太阳之经，故曰背俞之脉。"

（26）脉泣则血虚，血虚则痛：黄元御注："脉涩则血不流行而营气虚、血虚则痛。"

（27）其俞注于心：杨上善注："太阳心输之络注于心中，故寒客太阳，引心而痛。"

（28）热气至则痛止：热气至则寒气消，络脉舒缓，气血复行如常故痛止。

（29）胁肋与少腹相引痛矣：王冰注："厥阴者，肝之脉，入髦中，环阴器，抵少腹，上贯肝膈布胁肋，故曰络阴器系于肝，脉急，引胁与少腹痛也。"

（30）寒气客于阴股，厥气上及少腹：张介宾注："厥气，寒逆之气也。少腹阴股之间，乃足三阴、冲脉之所由行也。"

（31）血泣在下相引：杨上善注："厥气客在阴股，阴股之血凝泣，故其气上引少腹而痛也。"

（32）血泣不得注于大经：大经，即经脉，对络而言。黄元御注："寒气客于小肠膜原之间，络血之中，络血凝涩，不得流注于大经。"

（33）宿昔而成积：高世栻注："血涩则气稽留，血气稽留不得行，则积之成也。匪朝伊夕，故痛于宿昔，久而成积矣。"

（34）厥逆上泄：黄元御注："寒气客于五藏，五藏阴也，而内藏阳气，是谓阳根，藏寒则阳不藏，厥逆而上泄。"

（35）阴气竭，阳气未入：竭，遏也。入，指入归于五藏。阴寒太过，则阻遏阳气于外，阳气不能入归于五藏，则五藏所藏之神必失守，故"卒然痛死不知人"。

（36）气复反则生：反，迪"返"。杨上善注："阳气入藏还生也。"即五藏阳气能归藏五藏，则神志恢复而预后良好。

（37）厥逆上出：李中梓注："胃为水谷之海，肠为水谷之道，皆主行下者也。寒邪伤之，则逆而上出，故痛而呕。"

（38）小肠不得成聚：成聚，指小肠受盛化物的功能。张琦注："小肠为受盛之府，寒邪不能结聚，故传入大肠为腹痛而后泄。"

（39）瘅热焦渴：瘅，通"燀"，热气盛。渴，古通"竭"，干涸。瘅热焦渴，谓小肠热盛，津液内涸，旨在阐明"便坚不得出"的病机。

（40）便坚不得出：张志聪注："液消热燥，则受盛之物坚干而不得出，故痛闭不通矣。"

【概要】

本段论述了卒痛的病机，并列举了藏府、经脉受邪所致十四种痛证的证候特点及其机理。

1. 卒痛的基本病机

寒邪"客于脉外则血少，客于脉中则气不通""客于脉外则脉寒，脉寒则缩蜷，缩蜷则脉绌急，绌急则外引小络，故卒然而痛"。说明寒邪侵犯经络导致卒痛有三种机理：一是使脉内血凝气滞，不通则痛；二是使脉管收缩、挛急，牵掣小络而痛；三是导致脉管狭窄，血行减少，组织失养而痛。

2. 痛证的证候机理举例

原文列举了十四种痛证的证候特点，并逐一进行病机分析，大致可归纳为四个方面：

（1）疼痛持续的时间："其痛或卒然而止者"是因"得炅则痛立

止"；"或痛不休者"是"因重中于寒，则痛久矣"；"或痛宿昔而成积者"是因"寒气客于小肠膜原之间，络血之中，血泣不得注于大经，血气稽留不得行"等。

（2）痛处对触按的反应："或痛甚不可按者"是因"寒气稽留，炅气从之，则脉充大而血气乱"；"或按之而痛止者"是因"寒气客于肠胃之间""按之则气散"；或因"寒气客于背俞之脉""按之则热气至，热气至则痛止矣"；"或按之无益者"是因"寒气客于侠脊之脉则深，按之不能及"等。

（3）疼痛牵掣的部位："或心与背相引而痛者"是因"寒气客于背俞之脉""其俞注于心，故相引而痛"；"或胁肋与少腹相引而痛者"是因"寒气客于厥阴之脉"；"或腹痛引阴、股者"是因"寒气客于阴、股，厥气上及少腹，血泣在下相引"等。

（4）疼痛时的兼证："或喘动应手者"是因"寒气客于冲脉"；"或卒然痛死不知人，少间复生者"是因"寒气客于五藏，厥逆上泄，阴气竭，阳气未入"；"或痛而呕者"是因"寒气客于肠胃，厥逆上出"；"或腹痛而后泄者"是因"寒气客于小肠，小肠不得成聚"；"或痛而闭不通者"是因"热气留于小肠""瘅热焦渴，因坚干不得出"等。

【按语】

疼痛是临床上常见的证候，其病因病机十分复杂，可涉及全身任何藏府经络，其证候表现也是多种多样的。本段论痛以寒客经络为主，十四种痛证也仅为辨证举例而已，它们当然不能反映《内经》关于痛证的全部学术内容，更不能统括痛证的各种类型。因此，应该把《内经》中论述痛证较集中的篇章，如《素问·痹论》《素问·刺腰痛论》及《灵枢·周痹》《灵枢·论痛》《灵枢·厥病》等对照参阅，又要以本段对痛证的基本病机认识做起点，进一步钻研后世医家的有关著作，并通过科学及医疗实践去发展和完善《内经》这一朴素的痛证理论。

八、胀病

[174]《灵枢·胀论第三十五》　黄帝曰：脉之应于寸口，如何而胀？(1)岐伯曰：其脉大坚以涩者，(2)胀也。黄帝曰：何以知藏府之胀也？岐伯曰：阴为藏，阳为府。(3)黄帝曰：夫气(4)之令人胀也，在于血脉之中耶？藏府之内乎？岐伯曰：三①者皆存焉，然非胀之舍也。(5)黄帝曰：愿闻胀之舍。岐伯曰：夫胀者，皆在于藏府之外，排藏府而郭胸胁，胀皮肤，(6)故命曰胀。黄帝曰：藏府之在胸胁腹里②(7)之内也，若匣匮之藏禁器也，(8)各有次舍(9)，异名而同处，一域之中，其气各异，(10)愿闻其故。黄帝曰：未解其意，再问③。岐伯曰：夫胸腹④藏府之⑤郭也，(11)膻中者，心主之宫城也。(12)胃者，太仓也。(13)咽喉小肠者，传送⑥也。(14)胃之五窍者，闾里门户也。(15)廉泉玉英者，津液之道也。(16)故五藏六府者，各有畔界(17)，其病各有形状，营气循脉，卫气逆为脉胀。(18)卫气并脉循分⑦，为肤胀。(19)

……

黄帝曰：愿闻胀形。岐伯曰：夫心胀者，烦心短气，卧不安。(20)肺胀者，虚满(21)而喘咳。肝胀者，胁下满而痛引小腹。脾胀者，善哕，四肢烦悗，(22)体重不能胜衣，(23)卧不安⑧。肾胀者，腹满引背，央央然(24)腰髀痛。六府胀：胃胀者，腹满，胃脘痛，鼻闻焦臭，(25)妨于食，大便难。大肠胀者，肠鸣而痛濯濯，冬日重感于⑨寒则飧泄不化⑩。小肠胀者，少腹䐜胀，引腰而痛。(26)膀胱胀者，少腹满而气癃(27)。三焦胀者，气满于皮肤中，轻轻⑪然而不坚。(28)胆胀者，胁下痛胀，口中苦，善太息。凡此诸胀者⑫，其道在一，(29)明知逆顺，针数不失。

黄帝曰：胀者焉生？何因而有⑬？岐伯曰：卫气之在身也，常然⑭并脉循分肉，行有逆顺，阴阳相随(30)乃得天和，(31)五藏更始⑮，四时循序，(32)五谷乃化。然后⑯厥气在下，营卫留止，(33)寒气逆上，真邪相攻，两气相搏，乃合为胀也。(34)黄帝曰：善，何以解惑？岐伯曰：合之于真，三合而得。(35)

黄帝问于岐伯曰：《胀论》(36)言无问虚实，工在疾写，(37)近者一下，远者三下。(38)今有其三而不下者，其过焉在？岐伯对曰：此言陷于肉肓而中气穴者也。(39)不中气穴，则气内闭，针不陷肓，则气不行，上越中肉，(40)则卫气相乱，阴阳相逐。(41)其于胀也，当写不写，气故不下，三而不下必更其道，(42)气下乃止，不下复始，可以万全，乌有殆者乎？(43)其于胀也，必审其脉⑰，(44)当写则写，当补则补，如鼓应桴，恶有不下者乎？

【校勘】

①三：应据《灵枢经》校语，《甲乙经》卷八第三及《太素》卷二十九胀论改作"二"。

②里：形近而误，应据《太素》卷二十九胀论改作"裹"。

③黄帝曰：未解其意，再问：刘衡如校："此八字《甲乙经》卷八第三及《太素》卷二十九胀论均无，当是后人沾注，混入正文后，又彼人加一'曰'字。"据删。

④夫胸腹：此后应据《甲乙经》卷八第三及《太素》卷二十九胀论补"者"字。

⑤之：此后应据《甲乙经》卷八第三及《太素》卷二十九胀论补"城"字。

⑥送：应据《甲乙经》卷八第三及《太素》二十九胀论改作"道"。

⑦循分：此后应据《甲乙经》卷八第三补"肉"寸字，方与后文"卫气之在身也，常并脉循分肉"相合。

⑧卧不安：此三字涉心胀而衍，应据《甲乙经》卷八第三及《太素》卷二十九胀论删。

⑨濯濯，冬日重感于：刘衡如校："此七字盖涉前邪气藏府病形篇大肠病而衍，'濯濯'谓肠中水声，不连于'鸣'而连于'痛'，文理不通，尤为衍误之明证，应据《脉经》卷六第八及《千金》卷十八第一删。"可从。

⑩飧泄不化：《太素》卷二十九胀论及《脉经》卷六第八等作"泄，食不化"，可据改。

⑪轻轻：应据《甲乙经》卷八第三及《太素》卷二十九胀论等改作"鼕鼕"。

⑫者：应据《甲乙经》卷八第三及《太素》卷二十九胀论删，乃成四言韵文。

⑬而有：此后应据《甲乙经》卷八第三及《太素》卷二十九胀论补"名"字。

⑭然：应据《甲乙经》卷八第三及《太素》卷二十九胀论删。

⑮始：形近而误，应据《甲乙经》卷八第三及《太素》卷二十九胀论改作"治"。

⑯后：应据《甲乙经》卷八改作"而"字。

⑰脉：应据《甲乙经》卷八第三及《太素》卷二十九胀论改作"诊"字。

【注释】

（1）如何而胀：指怎样的脉象就是患胀病。

（2）其脉大坚以涩：马莳注："其脉大者，以邪气有余也；其脉坚者，以邪气不散也；其脉涩者，以气血涩滞也。"

（3）阴为藏，阳为府：指诊脉的部位，寸口候阴主藏，人迎候阳主府。

（4）气：此处指正气与邪气相搏结而气机阻滞不行。

（5）非胀之舍：张介宾注："舍，言留止之处也。"此句言气滞成胀的主要部位不在藏府和血脉之内。

（6）排藏府而郭胸胁，胀皮肤：排，挤压。郭，通"廓"。《方言》："张小使大谓之廓。"杨上善注："言其胀舍，取之藏府之外，胸胁及皮肤之间，气在其中郭而排之。"

（7）胸胁腹裹：裹，包裹。胸胁腹裹，指胸腹腔的外层。

（8）若匣匮（xiáguì）之藏禁器也：匮，通"柜"。匣匮都是盛藏物品的用具。丹波元简注："禁器，盖禁秘之器。"杨上善注："禁器，比藏府也。胸胁腹裹，比之匣匮也。"

（9）次舍：次，次序。次舍，指一定的位置。

（10）一域之中，其气各异：域，区域。气，此处指功能活动和病理表现。黄元御注："言五藏六府同处一域，而其病各异也。"

（11）夫胸腹，藏府之城郭也：城郭，外城。张介宾注："胸腹者，所以保障五内，故为藏府之郭。"

（12）膻中者，心主之宫城也：心主，此处指心藏。宫城，围绕皇宫的城恒。张介宾注："膻中，胸中也。肺覆于上，膈膜障于下，为清虚周密之宫，心主之所居也，故曰宫城。"

（13）胃者，太仓也：大仓，是古代设在京城中的大谷仓。杨上善注："胃贮水谷以供，故为藏府太仓也。"

（14）咽喉小肠者，传道也：杨上善注："咽传水谷而入，小肠传之而出，喉传气之出入，故为传道也。"

（15）胃之五窍者，闾（lǚ）里门户也：张介宾注："闾，巷门也。里，邻里也。《周礼》：'五家为比，五比为闾。'盖二十五家为闾也。《风俗通》曰：'五家为轨，十轨为里。'盖五十家为里也。胃之五窍为闾里门户者，非言胃在五窍，正以上自胃脘，下至小肠大肠，皆属于胃，故曰闾里门户。如咽门、贲门、幽门、阑门、魄门，皆胃气之所行也，故总属胃之五窍。"

（16）廉泉、玉英者，津液之道也：《甲乙经》卷三："廉泉，一名本池，在颔下，结喉上，舌本下，阴维、任脉之会。""玉堂，一名玉英，在紫宫下一寸六分陷者中，任脉气所发。"黄元御注："廉泉、玉英，任脉二穴，适当咽喉之外，是津液之道路也。"

（17）畔（pàn）界：边界，引申为活动范围。

（18）营气循脉，卫气逆为脉胀：黄元御注："营气循脉而行，不得逆也。卫行脉外，旁无界限，逆而妄行，阻其脉道，营气壅遏，则为脉胀。"

（19）卫气并脉循分肉，为肤胀：并，通"傍"，并脉，即挨傍着血脉行走。杨上善注："卫气行于脉外，傍脉循于分肉之间，聚气排于分肉为肿，称为肤胀。"

（20）卧不安：此指睡眠不好，乃心胀而神气不宁所致。

（21）虚满：指气滞所致的胀满，是对有形可征的实胀而言。

（22）四肢烦悗：悗，烦闷。四肢烦悗，就是四肢胀闷难受的意思。

（23）体重不能胜衣：胜，担任。不能胜衣，就是负担不起所穿的衣服，形容体重乏力之甚。

（24）央央然：央，通"怏"。杨上善注："怏，不畅也"。怏怏然，郁郁不舒貌。

（25）鼻闻焦臭（xiù）：臭，气味。焦臭，此处指胃中积食热腐所产生的气味。

（26）少腹䐜胀，引腰而痛：小肠前近少腹，后附腰脊，故小肠气滞则少腹胀满而牵掣腰痛。

（27）气癃：张介宾注："气癃，膀胱气闭，小水不通也。"

（28）鼛鼛（kéké）然不坚：鼛，"壳"的繁体字。壳，果实的坚硬外皮。壳壳然，形容外盛满而内空虚的样子。杨上善注："今壳壳，似实而不坚也。"

（29）其道在一：黄元御注："其道在一，总因卫气之逆也。"也就是前文所说"气之令人胀也"。

（30）行有逆顺，阴阳相随：黄元御注："行有逆顺，有顺营气者，有逆营气者，以营气原有逆顺也。阴阳相随，营阴卫阳相随而行。"

（31）乃得天和：张志聪注："得天地自然之和气也。"即营卫运行处于同自然环境相适应的正常状态。

（32）五藏更治，四时循序：杨上善注："五藏属五行，故五藏更王（旺），四时寒暑次序得所。"

（33）然而厥气在下，营卫留止：厥气，即邪气。黄元御注："若厥气在下，逆而上行，阻格气道，以致营卫留止。"

（34）两气相搏，乃合为胀也：杨上善注："寒气逆上与正气相薄，交争愤起，谓之为胀。"

（35）合之于真，三合而得：于，为也。真，真谛，真理。全句谓致胀的病机真谛，在于寒气、卫气、营气相互并合而留滞。

（36）《胀论》：古医经篇名。

（37）无问虚实，工在疾写：工，指高明的治疗。全句谓，不管虚实如何，胀病初期先急施泻法为好。杨上善注："所谓初病未是大虚，复取三里，故工在疾泻。若虚已成，又取余穴，虚者不可也。"

（38）近者一下，远者三下：近，指新病。远，指久病。下，去也，此处指邪去胀消。全句意为：新患胀病的，针刺一次可消胀；胀病较久者，针刺三次可消胀。

（39）陷于肉肓而中气穴：黄元御注："分肉空隙之处谓之肉肓。"杨上善注："气穴，谓是发胀脉气所发穴也。"此句意在指出，必须刺中病邪所在的肉肓、气穴，才有疗效。

（40）上越中肉：越，超过。马莳注："盖不中气穴，则邪气必闭于内，针不陷肉肓，则邪气不行于外，致使此邪上越所刺之肌肉间。"言针刺不当其位。

（41）卫气相乱，阴阳相逐：逐，争夺。杨上善注："卫气行而失次，阴阳之气并也。"

（42）必更其道：张介宾注："三而不下，必未得其所也，故当更穴再刺之。"

（43）乌有殆者乎：乌，何。此为反问句。意思是说不会有危险。

（44）必审其诊：言必须详辨胀的证候。

【概要】

本段讨论了胀的病机、分类、证候和治疗。

1. 胀的病机

"夫气之令人胀"，指出胀乃无形之气停聚所致，即所谓诸胀"其道在一"。

（1）胀的形成："厥气在下，营卫留止，寒气逆上，其邪相攻，两气相搏，乃合为胀也。"指出由于邪气的侵犯，营卫运行受阻，真气和邪气相搏结留滞而为胀。原文还就脉胀和肤胀的形成分别做了说明。

（2）胀的病位："夫胀者，皆在于藏府之外，排藏府而郭胸胁，胀皮肤"。说明胀的病位主要在胸腹腔内藏府之间的空隙和全身的肉肓、气穴等处。而血脉和藏府虽与胀有关，"然非胀之舍也"。

2. 胀的分类和证候

（1）脉胀和肤胀：营气因卫气外阻脉道而成脉胀，卫气留滞分肉间则成肤胀。

（2）五藏胀和六府胀：这是按胀所影响的主要藏府进行的分类，即"五藏六府者，各有畔界，其病各有形状"。

（3）胀的证候：其脉象"大坚以涩""阴为藏，阳为府"。具体证候为各藏府气机壅滞的表现，如"心胀者，烦心短气，卧不安"等。

3. 胀的治疗

（1）初期治疗："无问虚实，工在疾写"，即急则治标。

（2）基本治则："必审其诊，当泻则泻，当补则补"，即治病求本。

（3）针刺不效的原因：一为"不中气穴""针不陷肓""上越中肉"；一为"当泻不泻，气故不下"。补救办法是"必更其道，气下乃止，不下复始"。

【按语】

胀为临床常见证候之一。《内经》论胀除本篇为专论外，还散见于其他篇中。《内经》认为，胀为气病，性质偏于实和寒，病变藏府多见于脾胃肾肺。例如本篇所谓"气之令人胀也""寒气逆上，两气相搏，乃合为胀也"。《素问·阴阳应象大论》："浊气在上，则生䐜胀。"《素问·脉要精微论》："胃脉实则胀。"《灵枢·师传》："胃中寒则腹胀。"《灵枢·本神》：脾气"实则腹胀，经溲不利""肾气虚则厥，实则胀"。《素问·至真要大论》"诸气膹郁，皆属于肺"等。但是，由于全身各藏府、经脉皆可发生气机阻滞，因此，本篇又有"五藏胀"和"六府胀"的病证。同时，气虚、湿、热亦可致胀，例如，《素问·厥论》："下虚则腹胀满"，《素问·藏气法时论》：脾病"虚则腹满肠鸣"，《素问·至真要大论》："诸湿肿满，皆属于脾""诸胀腹大，皆属于热"

等。因此，临证时不可偏执一辞，妄施补泻。诚如本段所说："其于胀也，必审其诊，当写则写，当补则补，如鼓应桴，恶有不下者乎？"

[175]《灵枢·水胀第五十七》　黄帝曰：肤胀何以候之？岐伯曰：肤胀者，寒气客于皮肤之间，鼞鼞①然不坚，⁽¹⁾腹大身尽肿，⁽²⁾皮厚⁽³⁾，按其腹窅而不起，⁽⁴⁾腹色不变，⁽⁵⁾此其候也。鼓胀何如？岐伯曰：腹胀，身皆②大，大与肤胀等也，⁽⁶⁾色苍黄，⁽⁷⁾腹筋③起，⁽⁸⁾此其候也。

黄帝曰：肤胀鼓胀可刺邪？岐伯曰：先写其胀之血络，⁽⁹⁾后调其经，⁽¹⁰⁾刺去其血络④也。⁽¹¹⁾

【校勘】

①鼞鼞：应据《甲乙经》卷八第四及《太素》卷二十九胀论等改作"殻殻"。

②身皆：此后《甲乙经》卷八第四及《千金》卷二十一第四等补"肿"字。

③筋：应据《甲乙经》卷八第四校语及《太素》卷二十九胀论等改作"脉"。

④刺去其血络：应据《甲乙经》卷八第四及《太素》卷二十九胀论等改作"亦刺去其血脉"。

【注释】

（1）殻殻然不坚：形容外表胀大而内不坚实。张介宾注："气本无形，故不坚。"

（2）腹大，身尽肿：张介宾注："气无所不至，故腹大。身尽肿，若因于水，则有水处肿，无水处不肿，此为可辨。"

（3）皮厚：非谓皮肤本身变厚，而是同水肿的皮薄光泽相对而言。张介宾注："然有水则皮泽而薄，无水则皮厚。"

（4）按其腹窅（yǎo）而不起：窅，杨上善注："深也。"窅而不起，指按压后肌肤凹陷不能即起。张介宾注："寒气在肤腠之间，按散之则不能猝聚，故窅而不起也。"

（5）腹色不变：此句是相对下节鼓胀的"色苍黄腹筋起"而言。《灵枢集注》余国锡注："腹色不变者，寒气在皮肤，而脾土未伤也。"

（6）大与肤胀等也：等，相同。此句言鼓胀身腹肿大的程度与肤胀一样。

（7）色苍黄：指全身肤色青黄晦滞。

（8）腹脉起：杨上善注："腹上脉络见（现）出。"《灵枢集注》余国锡注："色苍黄腹筋起者，土败而木气乘之也。"腹部脉络怒张，亦为气滞血瘀之象。

（9）先写其胀之血络：张介宾注："谓无论虚实，凡有血络之外见（现）者，必先泻之。"

（10）后调其经：马莳注："后当分经以调之。"张介宾注："而后因虚实以调其经也。"

（11）亦刺去其血脉也：也要通过针刺以祛除脉中瘀积之血。《灵枢·小针解》："宛陈则除之者，去血脉也。"

【概要】

本段主要介绍了肤胀和鼓胀的证候和针刺法则。

1. 肤胀的病机和证候

肤胀的病机主要是"寒气客于皮肤之间"，即寒气与营卫之气相搏结，阻滞于肌肤腠理之间。肤胀的主要证候是腹身皆肿胀，但"殻殻然不坚""皮厚，按其腹窅而不起。"

2. 鼓胀的主要证候

除"色苍黄，腹脉起"外，其他证候与肤胀同。

3. 肤胀、鼓胀的针刺法则

"先泻其胀之血络"，然后根据病位分经补泻，凡脉中的瘀滞恶血皆要祛除。

【按语】

关于本段"按其腹窅而不起"的记载，历代注家颇有争论，对此，张介宾曾有比较符合临床实际的论述，他说："以手按其腹，随手而起者属水，窅而不起者属气，此固然也。然按气囊者，亦随手而起；又水在肌肉之中，按而散之，猝不能聚，如按糟囊者，亦窅而不起，故未可以起与不起为水、气之辨。但当察其皮厚色苍，或一身尽肿，或自上而下者，多属气；若皮薄色泽，或肿有分界，或自下而上者，多属水也。"所以在鉴别水肿和气胀时，应全面收集证候，综合分析判断，不可以偏概全。

[176]《素问·腹中论篇第四十》　黄帝问曰：有病心腹满(1)，旦食则不能暮食，此为何病？岐伯对曰：名为鼓胀(2)。帝曰：治之奈何？岐伯曰：治之以鸡矢醴(3)，一剂知，二剂已(4)。帝曰：其时有复发者，何也？岐伯曰：此饮食不节，故时有病也，(5)虽然其病且已时，故当病气聚于腹也。(6)

【注释】

（1）心腹满：心，此指胃脘部。腹，指大腹部。满，膨胀痞满。

（2）鼓胀：李中梓注："胀甚则腹皮绷急，中空无物，鼓之如鼓，故名鼓胀。"后世又写作"臌胀"。

（3）鸡矢醴（lǐ）：古方名。醴，此处泛指一般清酒。杨上善注："可取鸡粪作丸，熬令烟盛，以清酒一斗半沃之，承取汁，名曰鸡醴，饮取汁。"张介宾注："鸡矢之性，能消积下气，通利大小二便，盖攻伐实邪之剂也。"

（4）一剂知，二剂已：黄元御注："故一剂其效可知，二剂其病全已。"是赞药效的显著，迅速。

（5）此饮食不节，故时有病也：病，指鼓胀病复发。高世栻注："此脾土气先虚，而饮食不节，故时有复发之病也。"

（6）虽然其病且已时，故当病气聚于腹也：且，将。故，通"固"，必也。病气，指原来未尽的病邪和新伤的饮食。马莳注："正以病将愈时，而饮食复伤，则邪气复聚于腹，所以为之再胀也。"

【概要】

本段简述了鼓胀的主证、药物治疗和复发机理。

1. 鼓胀的主要证候

"心腹满，旦食不能暮食"及鼓胀的病名即说明，鼓胀的主证是脘腹胀满如鼓，食少，食则胀甚。

2. 鼓胀的药物治疗

原文举出了"鸡矢醴"，乃初期急则治标之法。

3. 鼓胀的复发机理

鼓胀易于复发，主要是病未全愈而饮食不节，"故当病气聚于腹也"。

九、水肿

[177]《素问·水热穴论篇第六十一》　黄帝问曰：少阴何以主肾？[1]肾何以主水[2]？岐伯对曰：肾者至阴也，[3]至阴者盛水也；[4]肺者太阴也，少阴者冬脉也。[5]故其本在肾，其末在肺，[6]皆积水也。帝曰：肾何以能聚水而生病？岐伯曰：肾者胃之关也，[7]关门不利，故聚水而从其类也。[8]上下溢于皮肤，故为胕肿。[9]胕肿者，聚水而生病也。帝曰：诸水[10]皆生于肾乎？岐伯曰：肾者牝藏也，[11]地气上者属于肾而生水液也，[12]故曰至阴。勇而劳甚则肾汗出，[13]肾汗出逢于风，内不得入于藏府，外不得越于皮肤，客于玄府[14]，行于皮里，传为胕肿，[15]本之于肾，名曰风水。[16]所谓玄府者，汗空也。

帝曰：水俞五十七处[17]者，是何①主也？岐伯曰：肾俞[18]五十七穴，积阴之所聚也，水所从出入也。[19]尻上五行，行五者，[20]此肾俞②。[21]故水病下为胕肿、大腹，上为喘呼不得卧者，标本俱病③。故肺为喘呼，肾为水肿，肺为逆，不得卧，[22]分为相输俱受者④，[23]水气之所留也。[24]伏菟上各二行、行五者，[25]此肾之街[26]也，三阴之所交结于脚也。[27]踝上各一行、行六者，[28]此肾脉之下行也，名曰太冲。[29]凡五十七穴者，[30]皆藏之阴络⑤，水之所客也。[31]

【校勘】

①何：此后《太素》卷十一气穴有"所"字，可据补。

②此肾俞：应据《太素》卷十一气穴补作"此皆肾俞也"五字。

③标本俱病：此下《太素》卷十一气穴有"也"字，可据补。

④分为相输俱受者：《太素》卷十一气穴作"分之相输受者"六字，为是。

⑤皆藏之阴络：《太素》卷十一气穴作"皆藏阴之终也"六字，可从。

【注释】

（1）少阴何以主肾：杨上善注："问少阴之脉主之所由也。"即问足少阴经脉为什么主候肾的病变。

（2）主水：水，指水液停聚的病证，即下文所谓"积水"。主水，即为水病病机的主宰。

（3）肾者至阴也：杨上善注："至，极也。肾者，阴之极也。"马蒔注："肾居下焦，为阴中之阴，乃至阴也。"

（4）至阴者盛（chéng）水也：盛，藏纳。杨上善注："阴气舍水，故曰盛水。"肾属至阴，水亦属阴，故肾为盛水之藏而蓄水之病。

（5）少阴者，冬脉也：足少阴经属于肾藏，而肾气旺于冬，故足少阴经又称为冬脉。

（6）其本在肾，其末在肺：马蒔注："本者病之根也，末者病之标也。"黄元御注："肾脉贯胸膈入肺中，肾水泛滥，则自其经脉而浸肺藏，皆积水之区也。"

（7）肾者胃之关也：王冰注："关者所以司出入也。肾主下焦，膀胱为府，主其分注，关窍二阴，故肾气化则二阴通，二阴闭则胃填满，故云肾者胃之关也。"

（8）关门不利，故聚水而从其类也：关门不利，即肾气不化而二便癃闭。从其类，指随肾的至阴属性而"盛水"之病。

（9）上下溢于皮肤，故为胕（fú）肿：吴昆注："浮肿曰胕。"此句谓水邪外溢于肌肤，则形成全身上下皆浮肿。

（10）诸水：指多种水液停聚的病证，例如风水、石水等。

（11）肾者牝（pìn）藏也：杨上善注："牝，阴也。"肾居下焦而在五行属水，故为"牝藏"。

（12）地气上者属于肾而生水液也：张介宾注："地气上者，阴气升也。以阴从阴而生水液，故曰至阴。"此句谓体内津液的升腾敷布取决于肾的气化功能，因而水液的停聚不行亦当责之于肾。

（13）勇而劳甚则肾汗出：姚止庵注："劳甚，谓恃其有力而入房，或远行动作也。""肾汗出"，寓汗发自阴分深处而肾气受伤之意。

（14）玄府：指汗孔。张介宾注："汗出气化，出乎玄微。"

（15）行于皮里，传为胕肿：王冰注："劳勇汗出则玄府开，汗出逢风则玄府复闭，玄府闭已则余汗未出，内伏皮肤，传化为水。"

（16）名曰风水：王冰注："从风而水，故名风水。"因其"本之于肾"，又称"肾风"。

（17）水俞五十七处：指治疗水病的五十七个穴位。

（18）肾俞：肾气所输注之处。肾主永，肾俞之穴有治疗水肿的作用，故问水俞而答肾俞。

（19）积阴之所聚也，水所从出入也：姚止庵注："肾居于内，俞应于外，肾病有所积聚，于是水从俞而出入矣。"

（20）尻上五行，行五者：尻，尾骶部。张介宾注："尻上五行者，中行督脉也。傍四行，足太阳膀胱经脉也。行五者，中行五穴：长强、腰俞、命门、悬枢、脊中也。次二行各五穴：白环俞、中膂内俞、膀胱俞、小肠俞、大肠俞也。又次二行各五穴：秩边、胞肓、志室、肓门、胃仓也。五行共二十五穴。"

（21）此皆肾俞也：张琦注："谓之肾俞者，以位处下焦，为肾气转输之所，故曰肾俞。"

（22）肺为逆，故不得卧：杨上善注："肺以主气，肺病气逆，故曰水病不得卧也。"

（23）分之相输受者：杨上善注："肾以主水，肺以主气，故曰分之。二气通聚，故曰相输受也。"此句谓肾、肺二藏分别失司，且互相传变。

（24）水气之所留也：杨上善注："相输受者，水之与气并留止也。"

（25）伏菟上各二行、行五者：菟，通"兔"。《甲乙经》卷三第三十三："伏兔，在膝上六寸起肉间，足阳明脉气所发。"张介宾注："伏菟之上，即腹部也。腹部之脉，任居中行，左右各二，夹脐旁两行者，足少阴并冲脉气所发，行各五穴，则横骨、大赫、气穴、四满、中注是也。次外二行者，足阳明经所行，行各五穴，则气冲、归来、水道、大巨、五陵是也。左右共二十六穴。"

（26）肾之街：张琦注："街犹路也。肾气往来之路。"

（27）三阴之所交结于脚也：马莳注："内踝上三寸有穴名三阴交。以肾肝脾三经之所交也。"此句旨在说明肾与脾、肝经藏的联系，三阴交穴非水俞五十七穴之列。

（28）踝上各一行、行六者：张介宾注："踝上各一行，独指足少阴肾经而言。行六穴，则大钟、照海、复溜、交信、筑宾、阴谷是也。左右共十二穴。"

（29）名曰太冲：王冰注："肾脉与冲脉并，下行循足，合而盛大，故曰太冲。"

（30）凡五十七穴者：上述"尻上五行，行五者二十五穴""伏菟上各二行、行五者二十六穴"及"踝上各一行、行六者"十二穴，合计为五十七穴位。

（31）皆藏阴之终也，水之所客也：杨上善注："是等诸穴皆肾之阴藏所终之输，水客之舍也。"此句意为：上述五十七穴，都是肾藏藏气运行所至和水邪停留之处，因而也就是治疗水病的穴位。

【概要】

本段论述了水肿与肾肺两藏的关系、主要证侯、针刺穴位及风水的病因病机。

1. 水肿与肾肺的关系及其主要证侯

（1）肾主水的机理："肾者牝藏也，地气上者属于肾而生水液也，故曰至阴""至阴者盛水也"，指出肾为至阴之藏，具有化气以升腾敷布津液的生理功能；"肾者胃之关也，关门不利，故聚水而从其类也"，则进一步阐述肾司二便，主水液的气化，肾病则小便不利聚水而成胕肿的道理。

（2）水病"其本在肾，其末在肺"的机理："肺者太阴也，少阴者冬脉也"，足少阴肾经上贯膈入肺中，若肾病水停，水邪循经上犯，则肺气失宣不能通调水道，以致水邪泛滥周身而为胕肿。或肾肺二藏"分之相输俱受"，亦可导致"水气之所留"而成水肿病。然而水病的形成过程中，肾先病为主，肺后病为次，故曰"其本在肾，其末在肺，皆积水也"。

（3）水肿的主要证候："故水病下为胕肿大腹，上为喘呼不得卧者，标本俱病也。"说明小便不利，全身浮肿，腹水，喘息，甚至不能平卧等是水病而肾肺功能失调的主要表现。

2. 水病的针刺穴位

"肾俞五十七穴，积阴之所聚也，水所从出入也"，说明治疗水病的五十七个穴位主要与肾气相关。原文还具体介绍了这五十七穴的部位。

3. 风水的病因病机

原文以"风水"为例阐述了"诸水生于肾"的道理。风水的病因是"勇而劳甚则肾汗出，肾汗出逢于风"，主要病机在于肾气内伤，风邪外入，以致水液"内不得入于藏府，外不得越于皮肤，客于玄府，行于皮里，传为胕肿"。

【按语】

本段所谓"诸水皆生于肾""其本在肾，其末在肺，皆积水也"，强调了肾肺两藏特别是肾气失司在水肿病因病机中的突出地位。而《素问·经脉别论》则指出"饮入于胃，游溢精气，上输于脾，脾气散精，上归于肺"，《素问·阴阳别论》亦说"三阴结谓之水"，《素问·至真要大论》又说"诸湿肿满，皆属于脾"等，皆说明脾在津液的输布和水肿的形成中也起着重要作用。因此，在具体对水肿病人进行辨证论治时，要从患者的具体证候出发，全面分析，把握主次，才能取得好的疗效。《景岳全书·肿胀》曾对此加以概括："凡水肿等证，乃脾肺肾三藏相干之病。盖水为至阴，故其本在肾；水化于气，故其标在肺；水惟畏土，故其制在脾。"

第七章 病症

［178］《灵枢·水胀第五十七》　水始起也，目窠^①上微肿，如新卧起之状，⁽¹⁾其颈脉动，⁽²⁾时咳，阴股间寒，⁽³⁾足胫瘇，⁽⁴⁾腹乃大，⁽⁵⁾其水已成矣。以手按其腹，随手而起，如裹水之状，⁽⁶⁾此其候也。

【校勘】

①窠：应据《太素》卷二十九胀论及《千金》卷二十一第四改作"果"。"果"即"裹"之简体，《脉经》卷八第八及《病源》卷二十一水肿候正作"裹"可证。

【注释】

（1）目果上微肿，如新卧起之状：杨上善注："目果，眼睑也。"此句谓水肿初期，先见眼皮上浮肿，就像刚起床的人一样。

（2）颈脉动：张介宾注："阳明之脉自人迎下循腹里，而水邪乘之，故为颈脉动。"

（3）阴股间寒：指阴器与大腿内侧之间寒冷不温。

（4）足胫瘇（zhong）：张介宾注："阴邪始于阴分也。瘇，肿同。"

（5）腹乃大：即腹部胀大，有腹水。《灵枢集注》余国锡注："腹大者，水泛而土虚也。"

（6）如裹水之状：杨上善注："腹如囊盛水状，按之不坚，去手即起。"此句形容按压腹部时如同触按装水的囊袋一样，有波动感。

【概要】

本段叙述了水肿的证候特点。

水肿初起，常见"目果上微肿，如新卧起之状，颈脉动，时咳"。如果病情发展，水邪泛溢全身，便出现"阴股间寒，足胫寒，腹乃大"，若"以手按其腹，随手而起，如裹水之状"，则是"其水已成"的征象。

【按语】

关于水肿的诊断依据，除了本段和上段原文所述及外，《灵枢·论疾诊尺》还说："视人之目窠上微痈，如新卧起状，其颈脉动，时咳，按其手足上窅而不起者，风水肤胀也""尺肤粗如枯鱼之鳞者，水泆钦也"；《素问·平人气象论》说："颈脉动喘疾，咳，曰水，目窠（当为'裹'）微肿，如卧蚕起之状，曰水""面肿曰风，足胫肿曰水"；《素问·气厥论》："肺移寒于肾，为涌水。涌水者，按腹不坚，水气客于大肠，疾行则鸣濯濯，如囊裹浆，水之病也"等。综上所述，目裹上微肿，颈脉动喘疾，足胫肿，按其手足窅而不起是水肿的主证，其则是兼证。至于"以手按其腹，随手而起，如裹水之状"，验之临床，凡腹水明显者，多见此证。

[179]《素问·汤液醪醴论篇第十四》 帝曰：其①有不从毫毛而生，(1)五藏阳以竭也。(2)津液充郭，(3)其魄独居，(4)孤精②于内，气耗于外，(5)形不可与衣相保，(6)此四极急(7)而动中(8)，是气拒于内，(9)而形施于外。(10)治之奈何？岐伯曰：平治于权衡，(11)去宛陈莝，(12)微动四极，(13)温衣(14)，缪刺其处，(15)以复其形；开鬼门，(16)洁净府，(17)精以时服，(18)五阳已布，疎涤五藏。(19)故精自生，形自盛，骨肉相保，(20)巨气乃平。(21)

【校勘】

①其：此后应据《太素》卷十九知汤药补"病"字。

②孤精：顾观光《内经素问校勘记》："孤精二字误倒，当依《圣济总录》乙转。""精孤"与下文"气拒"为对文，此说可从。

【注释】

(1) 其病有不从毫毛而生：毫毛，代表体表。杨上善注："有病不以风寒暑湿外邪袭于毫毛腠理入而为病。"

(2) 五藏阳以竭也：以，通"已"。竭，此处读作"遏"。"五藏阳以竭"，即五藏阳气已受阻遏，即气化不行之意。

(3) 津液充郭：张介宾注："津液，水也。郭，形体胸腹也。今阳气既竭，不能通调水道，故津液妄行充于郭也。"

(4) 其魄独居：此处"魄"为人体阴气的代辞。张介宾注："魄者阴之属，形虽充而气则去，故其魄独居也。"

（5）精孤于内，气耗于外：张琦注："精必依气，有精无气，是谓孤精。"杨上善注："耗，少也。"此句是说体内外阳气皆衰少。

（6）形不可与衣相保：形，指浮肿的形体。保，此为相称协调之意。此句是说肿胀的形体与原有的衣服不相称。张琦注："言浮肿之甚也。"

（7）四极急：四极，即四末。张介宾注："四支者诸阳之本，阳气不行，故四极多阴而胀急也。"

（8）动中：中，指内藏。动中，使藏气变而为病，如喘咳、心悸之类。

（9）气拒于内：王冰注："皆水气格拒于腹膜之内。"即水液内停阻碍体内阳气的正常运行。

（10）形施于外：于鬯注："施，当为改易之义……形施于外者，谓形改易于外也。上文云'形不可与衣相保'，则信乎其形改易矣。"

（11）平治于权衡：平治，同义复词，治疗之意。权衡，平正。吴昆注："言平治之法，当如权衡阴阳各得其平，勿令有轻重低昂也。"即通过治疗以达到藏府阴阳之气的平衡、协调。

（12）去宛（yù）陈莝（cuò）：《灵枢·小针解》："宛陈则除之者，去血脉也。"《素问·针解》："菀（同宛）陈则除之者，出恶血也。"杨上善注："有恶血聚，刺去也。"可见，去宛陈，指刺泄恶血的治疗法。莝，疑为剩文。又有人认为此句当读作"去宛莝陈"，亦通。

（13）微动四极：张介宾注："四极，四支也。微动之，欲其流通而气易行也。"

（14）温衣：使形体保持温暖之意。吴昆注："温则水气易行，阳气易复，故令温衣。"

（15）缪刺其处：《素问·缪刺论》："夫邪客大络者，左注右，右注左，上下左右与经相干，而布于四末，其气无常处，不入于经俞，命曰缪刺。""诸水皆生于肾"，缪刺其处，就是交刺肾经的大络大钟穴，以疏通络脉，缓解四肢肿胀。

（16）开鬼门：鬼门，此指汗孔。吴昆注："开鬼门，发汗也。"

（17）洁净府：膀胱藏津液，较之大肠传导的食物滓液有清浊之别，故称膀胱为"净府"。吴昆注："洁净府，渗利小便也。"

（18）精以时服：张介宾注："水气去则真精服。服，行也。"

（19）五阳已布，疎涤五藏：疎，同"疏"，利也。涤，清洗。表里水邪去则气机畅通，故五藏的阳气渐盛而能布达周身，残留于藏府之间的阴邪进一步得到清除。

（20）骨肉相保：指形体组织的各部分协调相称。此句是针对前文"津液充郭""形施于外"而言。

（21）巨气乃平：巨，通"拒"。巨气，即上文"气拒于内"的阳气。平，治理，正常。

【概要】

本段论述了内伤阳遏水肿的病机、证候和治疗法则。

1. 内伤水肿的主要病机和证候

（1）病机："五藏阳以遏"，是对内伤水肿病机的高度概括。五藏阳遏，不能化气布津，鼓"津液充郭"而"形施于外"，由于水聚气阻则导致阳气衰微而'精孤于内'，进一步加剧了阴盛水停的病理状态。

（2）证候："形施于外"则全身浮肿，"形不与衣相保"，四肢胀急；"气拒于内"则内动藏气而见喘咳、悸、呕等。

2. 水肿的治疗法则

"平治于权衡"是治疗水肿的基本原则。外治方面，通过"去宛陈，微动四极，温衣，缪刺其处"，以助阳消肿；内治方面，通过"开鬼门，洁净府"，以除水扶正。

【按语】

本段所述五藏阳遏气阻水停的病机和治疗法则，虽是就内伤水肿而言，但其基本精神也适用于一切水肿病。所谓"去宛陈"，不仅为古代常用的一种祛邪法，而且也是后世运用活血化瘀治疗顽固性水肿及某些疑难病证的先声；"开鬼门，洁净府"作为消除水肿的主要途径，不仅同"其本在肾，其末在肺"的水病病机相应，并且一直有效地指导着水病的临床实践。《金匮要略·水气病脉证并治》所谓"诸有水者，腰以下肿，当利小便；腰以上肿，当发汗乃愈"，便是《内经》这一水病治则的运用和发展。

十、积块

[180]《灵枢·百病始生第六十六》 黄帝曰：积⁽¹⁾之始生，至其已成，奈何？岐伯曰：积之始生，得寒乃生，⁽²⁾厥^①乃成积也。⁽³⁾黄帝曰：其成积奈何？岐伯曰：厥气生足悗，⁽⁴⁾悗^②生胫寒，胫寒则血脉凝泣，血脉凝泣则^③寒气上入于肠胃，入于肠胃则䐜胀，⁽⁵⁾䐜胀则肠外之汁沫迫聚不得散，⁽⁶⁾日以成积。卒然多食饮则肠满，⁽⁷⁾起居不节用力过度则络脉伤，阳络伤则血外溢，血外溢则衄血，⁽⁸⁾阴络伤则血内溢，血内溢则后血，⁽⁹⁾肠胃^④之络伤，则血溢于肠外，肠外有寒，汁沫与血相搏，⁽¹⁰⁾则并合凝聚⁽¹¹⁾不得散而积成矣。卒然外中于寒，若内伤于忧怒，则气上逆⁽¹²⁾，气上逆则六^⑤输不通⁽¹³⁾，温气不行，⁽¹⁴⁾凝血蕴里^⑥而不散，津液濇渗^⑦，着而不去，而积皆成矣。⁽¹⁵⁾

【校勘】

①厥：此后应据《太素》卷二十七邪传补"上"字。

②悗：此前应据《甲乙经》卷八第二及《太素》卷二十七邪传补"足"字。

③血脉凝泣则：应据《甲乙经》卷八第二及《太素》卷二十七邪传删此五字。

④胃：应据《甲乙经》卷八第二及《太素》卷二十七邪传改作"外"。

⑤六：应据《甲乙经》卷八第二改作"穴"。

⑥里：应据《甲乙经》卷八第二及《太素》卷二十七邪传改作"裹"。

⑦濇渗：《甲乙经》卷八第二作"凝涩"，可据改。

【注释】

（1）积：积块，即后世癥瘕、肿瘤之类。

（2）得寒乃生：杨上善注："邪得寒气，入舍于足，以为积始也。"此寒既可指外感之寒，更为阳虚而内生之寒。

（3）厥上乃成积：杨上善注："寒厥邪气上行入于肠胃，以成于积也。"

（4）厥气生足悗：悗，烦闷。张介宾注："寒逆于下，故生足悗，谓肢节痛滞，不便利也。"

（5）寒气上入于肠胃，入于肠胃则䐜胀：张介宾注："由胫寒而血气凝涩，则寒气自下而上，渐入肠胃，肠胃寒则阳气不化，故为䐜胀。"

（6）肠外之汁沫迫聚不得散：汁沫，即津液。迫聚，受压迫而凝聚。寒滞肠胃，气机壅阻压迫肠外津液，使其不能正常流行散布而停聚为病。

（7）卒然多食饮则肠满：张介宾注："卒然多食饮，谓食不从缓，多而暴也。肠胃运化不及，则汁溢膜外与血相搏，乃成食积。"

（8）阳络伤则血外溢，血外溢则衄血：分布于上部及体表的络脉称为阳络。衄血，即鼻出血。阳络损伤，则血外溢于五官、肌肤，故以衄血为代表。

（9）阴络伤则血内溢，血内溢则后血：分布于下部、内藏的络脉，称为阴络。后血，即大便下血。阴络损伤，则血内溢于下窍二阴，故以便血为代表。

（10）肠外有寒，汁沫与血相搏：若肠外有寒邪存在，则肠外之津液与溢于肠外之瘀血相互结合。

（11）并合凝聚：指瘀血、汁沫在寒气作用下结聚在一起。张介宾注："瘀血得寒，汁沫相聚于肠外，乃成血积。"

（12）气上逆：指藏气逆乱。杨上善注："人卒然外中于寒，以入于内，内伤忧怒，以应于外，内外相搏，厥气逆上。"

（13）穴输不通：藏府为本，经脉为标，藏府气逆，必致经脉气血不和，输穴气机失常。

（14）温气不行：温气，即阳气。张介宾注："暖气不行，则阴血凝聚。"

（15）着而不去，而积皆成：上述凝血津液裹结，留着而不消散，日久便形成了积块。

【概要】

本段论述了积的病因病机，并介绍了三种成积的病变过程。

1. 积的病因病机

"积之始生，得寒乃生，厥上乃成积也"，说明寒邪是产生积的主要原因，而寒气上逆致气血凝滞，则是形成积的主要机理。

2. 三种成积的病变过程

（1）寒气上逆于肠胃，迫聚津液，日渐成积。

（2）饮食、劳力失节，损伤络脉，寒滞血瘀津凝三者并合成积。

（3）情志内伤，外寒深入，气血津蕴裹留着而成积。

【按语】

本段论述积的病机，以寒客气逆为主因，以气滞、血瘀、津凝为基本病理，这就启示我们：治疗积块一类慢性痼疾，应以温经散寒、调理藏气为主法，适当选用行气导滞、活血祛瘀、化痰利水等方药，坚持长期治疗。同时由于饮食、劳倦、情志、感寒等是形成积的常见病因，也为预防疾病的发生和发展指出了方向。

[181]《灵枢·水胀第五十七》　肠覃⁽¹⁾何如？岐伯曰：寒气客于肠外，与卫气相搏，气^①不得荣，⁽²⁾因有所系，癖而内着，⁽³⁾恶气⁽⁴⁾乃起，瘜肉⁽⁵⁾乃生。其始生也，大如鸡卵，稍以益大，⁽⁶⁾至其成^②如怀子之状，⁽⁷⁾久者离岁，⁽⁸⁾按之则坚，推之则移，⁽⁹⁾月事以时下，⁽¹⁰⁾此其候也。

石瘕⁽¹¹⁾何如？岐伯曰：石瘕生于胞⁽¹²⁾中，寒气客于子门⁽¹³⁾，子门闭塞，气不得通，⁽¹⁴⁾恶血当写不写，衃以留止，⁽¹⁵⁾日以益大，状如怀子，月事不以时下。⁽¹⁶⁾皆生于女子，可导而下。⁽¹⁷⁾

【校勘】

①气：此前应据《甲乙经》卷八第四及《千金》卷二十一第四等补"正"字。

②至其成：此后应据《甲乙经》卷八第四及《太素》卷二十九胀论补"也"字。

【注释】

（1）肠覃：覃，通蕈（xùn）。蕈，地菌。丹波元简注："肠中垢滓凝聚生瘜肉，犹湿气蒸郁，生蕈于土木，故谓肠覃。"肠覃就是生长在肠管内外的积块。

（2）正气不得荣：荣，通营，运行之意。马莳注："寒气与卫气相搏，卫气不得营运。"

（3）因有所系，癖而内着：系，留滞。癖，腹内积块，此处活用为动词，积聚之意。全句承上句言正气不达，则邪气因而留滞于肠间，气血亦随之积聚于腹内。张志聪注："此无形之气相搏于肠外空郭之中，而着于有形之膏募也。"

（4）恶气：此处指变生肠覃的邪毒浊气。

（5）瘜（xī）肉：《说文·疒部》："瘜，寄肉也。"瘜肉，即寄生于体内的恶肉。

（6）稍以益大：稍，逐渐。益，增长。稍以益大，就是逐渐地长大。

（7）如怀子之状：形容腹部膨大。

（8）久者离岁：杨上善注："离，历也。"马莳注："久者岁以度岁，非止一岁。"

（9）按之则坚，推之则移：指肠覃质较硬，属有形之瘕；因其生于肠上，故可随手推而在腹腔内移动。

（10）月事以时下：马莳注："附于肠外，而不在胞中，故月事以时而下。"

（11）石瘕：张介宾注："子门闭塞，则衃血留止，其坚如石，故曰石瘕。"

（12）胞：此处指女子胞。

（13）子门：张介宾注："即子宫之门也。"

（14）气不得通：指胞宫的气机受阻而不能畅通于外。

（15）衃（pēi）以留止：《说文·血部》："衃，凝血也。"张志聪注："胞中之血当泻不泻，留积而成衃块。"

（16）月事不以时下：张志聪注："血留胞中，故月事不以时下。"

（17）可导而下：指用行血逐瘀之法，导衃血由下窍而去，具体可以服药、针灸、坐药等。

【概要】

本段介绍了肠覃、石瘕的病因病机、证候特点及石瘕的治则。

1. 肠覃

病因病机：寒气与卫气相搏于肠外，恶气留着，瘜肉渐生。

证候特点：始如鸡卵，渐至如怀子之状，按之则坚，推之则移，月事以时下。

2. 石瘕

病因病机：寒气客于子门，气机不通，衃血留于胞中，逐渐增大。

证候特点：状如怀子，按之坚硬如石，月事不以时下，皆生于女子。

治则：导衃血从阴窍而下。

【按语】

肠覃与石瘕都是生于腹腔内的肿块，同具有"日以增大，状如怀子""按之则坚"等证候。其不同点在于，肠覃附着于肠，男女均可患此病，而石瘕"生于胞中""皆生于女子"；肠覃"月事以时下"，石瘕"月事不以时下"。

十一、疟疾

［182］《素问·疟论篇第三十五》　黄帝问曰：夫痎疟[(1)]皆生于风，其蓄作有时者，[(2)]何也？岐伯对曰：疟之始发也，先起于毫毛，伸欠[(3)]乃作，寒栗鼓颔，[(4)]腰脊俱痛，寒去则内

外皆热，头痛如破，渴欲冷饮。帝曰：何气使然？愿闻其道。岐伯曰：阴阳上下交争，[5]虚实更作，阴阳相移也。[6]阳并于阴，则阴实而阳虚，[7]阳明虚则寒栗鼓颔也，[8]巨阳虚则腰背①头项痛，三阳俱虚[9]则阴气胜，阴气胜则骨寒而痛，[10]寒生于内，故中外皆寒。[11]阳盛则外热，阴虚则内热，[12]外内皆热，则喘而渴，故欲冷饮也。

此皆得之夏伤于暑，热气盛，藏于皮肤之内，肠胃之外，此荣气之所舍也。[13]此令人汗空疏，腠理开，因得秋气，汗出遇风，[14]及得之以浴水，气舍于皮肤之内，与卫气并居。[15]卫气者，昼日②行于阳，夜行于阴，此气得阳而外出，得阴而内薄，[16]内外相薄，是以日作。[17]帝曰：其间日而作者，何也？岐伯曰：其气之舍深，内薄于阴，[18]阳气独发，阴邪内着，[19]阴与阳争不得出，是以间日而作也。[20]

【校勘】

①背：《太素》卷二十五疟解作"脊"。可据改。

②日：应据《甲乙经》卷七第五删。

【注释】

（1）痎（jiè）疟：马莳注："痎疟者，疟之总称也。"姚止庵注："疟者，邪正分争之病，邪乘正虚，寒热复攻，止而复作，最为暴疟，故病名疟也。"

（2）蓄作有时：马莳注："不发之谓蓄，发时之谓作。"高世栻注："有时，或日发，或间日发也。"

（3）伸欠：张介宾注："伸者，伸其四体，邪动于经也。欠，哈欠也，阴阳争引而然。"黄元御注："此疟邪将发之象也。"

（4）寒栗鼓颔：鼓，振动。鼓颔，形容因恶寒而下颔不自主地颤动的样子。

（5）阴阳上下交争：阴阳，指人体阴气、阳气。交争，彼此争斗不和。吴昆注："阳气者下行极而上，阴气者上行极而下。与邪相遇，则上下交争。"

（6）虚实更作，阴阳相移：王冰注："阳虚则外寒，阴虚则内热，阳盛则外热，阴盛则内寒。由此寒去热生，则虚实更作，阴阳之气相移易也。"

（7）阳并于阴，则阴实而阳虚：黄元御注："以阴气发作，裹束阳气，阳为阴并，则阴实而阳虚。"

（8）阳明虚则寒栗鼓颔也：张介宾注："阳并于阴则阴邪胜，阴胜则寒也。阳明者胃气之所出，其主肌肉，其脉循颐颊，故阳明虚则为寒栗鼓颔。"

（9）三阳俱虚：张琦注："少阳居半表，两阳虚则少阳虚可知。又寒热主少阳也。"

（10）阴气胜则骨寒而痛：张介宾注："阴胜则阳气不行，血脉凝滞，故骨寒而痛。《终始》篇曰：'病痛者，阴也。'"

（11）寒生于内，故中外皆寒：杨上善注："阴气强盛，盛故内寒。内外俱寒，汤火不能温也。"张介宾注："表里阴邪皆胜也。"

（12）阳盛则外热，阴虚则内热：黄元御注："及其阳气来复，蓄极而发，则阳实而阴虚。阳盛而透出重围则外热，阴虚而涸及源泉则内热。"

（13）此荣气之所舍也：杨上善注："皮肤之内，肠胃之外，脉中荣气是邪之舍也。"

（14）因得秋气，汗出遇风：《素问集注》卢子繇注："不即病者，时值夏气之从内而外，卫气仗此，犹可悍御，因遇秋气，机衡已转，自外而内矣。其留舍之暑，令汗出空疏，腠理开，风遂乘之以入。"

（15）气舍于皮肤之内，与卫气并居：气，疟邪。张琦注："秋气凉，汗出得风，浴水得湿，本有暑邪，又得寒风湿之气则为疟矣。皮肤之内，荣分也，疟邪在荣不在卫。"

（16）此气得阳而外出，得阴而内薄：此气，指居于荣分的疟邪。薄，迫也。本篇后文有"疟气随经络沉以内薄，故卫气应乃作"之语，所以"得阳而外出，得阴而内薄"，指疟气随经脉流行，若行于阳分与外出之卫气相争则病作，若内入于阴分，不能与卫气相争则蓄而病休。

马莳注："此邪气者，得阴而内入，疟之所以蓄也。"

（17）内外相薄，是以日作：张琦注："得卫气之行则外发，故病作。气过则仍内薄，故不作。卫气一日周于阴阳，故日作。"

（18）其气之舍深，内薄于阴：马莳注："靠由于邪气之舍深，内薄于荣气间，与夫五藏之横连募原。"

（19）阳气独发，阴邪内着：阳气者，此指卫气。阴邪，此指藏于营分的疟邪。张琦注："阳气独发者，卫气独行不与疟邪相值也。阴邪，谓疟邪。"黄元御注："卫气独发，不与邪遇，阴邪内着，不与卫交。"

（20）阴与阳争不得出，是以间日而作也：张介宾注："阳气独发者其行本速，阴邪内着者其行则迟，一迟一速，相拒而争，则阴邪不得与卫气俱出，故间日而作也。"杨上善注："不得日日与卫外出之阳，故间日而作也。"

【概要】

本段论述了疟疾的典型证候和病因病机。

1. 疟疾的典型证候

发作先兆："伸欠乃作"。

发作时表现："寒栗鼓颔，腰脊俱痛，寒去则内外皆热，头痛如破，渴欲冷饮"。

特点："蓄作有时"，休止时患者无所苦。

2. 病因病机

病因：夏伤于暑，邪气伏藏至秋，汗出遇风，及得之以浴水。

病机：热、风、寒、湿（水）之气"藏于皮肤之内，肠胃之外，此荣气之所舍也"。疟邪与卫气相搏，"阴阳上下交争，虚实更作，阴阳相移"，阳并于阴，阴胜则寒，阳气郁极而发，阳盛则热。

3. 间日疟的机理

"阴邪内着"，疟疾舍深，内薄五藏，横连膜原，其随经脉流行，道远行迟。"阳气独发"，疟邪不能每日与卫气相应，必待二日才相遇，故间日发病。

［183］《素问·疟论篇第三十五》　帝曰：疟先寒而后热

者，何也？岐伯曰：夏伤于大暑，其汗大出，腠理开发，因遇夏气凄沧之水寒①，(1)藏于腠理皮肤之中，秋伤于风，则病成矣。(2)夫寒者阴气也，风者阳气也，先伤于寒而后伤于风，故先寒而后热也，(3)病以时作，名曰寒疟。(4)帝曰：先热而后寒者，何也？岐伯曰：此先伤于风，而后伤于寒，故先热而后寒也，亦以时作，名曰温疟。(5)其但热而不寒者，阴气先绝，阳气独发，(6)则少气烦冤，(7)手足热而欲呕，(8)名曰瘅疟(9)。

【校勘】

①水寒：《新校正》："按《甲乙经》《太素》，'水寒'作'小寒迫之'。"今本《甲乙经》卷七第五同，当据改。

【注释】

（1）夏气凄沧之小寒迫之：凄沧，寒凉貌。张介宾注："凄沧之水寒，谓沧水乘凉之类也。因暑受寒则腠理闭，汗不出，寒邪先伏于皮肤之中。"

（2）秋伤于风，则病成矣：马莳注："因遇夏气凄沧之小寒藏于腠理皮肤之中，犹未遂发疟也。至秋伤于风，则疟成矣。"

（3）故先寒而后热也：张志聪注："天之阴邪感吾身之阴寒，天之阳邪感吾身之阳热，是以先受之寒，先从阴而病寒，后受之风，复从阳而病热。"

（4）名曰寒疟：姚止庵注："疟起于寒，故即名寒。"张介宾注："人之患疟者，多属此证。"故后世又称寒疟为正疟。

（5）温疟：姚止庵注："疟起于风，亦宜名风，而更名温者，何也？风为阳邪，阳性温热也。寒温之别，原于邪入之先后。"本篇后文有"温疟者，得之冬中于风，寒气藏于骨髓之中……因遇大暑……邪气与汗皆出"等语，可见温疟当发于夏季。

（6）阴气先绝，阳气独发：本篇后文说："瘅疟者，肺素有热，气盛于身，厥逆上冲，中气实而不外泄……阳气盛而不衰则病矣。"可见"阴气先绝，阳气独发"，旨在说明患者体质为阴虚阳实。姚止庵注："先绝，非谓阴气败绝也，言火邪炽盛，纯阳独胜，若无阴然，如阳明之疟，宜用白虎之类是也。"

（7）少气烦冤：冤，同"悗"。《太素》正作"悗"。张琦注："肺金受尅，故少气；心为阳藏邪火乘之，消烁津液，故烦冤。"

（8）手足热而欲呕：张琦注："胃热则肢热，胃逆故欲呕。"

（9）瘅疟：王冰注："瘅，热也，极热为之也。"张志聪注："此温疟之不复寒也。"

【概要】

本段论述了寒疟、温疟、瘅疟的病因病机及证候特点。

1. 寒疟：夏暑汗出而小寒迫之，秋复伤于风而病成，"先伤于寒而后伤于风"，风为阳气，寒为阴气，故先寒后热，寒热分明。

2. 温疟：冬中于风，藏于骨髓中，因遇大暑，邪与汗皆出。"此先伤于风，而后伤于寒"，故先热后寒，热重于寒。

3. 瘅疟："肺素有热""阴气先绝，阳气独发"，阳气偏盛，故但热不寒，少气，烦闷，手足热，欲呕，消烁脱肉，亦以时作。

【按语】

《内经》根据疟疾的临床表现，将疟疾分三大类型，其分类的主要依据是发病时寒热的先后及轻重。这种分类法对于指导临床辨证施治，至今仍具有一定的意义。此外，《素问·刺疟论》还有六经疟、五藏疟等分证。必须指出，《内经》所谓疟疾与西医所谓疟原虫所致之疟疾在概念上不能等同，《内经》之疟包括一切寒热休作有时的外感病。

十二、消瘅

[184]《素问·奇病论篇第四十七》　帝曰：有病口甘者，病名为何？何以得之？岐伯曰：此五气之溢[1]也，名曰脾瘅[2]。夫五味入口，藏于胃，脾为之行其精气，[3]津液在脾，[4]故令人口甘也。此肥美[5]之所发①也，此人必数食甘美而多肥也，肥者令人内热，甘者令人中满，[6]故其气上溢，[7]转为消渴。[8]治之以兰[9]，除陈气也。[10]

【校勘】

①发：《太素》卷三十脾瘅消渴作"致"。义胜，可据改。

【注释】

（1）五气之溢：张志聪注："五气者，土气也。土位中央，在数为五，在味为甘，在臭为香，在藏为脾，在窍为口。"吴昆注："溢，上溢也。"

（2）脾瘅：张介宾注："瘅，热病也。"高世栻注："土气泛溢，名曰脾瘅，言土虚脾热而口干也。"

（3）脾为之行其精气：为之，为胃。精气，水谷的精微物质。《素问·厥论》："脾主为胃行其津液者也。"

（4）津液在脾：张志聪注："津液不能输布于五藏而独留在脾，脾气上溢，发为口甘。"

（5）肥美：即下句"数食甘美而多肥也"的略语。肥，指味厚肥腻的荤食，美，指味甘香炙的食品。

（6）肥者令人内热，甘者令人中满：张琦注："食肥则阳气滞而不达，故内热；食甘则中气缓而善留，故中满。"

（7）其气上溢：张琦注："中满而热，脾气上溢故口甘也。"

（8）转为消渴：转变为消渴之病。消渴是多饮、多食而形体日渐消瘦的内热病证。姚止庵注："内热中满，畜积之久，火炎水枯，消渴之证见矣。"

（9）兰：王冰注："兰，谓兰草也。"即今佩兰之类的中药，气味辛平芳香，能醒脾化湿，清暑辟浊。

（10）除陈气也：王冰注："除，谓去也。陈，谓久也。言兰除陈久甘肥不化之气者，以辛能发散故也。"黄元御注："治之以兰，辛香开散之力，除其菀陈之气，郁消热退，则上溢者顺行而下矣。津液在脾，则治之以兰，及成热中消中，则兰为芳草不可用矣。"

【概要】

本段论述了脾瘅的证候、病因病机和治法。

脾瘅具有口甘、中满及其他内热证候，脾瘅多因"数食甘美而多肥"所产生。"肥者令人内热，甘者令人中满"，脾为湿困，湿热内蕴而上溢于口则口甘。若脾瘅不愈，热甚伤阴，可转为消渴。原文介绍的脾瘅治法为"治之以兰，除陈气也"。

【按语】、

瘅，通"燀"，火热之貌。《内经》多称内热病证为"瘅"，故有"脾瘅""胆瘅""胃瘅""消瘅"等病名。本篇所谓"脾瘅"，虽兼内热之象，然而"津液在脾"，即湿热困脾为其主要病机，口甘中满是其主要证候，故治以芳香辛散，化湿醒脾，湿除则脾运，郁热随之而去，为不治热而热自除之治法。若证已"转为消渴"，湿已化热，热盛阴虚，辛温芳香之品当少用或不用，则是不言自明的了。

[185]《素问·奇病论篇第四十七》　帝曰：有病口苦，取阳陵泉，①口苦者，病名为何？何以得之？岐伯曰：病名曰胆瘅(1)。夫肝者中之将也，(2) 取决于胆，(3) 咽为之使。(4) 此人者，数谋虑不决，(5) 故胆虚②气上溢，而口为之苦。(6) 治之以胆募、俞，(7) 治③在《阴阳十二官相使》(8) 中。

【校勘】

①口苦，取阳陵泉：《新校正》："按全元起本及《太素》无'口苦，取阳陵泉'六字，详前后文势，疑此为误。"今《太素》卷三十胆瘅亦无此六字，当据删。

②虚：应据《甲乙经》卷九第五删。

③治：应据《甲乙经》卷九第五及《太素》卷三十胆瘅删。

【注释】

（1）胆瘅：王冰注："亦谓热也。胆汁味苦，故口苦。"

（2）夫肝者，中之将也：中，内也，此指人体内部。张志聪注："肝气急而志怒，故为将军之官。"

（3）取决于胆：《素问·灵兰秘典论》："胆者，中正之官，决断出焉。"王冰注："肝与胆合，气性相通，故诸谋虑，取决于胆。"

（4）咽为之使：张介宾注："足少阳之脉上挟咽，足厥阴之脉循喉咙之后上入颃颡，是肝胆之脉皆会于咽，故咽为之使。"黄元御注：

"肝胆表里，是咽者肝胆之使道也。"

（5）数谋虑不决：杨上善注："人有谋虑不决，伤胆。"丹波元简注："数谋虑不决，宜胆气怫郁。"

（6）故胆气上溢，而口为之苦：张琦注："胆郁不决，相火上炎，胆气随溢。"《灵枢·四时气》："邪在胆，逆在胃，胆液泄则口苦，胃气逆则呕苦，故曰呕胆。"

（7）胆募、俞：指胆的募穴日月和背俞胆俞。王冰注："胸腹曰募，背脊曰俞。胆募在乳下二肋外期门下同身寸之五分，俞在脊第十椎下两傍相去各同身寸之一寸半。"

（8）《阴阳十二官相使》：古医经篇名。王冰注："言治法具于彼篇，今经已亡。"

【概要】

本段论述了胆瘅的主证、病因病机和治法。

胆瘅的主证为口苦，多因"数谋虑不决"，导致胆郁化热而成。胆热则胆气上溢，而口为之苦。胆瘅的治疗，"治之以胆募、俞"，即针刺日月、胆俞等穴。

【按语】

本篇所述胆瘅的证候仅口苦一项，过于简略。从"数谋虑不决"及"病名曰胆瘅"等句分析，当还有其他胆气郁热之象。《素问·热论》：少阳受邪，则"胸胁痛而耳聋"；《灵枢·经脉》："胆足少阳之脉……是动则病口苦，善太息，心胁痛不能转侧，甚则面微有尘，体无膏泽，足外反热，是为阳厥"及《伤寒论·少阳篇》："少阳之为病，口苦咽干目眩也"等，皆可能成为"胆瘅"的补充证候。

十三、失眠

［186］《灵枢·邪客第七十一》　今厥气客于五藏六府，(1) 则卫气独卫其外，行于阳，不得入于阴。(2) 行于阳则阳

气盛，阳气盛则阳跷陷①，不得入于阴，阴②虚？故目不瞑。⁽³⁾黄帝曰：善。治之奈何？伯高曰：补其不足，写其有余，⁽⁴⁾调其虚实，以通其道而去其邪，⁽⁵⁾饮以半夏汤一剂，阴阳已通，其卧立至。⁽⁶⁾黄帝曰：善，此所谓决渎壅塞⁽⁷⁾，经络大通，阴阳和得③⁽⁸⁾者也。愿闻其方。伯高曰：其汤方以流水千里以外者八升，扬之万遍，⁽⁹⁾取其清五升煮之，炊以苇薪，⁽¹⁰⁾火④沸，置秫米⁽¹¹⁾一升，治半夏⁽¹²⁾五合，徐炊，令竭为一升半，⁽¹³⁾去其滓，饮汁一小杯，日三稍益，以知为度。⁽¹⁴⁾故其病新发者，覆杯则卧，⁽¹⁵⁾汗出则已矣；⁽¹⁶⁾久者，三饮而已也。

【校勘】

①陷：应据《甲乙经》卷十二第三及《太素》卷十二营卫气行等改作"满"，以与上段原文相合。

②阴：此后应据《甲乙经》卷十二第三及《病源》卷三虚劳不得眠候等补"气"字。

③和得：《甲乙经》卷十二第三作"得和"，可据乙转。

④火：《太素》卷十二营卫气行作"大"，可据改。

【注释】

（1）今厥气客于五藏六府：杨上善注："厥气，邪气也。邪气客于内藏府中，则卫气不得入于藏府。"

（2）行于阳，不得入于阴：张介宾注："邪气逆于藏府，则卫气不得入于阴分，故偏盛于阳。"

（3）阴气虚故目不瞑：阴气虚，是就卫气不能入于阴分而言。黄元御注："行于阳则阳气盛，阳气盛则阳跷之脉满；不得入于阴，则阴中之阳虚，阳气失藏，故目不瞑也。"

（4）补其不足，写其有余：张介宾注："此刺治之补泻也。补其不足，即阴跷所出足少阴之照海也。泻其有余，即阳跷所出足太阳之申脉也。"

（5）以通其道而去其邪：通其道，指通利卫气从阳入阴的道路；去其邪，指祛除客阻藏府的里邪。

（6）阴阳已通，其卧立至：卧，在此指睡眠。立至，立即来临。杨上善注："厥气既消，内外气通，则目合得卧。"

（7）决渎壅塞：渎，水沟，此处活用为动词。决渎，即疏通。壅塞，指阻塞不通的营卫之道。黄元御注："决渎壅塞，决通其壅塞也。"

（8）经络大通，阴阳得和：营行脉中，卫行脉外，经络大通，即营卫畅通。阴阳得和，即表里气血调和。

（9）流水千里以外者八升，扬之万遍：李中梓注："千里流水，取其流长源远，有疏通下达之义也。扬之万遍，令水珠盈溢，为甘澜水，可以调和阴阳。"古之一斗相当于清代的一升八合二勺，八升则相当于一升四合六勺。

（10）炊以苇薪：即用干芦苇作柴火煎药。李中梓注："炊以苇薪者，取其火烈也。"

（11）秫（shú）米：张介宾注："秫米，糯小米也，即黍米之类，而粒小于黍，可以做酒，北人呼为小黄米，其性味甘黏微凉，能养营补阴。"

（12）治半夏：李中梓注："犹言制过半夏也。"张介宾注："半夏味辛性温，能和胃散邪，除腹胀目不得瞑。"

（13）徐炊，令竭为一升半：徐炊，即文火慢煎。令竭，即使药汁浓缩。

（14）日三稍益，以知为度：即一日三次，服药量逐渐增加，直至病愈为止。

（15）覆杯则卧：杨上善注："言病愈速也。"覆，翻、倒。覆杯，指服完药后将空药杯倒置，形容时间极短。卧，即前"其卧立至"之意。

（16）汗出则已：服药后微汗续出是阴阳和调的征兆，故病已。张志聪注："汗出而已者，正气和而厥气散，卫气得从其道而出入矣。"

【概要】

本段论述了邪客藏府，卫气不能从阳入阴的失眠证及其治疗。

1. 失眠的病机

邪气客于藏府，阻拒卫气，导致卫气独"行于阳"而阳气盛于外，卫气"不得入于阴",则阴气相对虚于内,卫气不归阴,故不能入睡。

2. 失眠的治疗

(1) 治则:"调其虚实,以通其道而去其邪"。

(2) 针刺:补其不足——阴经,泻其有余——阳经。

(3) 方药:半夏汤一剂。组方:秫米,制半夏,长流水煎。煎法:用苇薪煎沸长流水,再入秫米、半夏,徐炊浓缩去滓。服法:"饮汁一小杯,日三稍益,以知为度。"效果:新发者,覆杯则卧,汗出则已,久者三饮而已。

【按语】

失眠的病因病机十分复杂,本段所述仅属邪气内阻,营卫不通,阴阳失调之一种。半夏汤药仅二味,通补并用,对中虚痰阻的失眠确有一定疗效,后世所创制的一些治疗失眠的方剂,如《千金方》卷十二治虚烦不得眠的"温胆汤""千里流水汤"等,均导源于此方。同时,本段对煎药、服药方法记载甚详,其中亦不乏值得借鉴和深入研究的内容。

十四、癫狂

[187]《素问·奇病论篇第四十七》 帝曰:人生⁽¹⁾而有病巅疾⁽²⁾者,病名曰何?安所得之?岐伯曰:病名为胎病⁽³⁾。此得之在母^①腹中时,其母有所大惊,气上而不下,精气并居,⁽⁴⁾故令子发为巅疾也。

【校勘】

①母:应据《太素》卷三十癫疾及《圣济总录》卷一百九十二删。

【注释】

(1) 人生:指人生来就有,非后天所得。马莳注:"初生之子,未犯邪气,遂有此疾,必有其由。"

(2) 巅病:巅,通"癫",此指癫痫,又称惊痫、痫证,俗称"羊癫风""母猪风",以发作性的突然惊叫昏倒、两目上视、口噤吐沫、四肢抽搐、项背强直等为主证。张介宾注："盖儿之初生，即有病癫痫者，今人呼为胎里疾者即此。"

（3）胎病：高世栻注："生而病癫，先天所受之病也，故名为胎病。"

（4）气上而不下，精气并居：张介宾注："惊则气乱而逆，故气上不下。气乱则精亦从之，故精气并及于胎，令子为巅痫疾也。"

【概要】

本段简述了癫疾的病因病机。

由于妊娠期间，"其母有所大惊"，即受到强烈的惊骇等情志刺激，母体的气血紊乱，波及胎儿的先天发育，从而使胎儿出生后"发为癫疾"。

【按语】

《内经》作者早在二千年前即认识到有些癫痫属于先天性疾病，并具体指出其形成与妊娠期遭受不良情志刺激有关，这是难能可贵的。同时，这也提示孕期保健工作对预防后代疾病的重要性。例如《素问集注》张兆璜说："胎中受病，非止惊痫，妊娠女子，饮食起居大宜谨慎，则生子聪俊，无病长年"。

[188]《灵枢·癫狂第二十二》　癫疾始生[1]，先不乐，[2]头重痛，视举目赤，[3]甚①作极，已而烦心，[4]候之于颜，[5]取手太阳、阳明、太阴，血变而止。[6]癫疾始作[7]，而引口啼呼喘悸[8]者，候之手阳明、太阳，[9]左强者攻其右，右强者攻其左，[10]血变而止。癫疾始作，先反僵[11]，因而脊痛，候之足太阳、阳明、太阴、手太阳，[12]血变而止。治癫疾者，常与之居，察其所当取之处，[13]病至，视之有过者写②之，[14]置其血于瓠壶[15]之中，至其发时，血独动矣；[16]不动，灸穷骨二十壮。穷骨者，骶骨[17]也。

【校勘】

①甚：应据《太素》卷三十癫疾及《千金方》卷十四第五改作

"其"。

②写：此前应据《甲乙经》卷十一第二及《太素》卷三十癫疾等补"即"字。

【注释】

（1）始生：病生之初。此指将要发作之时。

（2）先不乐：先表现为精神抑郁、沉闷。张介宾注："先不乐，神志将乱也。"

（3）头重痛，视举目赤：黄元御注："头重痛，浊气上逆也。视举，瞳子高也。目赤，火刑肺也。"

（4）其作极，已而烦心：谓癫疾大发作后，即心烦意乱。

（5）候之于颜：候，诊视。颜，此处指前额部。张介宾注："颜，天庭也。候之于颜，邪色必见于此也。"颜部候心，癫疾主于心，故候于颜部。

（6）取手太阳、阳明、太阴，血变而止：张介宾注："当取手太阳支正、小海，手阳明偏历、温溜，手太阴太渊、列缺等穴，泻去邪血，必待其血色变而后止针也。"张志聪注："心主血，血变则神气清而癫疾止矣。"病在肺心，故刺与其相络属的经脉。

（7）始作：指已经开始发作的表现。

（8）引口啼呼喘悸：引口，包括口角牵引和口噤不开。啼呼，啼叫惊呼。喘悸，气喘心悸。黄元御注："啼者肺之声也，呼者肝之声也，喘者肺气逆也，悸者心下动也。"

（9）候之手阳明、太阳：张介宾注："当候于手阳明、太阳二经，察病所在而刺之，穴如前。"引口啼呼喘悸多属心肺之疾，而小肠、大肠为二藏之表，故当诊候其脉。

（10）左强者攻其右，右强者攻其左：强，强急。左强，即颜面左侧筋脉拘急而必右侧筋脉松弛，故口角向左侧喝斜；病位在右侧，当刺右侧经穴。反之亦然。马莳注："左强、右强，凡证候脉体俱不病也，其不强者为病。"

（11）反僵（jiāng）：僵，僵硬不能活动。反僵，即角弓反张的痉挛状态。

（12）候之足太阳、阳明、太阴，手太阳：张介宾注："足太阳之委阳、飞阳、仆参、金门，足阳明三里、解溪，足太阴隐白、公孙等穴主之。"

（13）常与之居，察其所当取之处：张介宾注："凡治癫疾者，须常与之居，庶得察其病在何经，及当取之处，不致谬误也。"

（14）视之有过者即写之：马莳注："及病已发时，视其有病之经泻之，即以所刺之血置之瓠壶之中。"

（15）瓠（hú）壶：瓠，葫芦。瓠壶，即剖开葫芦而成的容器。

（16）至其发时，血独动矣：指癫痫再发作时，盛于瓠壶中的凝血会自行动起来。此句颇费解，诸家注释亦牵强，故存疑待考。

（17）骶骨：马莳注："穴名长强，伏地取之。"

【概要】

本段介绍了癫疾的多种临床表现、分型、预后及其针灸治疗。

1. 癫疾发作前的先兆和发作后的遗留证

癫疾发作之前，"先不乐，头重痛，视举目赤"。发作后，患者常感到"烦心""脊痛"。

2. 癫疾发作的典型证候

"引口啼呼喘悸""反僵"。

3. 癫疾的治疗和预后

（1）一般针刺原则："常与之居，察其所当取之处"，循经取穴针刺，"血变而止"。

（2）特殊治疗："病至，视之有过者即泻之"，不足者，灸骶骨二十壮。口面牵引者，左强刺右，右强刺左。

（3）预后："呕多涎沫，气下泄，不治。""病发如狂者，死不治。"

【按语】

《内经》关于癫疾的论述除本段和上段外，还散见于其他一些篇目中。例如《素问·脉要精微论》："厥成为巅疾。"《素问·通评虚实论》："癫疾何如？岐伯曰：脉搏大滑，久自已；脉小坚急，死不治""癫疾之脉虚实何如？岐伯曰：虚则可治，实则死""黄疸、暴痛、癫疾、厥狂，久逆之所生也。"《素问·大奇论》："心脉满大，痫瘛筋挛。

肝脉小急，癫瘛筋挛"二阴急为痫厥。"《灵枢·邪气藏府病形》："心脉……微涩为……耳鸣颠疾""肺脉急甚为癫疾""肾脉急甚为骨癫疾"等。

由于古字常一字多义，而"癫""颠""巅""瘨"等字在古书中又常通用，因而在《内经》原文中，"癫疾"一词除多数是指癫痫病外，还有两种含义：一为巅顶之病，包括头痛、眩晕等，例如《素问·五藏生成篇》："是以头痛巅疾，下虚上实，过在足少阴、巨阳，甚则入肾"，《素问·方盛衰论》："气上不下，头痛巅疾"，《素问·宣明五气篇》："搏阳则为巅疾"等；二指癫狂之病，即狂病，或指狂病中的一种类型，例如《素问·厥论》："阳明之厥则癫疾，欲走呼，腹满不得卧，面赤而卧，妄见而妄言"，《素问·腹中论》："石药发瘨，芳草发狂"，《灵枢·热病》："热病数惊，瘛疭而狂，取之脉，以第四针，急泻有余者，癫疾毛发去，索血于心，不得索之水"等。

[189]《灵枢·癫狂第二十二》　狂始生，先自悲⁽¹⁾也，喜忘、苦怒、善恐⁽²⁾者，得之忧饥，⁽³⁾治之取手太阴^①、阳明，⁽⁴⁾血变而止，及取足太阴、阳明。⁽⁵⁾狂始发⁽⁶⁾，少卧不饥，⁽⁷⁾自高贤也，自辩智也，自尊贵也，⁽⁸⁾善骂詈，日夜不休，⁽⁹⁾治之取手阳明、太阳、太阴、⁽¹⁰⁾舌下少阴，⁽¹¹⁾视^②之盛者，皆取之，不盛^③，释之也。⁽¹²⁾狂言^④、惊、善笑、好歌乐、妄行不休者，得之大恐，⁽¹³⁾治之取手阳明、太阳、太阴。狂，目妄见、耳妄闻、善呼者，少气之所生也，⁽¹⁴⁾治之取手太阳、太阴、阳明、足太阴、头两顑⁽¹⁵⁾。狂者多食，善见鬼神，⁽¹⁶⁾善笑而不发于外者，⁽¹⁷⁾得之有所大喜，⁽¹⁸⁾治之取足太阴、太阳、阳明，后取手太阴、太阳、阳明。⁽¹⁹⁾狂而新发，未应如此者，⁽²⁰⁾先取曲泉左右动脉，⁽²¹⁾及盛者见血，有顷已。⁽²²⁾不已，以法取之，⁽²³⁾灸骨骶^⑤二十壮。

【校勘】

①阴：应据《太素》卷三十惊狂改作"阳"。

②视：此后应据《甲乙经》卷十一第二及《太素》卷三十惊狂补"脉"字。

③不盛：此后应据《甲乙经》卷十一第二及《太素》卷三十惊狂补"者"字。

④言：应据《甲乙经》卷十一第二改作"善"，并属下读。

⑤骨骶：应据《甲乙经》卷十一第二及《太素》卷三十惊狂改作"骶骨"。

【注释】

（1）自悲：《灵枢·本神》："心藏脉，脉舍神，心气虚则悲。"自悲是心神不足的表现。

（2）喜忘、苦怒、善恐：《灵枢·本神》："神伤则恐惧""志伤则喜忘其前言""肝藏血，血舍魂；肝气虚则恐，实则怒。"忘、怒、恐皆为心肝等藏气受损而神魂不宁之象。

（3）得之忧饥：杨上善注："人之狂病，先因忧结之甚，不能去解于心，又由饥虚，遂神志失守。"

（4）取手太阳、阳明：杨上善注："虽得之失志，然因疗之心府手太阳，肺府手阳明也。"穴位见上段注释（6）。

（5）取足太阴、阳明：杨上善注："足太阴、阳明主谷，亦可补此二脉以实忧饥，虚损即愈也。"穴位见上段注释（12）。

（6）始发：张介宾注："上节言始生，病生之初也。此节言始发，病成而发也。"

（7）少卧不饥：指精神倍于常人而不知饥饿。张志聪注："此心气之实狂也。夫阴气盛则多卧，阳气盛则少卧。食气入胃，精气归心，心气实故不饥。"

（8）自高贤也，自辩智也，自尊贵也：高贤，品德高尚。辩智，聪明善辩。马莳注："自以为高贤、辩智而尊贵。"此三句形容患者精神失常，狂妄自大。

（9）善骂詈日夜不休：骂詈，恶言咒骂。《素问·阳明脉解篇》：

"阳盛则使人妄言骂詈，不避亲疏。"

（10）取手阳明、太阳、太阴：杨上善注："皆是魄失气盛，故视脉盛者，皆泻去之。"手太阴取穴见上段注释（6）。

（11）舌下少阴：《素问·气府论》王冰注："足少阴舌下二穴，在人迎前陷中动脉前，是日月本左右二也，足少阴脉气所发。"

（12）不盛者，释之也：马莳注："必视其血脉盛者皆取之，如不盛，则释之而不取也。"

（13）善笑，好歌乐，妄行不休者，得之大恐：《灵枢·本神》："恐惧者，神荡惮而不收""心气虚则悲，实则笑不休。"张志聪注："实则心志郁结，故好歌乐以伸舒之。神志皆病，故妄行不休也。"

（14）少气之所生也：张介宾注："气衰则神怯，所以妄见妄闻而惊呼也。"

（15）头两顑：指头部两鬓前的穴位，属足少阳经。

（16）多食，善见鬼神：多食，即"消谷善饥"，善见鬼神，即上文"目妄见，耳妄闻"之意。张志聪注："心气虚，故饮多食，神气虚，故善见鬼神也。"

（17）善笑而不发于外：谓独自暗笑。张志聪注："冷笑而无声也。"

（18）得之有所大喜：张介宾注："多食见鬼善暗笑者，以大喜伤神所致。《难经》曰'脱阳者见鬼，脱阴者目盲'也。"

（19）治之取足太阴、太阳、阳明，后取手太阴、太阳、阳明：张志聪注："故当先补足太阴、阳明以养心精，补足太阳之津以资神气，后取手太阴、太阳、阳明，以清其狂焉。"足太阳穴位见上段注释（12）。

（20）狂而新发，未应如此者：张介宾注："谓狂病新起，未有如上文五节之见证也。"

（21）曲泉左右动脉：曲泉，足厥阴肝经穴，在腘横纹内侧端。张志聪注："盖病从木气清散，而不及于心神矣。"

（22）有顷已：有顷，指时间短暂。已，指狂病停止发作。

（23）以法取之：张介宾注："当照前五节求法以取之。"

【概要】

本段介绍了狂病的多种证候及其相应的病因和针灸疗法。

1. 狂病的常见证候

先兆证候："先自悲也，喜忘、苦怒、善恐"。实证：少卧不饥，善骂詈，善惊喜笑，妄言不休。

虚实并见证：目妄见，耳妄闻，善呼，多食，善笑而不发于外。

2. 狂的常见病因

原文列举了忧饥、大恐、大喜等病因，总以过度的情志刺激为主。

3. 狂的针灸疗法

狂病的新久轻重、虚实性质和病位不同，其治疗亦不同。新发或病轻者，取曲泉及"甚者见血"。病始生，取手足太阴、阳明，以阻止狂病的发作。病已发，实热盛者，加"舌下少阴""视脉之盛者，皆取之"，兼虚者，改用补法。

【按语】

本篇虽"癫疾"与"狂"并列，却是两种不同的病，与后世"癫狂"作为精神失常的一种病，在概念上是有所区别的。后世在"癫狂"（简称"狂"）病中，将沉默痴呆、哭笑无常、自言不休的阴证称为"癫"，将躁动多怒、妄言打骂、少卧不饥的阳证称为狂。本篇的"癫疾"则是后世的"癫痫"（简称"痫"）病。正如《难经·五十九难》所说："狂癫之病，何以别之？然：狂疾之始发，少卧而不饥，自高贤也，自辩智也，自倨贵也，妄笑好歌乐，妄行不休是也。癫疾始发，意不乐，僵仆直视。"因而在诊断和治疗上都不应混淆。

[190]《素问·病能论篇第四十六》　帝曰：有病怒狂⁽¹⁾者，此病安生？岐伯曰：生于阳也。⁽²⁾帝曰：阳何以使人狂？岐伯曰：阳气者，因暴折而难决，⁽³⁾故善怒也，⁽⁴⁾病名曰阳厥⁽⁵⁾。帝曰：何以知之？岐伯曰：阳明者常动，⁽⁶⁾巨阳、少阳不动，不动而动大疾，⁽⁷⁾此其候也。帝曰：治之奈何？岐伯曰：夺其食即已。⁽⁸⁾夫食入于阴，长气于阳，⁽⁹⁾故夺其食即已。使

之服以生铁洛为饮。⁽¹⁰⁾夫生铁洛者，下气疾⁽¹¹⁾也。

【注释】

（1）怒狂：为狂病的一种。吴昆注："怒狂，善怒而狂，如骂詈不避亲疏而妄走是也。"

（2）生于阳：高世栻注："阳气过盛则狂，此之怒狂生于阳也。"

（3）阳气因暴折而难决：折，挫折。暴折，喻突然遭受严重的精神刺激。决，疏通。王冰注："言阳气被折郁不散也。"此句是言人身阳气由于精神遭受剧烈的打击而郁结不伸。

（4）故善怒也：黄元御注："其肝胆之气不得畅达，是以善怒。"《素问·脉解》："所谓少气善怒者，阳气不治，阳气不治则阳气不得出，肝气当治而未得，故善怒。"

（5）阳厥：高世栻注："因阳气厥逆而成，故病名曰阳厥。"

（6）阳明者常动：马莳注："足阳明经常动者，《灵枢·动输》篇言足阳明独动不休，故凡冲阳、地仓、大迎、下关、人迎、气冲之类，皆有动脉不止，而冲阳为尤甚。"

（7）不动而动大疾：动大疾，指脉动明显而急速。张介宾注："巨阳、少阳不动者，谓巨阳惟委中、昆仑，少阳惟听会、悬钟，其脉虽微动，而动不甚也。于其不甚动者而动且大疾，则其常动者更甚矣，此即阳厥怒狂之候。"

（8）夺其食即已：夺其食，指强制病人禁食或少食。张介宾注："食少则气衰，故节夺其食，不使胃火复助阳邪，则阳厥怒狂者可已。"怒狂本阳郁而亢，夺食则阳气乏源，犹如釜底抽薪，故病愈。

（9）食入于阴，长气于阳：阴，藏府。阳，四肢。长，长养。全句意为水谷进入藏府化生精气，以供给体表四肢活动之用。

（10）服以生铁洛为饮：洛，通落。张介宾注："生铁洛，即炉冶间锤落之铁屑，用水研浸可以为饮。其属金，其气寒而重，最能坠热开结，平木火之邪。"

（11）下气疾：下，犹去。气疾，泛指神志失调一类疾病。丹波元简注："气疾所指不一，凡狂易、癫眩、惊悸、痛痪、心神不定之证，宜概称气疾焉。”

【概要】

本段论述了怒狂的病因病机、证候特点和治疗。

1. 怒狂的病因病机

“阳气者，因暴折而难决”，指出过度的精神刺激导致气郁化火，阳气偏亢而厥逆，则发为怒狂。

2. 怒狂的证候特点

“善怒”、狂乱和三阳脉“动大疾”。

3. 怒狂的治疗

一是“食入于阴，长气于阳，故夺其食即已”，二是“使之服以生铁洛为饮”，以清肝泄热，宁心安神。

十五、痈疽

[191]《灵枢·痈疽第八十一》　　夫血脉营卫，周流不休，上应星宿，下应经数。(1)寒邪客于经络之中则血泣，血泣则不通，不通则卫气归之，(2)不得复反，(3)故痈肿(4)。寒气化为热，热胜则腐肉，肉腐则为脓，脓不写则烂筋，(5)筋烂则伤骨，骨伤则髓消，不当骨空，不得泄写，(6)血①枯空虚，则筋骨肌肉不相荣，(7)经脉败漏，(8)熏于五藏，(9)藏伤故死矣……

黄帝曰：夫子言痈疽，何以别之？岐伯曰：营卫②稽留于经脉之中，(10)则血泣而不行，不行则卫气从之而不通，壅遏而不得行，故热。大热不止，热胜则肉腐，肉腐则为脓。然不能陷③，(11)骨髓不为燋枯，五藏不为伤，(12)故命曰痈。黄帝曰：何谓疽？岐伯曰：热气淳盛，(13)下陷肌肤、筋髓枯④，(14)内连五藏，血气竭⑤，当其痈下，筋骨良肉皆无余，(15)故命曰疽。疽者，上之皮夭以坚，(16)上⑥如牛领之皮(17)。痈者，其皮上薄以泽。(18)此其候也。

【校勘】

①血：应据《太素》卷二十六痈疽及《医心方》卷十五第一改作"煎"。

②卫：应据《甲乙经》卷十一第九及《千金翼方》卷二十三第二改作"气"。

③陷：此后应据《太素》卷二十六痈疽，及参考《甲乙经》卷十一第九下补"于骨髓"三字。

④枯：应据《甲乙经》卷十一第九卜及《千金翼方》卷二十三第二改作"骨肉"二字。

⑤竭：此后应据《甲乙经》卷十一第九下补"绝"字。

⑥上：应据《甲乙经》卷十一第九下改作"状"。

【注释】

（1）上应星宿（xiù），下应经数：星宿，星辰，此处泛指位置呈周期性变化的可见天体。黄元御注："下应经数，应于经水之数也。"此句言人体气血的周流同天上星宿的运转和地面河水的流行相应。

（2）不通则卫气归之：归，归结，引申为留聚。营血滞涩不通，则卫气亦因之而留滞不行。

（3）不得复反：反，通"返"。复返，回还周流。此句言营卫气血不能恢复正常的周流运行。

（4）痈肿：黄元御注："痈，壅也。壅阻不散，故作肿。"营气不行，卫气滞留，气血壅遏化热，热聚则局部红、肿、热、痛之候见。

（5）脓不写则烂筋：马莳注："其始寒化为热，热胜则肉腐，由是肉之内有筋，筋之内有骨，骨之内有髓者，皆因肉腐则为脓，而烂筋、伤骨、消髓相因而至矣。"

（6）不当骨空，不得泄写：当，正在。张志聪注："骨空者，节之交也。痈肿不当骨空之处，则骨中之邪热不得泄泻矣。"

（7）煎枯空虚，则筋骨肌肉不相荣：由于邪热不能及时外泄，则煎熬津液，消烁气血，导致筋骨肌肉得不到滋养。

（8）经脉败漏：败，破败。漏，泄漏。经脉败漏，指经脉破损，邪毒随之外泄而扩散。

（9）熏于五藏：熏，熏灼、熏蒸，此处引申为侵袭。张介宾注："痈毒由浅至深，伤藏则死。"

（10）营气稽留于经脉之中：稽留，滞留不行。杨上善注："营卫稽留，经脉泣不行者，寒气客之。"

（11）不能陷于骨髓：陷，指邪气深入。张介宾注："痈毒浮浅在表，不能陷骨。"

（12）骨髓不为燋枯，五藏不为伤：二"为"字后皆省"之"字。燋，同"焦"。此二句旨在说明邪气还未深入，精气未至大伤。

（13）热气淳盛：淳，大也。热气淳盛，即热邪亢盛，热势重笃。

（14）下陷肌肤、筋髓骨肉：指热邪已侵害身体浅深各层组织。

（15）当其痈下，筋骨良肉皆无余：当其痈下，谓在生长疮痈的皮肤深层。杨上善注："痈下者，即前之痈甚，肌肤肉筋骨髓，斯之六种皆悉破坏。"

（16）上之皮夭以坚：上，疽上。张介宾注："夭以色言，黑黯不泽也。此即皮色之状，可以辨其浅深也。"坚，谓触按疽体，质较痈坚硬。

（17）状如牛领之皮：领，颈项。牛领之皮，粗糙而坚厚。

（18）其皮上薄以泽：与疽对言，则痈上的皮肤薄而光泽，触之较软。黄元御注："痈者，气血浅，壅于外。"

【概要】

本段论述了痈疽的形成、化脓、恶化过程和痈疽的鉴别要点。

1. 痈疽的病变过程

（1）形成："寒邪客于经络之中则血泣""卫气从之而不通，壅遏而不得行"，营卫"不得复反"，则郁结化热，局部热聚遂成为痈肿。

（2）化脓："大热不止，热胜则肉腐，肉腐则为脓。"

（3）恶化：脓不能及时排泄，则内陷而烂筋、伤骨、消髓，若仍不得泄泻，则消烁气血，使"经脉败漏，熏于五藏"，导致严重后果。

2. 痈和疽的鉴别要点

（1）病机：痈"不能陷于骨髓，骨髓不为焦枯，五藏不为伤"。疽"热气淳盛，下陷肌肤筋髓骨肉，内连五藏，血气竭绝"。指出痈疽的主要区别在于邪毒的微甚，病位的浅深和正气的损伤程度。

（2）证候：痈"其皮上薄以泽"，触之较软，病程较短；疽"上之皮夭以坚，状如牛领之皮"，病程较长。

十六、瘰疬

[192]《灵枢·寒热第七十》 黄帝问于岐伯曰：寒热瘰疬[(1)]在于颈腋者，皆何气使生？岐伯曰：此皆鼠瘘[(2)]寒热之毒气也①，留于脉而不去者也。[(3)]黄帝曰：去之奈何？岐伯曰：鼠瘘之本，皆在于藏，其末上出于颈腋之间，[(4)]其浮于脉中，而未内着于肌肉而外为脓血者，[(5)]易去也。黄帝曰：去之奈何？岐伯曰：请从其本引其末，[(6)]可使衰去而绝其寒热。审按其道以予之，徐往徐来以去之。[(7)]其小如麦者，[(8)]一刺知，三刺而已。黄帝曰：决其生死奈何？岐伯曰：反其目视之，[(9)]其中有赤脉，上②下贯瞳子，[(10)]见一脉，一岁死；见一脉半，一岁半死；见二脉，二岁死；见二脉半，二岁半死；见三脉，三脉而死。[(11)]见赤脉③不下贯瞳子，可治也。[(12)]

【校勘】

①也：《甲乙经》卷八第一上无此字，可据删。

②上：此前应据《甲乙经》卷八第一及《太素》卷二十六寒热瘰疬等补"从"字。

③脉：此后《太素》卷二十六寒热瘰疬有"而"字，可据补。

【注释】

（1）寒热瘰疬（luǒlì）：瘰疬，为生于颈腋的成串硬核，推之不动，小者为瘰，大者为疬。张介宾："瘰疬者，其状累然而历贯上下也，故于颈腋之间，皆能有之。"凡患瘰疬者，多并发寒热，故以"寒热瘰疬"称之。

（2）鼠瘘：瘘，漏也。黄元御注："筋脉壅肿，则生瘰疬；瘰疬穿漏久而不瘳，则为鼠瘘。"张介宾注："因其形如鼠穴，塞其一，复穿其二，故又名鼠瘘。"

（3）寒热之毒气，留于脉而不去：毒气，此指引起瘰疬鼠瘘的邪气。马莳注："生于颈腋两脉间，乃阳明、少阳两经之所属也。"张介宾注："盖以寒热之毒留于经脉，所以联络不止。"

（4）鼠瘘之本，皆在于藏，其末上出于颈腋之间：张介宾注："大抵因郁气之积，食味之厚或风热之毒结聚而成，故其所致之本皆出于藏，而标则见乎颈腋之间也。"

（5）其浮于脉中，而未内着于肌肉而外为脓血者：张介宾注："若其毒之未甚，则但浮见脉中，尚未着于肌肉以化脓血者。"指瘰疬初结可随经脉移动，而尚未粘连周围筋肉及腐肉溃脓。

（6）请从其本引其末：杨上善注："本，谓藏也。末，谓瘘处也。"从其本引其末，谓通过调整藏气以疏散患部邪毒的针刺法则。

（7）审按其道以予之，徐往徐来以去之：审定其主病的藏府经脉，选取俞穴给予针刺，通过徐疾迎随的补泻手法以助正去邪。

（8）其小如麦者：张志聪注："其小如麦粒者，毒之轻微也。"

（9）反其目视之：反，通"翻"。此句谓以手翻转患者的眼睑以察看其眼珠。

（10）其中有赤脉从上下贯瞳子：张介宾注："目者，宗脉之所聚也。瞳子者，骨之精也。赤脉下贯瞳子，以邪毒之焰深贼阴分而然，死之征也。"

（11）见三脉，三岁而死：张介宾注："然脉见二三者，其气散而缓，脉聚为一者，其毒锐而专，此又死期迟速之有异也。"

（12）见赤脉而不下贯瞳子，可治也：杨上善注："虽有赤脉，不贯瞳子可得疗者，以未伤骨精故也。"

【概要】

本段论述了瘰疬的病机、证候、治疗及预后。

1. 瘰疬的病机和证候

瘰疬的病机主要是"寒热之毒气，留于脉而不去"，因此病本"皆生于藏，其末上出于颈腋之间"。其主证是瘰疬生于颈腋，且伴寒热，久则溃脓为鼠瘘。

2. 瘰疬的治疗和预后

治则是"从其本引其末",针刺法为"审按其道以予之,徐往徐来以去之"。如果瘰疬"浮于脉中,而未着于肌肉而外为脓血",或"小如麦者"易治;如果白眼珠"有赤脉从上下贯瞳子"者病危,虽"有赤脉而不下贯瞳子,可治也"。

【按语】

本篇所述瘰疬鼠瘘,相似于西医颈腋淋巴腺肿大、淋巴腺炎及淋巴结核等多种疾病。本病的病位,据《灵枢·邪气藏府病形》;"肺脉……微涩为鼠瘘,在颈支腋之间,下不胜其上,其应善酸矣",《灵枢·经脉》:"胆足少阳之脉……是主骨所生病者……缺盆中肿痛,腋下肿,马刀侠瘿,汗出振寒"等所载,主要在肺、胆、肝等内藏和少阳、阳明经脉。另外,《素问·生气通天论》:"陷脉为瘘,留连肉腠",《素问·骨空论》:"鼠瘘寒热,还刺寒府,寒府在附膝外解营"及《灵枢·痈疽》:"发于腋下赤坚者,名曰米疽……其痈坚而不溃者,为马刀挟瘿,急治之"等论述可与本段原文互为补充。

十七、血枯

[193]《素问·腹中论篇第四十》 帝曰:有病胸胁支满⁽¹⁾者,妨于食,⁽²⁾病至则先闻腥臊臭,⁽³⁾出清液,⁽⁴⁾先^①唾血,四支清,⁽⁵⁾目眩,⁽⁶⁾时时前后血,⁽⁷⁾病名为何?何以得之?岐伯曰:病名血枯⁽⁸⁾。此得之年少时,有所大脱血,⁽⁹⁾若醉^②入房,⁽¹⁰⁾中气竭,肝伤,⁽¹¹⁾故月事衰少不来也。⁽¹²⁾帝曰:治之奈何?复以何术?⁽¹³⁾岐伯曰:以四乌鲗骨一藘茹⁽¹⁴⁾二物并合之,丸以雀卵,⁽¹⁵⁾大如小豆,以五丸为后饭⁽¹⁶⁾,饮以鲍鱼汁,⁽¹⁷⁾利肠中^③及伤肝也。⁽¹⁸⁾

【校勘】

①先:《香草续校书·内经素问》:"此'先'字,当因上文'先'字而衍。"可据删。

②醉：此后应据《甲乙经》卷十一及《太素》卷三十血枯补"以"字。

③肠中：《新校正》说："按别本一作'伤中'。"当据改。

【注释】

（1）胸胁支满：支满，支撑胀满。张琦注："肝伤经郁也。"

（2）妨于食：妨碍进食，即饮食减少之意。张琦注："妨于食，脾衰也。"

（3）病至则先闻腥臊臭（xiù）：臭，气味。张介宾注："肺主气，其臭腥，肝主血，其臭臊。肺气不能平肝，则肝肺俱逆于上，浊气不降，清气不升，故闻腥臊。"

（4）出清液：王冰注："清液，清水也，亦谓之清涕。清涕者，谓从窍漏中漫液而下，水出清冷也。"即带下清稀。

（5）唾血，四支清：张介宾注："口中唾血，血不归经也。四支清冷，气不能周也。"

（6）目眩：吴昆注："目前玄谓之眩，此由失血多而肝窍失明也。"

（7）时时前后血：前后血，指二阴出血。张志聪注："肝主疏泄，时时前后血者，肝无所藏而虚泄矣。"

（8）血枯：张介宾注："血枯者，月水断绝也。"血枯，是以月经衰少而渐至闭绝为主证的妇科病。

（9）有所大脱血：张介宾注："如胎产既多及崩淋吐衄之类皆是也。"

（10）醉以入房：张介宾注："以醉后行房，血盛而热，因而纵肆，则阴精尽泄。"

（11）中气竭，肝伤：中气，此指腹中脾肾藏的精气。张志聪注："气生于精血，精血虚脱则气竭矣。"马莳注："醉以入房，致使醉则损伤其中气而竭绝，入房则劳其肝气而受伤。盖司闭藏者肾也，司疏泄者肝也，故入房不唯伤肾而且伤肝也。"

（12）月事衰少不来：张介宾注："及至其久，则三阴俱亏，所以有先见诸证如上文所云，而终必至于血枯，则月事衰少不来也。此虽以女子为言，若丈夫有犯前证，亦不免为精枯之病，则劳损之属皆是也。"

（13）复以何术：即用什么方法来恢复正常的月经。

（14）四乌鲗（zé）骨一藘茹（lǘrú）：杨上善注："四，四份。一，一份。"张介宾注："乌鲗，即乌贼也，骨名海螵蛸，其气味咸温下行，故主女子赤白漏下及血闭血枯，其性涩，故亦能令人有子。藘茹亦名茹藘，即茜草也，气味甘寒无毒，能止血治崩，又能益精气，活血通经脉。"

（15）丸以雀卵：杨上善注："持以雀卵为丸。"张介宾注："雀，即麻雀也。雀卵气味甘温，能补益精血，主男了阴痿不起，故可使多精有子，及女子带下，便溺不利。"制成丸剂，寓虚损痼疾图以缓之意。

（16）为后饭：高世栻注："后饭者，先药后饭，使药下行而以饭压之也。"

（17）饮以鲍鱼汁：即用鲍鱼汤送服药丸。《急就篇》颜师古注："鲍亦海鱼，加之以盐而不干也。"张介宾注："鱼本水中之物，故其性能入水藏，通血脉，益阴气。"

（18）利伤中及伤肝也：吴昆注："利，益也。"意为有益于伤中及伤肝的病证，同上文"中气竭，肝伤"相呼应。

【概要】

本段论述了妇人血枯病的证候、病因病机和治法。

1. 血枯的证候

主证：月事衰少不来，兼证有"病至先闻腥臊臭"，唾血，时时前后血，带下清液，胸胁支满，妨于食，目眩，四肢不温等。

2. 血枯的病因病机

病因："年少时，有所大脱血，若醉以入房"。病机："中气竭，肝伤"，即腹中肝脾肾三藏精气大衰，而以肝伤为主。

3. 血枯的治疗

以鲍鱼汁送服"乌鲗骨丸"。本方既重用雀卵、鲍鱼血肉有情之品以补，又有乌贼骨之涩，茜草根之行，四药俱入肝肾以滋精血，共奏补而不滞，行而不破，经来而血止之效。

【按语】

"血枯"乃《内经》中论述较详备的一种妇科疾病。从本段的原文可以看出，《内经》时代对虚损性月经病的临床表现已有较细致、准确的观察，对其病因病机已有较深刻的认识，特别是在选药、组方、制剂、服法等方面匠心独运，切中肯綮，对后人诸多启迪。正如张介宾所说："夫血既枯矣，只当补养阴气，使其血充，则弗招自至，奚俟通也？若勉强逼之，则枯者愈枯矣，不危何待？"张琦则说："凡血枯经闭，固属虚候，然必有瘀积，乃致新血不生，旧积日长，藏府津液俱为所蚀，遂成败症。徒事补养，无救于亡，《金匮》治虚劳有大黄䗪虫丸，盖本此也。"二张从不同角度阐发了本段经义奥蕴，可谓善读书于无字处者。

十八、子瘖

[194]《素问·奇病论篇第四十七》　　黄帝问曰：人有重身⁽¹⁾，九月而瘖，⁽²⁾此为何也^①？岐伯对曰：胞之络脉绝也。⁽³⁾帝曰：何以言之？岐伯曰：胞络者系于肾，⁽⁴⁾少阴之脉贯肾系舌本，故不能言。⁽⁵⁾帝曰：治之奈何？岐伯曰：无治也，当十月复。⁽⁶⁾《刺法》⁽⁷⁾曰：无损不足，益有余，以成其疹，⁽⁸⁾然后调之^②。所谓无损不足者，身羸瘦，无用镵石也；⁽⁹⁾无益其有余者，腹中有形而泄之，⁽¹⁰⁾泄之则精出，而病独擅中，⁽¹¹⁾故曰疹成也。⁽¹²⁾

【校勘】

①也：应据《甲乙经》卷十二第十及《太素》卷三十重身病改作"病"。

②多然后调之：《新校正》："按《甲乙经》及《太素》无此四字。按全元起注云：'所谓不治者，其身九月而瘖，身重不得为治，须十月满，生后复如常也，然后调之。'则此四字本全元起注文，误书于此，当删去之。"此说可从。

【注释】

（1）重（chóng）身：王冰注："谓身中有身，则怀妊者也。"

（2）九月而瘖：高世栻注："瘖，声不出也。怀孕九月，卒然无声。"妊娠失音，后世又名"子瘖"。

（3）胞之络脉绝也：胞，指女子胞，即子宫。马莳注："盖时至九月，则妊胎已久，儿体日长，胞宫之络脉系于肾经者，阻绝而不通，故间有为之瘖者，非人人然也。"

（4）胞络者系于肾：《灵枢·五音五味》："冲脉、任脉皆起于胞中……其浮而外者，循腹右上行，会于咽喉。"《素问·上古天真论》："女子二七而天癸至，任脉通，太冲脉盛，月事以时下，故有子。"据此，胞络当指冲、任二脉，而冲、任又与肾脉相连属，为肾气所主。

（5）少阴之脉贯肾系舌本，故不能言：张志聪注："胞之络脉系于肾，足少阴之脉贯肾系舌本。胞之络脉阻绝，则少阴之脉亦不通，是以舌不能发机而为瘖矣。"

（6）无治也，当十月复：王冰注："十月胎去，胞络复通，肾脉上营，故复旧而言也。"

（7）《刺法》：古医经名，已佚，不可考。一说乃《素问》第七十二篇"刺法论"。

（8）成其疹（chèn）：疹，通"疢"，病也。张介宾注："不当治而治之，非损不足则益有余，本无所病，反以成疾。"

（9）身羸瘦，无用镵（chán 缠）石也：镵，镵针，头大末锐。石，砭石。王冰注："妊娠九月，筋骨瘦劳，力少身重，又拒于谷，故身形羸瘦，不可以镵石伤也。"

（10）腹中有形而泄之：张介宾注："胎元在胞而刺之，则精气必泄。"

（11）病独擅（shàn）中：擅，独有。中，腹中。张介宾注："精泄则胎气伤而病独专于中，是益其有余。"

（12）故曰疹成也：高世栻注："精出正虚，擅中邪实，故曰疹成也。"

【概要】

本段论述了孕妇"九月而瘖"的机理、转归及误治所造成的不良后果。

1. 孕妇"九月而瘖"的机理和转归

原文指出"胞络者系于肾,少阴之脉贯肾系舌本",因而当胎儿长大阻绝胞络时,则肾经脉气不能上达而失音。这实际上是妊娠后期可能发生的生理现象,所以"无治也,当十月复"。

2. "子瘖"误治造成的不良后果

孕妇"九月而瘖"本勿须治疗,若滥施针石就是犯了"无损不足,益有余"之戒,可能造成精气耗泄、胎元受损,甚至胎死腹中的恶果,这就是误治"以成其疹"的例子。

十九、失音

[195]《灵枢·忧恚无言第六十九》　黄帝问于少师曰:人之卒然忧恚而言无音者,⁽¹⁾何道之塞?何气出^①行,使音不彰?⁽²⁾愿闻其方。少师答曰:咽喉⁽³⁾者,水谷之道也。喉咙⁽⁴⁾者,气之所以上下者也。会厌⁽⁵⁾者,音声之户也。口唇者,音声之扇⁽⁶⁾也。舌者,音声之机⁽⁷⁾也。悬雍垂⁽⁸⁾者,音声之关也。颃颡⁽⁹⁾者,分气之所泄也。横骨⁽¹⁰⁾者,神气^②所使,主发舌者也。⁽¹¹⁾

故人之鼻洞⁽¹²⁾涕出不收者,颃颡不开,分气失也。⁽¹³⁾是故厌小而疾^③薄,则发气疾,⁽¹⁴⁾其开阖利,其出气易,其厌大而厚,则开阖难,其气出^④迟,故重言⁽¹⁵⁾也。人卒然无音者,寒气客于厌,则厌不能发,发不能下,⁽¹⁶⁾至其开阖不致^⑤,故无音。⁽¹⁷⁾

黄帝曰:刺之奈何?岐伯曰:足之少阴,⁽¹⁸⁾上系于舌,络于横骨,终于会厌。两写其^⑥血脉,浊气乃辟。⁽¹⁹⁾会厌之脉,上络任脉,⁽²⁰⁾取之天突,其厌乃发也。⁽²¹⁾

【校勘】

①出:应据《甲乙经》卷十二第二改作"不"。

②神气：此后应据《甲乙经》卷十二第二补"之"字。

③疾：应据《甲乙经》卷十二第二删。

④气出：应据《甲乙经》卷十二第二乙转作"出气"。

⑤致：应据《甲乙经》卷十二第二改作"利"。

⑥其：，应据《甲乙经》卷十二第二删。

【注释】

（1）忧恚（huì）而言无音：恚，怨恨。忧恚，此代表过度的情志变化。言无音，即说话对发不出声音来。

（2）音不彰：即声音不清晰或失音。

（3）咽喉：此处与下句"喉咙"对举，当是偏义复词，单指咽而言。咽，又称嗌，上接口腔，下通食道，为饮食物必经之道。张介宾注："软者居后，是谓咽喉，乃水谷之道，通于六府者也。"

（4）喉咙：即气管的上端，又叫喉头，内有声带，位于咽的前下方。张介宾注："硬者居前，是谓喉咙，为宗气出入之道，所以行呼吸，通于五藏者也。"

（5）会厌：厌，通"压"。会厌指覆盖于喉头上口的树叶状结构。张介宾注："会厌者，喉间之薄膜也，周围会合，上连悬雍，咽喉食息之道得以不乱者，赖其遮厌，故谓之会厌。能开能阖，声由以出，故谓之户。"

（6）音声之扇：扇，门扉或屏障。张介宾注："唇启则声扬，故谓之扇。"

（7）音声之机：机，弩机，古代弩箭上的发动机关。张志聪注："舌动而后能发言，故为音声之机。"

（8）悬雍垂：张介宾注："悬雍垂者，悬而下垂，俗谓之'小舌'，当气道之冲，为喉间要会，故谓之关。"

（9）颃颡（hángsāng）：指后鼻道连接咽喉之处，在悬雍垂的上方。张志聪注："颃颡者，腭之上窍，口鼻之气及涕唾从此相通，故为分气之所泄，谓气之从此而分出于口鼻者也。"

（10）横骨：此处指舌软骨，即连接舌根的软骨。

（11）神气之所使，主发舌者也：使，支使、控制。发舌，发动舌机。张志聪注："横骨者，在舌本内。心藏神而开窍于舌，骨节之交，神气之所游行出入，故为神气之所使，主发舌者也。"

（12）鼻洞：病名。即鼻涕多，而流出不止的病证。黄元御注："风闭皮毛，肺郁莫泄，分气冲逆，淫蒸鼻窍而为清涕，则曰鼻洞。"

（13）颃颡不开，分气失也：张介宾注："颃颡之窍不开则清气不行，清气不行则浊液聚而下出，由于分气之失职也。"

（14）发气疾：张志聪注："会厌者，为开为阖，主声气之出入，是以薄小则发声疾，厚大则开阖难。"

（15）重言：即口吃，俗称"结巴"。黄元御注："重言者，语言謇涩而重复也。"

（16）厌不能发，发不能下：张志聪注："厌不能发，谓不能开也。发不能下，谓不能阖也。"

（17）至其开阖不利，故无音：如果会厌的功能障碍，当开不能开，当闭不能闭，则声气不能正常地传出而失音。

（18）足之少阴，上系于舌，络于横骨，终于会厌：《灵枢·经脉》："肾足少阴之脉……入肺中，循喉咙，挟舌本。"

（19）两写血脉，浊气乃辟：浊气，指客于会厌导致失音的邪气。辟，祛除。两泻血脉，当指泻足少阴的廉泉二穴。《灵枢·根结》："少阴根于涌泉，结于廉泉。"《素问·刺疟篇》："舌下两脉者，廉泉也。"

（20）会厌之脉，上络任脉：会厌之脉，即上文"上系于舌，终于会厌"的足少阴肾脉，在咽喉部与任脉相联络。

（21）取之天突，其厌乃发也：《素问·气府论》王冰注："天突在颈结喉下同身寸之四寸中央宛宛中，阴维任脉之会。"黄元御注："取之任脉之天突，其厌乃发，发则声出矣。"

【概要】

本篇论述了发音器官的组成、功能和失音等病证的病理及其针刺法。

1. 发音器官的组成和功能

原文分别介绍了喉咙、会厌、口唇、舌、悬雍垂、颃颡、横骨等器官在形成声音、语言过程中的不同作用，其中特别突出了喉咙、会厌产生和传出声音，舌、横骨为"神气所使"等在形成语言方面的重要功能。

2. 鼻洞和重言的病理

鼻洞是在邪气的作用下，"颃颡不开，分气失"，从而气不摄津，浊液下注的结果。重言是"厌大而厚，则开阖难"，传声迟滞不畅所引起的。

3. 卒然失音的病理及其针刺法

原文认为卒然失音，是由于"寒气客于厌，则厌不能发，发不能下"，即会厌作为"音声之户"的功能失常造成的。暴瘖多属实证，故一方面对足少阴肾经舌下左右廉泉穴"两泻血脉"以祛除邪气；另一方面，由于"会厌之脉，上络任脉"，故取任脉的天突穴，以恢复会厌的功能。

【按语】

本段和上段原文都突出了发音和失音同肾藏和肾经的密切关系，但是其他藏府经络同发音和语言的正常与否亦存在着不同程度的联系。例如肺主宗气，呼吸之气出入于喉咙、会厌；心藏神主舌，其脉挟咽，其络系舌本；脾胃运化水谷，为宗气之源，开窍于口唇，脾脉"挟咽，连舌本，散舌下"；肝藏血舍魂，肝脉"循喉咙之后，上入颃颡"等，这就是《素问·阴阳应象大论》记载的五藏分别司角、徵、宫、商、羽五音，主呼、笑、歌、哭、呻五声的依据。因此，在临床上遇到声音、语言病变时，应从具体病情出发准确地判断其病位病性。张志聪注说得好："音声者，五音之声，嘹亮而有高下者也。语言者，分别清浊字面，发言而有语句也……故善治者，审其有音声而语言不清者，当责之心肝；能语言而无音声者，当责之脾肺；不能语言而无音声者，此肾气之逆也。"

本篇篇名"忧恚无言"，说明"忧恚"等情志因素可导致"无言"失语，这是符合临床实际的记载。然而本篇原文中并无因"忧恚"而"无言"的具体论述，可能文字有脱误。

二十、目眩

[196]《灵枢·大惑论第八十》　故邪中于项,⁽¹⁾因逢其身之虚,其入深,则随眼系以入于脑,⁽²⁾入于脑则脑转,脑转则引目系急,目系急则目眩以转矣。⁽³⁾

邪①其精⁽⁴⁾,其精所中不相比也⁽⁵⁾,则②精散,精散则视歧,视歧③见两物⁽⁶⁾。

【校勘】

①邪:此后应据《甲乙经》卷十二第四及《太素》卷二十七七邪等补"中"字。

②则:此前应据《甲乙经》卷十二第四补"不相比"三字。

③视歧:应据《甲乙经》卷十二第四及《太素》卷二十七七邪改作"故"字。

【注释】

(1) 邪中于项:张介宾注:"邪气中于风府、天柱之间。"

(2) 随眼系以入于脑:眼系,即目系。本篇前文有目系"上属于脑,后出于项中"之语,故邪气乘其身虚而经目入侵于脑。

(3) 目系急则目眩以转矣:急,拘急、紧急。目眩,眼花。转,旋转。马莳注:"脑因邪而转动,至于牵引目系而急,惟目系急则目遂眩以转。"

(4) 邪中其精:精,通"睛"。邪中其精,即邪气侵入眼睛。

(5) 其精所中不相比也:比,和顺,引申为协调。杨上善注:"五精合而为眼,邪中其精,则五精不得比和,别有所见。"黄元御注:"邪中其精,其精所中之处不相比合。"

(6) 精散则视歧,故见两物:邪中于睛,则睛内各部分功能不协调,以致精神分散,视觉形象统一不起来。马莳注:"精气自散,视物歧一为二而为惑也。"

【概要】

本段论述了目眩和视歧的病变机理。

1. 目眩以转的机理

"邪中于项，因逢其身之虚，其入深"，邪通过目系入于脑，牵引目系，导致两目昏花而视物旋转。

2. 视歧见两物的机理

邪中眼睛，使眼睛内各部精气不调和，引起精神分散不能统一，因此视物以一为二。

二十一、十二奇邪

[197]《灵枢·口问第二十八》 黄帝曰：人之欠⁽¹⁾者，何气使然？岐伯答曰：卫气昼日行于阳，夜半^①则行于阴，阴者主夜，夜者^②卧。⁽²⁾阳者主上，阴者主下。故阴气积于下，阳气未尽，⁽³⁾阳引而上，阴引而下，阴阳相引，故数欠。⁽⁴⁾阳弋尽^③，阴气盛，则目瞑；阴气尽而阳气盛，则寤矣。写足少阴，补足太阳。⁽⁵⁾

黄帝曰：人之哕者，何气使然？岐伯曰：谷入于胃，胃气上注于肺。今有故寒气与新谷气俱还入于胃，⁽⁶⁾新故相乱，真邪相攻，气并相逆，⁽⁷⁾复出于胃，故为哕。补手太阴，写足少阴。⁽⁸⁾

黄帝曰：人之唏⁽⁹⁾者，何气使然？岐伯曰：此阴气盛而阳气虚，阴气疾而阳气徐，阴气盛而阳气绝，⁽¹⁰⁾故为唏。补足太阳，写足少阴。⁽¹¹⁾

黄帝曰：人之振寒者，何气使然？岐伯曰：寒气客于皮肤，阴气盛，阳气虚，⁽¹²⁾故为振寒、寒栗，补诸阳。⁽¹³⁾

黄帝曰：人之噫⁽¹⁴⁾者，何气使然？岐伯曰：寒气客于胃，厥逆从下上散，⁽¹⁵⁾复出于胃，故为噫。补足太阴、阳明。⁽¹⁶⁾一曰补眉本也④。

黄帝曰：人之嚏⁽¹⁷⁾者，何气使然？岐伯曰：阳气和利，满于心，出于鼻，⁽¹⁸⁾故为嚏。补足太阳荣、眉本。⁽¹⁹⁾一曰眉上也⑤。

黄帝曰：人之亸⁽²⁰⁾者，何气使然？岐伯曰：胃不实则诸脉虚，诸脉虚则筋脉懈惰，⁽²¹⁾筋脉懈惰则行阴用力气不能复，⁽²²⁾故为亸。因其所在，补分肉间。⁽²³⁾

黄帝曰：人之哀而泣涕⁽²⁴⁾出者，何气使然？岐伯曰：心者，五藏六府之主也。目者，宗脉之所聚也，⁽²⁵⁾上液之道也。⁽²⁶⁾口鼻者，气之门户也。故悲哀愁忧则心动，心动则五藏六府皆摇，摇则宗脉感，宗脉感则液道开，⁽²⁷⁾液道开故泣涕出焉。液者，所以灌精濡空窍⁽²⁸⁾者也。故上液之道开则泣，泣不止则液竭，液竭则精不灌，精不灌则目无所见⁽²⁹⁾矣，故命曰夺精。补天柱经侠颈⑥。⁽³⁰⁾

黄帝曰：人之太息者，何气使然？岐伯曰：忧思则心系急，心系急则气道约，⁽³¹⁾约则不利，故太息以伸出之。补手少阴、心主、足少阳，留之也。⁽³²⁾

黄帝曰：人之涎下⁽³³⁾者，何气使然？岐伯曰：饮食者，皆入于胃，胃中有热则虫动，虫动则胃缓，胃缓则廉泉开，⁽³⁴⁾故涎下。补足少阴。⁽³⁵⁾

黄帝曰：人之耳中鸣者，何气使然？岐伯曰：耳者，宗脉之所聚也。⁽³⁶⁾故胃中空则宗脉虚，虚则下，⁽³⁷⁾溜脉有所竭者，⁽³⁸⁾故耳鸣。补客主人、手大指爪甲上与肉交者也。⁽³⁹⁾

黄帝曰：人之自啮舌⁽⁴⁰⁾者，何气使然？此厥逆走上⑦，脉气辈至也。⁽⁴¹⁾少阴气至则啮舌，少阳气至则啮颊，阳明气至则啮唇矣。⁽⁴²⁾视主病者则补之。⁽⁴³⁾

凡此十二邪者，皆奇邪之走空窍者也。⁽⁴⁴⁾

【校勘】

①半：应据《甲乙经》卷十二第一及《太素》卷二十七十二邪删。

②者：此后《太素》卷二十七十二邪有"主"字，可据补。

③尽：此后应据《太素》卷二十七十二奇邪补"而"字，与下句为对文。

④一曰补眉本也：《甲乙经》卷十二第一作"一云补眉本"五字列入校语中，可据删。

⑤一曰眉上也：《甲乙经》卷十二第一作"一云眉上"四字，列入校语中，可据删。

⑥颈：《太素》卷二十七十二邪作"项"，可据改。

⑦此厥逆走上：此前应据《太素》卷二十七十二邪补"岐伯曰"三字。

【注释】

（1）欠：呵欠，或欠伸。张介宾注："欠者，张口呵吸，或伸臂展腰，以阴阳相引而然也。"

（2）阴者主夜，夜者主卧：卧，此指睡眠。张介宾注："凡人之寤寐，由于卫气。卫气者，昼行于阳，则动而为寤；一夜行于阴，则静而为寐。"

（3）阴气积于下，阳气未尽：谓日暮夜至之时，人体阴气渐盛于下，阳气虽衰于上，但未尽入于阴。

（4）阴阳相引，故数欠：引，吸引。张介宾注："故人于欲卧未卧之际，欠必先之者，正以阳气将入阴分，阴积于下，阳犹未静，故阳欲引而升，阴欲引而降，上下相引，而欠由生也。今人有神疲劳倦而为欠者，即阳不胜阴之候。"

（5）写足少阴，补足太阳：张介宾注："卫气之行于阳者，自足太阳始，行于阴者，自足少阴始，阴盛阳衰，所以为欠。故当泻少阴之照海，阴跷所出也。补太阳之申脉，阳跷所出也。"黄元御注："阳旺而阴不能引，则欠止矣。"

（6）故寒气与新谷气俱还入于胃：张志聪注："如肺有故寒气而不能输布，寒气与新谷气俱还入于胃。"

（7）真邪相攻，气并相逆：马莳注："真气即胃气，邪气即寒气，彼此之气并而相逆。"意为寒邪与谷气搏结，胃气留滞而上逆。

（8）补手太阴，写足少阴：肺居于上主降，肾居于下主升，故补手太阴以助肺气之降，泻足少阴以减肾寒之逆。张介宾注："寒气自下而升，逆则为哕，故当补肺于上以壮其气，泻肾于下以引其寒。盖寒从水化，哕之标在胃，哕之本在肾也。"

（9）唏（xī）：张介宾注："唏，歊同，歔歊也。《释义》云：'悲泣气咽而抽息也'。悲忧之气生于阴惨，故为阴盛阳虚之候。"

（10）阴气盛而阳气绝：绝，阻绝而不流畅之意。杨上善注："阴气盛而行疾，阳气虚而行徐，是以阳气绝为唏也。"本篇后文谓："唏者，阴与阳绝。"

（11）补足太阳，写足少阴：杨上善注："以膀胱太阳气绝，故须补之，肾藏少阴气盛，故须泻之。"

（12）阴气盛，阳气虚：指体表阴寒甚而卫阳虚。

（13）补诸阳：杨上善注："宜补三阳之脉。"

（14）噫（ài）：通"嗳"，即嗳气。《说文·口部》："噫，饱食息也。"

（15）厥逆从下上散：指寒邪客胃，导致胃失和降，食气反而从胃脘向膈咽上逆。

（16）补足太阴、阳明：杨上善注："脾胃藏府皆虚，故补斯二脉。"脾胃健而升降复，则噫自止。

（17）嚏（tì）：即打喷嚏。

（18）阳气和利，满于心，出于鼻：张介宾注："阳气和平顺利而满溢于心，必上达于肺，故出于鼻而为嚏。然人有感于风寒而为嚏者，此寒邪束于皮毛，则阳气无从泄越，故嚏而上出。是嚏从阳气而发，益又可知。"无病之人，嚏乃"阳气和利"之象，患病之人，嚏乃阳气拒邪之佳兆。

（19）补足太阳荣、眉本：荣，通"荥"。太阳为诸阳主气，故补足太阳荥穴以助正达邪。杨上善注："太阳荣在通谷，足指外侧本节前陷中。"眉本是眉端攒竹穴，足太阳脉气所发也。

（20）𨄔（duǒ）：亦写作"𨄔"。马莳注："释云：'下垂貌'，则是首身下垂面不能举也。"

（21）诸脉虚则筋脉懈惰：张志聪注："筋脉皆本于水谷之所资养，故胃不实则诸脉虚，诸脉虚则筋脉懈惰。"

（22）行阴用力气不能复：杨上善注："行阴，入房也。此又入房用力，气不得复，四支缓纵。"

（23）因其所在，补分肉间：马莳注："𨄔必有定所，且有分部。"张介宾注："胃者肉其应，故当因病所在，补分肉间，以壮其胃气。"

（24）泣涕：泣，眼泪。涕，鼻涕。

（25）目者，宗脉之所聚也：宗，众也。杨上善注："手足六阳及手少阴、足厥阴等诸脉凑目，故曰宗脉所聚。"

（26）上液之道也：杨上善注："大小便为下涕之道，涕泣以为上液之道。"上液，指上充七窍的津液。

（27）宗脉感则液道开：感，动也，应也。张介宾注："盖心为五藏六府之主，若悲哀忧愁动其心，则五藏六府皆应而摇，藏府摇则宗脉皆应而动，动则液道开而泣涕所以出也。"《素问·解精微论》："夫志悲者，惋惋则冲阴，冲阴则志去目，志去则神不守精，精神去目，涕泣出也。"

（28）灌精濡空窍：空，通"孔"。空窍，包括五官孔窍及汗孔等。张介宾注："精由液而化，孔窍得液而充，故以灌精濡孔窍也。"

（29）目无所见：张介宾注："液去精伤则目昏，以至渐无所见者，是夺其精也。世之因泣而丧目者，盖亦不少矣。"

（30）补天柱经侠项：杨上善注："天柱经，足太阳也。天柱，侠项后发际大筋外廉陷中。"膀胱为津液之府，气化则能出，其脉起于目内眦，故补其经以助其气化之能。

（31）心系急则气道约：心系，指从心发出的脉络组织。气道，指呼吸之气的通道，又称肺系。约，约束而不舒展。杨上善注："忧思劳神，故心系急。心系连肺，其脉上迫肺系，肺系为喉通气之道，既其被迫，故气道约不得通也。"

（32）补手少阴、心主、足少阳，留之也：张介宾注："手少阴，心经也。心主，手厥阴经也。足少阳，胆经也。助木火之藏，则阳气可舒，抑郁可解，故皆宜留针补之。"

（33）涎下：涎水自口内流出。

（34）胃缓则廉泉开：胃缓，胃气弛缓而不收摄。廉泉，此处指口腔内津液泌出之处。杨上善注："廉泉，舌下孔，通涎道也。人神守则其道不开，若为好味所感，神者失守，则其孔开涎出也。亦因胃热虫动，故廉泉开，涎因出也。"

（35）补足少阴：杨上善注："肾足少阴脉，上侠舌本，主于津涎。今虚，故涎下是也。"补肾则液得所主而涎自止。

（36）耳者，宗脉之所聚也：杨上善注："人耳有手足少阳、太阳及手阳明等五络脉皆入耳中，故曰宗脉所聚也。"

（37）虚则下：张介宾注："阳明为诸脉之海，故胃中空则宗脉虚，宗脉虚则阳气不升。"

（38）溜脉有所竭：杨上善注："溜脉，入耳之脉溜行之者也。有竭不通，虚故耳鸣也。"

（39）补客主人、手大指爪甲上与肉交者也：张介宾注："客主人，足少阳经穴，为手足少阳、足阳明之会。"杨上善注："手大指爪甲上，手太历脉，是手阳明之里，此阴阳皆虚，所以耳鸣，故并补之。"

（40）自啮舌：啮，咬也。自啮舌，指不自觉地咬擦自己舌头的病状。

（41）厥逆走上，脉气辈至：辈，分门别类的意思。黄元御注："厥逆之气走于上焦，脉气群辈而至也。"

（42）少阴气至则啮舌，少阳气至则啮颊，阳明气至则啮唇：张介宾注："厥逆走上，则血涌气腾，至生奇疾，所至之处，各有其部。如少阴之脉行舌本，少阳之脉行耳颊，阳明之脉环唇口，故或为肿胀，或为怪痒，各因其处，随而啮之。"

（43）视主病者则补之：黄元御注："何经主病，则补何经也。"

（44）凡此十二邪者，皆奇邪之走空窍者也：十二邪，此指上述十二种症状。奇邪，不同于常邪。空窍，此主要指头面部诸窍。张志聪注："所谓奇邪者，外不因于风雨寒暑，内不因于阴阳喜怒、饮食居处，皆缘津液不足，而空窍虚无，故邪之所在，皆为之不足，盖因正气不足，而生奇邪之证也。"

【概要】

本段论述了"奇邪"所致十二种病证的病理和刺法。

数欠：阴盛阳衰，阴阳相引。泻足少阴，补足太阳。

哕：故寒气与新谷气相并而上逆于胃。补手太阴，泻足少阴。

唏：阴气内盛而阳气阻绝。补足太阳，泻足少阴。

振寒：寒客肌表，卫阳虚弱。补诸阳。

噫：寒气客胃，从下逆上。补足太阴、阳明。

嚏：阳气和利，抗邪外出。补足太阳荣、眉本。

亸：胃虚气弱，筋脉失养。因其所在，补分肉间。

泣出目暗：悲哀动藏，精亏液泄。补天柱。

太息：忧伤心肺，气抑欲伸。补手少阴、厥阴、足少阳。

涎下：胃热虫动，胃缓而廉泉开。补足少阴。

耳鸣：胃损气陷，溜脉空虚。补客主人、少商。

自啮舌、啮颊、啮唇：邪气逆上，脉气辈至。补主病之经。

【按语】

本段所谓"奇邪"，是说这些病证皆无明显可察的外感、内伤病因，而由头面孔窍正气空虚、邪气自生所致，故治疗以补为主。同时，这十二种病证的大多数，如欠、唏、嚏、涎下，太息等，后世一般不视为独立的病证，而是作为其他疾病的伴见证候处理的。

在论述泣出、耳鸣、自啮等证时，原文强调了眼、耳、口腔等器官与全身各经脉及内在藏府的联系，从而为后世眼、耳、口腔等科疾病的分经辨证施治提供了理论依据。

关于哕、噫、欠、嚏、太息等证的论述，其他诸篇也有不少记载，可与本篇原文相互补充、印证。例如《素问·宣明五气篇》："五气所病，心为噫……脾为吞，肾为欠为嚏，胃为气逆为哕。"《素问·脉解篇》："所谓上走心为噫者，阴盛而上走于阳明，阳明络属心，故曰上走心为噫也。"《素问·刺禁论》："刺中心，一日死，其动为噫……刺中肾，六日死，其动为嚏。"《素问·疟论》："疟之始发也，先起于毫毛，伸欠乃作。"《素问·诊要经终论》："太阴终者，腹胀闭，不得息，善噫，善呕。"《素问·三部九候论》："若有七诊之病，其脉候亦败者死矣，必发哕噫。"《素问·宝命全形论》："病深者，其声哕。"《灵枢·邪气藏府病形》："胆病者，善太息。"《灵枢·经脉》："脾足太阴之脉……善噫。"《灵枢·胀论》："脾胀者，善哕。"

新编黄帝内经纲目

（下册）

李今庸　著

学苑出版社

第八章 诊 法

一、察色

[198]《灵枢·五阅五使第三十七》 黄帝曰：愿闻五官⁽¹⁾。岐伯曰：鼻者肺之官也，目者肝之官也，口唇者脾之官也，舌者心之官也，耳者肾之官也。黄帝曰：以官何候？⁽²⁾岐伯曰：以候五藏。⁽³⁾故肺病者，喘息鼻胀①；⁽⁴⁾肝病者，眦青⁽⁵⁾；脾病者，唇黄⁽⁶⁾；心病者，舌卷短②、颧赤；⁽⁷⁾肾病者，颧与颜黑。⁽⁸⁾

黄帝曰：五脉安出，五色安见？其常色殆者，如何？⁽⁹⁾岐伯曰：五官不辨，⁽¹⁰⁾阙庭不张，小其明堂，⁽¹¹⁾蕃蔽不见，又埤其墙，⁽¹²⁾墙下无基，垂角去外，⁽¹³⁾如是者，虽平常殆，况加疾哉！⁽¹⁴⁾黄帝曰：五色之见于明堂，以观五藏之气，⁽¹⁵⁾左右高下，各有形⁽¹⁶⁾乎？岐伯曰：府藏之在中也，各以次舍，左右上下，各如其度也。⁽¹⁷⁾

【校勘】

①胀：应据《甲乙经》卷一第四改作"张"。

②短：应据《甲乙经》卷一第四删。

【注释】

（1）五官：官，官能、功用的意思，此处引申为器官。五官，指人体头面部具有感觉功能的五个器官，即鼻、眼、口、舌、耳。张介宾注："官者，职守之谓，所以司呼吸、辨颜色、纳水谷、别滋味、听声音者也。"

（2）以官何候：言从五官怎样诊候疾病。

（3）以候五藏：《灵枢集注》莫承艺注："五官者，五藏之阅也。阅其五官之色证，则知五藏之病矣。"

（4）喘息鼻张：张，扩大。肺主气，开窍于鼻，肺病则呼吸急促、鼻翼煽张。

（5）眦青：肝开窍于目，青为肝木之色，故肝病则目眦发青。

（6）唇黄：脾开窍于口，其华在唇四白，黄为脾土之色，故脾病则口唇周围呈现黄色。

（7）舌卷、颧赤：心气通于舌，赤为火之色，颧为骨之本，主于肾。心病则舌挛而卷缩，心火反侮肾水，故颧部现赤色。

（8）颧与颜黑：颜，前额部，又名天庭，位高属阳。黑为肾之色，肾病则颧部发黑。肾邪上干清阳，故颜部色黑。

（9）五脉安出，五色安见，其常色殆者，如何：五脉，五藏的脉候。五色，五藏的气色。见，通"现"。张介宾注："安出安见，言脉色安然无恙也。常色殆者，谓色本如常而身亦危也。此又何如其故？"

（10）五官不辨：指五官的外形不端正、色泽欠分明。

（11）阙庭不张，小其明堂：《灵枢·五色》："明堂者鼻也，阙者眉间也，庭者颜也。"此二句意为：前额部不宽阔，鼻子又狭小。

（12）蕃蔽不见，又埤（pí）其墙：埤，通"卑"，低下之意。《灵枢·五色》："蕃者颊侧也。蔽者耳门也，其间欲方大。"墙，此处指面颊的肌肉。此二句意为：面颊与耳门之间狭窄得几乎看不见，颊部肌肉亦瘦削而不丰满。

（13）墙下无基，垂角去外：基，地基，指下颌骨。垂，耳垂。角，耳上角。去外，与本篇前文"居外"相对，当是内缩而不开张之意。此二句意为：下颌骨极窄小，耳朵紧缩而不外张。

（14）虽平常殆，况加疾哉：平，指色脉无异常之候。黄元御注："虽平常亦常危殆，况加疾病而见恶色哉！"

（15）五色之见于明堂，以观五藏之气：明堂居面部之中，故以明堂为察色定位的标准，从而诊断五藏之气的常变盛衰。

（16）形：形状，此处指五藏之气在面部的位置。

（17）各如其度：张介宾注："府藏居于腹中，各有左右上下之次舍，而面部所应之色亦如其度。"详见下段《灵枢·五色》原文。

【概要】

本段介绍了五官和面部的望诊法及面部色诊的分部原则。

1. 五官望诊法

由于鼻、目、口唇、舌、耳分别与肺、肝、脾、心、肾五藏之气相通，因此通过观察五官的色泽、动态等异常变化，就可以诊断五藏的病变，如"肺病者，喘息鼻张"之类。

2. 面部望诊法

观察面部各组成部分的位置、外形、大小、厚薄等，对判断一个人的先天禀赋、体质强弱及患病时的预后有一定的意义，所以原文指出：五官的位置不匀称，肌肉不丰满的人，平时体质就羸弱，若患病就更加危险了。

3. 面部色诊的分部原则

望面色时，应以居于中央的鼻子为定位标准。藏府的气色在面部的位置次序大致和内在的藏府相应。

[199]《灵枢·五色第四十九》 雷公曰：小子⁽¹⁾闻风者，百病之始也，厥逆^①者，寒湿之起^②也。别之奈何？黄帝曰：常^③候阙中，⁽²⁾薄泽为风，冲浊为痹，⁽³⁾在地为厥，⁽⁴⁾此其常也，各以其色言其病。⁽⁵⁾雷公曰：人不病卒死，⁽⁶⁾何以知之？黄帝曰：大气入于藏府者，⁽⁷⁾不病而卒死矣。雷公曰：病小愈而卒死者，何以知之。黄帝曰：赤色出两颧，大如母指者，⁽⁸⁾病虽小愈，必卒死。黑色出于庭，大如母指，⁽⁹⁾必不病而卒死。雷公再拜曰：善哉！其死有期乎？黄帝曰：察^④色以言其时。⁽¹⁰⁾

雷公曰：善乎！愿卒闻之。黄帝曰：庭者，首面也。⁽¹¹⁾阙上者，咽喉也。⁽¹²⁾阙中者，肺也。⁽¹³⁾下极者，心也。⁽¹⁴⁾直下者，

肝也。⁽¹⁵⁾肝左者，胆也⁽¹⁶⁾。下者，脾也。⁽¹⁷⁾方上者，胃也。⁽¹⁸⁾中央者，大肠也。⁽¹⁹⁾挟大肠者，肾也。⁽²⁰⁾当肾者，脐也。⁽²¹⁾面王以上者，小肠也。⁽²²⁾面王以下者，膀胱、子处也。⁽²³⁾颧者，肩也。⁽²⁴⁾颧后者，臂也。⁽²⁵⁾臂下者，手也。⁽²⁶⁾目内眦上者，膺乳也。⁽²⁷⁾挟绳而上者，背也。⁽²⁸⁾循牙车以下者，股也。⁽²⁹⁾中央者，膝也。⁽³⁰⁾膝以下者，胫也。⁽³¹⁾当胫以下者，足也。⁽³²⁾巨分者，股里也。⁽³³⁾巨屈者，膝膑也。⁽³⁴⁾此五藏六府肢节之部也。

【校勘】

①厥逆：据下文意，"厥逆"当改作"痹厥"。

②起：此前《甲乙经》卷一第十五有"所"字，可据补。

③常：应据《甲乙经》卷一第十五改作"当"。

④察：此后《甲乙经》卷一第十五有"其"字，可据补。

【注释】

（1）小子：张介宾注："诸臣之中，惟雷公独少，故自称小子。"

（2）当候阙中：阙中主肺，肺主皮毛，风痹乃外感邪气为病，肺卫首当其冲，故应在阙中（眉间）察其色。

（3）薄泽为风，冲浊为痹：薄泽，色淡薄而光泽。冲浊，色深浓而晦浊。张介宾注："风病在阳，皮毛受之，故色薄而泽。痹病在阴，肉骨受之，故色冲而浊。冲，深也。"

（4）在地为厥：地，指面的下部，又名地阁，俗称"下巴"。马莳注："至于冲浊之色见于地部，则厥之为病也，盖厥自足经而上逆者耳。"

（5）此其常也，各以其色言其病：这就是风、痹、厥病色诊一般规律，因此可以各据其外现的病色诊断其病证。

（6）人不病卒死：张志聪注："不病者，无在外之形证也。"卒死，即突然死亡。

（7）大气入于藏府：张介宾注："大气，大邪之气也。大邪之入者，未有不由元气大虚而后邪得袭之，故致卒死。"

（8）赤色出两颧，大如母指：母指，即大指。张介宾注："如母指者，成块成条，紧而不散也。"颧为肾部，赤为火色，赤色现于颧，大如母指，乃心火反侮肾水，火亢水竭之候。张志聪注："盖五行之气，制则生化，淫胜则绝灭矣。"

（9）黑色出于庭，大如母指：黑为肾水之阴色，天庭最高，乃心肺首面所居之阳位。黑色出于庭，大如拇指，乃肾水上干清阳，少火灭绝之征。张志聪注："卒死者，水淫而火灭也。"

（10）察其色以言其时：言其时，指预测死期。张介宾注："察色以言时，谓五色有衰王，部位有克贼，色藏部位辨察明，而时可知也。"

（11）庭者，首面也：张介宾注："天庭最高，色见于此者，上应首面之疾。"

（12）阙上者，咽喉也：张介宾注："阙上者，眉心之上也，其位亦高，故应咽喉之疾。"

（13）阙中者，肺也：张介宾注："阙中，眉心也，中部之最高者，故应肺。"

（14）下极者，心也：下极在两目之间，又称山根。马莳注："五藏肺为最高，而肺下即心，故曰'下极者，心也'。"

（15）直下者，肝也：张介宾注："下极之下为鼻柱，相家谓之年寿。肝在心之下，故直下应肝。"

（16）肝左者，胆也：张介宾注："胆附于肝之短叶，故肝左应胆，而在年寿之左右也。"即紧靠鼻柱两侧的部位应胆。

（17）下者，脾也：张介宾注："年寿之下者，相家谓之准头，是为面王，亦曰明堂。准头属土，居面之中央，故以应脾。"

（18）方上者，胃也：马莳注："方者，鼻隧也。面王者，鼻心之端也。鼻隧之上，即迎香之上为胃。"张介宾注："脾与胃为表里，脾居中而胃居外，故方上应胃。"

（19）中央者，大肠也：张介宾注："中央者，面之中央，谓迎香之外，颧骨之下，大肠之应也。"

（20）挟大肠者，肾也：挟大肠，指颧骨的外下方，颊的内侧。马莳注："胃之外为大肠，乃正颧之下，大肠之外为肾，则大肠为中央，而胃与肾所以挟大肠也。"张介宾注："四藏皆一，惟肾有两，四藏居腹，惟肾附脊，故四藏次于中央，而肾独应于两颊。"

（21）当肾者，脐也：张介宾注："肾与脐对，故当肾之下应脐。"

（22）面王以上者，小肠也：面王，即鼻准。面王以上，即鼻柱和两颧之间的部位，在大肠分部的内上方，故应小肠之气。

（23）面王以下者，膀胱、子处也：面王以下，即鼻孔和上唇之间的部位。张介宾注："面王以下者，人中也，是为膀胱、子处之应。子处，子宫也。"膀胱、子宫位居小腹，故分部亦在脾胃二肠之下。

（24）颧者，肩也：张介宾注："以上皆五藏六府之应也，此下复言肢节之应也。颧为骨之本，而居中部之上，故以应肩。"

（25）颧后者，臂也：颧后，指颧的后方，颊的上部。张介宾注："臂接乎肩，故颧后以应臂。"

（26）臂下者，手也：臂下，指颊部。张介宾注："手接乎臂也。"

（27）目内眦上者，膺乳也：目内眦上，指阙中（眉心）两旁的部位。张介宾注："胸两旁高处为膺。膺乳者，应胸前也。"膺乳居肺前，阙中应肺，故阙中两旁应膺乳。"

（28）挟绳而上者，背也：绳，指耳屏前方。挟绳而上，指从耳颊之间上关（客主人）穴直上的部位。张介宾注："颊之外曰绳，身之后曰背，故背应于挟绳之上。"

（29）循牙车以下者，股也：牙车，相当于颊车穴所在的部位。张介宾注："牙车以下主下部，故以应股。"

（30）中央者，膝也：中央，指上下牙床之中，相当于颊车穴的部位。膝在股之下，故其分部亦在牙车的下方。

（31）膝以下者，胫也：膝以下，指颊车前下方的部位，故候胫。

（32）当胫以下者，足也：张介宾注："胫接于膝，足接于胫，以次而下也。"当胫以下，指唇角下方的颏部。

（33）巨分者，股里也：巨分，相当于口角旁的地仓穴部位。张介宾注："巨分者，口旁大纹处也。股里者，股之内侧也。"

（34）巨屈者，膝膑也：巨屈，指下颌角的部位，即上文"中央者，膝也"的外侧。张介宾注："巨屈，颊下曲骨也。膝膑，膝盖骨也。"

【概要】

本段举例论述了面色的分部望诊法，并介绍了藏府肢节的颜面色诊分部。

1. 风、痹、厥三证的面色望诊法

风、痹皆为外感邪气客于体表所致，"当候阙中"。风为阳，病位轻浅，故色"薄泽"。痹属寒湿，病位稍深，故色"冲浊"。厥多由下虚气逆所致，故病色现于颏部。

2. 死证的面部色诊举例

颧为肾所主，赤为火之色，赤色现于两颧，大如拇指，乃火极水枯，阴竭阳越之凶兆。颧属阳位，候头面心肺，黑为肾水至阴之色，黑色现于颜，大如拇指，乃阴邪上干清阳，生气竭绝，故"不病面卒死"。

3. 藏府肢节色诊的颜面分部

藏府气色在颜面的分部基本上按照"五藏次于中央，六府挟其两侧"的原则。上部从前额发际至下极，依次属首面、咽喉、肺和心。中部自鼻柱下至鼻端，为肝脾所主。两颧外下部分别候肾，六府、脐、子宫等分别位于五藏分部的两侧或下方。

全身肢节的分部一般与其形体所在的上下前后部位相应。自颧后至颊的上下，属肩、臂、手的分部。目内眦上方近眉心处属胸膺，耳颊以上属后背。牙车以下经下颌角至颏，分别为股、膝、胫、足的分部。

附：面部色诊定位图

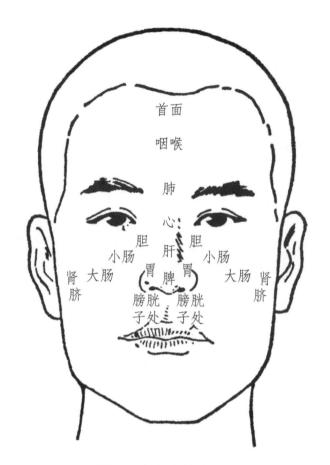

图 2　面部色诊分属部位图

【按语】

关于面部的色诊分部，《内经》有两种说法。一种是源于阴阳五行理论，将面部划分为五个区域，分别归属于五藏。例如《素问·刺热篇》："肝热病者，左颊先赤；心热病者，颜先赤；脾热病者，鼻先赤，肺热病者，右颊先赤，肾热病者，颐先赤。"另一种则是根据藏府和肢节在人体的位置次序而在面部确定相应的部位，即如《灵枢·五阅五使》所说："府藏之在中也，各以次舍，左右上下各如其度也。"本段便是对这一分部的具体论述。此外还有五官、目等分属五藏的记载，这些内容在有关章节均已介绍，兹不赘述。

本段关于死证的面部色诊的记述是古人在长期临床观察中得出的结

论。在理解时要认识到虽曰"卒死"，但未必皆死而不可治，只不过强调病情严重而已；在运用时也不能单凭色诊这一点就轻率下结论，还须参合四诊，全面辨析证候，才能做出诊断。

[200] 《灵枢·五色第四十九》 沉浊为内，浮泽^①为外。⁽¹⁾黄赤为风，⁽²⁾青黑为痛，白为寒，黄而膏润为脓，⁽³⁾赤甚者为血，⁽⁴⁾痛甚为挛，⁽⁵⁾寒甚为皮不仁。⁽⁶⁾

五色各见其部：⁽⁷⁾察其浮沉，以知浅深；⁽⁸⁾察其泽夭，以观成败；⁽⁹⁾察其散抟，以知远近；⁽¹⁰⁾视色上下，以知病处；⁽¹¹⁾积神于心，以知往今。⁽¹²⁾故相气不微，不知是非；⁽¹³⁾属意勿去，乃知新故。⁽¹⁴⁾

色明不粗，沉夭为甚；⁽¹⁵⁾不明不泽，其病不甚。⁽¹⁶⁾其色散，驹驹然，未有聚，⁽¹⁷⁾其病散而气痛，聚未成也。⁽¹⁸⁾肾乘心，心先病，肾为应，⁽¹⁹⁾色皆如是。⁽²⁰⁾男子色在于面王，为小腹痛，下为卵痛，⁽²¹⁾其圜直为茎痛，⁽²²⁾高为本，下为首，狐疝癀阴之属也。⁽²³⁾女子^②在于面王，为膀脱子处之病，散为痛，抟为聚，⁽²⁴⁾方员左右，各如其色形。⁽²⁵⁾其随而下至胝^③，为淫；⁽²⁶⁾有润如膏状，为暴食不洁。⁽²⁷⁾左为左，右为右，其色有邪，聚散而不端，面色所指者也。⁽²⁸⁾色者，青黑赤白黄，皆端满有别乡。⁽²⁹⁾别乡赤者，其色亦^④大如榆荚，在面王为不日^⑤。⁽³⁰⁾其色上锐，首空上向，下锐下向，⁽³¹⁾在左右如法。⁽³²⁾以五色命藏，⁽³³⁾青为肝，赤为心，白为肺，黄为脾，黑为肾。

【校勘】

①泽：《甲乙经》卷一第十五作"清"，与上句"浊"字为对文，可据改。

②女子：此后应据《甲乙经》卷一第十五补"色"字。

③胝：疑为"脹"之形误，即今之"唇"字。"而"疑为"面"之误字。"其随面下至胝"，谓望色从面王（鼻准）向下至于口唇。可

改"眽"为"脈"字。

④亦：此后应据《甲乙经》卷一第十五补"赤"字。

⑤不日：应据《甲乙经》卷一第十五改作"不月"。

【注释】

（1）沉浊为内，浮清为外：沉浊，指面色深沉晦浊。浮清，指面色浅浮鲜明。张介宾注："内主在里在藏，外主在表在府，皆言色也。"

（2）黄赤为风：张志聪注："风乃天之阳邪，故色见黄赤。"

（3）黄而膏润为脓：指疮疡局部皮肤色黄兼油润，为内有痈脓而病位较浅。

（4）赤甚者为血：张志聪注："赤甚者为留血。"指局部肤色暗红或紫红，乃瘀血凝滞之象。

（5）痛甚为挛：挛，筋脉拘挛。马莳注："然青黑虽为痛，而痛甚者又为挛。"

（6）寒甚为皮不仁：寒重则营血不达肌肤，故不仁。

（7）五色各见其部：青赤黄白黑五色分别显现于藏府肢节的颜面分部。此句是本节原文的总前提。

（8）察其浮沉，以知浅深：色浮现于外者病轻浅，色沉滞于里者病深重。

（9）察其泽夭，以观成败：面色明润光泽者，气血充盈，故预后良好；面色晦暗枯夭者，气血衰败，故预后险恶。

（10）察其散抟，以知远近：病色散在而淡者，为邪气初客，病程较短；病色结聚而浓者，必邪已久蓄，病程较长。

（11）视色上下，以知病处：观察面部病色的位置及其移动，就可以判断病变的部位。本篇前文说："五藏各有藏部，有外部，有内部也。色从外部走内部者，其病从外走内；其色从内走外者，其病从内走外。"

（12）积神于心，以知往今：全神贯注地察色辨证，就可以了解疾病的病史与现状。

（13）相（xiàng）气不微，不知是非：相，观察。微，细致入微。是非，此处指诊断的正误。马莳注："故相视气色不能至于精微者，不知病之为是为非。"

（14）属（zhǔ）意勿去，乃知新故：属，集合。属意，集中注意力。新故，指新病、旧疾的相互关系。马莳注："惟属意专心而无所摇夺，则凡病之为新为故者，洞然也。"

（15）色明不粗，沉夭为甚：色明，色泽。李中梓注："粗者，显也。言色之光明不显，但见沉滞枯夭，病必甚也。"

（16）不明不泽，其病不甚：张介宾注："若其虽不明泽，而亦无沉夭之色者，病必不甚也。"

（17）其色散，驹驹然，未有聚：李中梓注："驹，马之小者，未装鞍辔，散而不聚也。譬色之散而无定者。"

（18）聚未成也：李中梓注："病亦散而无坚积聚也，即有痛者，不过因无形之气耳。"

（19）肾乘心，心先病，肾为应：马莳注："今下极之色黑，乃肾之乘心也，故心先受病，以肾色来克为之应耳。"

（20）色皆如是：李中梓说："不惟心肾，诸藏皆然，此举一以例其余也。"

（21）男子色在于面王，为小腹痛，下为卵痛：张介宾注："面王上下为小肠膀胱子处之部，故主小腹痛，下及卵痛。"

（22）其圜（yuán）直为茎痛：圜，同圆。圜直，指病色现于人中沟。李中梓注："圜直，指人中水沟穴也。人中有边圆而直者，故人中色见，主阴茎作痛。"

（23）高为本，下为首，狐疝㿗阴之属也：李中梓注："在人中上半者曰高，为茎根痛；在人中下半者为茎头痛。凡此皆狐疝㿗阴之病也。㿗，即癞也。"质阴，即阴囊偏肿的疝气病。

（24）散为痛，抟为聚：张介宾注：女子"面王之部与男子同，而病与男子异者，以其有血海也。色散为痛，气滞无形也。色抟为聚，血凝有积也"。

（25）方员左右，各如其色形：马莳注："然其聚之在内者，或方或圆，或左或右，各如其外色之形耳。"

（26）其随面下至脻，为淫：病色从鼻端下移至上唇，主浸淫浊带等前阴病证。《素问·痿论》王冰注："白淫，谓白物淫衍如精之状，男子因溲而下，女子阴器中绵绵而下也。"

（27）有润如膏状，为暴食不洁：指面王周围之色油润如膏脂，主暴饮暴食及食物污秽所致的病证。张志聪注："其色润如膏状者，为暴食不洁之物。盖府为阳而主外，主受纳水谷，传导糟粕，是以或外受风寒，或内伤饮食，皆为病府，而色见于府部也。"

（28）其色有邪，聚散两不端，面色所指者也：邪，通"斜"。黄元御注："或聚或散而不端正，皆随其面色所指之方左右求之也。"

（29）皆端满有别乡：李中梓注："五色皆宜端满。端者，正色也。满者，充润也。别乡，犹言他乡，即别部位也，如赤者心色，应见于两目之间，是其本乡，今见于面王，是别乡矣。"

（30）大如榆荚，在面王为不月：榆荚，榆树的果实。张志聪注："大如榆荚者，血分之聚色，即如母指之状也。"不月，即月经闭止。全句意为：赤色不仅现于心藏本部，而且现于面王，大如榆荚，乃心火灼脾，血海不足，故女子为经闭。张介宾注："此单举赤色为喻，而五色之谬见者，皆可类推矣。"

（31）其色上锐，首空上向，下锐下向：张介宾注："凡邪随色见，各有所向，而尖锐之处，即其乘虚所进之方。故上锐者，以首面正气之空虚，而邪则乘之上向也。下锐亦然。"

（32）在左右如法：张介宾注："其在左在右，皆同此法。"

（33）以五色命藏：命，命名。以五色命藏，就是介绍五色与五藏的对应关系。

【概要】

本段集中论述了面色望诊的要领和方法。

1. 积神于心

望色是一项细致而复杂的工作，必须全神贯注，精密观察，细心体会，正确分析综合，才能抓住病机，因此，原文反复强调"积神于心""属意勿去"的重要性，批评"相气不微"的错误作风。

2. 辨明部分

"五色各见其部"，说明藏府气色在颜面部都有一定的分部，因此依据病色所在的部位"便知病处""左为左，右为右"而且从病色的位置变化推测病变的发展趋势。原文以"肾乘心""面王"病色主病，及病色"上锐""下锐"等为例，论证了这一诊断法则。

3. 五色主病

在面色分部的基础上，原文又以阴阳五行理论为指导，论述了五藏、五色的相互关系和五色所主的病证，例如"以五色令藏""黄赤为风，青黑为痛，白为寒，黄而膏润为脓，赤甚者为血"，以及赤色"大如榆荚，在面王为不月"等。

4. 察色诊病法

（1）察浮沉知浅深："沉浊为内，浮清为外"等。

（2）察泽夭知成败："色明不粗，沉夭为甚；不明不泽，其病不甚""有润如膏状，为暴食不洁"等。

（3）察散抟知近远："其色散，驹驹然未有聚，其病散而气痛，聚未成也"，色赤"大如榆荚，在面王为不月"等。

（4）察色形知病形："抟为聚，方员左右，各如其色形"等。

【按语】

"得神者昌，失神者亡"，察神是《内经》诊法突出的特点，而望色、切脉则是察神不可缺少的两个方面，所以《素问·移精变气论》指出："理色脉而通神明""夫色之变化以应四时之脉，此上帝之所贵，以合于神明也，所以远死而近生。"至于通过望色而察神的方法，从本段的原文来看，其要点在于察色的泽夭、浮沉、散抟等，凡面色明亮润泽而红活者为有神，面色枯槁晦暗而凝滞者为失神。

[201]《素问·脉要精微论篇第十七》　夫精明五色⁽¹⁾者，气之华⁽²⁾也。赤欲如白裹朱，不欲如赭；⁽³⁾白欲如鹅羽，不欲如盐；⁽⁴⁾青欲如苍璧之泽，不欲如蓝；⁽⁵⁾黄欲如罗裹雄黄，不欲如黄土；⁽⁶⁾黑欲如重漆色^①，不欲如地苍^②。⁽⁷⁾五色精微象见矣，其寿不久也。⁽⁸⁾夫精明者，所以视万物，别白黑，审短长，⁽⁹⁾以长为短，以白为黑，如是则精衰矣。⁽¹⁰⁾

第八章　诊法

【校勘】

①色：《脉经》卷五第四及《千金方》卷二十八第十等无此字。可据删。

②地苍：应据《脉经》卷五第四及《甲乙经》卷一第十五等改作"炭"。

【注释】

（1）精明五色：精明，此处指眼睛。后文"精明"同。目得精充而视明，故称精明。精明五色，指眼睛各部分的色泽。

（2）气之华：黄元御注："言目乃五气之光华也。"眼睛的色泽是内藏精气外现的光华。

（3）赤欲如白裹朱，不欲如赭：白，通"帛"，丝织品。朱，朱砂。张介宾注："白裹朱，隐然红润而不露也。赭，代赭也，色赤而紫。"李中梓注："五色之欲者，皆取其润泽；五色之不欲者，皆恶其枯槁也。"

（4）白欲如鹅羽，不欲如盐：马莳注："白欲如鹅羽，色白而明润；不欲如盐，盖盐则白带杂暗矣。"盐，指古代用的岩盐。

（5）青欲如苍璧之泽，不欲如蓝：璧，玉石做出的装饰品。苍璧，即青绿色的玉器。蓝，蓝靛，染料。马莳注："青欲如苍璧之泽，色青而明润；不欲如蓝，盖蓝则青带沉晦矣。"

（6）黄欲如罗裹雄黄，不欲如黄土：罗，较薄的丝织品。马莳注："黄欲如罗裹雄黄，色黄而明润；不欲如黄土，盖黄土则黄带沉滞矣。"

（7）黑欲如重漆，不欲如炭：重漆，指多次油漆过的器具，色黑而光润。炭，色黑而晦滞。

（8）五色精微象见矣，其寿不久也：于鬯注："微，盖衰微之义。精微者，精衰也……下文云：'以长为短，以白为黑，如是则精衰矣。'彼明出'精衰'，精衰与精微正相应照，亦上下异文同义之例也。"此句谓前述五"不欲"之色呈现于外，乃五藏精气衰败之象，所以寿命不会长久了。

（9）视万物，别白黑，审短长：此三句论述眼睛正常的视觉功能。

（10）如是则精衰矣：张介宾注："五藏六府之精气，皆上注于目而为之精，故精聚则神全；若其颠倒错乱，是精衰而神散矣。"

【概要】

本段论述了从眼睛的色泽及其视觉功能测知藏府精气盛衰的望诊法。

1. 精明五色诊法

眼睛为藏府精气所充养，因此眼睛的色泽就是内藏精气的外在表现。精气充盛则五色明润、光亮，如"赤欲如帛裹朱"之类；精气衰败则五色枯晦呆滞，如"亦不欲如赭"之类。所以，精明五色枯晦不泽，俱属精气衰败之象，其预后多不良。

2. 审视力诊精气法

"视万物，别白黑，审短长"是眼睛的主要功能，其功能的维持有赖于内藏精气的濡养。因此，若出现"以长为短，以白为黑"等视力减退或错乱的证候，就是精气血大衰的征兆。

【按语】

本段"精明五色"一语，历来注释歧见甚多。王冰认为"精明"是睛明穴，"五气之精华者，上见为五色，变化于精明之间也。"高世栻释为"面容之色，亦贵精明"，则把"精明"看作面部"五色"的形容词。吴昆、张介宾等谓"精明见于目，五色显于面"，认为"精明"指从目观察到的神气，五色则指面色。还有人认为"精明"二字涉下"夫精明者"句衍。以上诸说俱欠妥当。本句之"精明"当和该句前后文的"精明"同义。本句前文说"切脉动静，而视睛明、察五色"，本句后文又说："夫精明者，所以视万物，别白黑，审短长""头者精明之府，头倾视深，精神将夺矣。"很明显，这些"精明"只能是指视觉器官——目，而不会是别的事物。"精明五色"就是两目的色泽。《内经》察色以诊病的记载甚多，下段即其一例，可证。

[202]《素问·经络第五十七》　黄帝问曰：夫络脉之见[1]也，其五色各异，青黄赤白黑不同，其故何也？岐伯对曰：经有常色，而络无常，变也。[2]帝曰：经之常色何如？岐

伯曰：心赤、肺白、肝青、脾黄、肾黑，皆亦应其经脉之色也。⁽³⁾帝曰：络^①之阴阳⁽⁴⁾亦应其经乎？岐伯曰：阴络之色应其经，⁽⁵⁾阳络之色变无常，随四时而行也。⁽⁶⁾寒多则凝泣，凝泣则青黑，⁽⁷⁾热多则淖^②泽，淖^②泽则黄赤，⁽⁸⁾此皆常色，谓之无病，⁽⁹⁾五色具见者，谓之寒热。⁽¹⁰⁾

【校勘】

①络：此前《甲乙经》卷二第一下及《太素》卷九经络皮部有"其"字，可据补。

②淖：乃"淖"字形误。"淖"同"潮"，《说文·水部》："淖，水朝宗于海也。"段玉裁注："水行往来，朝宗于海，不失其时，如月行天。"

【注释】

（1）络脉之见：指分布于浅表的浮络及其周围的皮肤所显现的色泽。

（2）经有常色，而络无常，变也：高世栻注："经脉内连府藏，有五行之常色，而络脉则浮现于外，无有经常而多变也。"

（3）皆亦应其经脉之色也：张介宾注："五藏合于五行，故五色各有所主，而经脉之色亦与五藏相应，是为经之常色。按此节但言五藏而不及六府者，大都经文皆以五藏为主，言五藏则六府在其中矣。"

（4）络之阴阳：此以络脉分布的表里浅深分阴阳，浅而外者为阳络，深于里者为阴络。

（5）阴络之色应其经：张介宾注："深而在内者是为阴络，阴络近经，色则应之，故分五行以配五藏而色有常也。"即阴络之色与其经脉之色是一致的。

（6）阳络之色变无常，随四时而行也：张介宾注："浅而在外者是为阳络，阳络浮显，色不应经，故随四时之气以为进退，而变无常也。"

（7）寒多则凝泣，凝泣则青黑：杨上善注："解其阳络随时而变也。"冬季严寒，阳络血气凝泣而瘀滞不行，故外现青黑之色。

（8）热多则淖泽，淖泽则黄赤：淖泽，与上"凝泣"相对而言，指血气流溢渗灌。夏季炎热则阳络纵弛，血气浮溢肌表，故色现黄赤。姚止庵注："寒多热多，当指四时之气言，故见青黑黄赤而无病。"

（9）此皆常色，谓之无病：杨上善注："阳络如此随四时而变者，此为阳络常色，谓之无病之候也。不可见而色见者，病也。"

（10）五色具见者，谓之寒热：张介宾注："若五色具见，则阴阳变乱，失其常矣，故为往来寒热之病。"

【概要】

本段（篇）论述了经络色诊法。

1. 经有常色而络色常变

经脉深于肌肤之内，直接与藏府相通，故经脉之色与所属藏府之色一致，是比较固定的，而络脉分布表浅，受外界影响明显，故其色变化无常。

2. 阴络阳络之色不同

阴络深而内近经、藏，故其色应经而有常；阳络浅而浮于肤表，故其色易受天时影响而变化不居。

3. 阳络之色的常与变

阳络受时令气候的影响，即"寒多则凝泣，凝泣则青黑；热多则淖泽，淖泽则黄赤，此皆常色"。如果色不随时令气候而变，或所现之色异于常候，则属病色，"五色具见者，谓之寒热"，即其一例。

【按语】

经脉深伏于肌肉筋骨之间，在一般情况下，其色泽是看不到的，因此所谓"经之常色"，是从阳络之色推断而来的，即"阴络之色应其经"。更具有临床意义的则是关于阳络之色的望诊。《内经》有多篇论及于此，例如《素问·皮部论》："视其部（指阳明脉的皮部）中有浮络者，皆阳明之络也。其色多青则痛，多黑则痹，黄赤则热，多白则寒，五色皆见则寒热也。络盛则入客于经""邪之始入于皮也，泝（当作"淅"）然起毫毛，开腠理，其入于络也，则络脉盛，色变"等，可与本段原文相互发明。

[203]《灵枢·经脉第十》　凡诊络脉[(1)]，脉色青则寒且

痛⁽²⁾，赤则有热⁽³⁾。胃中寒，手鱼之络⁽⁴⁾多青矣；胃中有热，鱼际络赤^①；其暴^②黑者，留久痹也⁽⁵⁾；其有赤有黑有青者，寒热气^③也⁽⁶⁾；其青^④短者，少气也⁽⁷⁾。

【校勘】

①鱼际络赤：《太素》卷九经络别异作"鱼络亦赤"，可据改。

②暴：应据《太素》卷九经络别异改作"鱼"。

③气：应据《甲乙经》卷二第一下及《太素》卷九经络别异删。

④青：此后应据《甲乙经》卷二第一下及《太素》卷九经络别异补"而小"二字。

【注释】

（1）诊络脉：张介宾注："诊，视也。此诊络脉之色可以察病，而手鱼之络尤为显浅易见也。"

（2）脉色青则寒且痛：张介宾注："寒则气血凝涩，凝泣则青黑，故青则寒且痛。"

（3）赤则有热：张介宾注："热则气血淖泽，淖泽则黄赤，故赤则有热。"

（4）手鱼之络：张介宾注："手鱼者，大指本节间之丰肉也。鱼虽手太阴之部，而胃气至，于手太阴，故可以候胃气。"

（5）其鱼黑者，留久痹也：黑色甚于青，乃血气久瘀所致，故鱼部络色黑，多为留痹、久痹之类。

（6）其有赤有黑有青者，寒热也：张介宾注："其赤黑青色不常者，寒热气之往来也。"

（7）其青而小短者，少气也：张介宾注："其青而短者，青为阴胜，短为阳不足，故为少气也。"

【概要】

本段以手鱼为例，介绍了络脉色诊法。手鱼为手太阴经络所布，又与阳明经相通，而络青主寒痛，赤主热，故手鱼之络青为胃寒，赤为胃热，黑为久痹，赤黑青杂见为寒热证，青而小短为阳气不足的虚寒证。

【按语】

上段虽言络脉之色"青黄赤白黑不同"，但就临床实际所见，白黄二色见于络脉者少，因此本段原文以青、赤、黑三色立论，以青主寒主痛，赤主热，黑深于青而主久病重病，揭示了络脉色诊的纲要。同时，从本段原文还可看出，络脉望诊的部位，又是确定病位的重要依据。后世儿科广泛运用的"指纹色诊法"实导源于《内经》的"络脉色诊法"。

[204]《灵枢·论疾诊尺第七十四》　诊血脉⁽¹⁾者，多赤多热，多青多痛，多黑为久痹，多赤多黑多青皆见者，寒热身痛⁽²⁾。而^①色微黄、齿垢黄、爪甲上黄，黄疸⁽³⁾也，安卧，小便黄赤，脉小而涩者，不嗜食。⁽⁴⁾

……

婴儿病，其头毛皆逆上⁽⁵⁾者，必死。耳间青脉起⁽⁶⁾者，掣痛。大便赤^②办，⁽⁷⁾飧泄，脉小者^③，手足寒，难已;⁽⁸⁾飧泄，脉小，手足温，泄^④易已。⁽⁹⁾

【校勘】

①而：应据《脉经》卷五第四及《甲乙经》卷十一第六改作"面"。

②赤：应据《甲乙经》卷十二第十一改作"青"。

③者：应据《脉经》卷九第九删。

④泄：应据《甲乙经》卷十二第十一及《太素》卷十六杂诊删。

【注释】

(1) 血脉：张介宾注："血脉者，言各部之络脉也。"

(2) 寒热身痛：外邪客表，邪正相争则寒热，营卫阻滞则身痛。

(3) 黄疸：病名。多由肝脾内蕴湿热，熏蒸胆汁，泛溢全身所致。张志聪注："色黄，病见于皮也;齿垢黄，病见于骨也;爪甲上黄，病见于筋也。"

(4) 安卧，小便黄赤，脉小而涩者，不嗜食：此四句乃补述黄疸的证候。湿滞肌肉，则乏力喜卧。湿热内结，则小便黄赤。湿困脾弱，则不思饮食，脉小而涩。

（5）头毛皆逆上：马莳注："头毛逆上，则血枯而不润，如草之枯者相似，故以死拟之。然曰病，则无病之时，尤宜忌也。"张介宾注："水不足则发干焦，如草之枯者必劲直而竖也。"

（6）耳间青脉起：张介宾注："耳者少阳胆之经，青者厥阴肝之色，肝胆本为表里，青主痛，肝主筋，故为掣痛。"

（7）大便青办：办，通"瓣"。丹波元简注："盖小儿有便青乳瓣完出者，即青瓣也，此虚寒之候。"

（8）飧泄，脉小，手足寒，难已：小儿飧泄，本属虚寒，故脉小，若手足不温而寒冷，则脾肾阳衰，故预后较差。

（9）脉小，手足温，易已：杨上善注："脉小为顺，手足温，阳气荣四末，故易已也。"

【概要】

本段介绍了络脉和其他一些部位的望诊法。

1. 络脉色诊法

内容同上两段。

2. 黄疸色诊法

以面色黄、齿垢黄、爪甲黄和小便黄赤为主证，常兼见不嗜食，安卧，脉小而涩等脾虚湿滞证候。

3. 婴儿病望诊举例

婴幼儿形气未充，且不能自诉症状，因此望诊尤为重要。原文举例介绍了头毛、耳络和大便的望诊。头发逆上属精血亏乏，为体质差而病重。耳闻络脉色青主肝病筋脉抽掣而痛。大便飧泄青瓣，脉小，多属虚寒，若手足寒为阳气大衰，难治；若手足温，为脾肾阳气尚充，易治。

［205］《素问·平人气象论篇第十八》　颈脉动喘疾[①]，咳，曰水。[(1)] 目里[②]微肿，如卧蚕[③]起之状，[(2)] 曰水。溺黄赤，安卧者，黄疸。[(3)] 已食如饥者，胃疸。[(4)] 面肿曰风，足胫肿曰水。[(5)] 目黄赤者，曰黄疸。[(6)] 妇人手少阴脉动甚者，妊子也。[(7)]

【校勘】

①喘疾：应据《太素》卷十五尺寸诊乙转为"疾喘"，并于"疾"后断句。

②里：当为"裹"之形误。《太素》卷十五尺寸诊为"果"，乃"裹"之借字，可证。

③蚕：应据《太素》卷十五尺寸诊删。

【注释】

（1）颈脉动疾，喘咳，曰水：疾，急速。杨上善注："颈脉，是胃脉人迎也。人迎常动，今有水病，故动疾，可见喘咳也。"姚止庵注："所以然者，水入于肺则喘而咳，喘而咳则气上逆，故颈脉动也。"

（2）目裹微肿，如卧起之状：卧起，形容眼睑略显浮肿，如久卧初起之状。眼睑属脾，故目裹微肿是水气淫及脾胃。

（3）溺黄赤，安卧者，黄疸：张琦注："溺黄赤者，湿热下传。嗜卧者，土气困乏，皆黄疸之候。"

（4）已食如饥者，胃疸：丹波元简注："疸、瘅同。即前篇（《脉要精微论》）所谓消中，后世所称中消渴也。"王冰注："是则胃热也，热则消谷，故食已如饥也。"

（5）面肿曰风，足胫肿曰水：马莳注："盖面为诸阳之会，风属阳，上先受之，故感于风者，面必先肿，不可误以为止于水也。惟有足胫之肿，则止于水耳。"

（6）目黄者，曰黄疸：张琦注："目者，宗脉之所聚。脾胃湿热郁蒸，故土色上见于目，甚则一身尽黄也。"

（7）妇人手少阴脉动甚者，妊子也：动甚，指脉滑略数。王冰注："手少阴脉，谓掌后陷者中，当小指动而应手者也。"杨上善注："手少阴脉，心经脉也。心脉主血，女子怀子，则月血外闭不通，故手少阴脉内盛，所以动也。"

【概要】

本段论述了水肿、黄疸的诊断要点和孕脉的特点。

1. 水肿的诊法

原文指出，水肿的早期诊断以"目裹微肿，如卧起之状""足胫肿"和"颈脉动疾"为主要凭据,可兼见喘咳。另外"面肿"是风邪或风水证所致肿胀的一个特征。

2. 黄疸的诊法

本段认为目黄、尿黄赤是黄疸必备的主证。由于脾为湿困,故安卧少动是黄疸常见的兼证。此外,还提出"已食如饥"是胃热所致的"胃疸"病。

3. 妇女孕脉的特点

指出手少阴心经神门穴处的脉象滑利微数是妊娠的一个重要的征兆。

【按语】

据本段和上段关于黄疸诊法的记述,黄疸的主证当是面色黄、目黄、小便黄,以至爪甲、齿垢等全身皆黄,同时兼有安卧、不嗜食等证候,由此可见《内经》作者观察病情之细微和翔实。关于本段的孕脉,《新校正》引全元起本"手少阴"作"足少阴",此说亦可得到临床验证,故姚止庵说:"盖手少阴心也,足少阴肾也,肾主精,心主血,精血交合,乃能有子,故少阴动甚为妊子之脉。"后世医家常以切诊寸口尺部脉滑而数为胎孕,盖源于此。

纵观前述各段原文,《内经》望色的范围十分广泛,其观察的部位,从颜面、眼睛、络脉、二便直至头发、爪甲、牙齿等,可以说全身巨细无所不至。当然在临床运用时,应从具体病情出发,有重点地进行诊视,并注意同脉、证合参。

二、视形

[206]《灵枢·师传第二十九》　五藏之气阅于面者,余已知之矣,以肢节知而阅之,(1)奈何?岐伯曰:五藏六府①者,肺为之盖,(2)巨肩陷咽,候见其外。(3)黄帝曰:善。岐伯曰:五藏六府②,心为之主,缺盆为之道,(4)骷③骨有余,以候髑骭。(5)黄帝曰:善。岐伯曰:肝者主为将,使之候外,(6)欲知

坚固，视目小大。(7)黄帝曰：善。岐伯曰：脾者主为卫，使之迎粮，(8)视唇舌好恶。以知吉凶。(9)黄帝曰：善。岐伯曰：肾者主为外，使之远听，(10)视耳好恶，以知其性。(11)

黄帝曰：善。愿闻六府之候。岐伯曰：六府者，胃为之海，(12)广骸④、大颈、张胸，五谷乃容。(13)鼻隧以长，以候大肠。(14)唇厚人中长，以候小肠。(15)目下果大，其胆乃横。(16)鼻孔在外，膀胱漏泄。(17)鼻柱中央起，三焦乃约。(18)此所以候六府者也。上下三等，藏安且良矣。(19)

【校勘】

①六府：应据《甲乙经》卷一第三删，方与后"六府者"为对文。

②五藏六府：《甲乙经》卷一第三无此四字，可据删。

⑨骱：《甲乙经》卷一第三作"骺"，可从。

④骸：《千金方》卷十六第一作"胲"，当据改。

【注释】

(1) 以肢节而阅之：张介宾："身形肢节与面不同，此欲以体貌之形，察其藏府之候也。"

(2) 肺为之盖：肺位最高，故为五藏的华盖。

(3) 巨肩陷咽，候见其外：咽，此处指颈部喉头。巨肩陷咽为省文。巨肩，代指双肩的宽窄厚薄。陷咽，代指喉头的高低突凹。候，诊候。张介宾注："观巨肩陷咽者，即其外候，而肺之大小、高下、坚脆、偏正可知矣。"详见下段原文。余仿此。

(4) 心为之主，缺盆为之道：张介宾注："缺盆居肩之前，骨之上，五藏六府皆禀命于心，故为之主，而皆上出于缺盆，故为之道。"

(5) 骺（kuò）骨有余，以候髑骬（héyú）：骺，《说文·骨部》："骨嵩也。"此髑骬骨指胸骨上方锁骨内侧端。髑骬，指胸骨下端的剑突。全句谓观察两锁骨内侧端的距离和剑突的形状、位置等，就可以测知心藏的强弱、大小、位置等。

(6) 肝者主为将，使之候外：张介宾注："肝者将军之官，其气刚强，故能捍御而使之候外。"候外，观察外部情况。

（7）欲知坚固，视目小大：坚固，此处谓肝藏的强弱、大小、位置等。目小大，此处代表两目的色、形及视觉功能等多种情况。

（8）脾者主为卫，使之迎粮：张介宾注："脾主运化水谷以长肌肉，五藏六府皆赖其养，故脾主为卫。卫者，藏府之护卫也""脾为仓廪之官，职在转输，故曰使之迎粮。"

（9）视唇舌好恶，以知吉凶：脾气通于口，荣于唇，其脉连舌本，散舌下，故视察唇舌的色、形及口味的常变，则脾藏的强弱及病情的轻重可知。

（10）肾者主为外，使之远听：张志聪注："肾开窍于耳，故主为外，言其听之远也。"

（11）视耳好恶，以知其性：张介宾注："其窍为耳，故试使远听及耳之善恶，则肾藏之象可因而知之矣。"其性，此处指肾藏的强弱、虚实、位置等状况。

（12）六府者，胃为之海：六府转输的水谷化物俱来自于胃，故胃为六府之海。

（13）广骸（gǎi）、大颈、张胸，五谷乃容：骸，颊肉。胃主肌肉，其脉"出大迎，下颊车""下人迎，循喉咙""从缺盆下乳内廉"，故颊肉丰满，颈项粗壮，胸膺厚实，表明胃府强健，能受纳较多的水谷。

（14）鼻隧（suì）以长，以候大肠：鼻隧，指鼻窍之道。张志聪注："鼻乃肺之窍，大肠者肺之府，故鼻以候大肠。"鼻道深长，显示大肠强健。

（15）唇厚、人中长，以候小肠：张志聪注："口乃脾之窍，小肠受盛脾胃之浊而上属于胃，故唇与人中以候小肠。"唇厚而人中沟长，说明小肠强健。

（16）目下果大，其胆乃横：张介宾注："果、裹同，目下囊裹也。横，刚强也。"张志聪注："目乃肝之窍，故目下以候胆。"

（17）鼻孔在外，膀胱漏泄：膀胱漏泄，指膀胱藏津液的功能失常而小便淋漓或不禁。盖鼻孔掀露乃肺藏亏损，而肺主"通调水道，下输膀胱"，故肺病可累及膀胱而津液失藏。

（18）鼻柱中央起，三焦乃约：约，约束，此指决渎水液的功能。上、中、下三焦之气分别出自胃和小肠，三焦水液的敷布运行取决于脾的转输，而脾胃候于鼻，故鼻柱位居面部中央而高起，是三焦决渎功能正常的反映。

（19）上下三等，藏安且良矣：张介宾注："藏居于中，形见于外，故举身面之外状，而可以候内之六府。然或身或面，又必上中下三停相等，庶藏府相安而得其善矣。"丹波元简注："古云：面上三停额鼻阁，身上三停足头腰。"

【概要】

本段论述了望身形肢节以内候藏府的诊法。

1. 五藏的外候及其理论依据

人体的外形肢节可以反映内在五藏的状况。各藏的外候分别是：肩喉候肺，隅骬候心，目候肝，唇舌候脾，耳候肾。为什么这些部位能候这些内藏呢？原文主要从各藏在人体所处的位置和所发挥的生理功能来阐述的。例如肺位最高，为五藏的华盖，与肩喉直接相连，所以"巨肩陷咽"之类，皆属于肺的外候。又如运化水谷、充养肌肉是脾的主要功能，而唇舌与脾气相通，可以直接反映脾气、肌肉的强弱和食欲的好坏，因此，"视唇舌好恶"，就可以了解到脾藏的"吉凶"。

2. 六府的外候

六府的外候分别是：胘、颈、胸候胃，鼻隧候大肠，唇、人中候小肠，目下裹候胆，鼻孔候膀胱，鼻柱候三焦。原文还分别举例介绍了具体诊法。

3. 身形匀称的诊断意义

"上下三等，藏安且良矣"，指出在运用上述望身面各部外形以诊察藏府时，若身面的上、中、下三部分皆匀称，是"藏安且良"的重要标志，否则藏府必偏盛偏衰而多病。

【按语】

本段所述六府外候与《灵枢·五色》篇所述内容不完全吻合，例如：大肠外候，此谓候鼻隧，而彼谓候于鼻旁颧下；"面王以下"，即人中部位，彼云候"膀胱子处"，而此云候小肠等。这可能是《内经》

作者对当时不同的医疗经验和医学理论兼收并蓄的结果。同时，从这两段原文来看，此段重在望形，彼段重在察色，其论述的角度亦不尽相同。

［207］《素问·脉要精微论篇第十七》　　夫五藏①者，身之强也。(1) 头者，精明之府，(2) 头倾视深，精神②将夺矣。(3) 背者，胸中之府，(4) 背曲肩随，府将坏矣。(5) 腰者，肾之府，(6) 转摇不能，肾将惫矣。(7) 膝者，筋之府，(8) 屈伸不能，行则偻附，筋将惫矣。(9) 骨者，髓之府，(10) 不能久立，行则振掉，骨将惫矣。(11) 得强则生，失强则死。(12)

【校勘】

①五藏：吴昆注本作"五府"。按本段所述，头、背、腰、膝、骨俱称作"府"，乃身体强弱的重要标志，故"五藏"改作"五府"为是。

②神：《太素》卷十六杂诊无此字，可据删，与后文句法一律。

【注释】

（1）夫五府者，身之强也：吴昆注："下文所言五府者，乃人身恃之以强健。"高世栻注："以在外之形身论之，则头背腰膝骨皆谓之府。"

（2）头者，精明之府：精明，此指眼睛。凡藏物之处，皆可称府。眼睛居于头，故头为精明之府。

（3）头倾视深，精将夺矣：头倾，头低垂而无力抬举。视深，视物艰难，目光呆滞的样子。藏府精气皆上注于头目，以为七窍之用，故"头倾视深"为精气夺失之征。

（4）背者，胸中之府：胸中，此处代指胸中二藏，即心肺。心肺后附脊背，故称背为胸中之府。

（5）背曲肩随，府将坏矣：背曲，背驼不能挺直。随，从也。肩随，指两肩因背曲而下垂。高世栻注："背曲肩随，则胸中之气不行于背，而府将坏矣。"府将坏，指心肺精气将要败坏。

（6）腰者肾之府：张志聪注："两肾在于腰内，故腰为肾之外府。"

（7）转摇不能，肾将惫（bèi）矣：转摇不能，就是腰部不能正常地转动曲伸。惫，疲乏、衰败。

（8）膝者，筋之府：杨上善注："身之大筋聚结于膝。"

（9）屈伸不能，行则偻（lóu）附，筋将惫矣：偻，曲身。附，通"俯"，指身体前倾。全句谓膝关节不能屈伸，行走时身体站不直，是为筋膜虚衰无力的表现。

（10）骨者，髓之府：张志聪注："髓藏于骨，故骨为髓之府。"

（11）不能久立，行则振掉，骨将惫矣：吴昆注："振，动也。掉，摇也。"行则振掉，即行走时颤动摇晃，步态不稳。高世栻注："不能久立，行则振掉，则精髓内枯，而骨将惫矣。"

（12）得强则生，失强则死：得强，即头背腰膝骨五府形强气盛，说明五藏精盈神旺，则不病或病而易愈。失强，则五府形弱气衰，说明五藏精亏神散，则易病或病而难愈。

【概要】

本段举例介绍了形体动态的望诊法。

1. "五府"形态的望诊意义

头、背、腰、膝、骨分别为目、心肺、肾、筋、髓所居所聚之处，因此，观察这些部位的形态变化，就可以测知这些藏器、组织的强弱和病变，并进而为预后提供依据。所以说"五府者，身之强也""得强则生，失强则死"。

2. "五府"形态望诊法的举例

"头倾视深""背曲肩随"等俱属病情严重时病人形体所表现出的一些异常状态，可以据此测知相应藏器组织的病变程度，从而得出"精将夺""府将坏"等结论。

三、按脉

[208]《素问·脉要精微论第十七》 黄帝问曰：诊法⁽¹⁾
何如？岐伯对曰：诊法常以平旦，阴气未动，阳气未散，⁽²⁾饮
食未进，经脉未盛，络脉调匀，⁽³⁾气血未乱，故乃可诊有过
之脉。⁽⁴⁾

切脉动静⁽⁵⁾而视精明，察五色，⁽⁶⁾观五藏有余不足，⁽⁷⁾六
府^①强弱、形之盛衰，⁽⁸⁾以此参伍，⁽⁹⁾决死生之分。⁽¹⁰⁾

【校勘】

①六府：《太素》卷十六杂诊作"五府"。观后文有"身之强"之
五"府"，可据改。

【注释】

(1) 诊法：张介宾注："诊，视也，察也，候脉也。凡切脉望色，
审问病因，皆可言诊，而此节以诊脉为言。"

(2) 诊法常以平旦，阴气未动，阳气未散：张介宾注："故诊法当
于平旦初寤之时，阴气正平而未动，阳气将盛而未散。"滑寿注："平
旦未劳于事，是以阴气未扰动，阳气未耗散。"二说当合观之。

(3) 饮食未进，经脉未盛，络脉调匀：张志聪注："夫饮食于胃，
淫精于脉，脉气流经，经脉盛则络脉虚，是以饮食未进，经络调匀。"
杨上善注："进饮食已，其气即行，善恶散而难知，故曰未进食。"

(4) 气血未乱，故乃可诊有过之脉：王冰注："过，谓异于常候
也。"张介宾注："气血未至扰乱，脉体未及变更，乃可以诊有过
之脉。"

(5) 切脉动静：动静，泛指脉象的变动。杨上善注："以手切按其
脉动静，即知其善恶之也。"

(6) 视精明，察五色：姚止庵注："盖人一身之精神皆上注于目。
视精明者，谓视目精之明暗，而知人之精气也。"黄元御注："视精明，
察五色，观目中五色也。"

（7）观五藏有余不足：言诊察五藏的虚实，本篇后文"五藏者，中之守也"一节即谓此。

（8）五府强弱，形之盛衰：即观察外部"五府"的动态，以测知身形精气的盛衰。本篇原文"夫五府者，身之强也"一节即谓此。

（9）参伍：相互比较，综合判断。张介宾注："夫参伍之义，以三相较谓之参，以伍相类谓之伍。盖彼此反观，异同互证，而必欲搜其隐微之谓。"

（10）决死生之分：分，同"份"，名分。决死生之分，就是判断病情的轻重吉凶。

【概要】

本段论述了诊脉的理想时间和脉色参伍、综合诊断的原则。

1. 诊脉的理想时间及其道理

平旦是阴阳消长转化的时候，一方面由于自然环境的影响，此时人体的阴气平静于内，阳气始动而未耗散于体表四肢；另一方面，清晨人初寤而未进食，经脉、络脉不致因进食而出现盛衰的变化。此时人体受疾病以外因素的干扰最小，处于"气血末乱"的相对平定的状态，因此，其脉象就能反映出藏府气血的真实状况。所以，平旦为诊脉比较理想的时间。

2. 脉色参伍、综合诊断的原则

原文指出切脉必须与望色、视形、闻声、问病等多种诊察手段结合起来，分析比较，归纳判断，才能做出正确的结论，所以原文小结说："以此参伍，决死生之分。"

【按语】

"诊法常以平旦"，一个"常"字说明平旦是诊脉常用的时间，也就是较理想的时间，这并不是说诊脉非平旦不可。要求每个病人都在平旦诊脉是行不通的，为此，我们在理解这段原文时，要紧紧扣住提出平旦诊脉的实质在于强调诊病时应保持病人内外环境安定，"气血末乱"，从而在临证时，力求使病人处于身心清静、气血调匀的状态下切脉。例如，要求刚走来或刚进食的病人休息一会儿，使情绪激动的病人平静下来，这样就可以避免一些与诊断病情无关的临时因素的干扰，让患者的

第八章 诊法

真实脉象充分地显现出来。

[209]《素问·三部九候论第二十》帝曰：愿闻天地之至数⁽¹⁾，合于人形，血气通，决死生，⁽²⁾为之奈何？岐伯曰：天地之至数，始于一终于九焉。⁽³⁾一者天，二者地，三者人，⁽⁴⁾因而三之，三三者九，⁽⁵⁾以应九野⁽⁶⁾。故人有三部，部有三候，以决死生，以处百病，⁽⁷⁾以调虚实，而除邪疾。⁽⁸⁾

帝曰：何谓三部？岐伯曰：有下部、有中部、有上部，部各有三候。三候者，有天有地有人也。必指而导之，乃以为真①。⁽⁹⁾上部天，两额之动脉；⁽¹⁰⁾上部地，两颊之动脉；⁽¹¹⁾上部人，耳前之动脉。⁽¹²⁾中部天，手太阴也；⁽¹³⁾中部地，手阳明也；⁽¹⁴⁾中部人，手少阴也。⁽¹⁵⁾下部天，足厥阴也；⁽¹⁶⁾下部地，足少阴也；⁽¹⁷⁾下部人，足太阴也。⁽¹⁸⁾故下部之天以候肝，地以候肾，人以候脾胃之气。帝曰：中部之候奈何？岐伯曰：亦有天，亦有地，亦有人。天以候肺，地以候胸中之气，⁽¹⁹⁾人以候心。帝曰：上部以何候之？岐伯曰：亦有天，亦有地，亦有人。天以候头角之气⁽²⁰⁾，地以候口齿之气⁽²¹⁾，人以候耳目之气⁽²²⁾。

【校勘】

①真：吴昆注本作"质"。按王冰注："《礼》曰：'疑事无质。质，成也'。"是王注时原文作"质""真"乃以后传写之误，当据改。

【注释】

（1）天地之至数：张介宾注："天地虽大，万物虽多，莫有能出乎数者，数道大矣，故曰至数。"

（2）合于人形，血气通，决死生：全句的含义是，由于人形之数合于天地之至数，故使健康之人气血调畅，患病之人亦可据此而决断吉凶。

（3）始于一终于九：张介宾注："数始于一而终于九，天地自然之数也……九数之外是为十，十则复变为一矣，故曰天地之至数，始于一终于九焉。"

（4）一者天，二者地，三者人：高世栻注："一者奇也，阳也，故一者天；二者偶也，阴也，故二者地；三者参也，参于天地之间，故三者人。"天、地、人，是古人划分事物时常用的代号。

（5）因而三之，三三者九：高世栻注："因而三之，则天有天地人，地有天地人，人有天地人，故三者九，以至数而合于天地。"

（6）九野：吴昆注："九州之分野。"分野，古代划分中国的九个区域。

（7）以决死生，以处百病：处，处理，作诊断讲。王冰注："三部之内，经隧由之，故察候存亡，悉因于是。"

（8）以调虚实，而除邪疾：张志聪注："调虚实者，实则泻之，虚则补之也。除邪疾者，去血脉，除邪风也。"

（9）必指而导之，乃以为质：张介宾注："指而导之，言必受师之指授。"质，本体。"乃以为质"，才可以得到切脉的根本。

（10）上部天，两额之动脉：张介宾注："额傍动脉，当额厌之分，足少阳脉气所行也。"

（11）上部地，两颊之动脉：杨上善注："上部之地，两颊足阳明，在大迎中动。"

（12）上部人，耳前之动脉：吴昆注："手少阳三焦经脉气所行，耳门分也。"

（13）中部天，手太阴也：王冰注："谓肺脉也，在寸口中。"即经渠、太渊穴之分。

（14）中部地，手阳明也：王冰注："谓大肠脉也，在手大指次指歧骨间，合谷之分，动应于手也。"

（15）中部人，手少阴也：王冰注："谓心脉也，在掌后锐骨之端，神门之分，动应于手也。"

（16）下部天，足厥阴也：吴昆注："肝经脉气所行，五里分也，在气冲下三寸，动脉应手。女子取太冲，在足大指本节后二寸陷者中是。"五里穴在大腿内侧上端。

（17）下部地，足少阴也：王冰注："谓肾脉也，在足内踝后跟骨上陷中，太溪之分，动应手。"

（18）下部人，足太阴也：吴昆注："脾经脉气所行，在鱼腹上越两筋之间，动脉应手，箕门分也。候胃气则取足跗上之冲阳。"箕门穴在大腿内侧之前上方，五里穴下。

（19）地以候胸中之气：黄元御注："手阳明大肠与手太阴肺为表里，肺位在胸，手阳明经自手走头，入缺盆络肺，下膈而属大肠，亦自胸膈下行，故阳明之合谷可以候胸中之气。"

（20）候头角之气：头角，指额旁和发际之间的部位。足少阳之脉"上抵头角"，故候头角之气。

（21）候口齿之气：阳明之脉布于口齿，故可候口齿之气。

（22）候耳目之气：手少阳之脉"入耳中，出，走耳前""至目锐眦"，故可候耳目之气。

【概要】

本段介绍了古代的三部九候全身诊脉法。

1. 三部九候诊脉法的含义和使用价值

三部，指人的头、手和下肢三部；九候，是在每一部又分为天、地、人三处脉候，"因而三之，三三者九"，共是九个诊脉的部位，这是同"天地之至数，始于一，终于九"相应的。运用这种全身遍诊法，可"以决死生，以处百病，以调虚实而除邪疾"，因而为古代医家所重视。"必指而导之，乃以为质"，说明这种诊脉方法只有在老师指导下才能掌握。

2. 三部九候诊脉法的具体部位及其诊断意义

上部天在足少阳脉额厌穴之处，候头角之气；上部地在足阳明脉大迎穴之处，候口齿之气；上部人在手少阳脉耳门穴之处，候耳目之气。中部天在手太阴脉寸口之处，候肺气；中部地在手阳明脉合谷穴之处，候胸中之气：中部人在手少阴脉神门穴之处，候心气。下部天在足厥阴脉五里穴之处，候肝气；下部地在足少阴脉太溪穴之处，候肾气；下部人在足太阴脉箕门穴之处，候脾胃之气。

【按语】

本段所述"三部九候"诊脉法是古代常用的全身诊脉法,它同《难经·十八难》所谓"三部者,寸关尺也;九候者,浮中沉也",即仅在寸口分三部九候是名同而实异的。由于独取寸口诊脉法比较简便,后世便逐渐取代了全身诊脉法的地位。然而应该看到,"三部九候"全身诊脉法的价值不仅在《内经》时代不可磨灭,而且后世一些著名医家在辨析疑似证、危重证时,仍然使用此法。因此,有必要对这一古老的诊脉法继续深入研究。

[210]《素问·五藏别论篇第十一》 帝曰:气口何以独为五藏主^①?⁽¹⁾岐伯曰:胃者水谷之海,六府之大源也。五味入口,藏于胃以养五藏气。⁽²⁾气口亦太阴也。⁽³⁾是以五藏六府之气味,皆出于胃,⁽⁴⁾变见于气口。⁽⁵⁾

【校勘】

①主:此后应据《太素》卷十四人迎脉口诊补"气"字。

【注释】

(1)气口何以独为五藏主气:气口,指两手腕后桡骨头内侧动脉搏动处。杨上善注:"谓九候各候五藏之气,何因气口独主五藏六府、十二经脉等气也。"

(2)藏于胃以养五藏气:藏,受纳。五藏气,泛指全身藏府的气血。杨上善注:"胃为水谷之海,六府之长,出五味以养藏府气血。"

(3)气口亦太阴也:姚止庵注:"胃为足太阴之府,气口乃手太阴之经。饮食入胃而能运化为气者脾也,气充于五藏而使之著见于气口者则是肺,故云亦太阴也。"张介宾注:"气口虽为手太阴,而实即足太阴之所归,故曰气口亦太阴也。"

(4)五藏六府之气味,皆出于胃:气味,偏义复词,取"气"之义。五藏六府之气味,即五藏六府的精气。《灵枢·五味》:"胃者,五藏六府之海也。水谷皆入于胃,五藏六府皆禀气于胃。"

(5)变见于气口:见,通"现"。黄元御注:"故五藏六府之气味

第八章 诊法

皆出于胃，自胃而输脾，自脾面输肺，自肺而注本经，变见于气口。"

【概要】

本段从胃与气口的内在联系阐述了切寸口脉以诊藏府的道理。胃为水谷之海，六府之源，全身藏府都赖水谷精气的充养。气口虽为手太阴肺经所过，而肺经脉气突乃足太阴脾转输的胃中水谷精气所充。正因为五藏六府的精气"皆出于胃，变见于气口"，所以气口可窘为五藏主气"。

［211］《灵枢·动腧第六十二》　　胃为五藏六府之海，其清气上注于肺，⁽¹⁾ 肺^①气从太阴而行之。⁽²⁾ 其行也，以息往来，⁽³⁾ 故人一呼脉再动，一吸脉亦再动，呼吸不已，故动而不止。⁽⁴⁾

【校勘】

①肺：应据《太素》卷九脉行同异删。

【注释】

（1）其清气上注于肺：清气，此指水谷精气中的精专部分，即营气。《灵枢·营卫生会》："人受气于谷，谷入于胃，以传与肺，五藏六府皆以受气，其清者为营，浊者为卫。"

（2）气从太阴而行之：指营气在肺气的推动下，从手太阴肺经起而运行于全身。

（3）其行也，以息往来：谓营气在脉中的运行与呼吸的节律相配合。《灵枢·五十营》："故人一呼脉再动，气行三寸，一吸脉亦再动，气行三寸，呼吸定息，气行六寸。"

（4）呼吸不已，故动而不止：已，停止。黄元御注："呼吸不已，气行经中，上下环周，故动而不止，盖经之动气送之也。"

【概要】

本段简述了手太阴寸口脉搏动而不止的原因。原文首先指出肺藏精气来源于胃中水谷所化的清气，接着指出"气从太阴而行之"，即营气的循环运行是从手太阴肺经开始的，最后提出吸呼与寸口脉动的内在联系，即"其行也，以息往来""呼吸不已，故动而不止"。

【按语】

关于脉取寸口的原理除本段和上段原文外，《内经》还有多篇涉及到这一点。例如《素问·经脉别论》："毛脉合精，行气于府，府精神明，留于四藏，气归于权衡；权衡以平，气口成寸，以决死生"；《素问·玉机真藏论》："藏气者，不能自致于手太阴，必因于胃气，乃至于手太阴也"；《素问·平人气象论》："藏真高于肺，以行荣卫阴阳也"；《灵枢·营气》："营气之道，内谷为宝，谷入于胃，乃传之肺，流溢于中，布散于外"；《灵枢·阴阳清浊》："手太阴独受阴之清，其清者上走空窍，其浊者下行诸经"等。归纳起来，其要点有四：一是手太阴和其他藏府经脉的气血同源于胃中水谷精气；二是肺主治节，水谷精气由胃、脾首先传至肺，由于肺藏的宣发调节作用，气血才能均衡地分布于其他藏府；三是肺主宗气司呼吸，而呼吸之气是脉气运行的动力之一；四是寸口部脉动较明显，易于触按，便于诊察。

[212]《素问·平人气象论篇第十八》　黄帝曰：平人⁽¹⁾何如？岐伯对曰：人一呼脉再动，一吸脉亦再动，呼吸定息脉五动，⁽²⁾闰以太息，⁽³⁾命曰平人。平人者，不病也。常以不病调病人，^①医不病，故为病人平息以调之为法^②。⁽⁴⁾

人一呼脉一动，一吸脉一动，曰少气，⁽⁵⁾人一呼脉三动，一吸脉三动而躁，⁽⁶⁾尺热曰病温，⁽⁷⁾尺不热、脉滑曰病风，⁽⁸⁾脉涩曰痹。⁽⁹⁾人一呼脉四动以上曰死。⁽¹⁰⁾脉绝不至曰死。⁽¹¹⁾乍疏乍数曰死。⁽¹²⁾

【校勘】

①常以不病调病人：《太素》卷十五尺寸诊无此七字，可据删。

②为法：《甲乙经》卷四第一上无此二字，可据删。

【注释】

（1）平人：张志聪注："平人，平常无病之人。无病之人，自有平常之脉，反常则为病。"

（2）呼吸定息脉五动：张介宾注："出气曰呼，入气曰吸，一呼一吸总名一息。动，至也，再动，两至也。常人之脉，一呼两至，一吸亦两至。呼吸定息，谓一息既尽而换息未起之际也，脉又一至，故曰五动。"

（3）闰以太息：张介宾注："闰，余也，犹闰月之谓。言平人常息之外，间有一息甚长者。是为闰以太息，而又不止五至也。"即平人之脉一息五至六次。

（4）医不病，故为病人平息以调之：平息，确定呼吸次数。张介宾注："不病者其息匀病者其息乱。医者不病，故能为病人平息以调者，以其息匀也，是为调诊之法。"

（5）曰少气：张琦注："一呼一动，一吸一动，加定息太息，是一息三至也。阳气衰少，故行迟。"

（6）人一呼脉三动，一吸脉三动而躁：躁，指脉动剧烈。张介宾注："若不因定息太息而呼吸各三动，是一息六至矣，《难经》谓之'离经'。"加上定息太息之数，当是一息七八至，即数脉。

（7）尺热曰病温：张介宾注："尺热，言尺中近臂之处有热者，必其通身皆热也。脉数躁而身有热，故知为病温。"

（8）尺不热、脉滑曰病风：吴昆注："风之伤人也，阳先受之。尺为阴，故不热也。"风邪善行主动，风客体表，气壅血迫，故脉来流利而略数。

（9）脉涩曰痹：李中梓注："涩为血凝气滞，故当病痹也。"《灵枢·寿夭刚柔》："病在阳者命曰风，病在阴者命曰痹。"此处之"痹"与"风"相对，乃邪留藏府，气血痹阻之类的病证。

（10）人一呼脉四动以上曰死：张琦注："一呼四动以上是一息十至也。《难经》四至曰'脱精'，五至曰'死'，六至曰'命绝'。"

（11）脉绝不至曰死：绝，断也。王冰注："脉绝不至，天真之气已无。"

（12）乍疏乍数（shuò）曰死：乍疏乍数，指脉来忽慢忽快，脉率错乱。张介宾注："乍疏乍数，则阴阳败乱无主。"

【概要】

本段介绍了"以息定脉动"的诊脉法。

1. 平人呼吸与脉动次数的比例

正常无病之人一呼脉两动，一吸脉两动，每呼吸一次，脉搏跳动五至六次，这就是"呼吸定息脉五动，闰以太息"的含义。

2. 诊断脉动次数的方法

"医不病，故为病人平息以调之"，就是说医者无病，其呼吸的节律正常，才能准确地测出病人的脉率，诊断其病证。因此，不能以病人失调的呼吸来测定其本身的脉动次数。

3. 几种异常脉率的主病

脉动一息低于四至为正气不足，故"曰少气"。脉动一息超过六至，为邪气有余。一息而脉至七八次为数脉，如脉躁动而尺肤热，为温热病；如尺肤不热，脉滑而不躁，为风病；如尺肤不热而脉涩，为痹病。脉一息十次以上为太过之极，脉绝不至为不及之极，乍疏乍数为错乱之极，故皆主死。

[213]《素问·平人气象论篇第十八》　平人之常气禀于胃，①胃者，平人之常气也。⁽¹⁾人无胃气曰逆，逆者死。⁽²⁾

春胃微弦曰平，⁽³⁾弦多胃少曰肝病，⁽⁴⁾但弦无胃曰死，⁽⁵⁾胃而有毛曰秋病，⁽⁶⁾毛甚曰今病。⁽⁷⁾藏真散于肝，⁽⁸⁾肝藏筋膜之气也。⁽⁹⁾

夏胃微钩⁽¹⁰⁾曰平，钩多胃少曰心病，但钩无胃曰死，胃而有石曰冬病，石甚曰今病，藏真通于心，⁽¹¹⁾心藏血脉之气也。

长夏胃微耎弱⁽¹²⁾曰平，弱多胃少曰脾病，但代⁽¹³⁾无胃曰死，耎弱有石曰冬病，弱②甚曰今病。⁽¹⁴⁾藏真濡③于脾，⁽¹⁵⁾脾藏肌肉之气也。

秋胃微毛⁽¹⁶⁾曰平，毛多胃少曰肺病，但毛无胃曰死，毛而有弦曰春病，弦甚曰今病。藏真高于肺，⁽¹⁷⁾以^④行荣卫阴阳也。⁽¹⁸⁾

　　冬胃微石⁽¹⁹⁾曰平，石多胃少曰肾病，但石无胃曰死，石而有钩曰夏病，钩甚曰今病。藏真下于肾，⁽²⁰⁾肾藏骨髓之气也。

【校勘】

①平人之常气禀于胃：《甲乙经》卷四第一上作"人常禀气于胃"六字，义胜，可据改。

②弱：《新校正》："按《甲乙经》'弱'作'石'。"可据改。

③濡：应据《太》卷十五尺寸诊改作"传"。

④以：应据《甲乙经》卷四第一中改作"肺"，与前后句法一致。

【注释】

（1）胃者，平人之常气也：胃，此处指胃气。张介宾注："土得天地中和之气，长养万物，分王（通"旺"）四时，而人胃应之。凡平人之常，受气于谷，谷入于胃，五藏六府皆以受气，故胃为藏府之本。此胃气者，实平人之常气，有不可以一刻无者。"

（2）人无胃气曰逆，逆者死：张介宾注："胃气之见于脉者，如《玉机真藏论》曰'脉弱以滑，是有胃气'，《终始》篇曰'邪气来也紧而疾，谷气来也徐而和'，是皆胃气之谓。大都脉代时宜无太过无不及，自有一种雍容和缓之状者，便是胃气之脉。"张志聪注："人无胃气，是生机已绝，绝则死矣。"

（3）春胃微弦曰平：吴昆注："弦脉引而长，若琴弦也。胃，冲和之名。春脉宜弦，必于冲和之中微带弦，是曰平调之脉。"后四脉义俱仿此。

（4）弦多胃少曰肝病：张介宾注："弦多者，过于弦也。胃少者，少和缓也，是肝邪之胜，胃气之衰，故为肝病。"后四脉义俱仿此。

（5）但弦无胃曰死：王冰注："谓急而益劲，如新张弓弦也。"张介宾注："但有弦急而无充和之气者，是春时胃气已绝，而肝之真藏见也，故曰死。"后四脉义俱仿此。

（6）胃而有毛曰秋病：张介宾注："毛为秋脉属金，春时得之，是为贼邪。以胃气尚存，故至秋而后病。"后心脉义仿此。

（7）毛甚曰今病：吴昆注："若脉来毛甚，则无胃气，肝本受伤已深，不必至秋，今即病矣。"后心脉义仿此。

（8）藏真散于肝：藏真，即五藏的真气，乃先天精气与后天谷气结合而成。吴昆注："肝气喜散，春时肝木用事，故五藏天真之气皆散于肝。"藏真散于肝，意思是春季五藏真气统由肝所布散。高世栻注："夫肝之所以弦者，乃藏真之神气散于肝。"

（9）肝藏筋膜之气：即肝藏精气充养筋膜之意。本句引申义是：弦为肝脉而候筋膜之病。后四藏义俱仿此。

（10）钩：张琦注："钩即洪也，浮盛隆起，中虚而圆滑，故曰钩。"

（11）藏真通于心：吴昆注："心气喜通，夏时心火用事，故五藏天真之气皆适于心。"藏真通于心，意思是夏季五藏真气统由心所通行。高世栻说："夫心之所以为钩脉者，乃藏真之神气通于心。"

（12）耎弱：耎，同"软"。弱，非虚弱之义，乃柔和而不劲急之谓。软弱乃脉有胃气之象，亦是脾脉特点。杨上善注："问曰：长夏是脾用事也，此言胃气不言脾者何也？答曰：脾为其君，不可自见。是以于长夏时得胃气者，即得脾气。"

（13）代：代脉，此为更代之意。张介宾注："代，更代也。脾主四季，脉当随时而更，然必欲兼和软，方得脾脉之平。若四季相代，而但弦、但钩、但毛、但石，是但代无胃。"

（14）耎弱有石曰冬病，石甚曰今病：张琦注："石为冬脉，土气不足水反侮之，故水旺之时则病；若石甚，为土已受侮，故即病也。肝心二脉以所不胜相克言，脾肺肾三脉以所胜相乘言，明五藏互有乘克之理也。"姚止庵注："五藏之气无常也，盛则足以抗所不胜，衰则见侮于所胜……见制于所不胜者常也，见侮于所胜者变也，天地之理有常必有变。"后肺、肾二脉义仿此。

（15）藏真传于脾：脾主运化而喜传，长夏时脾土用事，故五藏真气统由脾所传输。高世栻注："夫脾脉之所以为软弱者，乃藏真之神气濡（当作"传"）于脾。"

（16）毛：为秋时主脉。张介宾注："毛者，脉来浮涩，类传毛之轻虚也。"

（17）藏真高于肺：肺为五藏之盖，其位最高，秋季肺金用事，故五藏真气统由肺所宣发。高世栻注："夫肺之所以为毛脉者，乃藏真之神气高于肺。"

（18）肺行荣卫阴阳也：张介宾注："肺主乎气而营行脉中，卫行脉外者，皆自肺宣布，故以行营卫阴阳也。"

（19）石：为冬时主脉。张介宾注："石者，脉来沉实，如石沉水之谓。"

（20）藏真下于肾：肾居五藏之最下，冬季肾水用事，故五藏真气统由肾所封藏。高世栻注："夫肾之所以为石脉者，乃藏真之神气下于肾。"

【概要】

本段介绍了四季五时平、病、死脉及其与五藏的内在联系，突出了脉有胃气的重要性。

1. 脉有胃气的理论依据

"平人之常气禀于胃，胃者，平人之常气也"，说明胃中输出的水谷精气是维持人体生命活动必不可少的基本物质，胃气少则病，胃气绝则死，因此诊察脉之胃气非常重要。

2. 五时平、病、死脉与胃气的关系

五时的平脉，就是该时的应时脉象与有胃气之脉的有机结合，例如"春胃微弦曰平"等；五时的病脉，就是应时的脉象太过，而脉中胃气偏少，如"弦多胃少曰肝病"等；五时的死脉，就是应时的脉象独现而脉无胃气，如"但弦无胃曰死"等。同时，五时病脉的临床意义亦与该时兼见的他时他藏之脉的微甚及其相互乘侮关系有关。例如，春时"胃而有毛曰秋病，毛甚曰今病"，则是金盛木衰，金气乘木；而秋时"毛而有弦曰春病，弦甚曰今病"，则是金衰木盛，木反侮金等。

3. 五时平、病、死脉与五藏的内在联系

五时平、病、死脉，主要取决于胃气的多少、有无，而五时之所以出现互有区别的脉象，则是五藏外应于五时、而五藏又各具不同的生理、病理特征的缘故。例如春时肝藏主事，而肝性疏泄升散，输精于筋脉，故春见弦脉而主筋膜病变等。

【按语】

"脉有胃气"是《内经》脉诊理论的重点和特点之一，原文曾反复强调，详加论述。这是因为脉象是藏府经络功能活动的表现，而藏府经络功能活动的维持须臾也离不开水谷精气的充养；在患病时，胃气又是抗御和战胜病邪的基本力量，所以原文指出："人无胃气曰逆，逆者死。"后世医家论脉，提出了所谓"胃""神""根"的理论，然而究其实质，仍是对《内经》"脉有胃气"的继承和发展。

[214]《素问·脉要精微论篇第十七》　万物之外，六合⁽¹⁾之内，天地之变，阴阳之应，⁽²⁾彼春之暖，为夏之暑，⁽³⁾彼秋之忿，为冬之怒。⁽⁴⁾四变之动，脉与之上下，⁽⁵⁾以春应中规，⁽⁶⁾夏应中矩，⁽⁷⁾秋应中衡，⁽⁸⁾冬应中权。⁽⁹⁾是故冬至四十五日，阳气微上，阴气微下；⁽¹⁰⁾夏至四十五日，阴气微上，阳气微下。⁽¹¹⁾阴阳有时，与脉为期，⁽¹²⁾期而相失，知^①脉所分，⁽¹³⁾分之有期，故知死时。⁽¹⁴⁾

……

是故持脉有道，虚静为保。⁽¹⁵⁾春日浮，如鱼之游在波；⁽¹⁶⁾夏日在肤，泛泛乎万物有余；⁽¹⁷⁾秋日下肤，蛰虫将去；⁽¹⁸⁾冬日在骨，蛰虫周^②密，君子居室。⁽¹⁹⁾故曰知内者按而纪之，⁽²⁰⁾知外者终而始之。⁽²¹⁾

【校勘】

①知：应据《甲乙经》卷四第一下及吴昆注本等改作"如"。

②周：《太素》卷十四四时诊脉作"固"，应据改。

【注释】

(1) 六合：王冰注："谓四方上下也。"泛指宇宙空间。

(2) 天地之变，阴阳之应：张介宾注："物在天中，天包物外，天地万物，本同一气，凡天地之变，即阴阳之应。"

（3）彼春之暖，为夏之暑：杨上善注："春之三月，阳气之始，气和日暖；夏之三月，阳盛暑热，乃是春暖增长为之也。"

（4）彼秋之忿，为冬之怒：忿怒本指情志变化，此处喻秋冬气候。姚止庵："秋气劲急，有似于忿；冬气肃杀，则似于怒矣。"张志聪注："言阴气自清肃而至于凛冽也。"

（5）四变之动，脉与之上下：张志聪注："此四时阴阳之变动，而脉亦与之上下浮沉。"

（6）春应中规：中，合也。规，圆规。马莳注："规者，所以为圆之器也。春脉软弱轻虚而滑，如规之象圆活而动，故曰春应中规也。"

（7）夏应中矩：矩，方尺。马莳注："矩者，所以为方之器也。夏脉洪大滑数，如矩之象，方正而盛，故曰夏应中矩也。"

（8）秋应中衡：衡，秤杆。马莳："秋脉浮毛轻涩而散，如衡之象，其取在平，故曰秋应中衡也。"

（9）冬应中权：权，秤锤。马莳注："冬脉如石，兼沉而滑，如权之象，其势下垂，故曰冬应中权也。"

（10）阳气微上，阴气微下：杨上善注："冬至以后，阳气渐长，故曰微上；阴气渐降，故曰微下。"

（11）阴气微上，阳气微下：杨上善注："夏至以后，阴气渐长，故曰微上；阳气渐降，故曰微下。"

（12）阴阳有时，与脉为期：吴昆注："阴阳有时，有四时也。与脉为期，谓春规夏矩秋衡冬权相期而至也。"

（13）期而相失，如脉所分：吴昆注："期而相失，谓规矩权衡不合于春夏秋冬也。如脉所分，言病至之时，如脉之所分，肝病在春，心病在夏，肺病在秋，肾病在冬，脾病在四季。"如脉所分，言五时脉象各分属其藏。

（14）分之有期，故知死时：张介宾注："分之有期者，谓衰王各有其时也。知此者，则知死生之时矣。"言根据藏府与时令之间的五行生克乘侮关系，就可以测知病情的吉凶转归。

（15）持脉有道，虚静为保：保，通"宝"，重要之意。李中梓注：

"虚者，心空而无杂想也。静者，身静而不喧动也。"张介宾注："凡持脉之道，一愈精诚，最嫌扰乱，故必虚其心，静其志，纤微无间，而诊道斯为全矣。"

（16）春日浮，如鱼之游在波：马莳注："春日脉体稍浮，如鱼之游在波，虽出而未全浮也。"鱼在波，亦寓脉搏应手圆滑之意。

（17）夏日在肤，泛泛乎万物有余：王冰注："阳气大盛，脉气亦象万物之有余，易取而洪大也。"张志聪注："在于皮肤，浮在外也。泛泛，充满之象。万物有余，盛长之极。"

（18）秋日下肤，蛰（zhé）虫将去：杨上善注："秋日阳气从肤渐伏于内，故曰下肤。蛰虫趋暖入穴，故曰将去。"

（19）冬日在骨，蛰虫固密，君子居室：张志聪注："冬令闭藏，故脉沉在骨，如蛰虫之封闭，如君子之居室，藏而勿出也。此言人与昆虫万物生于天地之间，同顺生长收藏之气，是以脉象如之。"

（20）知内者，按而纪之：纪，记录。内，指内伤病，邪在藏府。按而纪之，指诊内伤病，应着重辨别藏府的病脉及其临床意义。吴昆注："欲知五内病邪，则重手按之而纪其状。"张志聪注："欲知在内藏府阴阳之虚实者，按其脉而记之。"

（21）知外者，终而始之：外，指外感病，邪从肌表而入。终而始之，指诊外感病应掌握由于时令的更递循环而使脉象呈现的周期性变化规律。张志聪注："欲知外之四时阴阳者，终而始之。盖阳气之始者，阴气之将终；阴气之始者，阳气之将终也。"

【概要】

本段阐述了"脉应四时"及其他诊脉大法。

1. 脉应四时的道理

原文从人与天地相应的观点出发，指出冬至后阳气渐盛，阴气渐衰，夏至后阴气渐盛，阳气渐衰，这种天地阴阳之气的规律性变化必然影响到人体，因此，"阴阳有时，与脉为期""四变之动，脉与之上下"。

2. 脉应四时的具体表现

"春应中规""春日浮，如鱼之游在波"，描述出春脉圆滑而居于浮沉之间的形象；"夏应中矩""夏日在肤，泛泛乎万物有余"，描述出夏脉洪大而满指有力的形象；"秋应中衡""秋日下肤，蛰虫将去"，描述出秋脉轻虚而由浮渐沉的形象；"冬应中权""冬日在骨，蛰虫固密，君子居室"，描述出冬脉沉伏而充实的形象。

3. 脉不应四时的诊断意义

如脉不应四时，则说明相应的藏府经脉发生了病变，便可据此以测知病机，判断吉凶，这就是"期而相失，知脉所分，分之有期，故知死时"的含义。

4. 持脉的几条法则

除"脉应四时"这一大法外，原文还介绍了"虚静为保""知内者，按而纪之""知外者，终而始之"等三条法则。这些法则涉及医生切脉的态度和对内伤及外感病人切脉的注意之点等内容。

【按语】

"知内者，按而纪之；知外者，终而始之"两句原文，除了注释中采用的观点外，还有许多不同的注释。例如，王冰注："知内者，谓知脉气也，故按而为之纲纪；知外者，谓知色象，故以五色终而复贶"；杨上善注："秋冬脉气为阴在内，故按得纲纪；春夏脉气为阳在外，故趣得终始也"；张介宾注："内言藏气，藏象有位，故可按而纪之；外言经气，经脉有序，故可终而始之"；高世栻注："重手按脉，纪其至数，则知在内之脉""轻按为始，重按为终，由重而轻，则知在外之脉"；黄元御注："知内者，按其处而经纪之，言不差也；知外者，终其事而如始之，言不乱也"；张琦注："内者里也，外者表也。按而纪之，由浮而沉以候里病；终而始之，以沉合浮以候表病"等。以上诸说，有的文理欠通，有的医理不顺，有的与本篇上下文义不协，俱不能令人满意，姑录之以备参阅。

[215]《灵枢·终始第九》　　所谓平人者不病，不病者，脉口、人迎⁽¹⁾应四时⁽²⁾，上下相应而俱往来也，⁽³⁾六经之脉不结动也，⁽⁴⁾本末之寒温之①相守司也，⁽⁵⁾形肉血气必相称也，⁽⁶⁾

是谓平人。

少气者，脉口人迎俱少而不称尺寸也。⁽⁷⁾如是者，则阴阳俱不足，补阳则阴竭，写阴则阳脱，⁽⁸⁾如是者，可将以甘药，⁽⁹⁾不可饮以至剂。⁽¹⁰⁾如此者，弗灸；⁽¹¹⁾不已者，因而写之，则五藏气坏矣。⁽¹²⁾

人迎一盛，病在足少阳；⁽¹³⁾一盛而躁，病在手少阳。⁽¹⁴⁾人迎二盛，病在足太阳：二盛而躁，病在手太阳。人迎三盛，病在足阳明；三盛而躁，病在手阳明。人迎四盛，且大且数^②，名曰溢阳，⁽¹⁵⁾溢阳为外格^③。⁽¹⁶⁾脉口一盛，病在足厥阴；⁽¹⁷⁾厥阴^④一盛而躁，在手心主。⁽¹⁸⁾脉口二盛，病在足少阴；二盛而躁，在手少阴。脉口三盛，病在足太阴；三盛而躁，在手太阴。脉口四盛，且大且数者，名曰溢阴，⁽¹⁹⁾溢阴为内关，内关不通，死不治。⁽²⁰⁾人迎与太阴脉口俱盛四倍以上，命曰关格，⁽²¹⁾关格者，与之短期。⁽²²⁾

【校勘】

①之：应据《甲乙经》卷五第五及《太素》卷十四人迎脉口诊删。

②且数：此后应据《太素》卷十四人迎脉口诊补"者"字。

③溢阳为外格：黄元御注本此后有"外格不通，死不治"七字，可据补，以与下文"溢阴为内关，内关不通，死不治"句式一律。

④厥阴：应据《甲乙经》卷五第五及《太素》卷十四人迎脉口诊删。

【注释】

（1）脉口、人迎：张介宾注："脉口在手，太阴脉也，可候五藏之阴；人迎在颈，阳明脉也，可候六府之阳。"脉口即寸口、气口，为肺脉所过。人迎在结喉两旁，为胃脉所过。

（2）应四时：《灵枢·禁服》："春夏人迎微大，秋冬寸口微大，如是者，名曰平人。"脉口和人迎相对而言，脉口属藏主阴，人迎属府主阳。春夏阳气盛，故人迎脉略大；秋冬阴气盛，故脉口脉略大。

（3）上下相应而俱往来也：杨上善注："人迎在结喉两旁，故为上也；寸口在两手关上，故为下也。上下虽别，皆因呼吸而动，故俱往来也。往谓阳出，来谓阴入也。"《灵枢·禁服》："寸口主中，人迎主外，两者相应，俱往俱来，若引绳大小齐等。"此句言脉口、人迎二脉搏动的至数、节律一致。

（4）六经之脉不结动也：结，指血行瘀滞。动，指搏动迫疾太过。张介宾注："结涩则不足，动疾则有余，皆非平脉也。"脉不结动，为平脉的表现之一。

（5）本末之寒温相守司也：本，躯干。末，四肢。守司，即守持协调。张介宾注："表里寒温司守不致相失。"

（6）形肉血气必相称也：形肉，指外在可见的形态色泽；血气，指通过脉象所反映的藏府血气状况。"形肉血气必相称也"，即《灵枢·寿夭刚柔》"形与气相任则寿，不相任则夭"之意。

（7）少气者，脉口人迎俱少而不称尺寸也：不称尺寸，即尺肤与寸口脉不相称。张介宾注："少气者，元气虚也，兼阴阳而言。故上之人迎，下之脉口，必皆衰少无力，而两手之尺寸亦不相称也。"

（8）补阳则阴竭，写阴则阳脱：杨上善注："夫阳实阴虚，可泻阳补阴；阴实阳虚，可泻阴补阳。今阴阳俱虚，补阳，其阴益以竭；泻阴之虚，阳无所依，故阳脱。所以不可得于针石。"

（9）将（jiāng）以甘药：将，调养之意。甘药，此指药性和缓的补药。杨上善注："可以甘善汤液将扶补之。"

（10）不可饮以至剂：至，极也。至剂，与甘药相对，指药性峻猛的药剂。张介宾注："至剂，刚毒之剂也。正气衰者不可攻，故不宜用也。"

（11）弗灸：张介宾注："非唯不可攻，而灸之亦不可，以火能伤阴也。"此即前"补阳则阴竭"之意。

（12）因而写之，则五藏气坏矣：因久治不愈而改用针泻，必然导致五藏精气更加败坏。《灵枢·邪气藏府病形》："阴阳形气俱不足，勿取以针，而调以甘药也。"

（13）人迎一盛，病在足少阳：春夏人迎脉微大于寸口，名曰平人。今人迎大盛于寸口，则为三阳之气偏盛。三阳之中，少阳为一阳，太阳为二阳，阳明为三阳。张介宾注："人迎，足阳明脉也。一盛二盛，谓大于气口一倍二倍也。阳明主表而行气于三阳，故人迎一盛，病在足经之少阳。"

（14）盛而躁，病在手少阳：张介宾注："若大一倍而加以躁动，则为阳中之阳，而上在手经之少阳矣。凡二盛三盛，病皆在足而躁则皆在手也。下仿此。"

（15）人迎四盛，且大且数者，名曰溢阳：杨上善注："人迎盛至四倍，大而动数，阳气盈溢在外，格拒阴气不得外出。"阳，此指六阳经、府之气。

（16）溢阳为外格，外格不通，死不治：张志聪注："外格者，谓阳盛于外，而无阴气之和。"藏府隔绝，阴阳分离，故主死。

（17）脉口一盛，病在足厥阴：秋冬寸口脉微大于人迎，名曰平人，今寸口大盛于人迎，则为三阴之气偏盛。三阴之中，厥阴为一阴，少阴为二阴，太阴为三阴。张介宾注："脉口，手太阴脉也。太阴主里而行气于三阴，故脉口一盛，病在足经之厥阴。"下"脉口二盛""脉口三盛"义俱仿此。

（18）一盛而躁，在手心主：心主，即心包络。张介宾注："若加以躁，则为阴中之阳，而上在手厥阴心主矣。凡二盛、三盛皆在足，而躁则皆在手也。"下仿此。

（19）脉口四盛，且大且数者，名曰溢阴：杨上善注："阴气四盛于阳，脉口大而且数，阴气盈溢，在内关闭，阳气不得复入。"阴，此指六阴经、藏之气。

（20）溢阴为内关，内关不通，死不治：张志聪注："内关者，阴盛于内，而无阳气之和。"则阴阳离决，故主死。

（21）命曰关格：张志聪注："关格者，阴关于内，阳格于外也。"张介宾注："人迎主阳，脉口主阴，若俱盛至四倍以上，则各盛其盛，阴阳不交，故曰关格。"

（22）与之短期：短期，短命之时，即死期。与之短期，就是预测其死期。《素问·六节藏象论》："人迎与寸口俱盛四倍以上为关格，关格之脉赢，不能极于天地之精气，则死矣。"

【概要】

本段介绍了人迎脉口诊脉法。

1. 平人诊法

原文首先提出无病之人应具备"脉口、人迎应四时""上下相应而俱往来""六经之脉不结动""本末之寒温相守司""形肉血气必相称"等五条，其中前三条直接属于"人迎脉口诊"的范畴，后二条则是脉证合参的内容。

2. 阴阳虚实病证的脉象特点

（1）阴阳俱虚的诊断及治疗：阴阳俱虚的脉证特点是"少气""脉口人迎俱少而不称尺寸"，治疗当"将以甘药"，而"不可饮以至剂"，亦不能针灸以耗气。

（2）人迎脉偏盛：主病在三阳经和六府。根据脉偏盛的程度不同，分别为病在足少阳、太阳和阳明，若兼躁动则在相应的手经。

（3）脉口脉偏盛：主病在三阴经和五藏。根据脉偏盛的程度不同，分别为病在足厥阴、少阴和太阴，若兼躁动则在相应的手经。

（4）三种死脉："人迎四盛"而大数，名"溢阳"，为"外格"，指阳外盛而格阴于内；"脉口四盛"而大数，名"溢阴"，为"内关"，指阴内盛而拒阳于外；人迎与脉口俱盛四倍以上，名"关格"，为阴阳之邪俱盛而相互格拒不通。三者皆为藏府格拒，阴阳离决，故主死。

【按语】

人迎寸口诊脉法、三部九候诊脉法和寸口诊脉法，是《内经》常论的三种诊脉法。虽然后世习用寸口诊脉法，但是其他两种诊脉法并不能被其完全取代。东汉张仲景很重视寸口、人迎、跌阳三部脉合参的诊法，《伤寒杂病论》中对此曾有详明的记载，他在自序中还批判了"按寸不及尺、握手不及足，人迎跌阳、三部不参，动数发息，不满五十"的不良诊疗作风。

本段关于"阴阳俱不足"治疗法则的论述对虚损的治疗实践有一定的指导意义。后世治疗虚损病证的许多著名方剂，都是在《内经》学术理论的指导下创制的，例如张仲景的小建中汤、肾气丸、薯蓣丸及

《和剂局方》的参苓白术散等，都体现了"将以甘药，不可饮以至剂"的学术观点。

一般来说，人迎脉较寸口脉的搏动更为明显有力，因此对本段"一盛""二盛""三盛"的记载要活看，可以理解为寸口或人迎脉分别盛于其平常之脉，而一倍、二倍、三倍乃略言其程度之异，切勿以辞害意。

[216]《素问·脉要精微论篇第十七》　夫脉者，血之府也。[1] 长则气治，[2] 短则气病，[3] 数则烦心，[4] 大则病进，[5] 上盛则气高，[6] 下盛则气胀，[7] 代则气衰，[8] 细则气少，[9] 濇则心痛。[10] 浑浑革至如涌泉，病进而色弊，①[11] 緜緜其去如弦绝，②死。[12]

【校勘】

①浑浑革至如涌泉，病进而色：应据《脉经》卷一第十三及《千金方》卷二十八第四改作"浑浑革革，至如涌泉，病进而危"十二字。

②弊，緜緜其去如弦绝：应据《脉经》卷一第十三及《太素》卷十六杂诊等改作"弊弊绰绰，其去如弦绝者"十字。

【注释】

(1) 夫脉者，血之府也：王冰注："府，聚也。言血之多少，皆聚见于经脉之中也。"李中梓注："营行脉中，故为血府。然行是血者，是气为之司也。逆顺篇曰：'脉之盛衰者，所以候血之虚实'，则知此举一血而气在其中，即下文'气治''气病'，义益见矣。"

(2) 长则气治：长脉，指脉体长度过于本位。治，和调。马莳注："以气足故应手而长。"

(3) 短则气病：短脉，指脉体短而不及本位。马莳注："以气滞故应手而短。"气病，张介宾注："气不足也。"二注义互补。

(4) 数（shuo）则烦心：脉来一息六至以上为数。王冰注："数急为热，故烦心。"

(5) 大则病进：杨上善注："洪盛曰大。"王冰注："大为邪盛，故病进也。"

（6）上盛则气高：丹波元简注："此言上下者，指上部下部之诸脉，详见三部九候论。"上盛，指上部人迎、寸口等脉洪盛有力。气高，指肺胃邪气壅于上，而见胸闷、喘息、脘痞等证。

（7）下盛则气胀：下盛，指下部趺阳、太豀等脉洪盛有力。气胀，指脾、肾邪气滞于下，而见脐腹胀满、二便不利等证。

（8）代则气衰：王冰注："代脉者，动而中止，不能自还。"吴昆注："代为真气衰乏。"

（9）细则气少：马莳注："脉来细细如丝者曰细。细则正气已少，故脉息细微也。"

（10）涩则心痛：吴昆注："脉往来艰难曰涩。"涩脉乃血气衰少或血气瘀滞之象，心痛为其证候之一。

（11）浑浑（gǔngǔn）革革（jíjí），至如涌泉，病进而危：浑浑，水流盛大貌。革，通"亟"，急也。革革，水流疾急貌。浑浑革革乃"至如涌泉"的形容辞，指脉来如汹涌的泉水，洪盛而急速。此为"大则病进"之极，故主病进而危殆。

（12）弊弊绰绰（chuòchuò），其去如弦绝者，死：弊，隐也；绰，缓也。弊弊绰绰，形容脉动隐约不显，脉来缓慢迟滞。王冰注："如弦绝者，言脉卒断如弦之绝去也。"此为藏气衰竭，生机已断，故主死。

【概要】

本段介绍了十一种脉象及其主病。

1. 脉和血气的关系

经脉是营血运行的道路，而营血的运行又赖气的推动，所以脉为血之府，脉象是气血的反映。

2. 九种脉象的临床意义

长脉为气血充和而无病，短脉为血气不足而病，大脉为邪盛而病进，细脉为正虚而气少，上部头手之脉盛实为气壅于胸中，下部股足之脉盛实为邪滞于腹内，数脉为内热而烦心，涩脉为血少气滞而心痛，代脉为藏真气衰而无主。

3. 两种危脉的临床意义

脉来洪大而急迫，势如汹涌的泉水，为邪势嚣张，胃气亏乏，故主病进而危重。若脉形隐约难寻，至数迟缓，以致如弓弦之猝然断去而不复至，是生气已尽，濒临死亡的征象。

[217]《素问·阴阳别论篇第七》　结阳者，肿四支。[(1)]结阴者，便血一升，再结二升，三结三升，[(2)]阴阳结斜，多阴少阳，曰石水，少腹肿。[(3)]二阳结，谓之消。[(4)]三阳结，谓之隔。[(5)]三阴结，谓之水。[(6)]一阴一阳结，谓之喉痹。[(7)]阴搏阳别，谓之有子。[(8)]阴阳虚，肠辟①死。[(9)]阳加于阴，谓之汗。[(10)]阴虚阳搏，谓之崩。[(11)]

【校勘】

①辟：《新校正》："按全元起本，'辟'作'澼'。"吴昆注本亦作"澼"，可据改。

【注释】

（1）结阳者，肿四支：结，本段指邪聚经脉而气血壅滞的病机和脉象两个方面。属热结者，脉多洪滑而数；属寒结者，脉多紧涩而迟。本段的"阴""阳"，俱指阴经阳经。马莳注："结者，气血不疏畅也，非结脉之结""凡手足阳经为府主表，阳经结者，四肢必肿，盖四肢为诸阳之本也。"

（2）结阴者，便血一升，再结二升，三结三升：张琦注："邪结阴经，血无所藏，离经停瘀，自便而下。再结三结，言结之甚。"

（3）阴阳结斜，多阴少阳，曰石水，少腹肿：姚止庵注："夫斜犹偏也，偏于阳则热，偏于阴则寒。既阴阳并结矣，而其气之所结，或偏于阴，是多阴而少阳，为阴寒凝结，名曰石水。石水者，水气凝结如石，少腹股足肿硬之类是也。"《素问·大奇论》："肾肝并沉，为石水。"

（4）二阳结，谓之消：消，杨上善注："消渴、消中也。"王冰注："二阳结，谓胃及大肠俱热结也。肠胃藏热，则喜消谷。"

（5）三阳结，谓之隔：隔，杨上善注："便溲不通也。"黄元御注："小肠手太阳结则大便干，膀胱足太阳结则小便涩，下窍不能出，则上窍不能入。"

（6）三阴结，谓之水：王冰注："三阴结，谓脾肺之脉俱寒结也。"张琦注："手太阴结则水道不调，气不能化；足太阴结，则水邪莫制，反侮中土，而为诸水候也。"

（7）一阴一阳结，谓之喉痹：张介宾注："一阴，肝与心主也。一阳，胆与三焦也。肝、胆主、三焦属火，四经皆从热化，其脉并络于喉，热邪内结，故为喉痹。痹者，闭也。"

（8）阴搏阳别，谓之有子：阴经之脉鼓动滑利，与阳经之脉有别，这是妊娠的脉象。李中梓注："阴搏阳别，言阴脉搏动，与阳脉迥别也。"《素问·平人气象论》："妇人手少阴脉动甚者，妊子也。"

（9）阴阳虚，肠澼死：阴阳虚，杨上善注："阴阳府藏脉皆虚者。"吴昆注："肠澼，后泄血沫也。此是阴不藏而阳不固，阴阳绝而死。"

（10）阳加于阴，谓之汗：加，加临其上也。阳加于阴，即浮滑之阳脉见于阴经，则为阳气蒸化阴液，腠理开泄而将汗出之象。

（11）阴虚阳搏，谓之崩：王冰注："阴脉不足，阳脉盛搏，则内崩而血流下。"张志聪注："阴虚阳盛，则迫血妄行也。"搏，指搏击有力的脉象，如洪大弦芤之类。崩，指各种出血量多势猛，如山之崩，非仅指妇女崩漏一证。

【概要】

本段从切脉部位、脉象和病机三者结合的角度，论述了几种脉象的临床意义。

1. 阴、阳经脉"结"的主病举例

结，指邪气结聚、气血壅滞的病机及其所表现的脉象，因此，脉"结"多为阴阳偏盛的实证。原文分经举例介绍了一些"结"脉的主病，例如，阳脉"结"，可出现四肢肿胀；阴脉"结"可出现便血；少阳、厥阴脉"结"，可病喉痹；阳明、太阳经脉"结"，多为热而病"消"或"隔"；太阴脉"结"，多为寒而病"水"；阴阳脉俱结而阴脉为甚者，可病"石水"等。

2. 阴、阳经脉"搏""虚"的诊断意义

阴经之脉搏动滑利不同于阳经之脉，是有孕的脉象。阳经之脉的搏动胜过阴经，是汗出的征兆。阴经脉虚衰而阳经脉洪盛，为阳亢阴亏、内崩失血的脉象。阴阳经脉俱虚，又患肠澼泄利之证，则势必阴竭而阳脱，故预后不良。

【按语】

本段原文各句的"阴""阳"，历代注家多以寸口脉的寸部（阳）和尺部（阴）作释。按寸口脉分尺寸始于《难经》，《素问》《灵枢》并无此说，因而用以为此段原文作注，必与经旨相悖。

本篇一开始即提出"四经应四时，十二从应十二月，十二月应十二脉"，而且通篇皆论全身藏府经脉的脉象和病机病证，所以把原文中的"阴""阳"理解为阴经、阳经及其相应的藏府方合经旨。当然部分文句的"阴""阳"理解为寸口的尺、寸，如"阴搏阳别谓之有子""阴虚阳搏谓之崩"等，也是与临床实际相符的，可以看作是对这些经文含义的引申和扩充。

[218]《素问·五藏生成篇第十》　　诊病之始，五决为纪，(1) 欲知其始，先建其母。(2) 所谓五决者，五脉也。(3) 是以头痛巅疾，(4) 下虚上实，(5) 过在足少阴、巨阳，(6) 甚则入肾。(7) 徇蒙招尤，(8) 目冥耳聋，(9) 下实上虚，(10) 过在足少阳、厥阴，甚则入肝。腹满膜胀，支鬲胠胁①，(11) 下厥上冒，(12) 过在足太阴、阳明。咳嗽上气，厥在胸中，(13) 过在手阳明、太阴。心烦头痛，病在鬲中，(14) 过在手巨阳、少阴。

【校勘】

①胁：《太素》卷十五色脉诊无，可据删。

【注释】

（1）诊病之始，五决为纪：始，首也，引申为首务。王冰注："五决，谓以五藏之脉为决生死之纲纪也。"本句谓诊病的首务，是以判断五藏的脉象为纲领。

（2）欲知其始，先建其母：其始，即五藏脉象。建，立也。母，根基、来源之意。张琦注："先建其母，谓藏气之阴阳也。经脉之流行本于藏气，是藏气为经脉之母也。以下皆言审察藏府之法。"

（3）所谓五决者，五脉也：吴昆注："五脉，春弦、夏钩、长夏耎、秋毛、冬石也。以五脉中和为平，甚则决其邪气有余，不及则决其正气不足。"

（4）头痛巅疾：巅疾，头部疾患。吴昆注："头痛巅疾，巨阳经病也。巨阳膀胱之脉交巅上，其支别者从巅至耳上角，其直行者从巅入络脑，还出别下项。"王冰注："肾虚而不能引巨阳之气，故头痛而为上巅之疾也。"

（5）下虚上实：吴昆注："下虚，少阴肾虚；上实，巨阳膀胱经实也。"

（6）过在足少阴、巨阳：马莳注："过者，病也。凡《内经》以人之有病如人之有过误，故称之曰过。"姚止庵注："头痛巅疾是为上实。然其实也，似乎外感风邪，而岂知由于下虚之所致，故归原于肾与膀胱，盖惟下虚，故上实也。"

（7）甚则入肾：王冰注："经病甚已，则入于藏矣。"余四藏俱仿此。

（8）徇（xuàn）蒙招（sháo）尤（yáo）：俞樾注："徇者，'眴'之假借字。蒙者，'矇'之假字。《说文·目部》：'眴，目摇也，或作眴。''矇，童蒙也。一曰不明也。'是眴蒙并为目疾，于义甚显。"尤，通"摇"。吴昆注："招尤，摇动不定也。"徇蒙招尤，就是头目眩晕，肢体动摇。

（9）目冥（míng）耳聋：冥，昏暗，即目暗不明。张志聪注："厥阴肝藏，开窍于目，少阳经脉，上出于耳，邪实于下而经气不能上通，是以目冥耳聋。"

（10）下实上虚：吴昆："下实，肝胆自实；上虚，经脉虚也。"

（11）腹满膜胀，支鬲胠：支，支撑。鬲，胸膈。胠，在腋下肋上。高世栻注："腹者，脾之部也。腹满膜胀，脾土病也。支膈胠胁者，《灵枢·经脉》论云：脾足太阴之脉，其支者，复从胃别上膈。谓膜胀上连支膈，旁连胠胁也。"

（12）下厥上冒：厥，气逆。冒，冲犯。高世栻注："下厥上冒者，太阴脾气不升，则下厥；阳明胃气不降，则上冒。"杨上善注："后之三脉皆有入藏，略而不言也。"

（13）咳嗽上气，厥在胸中：张介宾注："上气，喘急也。肺居胸中，手太阴也，其脉起于中焦，上膈属肺。手阳明、大肠也，为太阴之表，其脉下入缺盆络肺。二经之气皆能逆于胸中，故为咳嗽上气之病。"

（14）心烦头痛，病在鬲中：姚止庵注："心主火，心病必烦，火上炎则头痛。鬲中者，心所主治，故云病在鬲中也。""诊病之法，但取五藏六府之脉，而不及手少阳三焦、厥阴心包络者，何也？五藏之脉，专配五行，其为病也，确有指名。若夫三焦统括一身，包络辅佐心君，而总职在乎相火，游行无定，寄附各经。"

【概要】

本段举例论述了五藏及其经脉、脉象是诊断疾病的纲领。

1. 诊病应以"五决为纪"

诊病的首务在于抓住五藏及其经脉、脉象这个纲领，而三阴三阳经脉及其脉象又取决于五藏之气的盛衰常变，因此在诊断任何疾病时，都要以五藏病机为核心，这就是"五决为纪"和"先建其母"的含义。

2. "五决"的辨证举例

原文通过对一些典型病证的病机分析，阐明了"五决"在诊病辨证过程中的运用。例如，"徇蒙招尤，目冥耳聋"，乃肝胆邪气下实，耳目经气上虚所致，故诊断为病在足少阳、厥阴两经和肝藏，而肝藏的脉象亦应呈现出相应的变化。又如"咳嗽上气"，乃邪气逆滞于胸中，肺气不利所致，故诊断病位在手阳明、太阴两经和肺藏，而肺藏的脉象亦应呈现相应的变化。

【按语】

对于"欲知其始，先建其母"的解释，历代注家很不一致，其代表性的观点是：

1. 王冰注："母谓应时之王气也，先立应时王气，而后乃求邪正之气也。"

2. 马莳注："母者，五藏相乘之母也，此正所谓病之始也。"

3. 吴昆注："母，应时胃气也，如春脉微弦，夏脉微钩，长夏脉微耎，秋脉微毛，冬脉微石，谓之中和而有胃气，土为万物之母，故谓之母也。"

4. 张介宾注："母，病之因也。不得其因，则标本弗辨，故当先建其母。"

5. 张志聪注："欲知其病之始在某经，先分立五藏为根本。"即以五藏为经脉之"母"。

按《五藏生成篇》旨在阐述五藏与外在组织器官和色泽、脉象等的关系，从而突出五藏在人体生理病理和诊断中的重要地位。若把"母"释作脉象中的"应时旺气""应时胃气"等，则含义过于狭窄，而且前后文均无这些内容的记载；若把"母"释作病因（马莳注亦属病因）、病本，一者全篇没有论述病因的文字，二者"先建其母"即求其病因，后"知其始"——"五脉"，则违背了审证以求因的原则。唯张志聪、张琦以藏气为经脉之"母"为释，既符合全篇突出五藏之旨，而且同上下文义相协，符合《内经》藏府居于内为本，经脉（脉象）现于外为标的基本学术理论，所以注释中取了这一观点。

[219]《素问·平人气象论篇第十八》　脉从阴阳病易已，脉逆阴阳病难已。(1) 脉得四时之顺，曰病无他;(2) 脉反四时及不间藏，曰难已。(3)

……

脉有逆从，四时未有藏形,(4) 春夏而脉瘦，秋冬而脉浮大，命曰逆四时也。(5) 风热而脉静,(6) 泄而脱血脉实,(7) 病在中脉虚,(8) 病在外脉濇坚者,(9) 皆难治。

【注释】

（1）脉从阴阳病易已，脉逆阴阳病难已：已，病愈。张介宾注："阴病得阴脉，阳病得阳脉，谓之从，从者易已；脉病相反者为逆，逆者难已。"

（2）脉得四时之顺，曰病无他：吴昆注："春弦、夏钩、秋毛、冬石，谓之顺四时，即有病亦不为危，故曰病无他。"

（3）脉反四时及不闻藏，曰难已：王冰注："春得秋脉，夏得冬脉，秋得夏脉，冬得四季脉，皆谓反四时，气不相应，故难已也。"《难经·五十三难》："经言七传者死，间藏者生，何谓也？然：七传者，传其所胜也；间藏者，传其子也。"吕广注："间藏者，间其所胜藏而相传也。心胜肺，脾间之；肝胜脾，心间之；脾胜肾，肺间之；肺胜肝，肾间之；肾胜心，肝间之。此谓传其所生也。"可见，间藏为母病传子，病轻易已；不间藏则是克贼乘侮，故病重难已。

（4）四时未有藏形：藏形，指四时五藏的正常脉象，即"春脉如弦""耎弱轻虚而滑，端直以长"之类。高世栻注："四时未有藏形，至春夏而脉未弦钩，至秋冬而脉未毛石也。"

（5）春夏而脉瘦，秋冬而脉浮大，命曰逆四时也：王冰注："春夏脉瘦，谓沉细也。"高世栻注："春生夏长，其气外盛，而脉反瘦；秋收冬藏，其气内敛，而脉反浮大，与时不顺，命曰逆四时也。"

（6）风热而脉静：风热为阳邪，其脉当躁动急迫，今反安静，是脉与证反。

（7）泄而脱血脉实：泄泻、失血必致气血亏损，脉当虚弱，若反见脉盛实，属脉与证相失。

（8）病在中脉虚：邪气滞于内，脉当沉实，脉见虚散无力，是脉证相反。

（9）病在外脉濇坚：邪气客于外，脉当浮滑，今脉见涩而沉坚，亦是脉证相反。张志聪注："此脉证之不相应者，正气乱也，故为难治。"

【概要】

本段论述了脉从阴阳的诊断法则。

"脉从阴阳病易已，脉逆阴阳病难已"，指出脉象与阴阳的关系对于预后的作用。本段原文论述脉与阴阳的关系有三方面的内容：一是脉与证的逆顺，脉象与证候相合，即"脉从阴阳，病易已"；脉象与证候相反，如"风热而脉静"之类，为"脉逆阴阳"，皆难治。二是脉象与四时环境的关系，"脉得四时之顺"，如春弦、夏钩、秋毛、冬石，为"脉从阴阳"，故"病无他"；若"脉反四时"，或"四时未有藏形"，如"春夏而脉瘦，秋冬而脉浮大"，则为"脉逆阴阳"，故难已。三是脉"间藏"，即脉象表现为母藏传子，属脉从阴阳，病易已；脉"不闻藏"，即脉象表现为藏、府乘侮，属脉逆阴阳，病难已。

[220]《素问·玉机真藏论篇第十九》　真肝脉[1]至，中外急[2]，如循刀刃责责然，[3]如按琴瑟弦[4]，色青白不泽[5]，毛折乃死[6]。真心脉至，坚而搏，如循薏苡子累累然，[7]色赤黑不泽，毛折乃死。真肺脉至，大而虚，如以毛羽中人肤，[8]色白赤不泽，毛折乃死。真肾脉至，搏而绝，如指弹石辟辟然，[9]色黑黄不泽，毛折乃死。真脾脉至，弱而乍数乍疏，[10]色黄青不泽，毛折乃死。诸真藏脉见者，皆死不治也。[11]

黄帝曰：见真藏曰死，何也？岐伯曰：五藏者，皆禀气于胃，胃者，五藏之本也。[12]藏气者，不能自致于手太阴，必因于胃气乃[1]至于手太阴也。[13]故五藏各以其时自为而至于手太阴也，[14]故邪气胜者精气衰也。[15]故病甚者，胃气不能与之俱至于手太阴，[16]故真藏之气独见。独见者，病胜藏也，[17]故曰死。[18]

【校勘】

①乃：此后应据《甲乙经》卷四第一上及《太素》卷六藏府气液补"能"字。

【注释】

（1）真肝脉：就是肝的真藏脉象。《新校正》引杨上善注："无余物和杂，故名真也。五藏之气皆胃气和之，不得独用，如至刚不得独用，独用则折，和柔用之即固也。五藏之气和于胃气，即得长生，若真独见，必死。欲知五藏真见为死、和胃为生者，于寸口诊即可知见者。如弦是肝脉也，微弦为平和。微弦，谓二分胃气，一分弦气俱动为微弦，三分并是弦而无胃气，为见真藏。余四藏准此。"

（2）中外急：指浮取（轻按）和沉取（重按）脉象皆劲急。

（3）如循刀刃责责然：马莳注："真肝脉至，如循刀刃之形，责责然可畏也。"本句形容脉来有锐利刺手的感觉。

（4）如按琴瑟弦：琴、瑟皆为古代弦拨乐器。杨上善注："又如以手按瑟弦，急不调爽者，此无胃气，即真肝脉也。"以上二句即《素问·平人气象论》"但弦无胃曰死""死肝脉来，急益劲，如新张弓弦"之谓。

（5）色青白不泽：吴昆注："五藏偏胜，无复冲和胃气，各见藏脉兼胜色，是真藏气衰，贼来乘我也。"余四藏俱仿此。

（6）毛折乃死：张介宾注："五藏率以毛折死者，皮毛得血气而充，毛折则精气败矣，故皆死。"余四藏俱准此。

（7）坚而搏，如循薏苡子累累然：坚，牢实。搏，搏击挺指。累累然，连贯成串貌。张介宾注："坚而搏，如循薏苡子者，短实坚强而非微钩之本体，心脉之真藏也。"此即《素问·平人气象论》"但钩无胃曰死""死心脉来，前曲后居，如操带钩"之谓。

（8）大而虚，如以毛羽中人肤：张介宾注："大而虚，如以毛羽中人肤，浮虚无力之甚，而非微毛之本体，肺脉之真藏也。"此即《素问·平人气象论》"但毛无胃曰死""死肺脉来，如物之浮，如风吹毛"之谓。

（9）搏而绝，如指弹石辟辟然：绝，断也，此指脉气不连续。张介宾注："搏而绝，搏之甚也。如指弹石辟辟然，沉而坚也，皆非微石之本体，而为肾脉之真藏也。"此即《素问·平人气象论》"但石无胃曰死""死肾脉来，发如夺索，辟辟如弹石"之谓。

（10）弱而乍数乍疏：张介宾注："弱而乍数乍疏，则和缓全无，而非微爽弱之本体，脾脉之真藏也。"此即《素问·平人气象论》"但代无胃曰死""死脾脉来，锐坚如鸟之喙，如鸟之距，如屋之漏，如水之流"之谓。

（11）诸真藏脉见者，皆死不治也：见，通"现"。张志聪注："盖坚劲虚散，皆不得胃气之中和，人无胃气则死矣。"

（12）胃者，五藏之本也：张介宾注："胃为水谷之海，以养五藏，故为之本。"

（13）藏气者，不能自致于手太阴，必因于胃气，乃能至于手太阴也：张介宾注："谷入于胃，以传与肺，五藏六府皆以受气，故藏气必因于胃气，乃得至于手太阴，而脉则见于气口，此所以五藏之脉，必赖胃气以为之主也。"张琦注："中气升则三阴皆升，中气降则三阳皆降，而中气之衰盛，视乎胃气……故阳明独行气于三阴三阳，而藏府必借之以朝于肺。藏阴而府阳，阳动而阴静，阴不得阳，是谓孤阴，故不能自致于气口也。"二注宜互参。

（14）故五藏各以其时，自为而至于手太阴也：张志聪注："即五藏之弦钩毛石各以其时，自为其象而至于手太阴者，皆胃气之所资生。"

（15）故邪气胜者，精气衰也：张志聪注："故邪气胜者，五藏之精气已衰，而不能为弦钩毛石之象矣。"

（16）故病甚者，胃气不能与之俱至于手太阴：张琦注："故邪气胜则精气衰，而胃气不能及于五藏，五藏为邪气所迫，精气不守，脱出于外，故真藏之脉独见于寸口。"

（17）独见者，病胜藏也：病，致病邪气。藏，藏府精气，即正气。高世栻注："脉无胃气，故真藏之气独见于脉。独见者，病气胜于藏也。"黄元御注："病胜藏者，邪胜正也。"

（18）故曰死：张介宾注："真藏独用者，胃气必败，故不能与之俱至于手太阴，则胃气不见于脉，此所以为危兆也。"

【概要】

本段描述了五藏的真藏脉象，论述了真藏脉主死的道理。

1. 五藏的真藏脉象

真藏脉就是失去了胃气的脉象，其脉动全无柔和、滑利、从容之象，或劲急坚牢，或虚散无根，或至数错乱。原文以生动的比喻，形象地介绍了五藏真藏脉的各自特点，如肝为弦急锋锐，心为坚硬短急，肺为浮散空虚，肾为石硬沉绝，脾为软弱不匀等。原文还从五行相胜的理论和色脉合参的角度，指出了真藏脉主死所伴见的色泽、皮毛等情况。

2. 真藏脉主死的道理

（1）五藏禀气于胃，藏气赖胃气充养。

（2）藏气必借胃气的推动，才能正常地显现于手太阴寸口部。

（3）邪盛精衰，胃气衰败，藏真之气独现于寸口，标志着正不胜邪，故主病危。

[221]《素问·平人气象论篇第十八》　胃之大络，名曰虚里，⁽¹⁾贯鬲络肺，出于左乳下，⁽²⁾其动应衣①，脉宗气也。⁽³⁾盛喘数绝者，则病在中。⁽⁴⁾结而横，有积矣。⁽⁵⁾绝不至，曰死。⁽⁶⁾乳之下，其动应衣，宗气泄也。②

【校勘】

①衣：应据《甲乙经》卷四第一中改作"手"。

②乳之下，其动应衣，宗气泄也：《新校正》："按全元起本无此十一字，《甲乙经》亦无。"今本《甲乙经》卷四第一中亦未见此十一字，疑系注语混入正文，当删。

【注释】

（1）胃之大络，名曰虚里：马莳注："人但知十二经及督任二经共十五络穴，以脾有公孙、大包二络故也，然脾以大包为大络，而不知胃络丰隆之外，亦有大络曰虚里者，则不止于十五络，而当谓之十六络矣。"杨上善注："虚里，城邑居处也。"《灵枢·胀论》："膻中者，心主之宫城也。"此胃之大络，位于心包络外、心尖搏动处，故以"虚里"命名。

（2）贯鬲络肺，出于左乳下：言胃之大络从胃脘发出，向上贯穿膈膜而联络于肺，再外出行于左乳之下，即心尖搏动处。

（3）其动应手，脉宗气也：其动应手，指虚里脉动，以手掌触按可知。脉，犹诊也。全句言触按虚里，其脉动应手，可据此诊断宗气的常变盛衰。

（4）盛喘数绝者，则病在中：盛喘，指虚里脉动洪大而急迫。数绝，指脉动时有间歇。中，指胸中心肺二藏。杨上善注："其脉动如人喘数而绝者，病在藏中也。"宗气积于胸中而贯心肺之脉，心肺邪壅气阻，故虚里脉盛喘数绝。

（5）结而横，有积矣：结，指脉动缓而中止。横，指脉形宽大。积，癥积。吴昆注："脉来迟时一止曰结。横，横格于指下也。"脉结主气滞，脉横主有积。

（6）绝不至，曰死：杨上善注："此虚里脉来已，更不复来，是胃气绝，所以致死。"

【概要】

本段介绍了虚里触诊法。

1. 虚里触诊的原理

虚里为胃之大络，其脉"贯鬲络肺，出于左乳下"，而宗气乃胃中水谷精气积聚于胸中的部分，它具有贯通心肺之脉的功能，所以触按虚里的脉动，就可以诊察宗气（包括心肺）的状况。

2. 虚里脉动异常的主病举例

虚里脉"盛喘"而"数绝"，为心肺邪气壅塞，故"病在中"；虚里脉结而横，则为积块居于胸腹部；若虚里脉动停止，则是胃气绝而宗气竭，故主死。

四、审尺

[222]《灵枢·论疾诊尺第七十四》 黄帝问于岐伯曰：余欲无视色持脉，独调其尺，(1)以言其病，从外知内，为之奈何？岐伯曰：审其尺之缓急大小滑涩，肉之坚脆，(2)而病形定矣。

视人之目窠①上微痈，如新卧起状，(3)其颈脉动，时咳，按其手足上，窅而不起者，(4)风水肤胀也。(5)尺肤滑，其②淖泽者，风也。(6)尺肉弱者，解㑊，安卧。(7)脱肉者，寒热，不治。(8)尺肤滑而泽脂者，风也。③尺肤涩者，风痹也。(9)尺肤粗如枯鱼之鳞者，水泆饮也。(10)尺肤热甚，脉盛躁者，病温也；⁽¹¹⁾其脉盛而滑者，病^④且出也。⁽¹²⁾尺肤寒，其^⑤脉小者，泄，少气^⑥。⁽¹³⁾尺肤炬然先热后寒者，寒热也。⁽¹⁴⁾尺肤先寒，久大^⑦之⁽¹⁵⁾而热者，亦寒热也。肘所独热者，腰以上热；⁽¹⁶⁾手所独热者，腰以下热。⁽¹⁷⁾肘前独热者，膺前热；肘后独热者，肩背热。⁽¹⁸⁾臂中独热者，腰腹热。⁽¹⁹⁾肘后粗以下三四寸热^⑧者，肠中有虫。⁽²⁰⁾掌中热者，腹中热；掌中寒者，腹中寒。⁽²¹⁾鱼上白肉有青血脉者，胃中有寒。⁽²²⁾尺炬然热，人迎大者，当夺血。⁽²³⁾尺坚大，脉小甚，少气；^⑨悗有加^⑩，立死。⁽²⁴⁾

【校勘】

①窠：《脉经》卷八第八作"裏"，《太素》卷十五尺诊作"果"。"果"乃"裏"之借字，应据改作"裏"字。

②其：应据《甲乙经》卷四第二上及《太素》卷十五尺诊等改作"以"，并与上句连读。

③尺肤滑而泽脂者，风也：应据《脉经》卷四第一及《甲乙经》卷四第二上删此九字，以免与前文义重。

④病：应据《甲乙经》卷四第二上及《太素》卷十五尺诊等改作"汗"。

⑤其：应据《甲乙经》卷四第二上及《太素》卷十五尺诊等改作"甚"，连上句读。

⑥少气：此后应据《甲乙经》卷四第二上及《太素》卷十五尺诊补"也"字，与前后文例合。

⑦大：应据《甲乙经》卷四第二上及《太素》卷十五尺诊等改作"持"字。

⑧热：《脉经》卷四第一及《太素》卷十五尺诊并无此字，可据删。

⑨尺坚大，脉小甚，少气：应据《脉经》卷四第一改作"尺紧，人迎脉小甚，则少气"十字，义顺，可据改。

⑩有加：此后《脉经》卷四第一及《甲乙经》卷四第二上有"者"字，可据补。

【注释】

（1）无视色持脉，独调其尺：调，此处作诊察解。尺，指自腕至肘的皮肤肌肉。

（2）尺之缓急小大滑涩、肉之坚脆：缓，尺部肤腠松弛；急，尺部肤腠紧急。小，指尺部外形瘦削；大，尺部外形壮盛。滑，尺肤油润光滑；涩，尺肤干枯粗糙。肉，指尺部的肌肉。坚，尺肉结实有力；脆，尺肉软弱乏力。

（3）目裹上微痈，如新卧起状：痈，肿也。杨上善注："目果，眼睑也。痈，微肿起也。"如新卧起，亦是形容眼睑浮肿。

（4）按其手足上，窅而不起：杨上善注："窅，焉蓼反，深也。不起者，手足肿，脉按之久而不起，如按泥也。"

（5）风水肤胀：风水，为水肿之一种，详见前［177］段。肤胀，为胀病之一种，详见［175］段。无论风水或肤胀，若有水气停蓄于肌肤之间，按之皆"窅而不起"。

（6）尺肤滑以淖泽者，风也：滑，指光滑，淖泽指湿润。风，指风邪客表，汗出恶风的病证。张志聪注："夫津液淖泽于皮肤，故尺肤滑其（以）淖泽者，知风在于皮肤，而鼓动其津液也。"

（7）尺肉弱者，解㑊，安卧：杨上善注："解㑊，懈惰也。尺肉㑊弱者，身体懈惰而欲安卧。"张志聪注："肌肉者，五藏元真之所通会，脾土之所主也。故尺肉弱者，主脾土虚而解㑊安卧。"

（8）脱肉者，寒热，不治：脱肉，形体羸瘦已极。寒热，非外感初期之寒热。张志聪注："脱肉者，形损也。寒热者，阴阳血气虚也。阳虚则发寒，阴虚则发热。阴阳形气皆已虚脱，故为不治。"

（9）尺肤濇者，风痹也：涩，干涩少津之意。张介宾注："尺肤涩者血少，血不能营，故为风痹。"

（10）尺肤粗如枯鱼之鳞者，水泆饮也：泆，通"溢"。杨上善注："泆饮，谓是甚渴暴饮，水泆肠胃之外、皮肤之中，名曰泆饮。"张介宾注："如枯鱼之鳞，干涩甚也。"即《金匮要略》的肌肤甲错。

（11）尺肤热甚，脉盛躁者，病温也：温，泛指外感温热病。张介宾注："尺肤热者，其身必热，脉盛躁者，阳邪有余，故当为温病。"

（12）其脉盛而滑者，汗且出也：身热甚而脉洪大滑利，为阳热蒸迫阴液外泄之候，故大汗将出。

（13）尺肤寒甚，脉小者，泄、少气也：张介宾注："肤寒脉小，阳气衰也，故为泄为少气。"

（14）尺肤炬然，先热后寒者，寒热也：张介宾注："炬然，火热貌。或先热而后寒，或先寒而后热，皆寒热往来之候。"

（15）久持之：指切按尺肤的时间较久。

（16）肘所独热者，腰以上热：所，处也。杨上善注："当肘皮肤独热者，即腰以上至头热也。"

（17）手所独热者，腰以下热：手所，指手腕部。张介宾注："肘在上，手在下，故肘应腰上、手应腰下也。"

（18）肘前独热者，膺前热；肘后独热者，肩背热：张介宾注："肘前，内廉也，手三阴之所行，故应于膺前。肘后，外廉也，手太阳之所行，故应于肩背。"

（19）臂中独热者，腰腹热：臂中，在肘、手之间，故主腰腹热。马莳注："其臂外热主腰有热，臂内热主腹有热也。"

（20）肘后粗以下三四寸者，肠中有虫：杨上善注："从肘后下向臂三四寸许皮肤粗起，是腹中有虫之候也。"肘后，为手三阳经所过，故候肠中之疾。

（21）掌中热者，腹中热，掌中寒者，腹中寒：张介宾注："掌中者，三阴之所聚，故或热或寒，皆应于腹中。"

（22）鱼上白肉有青血脉者，胃中有寒：黄元御注："掌后手大指根白肉半起者为鱼。"络脉色青主寒，鱼乃肌肉所聚，为胃所主，故鱼上脉青为胃寒。

（23）尺炬然热，人迎大者，当夺血：张志聪注："尺炬然热，人迎大者，三阳之气偏盛也，故当主夺血。"

（24）尺紧、人迎脉小甚，则少气；悗有加者，立死：尺肤紧急为寒，人迎脉小甚为胃气衰，故当少气。若烦闷益甚，则阴阳俱败，故危殆立至。

【概要】

本段论述了尺肤触诊法。

1. 审察尺肤的诊断意义

尺肤显现于外,为手三阴三阳之脉所过,在一定程度上可以反映内在藏府气血的变化,所以审察尺肤的各种状况,"独调其尺"就能"从外知内"而推断出病机。

2. 尺肤诊法的举例

原文以尺部肌肤的缓急、大小、滑涩、坚脆、寒热为纲,介绍了触按尺肤的诊病方法。尺肤光滑而润泽主风,尺肤干涩主风痹,尺肤粗糙如枯鱼之鳞为溢饮,肘后三四寸粗糙是肠中有虫,尺肤肿胀按之"窅而不起"是风水肤胀,尺肉软弱松弛为懈惰安卧,尺热羸瘦而见寒热为病重,尺肤先热后寒或先寒久持之而热俱为寒热。尺部及其邻近肌肤异常表现的部位不同,其病变的部位也相应有别,如肘部热主腰以上热,手腕热主腰以下热,肘前热主胸膺热,肘后热主肩背热,臂中热主腰腹热,掌中寒热主腹中寒热等。

3. 察尺与切脉、望色结合诊病

察尺肤应结合其他诊法同时进行,才能切中病情。所谓"尺肤热甚,脉盛躁者,病温也;其脉盛而滑者,汗且出也。尺肤寒甚,脉小者,泄、少气",以及"鱼上白肉有青血脉者,胃中有寒。尺炬然热,人迎大者,当夺血;尺紧,人迎脉小甚,则少气;悗有加者,立死"等就体现了这一观点。

【按语】

审察尺肤在《内经》诊法中占有重要的地位,本篇则是论述尺肤诊的专篇。本段所载尺肤主病的内容较丰富,是否完全符合临床实际,尚有待进一步证实,但是原文关于通过触按肌肤的滑涩、大小、寒热、缓急、坚脆以诊断病情的法则,却为历代医家所沿用,成为中医临床"从外知内"的重要手段。马蒔说:"愚谓诊人脉时,唯臂至尺泽可验,难以周身知之,故止以尺言也。"可见,古人选择尺肤为诊察的对象,主要是因为其施用较为方便,非谓其他部位没有诊察的价值。因此,今天诊病时就应从病情出发,在人体上选泽有助于把握病机的部位进行诊察。

[223]《素问·脉要精微论篇第十七》 尺内两傍，(1)则季胁也，(2)尺外以候肾，尺里以候腹。(3)中附上，(4)左外以候肝，内以候鬲；(5)右外以候胃，内以候脾。①(6)上附上，右外以候肺，内以候胸中；(7)左外以候心，内以候膻中。(8)前以候前，后以候后。(9)上竟上者，胸喉中事也；(10)下竟下者，少腹腰股膝胫足中事也。(11)

【校勘】

①外以候胃，内以候脾：按上下文例，"外"皆候藏，故应改作"外以候脾，内以候胃。"

【注释】

（1）尺内两傍：杨上善注："从关（指寸口）至尺泽为尺也。"尺，指整个前臂肌肤部分。两傍，指尺内的桡侧和尺侧。尺内，指尺部内侧近肘的皮肤。

（2）则季胁也：即候季胁的病变。杨上善注："季胁有病当见此处。"

（3）尺外以候肾，尺里以候腹：尺外，指尺肤近肘处的后（尺）侧；尺里，指尺肤近肘处的前（桡）侧。高世栻注："腰居季胁之外，故两手尺外以候肾。腹居季胁之内，故两手尺里以候腹。"张介宾注："所谓腹者，凡大小肠、膀胱、命门皆在其中矣。"

（4）中附上：将腕横纹至肘横纹的整个尺肤分为三部分，靠腕者为上段，称"上附上"；靠肘者为下段，即上文"尺内两侧"；二者之间为中段，称"中附上"。附，靠近之意。

（5）左外以候肝，内以候鬲：左，指左臂尺肤中段。外，后侧，属阴，故候肝藏。内，前侧，属阳，故候鬲。张介宾注："举鬲而言，则中焦之鬲膜、胆府皆在其中矣。"

（6）右外以候脾，内以候胃：右，指右臂尺肤中段。外，即后侧，故候脾藏。内，即前侧，故候胃府。

（7）右外以候肺，内以候胸中：右外指右臂尺肤上段的后侧。内，指右臂尺肤上段的前侧。肺位最高，主气，胸中为气海，乃肺藏所居，故右尺上段候之。

（8）左外以候心，内以候膻中：左外，指左臂尺肤上段的后侧。内，指左臂尺肤上段的前侧，心居膈上主血，此"膻中"为心包络，乃心主之宫城，故左尺上段候之。

（9）前以候前，后以候后：前"前"字，指尺肤前（桡）侧，后"前"字，指形体的前部。前"后"字，指尺肤后（尺）侧，后"后"字，指形体的后部。吴昆注："候前，候病人之前，谓胸腹之上也。候后，候病人之后，谓肩背之后也。"

（10）上竟上者，胸喉中事也：竟，尽也。王冰注："上竟上，至鱼际也。"高世栻注："喉主天气，位居胸上，故为胸喉中事，乃上以候上也。"为胸喉中事，泛指诊胸上咽喉颈头等部位的病变。

（11）下竟下者，少腹腰股膝胫足中事也：高世栻注："下竟下者，自尺下而竟下于肘中也。足履乎地，股膝胫足居腰与少腹之下，故为少腹腰股膝胫足中事，乃下以候下也。"

【概要】

本段介绍了尺肤触诊的藏府分部。原文将尺肤分为上、中、下三段，上段左候肺、胸中，右候心、膻中；中段左候肝膈，右候脾胃；下段候肾、腹（指腹内大小肠、膀胱等府）。下段以下候少腹、腰股、膝胫足；上段以上候胸上、咽喉、头颈等。其分部的基本原则是上以候上，下以候下，前以候前，后以候后。

【按语】

本段"尺"的含义，多数注家认为是寸口脉寸、关、尺三部之"尺"，并据此以注释上、中、下三部藏府分部，这是与《内经》本意不符的。考《内经》全书，并无寸口脉分三部的记载。迨至《难经·二难》，才首次提出"从关至尺是尺，内阴之所治也。从关至鱼际是寸，内阳之所治也""尺寸终始一寸九分，故曰尺寸也。"鉴于审察尺肤是《内经》诊法的一个重要内容，杨上善、王冰从诊尺肤的角度注释本段原文是可取的。以尺肤分三部配属藏府进行触诊，在后世应用已不多见，然而《内经》这种配属法则却被后世医家移用作为寸口三部九候诊法的定位依据。例如，《难经·十八难》："三部者，寸关尺也；九候者，浮中沉也。上部法天，主胸以上至头之有疾也；中部法人，主膈以下至齐之有痰也；下部法地，主齐以下至足之有疾也。"《脉经》以降迄今，盛行"左手心肝肾，右手肺脾命"的寸关尺脉象定位说，然考其渊源，当是在本段经旨的启迪下逐渐形成的。

五、问症

[224]《素问·移精变气论篇第十三》　帝曰：余闻其要(1)于夫子矣。夫子言不离色脉，此余之所知也。岐伯曰：治之极于一。(2)帝曰：何谓一？岐伯曰：一者因得之。①(3)帝曰：奈何？岐伯曰：闭户塞牖，系之病者，(4)数问其情，以从其意。(5)得神者昌，失神者亡。(6)

【校勘】

①因得之：据王冰注："因问而得之"，"因"字后当补一"问"字，句意方明确，且与前后文意相贯。

【注释】

（1）其要：要，要道，即最重要的医学理论。其要，指本篇前文所述"治之要极，无失色脉，用之不惑，治之大则"。

（2）治之极于一：极，最高准则之意。于，犹"为"也。全句谓诊治疾病的最高准则就是一个。张志聪注："伯因帝知其要在色脉，故复曰治之要道原于至极，总归一而已矣。一者，神也，得其神则色脉精气皆得矣。"

（3）一者因问得之：因，由也。杨上善注："得神，谓问病得其意也。"就是说，欲掌握病者的神气，除望色切脉外，详细问诊也是主要的途径。

（4）闭户塞牖（yǒu），系之病者：户，门也。牖，窗也。闭户塞牖，就是关闭门窗，意为创造安静的诊病环境。系，专注。高世栻注：

"临病人，观死生，视听不妄，言动不苟，一似闭户塞牖，其心专系之病者然。"

（5）数问其情，以从其意：张介宾注："然后从容询其情，委曲顺其意，盖必欲得其欢心则问者不觉烦，病者不知厌。"高世栻注："数问其病情，以从其志意，情意之中，神所居也。"

（6）得神者昌，失神者亡：得神，即神气充沛。失神，即神气衰败。昌，预后良好。亡，预后凶险。高世栻注："有病而得神则生，失神则死，故得神者昌，失神者亡。"

【概要】

本段强调了通过问诊察神的重要性，简介了问诊的态度和方法。

1. 察神是诊病重要的一环

原文首先提出望色切脉是诊法的要点，接着便指出望色切脉的目的，归根到底还是在于察神，所以"治之极于一"，这是因为神气是人体生命活动的集中反映，"得神者昌，失神者亡"，即神的盛衰决定着疾病的轻重转归。

2. 问诊的态度和方法

问诊是察神的主要手段之一。因此问诊时，医生必须专注于病人，保持亲切耐心的态度；同时，在方法上，一要尽可能排除外界干扰，保持诊病环境的安静；二要反复细致地询问，以免遗漏病情；三要尊重病人感情，"顺其意"，使其毫无顾虑地诉说病情，从而为审察神气得失提供真实而全面的依据。

[225]　《素问·征四失论篇第七十八》　诊病不问其始，(1)忧患饮食之失节，(2)起居之过度，(3)或伤于毒，(4)不先言此，卒持寸口，何病能中?(5)妄言作名，为粗所穷。(6)

【注释】

（1）诊病不问其始：始，起因，此处指致病的原因及初起证候。张介宾注："使不问其始，是不求其本也。"

（2）忧患饮食之失节：就是情志失调，饮食失节。张介宾注："又若忧患饮食之失节，随因也。"

（3）起居之过度：指劳逸不均，生活无规律，因而外邪乘虚而入。张介宾注："起居之过度，外因也。"

（4）伤于毒：吴昆注："毒，谓草木金石禽虫诸毒也。"

（5）卒持寸口，何病能中（zhòng）：卒，通"猝"，突然的意思。中，合也。能中，谓医生的诊断符合患者的病情。张介宾注："不先察其因而卒持寸口，自谓脉神，无待于问，亦焉知真假逆从，脉证原有不合，仓卒一诊，安能尽中病情？"

（6）妄言作名，为粗所穷：作，通"诈"。名，病名。粗，粗疏。穷，困窘。全句意为胡乱编造病名，错下诊断，必然因这种粗疏浅陋的医疗作风给自己和病者造成困境。张介宾注："心无定见，故妄言作名。误治伤生，损德孰甚，人己皆为所穷，盖粗疏不精所致。"

【概要】

本段论述了问诊的重点，批评了不详问病情而草率诊病的不良医疗作风。

1. 问诊的重点内容和临床意义

问诊的内容十分广泛，本段提出"问其始"，即询问起病经过（现病史）和致病原因，是问诊的重点内容。原文列举了情志失调、饮食无节，起居不慎和被毒物伤害等常见的四类病因，提示问诊必须围绕探求病因、把握病机这个中心进行。"不先言此""何病能中"，则表明正确的问诊在四诊中居于突出地位。

2. 批评不详问病情便草率诊病的不良医疗作风

原文指出，"卒持寸口"，不进行问诊，便"妄言作名"是一种不良的医疗作风，其后果必然是不能对任何疾病做出准确的诊断，从而使治疗发生偏差，给患者带来不应有的痛苦。

[226]《素问·脉要精微论篇第十七》　五藏者，中之守也。(1)中盛藏满，(2)气胜伤恐者，(3)声如从室中言，①(4)是中气之湿也。(5)言而微，终日②乃复言者，(6)此夺气也。衣被不敛，言

语善恶不避亲疏者，⁽⁷⁾此神明之乱也。仓廪不藏者，是门户不要也，⁽⁸⁾水泉不止者，是膀胱不藏也。⁽⁹⁾得守者生，失守者死。⁽¹⁰⁾

【校勘】

①中盛藏满，气胜伤恐者，声如从室中言：《太素》卷十六杂诊作"中盛满，气伤恐，音声如从室中言"十三字，可据改。另《素问识》："推下文例，'者'字当在'言'下。"可据移。

②日：《香草续校书·黄帝内经素问》："'日'字当衍。""终者，一言一语之终，非终日也。"王注云'若言音微细，声断不续'，亦不及终日之义，是王本或尚未衍矣。"可据删。

【注释】

（1）五藏者，中之守也：中，内也，里也。守，守护，固藏。黄元御注："言五藏主藏精气，中之守护也。"

（2）中盛满：中，胸腹之中。中盛满，是指胸腹胀满的证候而言。

（3）气伤恐：气，湿气。恐为肾志，此作肾的代词。张介宾注："伤恐者，肾受伤也。"气伤恐，即湿气损及肾藏。

（4）音声如从室中言：指说话的声音好像从内室（或室穴）内传出那样沉闷而重浊不清。

（5）是中气之湿也：是，此也，代词。中气，胸腹中藏气，主要指脾肺肾三藏之气。中气之湿，即藏气为湿邪所困。马莳注："是乃中气之湿所致也，肺脾肾三藏失守。"

（6）言而微，终乃复言：言，语声。而，音节助词，无义。王冰注："若言音微细，声断不续，甚夺其气乃如是也。"复言，即反复说同样内容的话，也叫郑声。《伤寒论·阳明病》："实则谵语，虚则郑声。郑声者，重语也。"

（7）衣被不敛，言语善恶不避亲疏：敛，收捡，整理。避，忌讳。吴昆注："衣被不敛，去其衣被，无有羞恶也。言语善恶不避亲疏，虽亲亦詈骂也。此神明内乱者所为。"

（8）仓廪不藏者，是门户不要也：仓廪不藏，指水谷下趋而泄泻不止的证候。张介宾注："要，约束也。幽门、阑门、魄门，皆仓廪之门户，门户不能固，则肠胃不能藏，所以泄利不禁，脾藏之失守也。"

（9）水泉不止者，是膀胱不藏也：杨上善注："水泉，小便也。人之小便不能自禁者，以脲胞（指膀胱）不能藏约，故遗不止也。"姚止庵注："即如水泉不止，虽是膀胱不能收藏，然其所以不能收藏者，则皆肾虚气不能摄之故也。"

（10）得守者生，失守者死：吴昆注："上文五者，得守则藏气冲和故生，失守则藏气败绝故死。"得守，指五藏精神内藏，正能胜邪，故病主吉；失守，指五藏精神外泄，正不敌邪，故病主凶。

【概要】

本段从闻声音、问病情两方面举例论述了从证候推断藏府病机的诊法，突出了五藏内守的重要性。

1. 从语声异常辨析病机

胸腹胀满，声音重浊不扬如从室中传出，是藏气为湿邪所困的表现。语音微弱而郑声复言，是精气大亏的反映。若不知敛束衣被，不别言语好坏，发狂谵语，则是邪盛入藏，神气昏乱的证候。

2. 从二便不禁推断藏府之虚

"仓廪不藏"，即大便泄泻不止，是脾气衰不能约束肠胃门户的结果；"水泉不止"，即小便遗沥不禁，是肾虚不固，膀胱失藏造成的。

3. 五藏精气神内守的重要性

"五藏者，中之守也"，高度概括了五藏在体内藏精而舍神的极为重要的生理功能。原文通过对上述五种病证的辨析，论述了疾病的轻重转归，主要取决于五藏精气神的盛衰常变，所以说"得守者生，失守者死"。

［227］《灵枢·淫邪发梦第四十三》 黄帝曰：愿闻淫邪泮衍[(1)]奈何？岐伯曰：正邪从外袭内[(2)]而未有定舍，反淫于藏，[(3)]不得定处，与营卫俱行，而与魂魄飞扬，使人卧不得安而喜梦。[(4)]气淫于府，则[①]有余于外，不足于内；[(5)]气淫于藏，

则^①有余于内，不足于外⁽⁶⁾。

黄帝曰：有余不足有形乎？岐伯曰：阴气盛则梦涉大水而恐惧，⁽⁷⁾阳气盛则梦^②大火而燔焫，⁽⁸⁾阴阳俱盛则梦相杀^③，⁽⁹⁾上盛则梦飞，下盛则梦堕，⁽¹⁰⁾甚饥则梦取，甚饱则梦予，⁽¹¹⁾肝气盛则梦怒，肺气盛则梦恐惧，哭泣，飞扬，^{④(12)}心气盛则梦善^⑤笑^⑥、恐畏，⁽¹³⁾脾气盛则梦歌乐，身体重不举，⁽¹⁴⁾肾气盛则梦腰脊两解不^⑦属。⁽¹⁵⁾凡此十二盛者，至而写之，立已。⁽¹⁶⁾

厥气⁽¹⁷⁾客于心，则梦见丘山烟火；⁽¹⁸⁾客于肺，则梦飞扬，见金铁之奇物；⁽¹⁹⁾客于肝，则梦山林树木；客于脾，则梦见丘陵大泽，坏屋风雨；⁽²⁰⁾客于肾，则梦临渊，没居水中；⁽²¹⁾客于膀胱，则梦游行；⁽²²⁾客于胃，则梦饮食；客于大肠，则梦田野；⁽²³⁾客于小肠，则梦聚邑冲衢；⁽²⁴⁾客于胆，则梦斗讼自刳；⁽²⁵⁾客于阴器，则梦接内；⁽²⁶⁾客于项，则梦斩首；⁽²⁷⁾客于胫，则梦行走而不能前，及居深地窌苑中；⁽²⁸⁾客于股肱，则梦礼节拜起^⑧；⁽²⁹⁾客于胞膹，则梦溲便。⁽³⁰⁾凡此十五不足者，至而补之，立已也。

【校勘】

①则：此后应据《甲乙经》卷六第八补"梦"字。

②梦：此后《千金方》卷一第四有"蹈"字，可据补，与上句为对文。

③相杀：此后应据《素问·脉要精微论》及《甲乙经》卷六第八等补"毁伤"二字。

④恐惧、哭泣，飞扬：《素问·脉要精微论》作一"哭"字，《太素》卷十四四时脉诊作一"哀"字，可改作一"哭"字。

⑤善：《脉经》卷六第三及《甲乙经》卷六第八等作"喜"，可据改。

⑥笑：此后《脉经》卷六第三及《千金方》卷一第四等有"及"字，可据补。

⑦不：此后《脉经》卷六第九有"相"字，可据补。

⑧起：应据《甲乙经》卷六第八及《千金方》卷一第四改作"跪"。

【注释】

（1）淫邪泮（pàn）衍：淫，惑乱。淫邪，指惑乱神志的邪气。泮，溶解离散。衍，流布满溢。泮衍，就是蔓延、扩散的意思。张介宾注："淫邪泮衍，言奇邪为梦，变幻无穷也。"

（2）正邪从外袭内：正邪相对于虚邪而言，对人体的损害较小。张介宾注："正邪者，非正风之谓，凡阴阳劳逸之感于外，声色嗜欲之动于内，但有干于身心者，皆谓之正邪。亦无非从外袭内者也。"正邪非人体所固有，故曰"从外袭内"也。

（3）未有定舍，反淫于藏：言正邪在表里出入活动，没有固定的居处，反而内干于藏府。

（4）与魂魄飞扬，使人卧不得安而喜梦：魂魄，代表五藏所舍之神。飞扬，往来流动、游荡。卧，睡也。喜梦，容易做梦。张介宾注："惟其变态恍惚，未有定舍，故内淫于藏，则于营卫魂魄无所不乱，因令人随所感而为梦。"

（5）气淫于府，则梦有余于外，不足于内：府为阳而主外，邪气淫于府，则阳气偏胜，故梦见有余于外而不足于内，即外为实象，内为虚景。

（6）气淫于藏，则梦有余于内，不足于外：藏为阴而主内，邪气淫乱于藏，则阴气偏胜，故梦见有余于内而不足于外，即内为实象，外为虚景。

（7）阴气盛则梦涉大水而恐惧：涉，步行渡水。张介宾注："以阴胜阳，故梦多阴象。"

（8）阳气盛则梦蹈大火而燔焫：蹈，脚踩。燔焫，焚烧。张介宾注："以阳胜阴，故梦多阳象。"

（9）阴阳俱盛则梦相杀毁伤：《素问·脉要精微论》高世栻注："相杀，争战也。毁伤，俱败也。"

（10）上盛则梦飞，下盛则梦堕：邪气与魂魄游行于上部，故梦飞升以应之；邪气与魂魄游行于下部，故梦坠堕以应之。

（11）甚饥则梦取，甚饱则梦予：甚，太过也。取，收取。予，给予。《素问·脉要精微论》吴昆注："有余，故予；不足，故取。"

（12）肝气盛则梦怒，肺气盛则梦哭：邪气并于肝，肝气实则怒。邪气并于肺则悲，志悲则发声为哭。

（13）心气盛则梦喜笑及悲畏：邪气并于心则喜，志喜则发声为笑。悲畏为肾志，若心邪盛而侮及肾，则可梦见悲畏之事。

（14）脾气盛梦歌乐（yuè），身体重不举：脾在志为思，在声为歌，主肌肉四肢，邪气并于脾，故梦见歌唱、音乐，身体沉重而举动不便。

（15）肾气盛则梦腰脊两解不相属：两解，即双方分离。属，连属。腰脊两解不相属，形容腰脊疼痛而不能转侧俯仰的病情。张介宾注："腰为肾之府，故若腰脊不相连属。"

（16）凡此十二盛者，至而写之，立已：马莳注："凡此十二盛者，在府则有余于外，在藏则有余于内，凡有梦至时，即知其邪之在何藏府，遂用针以泻之，其邪可立已矣。"

（17）厥气：指因虚气逆而致的邪气。黄元御注："本气盛则自能为梦，本气虚则厥气客之而后为梦，总由外邪之内袭也。"

（18）客于心，则梦见丘山烟火：丘山，丘陵，此处泛指山乡，烟火，即炊烟。张志聪注："客于心则梦丘山烟火，心属火而心气虚也。"后四藏俱仿此。

（19）梦飞扬，见金铁之奇物：张志聪注："客于肺则飞扬，肺主气而肺气虚也。金铁之奇物，金气虚而见异象也。"

（20）丘陵大泽，坏屋风雨：张志聪注："土虚而水泛也。"大泽，即巨大的湖沼。坏屋，破旧的房屋。

（21）临渊，没居水中：临，遇到。渊，深潭。没居水中，即淹没在水里。

（22）客于膀胱，则梦游行：马莳注："邪气客于膀胱则梦出游行，以膀胱经遍行头项背腰胻足也。"

（23）容于大肠，则梦田野：马莳注："以大肠为传道之官，其曲折广大似田野也。"

（24）客于小肠，则梦聚邑（yì）冲衢（qú）：邑，城市。冲衢，交通要道。马莳注："邪气客于小肠则梦会聚之邑居，或冲要之道衢，以小肠为受盛之官，其物之聚似邑衢也。"

（25）客于胆，则梦斗讼（song）自刳（kū）：斗，争斗。讼，诉讼、争论。刳，剖开。自刳，自己剖腹。张介宾注："胆主决断，其气刚也。"

（26）客于阴器，则梦接内：接内，指性交。张志聪注："客于阴器，则梦接内，精气泄也。"

（27）客于项，则梦斩首：马莳注："以项为邪所伤也。"

（28）客于胫，则梦行走而不能前，及居深地窌（jiào）苑（yuàn）中：窌，深。苑，古代饲禽兽或植林木的地方。窌苑，指幽深的园林。居深地窌苑中，形容困陷于泥沼或丛林中走不出来。马莳注："以胫为邪所伤，行走不能也。"

（29）客于股肱，则梦礼节拜跪：礼节拜跪，指行跪拜之礼。跪拜必动股肱，故邪在股肱而梦见之。

（30）客于胞（pāo）䏩（zhí），则梦溲便：胞，通"脬"，此处指膀胱下方的贮尿器官。䏩，直肠。张志聪注："客于胞，则梦泄前溺，客于䏩肠，则梦后便。"

【概要】

本篇论述了因病致梦的机理和虚实梦证的诊法及治疗。

1. 因病致梦的机理

"淫邪泮衍"于藏府，是因病而致梦的基本病机。干扰身心活动的各种"正邪"在体内"泮衍"而无定处，随营卫一起周流内外，若"与魂魄飞扬"，导致五藏所舍之"神"淫乱而不内藏，从而"使人卧不得安而喜梦"。由于邪气淫乱的部位有表里藏府之别，其梦境亦有内外虚实之异。

2. 实证梦境的诊法及针刺法

"十二盛"，即原文列举十二种实证梦境。其中阴盛、阳盛、阴阳俱盛、上盛、下盛、甚饥、甚饱等导致的七种梦境，是与阴阳的水火寒热、上下升降和虚补实泻等理论相吻合的，而五藏气盛的梦境则与该藏所主的神志和其他功能密切相关。针治"十二盛"的法则是"至而泻之"。

3. 虚证梦境的诊法及针刺法

"十五不足"，即原文列举的十五种虚证梦境。其中"厥气"客于五藏的梦境，主要与该藏的五行属性有关，客于五府及阴器、项、胫、股肱、胞䐈等的梦境则与该府或器官及部位的主要功能或活动特点有一定的联系。针刺"十五不足"的法则是"至而补之"。

【按语】

关于"正邪"，《素问·八正神明论》："虚邪者，八正之虚邪气也；正邪者，身形若用力，汗出腠理开，逢虚风，其中人也微，故莫知其情，莫见其形。"《灵枢·邪气藏府病形》："虚邪之中身也，洒淅动形。正邪之中人也微，先见于色，不知于身，若有若无，若亡若存，有形无形，莫知其情。"《难经·五十难》："自病者为正邪。"丁德用注："无他邪相乘，则为正邪。"即自伤本藏之气为"正邪"。可见，"正邪"这一个概念具有以下特点：包括外感、内生多种致病因素，伤害人体比较轻微，常无明显的证候。张介宾的注释切近经旨，故引用之。

杨上善说："凡梦有三种：人有吉凶，先见于梦，此为征梦也；思想情深，因之见梦，此为想梦也；因其所病，见之于梦，此为病梦也……因伤致梦，即以梦为诊也，此为梦诊。"本篇即为讨论病梦和梦诊的专篇。人体的梦境与人的生理心理、病理状态和体外环境密切相关，这是不可否认的客观事实。本篇根据大量临床资料，运用中医基础理论对多种梦境进行分析归纳，试图探索病人的梦境与病因病性病位的内在联系，这对临床上诊治疾病，无疑具有一定的参考价值和启发作用。由于形成梦境的原因十分复杂，而且梦并非均为病理反映，因此，临床把询问梦境作为诊断的参考内容是必要的，但是不可仅根据梦境这一个方面就对该病做出诊断。

《内经》对梦诊的记载除本篇外，还见于《素问》的《脉要精微论》和《方盛衰论》的有关段落，可互参之。

六、色脉症合诊

[228]《素问·阴阳应象大论第五》　善诊者(1)，察色按脉，先别阴阳。(2)审清浊，而知部分；(3)视喘息，听音声，而知所苦；(4)观权衡规矩，而知病所主①；(5)按尺寸，观浮沉滑涩，而知病所生。(6)以治②无过，以诊则不失矣。(7)

【校勘】

①主：《太素》卷三首篇作"在"，可据改。

②治：此后应据《甲乙经》卷六第七补"则"字。

【注释】

(1) 善诊者：马莳注："诊之为义，所该者广，凡望闻问切等法，皆可以言诊也。"善诊者，指诊病水平高的医生。

(2) 察色按脉，先别阴阳：色、脉为证候的代辞。姚止庵注："人之病也，或偏于阴，或偏于阳，或阳实或阴实，或阳虚或阴虚，或阴盛而阳虚，或阳盛而阴虚，病之变化不可胜数，故其大要在先别阴阳。"

(3) 审清浊，而知部分：审清浊，指审察面色的明润光泽或晦暗枯夭。知部分，指通过审察清浊之色在颜面的分布，以测知病变所属的藏府。张志聪注："夫色有清明、有浊暗。五色之见于面也，各有部分。审清浊则知病之从来，知部分则知病之所在。"

(4) 视喘息，听音声，而知所苦：喘息，此指呼吸。音声，既指呕、哕、噫、肠鸣等病音，也指病人说话的声音。所苦，指患者病痛之处。张琦注："候呼吸以知气，听病声以候藏，肝为呼、心为噫、肺为哭、脾为歌、肾为呻。"

(5) 观权衡规矩，而知病所主：《素问·脉要精微论》："四变之动，脉与之上下。以春应中规，夏应中矩，秋应中衡，冬应中权。"知四时脉象之常，可察其脉象之变，从而推断出病变所在的部位。

(6) 按尺寸，观浮沉滑涩，而知病所在：丹波元简注："谓按尺肤而观滑涩，按寸口而视浮沉也。"浮沉、滑涩，乃切脉、诊尺的举例而已。所生，指疾病产生的原因。本段"所苦""所在""所生"为互辞，俱指病机而言。

（7）以治则无过，以诊则不失矣：过、失同义，俱为差错的意思。张琦注："合数端以诊治，则无过而失者。"杨上善注："此以诊候知病源已，然后命诸针艾汤药等法疗诸病者，必有祛疾服灵之福，定无夭年损伤之罪，以其善诊则无失也。"

【概要】

本段指出了别阴阳在诊法中的地位，举例论述了诊法的范围、意义及诸诊法相结合的重要性。

1. 别阴阳是诊法的纲领

阴阳失调是患病的基本病机，疾病的各种证候都与阴阳盛衰有关，因此一个高明的医生在"察色按脉"以诊病时，必须首先辨明病证的阴阳属性，才算抓住了疾病的本质和诊治的纲领。

2. 诊法的基本范围及其意义

"审清浊"为望诊；"视喘息，听音声"既属闻诊，又兼望诊、问诊；"观权衡规矩""按尺寸，观浮沉滑涩"则是切诊，其中又包括脉诊和尺肤诊两部分。所谓"知部分""知所苦""知病所在""知病所生"，则指出望、闻、问、切的目的，在于对所收集到的一切病情资料进行全面的辨别分析、归纳综合，从而推断出疾病的病机。

3. 各种诊法配合运用的重要性

原文在举例介绍了各种诊法后，以"以治则无过，以诊则不失矣"为结语，说明只有上述各种诊法全面运用、相互配合，才能做出正确的诊断，从而使治疗不发生差错。

[229]《素问·刺志论第五十三》 黄帝问曰：愿闻虚实之要(1)。岐伯对曰：气实形实，气虚形虚，此其常也，(2)反此者病。(3)谷盛气盛，谷虚气虚，(4)此其常也，反此者病。脉实血实，脉虚血虚，(5)此其常也，反此者病。帝曰：如何而反？岐伯曰：气虚身热①，此谓反也；(6)谷入多而气少，此谓反

也；⁽⁷⁾谷不入而气多，此谓反也；⁽⁸⁾脉盛血少，此谓反也；⁽⁹⁾脉少^②血多，此谓反也；⁽¹⁰⁾气盛身寒，得之伤寒；⁽¹¹⁾气虚身热^①，得之伤暑；⁽¹²⁾谷入多而气少者，得之有所脱血，湿居下也；⁽¹³⁾谷入少而气多者，邪在胃，及与肺。⁽¹⁴⁾脉小血多者，饮中热也；⁽¹⁵⁾脉大血少者，脉有风气，水浆不入，⁽¹⁶⁾此之谓也。

夫实者，气入也；虚者，气出也。⁽¹⁷⁾气实者，热也；气虚者，寒也。⁽¹⁸⁾入实者，左手开针空也；⁽¹⁹⁾入虚者，左手闭针空也。⁽²⁰⁾

【校勘】

①气虚身热：此前《甲乙经》卷四第一下有"气盛身寒"四字，可据补，方与后"气盛身寒，得之伤寒"相呼应。

②脉少：当改作"脉小"，文理方顺，且与后"脉小血多者，饮中热也"句合。

【注释】

（1）虚实之要：马莳注："此言虚实之要，凡气与形，谷与气，脉与血相称者为常，而相反者为病也。"

（2）气实形实，气虚形虚，此其常也：张介宾注："形立于外，气充于内，形气相合，是谓和平。故气实者形实，气虚者形虚，此禀赋之常也。"气，指神气，诸如精神、眼神、动作、呼吸、语言、面色、脉象等都可观察神气的盛衰。形，即人体的外形，诸如体型高矮、肥瘦、畸形、肌肤的壮羸、寒温、枯润之类。

（3）反此者病：王冰注："反谓不相合应，失常平之候也。形气相反，故病生。"吴昆注："反，气与形虚实相反也。"

（4）谷盛气盛，谷虚气虚：谷盛、谷虚，指食量的大小，即原文"谷入多""谷入少"之谓。张介宾注："人受气于谷，谷入于胃以传于肺，五藏六府皆以受气，此气生于谷也，是谓谷气。故谷气盛衰，候当相应，不应则为病矣。"

（5）脉实血实，脉虚血虚：脉，指脉象。血，指血气。其盛衰还可从面色、尺肤、络脉的形态等察知。王冰注："脉者，血之府，故虚实同焉。"

（6）气盛身寒，气虚身热，此谓反也：张琦注："此举寒热之一端，以申形气虚实相反之义。气盛当热，气虚当寒，今复不然，故曰反也。"反，还有病逆之意。

（7）谷入多而气少，此谓反也：高世栻注："谷盛则气盛，若谷入多而气少，则谷盛气虚，此谓反也。"

（8）谷不入而气多，此谓反也：高世栻注："谷虚则气虚，故谷不入而气多，则谷虚气盛，此谓反也。"

（9）脉盛血少，此谓反也：脉盛，即脉象实。血少，即血虚。高世栻注："脉实则血实，若脉盛血少，则脉实血虚，此谓反也。"

（10）脉小血多，此谓反也：脉小，即脉象虚。血多，即血实。高世栻注："脉虚则血虚，若脉小血多，则脉虚血实，此谓反也。"

（11）气盛身寒，得之伤寒：张志聪注："此申明形气虚实之相反者，为邪气之所伤也。"姚止庵注："寒则收引而无汗，气闭于内，故气盛身寒。"

（12）气虚身热，得之伤暑：姚止庵注："暑则多汗而气泄，火气外达，故气虚而身热。"

（13）得之有所脱血，湿居下也：脱血、大失血。高世栻注："夫谷入多而气反少者，其内则得之有所脱血，或湿邪居下之病。脱血、湿居下，故气少；病不在上，故谷入多。"血失则气亦耗，湿为阴邪，必伤阳气，故见气少之证。

（14）邪在胃，及与肺也：吴昆注："邪在胃，则不能食，故谷入少；邪在肺，则息不利，故令气多。"

（15）脉小血多者，饮中热也：饮中热，谓饮酒过多而生内热。高世栻注："夫脉小血反多者，其内必饮酒中热之病。酒行络脉，故血多；行于外而虚于内，故脉小。""血多"当指络脉浮盛而肤色潮红之象。

（16）脉有风气，水浆不入：张志聪注："风气乘于脉中，故脉大；水浆不入，则血无所资生，故血少也。"

（17）夫实者，气入也；虚者，气出也：吴昆注："言实者，是邪气入而实，虚者是正气出而虚。"

（18）气实者，热也；气虚者，寒也：张介宾注："气为阳，气实则阳实，故热。气虚则阳虚，故寒。"气实者，邪盛正未虚，正邪相搏则热。气虚者，正气已亏，无力抗邪，故寒。

（19）入实者，左手开针空也：入实，指针刺实证。空，通"孔"。王冰注："言用针之补泻也。右手持针，左手捻穴（即陷穴），故实者左手开针空以泻之。"

（20）入虚者，左手闭针空也：入虚，指针刺虚证。王冰注："虚者，左手闭针空以补之也。"

【概要】

本段从气与形，谷与气、脉与血的虚实对应关系，论述了证候之间的对比诊法，并简述了虚实的含义及其刺法。

1. 证候虚实的对比诊法及其举例

（1）气与形：人的神气和外形相应、相称为常，当无病或病较轻；气形相反为变，当易病或病较重。例如，伤暑所致的"气虚身热"为气虚形盛，伤寒所致以"气盛身寒"为气盛形虚，皆属气形相反而病情重。

（2）谷与气：人的饮食状况与神气相应相称为常，当无病或病较轻；否则，为已病或病较重。例如，进食多而神气反衰惫，可能患"脱血，湿居下"等复杂重病；进食少而神气反旺盛，可能是邪气壅阻肺胃的重证。

（3）脉与血：脉象是血气盛衰常交的反映，脉血相应相称为常，当不病或病较轻；否则，为已病或病较重。例如，脉细小而血气反浮盛于外，可能是饮酒生内热而经虚络盛所致；脉盛大而血气反现不足的证候，可能是风邪充斥经脉而饮食不进的复杂重证。

2. 病证虚实的含义、特征及刺法

（1）病证虚实的含义和特征：实，指邪气侵入而正气尚未衰的病证。虚，指正气耗泄严重、已无力抗邪的病证。实证一般多呈热象，虚证一般多呈寒象。

（2）虚实证的刺法：原文简介了虚实病证的开合补泻针刺法。左手开针孔，为刺实证的泻法；左手闭针孔，为刺虚证的补法。

【按语】

临床辨证的时候，除了要全面收集病情资料，望闻问切结合施用外，还应对了解到的证候进行分析、比较。一般来说，各证候所反映的病机一致，则说明病情单纯而易治，如果各证候所反映的病机不同，甚至相反；则说明病情复杂，多为邪盛正虚或产生假象的严重病变。此时必须详审细察，谨慎施治，不可大意。

［230］《素问·疏五过论篇第七十七》 圣人⁽¹⁾之治病也，必知天地阴阳，四时经纪，⁽²⁾五藏六府，雌雄表里，⁽³⁾刺灸砭石，毒药所主，⁽⁴⁾从容人事，以明经道，⁽⁵⁾贵贱贫富，各异品理，⁽⁶⁾问年少长，勇怯之理，⁽⁷⁾审于分部，知病本始，⁽⁸⁾八正九候⁽⁹⁾，诊必副矣。⁽¹⁰⁾

【注释】

（1）圣人：此指精通医道之人。

（2）天地阴阳，四时经纪：吴昆注："四时不变其常为经，四时各专其令为纪。"张介宾注："阴阳气候之变，人身应之以为消长，此天道之不可不知也。"

（3）五藏六府，雌雄表里：吴昆注："六阴为雌，六阳为雄，阳脉行表，阴脉行里。"

（4）刺灸砭石，毒药所主：张介宾注："刺灸石药，各有所宜。"此句言医生应掌握刺、灸、砭石、药物等各种治疗手段的性能和运用范围。

（5）从（cōng）容人事，以明经道：从容，指举止行动。人事，指人情事理。吴昆注："经道，常道也。"此句言医生要明了各种人的言行、情感及社会关系的一般事理。

（6）贵贱贫富，各异品理：品，品类。本句是说不同政治地位、经济条件的病人，其体质、发病等的种类、机理存在着差异。

（7）问年少长（zhǎng），勇怯之理：少，年龄小；长，年龄大。勇怯，指人刚强或柔弱的个性。

（8）审于分部，知病本始：分部，指颜面、尺肤等人体部位的藏府肢节定位诊法。本始，此指病因病机。张介宾注："能察形色于分部，则病之本始可知。"

（9）八正九候：张志聪注："候四时八正之气，明三部九候之理。"意为结合不同时令的气候特点，分析三部九候脉象的主病。

（10）诊必副矣：副，相称，符合。诊必副，即诊断必然正确。张介宾注："而此节一言天道，一言藏象，一言人事，一言脉色，即四德也。明此四者，医道全矣，诚缺一不可也。"

【概要】

本段归纳了诊法的基本内容，强调全面诊察、综合运用的重要性。

1. 诊法的基本内容

原文把诊法的内容归纳为四个方面："必知天地阴阳，四时经纪"，即掌握自然环境的变化规律及其对人体的影响，此其一也；"五藏六府，雌雄表里，刺灸砭石，毒药所主"，即掌握藏象经络、治则治法等基础理论，并以之分析证候，探求病机，确定治疗，此其二也；"从容人事，以明经道，贵贱贫富，各异品理，问年少长，勇怯之理"，即了解患者的言行举止、年龄个性、社会地位，生活条件等人情事理，此其三也；"审于分部，知病本始，八正九候"，即通过观察病色的分部，体会九候的脉象，再结合天时气候对病情加以分析综合，此其四也。

2. 全面诊察，综合运用的重要性

原文以"圣人之治病也"开始，以"诊必副矣"结尾，说明本段所述内容都是诊法要点，是正确诊治疾病的基本条件，因此，一个高明医生必须全面掌握、综合运用。

七、决死生

[231]《素问·三部九候论第二十》　帝曰：决死生[1]奈何？岐伯曰：形盛脉细，少气不足以息者危；[2]形瘦脉大，胸中多气者死。[3]形气相得者生，[4]参伍不调者病。[5]三部九候皆相失者死。[6]上下左右之脉相应如参舂者，病甚；[7]上下左右

相失，不可数者死。⁽⁸⁾中部之候虽独调，与众藏相失者，死。⁽⁹⁾中部之候相减者死。⁽¹⁰⁾目内陷者死。⁽¹¹⁾

……

帝曰：冬阴夏阳奈何？⁽¹²⁾岐伯曰：九候之脉皆沉细悬绝者，为阴主冬，故以夜半死；⁽¹³⁾盛躁喘数者，为阳主夏，故以日中死。⁽¹⁴⁾是故寒热病者，以平旦死。⁽¹⁵⁾热中及热病者，以日中死。⁽¹⁶⁾病风者，以日夕死。⁽¹⁷⁾病水者，以夜半死。⁽¹⁸⁾其脉乍疏乍数者、乍迟乍疾者，日^①乘四季死。⁽¹⁹⁾形肉已脱，九候虽调，犹死。⁽²⁰⁾七诊虽见，九候皆从者，不死。⁽²¹⁾所言不死者，风气之病及经月之病，似七诊之病而非也，⁽²²⁾故言不死。若有七诊之病，其脉候亦败者死矣，必发哕噫。⁽²³⁾必审问其所始病，与今之所方病，而后各^②切循其脉，视其经络浮沉，以上下逆从循之。⁽²⁴⁾其脉疾者不^③病，其脉迟者病，⁽²⁵⁾脉不往来者死，⁽²⁶⁾皮肤着者死。⁽²⁷⁾

【校勘】

①日：此前《甲乙经》卷四第三及《太素》卷十四首篇等并有"以"字，可据朴。

②各：应据《甲乙经》卷四第三及《太素》卷十四首篇删。

③不："脉疾"与"脉迟"相对，俱属病脉，且本段前文中亦谓"其应疾，中手浑浑然者病，中手徐徐然者病"。故此"不"字疑衍，当删。

【注释】

（1）决死生：张介宾："谓因其形证脉息而欲预知其死生。"

（2）形盛脉细，少气不足以息者危：张介宾注："形盛脉细而少气不足以息者，外有余而中不足，枝叶盛而根本虚也，故危亡近矣。"

（3）形瘦脉大，胸中多气者死：胸中多气，指喘促胀满之证。姚止庵注："若夫肌肉既脱而脉反浮大，为真原枯竭。胸中多气，为元气脱根。此等脉证，久病之见之，死不旋踵矣。"

（4）形气相得者生：相得，即相合。吴昆注："形，阴也。气，阳也。形气相得，是阴阳相停无所偏胜克贼，故生。"

（5）参伍不调者病：张琦注："参伍，谓以三部九候互相比较。"张志聪注："即独大独小独疾独徐之意。此总言其不调者病。"

（6）三部九候皆相失者死：张志聪注："皆相失者，非止于参伍不调矣。此藏府阴阳之气皆病，故死。"

（7）上下左右之脉相应如参舂（chōng）者，病甚：参，参互错杂。舂，用杵臼捣去谷物的皮壳。黄元御注："上下左右之脉相应如参舂者，如数人并舂，杵声参举，参差不齐，九候杂乱，是以病甚，亦即相失之渐也。"

（8）上下左右相失，不可数（shǔ）者死：杨上善注："上下左右脉动各无次弟，数动脉不可得者，脉乱故死。"

（9）中部之候虽独调，与众藏相失者，死：杨上善注："肺、心、胸中以为中部，诊手太阴、手阳明、手少阴呼吸三脉调和，与上下部诸藏之脉不相得者为死。"黄元御注："神气无依，亦难久驻也。"

（10）中部之候相减者死：张琦注："减，衰少也。三部之候宜平调和，有相失者，则神藏败绝之象，故多死。"

（11）目内陷者死：姚止痷注："内陷谓眼珠深窅。五藏之精上会于目，内陷则真精枯竭，故死。"

（12）冬阴夏阳奈何：杨上善注："九候之脉并沉细绝微，为阴也，然极于冬分，故曰冬阴；九候之脉盛躁喘数，故为阳也，极于夏分，故曰夏阳。请陈其理也。"

（13）九候之脉皆沉细悬绝者，为阴主冬，故以夜半死：杨上善注："深按得之曰沉，动犹引线曰细，来如断绳故曰悬绝。九候之脉皆如此者，阴气胜，阳气外绝，阴气独行，有里无表。死之于冬，阴极时也；夜半死者，阴极时也。"

（14）盛躁喘数者，为阳主夏，故以日中死：杨上善注："其气洪大曰盛，去来动疾曰躁，因喘数而疾，故曰喘数。九候皆如此者，皆阳气盛，阴气内绝，阳气独行，有表无里。死之于夏，阳极时也；日中死者，阳极时也。"以阴遇阴，以阳遇阳，各助其邪，故咸死也。

（15）寒热病者，以平旦死：吴昆注："平旦之际，昏明始判之时，阴阳交会之期也，故寒热交作之病以斯时死。"

（16）热中及热病者，以日中死：热中，内热病。热病，泛指伤寒之类的外感热病。杨上善注："肺中热，伤寒热病，皆是阳病，故死于日中阳极时也。"

（17）病风者，以日夕死：高世栻注："病风者，犹金肃杀之气，病于肺也。日夕乃申酉之时，肺金主气。肺藏病，故以日夕死。"

（18）病水者，以夜半死：杨上善注："水病，阴病也，夜半子时，阴极死也。"

（19）其脉乍疏乍数，乍迟乍疾者，以日乘四季死：高世栻注："脾藏属土，灌溉四旁，若其脉乍疏乍数，乍迟乍疾，乃中土内虚不能四布，故以一日所乘之四季死。辰戌丑未，寄旺于平旦、日中、日夕、夜半也。"脾邪得土之旺时之助，邪极正竭而死。

（20）形肉已脱，九候虽调，犹死：张介宾注："脾主肌肉，为五藏之本。未有脾气脱而能生者，故九候虽调犹死。"姚止庵注："人之所以为人者，内而精神，外而形肉而已。形肉消脱，则精神亦且涣散而无依，当此之时，九候岂有尚调之理，经特甚言之耳。"二注宜合观之。

（21）七诊虽见，九候皆从者，不死：七诊，即本篇前文所述"察九候独小者病，独大者病，独疾者病，独迟者病，独热者病，独寒者病，独陷下者病"等七种病候，属于"参伍不调者病"的范畴。张介宾注："从，顺也。谓脉顺四时之令及得诸经之体者，虽有独大独小等脉，不至死也。"此句是说，虽然九候中某一候出现病脉，但从总体来看，九候仍现"脉从四时""脉有胃气"之象，因此虽病而不至于死。

（22）风气之病及经月之病，似七诊之病而非也：经月之病，即月经之病。张介宾注："风者，阳病也。故偶感于风，则阳病之脉或大或疾。经月，常期也。故近值去血，则阴分之脉或小或迟，或为陷下。此皆似七诊之脉而实非也，皆不可以言死。然则非外感及经月之病而得七诊之脉者，非吉兆也。"

（23）若有七诊之病，其脉候亦败者死矣，必发哕噫：脉候亦败，指"脉逆四时""脉无胃气"。哕噫，偏义复词，取"哕"之意，指呃逆。张志聪注："此复申明七诊之病以脉候为凭，盖脉者病气之见。胃不输精，故胃败而其脉亦败者，病气而脉亦从之俱病也。脉病则其胃败者，其声哕，胃气逆而上也。"《素问·宝命全形论》："病深者，其声哕。"

（24）以上下逆从循之：上下，指上、中、下三部九候的脉位。逆，手指迎着脉来的方向；从，手指顺着脉去的方向。循之，循按其经脉。

（25）其脉疾者病，其脉迟者病：脉疾为热，脉迟为寒，故皆为病脉。

（26）脉不往来者死：脉不往来，指脉绝不至。高世栻注："脉不往来，气血内绝，故死。"

（27）皮肤着（zhuó）者死：着，附着。吴昆注："干枯而皮肤着于骨也，是血液尽亡，营卫不充，故死。"

【概要】

本段介绍了通过三部九候诊脉法和脉证相参，以推断病情轻重死生的法则、例证及死期。

1. 脉证相参以"决死生"的法则和例证

（1）形气相得者生，形气相失者死：例如"形盛脉细，少气不足以息者危。形瘦脉大，胸中多气者死""形肉已脱，九候虽调，犹死"等。

（2）三部九候调者生，参伍不调者病，皆相失者死：例如："上下左右之脉相应如参春者病甚；上下左右相失不可数者死。中部之候虽独调，与众藏相失者死。中部之候相减者死。"

（3）九候不一，以脉象逆顺和病证轻重为凭：原文以"七诊"为例，指出"七诊虽见，九候皆从者不死""若有七诊之病，其脉候亦败者死矣，必发哕噫"，说明虽有某候脉独大之类的"七诊"之病，若脉有胃气而从四时，则病有转机而不死；若脉无胃气或逆四时，则病危主死，"必发哕噫"。另外，外感风邪或患月经病等，也可出现类似九候不一的"七诊"脉象，但其病较轻浅，"故言不死"。

（4）某些特定证候主死：例如，"目内陷者死""脉不往来者死"

"皮肤着者死"。

2. 预测死期的方法

原文把证的寒热盛衰和时辰的阴阳消长结合起来预测，原则是：阳证得阳长之时而病重主死，阴证得阴长之时而病重主死。例如，"热中及热病者，以日中死""病水者，以夜半死"等。

【按语】

本段"七诊"的含义，杨上善以"九候之脉皆沉细悬绝""盛躁喘数""寒热病""热中及热病""病风""病水"及"形肉已脱"七者为释，张志聪注同此，仅最后一项以"土绝于四季"代之。考本段"七诊"乃一般证候，并谓"九候皆从者不死""其脉候亦败者死矣"。杨、张把一些危脉危证列入"七诊"，显然与经旨相失。王冰等以九候之"独小""独大""独疾""独迟""独热""独寒""独陷下"作为本篇的"七诊之病"，既能通过这"七诊"去推断病之所在，又可说明九候不一则病，从而突出了九候相应的重要意义，因此于义为长。

本段预测死期之法，似与《素问·玉机真藏论》"五藏受气于其所生，传之于其所胜，气舍于其所生，死于其所不胜"和《素问·藏气法时论》"夫邪气之客于身也，以胜相加，至其所生而愈，至其所不胜而甚，至于所生而持，自得其位而起"等观点相左，其实不然。本篇主要是论病证的阴阳性质与时辰的阴阳消长的关系，阳时助阳邪，阴时助阴邪，故死；而彼二篇旨在论述病邪的传变，《玉机真藏论》论邪气在五藏间传变时原发藏与受传藏的生克乘侮关系，《藏气法时论》则以受病的某一藏府的五行属性与所处时辰的五行属性之间的生克乘侮关系定其转归，所以这三种观点是并行不悖的。

[232] 《灵枢·玉版第六十》　黄帝曰：诸病皆有逆顺[1]，可得闻乎？岐伯曰：腹胀，身热，脉大①，是一逆也；[2]腹鸣而满，四肢清，泄，其脉大，是二逆也；[3]衄血不止，脉大，是三逆也；[4]咳且溲血，脱形，其脉小劲，是四逆也；[5]咳，脱形，身热，脉小以疾，是谓②五逆也。[6]如是者，

不过十五日而死矣。⁽⁷⁾

其腹大、胀，四末清，脱形，泄甚，⁽⁸⁾是一逆也；腹胀，便血，其脉大，时绝，⁽⁹⁾是二逆也；咳，溲血，形肉脱，脉搏，⁽¹⁰⁾是三逆也；呕血，胸满引背，脉小而疾，⁽¹¹⁾是四逆也；咳，呕，腹胀且飧泄，其脉绝，⁽¹²⁾是五逆也。如是者，不及一时而死矣。⁽¹³⁾

【校勘】

①大：《甲乙经》卷四第一下校语谓"一作'小'"按腹胀，身热，脉大为顺，则不当为"逆"，故应据改作"小"。

②谓：应据《甲乙经》卷四第一下删。

【注释】

（1）逆顺：逆，指病情重而预后差。顺，指病情轻而预后好。

（2）腹胀，身热，脉小，是一逆也：腹胀为里邪实，身热为阳偏盛，脉当洪大滑数，今脉小属阴寒，乃脉证相反，故病为逆。

（3）腹鸣而满，四肢清，泄，其脉大，是二逆也：马莳注："腹鸣而满，四支清冷，后又下泄，阴证也，而其脉又大，是阴证得阳脉也，非二逆而何？"

（4）衄而不止，脉大，是三逆也：鼻衄不止，则阴血大亏，脉当细小，今脉反大，是阴虚阳亢，邪实正虚，故病为逆。

（5）咳且溲血，脱形，其脉小劲，是四逆也：脱形，指形肉大脱，羸瘦已极。脉劲，指脉象强硬而不柔和。马莳注："在上为咳，在下溲血，又且脱形，正气已衰也，而其脉之小者带劲，是邪犹未衰，非四逆而何？"

（6）咳，脱形，身热，脉小以疾，是五逆也：张介宾注："脱形身热，其阴已亏，而火犹不清也，其脉细小疾数，正邪盛正衰之候，是为五逆。"

（7）不过十五日而死矣：李中梓注："十五日交一节，言不能逾节也。"张介宾注："一节之更，时移气易，客强主弱，则不能胜，故不过十五日而死。"

（8）其腹大、胀，四末清，脱形，泄甚：张介宾注："此下言五逆之急证也。腹大胀者，最忌中虚，若见四肢清冷而脱形泄甚者，脾元败而阳气去也。"

（9）腹胀，便血，其脉大，时绝：时绝，指脉动时见歇止。腹胀、脉大为邪气盛，便血、脉时绝为血已去而气将脱。

（10）咳，溲血，形肉脱，脉搏：咳血又尿血，为血气大伤，形肉脱为脾胃已败，脉象搏击坚劲，乃真藏脉现，属邪胜正衰。

（11）呕血，胸满引背，脉小而疾：呕血为热邪伤阴，胸满引背为心肺气败，脉小而疾为正衰而火盛，总为气血俱败而邪热犹炽之证。

（12）咳，呕，腹胀且飧泄，其脉绝：张介宾注："上为咳呕，中为胀满，下为飧泄，三焦俱病，而脉至于绝者，有邪无正也。"

（13）不及一时而死矣：张介宾注："不及一时，谓不能周一日之时也。"黄元御注："此之五逆较上之五逆更剧，是死在顷刻之间者也。"

【概要】

本段从脉证合参的角度，举例论述了一些严重病证的预后，综合原文列举的前后"五逆"，可以归纳出判断病逆的重点是：

1. 脉证相失：例如："腹胀，身热，脉小""咳且溲血，脱形，其脉小劲"等。

2. 正已衰而邪犹盛，正不胜邪：例如："衄血不止，脉大""咳，脱形，身热，脉小以疾""呕血，胸满引背，脉小以疾"等。

3. 虚实错杂，治疗掣肘：例如"腹鸣而满，四肢清，泄，其脉大""其腹大、胀，四末清，脱形，泄甚"等。

4. 凡兼见大失血，脱形，脉绝等危候者：例如："咳溲血，形肉脱，脉搏""腹胀，便血，其脉大，时绝""咳，呕，腹胀且飧泄，其脉绝"等。

本段原文提及的死期，意在指出由于"五逆"证候的轻重缓急不同，其变化致死的时间亦有长短之别。

[233]《素问·玉机真藏论篇第十九》　凡治病，察其形

气色泽⁽¹⁾，脉之盛衰，病之新故⁽²⁾，乃治之，无后其时。⁽³⁾形气相得，谓之可治；⁽⁴⁾色泽以浮，谓之易已；⁽⁵⁾脉从四时，谓之可治；⁽⁶⁾脉弱以滑，是有胃气，⁽⁷⁾命曰易治。取之以时。⁽⁸⁾形气相失，谓之难治，⁽⁹⁾色夭不泽，谓之难已；⁽¹⁰⁾脉实以坚，谓之益甚；⁽¹¹⁾脉逆四时，为不可治。^{①(12)}必察四难而明告之。⁽¹³⁾所谓逆四时者，春得肺脉，夏得肾脉，秋得心脉，冬得脾脉，其至皆悬绝沉濇者，⁽¹⁴⁾命曰逆。

……

黄帝曰：余闻虚实以决死生，愿闻其情。岐伯曰：五实死，五虚死。⁽¹⁵⁾帝曰：愿闻五实五虚。岐伯曰：脉盛，皮热，腹胀，前后不通，闷瞀，⁽¹⁶⁾此谓五实。脉细，皮寒，气少，泄利前后，饮食不入，⁽¹⁷⁾此谓五虚。帝曰：其时有生者，⁽¹⁸⁾何也？岐伯曰：浆粥入胃，泄注止，则虚者活；⁽¹⁹⁾身汗，得后利，则实者活。⁽²⁰⁾此其候也。

【校勘】

①为不可治：《甲乙经》卷四第一下及《太素》卷十四四时脉诊并作"谓之不治"，可据改，与前几句句法相合。

【注释】

（1）形气色泽：形，指形体。气，指神气。色泽，指面目、皮肤、络脉等的颜色、光泽等。

（2）病之新故：指患病的始末经过及病程长短等情况。

（3）乃治之，无后其时：张介宾注："得病情，便当速治，若后其时，病必日深，此切戒之词也。"即抓紧时机，早期治疗的意思。

（4）形气相得，谓之可治：王冰注："气盛形盛，气虚形虚，是相得也。"

（5）色泽以浮，谓之易已：张介宾注："泽，润也。浮，明也。颜色明润者，病必易已也。"色泽明润，乃气血充沛、病邪轻浅之象，故易愈。

（6）脉从四时，谓之可治：吴昆注："从，顺也。脉来春弦夏钩秋毛冬石，从四时也。是五藏通于天气，生之徒也。"

（7）脉弱以滑，是有胃气：此"弱以滑"与后文"实以坚"相对，当指柔和、徐缓、流利的脉象。杨上善注："四时之脉皆柔弱滑者，谓之胃气。"张介宾注《素问·平人气象论》："大都脉代时宜，无太过无不及，自有一种雍容和缓之状者，便是胃气之脉。"

（8）取之以时：言对上述易治之病要及时治疗。高世栻注："治之无后其时，故曰取之以时。"

（9）形气相失，谓之难治：王冰注："形盛气虚，气盛形虚，皆相失也。"本篇前文"大骨枯槁，大肉陷下，胸中气满，喘息不便，其气动形，期六月死"便是其例。

（10）色夭不泽，谓之难已：王冰注："夭谓不明而恶，不泽谓枯燥也。"吴昆注："既失其色，又不润泽，是气血皆坏，充养之难也，故难已。"

（11）脉实以坚，谓之益甚：姚止庵注："实坚者，强硬而无柔和之气也。"吴昆注："脉实以坚，真藏之类也，殊失冲和，是病益甚。"

（12）脉逆四时，谓之不治：吴昆注："阴阳四时者，万物之根本也，逆之则灾害生，故不可治。"脉逆四时，乃病邪于藏，藏气不能与时气相应所致。

（13）必察四难而明告之：张介宾注："形气色脉，如上四节之难治者，谓之四难。必察其详而明告病家，欲其预知吉凶，庶无后怨。"亦寓使病家警觉，积极配合治疗之意。

（14）春得肺脉，夏得肾脉，秋得心脉，冬得脾脉，其至皆悬绝沉濇：杨上善注："四对皆得胜来克已之脉，已脉悬绝沉濇，失四时和脉。"悬绝，指脉来微弱异常以至于中止。悬绝沉涩，为虚极而无根无神的脉象。张介宾注："加之悬绝沉涩，则阴阳偏绝，无复充和之胃气矣，是逆四时之脉也。"

（15）五实死，五虚死：高世栻注："五实，五藏之邪气实也。五虚，五藏之正气虚也。病干藏气，虚实皆能死也。"马莳注："然必五实、五虚各备，方可曰死；而虚实只见一证，未可以轻决也。"

（16）脉盛，皮热，腹胀，前后不通，闷瞀（mào）：前后不通，指二便闭结。闷瞀，烦闷昏乱。张介宾注："实者，邪气盛实也。脉盛者，心所主也。皮热者，肺所主也。腹胀者，脾所主也。前后不通，肾开窍于二阴也。闷瞀者，肝脉贯膈，气逆于中也。"

（17）脉细，皮寒，气少，泄利前后，饮食不入：气少，指精疲力竭的表现。泄利前后，即二便失禁。吴昆注："虚，正气虚也。脉细虚，心虚也。皮寒，肺虚也。气少，肝虚也。泄利前后，肾虚也。饮食不入，脾虚也。"

（18）其时有生者：谓患五实或五虚证有时亦见不死而转愈者。

（19）浆粥入胃，泄注止则虚者活：浆粥，指易于消化的流汁饮食。张介宾注："治之者，能使浆粥入胃则脾渐苏，泄注止则肾渐固，根本气回，故虚者活也。"

（20）身汗，得后利，则实者活：后利，指二便通畅。张琦注："得汗则表泄，得后则里和，邪滞一通，升降旋运，故实者活。"

【概要】

本段论述了全面诊察的重要意义、重点内容和虚实证预后的关键。

1. 全面诊察的重要意义

全面诊察，就是要"察其形气色泽，脉之盛衰，病之新故"等，这实际上代表了望、闻、问、切各方面的内容，只有这样，才能正确诊断，并尽早治疗而不致延误病情，这就是"乃治之，无后其时""必察四难而明告之"的道理。

2. 诊法的重点

文以形气色脉为纲，提出诊治疾病的"四易""四难"。

（1）形与气："形气相得，谓之可治""形气相失，谓之难治"。

（2）色泽："色泽以浮，谓之易已""色夭不泽，谓之难已。"

（3）脉之胃气："脉弱以滑，是有胃气，命曰易治""脉实以坚，谓之益甚。"

（4）脉与四时："脉从四时，谓之可治""脉逆四时，谓之不治。"

3. 虚实病证预后的关键

（1）以"五实"和"五虚"作为五藏虚证和实证的代表，论述了

"虚实以决死生"的关键。

（2）实证："身汗，得后利"，即邪有出路气血畅通，"则实者活"。

（3）虚证："浆粥入胃，泄注止"，即脾肾复振，藏府得养，"则虚者活"。

【按语】

本段指出，诊法应以形、气、色，脉为纲，既体现了整体动态观在诊断学中的运用，又说明了察色、按脉在《内经》诸诊法中的突出地位。所谓"四易""四难"，旨在强调察形气、视色泽、审脉象胃气的有无及其与时令的逆顺关系，是临证辨证的重点所在。

所谓"五实死，五虚死"，说明了五藏的虚实在人体病理变化中的主导地位。关于死证"时有生者"的论述，则提示"死"证在一定的条件下是可以转化的，作为一个医生，决不能轻易放弃拯救病人生命的责任。同时，实证以汗、利为着眼点，虚证以进食、泄止为转机，对于临床实践具有重要的指导意义。

第九章 论 治

一、审机求本

[234]《素问·至真要大论第七十四》 谨守病机,各司其属,⁽¹⁾有者求之,无者求之,⁽²⁾盛者责之,虚者责之,⁽³⁾必先五胜,⁽⁴⁾疏其血气,令其调达,而致和平。

【注释】

(1) 谨守病机,各司其属:谨,谨慎。守,遵循。病机,指本段前文"病机十九条"的论述。各,分别。司,审查。属,归属,此处指病证所归属的病因、病位等。全句意为,谨慎地遵循上述病因理论,审查各种病证的归属,即掌握证候与病因、病位、病性等的内在联系。

(2) 有者求之,无者求之:有者,指因运气盛衰变化而病者;无者,指不因运气而病者。求,探求。之,指病证的归属,即病机。此二句意为,无论有无外感邪气,都应全面辨析其病机。

(3) 盛者责之,虚者责之:盛,指实证;虚,指虚证。责,求也。此二句意为,无论实证和虚证,都要弄清其形成的机理。

(4) 必先五胜:王冰注:"五胜,谓五行更胜也。"全句是说必须首先掌握天之五气、人之五藏之间五行更胜的规律。

【概要】

本段指出识别病机是正确施治的依据。

1. 谨守病机的重要意义

病证千变万化,其病机亦错综复杂,"谨守病机,各司其属",说明只有严格遵循《内经》的病机理论，才能正确地分析各种病证、证候与病因、病性、病位的内在联系，做到切实把握病机，并在此基础上，运用阴阳五行之理祛邪扶正，调整气血，从而达到人体各部分的协调平衡，恢复其健康，所以原文说："必先五胜，疏其血气，令其调达，而致和平。"

2. 探求病机的基本法则

证候是疾病的现象，病机是疾病的本质，通过证候去探求病机，是中医诊病的法则。"有者求之，无者求之"，说明无论是否感受外来邪气，都要全面审察病机；"盛者责之，虚者责之"，说明不管是实证还是虚证，都要深入探求其病变机理；"必先五胜"，说明掌握五行相胜的归律，是认识疾病发生、发展和指导诊断治疗的理论依据。

【按语】

"有者求之，无者求之"二句，诸注不一。王冰认为指心、肾二藏水火的有无，马莳则释为病气的真假；张介宾谓"有者言其实，无者言其虚，求之者，求有无之本也"；高世栻注："有"为"形藏之有形者"，"无"为"气化之无形者"；黄元御则认为"有者求之，即上文所谓求其属也"，即以"病机十九条"提到的内容，作为"有"与"无"的标准。从本段紧接"病机十九条"之后来看，似以黄注为是。但本段前有"故《大要》曰"四字，说明本段系古医书《大要》的引文。因此把本段的"有""无"仅视作针对"病机十九条"而言，恐亦欠妥。考《大要》在《至真要大论》前后出现了五次，而察《大要》的内容与运气学说密切相关，再结合"必先五胜"之语，故从五运六气淫胜郁复致病的角度来理解此段的"有者""无者"，较为切近经旨。

[235]《灵枢·禁服第四十八》 必审察其本末之寒温,^①以验其藏府之病,⁽¹⁾ 通其营^②输,⁽²⁾ 乃可传于大数,⁽³⁾ 大数曰：盛则徒写之,⁽⁴⁾ 虚则徒补之,⁽⁵⁾ 紧则灸刺且饮药,⁽⁶⁾ 陷下则徒灸之,⁽⁷⁾ 不盛不虚，以经取之,⁽⁸⁾ 所谓经治者，饮药，亦曰^③灸刺。脉急则引,⁽⁹⁾ 脉大^④以弱，则欲安静，用力无劳^⑤也。⁽¹⁰⁾

【校勘】

①必审察其本末之寒温：《甲乙经》卷四第一上作"必审按其本末，察其寒热"十字，与本篇前文合，可据改。

②营：应据《甲乙经》卷四第一上及《太素》卷十四人迎脉口诊改作"荥"。

③曰：应据《甲乙经》卷四第一上改作"用"。

④大：应据《甲乙经》卷四第一上及《太素》卷十四人迎脉口诊改作"代"。

⑤用力无劳：《甲乙经》卷四第一上及《太素》卷十四人迎脉口诊并作"无劳用力"，可据改。

【注释】

（1）必审按其本末，察其寒热，以验其藏府之病：此言必须运用切按诸诊法收集证候，再通过证候去掌握藏府病机之所在。

（2）通其荥输：通，通晓。荥，荥穴。输，输穴。荥输，在此代表经络输穴理论。马莳注："凡为医工者，固以明经脉篇为始，然必先明本经本输篇如井、荥、输、经、合之义，则经脉始可明也。"

（3）乃可传于大数：乃，才。大数，马莳注"正约方之大术数也"，即治疗大法。

（4）盛则徒写之：徒，只。此句言脉气盛满者，只宜用泻法。马莳注："所谓盛则徒泻之者，但泻而无补也。"

（5）虚则徒补之：虚，脉气空虚。马莳注："虚则徒补之者，但补而无泻也。"

（6）紧则灸刺且饮药：紧，脉象紧急有力。饮药，即服药。马莳注："紧则为痛痹，或灸，或刺，或饮药，三者可兼行也。"

（7）陷下则徒灸之：陷下，指外现之浮络塌陷而不充盈，甚至隐伏不见。张介宾注："脉陷下者，以寒著于血，而血结为滞，故宜灸之也。"

（8）不盛不虚，以经取之：张介宾注："若不因血气之盛虚，而病有留于经络者，则当随经所在，或饮药，或灸刺，以取之也。"

（9）脉急为引：急，急迫。张介宾注："脉急者，邪盛也，宜设法引去之。"引，即《素问·阴阳应象大论》"故善用针者，从阴引阳，从阳引阴"之义。

（10）脉代以弱，则欲安静，无劳用力也：杨上善注："脉衰代绝，至复微弱，不欲烦动者，宜安静恬恬，不得自劳也。"脉代，指脉动而中止，不能自还，良久复动，至数不齐。脉代而弱，乃藏气衰败无力主持所致。因此，除用药治疗外，还须形神安静，而戒欲劳，以调养气血，促其康复。

【概要】

本段指出了论治的前提，强调根据脉气虚实选择治疗方法。

1. 论治的前提

施治前必须审察证候，探求病机，明确病位，并且通晓"荣输"等经络气血理论，"乃可传于大数"，即才能为医者正确施治提供必要的前提。

2. 根据脉气虚实选用治疗方法

脉气盛实只能泻不能补，脉气空虚只能补不能泻，这是论治的基本大法。再根据虚实的具体病情而选用适当的治疗手段，例如脉紧为寒束于表，可"灸刺且饮药"，脉陷下则单用灸法；虚实难明而病在某一经脉，则当饮药或灸刺以治其经；脉象急迫为邪气壅盛，可针引而去之；脉代而弱，乃藏气衰败，须形神安静无劳以调养之。

［236］《素问·阴阳应象大论第五》　病之始起也，可刺而已；(1)其盛，可待衰而已。①(2)故因其轻而扬之，(3)因其重而减之，(4)因其衰而彰之。(5)形不足者，温之以气，(6)精不足者，补之以味。(7)其高者，因而越之；(8)其下者，引而竭之；(9)中满者，写之于内；(10)其有邪者，渍形以为汗；(11)其在皮者，汗而发之；(12)其悍者，按而收之；(13)其实者，散而写之。(14)

审其阴阳，以别柔刚，(15)阳病治阴，阴病治阳。(16)定其血气，各守其乡，(17)血实宜决之，(18)气虚宜掣②引之。(19)

【校勘】

①可待衰而已：《太素》卷三首篇作"可待而衰也"。义胜，可据改。

②犁：应据《甲乙经》卷六第七及《太素》卷三首篇改作"掣"。

【注释】

（1）病之始起也，可刺而已：已，止也，此指病愈。杨上善注："病之始生，即以小针消息去之，不用毒药者，此则其微，易散者也。"张介宾注："凡病之始起者，邪必在经络，故可刺之而已。"

（2）其盛，可待衰而也：杨上善注："病盛不可疗者，如堂堂之阵，不可即击，待其衰时，然后疗者，易得去之，如疟病等也。"此法可运用于疟疾等某些疾病。

（3）因其轻而扬之：扬，发散。姚止庵注："邪在浮浅谓之轻，发扬于外，毋令深入。"

（4）因其重而减之：重，邪气深重。减之，使邪渐减。姚止庵注："重者病邪深入也，势难顿去，先其急者，令其渐减，毋伤于激。"

（5）因其衰而彰之：衰，邪气衰退。彰，明显。使邪衰更加明显，即祛邪务尽的意思。张志聪注："因其病势少衰而彰逐之……避其来锐，击其惰归，此之谓也。"扬、减、彰，是分别针对邪气轻、重、衰的三种祛邪法则。

（6）形不足者，温之以气：张介宾注："以形精言，则形为阳，精为阴；以气味言，则气为阳，味为阴。阳者卫外而为固也，阴者藏精而起亟也。故形不足者，阳气衰也，非气不足以达表而温之。"高世栻注："当以阳分之气药温之，阳气为能外达也。"

（7）精不足者，补之以味：张介宾注："精不足者，阴之衰也，非味不足以实中而补之。"高世栻注："当以阴分之味药补之，阴味能内滋也。"

（8）其高者，因而越之：李中梓注："高者，病在上焦。越者，吐也，越于高者之上也。"

（9）其下者，引而竭之：吴昆注："利其小便，或通其大便，皆是引而竭之。竭，尽也。"姚止庵注："病既在下，因势利导，使之尽出而不留。"

（10）中满者，写之于内：吴昆注："中满，腹中满也。此不在高，不在下，故不可越，亦不可竭，但当泻之于内，消其坚满是也。"

（11）其有邪者，渍（zì）形以为汗：渍，浸也。张琦注："以汤渍其形体，温复取汗。以邪入经络，腠理密，或天寒不易取汗，则用此法。"

（12）其在皮者，汗而发之：张介宾注："前言有邪者，兼经络而言，言其深也；此言在皮者，言其浅也。均为表证，故皆宜汗。"汗而发之，指服药针刺以发汗，力较"渍形"为弱。

（13）其慓悍者，按而收之：张介宾注："慓，急也。悍，猛利也。"收，平定。吴昆注："言卒然暴病慓悍之疾，则按摩而收之。收，谓定其慓悍也。"即对病势急暴之证，用按摩法使病情缓解。

（14）其实者，散而写之：马莳注："其有实者，谓有形如积块之类，当散而泻之。盖上文中满，未必有形也。"实，此指有形可征的积块、宿食、燥屎、虫团等，故用消散、攻下等法治之。

（15）审其阴阳，以别柔刚：张琦注："藏府有阴阳，形气有虚实。故有同病而异治者，阴阳柔刚不一也。"审阴阳，察藏府表里之病位；别柔刚，定邪正虚实之病性。此二句论审察病机。

（16）阳病治阴，阴病治阳：吴昆注："刺法有从阴引阳，从阳引阴，汤液有阳盛养阴，阴盛养阳，皆谓之阳病治阴，阴病治阳。"张琦注："阳病起于阴，阴病起于阳，治之各从其本。"此二句论治病求本。

（17）定其血气，各守其乡：乡，居处，指病位。张介宾注："病之或在血分，或在气分，当各察其处而不可乱也。"此二句论辨别病位。

（18）血实宜决之：决，开通，破泄。吴昆注："血实，邪气凝结于血，血瘀血实也，宜决破其经而出之。"决之，指用针、砭破瘀、放血等疗法。

（19）气虚宜掣引之：杨上善注："补乃用针引气。"吴昆注："气虚，经气虚也。气有虚处，必有实处，宜掣引其实者济其虚者，刺法有此。"掣引之，指用针引气以调补经气的刺法。

【概要】

本段论述了祛邪扶正的多种法则和诊治疾病的基本要求。

1. 祛邪的法则

（1）根据邪势轻重以祛邪："病之始起也，可刺而已；其盛，可待而衰也。"说明病初起邪势较微，针刺即愈；当邪势极盛时，不针刺，可待其衰时，乘衰以祛邪。"因其轻而扬之，因其重而减之，因其衰而彰之"，则指出针对病邪在人体消长的变化趋势而采取不同的治疗法则。

（2）根据邪客部位祛邪："其高者，因而越之；其下者，引而竭之；中满者，泻之于内；其有邪者，渍形以为汗；其在皮者，汗而发之""血实宜决之"等，介绍了病邪停留于人体的不同部位，而采取因势利导的治疗方法。

（3）根据邪势特点祛邪："其慓悍者，按而收之；其实者，散而泻之"，表明邪气致病特点不同，祛邪方法亦异。

2. 扶正的法则：

"形不足者，温之以气；精不足者，补之以味"，指出扶正补虚，当分阴阳，阳虚者用气厚之药，温阳益气；阴虚者用味厚之药，补精滋液。"气虚宜掣引之"，则提出了针引经气以济虚的法则。

3. 诊治疾病的基本要求

原文从审机论治的治疗思想出发，提出治病必须首先"审其阴阳，以别柔刚""定其血气，各守其乡"，即探求其病因、病性、病位，然后才能确定"阳病治阴，阴病治阳"，或"血实宜决之，气虚宜掣引之"等正确的治疗原则。

【按语】

本段论治体现了《内经》"因势利导"的朴素辩证法思想。所谓"因势利导"，就是顺着邪正发展的趋势而加以引导，使疾病早日获愈。例如："因其轻而扬之""因其衰而彰之"，就是乘邪势轻浅在表或邪势正退之机采用轻扬发散或乘势驱逐之法，则邪易去而正易复；"其高者因而越之；其下者引而竭之"，言邪偏聚于上，则涌吐上越为祛邪之捷径，邪积于下，则疏利二便为逐邪之坦途，事半功倍，故可收到最优的疗效。

本段言简意赅，介绍了根据不同的病机而选用针刺、服药、催吐、按摩，熏浴等不同的治疗手段。这些论述，不仅指导着中医治疗学的发展，而且体现出《内经》成书时代中国医学曾经达到的治疗水平，显示了我们祖先的聪明才智。

[237]　《素问·六元正纪大论第七十一》　　帝曰：善。郁⁽¹⁾之甚者，治之奈何？岐伯曰：木郁达之，⁽²⁾火郁发之，⁽³⁾土郁夺之，⁽⁴⁾金郁泄之，⁽⁵⁾水郁折之，⁽⁶⁾然调其气。⁽⁷⁾过者折之，以其畏也，⁽⁸⁾所谓写之。⁽⁹⁾

【注释】

（1）郁：张介宾注："天地有五运之郁，人身有五藏之郁，郁则结聚不行，乃致当升不升，当降不降，当化不化，而郁病作矣。"

（2）木郁达之：张介宾注："达，畅达也。凡木郁之病，风之属也。其藏应肝胆，其经在胁肋，其主在筋爪，其伤在脾胃、在血分。然木喜条畅，故在表者，当疏其经，在里者，当疏其藏，但使气得通行，皆谓之达。"

（3）火郁发之：张介宾注："发，发越也。凡火郁之病，为阳为热之属也。其藏应心主小肠、三焦，其主在脉络，其伤在阴分。凡火所居，其有结聚敛伏者，不宜蔽遏，故当因其势而解之、散之、升之、扬之，如开其窗，如揭其被，皆谓之发，非独止于汗也。"张琦注："此非治火，乃治火之郁也。若火非郁，则不宜升发矣。"

（4）土郁夺之：张介宾注："夺，直取之也。凡土郁之病，湿滞之属也。其藏应脾胃，其主在肌肉四肢，其伤在胸腹。土畏壅滞，凡滞在上者，夺其上，吐之可也；滞在中者，夺其中，伐之可也；滞在下者，夺其下，泻之可也。凡此皆谓之夺，非独止于下也。"

（5）金郁泄之：张介宾注："泄，疏利也。凡金郁之属，为敛为闭，为燥为塞之属也。其藏应肺与大肠，其主在皮毛声息，其伤在气分。故或解其表，或破其气，或通其便。"

（6）水郁折之：张介宾注："凡水郁之病，为寒为水之属也。水之本在肾，水之标在肺，其伤在阳分，其反克在脾胃。水性善流，宜防泛滥。凡折之之法，如养气可以化水，治在肺也；实土可以制水，治在脾也；壮火可以胜水，治在命门也；自强可以帅水，治在肾也；分利可以泄水，治在膀胱也。"折之，包括纠正水气失常的多种治法。如峻下逐水、温阳化气利水、健脾运水、宣肺行水等。

（7）然调其气：然，此也。张介宾注："用是五法，以去其郁，郁去则气自调矣。"

（8）过者折之，以其畏也：过者，指郁气太过。折之，即直接衰减其郁气。"以其畏也"是释"折之"之法。其畏，指能折损郁气的药味。

（9）所谓写之：此言治以所畏的药味，就是针对"郁之甚者"的泻法。吴昆注："各治之以其所畏，是谓写之也。"

【概要】

本段简介了五郁证的治疗法则。

1. 五种郁证的一般治则

"郁"乃藏府气机郁结不行所致，故"调其气"为一般郁证的总治则。分而言之，肝木郁结则治以畅达，心火内郁则治以发散，脾土郁积则治以削夺，肺金壅郁则治以疏泄，肾水郁滞则治以消利。

2. 郁气太过的治疗大法

郁气太过，当直折其邪势，以其所畏的药味泻之，如肝气苦急，而酸味主急，故酸味药即肝之所畏，用酸味药即所以泻肝，故可以治肝郁之甚者。

【按语】

本段原文所述治则，本为五运六气郁结发病而设。然而由于五气与五藏相应，因此后世注家和医家多根据本篇文字精神，把五郁及其证治推而广之，发展为五藏郁证及气、血、痰、湿、食、火等多种郁证，形成了比较完整的郁证学说，并在本段的理论指导下，创立了丰富多彩的郁证治法及方剂，诸如《和剂局方》的逍遥散，刘完素的防风通圣散，朱丹溪的越鞠丸等，都是临床常用的治郁代表方剂。

[238]《素问·至真要大论第七十四》 寒者热之，热者寒之。[1] 微者逆之，[2] 甚者从之。[3] 坚者削之，[4] 客者除之，[5] 劳者温之，[6] 结者散之，[7] 留者攻之，[8] 燥者濡之，[9] 急者缓之，[10] 散者收之，[11] 损者温之①，[12] 逸者行之，[13] 惊者平之。[14] 上之下之，[15] 摩之浴之，[16] 薄之劫之，[17] 开之发之，[18] 适事为故。[19]

帝曰：何谓逆从？岐伯曰：逆者正治，从者反治，[20] 从少从多，观其事也。[21] 帝曰：反治何谓？岐伯曰：热因寒用，寒因热用；②[22] 塞因塞用，通因通用。[23] 必伏其所主，而先其所因。[24] 其始则同，其终则异，[25] 可使破积，可使溃坚，可使气和，可使必已。[26] 帝曰：善。气调而得者，[27] 何如？岐伯曰：逆之从之，逆而从之，从而逆之，[28] 疏气令调，则其道也。[29]

【校勘】

①温：元代胡氏古林书堂刻本及马莳、吴昆等注本俱作"益"，可据改。

②热因寒用，寒因热用：按下文"塞因塞用，通因通用"律之，当改作"热因热用，寒因寒用"。

【注释】

（1）寒者热之，热者寒之：马莳注："但寒则治之以热，热则治之以寒，此逆治也。"此属逆病性而治的正治法。

（2）微者逆之：张介宾注："病之微者，如阳病则热，阴病则寒，真形易见，其病则微，故可逆之。"病情轻微，则单纯易察，证候与病机完全一致，故当逆其证象和病机而治。

（3）甚者从之：张介宾注："病之甚者，如热极反寒，寒极反热，假证难辨，其病则甚，故当从之，从即下文之反治也。"病情危重，每真假难辨，其证候与病机不完全一致，故当逆其病机而从其部分证候（假象）而治。

（4）坚者削之：姚止庵注："坚者，积块也。"病邪坚固而难骤攻者，逐渐消散削减，如用鳖甲煎丸之类消积散癥。

（5）客者除之：黄元御注："客者除之，谓非本有，或风寒外感，或饮食内伤，故除之也。"除，去也。

（6）劳者温之：姚止庵注："劳则气耗，气既耗矣，若更用寒凉，则凝滞而害益甚，故必温养为宜也。"此属"形不足者，温之以气"之法。

（7）结者散之：高世栻注："结聚者，散以治之。"凡邪气壅聚、气血郁结者，以宣通行散为法，如理气解郁、散血消肿等。

（8）留者攻之：高世栻注："留著者，攻以去之。"实邪积留体内者，用攻逐法，如泻下通便、峻下逐水之类。

（9）燥者濡之：高世栻注："燥热者，濡以治之。"津枯血燥者，用滋阴润燥法。

（10）急者缓之：高世栻注："急疾者，缓以治之。"病势急迫者，用缓解法，如缓急止痛之类。

（11）散者收之：高世栻注："耗散者，收以治之。"精气耗散者用收敛法，如固精、敛汗、止泻、止血之类。

（12）损者益之：高世栻注："损伤者，益以治之。"虚损不足用补益法。

（13）逸者行之：李中梓注："逸，即安逸也。饥饱劳逸，皆能成病。过于逸，则气脉凝滞，故须行之。"如活血祛瘀、理气宽中之类。

（14）惊者平之：惊，惊骇、惊悸。平，安定。凡惊骇恐惧、惊悸不宁等神志病证，用安神定志等法。

（15）上之下之：姚止庵注："上下，吐利也。"此即"其高者，因而越之；其下者，引而竭之"之法。

（16）摩之浴之：姚止庵注："摩，按摩，所以运其涩滞。"张志聪注："浴者，用汤液浸渍也。"

（17）薄之劫之：张介宾注："薄之，迫其隐藏也。劫之，夺其强盛也。"

（18）开之发之：高世栻注："或开导之，或发散之。"开之，谓开通里闭。发之，谓发泄表邪。

（19）适事为故：事，指病情。故，准则。李中梓注："适事为故，犹云中病为度，适可而止，毋太过以伤正，毋不及以留邪也。"

（20）逆者正治，从者反治：吴昆注："以寒治热，以热治寒，逆其病者，谓之正治。以寒治寒，以热治热，从其病者，谓之反治。"

（21）从少从多，观其事也：马莳注："顺者乃反治之法也，将观其病之轻重，以为药之多少耳。"从多从少，指反治时，顺从假象而逆其病机而治的药味、分量，都要根据病情的需要。

（22）热因热用，寒因寒用：前"热""寒"二字指药性或治法，后"热""寒"二字指证候，即假象。下二句仿此。热因热用，就是顺从假热之象而用热药治疗，如阴盛格阳，治以通脉四逆汤。寒因寒用，就是顺从假寒之象而用寒药治疗，如热深厥深，治以白虎汤。

（23）塞因塞用，通因通用：高世栻注："补药治中满，是塞因塞用也。攻药治下利，是通因通用也。"

（24）必伏其所主，而先其所因：伏，制伏，引申为治疗。所主，指病证的主流、本质。先其所因，即首先应探求致病的原因。张介宾注："以上四治，必伏其所主者，制病之本也；先其所因者，求病之由也。"

（25）其始则同，其终则异：同、异是就药性和病性的顺逆关系而言。高世栻注："热治热，寒治寒，塞用塞，通用通，是其始则同；热者寒，寒者热，塞者通，通者塞，是其终则异。"

（26）可使破积，可使溃坚，可使气和，可使必已：黄元御注："如此，则无积不破，无坚不溃，可使正气和平而邪气必消也。"此四句言反治法运用得当，疗效卓著。

（27）气调而得者：指在外界六气调和的情况下所生的疾病，如情志、饮食、劳倦、外伤等引起的疾病。

（28）逆之从之，逆而从之，从而逆之：张介宾注："若其治法，亦无过逆从而已。或可逆者，或可从者，或先逆而后从者，或先从而后逆者。"意为仍应据病情需要，选用正治和反治法。

（29）疎气令调，则其道也：黄元御注："亦用逆治从治之法，疏通其气，令之调和也。"

【概要】

本段主要介绍了"正治"和"反治"的含义、具体内容、适用范围及运用要领。

1. 正治

（1）含义："逆者正治"，即逆其病象和病性而治。

（2）具体内容：包括"寒者热之，热者寒之""客者除之""损者益之"等许多具体治疗法则。

（3）适用范围："微者逆之"，指出凡病情较轻，证候单纯而与病机完全一致的病证，都属于正治法的适用范围。

（4）运用要领："适事为故"，指出具体选用止治法，应以适合病情为准绳。如"劳者温之，结者散之，留者攻之，燥者濡之，急者缓之，散者收之"等，都体现了这一原则。

2. 反治

（1）含义："从者反治"，即顺其病象，逆其病性而治。"其始则同，其终则异"，指出顺从病象是对治疗之初药性和假象的关系而言，而治疗的结果证实药性和病性仍然相反，因此亦符合治病求本的精神。

（2）具体内容：包括"热因热用，寒因寒用，塞因塞用，通因通用"等。

（3）适用范围："甚者从之"，指出反治法只运用于病情危重而复杂、证候与病机不完全一致的病证。

（4）运用要领："必伏其所主，而先其所因"，表明反治法必须辨别真假，抓住本质，即仍然遵循审机论治的基本原则；"从少从多，观其事也"，指出应用反治法，其方制大小、药量轻重等当视病情而定。

（5）疗效：反治法应用得当，往往达到"可使破积，可使溃坚，可使气和，可使必已"的良好效果。

3. 正治反治法的推广运用

本段所论各种正治反治法，本为六气外感为病所设，但原文特别指出"气调而得者"，即并非感受外邪的各种内伤杂病亦可适当选用，同样能达到和调藏府气机的治疗目的。

[239]《素问·至真要大论第七十四》　帝曰：论言⁽¹⁾治

寒以热，治热以寒，而方士不能废绳墨而更其道也。[2]有病热者，寒之而热，有病寒者，热之而寒，[3]二者皆在，新病复起，[4]奈何治？岐伯曰：诸寒之而热者，取之阴，[5]热之而寒者取之阳，[6]所谓求其属[7]也。

帝曰：善。服寒而反热，服热而反寒，其故何也？岐伯曰：治其王气，是以反也。[8]帝曰：不治王而然者，[9]何也？岐伯曰：悉乎哉问也！不治五味属也。[10]夫五味入胃，各归所喜，[11]攻①酸先入肝，苦先入心，甘先入脾，辛先入肺，咸先入肾。久而增气，物化之常也，[12]气增而久，夭之由也。[13]

【校勘】

①攻：《素问·宣明五气篇》《新校正》引此文作"故"，张琦、黄元御注本并作"故"，义顺，当据改。

【注释】

（1）论言：引古医论之语。

（2）废绳墨而更其道：绳墨，规矩、准则。更，变换。道，法则。"废绳墨"和"更其道"，皆指更改"治寒以热，治热以寒"的基本原则。

（3）有病热者，寒之而热，有病寒者，热之而寒：马莳注："然以寒治热而热病仍在，以热治寒而寒病不去。"

（4）二者皆在，新病复起：王冰注："谓治之而病不衰退，反因药寒热而随生寒热病之新者也。亦有止而复发者，亦有药在而除，药去而发者，亦有全不息者。"

（5）诸寒之而热者取之阴：诸，凡也。取，治也。之，作"其"解。王冰注："壮水之主以制阳光。"张介宾注："诸寒之而热者，谓以苦寒治热，而热反增，非火之有余，乃真阴之不足也。阴不足则阳有余而为热，故当取之于阴，谓不宜治火也，只补阴以配其阳，则阴气复而热自退矣。"

（6）诸热之而寒者取之阳：王冰注："言益火之源以消阴翳。"张介宾注："热之寒者，谓以辛热治寒而寒反甚，非寒之有余，乃真阳之不足也。阳不足则阴有余而为寒，故当取之于阳，谓不宜攻寒也，但补水中之火，则阳气复而寒自消也。"

（7）求其属：张介宾注："求其所谓源与主者，即所谓求其属也。属者，根本之谓。"

（8）治其王气，是以反也：王，通"旺"。王气，指阴阳偏盛之气。治其王气，就是只攻泻热盛或寒盛之标，而不补益其阴虚或阳虚之本。

（9）不治王而然者：张介宾注："此言不因治王而病不愈者。"然，指上文"服寒而反热，服热而反寒"。

（10）不治五味属也：治，正确使用。属，指五味归属五藏的特性。

（11）夫五味入胃，各归所喜：姚止庵注："盖药食五味各有所属，其有所属者，以各有所喜也。如肝喜酸，则酸先入肝，以至肾喜咸，则咸先入肾。"各归所喜，指五味在体内各有其所亲和之藏。

（12）久而增气，物化之常也：气，指藏府阴阳之气。物化，指药食在人体内的变化。常，指规律。张介宾注："凡五味之性，各有所入，若味有偏用，则气有偏病，偏用既久，其气必增，此物化之常也。"

（13）气增而久，夭之由也：若某一藏气久增而过亢，就会导致病变而夭折。张志聪注："如偏用其苦，则苦走心而火气盛矣。如偏用其咸，则咸走肾而水气盛矣。此用味之偏而不调者也。凡物之五味以化生五气，味久则增气，气增则阴阳有偏胜偏绝之患矣。"姚止庵注："是误投药饵之害与误认脉证之害，厥咎均矣。"

【概要】

本段论述了阴阳偏虚的求本治则，并强调掌握药食性能的重要性。

1. 阴阳偏虚所致寒热病证的治本原则

"治寒以热，治热以寒"是治疗寒热病证的基本原则。但是由于寒证、热证各有其虚实不同的病机，而方药又各有其温清补泻的不同功用，因此，凡由阴虚而产生的热证，必须滋其阴以制其阳，由阳衰而产生的寒证，必须壮阳以抑其阴，才是"求其属"的治本疗法。如果见热便泻热，见寒便散寒，只治其"旺气"之标，不治其正虚之本，就必然导致"寒之而热""热之而寒""二者皆在，新病复起"的不良后果。

2. 治病必须掌握药食的性能

"服寒而反热，服热而反寒"，除了上述不"求其属"的原因外，还可能是不能正确认识和运用药食性能造成的。药食的五味入胃后，各先归其所喜之藏，如果不掌握这一性能，长期或过量地使用某一或某些性味的药食，按照药食在人体内的变化规律，"久而增气"至"气增而久"，必导致某些藏气偏亢，从而造成全身阴阳的失调，这也是治疗不当，加重病情的一个原因。

【按语】

"诸寒之而热者取之阴，诸热之而寒者取之阳"，二句还有两种解释。一种以高世栻为代表，他说："诸寒之而热者，以寒为本，故取之阴，当以热药治之。诸热之而寒者，以热为本，故取之阳，当以寒药治之。夫寒之而热，治之以热，热之而寒，治之以寒，所谓求其属以治之也。"高氏认为是"真寒假热"和"真热假寒"的反治法。然而联系下段"治其王气，是以反也"，则以假象为"王气"就说不通了。另一种是见于王冰注语而经张琦发挥了的观点。张琦说："益火者，宜用热，然火郁者，清之则心阳开发，即所以益心之阳，故寒亦通行；壮水者，宜用寒，然阳微者，温之则肾气交济，即所以强肾之阴，故热之犹可。故有以热治热，以寒治寒者。"此注对病证和治法的理解只限于心、肾两藏，过于狭窄，似与前后文义不协。这两种注释虽非《内经》原旨，但于临床治疗，尚有一定价值，故录之以供参考。

二、标本逆从

[240]《素问·标本病传论第六十五》　黄帝问曰：病有标本，(1)刺有逆从，(2)奈何？岐伯对曰：凡刺之方，必别阴阳，(3)前后相应，逆从得施，(4)标本相移。(5)故曰：有其在标而求之于标，(6)有其在本而求之于本，(7)有其在本而求之于标，(8)

有其在标而求之于本，⁽⁹⁾故治有取标而得者，⁽¹⁰⁾有取本而得者，有逆取而得者，有从取而得者。故知逆与从，正行无问，⁽¹¹⁾知标本者，万举万当，⁽¹²⁾不知标本，是谓妄行。⁽¹³⁾

夫阴阳逆从，标本之为道也，小而大，言一而知百病之害，⁽¹⁴⁾少而多，浅而博，可以言一而知百也。⁽¹⁵⁾以浅而知深，察近而知远，言标与本，易而勿及。⁽¹⁶⁾治反为逆，治得为从。⁽¹⁷⁾

先病而后逆者，治其本。先逆而后病者，治其本。⁽¹⁸⁾先寒而后生病者，治其本。先病而后生寒者，治其本。先热而后生病者，治其本^①，先热而后生中满者，治其标。^②先病而后泄者，治其本。先泄而后生他病者，治其本。必且调之，乃治其他病；⁽¹⁹⁾先病而后先^③中满者，治其标，⁽²⁰⁾先中满而后烦心者，治其本。人有客气，有同^④气。⁽²¹⁾小大不利治其标，⁽²²⁾小大利治其本。病发而有余，本而标之，⁽²³⁾先治其本，后治其标。病发而不足，标而本之，⁽²⁴⁾先治其标，后治其本。谨察间甚，以意调之，⁽²⁵⁾间者并行，甚者独行。⁽²⁶⁾先小大不利而后生病者治其本。^⑤

【校勘】

①本：此后《甲乙经》卷六第二有"先病而后生热者治其本"十字，可据补。

②先热而后生中满者，治其标：按此句前后文均论"治其本"者，且后文亦有"先病而后中满者治其标"之句，故本句系衍文，当删。

③先：应据《灵枢·病本》及《甲乙经》卷六第二删。

④同：应据《新校正》引全元起本及《甲乙经》卷六第二校语改作"固"。

⑤先小大不利而后生病者治其本：详文义，此十三字当在前"小大利治其本"句下，义贯文顺，可据移。

【注释】

（1）病有标本：张介宾注："标，末也。本，原也。犹树木之有根枝也。分言之则根枝异形，合言之则标出乎本……病之先受者为本，病之后变者为标。生于本者，言受病之原根，生于标者，言目前之多变也。"标本为相对之辞，所赅甚广，本篇"病有标本"是就病证出现的先后而言，先病多为后病之因，故称先病为本，后病为标。

（2）刺有逆从：刺，针刺法，此处可引申为治则。下"刺"字同。马莳注："逆者，如病在本而求之于标，病在标而求之于本；从者，如在本求本，在标求标。此乃治法之不同也。"与《素问·至真要大论》"逆者正治，从者反治"的概念完全不同，不可混淆。

（3）凡刺之方，必别阴阳：方，法也。必别阴阳，就是必须辨别病证的阴阳属性。张介宾注："阴阳二字，所包者广，如经络、时令、气血、疾病，无所不在。"

（4）前后相应，逆从得施：张志聪注："前后相应者，有先病后病也。逆从得施者，有逆取而得者，有从取而得者。"由于先发的本病和后生的标病存在着因果相应的内在联系，才得以施行逆取、从取的治疗原则。

（5）标本相移：吴昆注："刺者或取于标，或取于本，互相移易。"意为：只要掌握了标本逆从的道理，治标治本的先后次序是可以更换变动的。

（6）有其在标而求之于标：在标，指主要证候在标病。求之于标，指治疗标病。"在本""求之于本"义仿此。后文"小大不利治其标"就是本句的例证。

（7）有其在本而求之于本：后文"先中满而后烦心者，治其本"就是其例。高世栻注："有其在标而求之于标，此病生于标，取标而得也；有其在本而求之于本，此病生于本，取本而得也。二者乃从取之法也。"此二者治疗的重点和证候的重点一致。

（8）有其在本而求之于标：后文"先病而后生中满者治其标"即其一例。

（9）其有在标而求之于本：如后文"先病而后泄者治其本"。高世栻注："有其在本而求之于标，有其在标而求之于本，二者乃逆取之法也。"此二者治疗的重点与证候的重点相反。

（10）治有取标而得者：马莳注："故治有取标而愈。"此句及下三句是言按照上述标本逆从法则施治都能取效。

（11）知逆与从，正行无问：正行，即是正确施行。问，询问。马莳注："故知刺法之逆从者，乃正行之法，而不必问之于人也。"

（12）万举万当：举，行也。当，适宜、恰当。万举万当，意为治疗总是有效。

（13）不知标本，是谓妄行：妄行，胡乱施行，即盲目治疗。吴昆注："甚言标本之不可不知也。"

（14）小而大，言一而知百病之害：王冰注："观其所举则小，寻其所利则大。"高世栻注："言一标本逆从，而知百病之害。"全句意为：掌握了逆从标本这一基本理论，就能广泛认识各种疾病的转归预后。

（15）少而多，浅而博，可以言一而知百也：此句是对上句的补充说明。高世栻注："夫小而大者，乃少而能多，浅而能博，故可以言一而知百病之害也。"

（16）言标与本，易而勿及：王冰注："然标本之道，虽易可为言，而世人识见无能及者。"指标本逆从的道理说起来容易，要熟练掌握则难于达到。

（17）治反为逆，治得为从：高世栻注："不知标本，治之相反，则为逆；识其标本，治之得宜，始为从。"如果治疗违反标本逆从之道，则治逆而使病情恶化；治疗符合标本逆从之道，则治顺而使病情向愈。

（18）先病而后逆者治其本，先逆而后病者治其本：张介宾注："有因病而致血气之逆者，有因逆而致变生之病者……但治其所因之本原，则后生之标病，可不治而自愈矣。"下六句"治其本"者，理俱仿此。

（19）必且调之，乃治其他病：此为上述诸句的结语。黄元御注："凡此必且调之，令其本愈，乃治其他病。"其他病，就是标病。

（20）先病而后中满者治其标：中满，指脘腹胀满。张介宾注："诸病皆先治本，而惟中满者先治其标，盖以中满为病，其邪在胃，胃者藏府之本也，胃满则药食之气不能行，而藏府皆失其所禀，故先治此者，亦所以治本也。"

（21）人有客气，有固气：客气，指新感的外邪。固，通"故"。固气，指人体内原有的病气。客气为标，固气为本。此二句有承上启下之义。

（22）小大不利治其标：张介宾注："无论客气同（当改作'固'）气之为病，即先有他病，而后为小大不利，亦先治其标。诸皆治本，此独治标，盖二便不通，乃危急之候，虽为标病，必先治之，此所谓急则治其标也。"

（23）病发而有余，本而标之：有余，此指后生的标病是实证。张琦注："察标本之道必知有余不足，消息之，方可施治。有余者，病虽多端，必从其受邪之所先治之，后及其标。"这是因为邪实而正未衰，可以先根除致实之源，则本标之病俱去。

（24）病发而不足，标而本之：不足，指后生的标病是虚证。马莳注："盖先治其标，则不足之势一补，而后本病自培矣。"这是因为正虚则无力抗邪，病必日甚，无论是原发病如何，当先治标虚之病，正复则邪自退，而本病亦易拔。

（25）谨察间甚，以意调之：张介宾注："间者言病之浅，甚者言病之重也。"以意调之，指医生要权衡利弊，确定妥善的调治法则。

（26）间者并行，甚者独行：张介宾注："病浅者可以兼治，故曰并行。病甚者难容杂乱，故曰独行。"独行则力专效捷，尽快转危为安。

【概要】

本段介绍了标本逆从治则的含义、重要性和施用要点。

1. 标本逆从的含义

"病有标本，刺有逆从""标本"是就各病证之间的先后因果关系而言，"逆从"则是根据标病本病的相互联系及其各自所处的地位，对治疗的顺序主次所做出的规定，具体又包括在本求本、在标求标的从取法和在标求本、在本求标的逆取法两大类。

2. 掌握标本逆从治则的重要性

标本逆从的理论"小而大，言一而知百病之害""以浅而知深，察近而知远"，即可以执简驭繁，触类旁通，广泛运用于各种复杂病证的诊断、治疗中，收到"正行无问""万举万当"的效果。反之，不懂得标本逆从，或违反这一原则，必"治反为逆""是谓妄行"，遭致严重后果。

3. 标本逆从治则的施用要点

（1）一般病情治本病："先病而后逆者治其本，先逆而后病者治其本""必且调之，乃治其他病"。由于后病往往因先病传变或影响而形成，所以治疗本病也就体现了"治病必求于本"的治疗思想。

（2）标病危急则治标：原文以"中满"和"小大不利"为例，指出当标病十分危重，不治标病不仅本病不能治愈，而且将使病情恶化，危及生命的时候，当先治标病，这是"标本相移"的例证之一。

（3）标病有虚实，施治有先后：在本病所引起的标病是实证的条件下，仍当"先治其本，后治其标"，本病除，则致标之邪自去；如果本病引起的标病是虚证，则应"先治其标，后治其本"，标病之虚得补则正复，而本病易愈，这是"标本相移"的例证之二。

（4）病情有间甚，施治分独并：在疾病的发展过程中，各种病证呈现轻重缓急的多种差异。若本标之病俱轻浅，则应主治本病的同时，兼顾标病；若本病危重，则独治本病，标病危重，则独治标病，这是"标本相移"的例证之三。

【按语】

标本是《内经》中使用很广的一组概念，在不同的范畴内，标本的念义是不同的。就人体而言，内藏为本，体表为标，藏府为本，经络为标；就病理而言，正气为本，邪气为标，病机为本，证候为标，先病为本，后病为标，内病为本，外病为标；就病和医的关系而言，"病为本，工为标"；就运气而言，则风寒暑湿燥火六气为本，三阴三阳为标等。概括而言，标本这一相对概念，主要用来表示事物之间因和果、主和从、本质和现象等的关系。本段"标本"含义较狭窄，主要是就病证的先后缓急关系阐明治疗的先后主次法则。

[241]《素问·至真要大论第七十四》　帝曰：善。病之

第九章　论治

中外何如?⁽¹⁾岐伯曰:从内之外者,调其内;⁽²⁾从外之内者,治其外;⁽³⁾从内之外而盛于外者,先调其内而后治其外;⁽⁴⁾从外之内而盛于内者,先治其外而后调其内;⁽⁵⁾中外不相及,则治主病。⁽⁶⁾

【注释】

(1)病之中外何如:之,至也。下"之"同。高世栻注:"中,犹内也。病有从内而外者,有从外而内者,故复问病之中外,以悉其机。"

(2)从内之外者,调其内:马莳注:"病有从内而之外,则内为本而外为标。"高世栻注:"治病必求于本,故从内之外者,当调其内……内病干藏府,故曰调。"

(3)从外之内者,治其外:马莳注:"有从外而之内,则外为本而内为标。"高世栻注:"从外之内者,当治其外……外病干肌腠,故曰治。"

(4)从内之外而盛于外者,先调其内而后治其外:盛,指病情表现明显。"盛于外",即外病表现较重。全句意为:由内病传至于外,而外病证候比较明显时,先治内病,接着治外病。吴昆注:"先本后末,治之准也。"此寓上段"谨察间甚,以意调之"和"甚者独行"之义。

(5)从外之内而盛于内者,先治其外而后调其内:由外病传至于内,而内病证候比较明显时,应在治外病后接着治内病。

(6)中外不相及,则治主病:及,涉及,牵连。主病,指患者当前的主要病证。马莳注:"然有病在内而不及之外,病在外而不及之内,则各有为病,中外不相及,或以治内,或以治外,皆治其主病耳。"

【概要】

本段论述了疾病内外相传时的治本原则。

1. 疾病由内传外的治则

人体内部疾病传至外部,则内病是因、为本,外病是果、为标,故一般当只"调其内",则外病可随之而愈。然而如果内病传外,而外病证候较明显时,只治其内则外病不能尽去,故先本后标,即"先调其内而后治其外"。

2. 疾病由外传内的治则

人体外部疾病传入内部，则外病是因、为本，内病是果、为标，故一般当只"治其外"，则内病亦随之而愈。如果外病传内而内病证候较明显时，则应"先治其外而后调其内"。

3. 内外病证互不牵连的治则

如果内外各自生病，相互并无关联时，那么应权衡轻重缓急，选择当前的主要病证治之，主病愈，则他病易去。

[242]《素问·五常政大论第七十》　上取下取，内取外取，(1) 以求其过；(2) 能毒者以厚药，不胜毒者以薄药，(3) 此之谓也。气反(4)者，病在上取之下；(5) 病在下取之上；(6) 病在中旁取之。(7)

治热以寒，温而行之；(8) 治寒以热，凉而行之；(9) 治温以清，冷而行之；(10) 治清以温，热而行之。(11) 故消之削之，吐之下之，补之写之，(12) 久新同法。(13)

【注释】

（1）上取下取，内取外取：马莳注："凡治病者，或取之上而吐之，或取之下而下之，或取之内而消之，或取之外而熨解之。此上下内外，皆就人身言。"此二句意为：病在何部，即于何部治之。此与后文"气反"治法相对立。

（2）以求其过：马莳注："皆求人身之有病者何在。"指上述四种都是寻求其病变部位所在而治之。

（3）能毒者以厚药，不胜毒者以薄药：能，通"耐"。耐、胜二字在此同义，都是胜任、经得起的意思。毒，指峻烈的药性。厚药，指气味浓厚而药性猛烈的药物。薄药，指气味淡薄而药性和缓的药物。马莳注："其耐毒药者，以气味之厚者治之，不耐毒药者，则止以气味之薄者治之耳。"

（4）气反：张介宾注："气反者，本在此而标在彼也。其病既反，其治亦宜反。"气反，是指病机所在的部位（本）同主要证候表现的部位（标）相反或不一致。

（5）病在上，取之下：张琦注："其有反者，病在上而其本在下，如上壅者疏其下则通，阳越者温其下则降也。"头面五官疾病，灸刺下肢穴位，亦属此类。

（6）病在下，取之上：张琦注："病在下而其本在上，如下闭者，宜其上则利，阳陷者，益其上则升也。"脱肛、子宫下垂灸百会穴等，亦属此类。

（7）病在中，傍取之：中，中间，内部。傍、四旁、外部。马莳注："盖病在中而经脉行于左右，则或灸或刺，或熨或按，皆当取之于旁也。"如内藏病外敷药亦属此法。

（8）治热以寒，温而行之：姚止庵注："此详言用药之理也。凡病之情最忌相激，必各因其气之相近者以引之，斯无悍格不相入之患。即如治热以寒，治之正也，然以寒药治热病，而即寒以饮之则激矣。是故与热相近者温也，温以引寒，寒药必行，热病自退，斯为渐而不激也。余同。"所谓"芩连热服"即其一例，此属"甚者从之"的反治法范畴。

（9）治寒以热，凉而行之：高世栻注："治寒以热，以热药而治寒病也。凉而行之，服药宜凉，凉则热性之药始行于寒分而治之。此以寒治热，以热治寒，而有从治之法也。"所谓"姜附冷饮"即其一例。

（10）治温以清，冷而行之：张琦注："治温以清，其热虽不甚，而势方渐加，则当以寒冷折之。"冷服则助清药之力，属"微者逆之"的正治法则范畴。

（11）治清以温，热而行之：张琦注："治清以温，其寒虽不甚而势难骤去，则当热而化之，治其方萌而绝其滋蔓。"亦属正治范畴。

（12）消之削之，吐之下之，补之写之：黄元御注："满者消之，坚者削之，高者吐之，低者下之，虚者补之，实者泻之。"

（13）久新同法：马莳注："不以病之久新而异其法也。"意思是无论久病、新病，在运用消、削、吐、下、补、泻等治法时，皆应参照上述正反逆从的原则。

【概要】

本段论述了不同病位、机理的取本治则和病势轻重不同的服药方法。

1. 病位有常变，正反皆取本

病机和证候在部位上一致时，证在何处，即治疗何处，这就是"上取下取、内取外取，以求其过"的意思。

病机和主要证候在部位上相反时，称为"气反"，则应根据病机所在确定治疗的部位和方法，而不能为证候表现的部位所迷惑，所以"病在上，取之下；病在下，取之上；病在中，傍取之"等亦属从本治疗。

2. 病势有轻重，服药分逆从

（1）危重病服药法：邪盛病重时"治热以寒，温而行之；治寒以热，凉而行之"，即顺其病象的服药法，可避免药性与病气格拒，从而使药效得以充分发挥。

（2）一般病服药法：在一般病情时，"治温以清，冷而行之；治清以温，热而行之"，即逆其病象的服药法，可协助药物性能，增强治疗效果。

以上的原则，对于其他各种久病新病的治法都是适用的。

三、因时因地因人论治

[243]《素问·五常政大论第七十》 必先岁气，⁽¹⁾无伐天和。⁽²⁾无盛盛，无虚虚，而遗人天殃；⁽³⁾无致邪，无失正，绝人长命。⁽⁴⁾

帝曰：其久病者，有气从不康，病去而瘠，⁽⁵⁾奈何？岐伯曰：昭乎哉，圣人之问也！化不可代，时不可违。⁽⁶⁾夫经络以通，血气以从，复其不足，与众齐同，⁽⁷⁾养之和之，静以待时，⁽⁸⁾谨守其气，无使倾移，⁽⁹⁾其形乃彰，生气以长，命曰圣王。⁽¹⁰⁾故《大要》曰：无代化，无违时，⁽¹¹⁾必养必和，待其来复，⁽¹²⁾此之谓也。

【注释】

（1）必先岁气：张介宾注："六气有序，四时有令，阴阳有节，皆岁气也。"黄元御注："用药之法，必以岁气为先，法运气之盈虚，顺阴阳之消长。"

（2）无伐天和：天和，指人类在长期生活过程中逐渐形成的同自然环境相适应的生理状态。张琦注："五运有纪，六气有位，有主客，有太少，人气应之，即天和也。"姚止庵注："若背时乱气，妄为施治，是谓伐天之和，必致盛盛虚虚，致邪失正，医者所当深戒者也。"

（3）无盛盛，无虚虚，而遗人夭殃：前"盛""虚"二字为动词，分别作补和泻解，后"盛""虚"二字为名词，分别作实证和虚证解。遗，给予。夭，身也。夭殃，即生命夭亡。张介宾注："邪气实者复助之，盛其盛矣。正气夺者，复攻之，虚其虚矣。不知虚实，妄施攻补，以致盛者愈盛，虚者愈虚，真气日消，则病气日甚，遗人夭殃，医之咎也。"

（4）无致邪，无失正，绝人长命：绝，断绝。长命，指自然所赋予的寿命。吴昆注："盛盛为致邪，虚虚为失正。重言之，所以深戒夫伐天和也。"

（5）气从不康，病去而瘠：康，健康。瘠，瘦弱。黄元御注："久病伤损，气从不康，病去而形体羸瘦。此非医药所能遽复也。"

（6）化不可代，时不可违：化，造化，即创造化育的规律。代，代替。吴昆注："言化物必待天工，人为不足以代天也。天时须顺之，不得违之而助长以速其化也。"

（7）经络以通，血气以从，复其不足，与众齐同：以，通"已"。复，恢复。众，指健康者。马莳注："其经络已通，血气已顺，当复其不足之藏，而与足者同。"

（8）养之和之，静以待时：张介宾注："养者，养以气味。和者，和以性情。静以待时者，预有修为而待时以复也。如阳虚者，喜春夏，阴虚者，喜秋冬。"

（9）谨守其气，无使倾移：谨慎地调护藏府气血，不使其失去平衡而偏盛偏衰。

（10）其形乃彰，生气以长，命曰圣王：圣王，此喻古代最高明的养生治病法则。黄元御注："其形体已彰，其生化自长，如此命曰圣王之定法。"

（11）无代化，无违时：马莳注："言天地有自然之化，不可以人力代，故无代化也。人物有成败之时，不可以私智违，故无违时也。"

（12）必养必和，待其来复：黄元御注："必养必和，待其精神血肉之来复。"

【概要】

本段论述了治病和调养都必须因时制宜的道理。

1. 治病"必先岁气"的道理

自然界气候的变化每年随着时令的递移而有其特点，人体的藏府气血活动则与之相适应，在治疗时必须注意和利用这一点，才不致因与天时相违，给患者造成不应有的损害。所谓"必先岁气，无伐天和"，就指出了这一因天时而论治的原则。如果违反这一原则而施治，必将"盛盛""虚虚""致邪""失正"，从而产生病情恶化，以致死亡的严重后果。

2. 虚损久病者"静以待时"的调养原则

凡久病邪气去而健康尚未恢复的病例，多是因为久病气血耗伤，一时难于复原。对于这种情况，一方面应"养之和之"，即通过适当的药食补益气血；另一方面要根据"化不可待，时不可违"的原理，采取"静以待时"的原则，"谨守其气"，使气血和调而不倾移，待藏气得时气之助而自然康复，这是"圣王"的调养法度。

【按语】

"无盛盛，无虚虚"的治戒，虽在本段是承"必先岁气，无伐天和"而言的，但它的基本精神适用于一切虚实病证，是临证必须遵循的基本原则之一。"化不可待，时不可违"，说明天时的变化及其对人体生理病理的影响，都是客观存在的，是不以人的主观意志而转移的，人们只能适应它、利用它，促成病情向好的方向转化，但不能违背它，代替它，这是符合唯物论的认识论的。

关于"必先岁气，无伐天和"治则的临床运用，李杲在《脾胃论·用药宜禁论》中曾说："夫时禁者，必本四时升降之理，汗下吐利之宜。大法：春宜吐，象万物之发生，耕耨科斫，使阳气之郁者易达也；夏宜汗，象万物之浮而有余也；秋宜下，象万物之收成，推陈致新而使阳气易收也；冬周（"周"，应作"固"）密，象万物之闭藏，使阳气不动也……"故冬不用'白虎'、夏不用'青龙'，春夏不服'桂枝'，秋冬不服'麻黄'，不失气宜。如春夏而下，秋冬而汗，是失天信、伐天和也。有病则从权，过则更之。此说仅是举例而已，在具体运用时，尚需从实际病情出发，参照时气特点，综合考虑，权变用药，不可死于句下。

[244]《素问·异法方宜论第十二》　黄帝问曰：医之治病也，一病而治各不同，[1]皆愈何也？岐伯对曰：地势使然也。[2]故东方之域[3]，天地之所始生也；[4]鱼盐之地，海滨①傍水，[5]其民食鱼而嗜咸，[6]皆安其处，美其食；[7]鱼者使人热中，[8]盐②者胜血，[9]故其民皆黑色疏理，[10]其病皆为痈疡，[11]其治宜砭石。[12]故砭石者，亦从东方来。[13]

西方者，金玉[14]之域，沙石之处，天地之所收引也；[15]其民陵居而多风，[16]水土刚强，[17]其民不衣而褐荐，[18]其民华食而脂肥；[19]故邪不能伤其形体，其病生于内，[20]其治宜毒药。[21]故毒药者，亦从西方来。

北方者，天地所闭藏之域也；[22]其地高陵居，风寒冰冽[23]；其民乐野处而乳食；[24]藏③寒生满病，[25]其治宜灸焫[26]。故灸焫者，亦从北方来。

南方者，天地所长养，阳之所盛处也；[27]其地下④，水土弱，雾露之所聚也；[28]其民嗜酸而食胕；[29]故其民皆致理而赤色，[30]其病挛痹，[31]其治宜微针[32]。故九针者，亦从南方来。

中央者，其地平以湿，天地所以生万物⑤也众；[33]其民食杂而不劳；[34]故其病多痿厥寒热，[35]其治宜导引按蹻[36]。故导引按跷者，亦从中央出也。

故圣人杂合以治，⁽³⁷⁾各得其所宜。故治所以异而病皆愈者，得病之情，知治之大体也。⁽³⁸⁾

【校勘】

①海滨：应据《甲乙经》卷六第二及《太素》卷十九方知地等改作"滨海"。

②盐：应据《甲乙经》卷六第二改作"咸"。

③满：《太素》卷十九知方地及《新校正》引《甲乙经》并无此字，可据删。

④下：此前《太素》卷十九知方地有"污"字，义长，可据补。

⑤万物：《太素》卷十九知方地及《医心方》卷一第一并作"物色"，义长，可据改。

【注释】

（1）一病而治各不同：一病，指同是患病。不同，指治疗手段各异。王冰注："不同，谓针石、灸焫、毒药、导引、按跷也。"

（2）地势使然也：地势，本指地面高低起伏的形势，此处泛指地理环境，包括地势、地形、地质、水文、气候、物产等多种地理条件。然，此也，代表"一病而治各不同"。杨上善注："五方土地各异，人食其土，生病亦异，疗方又别。"

（3）东方之域：域，区域。东方之域，指我国古代的东部地区。古代以黄河中游平原（今河南等地）为中心定位，东、南、西、北四方均以此为准。

（4）天地之所始生也：张介宾注："天地之气，自东而升，为阳生之始，故发生之气始于东方，而在时则为春。"

（5）滨海傍（bàng）水：滨，水边，此用如动词。傍，依傍。"滨海"和"傍水"同义，都是临近海水的意思。

（6）其民食鱼而嗜咸：食鱼而嗜咸，指喜食鱼类及咸味重的食物。高世栻注："鱼盐之地，故其民食鱼而嗜咸。"

（7）安其处，美其食：以其居处为安适，以其食物为美好。张介宾注："得鱼盐之利，故居安食美。"

（8）鱼者使人热中：热中，即内热证。杨上善注："鱼性是热，故食之令人热中。"

（9）咸者胜血：《灵枢·五味论》："咸入于胃"，其气上走中焦，注于脉则血气走之，血与咸相得则凝，凝则胃中汁注之，注之则胃中竭，竭则咽路焦，故舌本干而渴。""咸走血"，适量则养血，过食则伤血，故曰"胜血"。

（10）其民皆黑色疏理：吴昆注："盐性咸，食之令人脉凝泣而变色。"高世栻注："热中胜血，故其民皆疏理。疏理，血弱而腠理空疏也。"

（11）其病为痈痤疡：黄元御注："血热蒸发，汗孔常开，故其理疏。感冒风寒，闭其营卫，格阻不行，则生痈肿，瘀热蒸腐，则成痤疡。"

（12）其治宜砭石：王冰注："砭石，谓以石为针也。"张介宾注："东方之民疏理而痈疡，其病在肌表，故用砭石。砭石者其治在浅。"石针形粗，所以疏壅排脓也。

（13）亦从东方来：亦，助词，无实义。来，传来。张介宾注："凡后世所用砭石之法，亦自东方来也。"高世栻注："四方会聚，故曰来。中央四布，故曰出。"

（14）金玉：金，金属矿藏。玉，玉石。金玉，是对西方高原沙漠区域的地质而言。

（15）天地之所收引也：张介宾注："然天地之气，自西而降，故为天地之收引，而在时则应秋。"

（16）陵居而多风：《新校正》："大抵西方地高，民居高陵，故多风也。"

（17）水土刚强：马莳注："水土得金之气，甚为刚强。"水土刚强，指土质坚硬、干燥。

（18）不衣而褐（hé）荐（jiàn）：王冰注："不衣丝绵，故曰不衣，褐，谓毛布也。荐，谓细草也。"衣，用作动词。不衣，不穿布衣。褐荐，亦用作动词，即身披兽皮和草席。

（19）华食而脂肥：王冰："华谓鲜美，酥酪骨（疑为"膏"）肉之类也。以食鲜美，故人体脂肥。"

（20）故邪不能伤其形体，其病生于内：姚止庵注："邪，外邪也，六淫之邪必自外入。今脂肥则腠密，褐荐则体温，而邪无自而入。然惟过于饱暖，则肥甘积于肠胃，情欲耗其真元，病不在外而在于内矣。"

（21）毒药：张介宾注："毒药者，总括药饵而言，凡能除病者，皆可称为毒药。"药性皆偏，故谓之毒。

（22）天地所闭藏之域也：张介宾注："天之阴在北，故其气闭藏，而在时则应冬。"

（23）冰冽：冰，冻结。冽，寒冷。冰冽是形容寒冷之甚。

（24）乐野处而乳食：野处，居处于荒野。乳食，以奶乳为主食。张介宾注："野处乳食，北人之性，胡地至今犹然。"

（25）藏寒生病：杨上善注："所乐之处既于寒，所美之食非温，故五藏寒而生病。"

（26）灸焫：王冰注："火艾烧灼，谓之灸焫。"

（27）天地所长养，阳之所盛处也：张介宾注："天之阳在南，故万物长养，而在时则应夏。"

（28）其地污下，水土弱，雾露之所聚也：污下，指地势低洼潮湿。王冰注："地下则水流归之，水多故土弱而雾露聚。"

（29）食胕：张介宾注："胕，腐也。物之腐者，如豉鲊曲酱之属是也。"

（30）致理而赤色：王冰注："酸味收敛，故人皆肉理密致。阳盛之处，故色赤。"

（31）其病挛痹：张介宾注："嗜酸者收，食胕者湿，故其民致理而挛痹。挛痹者，湿热盛而病在筋骨也。"

（32）微针：或称小针。针具有九种，故又称"九针"。姚止庵注："挛痹属经络，故宜用针。"

（33）天地所以生物色也众：物色，指物产的品类。杨上善注："中土之所生物色多。"

（34）食杂而不劳：不劳，谓同四方之民相较而不甚劳苦。王冰

注："四方辐辏而万物交归，故人食纷杂而不劳也。"

（35）其病多痿厥寒热：杨上善注："人之食杂则寒温非理，故多得寒热之病。不劳则血气不通，故多得痿厥之病。"

（36）导引按跷：王冰注："导引，谓摇筋骨，动支节。按，谓抑按皮肉。跷，谓捷举手足。"吴昆注："导引，运行经气，不使留滞为病也。手摩谓之按，足蹑谓之跷，所以揉扰筋节，宣通阳气也。"导引按跷，即今之气功、按摩之类。

（37）圣人杂合以治，各得其宜：张琦注："五方之宜大略如是，因病而施，所以谓杂合也。"黄元御注："圣人杂合诸法，以治万民，各得其方土之所宜。"

（38）得病之情，知治之大体也：大体，大法，要领。张志聪注："得病之情者，知病之因于天时，或因于地气，或因于人之嗜欲，得病之因情也；或因五方之民而治以五方之法，或因人气之生长收藏而宜于针砭艾焫，或宜于毒药按跷，是知治之大体，而又不必胶执于东方之治宜砭石，西方之治宜毒药也。"

【概要】

本段论述了因地论治的道理。

1. 五方地理不同，体质、发病各异

原文对东、西、南、北、中五个方域的地理环境做了具体分析，论述了地势、地形、地质、气候、物产等对人体生活习惯和体质的不同影响；从而导致五方居民的常见病、多发病各具特点。例如东方为阳气发生之域，滨海傍水，盛产鱼盐，当地居民逐渐形成了嗜鱼食咸的生活习惯和黑色疏理、内热血弱的体质特点，因而易发痈肿疮疡之类的疾病。

2. 五方发病不同，治疗手段各异

五方之民体质有别，其发病亦异，因而选用的治疗手段也不同。例如，痈疡宜于砭石刺泄，内病宜于药物调治，藏寒宜于灸焫温散，挛痹宜于微针疏通，痿厥寒热宜于导引按跷以行气活血、强筋健骨。

3. 得病之情，治得其宜，是治疗大法

由于五方发病不同，治法亦异，高明的医生不能拘泥五方成法，而应根据病情需要"杂合以治，各得其宜"。这样，无论何方之人，何种之病，皆能治愈。

【按语】

本篇虽从"地势使然"立论，但其所涉及的内容早已超出"地势"的范围，它包括时令气候、生活习惯、体质等多方面的因素，实际上是因时、因地、因人而治的综合性论述，闪烁着具体情况具体分析和区别对待这一唯物辩证法的思想光辉。

[245]《素问·五常政人论第七十》 帝曰：天不足西北，左寒而右凉，(1)地不满东南，右热而左温，(2)其故何也？岐伯曰：阴阳之气，高下之理，太少之异也。(3)东南方，阳也，阳者其精降于下，(4)故右热而左温；西北方，阴也，阴者其精奉于上，(5)故左寒而右凉。是以地有高下，气有温凉，高者气寒，下者气热。(6)故适寒凉者胀，之温热者疮，(7)下之则胀已，汗之则疮已，(8)此腠理开闭之常，太少之异耳。(9)帝曰：其于寿夭何如？岐伯曰：阴精所奉其人寿，(10)阳精所降其人夭。(11)帝曰：善。其病也，治之奈何？岐伯曰：西北之气散而寒之，(12)东南之气收而温之，(13)所谓同病异治(14)也。故曰：气寒气凉，治以寒凉，行水渍之；(15)气温气热，治以温热，强其内守，(16)必同其气，可使平也。(17)假者反之。(18)

帝曰：善。一州之气，生化寿夭不同，(19)其故何也？岐伯曰：高下之理，地势使然也。崇高则阴气治之，污下则阳气治之，(20)阳胜者先天，阴胜者后天，(21)此地理之常，生化之道也。帝曰：其有寿夭乎？岐伯曰：高者其气寿，下者其气夭，(22)地之小大异也，小者小异，大者大异。(23)故治病者，必明天道地理，阴阳更胜，气之先后，人之寿夭，生化之期，乃可以知人之形气矣。(24)

【注释】

（1）天不足西北，左寒而右凉：高世栻注："天为阳，阳气温

第九章 论治

热……天不足西北，则西北方之阳气少，故左寒右凉。"张介宾注："此节以背乾（西北方）面巽（东南方）而言。乾居西北，则左为北，右为西，故左寒右凉。"

（2）地不满东南，右热而左温：高世栻注："地为阴，阴气寒凉……地不满东南，则东南方之阴气少，故左温右热。"张介宾注："巽居东南，则右为南，左为东，故右热左温，而四季之气应之也。"

（3）阴阳之气，高下之理，太少之异也：王冰注："高下谓地形，太少谓阴阳之气盛衰之异。今中原地形，西北方高，东南方下，西方凉，北方寒，东方温，南方热，气化犹然矣。"

（4）阳者其精降于下：精，气也。其精，此指阳气。张介宾注："阳气自上而降下，东南方下，故东方温而南方热，阳始于东而盛于南也。"

（5）阴者其精奉于上：其精，此指阴气。张介宾注："阴气自下而奉上，西北方高，故西方凉而北方寒，阴始于西而盛于北也。"

（6）高者气寒，下者气热：马蒔注："地之高者，得阴气以为凉，而其气常寒……地之下者，得阳气以为温，而其气常热。"

（7）适寒凉者胀，之温热者疮："适""之"同义，俱作"往"解。张介宾注："适寒凉之地，则腠理密闭，气多不达，故作内胀。之温热之地，则腠理多开，阳邪易入，故为疮疡。"

（8）下之则胀已，汗之则疮已：已，愈也。张琦注："下之则里气疏通而胀已……汗之则邪从表出而疮已。"

（9）此腠理开闭之常，太少之异耳：张介宾注："此其为胀为疮，虽为腠理开闭之常，然寒热甚者病则甚，微者病则微，乃有大小之异耳。"

（10）阴精所奉其人寿：王冰注："阴精所奉，高之地也……阴方之地，阳不妄泄，寒气外持，邪不数中，而正气坚守，故寿延。"

（11）阳精所降其人夭：王冰注："阳精所降，下之地也……阳方之地，阳气耗散，发泄无度，风湿数中，真气倾竭，故夭折。"

（12）西北之气散而寒之：吴昆注："西北气寒，寒固于外，热郁于内，故宜散其外寒，清其内热。"

（13）东南之气收而温之：吴昆注："东南气热，气泄于外，寒生于内，故宜收其外泄，温其内寒。"

（14）同病异治：吴昆注："若此者，同谓之病，治法异也。"同时患病，因地理环境影响不同，故治法有散收寒温之异。

（15）气寒气凉，治以寒凉，行水渍之：张介宾注："西北气寒气凉，人多食热而内火盛，故宜治以寒凉，及行水渍之法，谓用汤液浸渍以散其外寒也。"

（16）气温气热，治以温热，强其内守：张介宾注："东南气温气热；人多食凉而内寒生，故宜治以温热，又必强其内守，欲令阳气不泄而固其中也。"

（17）必同其气，可使平也：黄元御注："必同其地气之塞热，乃可使平也。"西北方地高气寒而治以寒，东南方地低气热而治以热，此谓"同其气"。平，指人身阴阳之气平调。

（18）假者反之：高世栻注："如西北之人，外寒凉而内不热，亦当治以温热；东南之人，外温热而内不寒，亦当治以寒凉，故曰假者反之。"

（19）一州之气，生化寿夭不同：州，古代行政区划名称，全国分为九州。生化，指植物生长化收藏和动物生长壮老已的生命过程。张介宾注："一州之地，非若天下之广，其中亦有生化寿夭之不同者，以地势有高下耳。"

（20）崇高则阴气治之，污（wā）下则阳气治之：崇，高也。污，下陷。张志聪注："如山陵高阜之地，则多阴寒；污下卑湿之地，则多阳热。"

（21）阳胜者先天，阴胜者后天：王冰注："先天谓先天时也，后天谓后天时也。悉言土地生荣枯落之先后也。物既有之，人亦如然。"高世栻注："阳气治之而阳胜者，四时之气常先天；阴气治之而阴胜者，四时之气常后天。先天则生化早，后天则生化迟。"

（22）高者其气寿，下者其气夭：高世栻注："地高者，阴气治之，阴精所奉其人寿，故高者其气寿。地下者，阳气治之，阳精所降其人夭，故下者其人夭。"

（23）小者小异，大者大异：高世栻注："略高略下，高下之小者，其寿夭小异；极高极下，高下之大者，其寿夭大异。"

（24）乃可以知人之形气矣：形，指外在形体的盛衰。气，指内在气机的变化。此处"形气"，指人体阴阳的盛衰，即病机。黄元御注："治病者必明天地之道理，阴阳之更胜，气化之先后，人命之寿夭，生化之期候，乃可以知人气之虚实矣。"

【概要】

本段论述由于地势高低不同，对人体的生理、寿命、病理及治疗的不同影响。

1. 地势高低不同，生理和寿夭自别

"天不足西北，地不满东南"，指出我国西北地势高，而阳少阴盛；东南地势低，而阴少阳盛。由于"地有高下，气有温凉，高者气寒，下者气热"的自然规律，产生了我国东温、南热，西凉、北寒的气候特点，逐渐形成了东南方居民腠理常开、阴气易泄，而西北方居民腠理常闭、阳气易郁的体质特点。地高气寒，表固精盛，加之崇高之地阳寒盛，其生化"后天"而较迟，故"高者其气寿""阴精所奉其人寿"；相反，地低气温，表虚精泄，加之污下之地阳热盛，其生化"先天"而较早，故"下者其气夭""阳精所降其人夭"。在全国是如此，在"一州"这个局部范围内，其高下的"地理之常，生化之道"亦是如此，不过其生化寿夭的差异没有全国范围那么大，"小者小异，大者大异"罢了。

2. 高下之地，病理有别，寒热补泻，治则当异

由于"阴阳之气，高下之理，太少之异"，长期生活在不同地势的居民，其体质、病理及治疗是有区别的。高寒地区居民多腠理闭，阳内郁，易出现表寒而里热的病理，所以治当注意散外寒而攻里热，即所谓"西北之气散而寒之"；低热地区居民多腠开阳外泄，易出现外虚而内寒的病理，所以治当注意固表气而温里寒，即所谓"东南之气收而温之"。"适寒凉者胀"，指初到高寒之地，阳气为外寒骤闭而里热郁结成实，故当清泄里实。"之温热者疮"，指初到低热之地，外热乘表虚而结滞于肌腠，故当外散邪热。此又为治疗中的活法。原文指出，地势高

而气寒凉，应以寒药内清其热，水渍外散其寒；地势低而气温热，以热药内温其寒，"强其内守"，此即"必同其气，可使平也"的原则。如果患者的寒热是假象，则又不能墨守"高下之理"，当以与上法相反之法治之。

[246]《灵枢·根结第五》　黄帝曰：逆顺五体者，[1]言人骨节之小大，肉之坚脆，皮之厚薄，血之清浊，气之滑濇，[2]脉之长短，血之多少，经络之数，[3]余已知之矣，此皆布衣匹夫之士也。[4]夫王公大人、血食之君[5]，身体柔脆，肌肉软弱，血气慓悍滑利，[6]其刺之徐疾、浅深、多少，可得同之乎？岐伯答曰：膏粱菽藿之味，何可同也？[7]气滑即出疾，其①气濇则出迟，[8]气悍则针小而入浅，气濇则针大而入深，[9]深则欲留，浅则欲疾。[10]以此观之，刺布衣者深以留之，刺大人者微以徐之，[11]此皆因②气慓悍滑利也。[12]

【校勘】

①其：应据《甲乙经》卷五第六删。

②因：此后《甲乙经》卷五第六有"其"字，可据补。

【注释】

（1）逆顺五体：古医经篇名，据考证即今《灵枢·逆顺肥瘦》篇。黄元御注："逆顺五体，谓肥人、瘦人、常人、壮士、婴儿五等也。"

（2）气之滑濇：指经络之气运行的流利和涩滞。

（3）经络之数：数，自然之理也。此处具体指三阴三阳经络的运行方向和分布部位等生理状况。

（4）布衣匹夫之士：布衣、匹夫，均指平民。士，能任事的成年男子。布衣匹夫之士，泛指普通的老百姓。

（5）王公大人、血食之君：血食，经常吃荤食。王公大人、血食之君，泛指当时有权有势、生活优裕的统治者。

（6）血气慓悍滑利：即血气的运行流利急猛。

（7）膏粱菽藿之味，何可同也：此为反问句。张介宾注："膏，脂肥也。粱，粟类，谷之良者也。菽，豆也。藿，豆叶也。贵者之用膏粱，贱者之用菽藿，食味有厚薄，察质所以不同也。"

（8）气滑即出疾，气濇则出迟：即、则同为因果连词。出，出针。张介宾注："气滑者易行，故出宜疾；气涩者难致，故出宜迟。"

（9）气悍则针小而入浅，气濇则针大而入深：张介宾注："气悍者来必勇利，故针宜小而入宜浅。气濇者至必艰迟，故针宜大而入宜深。"经气悍急者，针大而入深则易伤精气；经气濇缓者，针小而入浅则邪气难去。

（10）深则欲留，浅则欲疾：马莳注："入针深者，则欲久留其针；入针浅者，则欲疾出其针。"久留针待气至以引正逐邪，速出针使邪去而精气不失。

（11）刺布衣者深以留之，刺大人者微以徐之：马莳注："则刺布衣者，气之涩者也，可以针大而深入，又当以久留其针也。刺大人者，气之滑且悍者也，可以针小而入浅，又当徐以纳之也。"徐之，指进针缓慢。上文"浅则欲疾"是指出针快速，二者均为针刺"气滑"者的手法。

（12）此皆因气慓悍滑利也：张介宾注："盖贵人之气，慓悍滑利，有异于布衣之士耳。"

【概要】

本段论述对社会地位不同而体质有异的人，针刺治疗应当有所区别的道理。

1."王公大人"和"布衣匹夫"体质上的差异

原文首先指出"逆顺五体"所述人之骨、肉、皮、血、气、脉、经络之数等是就一般的"布衣匹夫之士"而言的。而"王公大人、血食之君"由于社会地位尊贵，生活优裕奢侈，常食膏粱厚味，因而其体质具有"肌肉软弱，血气慓悍滑利"等不同于布衣的特点。

2."大人"和"布衣"在针刺上的区别

原文明确指出，"膏粱菽藿"等生活条件的悬殊，使"大人"和"布衣"在体质上存在着明显的差异，因此在治疗时就应区别对待："大人"血气悍滑，治疗宜"针小而入浅""徐入而疾出"；"布衣"血气迟滞，治疗则宜"针大而入深"，久留针而迟出。

[247]《素问·血气形志第二十四》 形乐志苦，病生于脉，⁽¹⁾治之以灸刺。⁽²⁾形乐志乐，病生于肉，⁽³⁾治之以针石。⁽⁴⁾形苦志乐，病生于筋，⁽⁵⁾治之以熨引。⁽⁶⁾形苦志苦，病生于咽嗌①，⁽⁷⁾治之以百药。⁽⁸⁾形②数惊恐，经络不通，病生于不仁，⁽⁹⁾治之以按摩醪药。⁽¹⁰⁾是谓五形志也。⁽¹¹⁾

【校勘】

①咽嗌：应据"新校正"引《甲乙经》及今本《甲乙经》卷六第二校语改作"困竭"。

②形：本句无"志"，与下句"是谓五形志也"不合。马莳、高世栻皆以"形"下有一"苦"字，而"数惊恐"乃"志"为病，似是，可据补。

【注释】

（1）形乐志苦，病生于脉：形，指形体四肢。志，指精神情志。乐，逸而少劳。苦，形神过用。王冰注："形乐谓不甚劳役，志苦谓结虑深思。不甚劳役则筋骨平调，结虑深思则荣卫乖否，气血不顺，故病生于脉焉。"张志聪注："志苦则伤神，神伤则血脉虚而邪气易入，故病生于脉也。"

（2）治之以灸刺：张介宾注："脉病者当治经络，故当随其宜而灸刺之。"

（3）形乐志乐，病生于肉：吴昆注："形乐则无筋骨之劳，志乐则无血脉之滞，但过于膏粱而已。膏粱之变能生痈肿，故病生于肉。"

（4）治之以针石：王冰注："夫卫气留满，以针泻之，结聚脓血，石而破之。石，谓石针，则砭石也，今亦以排针代之。"

（5）形苦志乐，病生于筋：张介宾注："形苦者身多劳，志乐者心无虑，劳则伤筋，故病生于筋。"筋主肢体运动，故体力过劳则伤筋。

（6）治之以熨引：王冰注："熨，谓药熨。引，谓导引。"药熨可温通气血，导引能活络舒筋，筋脉得养，则损伤自复。

（7）形苦志苦，病生于困竭：困竭，疲乏，衰竭，此指气血虚弱之证。张志聪注："百忧感其心，万事劳其形，则阴阳气血皆伤矣。"

（8）治之以百药：百药，指祛邪补虚的内服药物。

（9）形苦数惊恐，经络不通，病生于不仁：马莳注："世有形体劳苦，数受惊恐则志亦不乐，其经络不通，而不仁之病生。不仁者，谓痛重而不知寒热痛痒也。

（10）治之以按摩醪药：王冰注："夫按摩者，所以开通闭塞，导引阴阳；醪药者，所以养正祛邪，调中理气。故方之为用，宜以此焉。醪药，谓药酒也。"

（11）是谓五形志也：张志聪注："谓大人布衣，有此五者之形志。"

【概要】

本段论述了人体形志苦乐不同，发病治疗各异的道理。人生活在一定的社会环境中，由于其政治地位、经济条件及生活遭遇等的差异，其形体或劳累或安逸，其神志或忧思苦闷，或闲适愉悦。原文把形志苦乐所伤不同概括为脉、肉、筋、困竭和不仁五种病变类型，并根据其病位、病性等区别，分别选用灸刺、针石、熨引、百药和按摩、醪药等适宜的方法治疗，从而体现了治疗当因人而异的基本精神。

【按语】

本段列举的"五形志"仅是对形志苦乐所伤及其治疗的举例，不能认为形志苦乐只能引起这些病变或这些病只宜于这些治法。例如形乐志苦，病既可生于经脉，亦可生于藏府，既可灸刺，亦可导引服药；形苦志乐，病既可生于筋，亦可生于脉或病困竭不仁，既可熨引，亦可以灸刺、按摩、醪药、百药治之。总之，一切以实际病情而定。但从总体看，形苦所伤，病多在肉、脉、筋、骨，神劳所伤，病多在藏府气血，其重点亦当明确。

所谓形志苦乐问题，从表面看，只论及形体劳逸和神志苦乐两大病因，从实质看，这牵涉到复杂的社会因素，诸如社会制度、职业、工种、生活环境、家庭、性别、年龄等，在临证时对这些因素都应该加以调查、分析、研究，并作为辨证施治、立法处方的重要依据。

[248]《灵枢·论痛第五十三》　黄帝问于少俞曰：筋骨之强弱，肌肉之坚脆。$^{(1)}$皮肤之厚薄，腠理之疏密各不同，其于针石火焫之痛$^{(2)}$何如？肠胃之厚薄坚脆$^{(3)}$亦不等，其于毒药$^{(4)}$何如？愿尽闻之。少俞曰：人之骨强筋弱^①、肉缓皮厚者耐痛，$^{(5)}$其于针石之痛，火焫亦然。黄帝曰：其耐火焫者，何以知之？少俞答曰：加以黑色而美骨者，耐火焫。$^{(6)}$黄帝曰：其不耐针石之痛者，何以知之？少俞曰：坚肉薄皮者，不耐针石之痛，$^{(7)}$于火焫亦然。

黄帝曰：人之病，或^{②}同时而伤，或易已，或难已，其故何如？少俞曰：同时而伤其身，多热者易已，多寒者难已。$^{(8)}$

黄帝曰：人之胜毒何以知之？少俞曰：胃厚、色黑、大骨及^{③}肥者，皆胜毒。$^{(9)}$故^{④}其瘦而薄胃者，皆不胜毒也。$^{(10)}$

【校勘】

①弱：应据《甲乙经》卷六第十一改作"劲"。

②或：涉下文"或易已""或难已"衍，当删。

③及：应据《甲乙经》卷六、第十一改作"肉"。

④故：应据《甲乙经》卷六第十一删。

【注释】

（1）肌肉之坚脆：肌肉结实有力为坚，软弱乏力为脆。

（2）针石火焫之痛：指用针刺、石刺、艾灸、火灼等治疗时所引起的疼痛。

（3）肠胃之厚薄坚脆：肠胃受纳、传化药食的能力强，为厚为坚，反之为薄为脆。

（4）毒药：张介宾注："毒药，谓药之峻利者。"即指气偏味厚、作用峻猛的内服药物。

（5）人之骨强筋劲，肉缓皮肤厚者耐痛：筋劲，指筋膜强壮有力。肉缓，指肌肉舒缓柔和，运动自如耐痛，指忍受疼痛的能力强。骨强筋劲，肉缓肤厚，说明五藏精盈而神旺，故耐痛。

（6）加以黑色而美骨者，耐火焫：美骨，指骨骼发育匀称、健美。张志聪注："黑色而美骨者，少阴之血气盛也。"盖肾为至阴之藏而主水，黑色美骨为肾藏精气充沛之征，所以在"骨强筋劲、肉缓而皮肤厚"的基础上，若"加以黑色而美骨者"，就能耐受火焫的灼痛。

（7）坚肉薄皮者，不耐针石之痛：意即肌肉强急而皮肤薄嫩者，不能耐受针石的疼痛，易发生晕针等意外情况。

（8）多热者易已，多寒者难已：黄元御注："其身多热者，阳盛而气通，故易已；多寒者，阴盛而气滞，故难已。"身热为正盛能抗邪，身寒为正衰不敌邪。

（9）胃厚、色黑、大骨、肉肥者，皆胜毒：胜，胜任。胜毒，指能耐受药物的毒性。张介宾注："胃厚者藏坚，色黑者表固，骨大者体强，肉肥者血盛，故能胜峻毒之物。"

（10）其瘦而薄胃者，皆不胜毒也：瘦，指形体羸瘦。薄胃即胃弱。张介宾注："若肉瘦而胃薄者，气血本属不足，安能胜毒药也？"

【概要】

本段讨论了人的体质不同，因而对各种治疗手段的反应及其病情的预后亦不相同的情况。

1，体质不同，对针石火焫的耐痛程度各异，由于先天禀赋和后天营养的个体差异，每个人"筋骨之强弱，肌肉之坚脆，皮肤之厚薄，腠理之疏密各不同"，因此其对于"针石火焫之痛"耐受程度亦存在着差别，一般来说，"人之骨强筋劲、肉缓皮肤厚者"，藏坚神健，耐针石之痛，若加以黑色美骨者，其肾气亦充盈，更耐火焫之痛；若"坚肉薄皮者"，则藏脆神弱，而不耐针石火焫之痛。

2. 体质不同，对药物毒性的耐受程度亦异

药物进入人体，通过调整藏府气血等作用发挥疗效。由于人的体质不同，每个人对药物，特别是对气味偏厚的峻烈药物的耐受性是不一致的，一般来说，"胃厚、色黑、大骨、肉肥者"，脾肾气旺，耐受毒物的能力较强；相反，"其瘦而薄胃者"，耐受毒物的能力亦较弱。

3. 体质不同，病情的预后有别

原文以"多热""多寒"等阴阳偏胜的体质为例，论证同时伤于邪

气的病人，有"或易已""或难已"的不同结局。"其身多热者"，说明其人阳盛而正能抗邪，故病易愈；其身"多寒者"，说明其人阳衰而正不胜邪，故病难愈。

［249］《素问·六元正纪大论第七十一》　黄帝问曰：妇人重身⁽¹⁾，毒之⁽²⁾何如？岐伯曰：有故无殒，亦无殒也。⁽³⁾帝曰：愿闻其故何谓也？岐伯曰：大积大聚，其可犯也，⁽⁴⁾衰其大半而止，过者死。⁽⁵⁾

【注释】

（1）重（chóng）身：吴昆注："重身，怀孕也"。

（2）毒：指用峻猛药攻邪治病。

（3）有故无殒（yǔn），亦无殒也：殒，死亡，此处可引申为损伤。故，原因，此处指需用毒药的病证。王冰注："上'无殒'，言母必全，'亦无殒'，言子亦不死也。"张介宾注："故，如下文大积大聚之故，有是故而用是药，所谓有病则病受之，故孕妇可以无殒，而胎气亦无殒也。殒，伤也。"

（4）大积大聚，其可犯也：犯，攻邪之谓。张介宾注："身虽孕而有大积大聚，非用毒药不能攻，攻亦无害，故可犯也。"

（5）衰其大半而止，过者死：马莳注："但有大积大聚或病甚不堪，不得不用此以犯之，只宜衰其大半而止药，彼病自渐去，若过用其药，则败损真气，而母子未必不殒矣。"

【概要】

本段论述了孕妇患病使用峻猛药物的原则。

1. 妇人重身，毒之须有故

孕妇患病，一般应慎用或禁用峻烈药物，因为"毒药"易伤胎害母。但是若孕妇患有非用峻猛之药攻邪不可的病证时，用之亦无妨，有邪则邪当之，虽用毒药，而母体胎儿均可无伤，所谓"有故无殒，亦无殒也"。

2. 妇人重身，毒之当有节

孕妇患"大积大聚"之类当攻泻的病证，在运用峻猛毒药时，必须慎重有节，因为孕妇的身体毕竟具有特殊性，而人体是一个不可分割的整体，药物的气味进入孕妇体内后，不一定只攻邪而完全不伤正，所以，当"衰其大半而止"，余邪待正复而自去，切忌过用毒药，以免邪未尽而胎气伤，造成严重后果。

四、早期治疗

[250]《素问·阴阳应象大论第五》 故邪风之至，疾如风雨，(1)故善治者治皮毛，(2)其次治肌肤，(3)其次治筋脉，其次治六府，其次治五藏，治五藏者半死半生也。(4)

【注释】

（1）邪风之至，疾如风雨：马莳注："故邪风之至于人身也，犹之风雨之速。邪风，即《上古天真论》之'虚邪贼气'。《风论》云：'风者善行而数变'。"此句言外来邪气侵犯人体，其发病和传变，犹如风雨袭来一样的突然和急速。

（2）善治者治皮毛：杨上善注："善者，谓上工善知声色形脉之候，妙识本标。"皮毛，言病邪之最轻浅者。张志聪注："天之阳邪，始伤皮毛气分。故善治者助阳气以宣散其邪，不使内入于阴也。"

（3）其次治肌肤：张志聪注："邪在皮毛，留而不去，则入于肌肤矣。"后三句义仿此，俱为外邪逐层深入之意。

（4）治五藏者，半死半生也：张介宾注："邪愈深则治愈难，邪及五藏而后治之，必难为力，故曰上工救其萌芽，下工救其已成。救其已成者，用力多而成功少，吉凶相半矣。"

【概要】

本段论述了外感疾病的传变特点和治病宜早的重要性。

1. 外感疾病由浅入深的传变特点

自然界的虚邪贼风致病力强，发病急骤而传变迅速，其病程一般是先伤皮毛，然后至肌肤、至筋脉、至六府，直至五藏，其传变特点为由浅入深、从轻转重。

2. 治病宜早的重要性

外感病邪首犯皮毛，此时邪浅病轻，治之较易。如果不及时治疗，以致邪气逐步深入，侵及五藏而伤耗气血精神时，不独治疗困难，而且病人生命已受到威胁，即所谓"治五藏者，半死半生也"，所以治病越早越好。

[251]《灵枢·官能第七十三》　邪气①之中人也，洒淅动形。(1)正邪之中人也微，先见于色，不知于其②身，(2)若在③若无，若亡若存，有形无形，莫知其情。(3)是故上工之取气，乃救其萌芽；(4)下工守其已成，因败其形。(5)是故工(6)之用针也，知气之所在，而守其门户。(7)

【校勘】

①邪气：《灵枢·邪气藏府病形》作"虚邪"，与下文"正邪"相对，可据改。

③其：应据《灵枢·邪气藏府病形》及《太素》卷十九知官能删。

③在：《灵枢·邪气藏府病形》及马莳，张介宾等注本并作"有"，义长，可据改。

【注释】

(1) 虚邪之中人也，洒（xiǎn）淅（xī）动形：洒淅动形，即恶寒战栗。杨上善注："八正虚邪气入腠理，时振寒，起于毫毛动形者也。"

(2) 正邪之中人也微，先见于色，不知于身：张介宾注："正邪，即八方之正风也，盖正风之大者为实风，微者即正风……虽为正风，亦能伤人，故曰正邪。"正邪伤人轻微，气病而形不变，故病色先现于面，而无明显自觉症状。

(3) 若有若无，若亡若存，有形无形，莫知其情：前二句言正邪伤人轻微，似有似无。后二句言其证候不易觉察诊断。张介宾注："第其中人也微，不若虚邪贼风之甚，故莫知其情形而人不之觉也。"

(4) 上工之取气，乃救其萌芽：上工，高明的医生。取气，根据气色、脉气而治之。杨上善注："邪气初客，未病之病，名曰萌芽，上工知之。"

（5）下工守其已成，因败其形：下工，低劣的医生。守其已成，即待病已完全形成方治之。败其形，指伤害病人的身体。张介宾注："救其已成，治之迟也……迟者难，反因病以败其形。"

（6）工：此指医术较好的医生。

（7）知气之所在，而守其门户：《素问集注》闵振儒注："知气之所在者，知病气之所在，而守其门户。门者，邪循正气之所出入也。"即在把握邪气动态的前提下，预先守卫气血的门户，从而防止邪气的侵入。

【概要】

本段论述了虚邪、正邪的发病特点和救其萌芽的预防性治疗。

1. 虚邪、正邪中人的特点

虚邪致病力强，伤人较重，故起病即见"洒淅动形"的证候。正邪致病力弱，伤人较微，在发病初期，邪气"若有若无"，病状"莫知其情"，只有高明的医生通过察色按脉才能发现。

2. 救其萌芽的治疗原则

疾病的发生发展有其一定的规律。正邪中人的初期，邪气尚未固定下来，症状轻微而不明显，此时"上工"通过色脉"取气"以治之，使疾病消灭于萌芽状态，就不会给病人造成大的损害。如果待疾病完全形成而治之，不仅难于奏效，而且常使病人的身体受到严重的损害。所以，高明的医生治病，应掌握邪气的所在及传变趋势，而预先"守其门户"。

【按语】

本段"救其萌芽""守其门户"的治疗观点对后世医学理论有深远的影响。《难经·七十七难》："经言上工治未病，中工治已病者，何谓也？然：所谓治未病者，见肝之病，则知肝当传之与脾，故先实其脾气，无令得受肝之邪，故曰治未病焉。中工治已病者，见肝之病，不晓相传，但一心治肝，故曰治已病也"。《金匮要略·藏府经络先后病脉证第一》："若人能养慎，不令邪风干忤经络；适中经络，未流传藏府，即医治之；四肢才觉重滞，即导引、吐纳、针灸、膏摩，勿令九窍闭塞。"这些论述，都是在《内经》这一预防性治疗思想的直接影响下发展起来的，并且至今有效地指导着临床实践。

五、制方用药

[252]《素问·至真要大论第七十四》 帝曰：善。方制君臣⁽¹⁾何谓也？岐伯曰：主病之谓君，⁽²⁾佐君之谓臣，⁽³⁾应臣之谓使，⁽⁴⁾非上中下三品之谓也。⁽⁵⁾帝曰：三品何谓？岐伯曰：所以明善恶之殊贯也。⁽⁶⁾

帝曰：善。病之中外何如？⁽⁷⁾岐伯曰：调气之方，必别阴阳，⁽⁸⁾定其中外，各守其乡。⁽⁹⁾内者内治，外者外治；⁽¹⁰⁾微者调之，其次平之，⁽¹¹⁾盛者夺之，汗者^①下之；⁽¹²⁾寒热温凉，衰之以属，随其攸利。⁽¹³⁾谨道如法，万举万全，⁽¹⁴⁾气血正平，长有天命。⁽¹⁵⁾

【校勘】

①者：明赵府居敬堂刊本及马莳、吴崑注本等并作"之"。王冰注语"故曰汗之下之"，是王冰所据本原作"之"，应据改。

【注释】

（1）方制君臣：方制，组方的法度。君臣，即下文君、臣、佐、使之类，是对方剂中不同作用药物的分类。

（2）主病之谓君：主，主治。张介宾注："主病者，对证之要药也，故谓之君。君者，味数少而分两重，赖之以为主也。"

（3）佐君之谓臣：佐，辅助。张介宾注："佐君者，谓之臣。味数稍多而分两稍轻，所以匡君之不逮也。"

（4）应臣之谓使：应，配合。张介宾注："应臣者谓之使，数可出入而分两更轻，所以备通行向导之使也。"

（5）非上中下三品之谓也：高世栻注："《神农本经》三百六十五种，以应周天之数，上品一百二十五种为君，中品一百二十种为臣，下品一百二十种为佐使。上品无毒，主养病延年，益气轻身；中品或有毒或无毒，主流通经脉，祛邪治病；下品有毒或大毒，主破坚积，除痼疾。"

　　本段君、臣、佐、使，是言处方之制度，而上下三品，是言药物之性用，所以说"非上下三品之谓也"。

　　（6）所以明善恶之殊贯也：明，明白。善，指药性和缓以补益精气；恶，指药性峻烈以攻逐邪气。贯，通"惯"，习性，此处引申为药性。殊贯，不同的药性。王冰注："三品，上中下品此明药善恶不同性用也。"

　　（7）病之中外何如：马莳注："欲明表里用药之义也。"高世栻注："以三品之药，治中外之病，何如？"

　　（8）调气之方，必别阴阳：调气，指调理病人失常的气机。方，方法。高世栻注："以药治病，乃调气之方，故必别其在阴在阳。"

　　（9）定其中外，各守其乡：吴昆注："中外，藏府经络也。各守其乡，各安其所也。"此二句言根据病位的表里而确定相应的治则。

　　（10）内者内治，外者外治：高世栻注："各守其所在之乡，而内者治内，外者治外。"是对"各守其乡"的说明。

　　（11）微者调之，其次平之：平，平定，其力重于和调。马莳注："病之微者则止调而已；其不止于微者，则平治之。"

　　（12）盛者夺之，汗之下之：张介宾注："盛者夺之，谓邪之甚者当攻而取之，如甚于外者汗之，甚于内者下之。"

　　（13）寒热温凉，衰之以属，随其攸（yōu）利：张介宾注："凡宜寒、宜热、宜温、宜凉，当各求其属以衰去之，惟随其攸利而已。攸，所也。"随其攸利，即随病情需要而选用。

　　（14）谨道如法，万举万全：道，行也。谨道如法，谓按上述法则施行。万举万全，甚言疗效之良。

　　（15）气血正平，长有天命：吴昆注："使气血正平，不偏不倚，则天真性命可长有也。"

【概要】

本段论述了"方制君臣"的含义和制方"调气"的原则。

1. "方制君臣"的含义

原文指出，选择药物组合成方以治病时，应根据各药在方剂中的不同地位和作用，分别为君药、臣药、使药三类。"主病之为君，佐君之谓臣，应臣之谓使"，阐明了君、臣、使药在治疗的功用方面有主治、配合、佐使的区别。这种方制的君、臣、使和区分药性的上中下三品是名同而实异的。

2. 制方"调气"的基本原则

组方用药的目的是治病，而疾病的本质在于藏府经络气机的失常，故"调气"为治病的大法，原文从以下几方面做了具体阐述。

一为辨别阴阳病性，阳病治其阳，阴病治其阴，即"调气之方，必别阴阳"。

二为确定中外病位，内者内治，外者外治，各守其乡。

三为因势制方，"微者调之，其次平之，盛者夺之，汗之下之"，即根据病势的微盛而确定方药的大小缓急。

四为随病所利，"寒热温凉，衰之以属"，即针对不同的病邪，选用祛邪的药物组方。

只要严格遵循上述法则组方用药，就能使"气血正平"而治疗"万举万全"，病人"长有天命"。

[253]《素问·至真要大论第七十四》 气有多少，病有盛衰，⁽¹⁾治有缓急，方有大小，⁽²⁾愿闻其约⁽³⁾奈何？岐伯曰：气有高下，病有远近，证有中外，⁽⁴⁾治有轻重，适其至所为故也。⁽⁵⁾《大要》曰：君一臣二，奇之制也；君二臣四，偶之制也；君二臣三，奇之制也；君二臣六，偶之制也。⁽⁶⁾故曰：近者奇之，远者偶之，⁽⁷⁾汗者不以奇，⁽⁸⁾下者不以偶，⁽⁹⁾补上治上制以缓，补下治下制以急，⁽¹⁰⁾急则气味厚，缓则气味薄，⁽¹¹⁾适其至所，此之谓也。

病所远，而中道气味之者，食而过之，⁽¹²⁾无越其制度也。⁽¹³⁾是故平气之道，⁽¹⁴⁾近而奇偶，制小其服也；远而奇偶，制大其服也。⁽¹⁵⁾大则数少，小则数多，⁽¹⁶⁾多则九之，少则二之。⁽¹⁷⁾奇之不去则偶之，是谓重方。⁽¹⁸⁾偶之不去，则反佐以取

之，⁽¹⁹⁾所谓寒热温凉反从其病也。⁽²⁰⁾

【注释】

（1）气有多少，病有盛衰：张介宾注："五运六气，各有太过不及，故曰气有多少。人之疾病，必随气而为盛衰。"

（2）治有缓急，方有大小：病势急治以急剂，病势缓治以缓剂。药味多或分量重为大方，药味少或分量轻为小方。

（3）约：黄元御注："约，即制也。"此处指组方的制度法规。

（4）气有高下，病有远近，证有中外：张介宾注："岁有司天在泉，则气有高下。经有藏府上下，则病有远近。在里曰中，在表曰外。"

（5）治有轻重，适其至所为故也：适，调适。至，到达。所，病所，病位。故，准则。王冰注："药用有轻重，调其多少，和其紧慢，令药气至病所为故，勿太过与不及也。"

（6）君一臣二，奇（jī）之制也；君二臣四，偶之制也；君二臣三，奇之制也；君二臣六，偶之制也。奇，单数。偶，双数。奇方性用单纯，偶方则性用复杂。张介宾注："主病之谓君，君当倍用。佐君之谓臣，臣以助之。奇者阳数，即古所谓单方也。偶者阴数，即古所谓复方也。故君一臣二其数三，君二臣三其数五，皆奇之制也。君二臣四其数六，君二臣六其数八，皆偶之制也。"本句"臣"包括"使"药在内。奇方与偶方相对而言，奇方药味少而药力集中，偶方药味多而药力分散。

（7）近者奇之，远者偶之：张介宾注："近者为上为阳，故用奇方，用其轻而缓也。远者为下为阴，故用偶方，用其重而急也。"

（8）汗者不以奇：马莳注："然欲以取汗，则不以奇而以偶，盖非偶不足以发散也。"发汗需药力散于表，作用的面广而位浅，故宜用药性较复杂的偶方。

（9）下者不以偶：马莳注："然欲以下利，则不以偶而以奇，盖非奇不足以专达也。"泻下需药力专攻于里，作用的面狭而位深，故宜用药性较单纯的奇方。

（10）补上治上制以缓，补下治下制以急：张志聪注："补者，补正气之不足。治者，治邪气之有余。"张介宾注："补上治上制以缓，欲其留布上部也。补下治下制以急，欲其直达下焦也。"

（11）急则气味厚，缓则气味薄：张介宾注："故欲急者，须气味之厚，欲缓者，须气味之薄。若制缓方而气味厚，则峻而去速；用急方而气味薄，则柔而不前。惟缓急厚薄得其宜，则适其病至之所，而治得其要矣。"

（12）病所远，而中道气味之者，食而过之：中道，犹言半路。张介宾注："言病所有深远，而药必出于胃，设用之无法，则药未及病，而中道先受其气味矣。故当以食为节而使其远近皆达，是过之也。如欲其远者，药在食前，则食催药而致远矣。欲其近者，药在食后，则食隔药而留止矣。"

（13）无越其制度也：越，超过，引申为违背。制度，指上述制方服药的法度。吴昆注："无过越其所制之度而乱其方也。"

（14）平气之道：谓使人体各部分气机平调的法则。张介宾注："平气之道，平其不平之谓也。"

（15）近而奇偶，制小其服也；远而奇偶，制大其服也：病所在上部，奇偶之方皆宜减少剂量而用；病所在下部，奇偶之方皆宜增大剂量而用。张介宾注："若病近而大其制，则药胜于病，是谓诛伐无过。病远而小其制，则药不及病，亦犹风马牛不相及耳。"

（16）大则数少，小则数多：高世栻注："大则分量多而品数少，气味专而能远也。小则分量少而品数多，气味薄而易散也。"

（17）多则九之，少则二之：高世栻注："奇数终于九，故数多则九之，无以加矣。偶数始于二，故数少则二之，无以减矣。"

（18）奇之不去则偶之，是谓重（chóng）方：张介宾注："此示人以圆融通变也。如始也用奇，奇之而病不去，此其必有未合，乃当变而为偶。奇偶迭用，是曰重方，即后世所谓复方也。"

（19）偶之不去，则反佐以取之：张介宾注："若偶之而又不去，则当求其微甚真假而反佐以取之。反佐者，谓药同于病而顺其性也。如以热治寒而寒拒热，则反佐以寒而入之；以寒治热而热格寒，则反佐以热而入之。又如寒药热用，借热以行寒；热药寒用，借寒以行热。是皆反佐变通之妙用，盖欲因其势而利导之耳。"

（20）所谓寒热温凉，反从其病也：黄元御注："以寒治热，以热治寒，恐病药捍格不得下达，故用反佐之法，寒热温凉反从其病，使之同类相投而易下也。"从其病，是指方剂中的少数佐使药而言，其主要药物仍是逆其病的。

【概要】

本段论述了奇方、偶方、缓方、急方、重方、反佐等方制规则和适至病所的服药方法。

1. 组合方剂的规则

由于自然界阴阳之气有升降之变，病位有远近之异，证候有表里之分，因此其论治处方亦有大小轻重缓急之别，其基本原则是"适其至所"，即药力适达病所，病愈而药已尽。具体又介绍了六种制方规约：

（1）奇方：如君一臣二、君二臣三之类，其组方的药味较少而药力集中，故"近者奇之""下者不以偶"而以奇。

（2）偶方：如君二臣四、君二臣六之类，其组方的药味较多而药力分散，故"远者偶之""汗者不以奇"而以偶。

（3）缓方：指选用气味薄而作用缓和的药物组成的方剂，故"补上治上制以缓""近而奇偶，制小其服也""小则数多"。

（4）急方：指选用气味厚而作用急猛的药物组成的方剂，故"补下治下制以急""远而奇偶，制大其服也""大则数少"。

（5）重方：即奇方与偶方合成一方而用，适于病情复杂或病势严重的病证，所以说"奇之不去则偶之"。

（6）反佐：属于"从者反治"的一个方面，即在方剂中佐用少量与病证性质相同的药物，以防止药、病格拒而保证药效的发挥。反佐只用于危重或不受药的病证，所以说"偶之不去则反佐以取之"。

2. 采取"适其至所"的服药方法

药物是由中焦运化吸收后达于全身及病所而发挥效用的。如果病变部位远在下焦，为了防止"中道气味之"而药力不能达到病所，可采取"食而过之"的服药方法，即通过药食的先后调配，以保证药效的发挥。

【按语】

关于本篇的"奇""偶"，注家多从药味数目的单双阴阳立论，然而从本段"近者奇之，远者偶之，汗者不以奇，下者不以偶"及"奇之不去则偶之"等句的基本精神和联系临床实际来看，这里的奇方、偶方不能局限于药味的数目，更需从药性的单纯和复杂、药力的集中和分散去理解，方得奥旨。周学海在《内经评文》中说得好："一三五七、二四六八者，品数之单骈也。奇偶者，所以制缓急厚薄之体，以成远近汗下之用者也，于品数之单骈何与耶？品数之单骈，于治病之实又何与耶？制病以气，数之单骈无气也。盖常思之，用一物为君，复用同气之二物以补之，是物性专一，故曰奇也。用二物一补一泻为君，复用同气者各二物以补之，是两气并行，故曰偶也。君二而臣有多寡，则力有偏重，故亦曰奇；臣力平均，则亦曰偶。推之品数加多，均依此例。此奇偶之义，不可易者也。"例如承气汤、陷胸汤等药力专一集中，可看作奇方；荆防败毒散、六味地黄丸等，药力分散和缓，可看作偶方。

根据病所不同而采取相应的服药方法，自《内经》迄今一直为临床所采用。例如《素问·腹中论》治血枯用乌贼骨丸，"以五丸为后饭，饮以鲍鱼汁"就是因为病所远在肝肾，故先服药后吃饭，使药直达下焦。而同篇治鼓胀的鸡矢醴，由于病所近在脾胃，故勿需"食而过之"。至于《伤寒论》治太阳中风用桂枝汤"服已须臾，啜热稀粥一升余以助药力"，治蛔厥用乌梅丸"先食饮服十丸，日三服，稍加至二十丸"等，则体现了张仲景对《内经》"食而过之"服药法则的继承和发展。

[254]《素问·至真要大论第七十四》　帝曰：善。五味阴阳之用，[(1)]何如？岐伯曰：辛甘发散为阳，[(2)]酸苦涌泄为阴，[(3)]咸味涌泄为阴，[(4)]淡味渗泄为阳。[(5)]六者或收或散，或缓或急，或燥或润，或耎或坚，[(6)]以所利而行之，[(7)]调其气使其平也。[(8)]

帝曰：非调气而得者，治之奈何？[(9)]有毒无毒，何先何后？

愿闻其道。岐伯曰：有毒无毒，所治为主，⁽¹⁰⁾适大小为制也。⁽¹¹⁾帝曰：请言其制。岐伯曰：君一臣二，制之小也；君一臣三佐五，制之中也；君一臣三佐九，制之大也。

【注释】

（1）五味阴阳之用：之，犹"与""及"也。本句言药食辛甘酸苦咸五味的阴阳属性及其功用。淡味近乎无味，故称五味而不称六味。

（2）辛甘发散为阳：高世栻注："五味阴阳之用，彼此相济以成。如辛主发散，从内而外，必济以甘，故辛甘之味为能发散而属乎阳。"辛甘味较薄而能向外发散宣泄，故属阳味。

（3）酸苦涌泄为阴：酸苦味较厚而能引起涌吐泻下，故属阴味。

（4）咸味涌泄为阴：姚止庵注："若夫咸则又能奥坚而润燥，故上以涌痰积于胸喉，下以泄垢秽于肠胃。"咸亦为味之厚者，故属阴味。

（5）淡味渗泄为阳：张介宾注："渗泄，利小便及通窍也。"姚止庵注："五味之外又有淡，淡居五味之先，其气轻清，故主渗泄，所以泄五味之滞者也。"淡为味之最薄者，轻清行气，故属阳味。

（6）六者或收或散，或缓或急，或燥或润，或奥或坚：收，收敛、固涩。散，散发、行走。缓，缓急、和缓。急，紧急、紧张。燥，燥湿、除痰。润，润燥、滋阴。奥，奥化、奥坚。坚，坚固、坚强。张介宾注："辛甘酸苦咸淡六者之性：辛主散主润，甘主缓，酸主收主急，苦主燥主坚，咸主软，淡主渗泄。"《素问·藏气法时论》："肝苦急，急食甘以缓之""肝欲散，急食辛以散之"；"心苦缓，急食酸以收之""心欲缓，急食咸以奥之"；"脾苦湿，急食苦以燥之""脾欲缓，急食甘以缓之"；"肺苦气上逆，急食苦以泄之""肺欲收，急食酸以收之"；"肾苦燥，急食辛以润之""肾欲坚，急食苦以坚之。"

（7）以所利而行之：利，利益、功效。所利，指六味的功效。行，施行，使用。张介宾注："故五味之用，升而轻者为阳，降而重者为阴，各因其利而行之。"

（8）调其气，使其平也：气，藏府气机。平，平和，正常。张志聪注："调其五藏之气，而使之平也。"

（9）非调气而得者，治之奈何：调气，指上述运用五味之用以调理藏府气机的治法。得，取效。姚止庵注："夫所谓非调气而得者，谓上文收散缓急八者乃调气之法，言此外更有治法否。"

（10）有毒无毒，所治为主：吴昆注："言但能去疾就安，解急脱死，即为良方，非必以先毒为是，后毒为非，有毒为是，无毒为非，一以所治为主。"

（11）适大小为制也：适，调适。张介宾注："故其方之大小轻重，皆宜因病而为之制也。"

【概要】

本段论述了药食五味的性用和大小方制的法度。

1. 药食五味的阴阳属性、功效及使用原则

药食的五味，根据其药味的厚薄和作用特点，分为阴阳两大类。辛甘淡，味薄发散，作用于表而属阳；酸苦咸，味厚涌泄，作用于里而属阴。分而言之，这六味又分别具有收敛、发散、缓和、紧急、燥湿、润燥、软化、坚固等不同的功效。使用药食时，必须依据其性用特点，结合病情需要，加以选择组方，才能达到"调其气使其平"的治疗效果。

2. 大小方制的组合法度

立法处方的主要依据不在于药物毒性的大小，而是"所治为主，适大小为制"。所谓大中小方，就是根据病情需要，药味多而构成复杂的为大方，药味少而构成简单的为小方，介于大小方之间的为中方。

【按语】

以上三段关于方剂的论述，为中医方剂学的创立和发展奠定了理论基础。大方、小方、缓方、急方、奇方、偶方、重（复）方，即后世所谓"七方"，从不同的侧面，阐明了制方的法度。其中大、小方是就药味的数量、组成的繁简而言；缓、急方是就药力的缓急、药效的迟速而言；奇偶方是就药性的纯杂、功用的专散而言；重方，则是两方或数方合一，为复杂重证而设。临床立法处方时，应该综合考虑和运用"七方"方制法则，以求得最优的疗效，而勿须纠缠于"七方"的名目。

［255］《素问，至真要大论第七十四》　诸气在泉，[(1)]风

淫于内，⁽²⁾治以辛凉，佐以苦^①，⁽³⁾以甘缓之，以辛散之；⁽⁴⁾热淫于内，治以咸寒，佐以甘苦，⁽⁵⁾以酸收之，以苦发之；⁽⁶⁾湿淫于内，治以苦热，佐以酸淡，⁽⁷⁾以苦燥之，以淡泄之；⁽⁸⁾火淫于内，治以咸冷，佐以苦辛，⁽⁹⁾以酸收之，以苦发之；⁽¹⁰⁾燥淫于内，治以苦温，佐以甘^②辛，⁽¹¹⁾以苦下之；⁽¹²⁾寒淫于内，治以甘热，佐以苦辛，⁽¹³⁾以咸写之，以辛润之，以苦坚之。⁽¹⁴⁾

司天之气，⁽¹⁵⁾风淫所胜，⁽¹⁶⁾平以辛凉，佐以苦甘，⁽¹⁷⁾以甘缓之，以酸写之；⁽¹⁸⁾热淫所胜，平以咸寒，佐以苦甘，以酸收之；湿淫所胜，平以苦热，佐以酸辛^③，以苦燥之，以淡泄之；湿上甚而热，治以苦温，佐以甘辛，⁽¹⁹⁾以汗为故而止；⁽²⁰⁾火淫所胜，平以酸^④冷，佐以苦甘，⁽²¹⁾以酸收之，以苦发之，以酸复之；⁽²²⁾热淫同；⁽²³⁾燥淫所胜，平以苦湿^⑤，佐以酸辛，以苦下之；寒淫所胜，平以辛热，佐以甘苦，⁽²⁴⁾以咸写之。

【校勘】

①苦：此后应据马莳、吴昆等注本补"甘"字。

②甘：《新校正》："按《藏气法时论》曰'肺苦气上逆，急食苦以泄之，用辛泻之，酸补之'，又按下文司天，燥淫所胜，佐以酸辛，此云'甘辛'者，'甘'字疑当作'酸'。"可据改。

③辛：《新校正》："按湿淫于内，佐以酸淡，此云'酸辛'者，'辛'疑当作'淡'。"可据改。

④酸：应据明代吴悌校刊本及吴昆、张介宾等注本改作"咸"。

⑤湿：《新校正》："按上文燥淫于内，治以苦温，此云'苦湿'者，'湿'当为'温'。"应据改。

【注释】

（1）诸气在泉：诸气，指三阴三阳之气，即指风、热、湿、火、燥、寒六气。诸气在泉，主司每年下半年的客气。

（2）风淫于内：张介宾注："淫，太过为害也。""内淫者，自外而入，气淫于内，言在泉之变病也。"风淫于内，则肝木太过为病。下五气之淫义皆仿此。

（3）治以辛凉，佐以苦甘：吴昆注："风为木气，金能胜之，故治以辛凉。辛过甚，则恐伤其真气，故佐之以苦甘，苦胜辛，甘益气也。"治以辛凉，即以气味辛凉之品为主药。佐以苦甘，即以苦甘之品为辅佐药。下仿此。

（4）以甘缓之，以辛散之：吴昆注："木性急，故以甘缓之。木喜条达，故以辛散之。"此二句亦为"风淫于内"可供选用的辅助药味。下仿此。

（5）热淫于内，治以咸寒，佐以甘苦：张介宾注："热为火气，水能胜之，故宜治以咸寒。佐以甘苦，甘胜咸，所以防咸之过也；苦能泄，所以去热之实也。"

（6）以酸收之，以苦发之：张介宾注："热盛于经而不敛者，以酸收之，热郁于内而不解者，以苦发之。"苦味本不能发散，然火热得苦味之内泄，常可得汗而邪从外解，故以苦药散热乃其间接功用。

（7）湿淫于内，治以苦热，佐以酸淡：张志聪注："湿乃阴土之气，故宜治以苦热，苦能胜湿，热以和阴也。"吴昆注："酸从木化，能制土者也，故佐以酸。然必酸淡者，淡能利窍故也。使酸而非淡，则味厚滋湿，非所宜矣。"

（8）以苦燥之，以淡泄之：王冰注："燥除湿，故以苦燥其湿也。淡利窍，故以淡渗泄也。"

（9）火淫于内，治以咸冷，佐以苦辛：高世栻注："火淫于内，热气胜也，水能平之，故治以咸冷。冷，犹寒也。"张介宾注："苦能泄火，辛能散火，故用以为佐。"

（10）以酸收之，以苦发之：义与上节"热淫于内"同。

（11）燥淫于内，治以苦温，佐以酸辛：吴昆注："燥为金气，火能胜之，故治以苦温，苦温从火化故也。"《素问·藏气法时论》："肺欲收，急食酸以收之，用酸补之，辛写之。"佐以酸辛，旨在调理肺气的虚实。

（12）以苦下之：张介宾注："燥结不通，则邪实于内，故当以苦下之。"

（13）寒淫于内，治以甘热，佐以苦辛：吴昆注："寒为水气，甘从土化，热从火化，土能制水，热能胜寒，故治以甘热。"《素问·藏气法时论》："肾苦燥，急食辛以润之""肾欲坚，急食苦以坚之。"佐以苦辛，旨在调理肾气的虚实。

（14）以咸写之，以辛润之，以苦坚之：张介宾注："以咸泻之，水之正味，其泻以咸也。"辛、苦之义见上注。高世栻注："凡此佐治之法，义各不同，学者当随其所宜，以为佐治可也。"

（15）司天之气：指主管每年上半年的客气。

（16）风淫所胜：犹言司天的风气太过致病。下五气之淫义仿此。

（17）平以辛凉，佐以苦甘：高世栻注："外淫于内，所胜治之，故上文在泉曰治；上淫于下，所胜平之，故此司天曰平。平，犹治也。"张介宾注："风淫于上，平以辛凉，佐以苦甘，以甘缓之，俱与上文在泉治同。"后文凡与前文同者，不再作注。

（18）以酸写之：高世栻注："凡邪胜而实，则以酸泻之，以明不但金味能泻，而木之本味亦能泻也。"

（19）湿上甚而热，治以苦温，佐以甘辛：吴昆注："湿宜下注，今上甚而热者，湿协热而上行也。治以苦温，苦能燥湿，温则不滞故也。佐以甘辛，甘能益土，辛能散滞，盖土所以胜湿，散滞所以流湿。"

（20）以汗为故而止：故，准则。吴昆注："得汗则湿外泄，药物可止矣。"汗出适当则湿热俱出，若汗太过，则有化燥伤阴或气泄阳脱之变，故见汗出则宜停药。

（21）佐以苦甘：张介宾注："苦能泻火之实，甘能缓火之急，故佐以苦甘。"

（22）以酸复之：吴昆注："火炎水耗，以酸复之。"酸味能敛气生津，故气阴耗伤者皆可以酸味复之。

（23）热淫同：指此节"火淫所胜"的治法同前"热淫所胜"。

（24）寒淫所胜，平以辛热，佐以苦甘：张介宾注："辛热足以散寒，苦甘可以胜水。"

【概要】

本段论述了六气淫胜致病时选用药物气味的法则。原文虽然分为司天、在泉之气两个方面来叙述，但二者基本精神是一致的。现归纳为以下七点。

1. 风淫致病

风淫则肝木为病，风为阳邪，故以属金气之辛凉药物主治，佐以苦甘，或以甘缓之，或以辛散之，或以酸泻之。

2. 热淫致病

热淫则心火为病，热为阳盛，故以属水气之咸寒药物主治，佐以甘苦，或以酸收之，或以苦发之。

3. 湿淫致病

湿胜则脾土为病，湿为阴邪，故以苦热药物主治，佐以酸淡，或以苦燥之，或以淡泄之。

4. 火淫致病

火淫则相火为病，火为阳盛，故以属水气之咸寒药物主治，佐以苦辛或甘苦，或以酸收之，或以苦发之。

5. 燥淫致病

燥淫则肺金为病，火热胜燥金，故以属火气之苦温药物主治，佐以酸辛，或以苦下之。

6. 寒淫致病

寒淫则肾水为病，寒为阴盛，故以甘热或辛热药主治，佐以苦辛或甘苦，或以咸泻之，或以辛润之，或以苦坚之。

7. 湿热上甚致病

湿淫于人体上部而蕴热，当以苦温药物主治，苦以燥湿，温以行气，佐以甘辛，汗出则湿去而热亦除，但不可过汗。

六、食物调养

[256]《素问·五常政大论第七十》　帝曰：病在中而不实不坚，且聚且散,⁽¹⁾奈何？岐伯曰：悉乎哉问也！无积者求其藏,⁽²⁾虚则补之，药以祛之，食以随之，行水渍之,⁽³⁾和其

中外，可使毕已。⁽⁴⁾

帝曰：有毒无毒⁽⁵⁾服有约⁽⁶⁾乎？岐伯曰：病有久新，方有大小，有毒无毒，固宜常制矣。⁽⁷⁾大毒治病，十去其六；⁽⁸⁾常毒治病，十去其七；小毒治病，十去其八；无毒治病，十去其九。谷肉果菜，食养尽之。⁽⁹⁾无使过之，伤其正也，⁽¹⁰⁾不尽，行复如法。⁽¹¹⁾

【注释】

（1）病在中而不实不坚，且聚且散：吴昆注："积者五藏所生，聚而不散者是也。不实不坚，且聚且散，则为无积。"姚止庵注："盖谓胸腹之间似有形而实无一定者。"

（2）无积者求其藏：马莳注："如无积者，则求其病之在于何藏。"

（3）虚则补之，药以祛之，食以随之，行水渍之：姚止庵注："积为藏病，藏虚气壅，似有实无，法宜补之。然一于用补，而苟非兼用通利之品以佐之，则或聚或散者，必且纡徐而难效，故既补之又必祛之，祛谓利气行血之类也。随者，言食物之类亦当如药之补利兼施，不可偏于肥厚，故曰随之，谓随药也。"张介宾注："故当随病所在，求其藏而补之，藏气充则病自安矣。药以祛之，去其病也。食以随之，养其气也。行水渍之，通其经也。"

（4）和其中外，可使毕已：马莳注："则药食调其中，而汤水治其外，庶几中外和，而病可已矣。"

（5）有毒无毒：药性皆偏，仅程度不同。有毒，指药性峻猛的药物。无毒，指药性平和的药物。

（6）服有约：张志聪说："约，规则也。"服有约，谓服药有一定的规则。

（7）病有久新，方有大小，有毒无毒，固宜常制矣：固，固然，原本。常制，常用的法度。高世栻注："凡病有久新，处方有大小，因病处方，用有毒无毒之药，固宜有经常之制矣。"

（8）大毒治病，十去其六：张介宾注："药性有大毒、常毒、小毒、无毒之分，去病有六分、七分、八分、九分之约者，盖以治病之法，药不及病则无济于事，药过于病则反伤其正而生他患矣，故当知约制而进止有度矣。"

（9）谷肉果菜，食养尽之：张介宾注："病已去其八九而有余未尽者，则当以谷肉果菜饮食之类培养正气而余邪自尽矣。"

（10）无使过之，伤其正也：高世栻注："毒药攻邪，中病即止，无使过之，伤其正也。"

（11）不尽，行复如法：张琦注："邪有不尽，则再依前法行之，除之以渐，乃尽去也。"

【概要】

本段论述了藏虚气滞的治法和药食配合的疗养法度。

1. 藏虚气滞的内外调治法

所谓"病在中而不实不坚，且聚且散"，是指五藏虚弱而气机阻滞不利的病证，治疗时应首先探求病在何藏，然后补其所虚之藏，兼以行气祛邪和食物调养，并用浸渍法外通腠理，表里气机调畅，则正复邪尽而病愈。

2. 服用药物的常制

患病有新旧之异，制方有大小之别，而服药的剂量也应根据病情的轻重和药性的缓急而遵守一定的法度，其常制是：药物中病即止，毒性愈重的药物停服愈早，毒性愈小的药物停服愈迟，病去大半则停药。这是因为用药过量必伤正气的缘故。

3. 食物调养的原则

药物中病停服后，即选用"谷肉果菜"等含有各种营养的食物补养正气，正复则余邪自去而疾病痊愈。如果食养后病邪仍未尽，可按上述药食兼行法重复运用。

[257]《素问·藏气法时论第二十二》　肝色青，宜食甘，(1)粳米，牛肉、枣、葵皆甘。(2)心色赤，宜食酸，(3)小豆，犬肉、李、韭皆酸。(4)肺色白，宜食苦，(5)麦、羊肉、杏、薤皆苦。(6)脾色黄，宜食咸，(7)大豆、豕肉、栗、藿皆咸(8)。肾

色黑，宜食辛⁽⁹⁾，黄黍、鸡肉、桃、葱皆辛⁽¹⁰⁾。辛散，酸收，甘缓，苦坚，咸耎。毒药攻邪⁽¹¹⁾，五谷为养⁽¹²⁾，五果为助⁽¹³⁾，五畜为益⁽¹⁴⁾，五菜为充⁽¹⁵⁾，气味合而服之，以补精益气⁽¹⁶⁾。此五^①者，有辛酸甘苦咸，各有所利⁽¹⁷⁾，或散或收，或缓或急，或坚或耎，四时五藏病，随五味所宜也⁽¹⁸⁾。

【校勘】

①五：此后应据《甲乙经》卷六第九及《太素》卷二调食补"味"字。

【注释】

（1）宜食甘：王冰注："肝性善急，故食甘物而取其宽缓也。"本篇前文曰："肝苦急，急食甘以缓之。"

（2）粳米，牛肉、枣、葵皆甘：粳米，粳稻米，质较籼稻米黏而胀性小。葵，即冬葵，为古代常用蔬菜之一，全年均可采收。马莳注："凡粳米、牛肉、枣、葵皆甘，皆可食也。"

（3）宜食酸：王冰注："心性喜缓，故食酸物而取其收敛也。"本篇前文曰："心苦缓，急食酸以收之。"

（4）小豆、犬肉、李、韭皆酸：小豆，即赤豆或赤小豆，俗称"饭豆"。韭，即韭菜。马莳注："凡小豆、犬肉、李、韭皆酸，皆可食也。"

（5）宜食苦：王冰注："肺喜气逆，故食苦物而取其宣泄也。"本篇前文曰："肺苦气上逆，急食苦以泄之。"

（6）麦、羊肉、杏、薤（xiè）皆苦：薤，草木植物，食其鳞茎，俗称"藠（jiào）头。马莳注："凡麦、羊肉、杏、薤皆苦，皆可食也。"

（7）宜食咸：张介宾注："咸从水化，其气入肾，脾宜食咸者，以肾为胃关，胃与脾合，咸能润下，利其关窍，胃关利则脾气运，故宜食之。"脾以运化为本，咸味润下以通泄府气，故宜食咸。

（8）大豆、豕肉、栗、藿皆咸：大豆，即黄豆、青豆、黑豆之总称。豕肉，猪肉。栗，板栗。藿，豆叶，古代作为蔬菜。马莳注："凡大豆、豕肉、栗、藿皆咸，皆可食也。"

（9）宜食辛：王冰注："肾性喜燥，故食辛物而取其津润也。"本篇前文曰："肾苦燥，急食辛以润之，开腠理，致津液，通气也。"

（10）黄黍、鸡肉、桃、葱皆辛：张介宾注："黄黍即糯小米，北方谓之黄米。"马莳注："凡黄黍、鸡肉、桃、葱皆辛，皆可食也。"

（11）毒药攻邪：张介宾注："药以治病，因毒为能，所谓毒者，以气味之有偏也。益气味之正者，谷食之属是也，所以养人之正气；气味之偏者，药饵之属是也，所以去人之邪气。其为故也，正以人之为病，病在阴阳偏胜耳。欲救其偏，则惟气味之偏者能之。"此句毒药乃药物之总称。

（12）五谷为养：姚止庵注："凡药性皆偏，所以扶正气之不逮也。若五谷之性味和平，充胃补脾，化生气血，人之性命实资之为养也。"

（13）五果为助：姚止庵注："助者辅正之称，所以补五谷之不足也。"

（14）五畜为益：姚止庵注："按：精血不充，非草木之类所能益，是必血气之属以补之。"

（15）五菜为充：吴昆注："充实于藏府也。"

（16）气味合而服之，以补精益气：张志聪注："此总结上文而言谷肉果菜皆有五气五味，宜和合而食之，无使偏胜，以补益精气。"

（17）各有所利：杨上善注："五味各有所利，利五藏也。"言五味对五藏分别具有补正祛邪的功用。

（18）四时五藏病，随五味所宜也：张志聪注："或随四时之宜散、宜收，或随五藏之所苦所欲，各随其所利而行之。"此句意为：四时五藏之病要选用与四时五藏相宜的药食治疗。

【概要】

本段论述了谷肉果菜的性味功用和药食调养的法则。

1. 谷肉果菜的不同性味功用

五谷、五畜、五果、五菜是人类的主要食物，它们分别含有酸苦甘辛咸五味而具或散或收，或缓或坚或耎等功能，因此它们对五藏的病变也就起着不同的治疗作用。例如肝苦急，则宜食粳米、牛肉、枣、葵之甘以缓之；心苦缓，则宜食小豆、犬肉、李、韭之酸以收之；肺苦气上逆，则宜食麦、牛肉、李、薤之苦以泄之；肾苦燥，则宜食黄黍、鸡肉、桃、葱之辛以润之；而脾主运化，故宜食大豆、豕肉、栗、藿之咸以下之。

2. 药食调养的法则

（1）药食配合，相得益彰：药性皆偏，故主要用以祛除病邪。谷肉果菜等食物是人体气血的基本养料，其中"五谷为养，五果为助，五畜为益，五菜为充"，对人体具有不同的作用，因此，把药和食适当地配合运用，就能达到邪去而正安、正盛而邪除的良好效果。

（2）气味合而服之：药食皆有气，亦皆有味，而气和味对人体的作用亦有所不同，因此选用药食防治疾病时，必须对气和味适当配合，使其互补互用，共同发挥"补精益气"的功用。

（3）五味随四时五藏所宜：药食的运用必须以病人的病情为依据，因此药食五味的选择要同天时的变化和五藏的虚实相适应。否则，便不会取得好的疗效。

[258]《灵枢·五味第五十六》　黄帝曰：谷⁽¹⁾之五味，可得闻乎？伯高曰：请尽言之。五谷：秔米⁽²⁾甘，麻⁽³⁾酸，大豆咸，麦苦，黄黍辛。五果：枣甘，李酸，栗咸，杏苦，桃辛。五畜：牛甘，犬酸，猪咸，羊苦，鸡辛。五菜：葵甘，韭酸，藿咸，薤苦，葱辛。五色：黄色宜甘，⁽⁴⁾青色宜酸，黑色宜咸，赤色宜苦，白色宜辛。凡此五者，各有所宜。⁽⁵⁾

五宜：所言五色者^①，脾病者，宜食秔米饭、牛肉、枣、葵。⁽⁶⁾心病者，宜食麦、羊肉、杏、薤。肾病者，宜食大豆黄卷⁽⁷⁾、猪肉、栗、藿。肝病者，宜食麻、犬肉、李、韭。肺病者，宜食黄黍、鸡肉、桃、葱。五禁：肝病禁辛，⁽⁸⁾心病禁咸，脾病禁酸，肾病禁甘，肺病禁苦。

【校勘】

①五宜：所言五色者：应据《太素》卷二调食改作"所言五宜者"

五字。

【注释】

（1）谷：谷食，泛指包括谷肉果菜等在内的食物。

（2）秔（gēng）米：秔，即"粳"的异体字。秔米，即粳稻米。

（3）麻：张介宾注："麻，芝麻也。"

（4）黄色宜甘：宜，适合，应当。马莳注："黄色属土，甘味属土，脾亦属土，故色之黄者宜甘。"余四色义俱仿此。

（5）凡此五者，各有所宜：指上述五谷、五果、五畜、五菜等因其所含气味不同，而各有其适用的病证。

（6）脾病者，宜食秔米饭、牛肉、枣、葵：张介宾注："此下言藏病所宜之味也。脾属土，甘入脾，故宜用此甘物。"《灵枢集注》余伯荣注："五藏内合五行，外合五色，五味入胃，各归所喜，津液各走其道，以养五藏。故五藏病者，随五味所宜也。"余四藏所宜义俱仿此。

（7）大豆黄卷：黄元御注："大豆黄卷，大豆芽也。芽生一寸，干为黄卷。"

（8）肝病禁辛：禁，忌用。马莳注："此言五藏之味有五禁，皆五行之相克者也。金克木，故肝病禁辛。"余四藏病之禁义俱仿此。

【概要】

本段介绍了谷肉果菜的五味及其对五藏病的宜与禁。

1. 谷肉果菜的五味所属

谷肉果菜的五味划分是：米、牛、枣、葵皆为甘味，麻、犬、李、韭皆为酸味，豆、猪、栗、藿皆为咸味，麦、羊、杏、薤皆为苦味，黍、鸡、桃、葱皆为辛味。此外还介绍了五色与五味相合的关系。

2. 五味对五藏疾病的宜和忌

脾病者，宜食秔米饭、牛肉、枣、葵等，说明五藏病而本藏气虚，宜用先入本藏之味的食物调养乏。而"肝病禁辛"等，则说明五藏患病而本藏气虚时，应忌用克本藏之味的食物，以免加重藏气的虚损。

七、气功疗法

[259]《素问遗篇·刺法论第七十二》　所有自来肾有久病者，(1) 可以寅时面向南，净神不乱思，(2) 闭气不息(3) 七遍，以引颈咽气顺之，如咽甚硬物，(4) 如此七遍后，饵舌下津令无数。(5)

【注释】

（1）所有自来肾有久病者：谓凡是原来久患肾病的人。此多属慢性虚损性疾病。

（2）净神不乱思：即神情安静，思想专一而无杂念。

（3）闭气不息：张介宾引蒋氏《调气篇》曰："先习闭气，以鼻吸入，渐渐腹满，及闭之久不可忍，乃从口细细吐出，不可一呼即尽，气定复如前闭之。"

（4）引颈咽气顺之，如咽甚硬物：引颈，伸直颈项。咽气，吞咽精气。顺之，使气下行如咽甚硬物，谓像吞咽很硬的食物那样艰缓而费力。

（5）饵舌下津令无数：饵，吞食。令无数，不拘数量，甚言津液之多。张介宾引苏氏《养生诀》曰："候出息匀调，即以舌搅唇齿内外，漱炼津液，津液满口，即低头咽下，令津与气谷谷然有声，须用意精猛，以气送入丹田中。"

【概要】

本段介绍了久患肾病的一种气功疗法。对于肾有久病的患者，可以采用养气还精的气功疗法治疗。其操作要领有三点：一为调神，所谓"寅时面向南，净神不乱思"，即保持环境安静，精神专一；二为运气，"闭气不息""以引颈咽气顺之"，即通过一定的呼吸动作控制气机的运行；三为养精，"饵舌下津令无数"，即通过炼功，不断地化生输布津液，促进气血的循环运行，以达到健身却病的目的。

【按语】

气功疗法在我国有悠久的历史和丰富的内容，《内经》论述气功的文字虽然不多，但它已论及到治神、调息、炼形、导引、按跷、养气、还精等多种法则，并把气功视作养生和治病的重要手段。这些学术内容在今天仍具有重要的现实意义。

八、开导治神

[260]《素问·汤液醪醴论第十四》　帝曰：上古圣人作汤液醪醴⁽¹⁾，为而不用何也？⁽²⁾岐伯曰：自^①古圣人之作汤液醪醴者，以为备耳。⁽³⁾夫上古作汤液，故为而弗服也。中古之世，道德稍衰，邪气时至，服之万全。⁽⁴⁾帝曰：今之世不必已，⁽⁵⁾何也？岐伯曰：当今之世，必齐毒药攻其中，镵石针艾治其外也。⁽⁶⁾帝曰：形弊血尽而功不立⁽⁷⁾者何？岐伯曰：神不使也。⁽⁸⁾帝曰：何谓神不使？岐伯曰：针石^②，道也。⁽⁹⁾精神不进，志意不治，^③故病不可愈。⁽¹⁰⁾今精坏神去，荣卫不可复收，⁽¹¹⁾何者？嗜欲无穷而忧患不止，精气弛坏，荣泣卫除，故神去之而病不愈也。⁽¹²⁾帝曰：夫病之始生也，极微极精，⁽¹³⁾必先入结^④于皮肤。今良工皆称曰病成名曰逆，⁽¹⁴⁾则针石不能治，良药不能及也。今良工皆得其法，守其数，⁽¹⁵⁾亲戚兄弟远近，音声日闻于耳，⁽¹⁶⁾五色日见于目，而病不愈者，亦何暇^⑤不早乎？⁽¹⁷⁾岐伯曰：病为本，工为标，⁽¹⁸⁾标本不得，邪气不服，⁽¹⁹⁾此之谓也。

【校勘】

①自：《太素》卷十九知古今作"上"，与问语合，可据改。

②针石：此后《太素》卷十九知古今有"者"字，可据补。

③精神不进，志意不治：应据"新校正"引《太素》文及今本《太素》卷十九知古今改作"精神越，志意散"六字。

④结：《太素》卷十九知汤药作"舍"，义长，可据改。

⑤何暇：《新校正》："按别本'暇'一作'谓'。"《太素》卷十九知汤药作"可谓"。此为问句，当改作"何谓"。

【注释】

（1）汤液醪（láo）醴（lǐ）：吴昆注："物之可以成汤者，皆名汤液。谷之造作成酒者，皆名醪醴。以五谷冠于汤液醪醴之上者，以五谷为汤液醪醴也。"可见汤液乃五谷煎制而成的浆汁，醪醴乃五谷酿制而成的酒类。其中，醇酒之未滤滓者为醪，味甘而酒味不浓者为醴。

（2）为而不用：即制作而不服用。

（3）以为备耳：张介宾注："圣人之作汤液者，先事预防，所以备不虞耳。盖上古之世，道全德盛，性不嗜酒，邪亦弗能害，故但为而弗服也。"

（4）中古之世，道德稍衰，邪气时至，服之万全：道德，指当时养生的要求和规则。时至，有时侵入。张介宾注："道德稍衰，天真或损，则邪能侵之。然犹不失于道，故但服汤液醪醴而可万全矣。"

（5）今之世不必已：已，止也。杨上善注："伏羲以上名曰上古，伏羲以下名曰中古，黄帝之时称曰当今……不定皆全，故曰不必已也。"

（6）必齐毒药攻其中，镵（chán）石针艾治其外也：齐，通"剂"。鲜药绞汁内服者称必剂。镵，锐也。镵石，即石针。针，微针，金属针。艾，艾灸。高世栻注："当今之世，忧患缘其内，苦形伤其外，故必齐毒药攻其中，镵石针艾治其外，但用汤液醪醴无裨也。"

（7）形弊血尽而功不立：形弊，形体败坏。血尽，血气耗竭。功不立，指疗效不好。吴昆注："言以上文之法治之，复有形坏弊而血耗尽，治功不立者。"

（8）神不使也：指患者神气衰败而不能使针药发挥应有的功效。张介宾注："凡治病之道，攻邪在乎针药，行药在乎神气，故治施于外，则神应于中，使之升则升，使之降则降，是其神之可使也。若以药治其内而藏气不应，针艾治其外而经气不应，此其神气已去，而无可使矣。虽竭力治之，终成虚废已尔，是即所谓不使也。"

（9）针石者，道也：吴昆注："言用针石者，乃治病之道，道犹法也。"

（10）精神越，志意散，故病不可愈：越，外出而不内守。散，涣散而不收持。黄元御注："盖营卫气血之行，神使之也。针石之道疏通营卫，而气血之行全凭神运。若精神不进，志意不治，虽用针石而病不可愈。"

（11）今精坏神去，荣卫已不可复收：张介宾注："肾藏精，精为阴；心藏神，神为阳。精坏神去，则阴阳俱败，表里俱伤，营卫不可收拾矣。"

（12）精气弛坏，荣泣卫除，故神去之而病不愈也：弛，松懈。泣，同"涩"，凝涩。吴昆注："人之一身，精神其主也，荣卫其用也，精神既伤，荣卫斯弊，何以能任病邪耶？故神去而病不愈。"

（13）夫病之始生也，极微极精：高世栻注："若夫病之始生也，起于极微极精。微，犹轻也。精，犹细也。"此言疾病初起时，一般病情都较轻浅。

（14）今良工皆称曰病成名曰逆：良工，指技术优良的医生。逆，指病情严重，预后凶险。此句承上文"嗜欲无穷而忧患不止"，指出精神已败的病人起病即相当严重，故曰逆。

（15）今良工皆得其法，守其数：数，术也。马莳注："且此良工者，素能得法守数。"此句意在说明病不愈不是医生的诊疗技术差。

（16）亲戚兄弟远近，音声日闻于耳：远近，偏义复词，言其近，即亲近之意。黄元御注："是其证之新久逆顺知之甚悉。"此句意在说明病不愈亦非医生对病不熟悉了解。

（17）亦何谓不早乎：黄元御注："亦何得谓病期久远治之不早乎？"意即其病不愈的原因不是治疗晚了。

（18）病为本，工为标：杨上善注："若本无病，则亦无疗方，故知有病为本，然后设工，是则以病为本，以工为末也。"谓病人和病情为本，医生和治疗为标。

（19）标本不得，邪气不服：得，符合，配合。服，降服。张介宾注："然必病与医相得，则情能相浃，才能胜任，庶乎得济而病无不愈。唯是用者未必良，良者未必用，是为标本不相得，不相得则邪气不能平服，而病之不愈者以此也。"结合上文，此句重在指出病人不与医生相互配合的危害性。

【概要】

本段通过对治疗效果不好的讨论，强调了患者精神状态和病医相得对于治疗的重要性。

1. 神去而不使是治病不愈的重要原因

原文以上古、中古和当今三个时代做对比，认为上古之人善于养生，精神内守，邪不能害，故"作汤液醪醴，为而不用""以为备耳"；中古之人"道德稍衰"，精神微损，"邪气时至，故仅"服汤液醪醴"即能"万全"；而今人"嗜欲无穷而忧患不止，精气弛坏，荣泣卫除"，故虽"必齐毒药攻其中，镵石针艾治其外"，但终因其"神不使"而致针药不能发挥其功用，出现"形弊血尽"病不能愈的后果。

2. 病医标本相得是愈病的必要条件

疾病初起时，病情轻微，一般是容易治愈的。现在疾病初起，"良工"即认为针药皆难于治愈而名曰逆，而且医生"得其法，守其数"，非医术不良，又与病人经常接触，对病情也很熟悉，并非延误了治疗时机，那么病仍不好的原因何在呢？这是因为在病人和医生二者之间"病为本，工为标"。如果病人不同医生的治疗相配合，再高明的医生也是治不好病的。

[261]《灵枢·师传第二十九》 帝曰：胃欲寒饥^①，肠欲热饮，两者相逆，便之奈何？⁽¹⁾且夫王公大人，血食之君，骄恣从欲，轻人而无能禁之，⁽²⁾禁之则逆其志，顺之则加其病，便之奈何？治之何先？⁽³⁾岐伯曰：人之情，莫不恶死而乐生。⁽⁴⁾告之以其败，语之以其善，⁽⁵⁾导之以其所便，开之以其所苦，⁽⁶⁾虽有无道之人，恶有不听者乎？⁽⁷⁾黄帝曰：治之奈何？岐伯曰：春夏先治其标，后治其本；秋冬先治其本，后治其标。⁽⁸⁾

黄帝曰：便其相逆者，⁽⁹⁾奈何？岐伯曰：便此者，食饮衣服，亦欲适寒温。寒无凄怆，暑无出汗。⁽¹⁰⁾食饮者，热无灼灼，寒无沧沧。⁽¹¹⁾寒温中适，故气将持，乃不致邪僻也。⁽¹²⁾

【校勘】

①饥：应据《甲乙经》卷六第二及《太素》卷二顺养改为"饮"。

【注释】

（1）两者相逆，便之奈何：逆，反也。便，指适应、顺从病人之喜欲。张介宾注："便者，相宜也。有居处之宜否，有动静之宜否，有阴阳之宜否，有寒热之宜否，有情性之宜否，有气味之宜否……胃中热者欲寒饮，肠中寒者欲热饮，缓急之治当有先后，而喜恶之欲难于两从。"对于胃肠寒热相反的病人，其喜恶本身自相矛盾，辨之甚难，故发此问。

（2）骄恣从欲，轻人而无能禁之：从，通"纵"。本句意为：王公贵族等统治者，骄横恣肆，放纵任性，藐视旁人，因而不可能禁止他们的嗜欲，也就是说他们不会听从医生的劝告去约束自己的意愿和行动。

（3）治之何先：即对于这种病人应首先治理什么？张介宾注："此顺之所以难，而治之当有法也。"

（4）人之情，莫不恶（wù）死而乐生：情，常情。恶，厌恶，畏惧。乐，喜爱，珍重。张介宾注："恶死乐生，人所同也，故以死生之情动之，则好恶之性，未有不可移者。"

（5）告之以其败，语之以其善：即告诉病人其疾病的危害和好转的希望。

（6）导之以其所便，开之以其所苦：即向病人介绍适宜的调治方法，解除他们思想的苦恼顾虑。

（7）虽有无道之人，恶（wū）有不听者乎：无道，不通情理。无道之人，指前述"王公大人，血食之君"。恶，怎么，哪里。此句谓：即使有不通情理的人，怎么会不听从呢？

（8）春夏先治其标，后治其本；秋冬后治其本，先治其标：张介宾注："此言治有一定之法，有难以顺其私欲而可为假借者，故特举标本之治以言其概耳。如春夏之气达于外，则病亦在外，外者内之标，故先治其标，后治其本；秋冬之气敛于内，则病亦在内，内者外之本，故先治其本，后治其标。"马蒔注："此治之者必有所先，不得以顺其志而可舍法以苟之也。"

（9）便其相逆者：指适合"胃欲寒饮，肠欲热饮，两者相逆"证情的调治方法。张介宾注："便其相逆者，谓于不可顺之中，而复有不得委曲以便其情者也。"

（10）寒无凄怆（qīcāng），暑无出汗：凄怆，寒凉貌。马蒔注："彼之衣服欲寒而法不可寒，但使之寒不至于凄怆；欲热而法不可热，但使之热不至于出汗可也。"

（11）食饮者，热无灼灼，寒无沧沧（cāngcāng）：灼灼，热之甚。沧沧，寒之甚。张介宾注："又如饮食之欲热者，亦不宜灼灼之过，欲寒者，亦不沧沧之甚。"

（12）寒温中适，故气将持，乃不至邪僻也：寒温中适，即寒温适中而不过寒过热，邪僻，即邪气。张介宾注："寒热适其中和，则元气得以执持，邪僻无由而致，是即用顺之道也。"

【概要】

本段举例论述了对病人说服开导的必要性和方法，以及复杂病情的疗养法则。

1. 对病人进行说服开导的必要性

临床上常遇到病人精神负担沉重，情绪不好，甚至拒绝同医生合作等情况，因此从思想上调动病人治病的积极性，使病人与医生积极配合，是医生治病不可忽视的一项经常性工作。原文以"王公大人，血食之君"为例，指出由于其养尊处优的地位，他们往往"骄恣纵欲"，一旦患病，就可出现医生"禁之则逆其志，顺之则加其病"的两难局面。对这样的病人不进行说服开导，就不可能开展正常的治疗工作，因而也就治不好病。

2. 说服开导的方法、依据及其效果

原文认为"人之情，莫不恶死而乐生"，这是对一切病人都适用的进行说服开导的依据。从这一点出发，"告之以其败，语之以其善，导之以其所便，开之以其所苦"，即晓之以理，动之以情，明之以法，则病人必能消除顾虑，真心实意地同医生密切配合，从而使各种治疗措施都获得应有的效果。

3. 病情复杂病人的正确疗养法则

原文以"胃欲寒饮，肠欲热饮，两者相逆"的病人为例，指出在治疗上，仍然要坚持标本先后的法则；在调养上，饮食衣服必须"寒温中适"，不能一味顺从病人的情欲而过寒过热，这样才能达到养正祛邪而病愈的目的。

【按语】

本段关于运用说服开导的方法使病人服从并配合医生治疗的记述，是贯彻上段病与医"标本相得"治疗原则的一个重要方面。其针对病人的具体情况采取陈说利害的开导方法，寓有医学心理学的内容，属于精神疗法的范畴，值得重视。

病医配合，标本相得，是医生诊治疾病能够获得应有效果的前提。为什么病人的配合这么重要呢？这是因为：一方面只有病人的充分合作，才能全面准确地了解到病情，把握住病机，所谓"诊可十全，不失人情"（《素问·方盛衰论》），"数问其情，以从其意"（《素问·移精变气论》），"良工所失，不知病情"（《素问·疏五过论》）等即是论此；另一方面，只有病人遵守医嘱，服从治疗，调养得当，才能使一切治疗手段充分发挥作用，而促进疾病痊愈。

第九章 论治

第十章　针　灸

一、俞穴

[262]《素问．气府论第五十九》　足太阳脉气所发⁽¹⁾者七十八穴，两眉头各一，入发至项^①三寸半，傍五，相去三寸，⁽²⁾其浮气在皮中者凡五行，行五，五五二十五，⁽³⁾项中大筋两傍各一，⁽⁴⁾风府两傍各一，⁽⁵⁾侠背以下至尻尾^②二十一节十五间各一，⁽⁶⁾五藏之俞各五，六府之俞各六，⁽⁷⁾委中以下至足小指傍各六俞。⁽⁸⁾足少阳脉气所发者六十二穴，两角上各二，⁽⁹⁾直目上发际内各五，⁽¹⁰⁾耳前角上各一，⁽¹¹⁾耳前角下各一，⁽¹²⁾锐发下各一，⁽¹³⁾客主人各一，⁽¹⁴⁾耳后陷中各一，⁽¹⁵⁾下关各一，⁽¹⁶⁾耳下牙车之后各一，⁽¹⁷⁾缺盆各一，⁽¹⁸⁾掖下三寸，胁下至胠，八间各一，⁽¹⁹⁾髀枢中傍^③各一，膝以下至足小指次指各六俞。⁽²⁰⁾足阳明脉气所发者六十八穴，额颅发际傍各三，⁽²¹⁾面鼽骨空各一，⁽²²⁾大迎之骨空各一，⁽²³⁾人迎各一，缺盆外骨空各一，⁽²⁴⁾膺中骨间各一，⁽²⁵⁾侠鸠尾之外，当乳下三寸，侠胃脘各五，⁽²⁶⁾侠齐广三寸^④各三，⁽²⁷⁾下齐二寸侠之各三，⁽²⁸⁾气街动脉各一，伏菟上各一，⁽²⁹⁾三里以下至足中指各八俞，⁽³⁰⁾分之所在穴空，⁽³¹⁾手太阳脉气所发者三十六穴，目内眦各一，⁽³²⁾目外各一，⁽³³⁾鼽骨下各一，⁽³⁴⁾耳郭上各一，⁽³⁵⁾耳中各一，⁽³⁶⁾巨骨穴各一，⁽³⁷⁾曲掖上骨穴各一，⁽³⁸⁾柱骨上陷者各一，⁽³⁹⁾上天窗四寸各

一，⁽⁴⁰⁾肩解各一，⁽⁴¹⁾肩解下三寸各一，⁽⁴²⁾肘以下至手小指本各六俞。⁽⁴³⁾手阳明脉气所发者二十二穴，鼻空外廉项上各二，⁽⁴⁴⁾大迎骨空各一，柱骨之会各一，⁽⁴⁵⁾髃骨之会各一，⁽⁴⁶⁾肘以下至手大指次指本各六俞。⁽⁴⁷⁾手少阳脉气所发者三十二穴，鼽骨下各一，⁽⁴⁸⁾眉后各一，⁽⁴⁹⁾角上各一，⁽⁵⁰⁾下完骨后各一，⁽⁵¹⁾项中足太阳之前各一，⁽⁵²⁾侠扶突各一，肩贞各一，⁽⁵³⁾肩贞下三寸分间各一，⁽⁵⁴⁾肘以下至手小指次指本各六俞。⁽⁵⁵⁾督脉气所发者二十八穴，项中央二，⁽⁵⁶⁾发际后中八，⁽⁵⁷⁾面中三，⁽⁵⁸⁾大椎以下至尻尾及傍十五穴，⁽⁵⁹⁾至骶下凡二十一节，脊椎法也。任脉之气所发者二十八穴，喉中央二，⁽⁶⁰⁾膺中骨陷中各一，⁽⁶¹⁾鸠尾下三寸胃脘，五寸胃脘以下至横骨六寸半，^⑤一^⑥，腹脉法也。⁽⁶²⁾下阴别一，⁽⁶³⁾目下各一，⁽⁶⁴⁾下唇一，⁽⁶⁵⁾龂交一，⁽⁶⁶⁾冲脉气所发者二十二穴，侠鸠尾外各半寸至齐寸一，⁽⁶⁷⁾侠齐下傍各五分至横骨寸一，⁽⁶⁸⁾腹脉法也。足少阴舌下⁽⁶⁹⁾厥阴毛中急脉各一，⁽⁷⁰⁾手少阴各一，⁽⁷¹⁾阴阳跷各一，⁽⁷²⁾手足诸鱼际脉气所发者，⁽⁷³⁾凡三百六十五穴也。

【校勘】

①项：《新校正》："后人误认，将'顶'为'项'，以为大杼、风门，此甚误也。"可据改。

②侠背以下至尻尾：应据《太素》卷十一气府改"背"作"脊"，删"尾"字。

③髀枢中傍：按《甲乙经》卷三第三十四云"环跳在髀枢中"，无"傍"字，可据删。

④侠齐广三寸：《新校正》："按《甲乙经》，天枢在脐旁各二寸，上曰滑肉门，下曰外陵，是三穴者去脐各二寸也。"可据此改"三"为"二"。

⑤五寸胃脘以下至横骨六寸半：顾观光《内经素问校勘记》："当云'五寸齐，齐以下至横骨六寸半'。《灵枢·骨度》篇云'髑骺以下

至天枢长八寸，天枢以下至横骨长六寸半'，正与此文合也。"可据改。

⑥一：顾观光《内经素问校勘记》："'一'上当脱'寸'字。'寸一'，谓每寸一穴也。下冲脉穴正同。"

【注释】

（1）脉气所发：发，行也。张志聪注："脉者血气之府，穴者脉气所发。"言俞穴是经脉之气出入游行之处。张介宾注："盖本篇所载者，特举诸经脉气所发及别经所会而言，故曰气府。"

（2）入发至顶三寸半，傍五，相去三寸：高世栻注："顶，前顶穴也。两眉头各一，攒竹穴也。自攒竹入发际至前顶，其中有神庭、上星、囟会，故长三寸半。前顶有中行，次两行，外两行，故旁五，言自中及旁，有五行也。"五行之内，左右两行各相距一寸半，故曰"相去三寸"。

（3）其浮气在皮中者凡五行，行五，五五二十五：张介宾注："浮气者，言脉气之浮于顶也。"王冰注："二十五者，其中行则囟会、前顶、百会、后顶、强间五，督脉气也。次侠傍两行，则五处、承光、通天、络却、玉枕各五，本经气也。又次傍两行，则临泣、目窗、正营、承灵、脑空各五，足少阳气也。两傍四行各五，则二十穴，中行五，则二十五也。"

（4）项中大筋两傍各一：王冰注："谓天柱二穴也。"

（5）风府两傍各一：张介宾注："足少阳风池二穴也。"

（6）十五间各一：指大椎至尾骶二十一节中有十五个椎间，其左右各一穴，共三十穴。但王冰认为仅存二十六穴，其余四穴无所考。王冰注："十五间各一者，今《中诰孔穴图经》所存者十三穴，左右共二十六，谓附分、魄户、神堂、譩譆、膈关、魂门、阳纲、意舍、胃仓、肓门、志室、胞肓、秩边十三也。"

（7）五藏之俞各五，六府之俞各六：肺俞在第三椎下，心俞在第五椎下，肝俞在第九椎下，胆俞在第十椎下，脾俞在第十一椎下，胃俞在第十二椎下，三焦俞在第十三椎下，肾俞在第十四椎下，大肠俞在第十六椎下，小肠俞在第十八椎下，膀胱俞在第十九椎下。以上左右共二十二俞穴，均在侠脊左右旁开一寸半处。

（8）委中以下至足小指傍各六俞：王冰注："谓委中、昆仑、京骨、束骨、通谷、至阴六穴也，左右言之，则十二俞也。"

（9）两角上各二：角，耳角。王冰注："谓天冲、曲鬓左右各二也。"

（10）直目上发际内各五：谓瞳孔直上之发际内有临泣、目窗、正营、承灵、脑空五穴，左右共十穴。

（11）耳前角上各一：王冰注："谓颔厌二穴也，在曲角下、颞颥之上廉，于、足少阳，足阳明三脉之会。"

（12）耳前角下各一：王冰注："谓悬厘二穴也。"

（13）锐发下各一：锐发，即耳前鬓发。张介宾注："手少阳和髎也，手足少阳之会。"

（14）客主人各一：王冰注："客主人，穴名也。在耳前上廉起骨，开口有空。"又名上关。中国针灸学会在1982年发表《关于针灸穴名国际化方案》中，取"上关"列为胆经穴名。

（15）耳后陷中各一：张介宾注："手少阳翳风二穴也。手足少阳之会。"

（16）下关各一：张介宾注："足阳明穴也。足少阳阳明之会。"位于客主人下，耳前动脉下廉，合口有空。

（17）耳下牙车之后各一：张介宾注："足阳明颊车二穴也。"

（18）缺盆各一：张介宾注："足阳明经穴。手足六阳，俱出于此。"

（19）掖下三寸，胁下至胠，八间各一：张志聪注："掖下，谓渊掖、輒筋、天池。胁下至胠，谓日月、章门、带脉、五枢、维道、居髎，共九穴。曰八间者，自掖下三寸，至季肋间，凡八肋骨间也。渊掖，在掖下三寸宛宛中，举臂得之；輒筋，在期门下五分陷中，第三肋间；天池，属手厥阴心包络经，在掖下三寸，乳后一寸；日月，在期门下五分；章门，系足厥阴肝经穴，在季胁肋端，脐上两寸，两旁开九寸，侧卧，肘尖尽处是穴；带脉，在季胁下一寸八分陷中；五枢，在带脉下三寸；维道，在章门下五寸三分；居髎，在章门下八寸三分。"

（20）膝以下至足小指次指各六俞：王冰注："谓阳陵泉、阳辅、丘虚、临泣、侠溪、窍阴六穴也。左右言之，则十二俞也。"

（21）额颅发际傍各三：张志聪注："谓悬颅、阳白、头维，左右各三，共六穴也。悬颅、阳白，系足少阳胆经穴。头维系本经穴。悬颅在曲角上；阳白在眉上一寸，直瞳子；头维在头角入发际，本神傍一寸半，神庭旁四寸半。"

（22）面鼽骨空各一：王冰注下文"鼽骨"云："鼽，頯也。頯，面颧也。"面鼽骨空各一，指四白穴，在目下一寸。

（23）大迎之骨空各一：高世栻注："大迎在颊车下，承浆傍，穴在骨间，故曰大迎之骨空。"

（24）缺盆外骨空各一：张介宾注："手少阳天髎二穴也。"在缺盆上骨际陷中，左右各一。

（25）膺中骨间各一：膺中，此处指前胸。骨间，指肋骨间隙。张志聪注："谓膺窗、气户、库房、屋翳、乳中、乳根六穴。曰各一者，言膺中之骨间，正诸穴之所在。气户在柱骨下，俞府两旁各二寸陷中，库房在气户下一寸六分陷中，屋翳在库房下一寸六分陷中，膺窗在屋翳下一寸六分陷中，乳中当乳中是穴，乳根在乳中下一寸六分陷中。"

（26）侠胃脘各五：谓不容、承满、梁门、关门、太乙五穴，在任脉的巨阙、上脘、中脘、建里、下脘穴左右旁开各二寸。

（27）侠齐广二寸各三：广，横开之义。张志聪注："谓滑肉门、天枢、外陵三穴。滑肉门在太乙下一寸""天枢在脐旁各开二寸陷中，外陵在天枢下一寸，去中行各二寸。"

（28）下齐二寸侠之各三：张志聪注："谓大巨、水道、归来三穴。大巨在外陵下一寸，水道在大巨下二寸，归来在水道下二寸，各开脐下中行二寸。"

（29）伏菟上各一：王冰注："谓髀关二穴也。在膝上伏菟后交分中。"

（30）三里以下至足中指各八俞：张志聪注："八俞者，谓三里、巨虚上廉、巨虚下廉、解溪、冲阳、陷谷、内庭、厉兑八穴。""三里在膝下三寸，骱骨外廉，大筋内宛宛中，巨虚上廉在三里下三寸，巨虚下廉在上廉下三寸；解溪在冲阳后一寸半，腕上陷中，足大指次指直上跗上陷中；冲阳在足跗下五寸（按：'下'当作'上'），动脉应手；陷谷在足大指次指下本节后陷中；内庭在足大指次指外闻陷中；厉兑在足大指次指端，去爪甲如韭叶。"

（31）分之所在穴空：王冰注："之，往也，言分而各行往指闻穴空处也，"足阳明支脉一出下廉三寸而入于中趾，一自跗上别入大趾。

（32）目内眦各一：王冰注："谓睛明二穴也。在目内眦，手足太阳、足阳明、阴跷、阳跷五脉之会。"

（33）目外各一：王冰注："谓瞳了髎二穴也。在日外去眦同身寸之五分，手太阳、手足少阳三脉之会。"

（34）鼽骨下各一：王冰注："谓颧髎二穴也。"

（35）耳郭上各一：张志聪注："谓角孙二穴。系手少阳三焦经，在耳郭中间上发际下，开口有空。"

（36）耳中各一：王冰注："谓听宫二穴也。"

（37）巨骨穴各一：张介宾注："手阳明经二穴也。"在锁骨与肩胛骨之间。

（38）曲掖上骨穴各一：王冰注："谓臑俞二穴也。在肩臑后大骨下，胛上廉陷者中。"

（39）柱骨上陷者各一：张介宾注："足少阳肩井二穴也。"

（40）上天窗四寸各一：张介宾注："谓天窗、窍阴四穴。窍阴，足少阳穴也。"

（41）肩解各一：王冰注："谓秉风二穴也。在肩上小髃骨后，举臂有空。"肩解，指肩胛骨与肱骨交会分解处。

（42）肩解下三寸各一：王冰注："谓天宗二穴也。"

（43）肘以下至手小指本各六俞：张介宾注："脉起于指端，故曰'本'。六俞，谓小海、阳谷、腕骨、后溪、前谷、少泽左右共十二俞。"张志聪注："小海在肘内大骨外，去肘端五分陷中；阳谷在手外侧胁中锐骨下；腕骨在手外侧腕前起骨下陷中；后溪在手小指外侧，本节后陷中，捏拳取之；前谷在手小指外侧，本节前陷中；少泽在手小指外侧，去爪甲一分陷中。"

（44）鼻空外廉项上各二：高世栻注："鼻孔外廉，迎香穴也。项

第十章 针灸

上，扶突穴也。左右各二，凡四穴。"

（45）柱骨之会各一：高世栻注："柱骨，项骨也。柱骨之会，谓项肩相会之处，两天鼎穴。"

（46）髃骨之会各一：张志聪注："谓肩髃二穴也。在髆骨头肩端上，两旁罅间陷者宛宛中，举臂取之。"

（47）肘以下至手大指次指本各六俞：王宾注："谓三里、阳溪、合谷、三间、二间、商阳六穴也。左右言之，则十二俞也。"

（48）觚骨下各一：张介宾注："手太阳颧髎二穴也，手少阳之会，重出。"

（49）眉后各一：王冰注："谓丝竹空二穴也。在眉后陷着中。"

（50）角上各一：张介宾注："足少阳颔厌二穴也，手少阳之会，重出。"

（51）下完骨后各一：高世栻注："下完骨后，谓完骨之下。完骨之后，两天牖穴。"

（52）项中足太阳之前各一：张介宾注："足少阳风池二穴也，重出。"

（53）侠扶突各一，肩贞各一：王冰注："谓天窗二穴也，在曲颊下扶突后，动脉应手陷者中，手太阳脉气所发。肩贞，穴名也。在肩曲胛下两骨解间，肩髃后陷者中，手太阳脉气所发。"

（54）肩贞下三寸分间各一：王冰注："谓肩髎、臑会、消泺各二穴也。其穴各在肉分间也。肩髎在肩端臑上，斜举臂取之。""臑会在臂前廉，去肩端同身寸之三寸""消泺在肩下臂外开掖斜肘分下行间。"

（55）肘以下至手小指次指本各六俞：王冰注："谓天井、支沟、阳池、中渚、液门、关冲六穴也。左右言之，则十二俞也。"

（56）项中央二：指风府、哑门二穴。王冰注："风府在项上入发际同身寸之一寸，大筋内宛宛中。"张志聪注："哑门在项间风府后一寸，入发际五分，项中央宛宛中。"

（57）发际后中八：张介宾注："前发际以至于后，中行凡八穴，谓神庭、上星、囟会、前顶、百会、后顶、强间、脑户也。内囟会等五穴，重见前足太阳下。"

（58）面中三：高世栻注："面之中央，从鼻至唇，有素髎、水沟、兑端三穴。"素髎穴在鼻柱尖端中央。水沟，又名人中，在鼻唇沟的上三分之一处。兑端位于上唇尖端。

（59）大椎以下至尻尾及傍十五穴：王冰注："脊椎之间有大椎、陶道、身柱、神道、灵台、至阳、筋缩、中枢、脊中、悬枢、命门、阳关、腰俞、长强、会阳十五俞也。"张介宾注："内会阳二穴属足太阳经，在尻尾两旁，故曰'及傍'。"

（60）喉中央二：指廉泉、天突二穴。

（61）膺中骨陷中各一：高世栻注："膺中，胸之中行也。骨陷中有璇玑、华盖、紫宫、玉堂、膻中、中庭各一，凡六穴。"璇玑在天突下同身寸之一寸，华盖在璇玑下一寸，紫宫、玉堂、膻中、中庭各相去一寸六分。

（62）鸠尾下三寸胃脘，五寸齐，齐以下至横骨六寸半，寸一，腹脉法也：齐，同"脐"。张介宾注："鸠尾，心前蔽骨也。胃脘，言上脘也。自蔽骨下至上脘三寸，故曰鸠尾下三寸胃脘。自脐上至上脘五寸，故又曰五寸胃脘。此古经颠倒文法也。又自脐以下至横骨长六寸半……一，谓一寸当有一穴。此上下共十四寸半，故亦有十四穴，即鸠尾、巨阙、上脘、中脘、建里、下脘、水分、齐中、阴交、气海、丹田、关元、中极、曲骨是也。此为腹脉之法。"以上为定腹部俞穴之法。

（63）下阴别一：王冰注："谓会阴一穴也。自曲骨下至阴，阴之下两阴之间，则此穴也。"

（64）目下各一：王冰注："谓承泣二穴也。在目下同身寸之七分，直上瞳子。"

（65）下唇一：王冰注："谓承浆穴也。在颐前下唇之下。"

（66）断交一：断，同"龂"。龂交穴在唇内上齿龂正中。张介宾注："督脉穴，任脉之会。"

（67）侠鸠尾外各半寸至齐寸一：谓从鸠尾外两旁各开半寸，一直到脐两旁，其间每寸一穴。王冰注："谓幽门、通谷、阴都、石关、商曲、肓俞六穴，左右则十二穴也。"

（68）侠齐下傍各五分至横骨寸一：指中注、四满、气穴、大赫、横骨左右共十穴。张介宾注："此皆足少阴穴，盖冲脉并足少阴之经而上行也。"

（69）足少阴舌下：丹波元简注："《刺疟论》云：舌下两脉者，廉泉也。《根结》篇云：少阴根于涌泉，结于廉泉。知是任脉廉泉之外，有肾经廉泉。故王云：足少阴舌下二穴。"

（70）厥阴毛中急脉各一：张介宾注："急脉在阴毛之中，凡疝气急痛者，上引小腹，下引阴丸，即急脉之验，厥阴脉气所发也。"

（71）手少阴各一：王冰注："谓手少阴郄穴也。在腕后同身寸之半寸。"

（72）阴阳跷各一："王冰注："阴跷一，谓交信穴也。交信在足内踝上同身寸之二寸。""阳跷一，谓附阳穴也。附阳在足外踝上同身寸之三寸。"

（73）手足诸鱼际脉气所发者：张介宾注："此举诸鱼际为言者，盖四肢为十二经发脉之本，故言此以明诸经气府之纲领也。"

【概要】

本篇重点介绍了手足三阳经和冲、任、督等经脉气所发的穴数及其具体分布部位。

1. 诸经脉气所发的穴数

所谓"脉气所发者"，指诸经经脉之气交会出入的穴位，又称"气府"，非专指本经所循行的俞穴。其具体穴数如下：

足太阳 78 穴　　足阳明 68 穴　　足少阳 62 穴

手太阳 36 穴　　手阳明 22 穴　　手少阳 32 穴

足少阴舌下 2 穴　　足厥阴毛中 2 穴　　手少阴 2 穴

督脉 28 穴　　任脉 28 穴　　冲脉 22 穴

阴跷 2 穴　　阳跷 2 穴

以上总计三百八十六穴，除去重复的十二穴，共有三百七十四穴。

2. 手足三阳及督、任、冲脉气穴的大致分布部位

足三阳经脉之气主要交会于头、项、肩、背、胸、腹两侧及下肢外侧。

手三阳经脉之气主要交会于头、面、耳、目、肩两侧及上肢外侧。

督脉之气主要交会于面、头、项、背、腰、骶部的正中线上。

任脉之气主要交会于面、喉、颈、胸、腹部的正中线上。

冲脉之气主要交会于鸠尾、脐腹、横骨正中线旁开半寸的足少阴肾经上。

【按语】

本篇分言各经脉气所发之穴数，与篇末"凡三百六十五穴"不符，历代诸家注释又很不一致。例如，杨上善认为："总二十六脉，有三百八十四穴，此言三百六十五穴者，举大数为言，过与不及，不为非也。三百八十四穴，乃是诸脉发穴之义，若准《明堂》取穴不尽，仍有重取以此。"张介宾则说："今考之气穴之数则三百四十二，气府之数则三百八十六，共七百二十八穴，内除气府重复十二穴，又除气穴、气府相重者二百一十三穴，实存五百零三穴，是为二篇之数。及详考近代所传十四经俞穴图经总数，通共六百六十穴，则古今之数，已不能全合矣。此其中虽后世不无发明，而遗漏古法者，恐亦不能免也。"我们认为，造成这一矛盾的原因，一是《内经》原文存在错简衍误，二是不同流派的医家对经脉穴位的认识和统计互有出入，三是随着时代的推移和医学的发展，应用的经脉穴位也有所变动，部分旧穴被淘汰了，部分新穴被发现了。因此，试图对各脉穴数的固定化和统一化是不必要的，也是不可能的。

[263]《素问·气穴论第五十八》　藏俞五十穴，[(1)]府俞七十二穴，[(2)]热俞五十九穴，[(3)]水俞五十七穴，[(4)]头上五行行五，[(5)]五五二十五穴，中膂两傍各五，[(6)]凡十穴，大椎①上两傍各一，[(7)]凡二穴，目瞳子浮白二穴，[(8)]两髀厌分中②二穴，犊鼻二穴，耳中多所闻二穴，[(9)]眉本二穴，[(10)]完骨二穴，顶③中央一穴，[(11)]枕骨二穴，[(12)]上关二穴，大迎二穴，下关二穴，天柱二穴，巨虚上下廉四穴，曲牙二穴，[(13)]天突一穴，天府二穴，天牖二穴，扶突二穴，天葱二穴，肩解[(14)]二穴，关元一穴，委阳二穴，肩贞二穴，瘖门[(15)]一穴，齐一穴，[(16)]胸俞十二穴，[(17)]

背俞二穴，⁽¹⁸⁾膺俞十二穴，⁽¹⁹⁾分肉二穴，⁽²⁰⁾踝上横二穴，⁽²¹⁾阴阳蹻四穴，⁽²²⁾水俞在诸分，⁽²³⁾热俞在气分，⁽²⁴⁾寒热俞在两骸厌中二穴，⁽²⁵⁾大禁二十五，在天府下五寸，⁽²⁶⁾凡三百六十五穴，⁽²⁷⁾针之所由行也。

【校勘】

①大椎：《太素》卷十一气穴作"大杼"。按大椎上两旁无穴，故当据改为"大杼"。

②分中：应据《太素》卷十一气穴则"分"字。

③项：应据《太素》卷十一气穴及吴昆、张介宾注本等改作"项"。

【注释】

（1）藏俞五十穴：张介宾注："藏，五藏也。俞，井、荥、俞、经、合也。五藏之俞，五五二十五穴，左右合之，共五十穴。"详见《灵枢·本输》。

（2）府俞七十二穴：张介宾注："府，六府也。俞，藏俞惟五，府俞有六，曰井、荥、俞、原、经、合也。六府之俞，六六三十六穴，左右合之，共七十二穴。"详见《灵枢·本输》。

（3）热俞五十九穴：热俞，即治疗热病的俞穴。热俞五十九穴，详见《素问·刺热》篇王冰注。

（4）水俞五十七穴：水俞，即治疗水病的俞穴。水俞五十七穴，详见病证章［177］段。

（5）头上五行行五，五五二十五穴：张介宾注："此即前热俞五十九穴中之数，而重言之也。"

（6）中胳（lǚ）两傍各五：张志聪注："胳，膂同。在脊骨两旁，各开一寸五分，足太阳膀胱经之五藏俞也。"

（7）大杼上两傍各一：大杼为足太阳经穴，在项第一椎下两旁各一寸五分。大杼上一椎两旁为肩中俞，乃手太阳经穴，《甲乙经》卷三第十三："肩中俞，在肩甲内廉，去脊两寸陷者中。"

（8）目瞳子浮白二穴：张志聪注："瞳子髎在目锐眦，浮白穴在耳

新编黄帝内经纲目

698

后发际内一寸，左右各一，凡四穴，俱属足少阳胆经。"

（9）耳中多所闻二穴：王冰注："听宫穴也。"

（10）眉本二穴：王冰注："攒竹穴也。在眉头陷者中。"

（11）项中央一穴：王冰注："风府穴也。在项上入发际，同身寸之一寸，大筋内宛宛中，督脉阳维二经之会。"

（12）枕骨二穴：王冰注："窍阴穴也。在完骨上枕骨下，摇动应手，足太阳、少阴之会。"

（13）曲牙二穴：王冰注："颊车穴也。在耳下曲颊端陷者中，开口有空，足阳明脉气所发。"

（14）肩解：王冰注："谓肩井也。"

（15）瘖门：高世栻注："项后风府下为瘖门，即哑门也。"

（16）齐一穴：张志聪注："脐中有神阙穴，一名气舍，当脐中央，禁刺，属任脉。"

（17）胸俞十二穴：王冰注："谓俞府、或中、神藏、灵墟、神封、步廊，左右则十二穴也。府在巨骨下侠任脉两旁，横去任脉各同身寸之二寸陷者中，下五穴递相去同身寸之一寸六分陷者中，并足少阴脉气所发。"

（18）背俞二穴：王冰注："大杼穴也。在脊第一椎下两旁，相去各同身寸之一寸半陷者中，督脉别络手足太阳三脉气之会。"

（19）膺俞十二穴：张介宾注："胸之两旁曰膺。膺俞者，手太阴之云门、中府，足太阴之周荣、胸乡、天溪、食窦，左右共十二穴也。"

（20）分肉二穴：王冰注："在足外踝上绝骨之端，同身寸之三分，筋肉分间，阳维脉气所发。"后世医家多认为即指足少阳经阳辅穴。

（21）踝上横二穴：高世栻注："踝上横纹之解溪穴。"

（22）阴阳跷四穴：王冰注："阴跷穴在足内踝下，是谓照海，阴跷所生……阳跷穴是谓申脉，阳跷所生，在外踝下陷者中。"

（23）水俞在诸分：张介宾注："水属阴，多在肉理诸分之间，故治水者当取诸阴分，如水俞五十七穴者是也。"

（24）热俞在气穴：张介宾注："热为阳，多在气聚之穴，故治热者当取诸阳分，如热俞五十九穴者是也。"

（25）两骸厌中二穴：张介宾注："两骸厌中，谓膝下外侧骨厌中，足少阳阳关穴也。骸音鞋，《说文》：'胫骨。'"

（26）大禁二十五，在天府下五寸：张介宾注："大禁者，禁刺之穴，谓手阳明五里也，在手太阴天府穴下五寸，左右共二穴。《玉版》篇曰：迎之五里，中道而止，五至而已，五往而藏之气尽矣，故五五二十五而竭其输矣。正此谓也。"

（27）凡三百六十五穴：《新校正》："详自'藏俞五十'至此，并重复共得三百六十穴，通前天突、十椎、上纪、下纪共三百六十五穴，除重复实有三百一十三穴。"张介宾注："盖去古既远，相传多失，必欲考英详数不能也。"

【概要】

本段主要介绍了三百六十五穴及其分布部位。

1. 头颈部 56 穴

包括热俞 25 穴（即"头上五行行五"），目瞳子、浮自、耳中多所闻、眉本、完骨、枕骨、上关、大迎、下关、天柱、曲牙、天牖、扶突、天窗各 2 穴，项中央、天突、痦门各 1 穴。

2. 躯干部 109 穴

包括热俞 18 穴，水俞 45 穴，中胎两旁各 5 穴，大杼上两旁、关元、齐各 1 穴，两髀厌分中、肩解、肩贞、背俞各 2 穴，胸俞、膺俞各 12 穴。

3. 四肢部 162 穴

包括藏俞 50 穴，府俞 72 穴，热俞 16 穴，辄鼻、天府、委阳、分肉、两骸厌中、大禁各 2 穴，巨虚上下廉、踝上横、阴阳跷各 4 穴。

【按语】

本篇和上篇都是论述人体俞穴的专篇。《气穴论》主要从体表部位和治病范围的角度介绍穴位，而《气府论》则从经脉脉气所发的角度介绍穴位。这些穴位，至今多数仍为针灸临床所习用。至于所谓"三百六十五穴"之数，系古人为应一岁三百六十五日而设，勿需在穴数上深究。

[264]《灵枢·九针十二原第一》 黄帝曰：愿闻五藏六府所出之处。(1)岐伯曰：五藏五腧，五五二十五腧，六府六腧，六六三十六腧。经脉十二，络脉十五，凡二十七气以上下①，(2)所出为井，(3)所溜为荥，(4)所注为腧，(5)所行为经，(6)所以②为合。(7)二十七气所行，皆在五腧也。节之交，三百六十五会，(8)知其要者，一言而终，不知其要，流散无穷。③所言节者，神气(9)之所游行出入也，非皮肉筋骨也。④

……

五藏有六府，六府有十二原，⑤十二原出于四关，(10)四关主治五藏。五藏有疾，当取之十二原，十二原者，五藏之所以禀三百六十五节气味也。(11)五藏有疾也，应出十二原，二⑥原各有所出，明知其原，睹其应，而知五藏之害矣。阳中之少阴，肺也，其原出于太渊，太渊二。阳中之太阳，心也，其原出于大陵，大陵二。阴中之少阳，肝也，其原出于太冲，太冲二。阴中之至阴，脾也，其原出于太白，太白二。阴中之太阴，肾也，其原出于太溪，太溪二。膏之原，出于鸠尾(12)，鸠尾一。肓之原，出于脖胦，(13)脖胦一。凡此十二原者，(14)主治五藏六府之有疾者也。

【校勘】

①以上下：应据《甲乙经》卷三第二十四改作"上下行"。

②从：应据《甲乙经》卷三第二十四及《素问·咳论》王注引《灵枢》文改作"入"。

③知其要者，一言而终，不知其要，流散无穷：《素问·调经论》王注引《灵枢》文及《灵枢·小针解》并无，且此四句与上下文意不相连属，当删。

④非皮肉筋骨也：《素问·调经论》王冰注引《灵枢》文作"非骨节也"，可据改。

⑤六府有十二原：《太素》卷二十一诸原所生杨上善注："六府有

十二原者，后人妄加二字耳。"据前后文义，此说为是，当删"六府"二字。

⑥二：应据《甲乙经》卷一第六改作"而"。

【注释】

（1）五藏六府所出之处：黄元御注："五藏六府所出之处，藏府之气所出通于经络之处也。"

（2）凡二十七气上下行：张介宾注："十二、十五，总二十七气，以通周身上下也。"

（3）所出为井：张介宾注："脉气由此而出，如井泉之发，其气正深也。"谓井穴是经脉之气运行的起点，好比泉水的源头。

（4）所溜为荥：溜，通"流"。丹波元简："六十三难杨注云：泉水既生，留停于近荥，迁未成大流，故名之曰荥。荥，小水之状也。"谓荥为脉气发出不久，犹如刚出于泉源的细小水流。

（5）所注为腧：张介宾注："注，灌注也。腧，输运也。脉注于此而输于彼，其气渐盛也。"

（6）所行为经：张介宾注："脉气大行，经营于此，其气正盛也。"

（7）所入为合：张介宾注："脉气至此，渐为收藏，而入合于内也。"

（8）节之交，三百六十五会：节，谓神气游行出入之处。全句指经络之气游行会聚的三百六十五个气穴。

（9）神气：此处指经气。

（10）五藏有六府，有十二原，十二原出于四关：原，指后文的十二个原穴，非六阳经井荥输原经合中的原穴。张介宾注："藏府之气，表里相通，故五藏之表有六腑，六府之外有十二原，十二原出于四关。四关者，即两肘两膝，乃周身骨节之大关也。"

（11）十二原者，五藏之所以禀三百六十五节气味也：张介宾注："此十二原者，乃五藏之气所注，三百六十五节气味之所出也。"谓十二原穴是五藏禀受的水谷精气向外输注于全身俞穴的要会之处。

（12）膏之原，出于鸠尾：膏，指藏府之膏膜。杨上善注："膈气在于鸠尾之下，故鸠尾为原也。"

（13）肓之原，出于脖胦（bóyāng）：肓，指腹中肓膜。杨上善注："肓谓下肓，在齐下一寸。"张介宾注："脖胦即下气海，一名下肓，在脐下一寸半，任脉穴。"

（14）凡此十二原者：五藏之原各二，加上膏肓之原各一，共计十二穴也。

【概要】

本段主要介绍了藏府之腧、十二原及三百六十五穴的含义和重要性。

五藏之腧，即井、荥、腧、经、合；六府之腧，即井、荥、腧、原、经、合，都是全身"二十七气"（十二经、十五络气血）上下出入之处。原文以水流之象喻之，所谓"所出为井，所溜为荥，所注为腧，所行为经，所入为合"，说明人体经脉之气的运行自井穴发出，至合穴会合，从小到大，由浅入深，以至络属其藏府。所以这六十一个穴位为"五藏六府所出之处"，十分重要。

本段"十二原"非六府阳经的十二个原穴，而是五藏经气集中输注的地方，也是表里藏府之气相通之处，所以说"十二原者，五藏之所以禀三百六十五节气味也"。若"五藏有疾，应出十二原"，即在"十二原"的部位上有所反应，因而"十二原"又是"主治五藏六府之有疾者"的常用穴位。"十二原出于四关"的具体分布是：肺之原出于太渊，心之原出于大陵，肝之原出于太冲，脾之原出于太白，肾之原出于太溪（以上各二穴），膏之原出于鸠尾，肓之原出于脖胦（以上各一穴），共计"十二原"。

三百六十五穴，均位于人体肌肉、骨节之间的空隙部位，是经络气血交会之处，故原文说："节之交三百六十五会""神气之所游行出入也，非骨节也"。

【按语】

藏府之腧及"十二原"，是针灸治病的特定要穴，其主治各不相同。例如，《灵枢·顺气一日分为四时》说："病在藏者，取之井；病变于色者，取之荥；病时间时甚者，取之输；病变于音者，取之经；经（当校为'络'）满而血者病在胃，及以饮食不节得病者，取之于合。"

《难经·六十八难》亦说："井主心下满，荥主身热，输主体重节痛，经主喘咳寒热，合主逆气而泄。"均在临床上有一定指导意义，应该深入学习和研究。

[265]《灵枢·本输第二》　黄帝问于岐伯曰：凡刺之道，必通十二经络①之所终始，(1)络脉之所别处②，(2)五输之所留③，(3)六府之所与合，四时之所出入，五藏之所溜处，(4)阔数之度，浅深之状，高下所至，(5)愿闻其解。岐伯曰：请言其次也。肺出于少商，少商者，手大指端内侧也，为井木④；溜于鱼际，鱼际者，手鱼也，为荥；(6)注于太渊，太渊⑤，鱼后一寸陷者中也，为腧；行于经渠，经渠，寸口⑥中也，动而不居，为经；(7)入于尺泽，尺泽，肘中之动脉也，为合，手太阴经也。心(8)出于中冲，中冲，手中指之端也，为井木④；溜于劳宫，劳宫，掌中中指本节之内间也，(9)为荥；注于大陵，大陵，掌后两骨之间方下(10)者也，为腧；行于间使，间使之道⑦，两筋之间，三寸之中也，有过则至，无过则止，(11)为经；入于曲泽，曲泽，肘内廉下陷者之中也，屈而得之，为合，手少阴⑧也。肝出于大敦，大敦者，足大指之端及三毛之中也，(12)为井木④；溜于行间，行间，足大指间也，为荥；注于太冲，太冲，行间上二寸陷者之中也，为腧；行于中封，中封，内踝之前一寸半，陷者之中，使逆则宛，使和则通，(13)摇足而得之，为经；入于曲泉，曲泉，辅骨之下，大筋之上也，屈膝而得之，为合，足厥阴⑨也。脾出于隐白，隐白者，足大指之端内侧也，为井木④；溜于大都，大都，本节之后，下陷者之中也，为荥；注于太白，太白，腕⑩骨之下也，为腧；行于商丘，商丘，内踝之下，陷者之中也，为经；入于阴之陵泉，阴之陵泉，辅骨之下，陷者之中也，伸而得之，为合，足太阴⑪也。肾出于涌泉，涌泉者，足心也，为井木④；溜于然

谷，然谷，然骨之下者也，为荥；注于太溪，太溪，内踝之后，跟骨之上，陷中者⑫也，为腧；行于复留，复留，上内踝二寸，动而不休，为经；入于阴谷，阴谷，辅骨之后，大筋之下，小筋之上也，按之应手，屈膝而得之，为合，足少阴经也。膀胱出于至阴，至阴者，足小指之端也，(14)为井金；溜于通谷，通谷，本节之前外侧也⑬，为荥；注于束骨，束骨，本节之后陷者中⑭也，为腧；过于京骨，京骨，足外侧大骨之下，为原(15)；行于昆仑，昆仑在外踝之后，跟骨之上，为经；入于委中，委中，腘中央，为合，委而取之，(16)足太阳⑮也。胆出于窍阴，窍阴者，足小指次指之端也，为井金；溜于侠溪，侠溪，足小指次指之间也，为荥；注于临泣，临泣，上行一寸半陷者中也，为腧；过于丘墟，丘墟，外踝之前下陷者中也，为原；行于阳辅，阳辅，外踝之上，辅骨之前及绝骨之端也，为经；入于阳之陵泉，阳之陵泉在膝外陷者中也，为合，伸而得之，足少阳⑯也。胃出于厉兑，厉兑者，足大指内次指之端也，为井金；溜于内庭，内庭，次指外间也，为荥；注于陷谷，陷谷者，上⑰中指内间，上行二寸陷者中也，为腧；过于冲阳，冲阳，足跗上五寸陷者中也，为原，摇足而得之；行于解溪，解溪，上冲阳一寸半陷者中也，为经；入于下陵，下陵，膝下三寸，胻骨外三里也，为合；复下三里三寸，为巨虚上廉，复下上廉三寸，为巨虚下廉也，大肠属上，小肠属下，足阳明胃脉也，(17)大肠、小肠皆属于胃，是足阳明⑱也。三焦者，上合手少阳，(18)出于关冲，关冲者，手小指次指之端也，为井金；溜于液门，液门，小指次指之间也，为荥；注于中渚，中渚，本节之后陷者中也，为腧；过于阳池，阳池，在腕上陷者之中也，为原；行于支沟，支沟，上腕三寸，两骨之间陷者中也，为经；入于天井，天井，在肘外大骨之上陷者中也，为合，屈肘乃得之；三焦下腧在于足大指⑲之前，少阳之后，出于腘中外廉，⁽¹⁹⁾名曰委阳，是太阳络也。手少阳经也。三焦⑳者，足少阳太阴㉑之所将，太阳之别也，上踝五寸，别入贯腨肠⁽²⁰⁾，出于委阳，并太阳之正，入络膀胱，约下焦，⁽²¹⁾实则闭癃，虚则遗溺，遗溺则补之，闭癃则写之。手太阳㉒小肠者，上合于太阳㉓，出于少泽，少泽，小指之端也，为井金；溜于前谷，前谷，在手㉔外廉本节前陷者中也，为荥；注于后溪，后溪者，在手㉕外侧本节之后也，为腧；过于腕骨，腕骨在手外侧腕骨之前，为原；行于阳谷，阳谷，在锐骨之下陷者中也，为经；入于小海，小海，在肘内大骨之外，去㉖端半寸陷者中也，伸臂㉗而得之，为合，手太阳经也。大肠上合手阳明，出于商阳，商阳，大指次指之端也，为井金；溜于本节之前二间，为荥；注于本节之后三间，为腧；过于合谷，合谷，在大指㉘歧骨之间，为原；行于阳溪，阳溪，在两筋间陷者中也，为经；入于曲池，在㉙肘外辅骨陷者中，屈臂㉚而得之，为合，手阳明㉛也。是谓五藏六府之腧，五五二十五腧，六六三十六腧也。⁽²²⁾六府皆出足之三阳，上合于手者也。⁽²³⁾

【校勘】

①络：应据《太素》卷十一本输改为"脉"。

②处：应据《太素》卷十一本输改作"起"。

③留：此后应据《太素》卷十一本输补"止"字。

④木：《太素》卷十一本输及《千金方》卷二十九均无，当删。以下诸"木""金"字同此例，并当删。

⑤太渊：应据《太素》卷十一本输此后补"者"字，与上文句法一致。以下俞穴俱类此，不再举。

⑥口：此后应据《甲乙经》卷三第二十四及《千金方》卷二十九等补"陷者"二字。

⑦之道：应据《甲乙经》卷三第二十五改作"者"字。

⑧手少阴：应据《太素》卷十一本输改作"手心主经"四字。

⑨足厥阴：此后应据《太素》卷十一本输补"经"字。

⑩腕：应据《甲乙经》卷三第三十及《太素》卷十一本输等改诈"核"。

⑪足太阴：此后应据《太素》卷十一本输补"经"字。

⑫中者：应据《太素》卷十一本输改作"者之中"三字。

⑬外侧也：应据《太素》卷十一本输删此二字。

⑭陷者中：《太素》卷十一本输无，当删。

⑮足太阳：此后应据《太素》卷十一本输补"经"字。

⑯足少阳：此后应据《太素》卷十一本输朴"经"字。

⑰上：应据《太素》卷十一本输删。

⑱足阳明：此后应据《太素》卷十一本输补"经"字。

⑲大指：应据《太素》卷十一本输及《甲乙经》卷三第三十五等改作"太阳"。

⑳三焦：此前应据《太素》卷十一本输及《素问·宣明五气》王冰注引文等补"足"字。

㉑足少阳太阴：张介宾云："阴阳二字互谬也，当作少阴太阳，盖三焦属肾与膀胱也。"可据改作"足少阴太阳"。

㉒手太阳：应据《太素》卷十一本输删，方与前后各条一致。

㉓太阳：此前应据《太素》卷十一本输补"手"字。

㉔手：此后应据《甲乙经》卷三第二十九及《太素》卷十一本输等补"小指"二字。

㉕手：此后应据《甲乙经》卷三第二十九及《千金方》卷二十九第一等补"小指"二字。

㉖去：此后应据《太素》卷十一本输及《甲乙经》卷三第二十九等补"肘"字。

㉗伸臂：应据《甲乙经》卷三第二十九及《太素》卷十一本输杨注引《明堂》等改作"屈肘"。

㉘大指：此后应据《甲乙经》卷三第二十七补"次指"二字。《素

问·三部九候论》王注"大肠脉在手大指次指歧骨间合谷之分,动应于手",正与此合"。

㉙在:此前应据《太素》卷十一本输补"曲池者"三字,方与前后各条文句一致。

㉚屈臂:应据《太素》卷十一本输改作"屈肘"。

㉛手阳明:此后应据《太素》卷十一本输补"经"字。

【注释】

(1)十二经脉之所终始:张志聪注:"本篇论五藏六府之脉,皆指出于井,溜于荥,注于输,行于经,入于合,从四肢而通于藏府,此经脉之终始也。"

(2)络脉之所别起:张志聪注:"藏府之经别大络,与经脉缪处,通血脉于孙络,渗出于皮肤者也。"指十五络脉从正经别起之处。

(3)五俞之所留止:五俞,谓井、荥、腧、经、合。杨上善注:"各从井出,留止于舍。"

(4)五藏之所溜处:溜,通"流"。张介宾注:"言藏气所流之处,即前篇所出为井,所溜为荥也。"

(5)阔数之度,浅深之状,高下所至:皆论经络。张介宾注:"阔数以察巨细,浅深以分表里,高下以辨本末,凡此者,皆刺家之要道,不可不通者也。"

(6)鱼际者,手鱼也,为荥:张介宾注:"手腕之前,大指本节之间,其肥肉隆起形如鱼者,统谓之鱼。寸口之前,鱼之后,曰鱼际穴。"

(7)经渠者,寸口陷者中也,动而不居,为经:经渠穴,正当寸口陷中。杨上善注:"居,停也。太阴之脉动于寸口不息,故曰不居。经者,通也。"

(8)心:张介宾注:"按:此下五腧,皆属手厥阴之穴,而本经直指为心腧者,正以心与心胞本同一藏,其气相通,皆心所主,故诸邪之在于心者,皆在于心之包络。包络者,心主之脉也。《邪客》篇曰:手少阴之脉独无腧,正此之谓。"

(9)掌中中指本节之内间:即手掌中第三、第四掌骨之间。

(10)方下:指正当其下陷处。张介宾注:"方下,谓正当两骨之下也。"

（11）有过则至，无过则止：张介宾注："有过，有病也。此脉有病则至，无病则止也。"谓有病时，此脉就会出现异常之候；无病时，则脉气运行正常。

（12）及三毛之中也：指足大指爪甲后坐毛之处，为足厥阴经所起之处。

（13）使逆则宛，使和则通：张介宾注："言用针治此者，逆其气则郁，和其气则迪也。宛、都同。"中封穴乃肝经气流行之处，针刺时若逆其经气，则气血郁滞不通；若顺其经气，则脉气通畅流利。

（14）至阴者，足小指之端也：杨上善注："《明堂》：在足小指外侧，去爪甲角如韭叶也。"

（15）原：此指阳经的原穴。张介宾注："本篇惟六府有原而五藏则无，前十二原篇所言五藏之原，即本篇五藏之腧，然则阴经之腧即原也。阳经之原自腧而过，本为同气，亦当属阳木。下仿此。"

（16）委而取之：委，曲也。委而取之，即曲而取穴。《素问·刺腰痛论》王冰注："郄中，则委中穴，在膝后屈处，腘中央约文中动脉。"郄中，足太阳脉之合穴。

（17）大肠属上，小肠属下，足阳明胃脉也：张介宾注："三里下三寸为上廉，上廉下三寸为下廉，大肠属上廉，小肠属下廉。盖胃为六府之长，而大肠小肠皆与胃连，居胃之下，气本一贯，故皆属于胃，而其下腧亦合于足阳明经也。"

（18）三焦者，上合手少阳：张介宾注："诸经皆不言上合，而此下三经独言之者，盖以三焦并中下而言，小肠大肠俱在下而经则属手，故皆言上合某经也。"

（19）三焦下腧，在于足太阳之前，少阳之后，出于腘中外廉：杨上善注："上焦如雾，中焦如沤，下焦如渎，此三焦之气上下皆通，故上输在背第十三椎下两傍各一寸半，下输在此太阳之间，出腘外廉足太阳络。三焦下行气聚之处，故曰下输也。"《灵枢·邪气藏府病形》：三焦病者"候在足太阳之外大络，大络在太阳、少阳之间，亦见于脉，取委阳"。

第十章　针灸

（20）腨肠：杨上善注："腓肠也。"俗称"小腿肚"。

（21）并太阳之正，入络膀胱，约下焦：张介宾注："三焦下腧即足太阳之别络，故自踝上五寸间别入腨肠，以出于委阳穴，乃并太阳之正脉，入络膀胱，以约束下焦。"

（22）五五二十五腧，六六三十六腧：杨上善注："心不受邪，手少阴无输，故五藏各五输，有二十五输……六府有原输，故有三十六输。"

（23）六府皆出足之三阳，上合于手者也：此言六府的下合俞穴皆在足三阳经，其中：手少阳三焦经，上合天井，下合足太阳经的委阳；手太阳小肠经，上合本经的小海，下合足阳明经的巨虚下廉；手阳明大肠经，上合本经的曲池，下合足阳明经的巨虚上廉。故曰"上合于手者也"。

【概要】

本段指出了掌握藏府输穴对于针刺的重要性，并具体介绍了五藏和六府之腧的名称、部位及取穴法。

1. 掌握藏府腧穴对于针刺的重要意义

针刺的目的，就是通过针刺人体特定的穴位，以作用于相应的经络藏府，从而调整人体的阴阳气血，祛邪助正。而五藏之五腧和六府之六腧，都是"十二经脉之所终始，络脉之所别起"之处，它们内与五藏六府相通，外与四时阴阳相应，在全身输穴中居于突出的重要地位，因此对这些腧穴的分布和具体位置必须搞清楚。

2. 五藏六府之腧的名称、部位及取穴法

部位 取法 藏府	井	荥	输	（原）	经	合
肺	少商 手大指内侧端	鱼际 手鱼处	太渊 鱼后一寸陷者中		经渠 寸口陷者中	尺泽 肘中之动脉
心	中冲 手中指端	劳宫 掌中指本节内间	大陵 掌后两筋之间方下		间使 两筋之间三寸中	曲泽 肘内廉下陷者中，屈而得之

续表

藏府 \ 腧穴取法 部位	井	荥	输	（原）	经	合
肝	大敦 足大指端 三毛中	行间 足大指间 凹陷中	太冲 行间上二 寸陷者中		中封 内踝前一寸 半陷者中， 摇足得之	曲泉 辅骨下，大 筋上，屈膝 得之
脾	隐白 足大指端 内侧	大都 足大指本 节后陷 中者	太白 核骨之 下，赤白 肉际陷中		商丘 内踝下陷 者中	阴陵泉 辅骨下陷者 中，伸足得之
肾	涌泉 足心	然谷 然骨之下 凹陷处	太溪 内踝后、 跟骨上陷 者中		复留 内踝上二寸 凹陷处	阴谷 辅骨后、大筋 下、小筋上， 按之应手，屈 膝得之
膀胱	至阴 足小指之 端外侧	通谷 足小指外 侧本节前 之陷者中	束骨 足小指本 节后	京骨 足外侧大 骨下	昆仑 外踝后、跟 骨上	委中 腘中央，屈 而取之
胆	窍阴 足小指次 指端之 外侧	侠溪 足小指次 指间	临泣 自侠溪穴 上行一寸 半陷者中	丘墟 外踝前下 陷者中	阳辅 外踝上、辅 骨前绝骨 之端	阳陵泉 膝外陷者中， 膝下一寸， 伸足而得之
胃	厉兑 足大指次 指端之 外侧	内庭 次指外间 陷者中	陷谷 中指内 间，上行 二寸陷 者中	冲阳 足跗上 五寸 陷者中， 摇足得之	解溪 上冲阳一寸 半陷者中	下陵（三里） 膝下三寸， 胻骨外
三焦	关冲 手小指次 指端	液门 手小指次 指之间凹 陷中	中渚 手小指次 指本节之 后陷者中	阳池 手表腕上 陷者中	支沟 上腕三寸两 骨间陷中	天井 肘外大骨上 陷者中，屈 膝得之
小肠	少泽 手小指外 侧端	前谷 手小指外 侧本节前 陷者中	后溪 手小指外 侧本节之 后陷者中	腕骨 手外侧腕 骨之前	阳谷 锐骨之下陷 者中	小海 肘内大骨之 外，去肘端半 寸，屈膝得之
大肠	商阳 手大指次 指端之 内侧	二间 本节之前	三间 本节之后	合谷 大指次指 岐骨间	阳溪 两筋间陷 者中	曲池 肘外辅骨陷 者中，屈肘 得之

【按语】

本段关于藏府之腧的具体记载，可以看作是对上段"五藏六府所出之处"的补充说明。其中，心经的五俞穴实际上是心包经之穴，这是因为心为"君主之官"而不能受邪，一般邪入只在于心之包络，所以原文以心包经的腧穴代替心经的腧穴，"是谓五藏六府之腧，五五二十五腧，六六三十六腧"。后世有些医家认为，心经亦应有五腧，并提出少冲、少府、神门、灵道、少海分别为该经的井、荥、输、经、合穴，可供参考。

用上段的"十二原"与本段五藏之腧对照，可以看到上段的"十二原"即是本段五藏的井、荥、输、经、合五穴中的左右腧穴加上鸠尾、神阙，所以又有"五藏以输为原"的说法。但是，后世还有以上述五藏的五腧穴（左右两穴，只标一个），加上六府的六原穴和心经的神门穴，合称为"十二原"者，则是把属于十二藏府的十二条经脉上的原穴集中起来了，亦为针灸学上所沿用。

[266]《灵枢·邪气藏府病形第四》　黄帝曰：余闻五藏六府之气，荥输所入为合，令何道从入，入安连过，⁽¹⁾愿闻其故。岐伯答曰：此阳脉之别⁽²⁾入于内，属于府者也。黄帝曰：荥输与合，各有名乎？⁽³⁾岐伯答曰：荥输治外经，合治内府。⁽⁴⁾黄帝曰：治内府奈何？岐伯曰：取之于合。黄帝曰：合各有名乎？岐伯答曰：胃合^①于三里，⁽⁵⁾大肠合入于巨虚上廉，小肠合入于巨虚下廉，三焦合入于委阳，膀胱合入于委中央^②，胆合入于阳陵泉。黄帝曰：取之奈何？岐伯答曰：取之三里者，低跗取之；⁽⁶⁾巨虚者，举足取之；委阳者，屈伸而索之；⁽⁷⁾委中者，屈而取之；阳陵泉者，正竖膝予之齐⁽⁸⁾下至委阳之阳⁽⁹⁾取之。取诸外经者，揄申而从之。⁽¹⁰⁾

【校勘】

①合：此后应据《甲乙经》卷四第二下及《太素》卷十一府病合输补"入"字。

②央：应据《太素》卷十一府病合输删，与下文相合。

【注释】

（1）令何道从入，入安连过：过，经过。连过，指阳脉内属的部位。全句谓手足三阳经之脉气从哪里注入合穴，从合穴内入又与哪些藏府相连属。

（2）阳脉之别：指手足阳经的别络。

（3）各有名乎：名，称、说。此句间荥输和合穴不同作用的说法。

（4）荥输治外经，合治内府：张介宾注："荥输气脉浮浅，故可治外经之病；合则气脉深入，故可治内府之病。"

（5）胃合入于三里：张介宾注："胃，足阳明也。三里，本经所入为合也。"下五句义仿此。

（6）低跗取之：使足背低垂取穴。

（7）委阳者，屈伸而索之：张介宾注："委阳在承扶下六寸。屈伸索之者，屈其股以察承扶之阴纹，伸其足以度委阳之分寸也。"

（8）正竖膝，予之齐：齐，平也。张介宾注："谓正身蹲坐，使两膝齐也。"

（9）委阳之阳：即委阳穴的外侧。

（10）取诸外经者，揄（yú）申而从之：揄，杨上善注："引也"。申，伸也。全句谓凡取荥输等穴治外经病者，要牵拉、伸展四肢，使血脉舒展，然后取穴。

【概要】

本段介绍了手足三阳经的下合穴，并概述了荥输与合穴的治疗作用。

1. 手足三阳经下合穴的名称及取穴法

本段首先指出，这里所说的合穴不同于藏府井、荥、输、（原）、经、合五腧穴中的合穴，乃"阳脉之别入于内，属于府者也"。其具体名称和取穴法是：

胃合于三里，低跗取之；

大肠合于巨虚上廉，举足取之；

小肠合于巨虚下廉，举足取之；

三焦合于委阳，屈伸而索取之；

膀胱合于委中，屈膝取之；

胆合于阳陵泉，正竖膝予之齐取之。

2. 荥输与合穴的不同作用

十二经脉之气，"所溜为荥""所注为输"，其穴位于四肢远端，一气脉浮浅，故针刺以治在表的经脉病变。合穴乃脉气由表而深入于内者，气脉深入，故适于治疗内属之藏府病变，这就是"荥输治外经，合治内府"之意。

二、针具

［267］《灵枢，九针十二原第一》　九针之名，各不同形。一曰镵针[(1)]，长一寸六分；二曰员针[(2)]，长一寸六分；三曰鍉针[(3)]，长三寸半；四曰锋针[(4)]，长一寸六分；五曰铍针[(5)]，长四寸，广二分半；六曰员利针[(6)]，长一寸六分；七曰毫针[(7)]，长三[①]寸六分；八曰长针[(8)]，长七寸；九曰大针[(9)]，长四寸。镵针者，头大末锐，去写阳气。[(10)]员针者，针如卵形[②]，揩摩分间，[(11)]不得伤肌肉，以写分气。[(12)]鍉针者，锋如黍粟之锐，[(13)]主按脉勿陷，以致其气，[(14)]锋针者，刃三隅以发痼疾。[(15)]铍针者，末如剑锋，以取大脓。[(16)]员利针者，大[③]如氂[(17)]，且员且锐，[(18)]中身微大，以取暴气[④][(19)]。毫针者，尖如蚊虻喙[(20)]，静以徐往，微以久留，[(21)]之[⑤]而养，以取痛痹。[(22)]长针者，锋利身薄，可以取远痹[(23)]。大针者，尖如梃，其锋微员，[(24)]以写机关之水也。[(25)]九针毕矣。

【校勘】

①三：应据《灵枢·九针论》及《甲乙经》卷五第二等改作"一"。

②针如卵形：《太素》卷二十二九针所主杨上善注："员钟之状锋

如卵。"可据改"针"为"锋"，与下文"鍉针者，锋如黍粟之锐"句法一致。

③大：应据《灵枢·九针论》及《甲乙经》卷五第二改作"尖"。

④气：应据《甲乙经》卷五第二及《太素》卷二十二九针所主杨上善注语改作"痹"。

⑤之：此前应据《灵枢·九针论》及《甲乙经》卷五第二补"正气因"三字，此后补"真邪俱往，出针"六字。

【注释】

（1）镵针：《说文·金部》："镵，锐也。"镵针形如犁头，针尖渐锐。张介宾注："此针身大，其近末约寸半许而渐锐之。"

（2）员针：针身圆直而针尖圆钝如卵。

（3）鍉（dī）针：鍉，丹波元简注："镝也，箭镞也。"鍉针形似箭，针头如米粒尖而微圆。

（4）锋针：针身直，三面有刃，针尖锋利，后世称三棱针。

（5）铍（pī）针：铍，兵器，剑之属，形如刀而两边有刃。铍针，因其针形如剑而得名。

（6）员利针：针尖如毛，针身略大，圆而锐利。

（7）毫针：针尖锐利，针身纤细，形似毫毛。

（8）长针：针身细长，针尖锐利。

（9）大针：针身粗大而头尖，其锋微圆。

（10）去写阳气：即泻除肌肤邪热。张介宾注："盖所用在浅，但欲出其阳邪耳。"

（11）揩摩分间：揩摩，同义复词，即按摩之义。分间，分肉之间。张介宾注："此针直其身，员其末，故但治分间之气，而不使伤其肌肉也。"

（12）以写分气：谓用以泻分肉间的邪气。张介宾注："盖恐过伤肌肉以竭脾气，故用不在锐，而主治分间之邪气也。"

（13）锋如黍粟之锐：黍粟，指小米之类。此句言鍉针的针尖形圆略尖，形如黍粟。

（14）主按脉勿陷，以致其气：张介宾注："用在按脉致气以出其邪，而不欲其过深，陷于血脉之分也。"鍉针用以按压经络俞穴，致气祛邪，因此不宜刺入于血脉之内。

（15）刃三隅，以发痼疾：隅，角也。刃三隅，指刀锋呈三棱形。发，发泄、散友。痼疾，指邪结坚深而难去的顽固之疾。

（16）以取大脓：言用来针刺痈肿以排除脓血。

（17）氂（máo）：此处作长毛解。

（18）且员且锐：且，作"又"讲。本句言针身圆而针尖锐。

（19）暴痹：暴发的痹病。此处指经络气血突然受阻所产生的急证。

（20）蚊虻（méng）喙：蚊虻，皆为吸人畜血液的小飞虫。此句喻毫针针尖极细，如蚊虻之嘴。

（21）静以徐往，微以久留：言静候以待呼气将尽时慢慢进针，轻微捻转，然后留针。

（22）正气因之，真邪俱往，出针而养，以取痛痹：张介宾注："治以毫针，令尖如蚊虻喙，盖用在微细徐缓，渐散其邪，以养真气，故可以取寒热痛痹、浮浅之在络者。"全句意即正气因毫针刺入而达病所，邪气亦随之而散，出针后正气得以充养，故痛痹可愈。

（23）远痹：即邪深病久的痹证。《灵枢·九针论》："八风伤人，内舍于骨解腰脊节腠理之间，为深痹也。故为之治针，必长其身，锋其末，可以取深邪远痹。"

（24）尖如梃（tǐng），其锋微员：梃，杖也。谓大针之针身粗大，针锋微圆，其形如杖。

（25）以写机关之水也：机关，此处指关节。《灵枢·官针》："病水肿不能通关节者，取以大针。"张介宾注《灵枢·九针论》亦云："凡淫邪流溢于肌体，为风为水，不能过于关节而壅滞为病者，必用大针以利机关之大气，大气通则淫邪行矣。"

【概要】

本段主要介绍了九针的名称、形态及作用。

九针长短不同，形状各一，因而功用亦殊，适于治疗不同的疾患。按九针主治的不同，将其分为以下四类：

（1）镵针：适于浅刺放血，以泻肌表阳热之邪。

（2）员针、鍉针：皆按摩之用。但员针揩摩肌肉，以泻分肉间邪气；而鍉针按压经脉俞穴，引正气以去邪气。

（3）员利针、毫针、长针：均可治痹证。但员利针"尖如氂"，圆而锐，用于暴痹；毫针"尖如蚊虻喙"，久留养正，以取痛痹；长针细长尖锐，善治深邪远痹。

（4）锋针、铍针、大针：都能去有形之邪，然锋针善刺络放血而除痼疾，铍针可刺痈肿而排脓，大针则利关节而消积水。

【按语】

关于九针的命名、长短、形状、特点、功用及主治范围，在《灵枢·官针》和《灵枢·九针论》中还有记载，现将三篇中的有关原文汇摘如下，以便参阅。

篇名 原文 针名	九针十二原	官　针	九针论
镵针	长一寸六分，头大末锐，去泻阳气	病在皮肤无常处者，取以镵针	取法于巾针，长一寸六分，大其头而锐其末，令无得深入而阳气出。主热在头身也
员针	长一寸六分，锋如卵形，揩摩分间，以写分气	病在分肉间，取以员针	取法于絮针，筩其身而卵其锋，长一寸六分，主治分间气
鍉针	长三寸半，锋如黍粟，主按脉勿陷，以致其气	气少当补之者，取以鍉针	取法于黍粟之锐，大其身而员其末，长三寸半，主按脉取气，令邪出
锋针	长一寸六分，刃三隅，以发痼疾	病在五藏固居者，取以锋针	取法于絮针，筩其身，锋其末，长一寸六分，主泻热出血，而痼病竭
铍针	长四寸，广二分半，末如剑锋，以取大脓	病为大脓者，取以铍针	取法于剑锋，广二分半，长四寸，主大痈脓
员利针	长一寸六分，尖如氂且员且锐，中身微大，以取暴痹	痹气暴发者，取以员利针	取法于氂，令尖如氂，且员且锐，中身微大，长一寸六分，虚邪客于经络而为暴痹者，以取暴气
毫针	长一寸六分，尖如蚊虻喙，以取痛痹	病痹气痛而不去者，取以毫针	取法于毫毛，长一寸六分，尖如蚊虻喙，主寒痛痹在络者也
长针	长七寸，锋利身薄，以取远痹	病在中者，取以长针	取法于綦针，长七寸，长其针，锋其末，主取深邪远痹者也

续表

篇名 针名	九针十二原	官　针	九针论
大针	长四寸，尖如梃，其锋微员，以泻机关之水也	病水肿不能通关节者，取以大针	取法于锋针，尖如梃，其锋微员，长四寸，以取大气之不能过于关节者也

[268]《灵枢·官针第七》　凡刺之要，官针⁽¹⁾最妙。九针之宜，各有所为，⁽²⁾长短大小，各有所施也^①，不得其用，病弗能移。⁽³⁾疾浅针深，内伤良肉，皮肤为痈，⁽⁴⁾病深针浅，病气不写，支^②为大脓。⁽⁵⁾病小针大，气写太甚，⁽⁶⁾疾必为害；病大针小，气不泄写，⁽⁷⁾亦复为败。失针之宜，大者^③写，小者不移，已言其过，请言其所施。病在皮肤无常处者，取以镵针于病所，⁽⁸⁾肤白勿取。⁽⁹⁾病在分肉间^④，取以员针于病所。病在经络痼痹者，取以锋针。^⑤病在脉，气少，当补之者，取以鍉针于井荥分输。⁽¹⁰⁾病为大脓者，取以铍针。病痹气暴发者，取以员利针。病痹气痛而不去者，取以毫针。病在中者，取以长针。⁽¹¹⁾病水肿不能通^⑥关节者，取以大针。病在五藏固居者，取以锋针，⁽¹²⁾写于井荥分输，取以四时。⁽¹³⁾

【校勘】

①也：应据《甲乙经》卷五第二及《太素＞卷二十二九针所主删，则"施"与"宜""为""移"协韵。

②支：应据《甲乙经》卷五第二及《太素》卷二十二九针所主改作"反"。

③大者：此后应据《甲乙经》卷五第二及《太素》卷二十二九针所主补"大"字。

④分肉间：此后应据《太素》卷二十二九针所主补"者"字，以与上下文句式一致。

⑤病在经络痼痹者，取以锋针：《太素》卷二十二九针所主无此十

一字。守山阁校奉说："按锋针在下文，此处不当重出，其为衍文无疑。"可据删。

⑥通：应据《甲乙经》卷五第二及《太素》卷二十二九针所主改作"过"，与《灵枢·九针论》合。

【注释】

（1）官针：官，法也，用也。官针，言施用针具的法则。张志聪注："九针之法，有大小长短之制，有浅深补泻之宜，有三、五、九、十二刺之法，各有所施也。"

（2）各有所为：即各有所适用的范围。

（3）不得其用，病弗能移：张介宾注："用不得法，则不能去病。"

（4）内伤良肉，皮肤为痈：张介宾注："内伤良肉，则血流于内而溃于外，故皮肤为痈。"

（5）病深针浅，病气不写，反为大脓：马莳注："病深者，针亦宜深，而反入浅，则内之病气不泻，而外之皮为大脓。"

（6）气写太甚：马莳注："病小而针反大，则正气过泻。"

（7）气不泄写：马莳注："病大而针反小，则邪反不泄。"

（8）病在皮肤无常处者，取以镵针于病所：张介宾注："病在皮肤无常处者，火之游行也。用镵针者，主泻阳气也。"

（9）肤白勿取：马莳注："凡皮肤太白，其气必少故也。"

（10）取以鍉针于井荥分输：杨上善注："鍉针之状，锋如黍粟之锐，主当行补于井荥之输，以致于气也。"马莳注："取之鍉针，以刺各经之井荥分输。"

（11）病在中者，取以长针：杨上善注："长针之状，锋利身薄，以取藏中远痹也。"

（12）病在五藏固居者，取以锋针：指五藏的久病顽疾，当用锋针刺泄其经。杨上善注："锋针之状，刃三隅，以发固居之疾。"

（13）取以四时：即根据五藏与四时的关系选取穴位。

【概要】

本段指出了九针的治疗范围和误用的危害。

1. 九针之宜，各有所为

（1）病位有深浅，用针有长短：病在皮肤、分肉、脉络者，因其位浅在表而取镵针、员针和锋针等；病在骨解、关节、藏府者，因其位深在里而用员利针、长针和大针。

（2）病情有轻重，针具有大小：病"在皮肤无常处者""在分肉间者"及"病痹气痛而不去者"，因病情较轻而用较小的员针、毫针等；病"为大脓者""在五藏固居者"及"水肿不能通关节者"，因其较重而用较大的铍针、锋针、大针等。

（3）病性有虚实，针刺有补泻：病正气不足者，取鍉针、员针、毫针以致其气，出其邪；病邪气有余者，取铍针、锋针、员利针以排脓、蠲痹、逐水。

2. 失针之宜，后必为害

病轻浅而针大，刺深则伤正；病深重而针小，刺浅则留邪。所以原文指出，九针"不得其用，病弗能移""疾必为害"。

三、刺则

［269］　《灵枢·邪客第七十一》　持针之道，欲端以正⁽¹⁾，安以静，先知虚实，而行疾徐⁽²⁾，左手执骨，右手循之，无与肉果。⁽³⁾写欲端以正，⁽⁴⁾补必闭肤，辅^①针导气，⁽⁵⁾邪得淫泆，真气得居。⁽⁶⁾

【校勘】

①辅：应据《太素》卷二十二刺法及《甲乙经》卷五第七改作"转"。

【注释】

（1）端以正：端直不偏之义。此就医生的诊疗态度而言。

（2）行疾徐：行，施行。疾徐，针刺的补泻手法之一，以入针、出针的快慢而言。

（3）无与肉果：果，同"裹"。此句谓进针时不可用力过猛，或针体歪斜，以免针体被筋肉缠裹。

（4）写欲端以正：此"端以正"指针刺手法。杨上善注："泻欲直入直出，故曰端正。"

（5）转针导气：谓进针后，运用捻转提插等手法，以导引经气，祛除邪气。

（6）邪得淫泆，真气得居：杨上善注：邪气"淫泆泄出，令真气居而不散也。"

【概要】

本段指出了对行针者的基本要求及其针刺要领。

1. 对持针者的基本要求

原文指出，"持针之道"，首先态度"欲端以正"，思想要"安以静"。"先知虚实"，即先要掌握病机，然后才能施行"疾徐"等针刺手法，这是对行针者的两项基本要求。

2. 针刺操作的要领

本段归纳为以下四点：其一，准确定穴，"左手执骨"以固定患者肢体，"右手循之"以确定针刺穴位；其二，进针轻快，用力适当，"无与肉果"；其三，"泻欲端以正"，出针时不闭针孔，补则行针轻柔，出针后"必闭肤"；其四，在行针过程中要"转针导气"，从而使邪气泄出而"真气得居"。

[270]《素问·阴阳应象大论第五》　故善用针者，从阴引阳，从阳引阴，⁽¹⁾以右治左，以左治右，⁽²⁾以我知彼，⁽³⁾以表知里，⁽⁴⁾以观过与不及⁽⁵⁾之理，见微得过，⁽⁶⁾用之不殆。

【注释】

（1）从阴引阳，从阳引阴：引，引导。张介宾注"从阴引阳者，病在阳而治其阴也。从阳引阴者，病在阴而治其阳也。"此即本篇后文"阳病治阴，阴病治阳"之一端。

（2）以右治左，以左治右：杨上善注："谓以缪刺刺诸络脉，谓以巨刺刺诸经脉。"

（3）以我知彼：杨上善注："谓医不病，能知病人。"即以健康人比较病人来了解病情。

（4）以表知里：杨上善注："或瞻六府表脉以知五藏里脉，或瞻声色之表，能知藏府之里。"

（5）过与不及：过为邪实，不及指正虚。

（6）见微得过：微，细小的征象。得，获得。过，此处指疾病。张志聪注："见病之微萌，而得其过之所在。"

【概要】

本段论述了针刺的部分诊治法则。

1. 正确诊断是针刺的前提

所谓"善用针者"，能"以我知彼，以表知里"，从而察其"过与不及"，才能"见微得过"，取得"用之不殆"的效果。

2. 阴阳互引的针刺法则

对藏府经络阴阳失调的病证，当"以阴引阳，以阳引阴"，而使阴阳平调。如邪在左而病在右，邪在右而现于左者，当取缪刺、巨刺之法"以右治左，以左治右"。

[271]《素问·宝命全形论第二十五》　故针有悬布⁽¹⁾天下者五，黔首共余食^{①，(2)}莫知之也。一曰治神⁽³⁾，二曰知养身⁽⁴⁾，三曰知毒药为真，⁽⁵⁾四曰制砭石小大，⁽⁶⁾五曰知府藏血气之诊。⁽⁷⁾五法俱立，各有所先。⁽⁸⁾今末世之刺也，虚者实之，满者泄之，此皆众工所共知也。若夫法天则地⁽⁹⁾，随应而动，⁽¹⁰⁾和之者若响，随之者若影，⁽¹¹⁾道无鬼神，独来独往。⁽¹²⁾

【校勘】

①余食：《太素》卷十九知针石作"饮食"，可据改。

【注释】

（1）悬布：张榜公布之意。

（2）黔首共饮食：黔作"黑"解。吴昆注："黔首，黑发之民。"即老百姓。共，通"供"。本句言老百姓供养饮食物给统治者。

（3）治神：吴昆注："专一精神，心无他务，所谓神无营于众物是也。"

（4）知养身：了解调养身体的道理。

（5）知毒药为真：张志聪注："毒药所以攻邪者也，如知之不真，用之不当，则反伤其正气矣。"

（6）制砭石小大：王冰注："古者以砭石为针，故不举九针，但言砭石尔。当制其大小者，随病所宜而用之。"

（7）知府藏血气之诊：马莳注："盖人之藏府，有虚有实，其血气有多有少，吾当平日预知诊法，凡虚补实泻、出血出气、恶血恶气之义，无不知之，庶不至于冥行也。"

（8）各有所先：杨上善注："此五法各有所长，故用之各有所先也。"

（9）法天则地：即法则天地。谓针刺要以天地阴阳的变化规律为法则。

（10）随应而动：杨上善注："应虚实而行补泻也。"

（11）和之者若响，随之者若影：和，应也。张介宾注："如响应声，如影随形，得心应手，取效若神。"

（12）道无鬼神，独来独往：杨上善注："应天地之动者，谓之道也……故与道往来，无假于鬼神也。"王冰注："岂复有鬼神之召遣耶？盖由随应而动之自得尔。"谓掌握了这些规律，对针刺就能得心应手，运用自如。

【概要】

本段指出了针刺法则的要点，并阐明了法天则地的重要性。

1. 针刺法则的五个要点

原文以"治神""养身""知毒药为真""制砭石小大""知府藏血气之诊"作为"悬布天下"的五个针刺法则要点。只有既知"五法"，又能视具体病情而取其所先，灵活运用，才称得上"真知"。

2. 针刺法则天地的意义

人以天地之气为生存之源，因此针刺时不能仅满足于掌握虚实补泻的法则，还要"法天则地，随应而动"，以之养生则可保命全形，以之治病则能效如桴鼓，这是"上工"与"众工"的区别之一。

【按语】

本段所谓"治神"，历来有二议：一者强调医者当"先治已之神"，茹盏神气既肃，而后可以专心用针也"，如王冰、马莳、吴昆等均持此论；二者认为"神者正气也""得神者昌，失神者亡"，故诊治疾病务须先治病者之神，此以张介宾为代表。结合前后文，此处治神当以前者为是，后者可资参考。

[272]《灵枢·九针十二原第一》 小①针之要，易陈而难入，⑴粗守形，上守神，⑵神乎神，客在门，⑶未睹其疾，恶知其原。刺之微，在速迟，⑷粗守关，上守机，⑸机之动，不离其空，⑹空中之机，清静而微，⑺其来不可逢，其往不可追。⑻知机之道者，不可挂以发，⑼不知机道②，叩之不发，⑽知其往来，要与之期，⑾粗之闇⑿乎，妙哉工独有之。往者为逆，来者为顺，⒀明知逆顺，正行无问。⒁逆而夺之，恶得无虚？⒂追而济之，恶得无实？⒃迎之随之，以意和之，针道毕矣。凡用针者，虚则实之，满则泄之，宛陈则除之，⒄邪胜则虚之。⒅《大要》曰：徐而疾则实，疾而徐则虚。⒆言实与虚，若有若无，⒇察后与先，若存若亡，(21)为虚与实，若得若失。(22)虚实之要，九针最妙，补写之时，以针为之。(23)写曰③必持④内之，放而出之，(24)排阳得⑤针，邪气得泄。(25)按而引内，是谓内温，(26)血不得散，气不得出也。补曰随之，随之意若妄⑥之，(27)若行若按，如蚊虻止，如留如还⑦，(28)去如弦绝，(29)令左属右，其气故止，(30)外门已闭，中气乃实，必无留血，急取诛之。(31)持针之道，坚者(32)为宝，正指直刺，无针左右，神在秋毫，属意病者，(33)审视血脉者⑧，刺之无殆。(34)方刺之时，必⑨在悬阳，及与两卫⑩。(35)神属无去，知病存亡。血脉者⑪，在腧横居，(36)视之独澄⑫，切之独坚。(37)

【校勘】

①小：《甲乙经》卷五第四作"夫"，文义俱胜，可据改。

②道：此后应据《甲乙经》卷五第四补"者"字，与前为对文。

③写曰：此后应据《甲乙经》卷五第四及《素问·离合真邪论》王冰注引文补"迎之，迎之意"五字，与下文"补曰随之，随之意"句法一致。

④持：此后应据《甲乙经》卷五第四及《素问·离合真邪论》王冰注引义补"而"字，与下文"放而出之"为对文。

⑤阳得：应据《甲乙经》卷五第四改作"扬出"。

⑥妄：应据《甲乙经》卷五第四及《素问·离合真邪论》王冰注引文改作"忘"。

⑦还：《甲乙经》卷五第四作"环"，可据改。

⑧者：应据《甲乙经》卷五第四删。

⑨必：应据《甲乙经》卷五第四改作"心"。

⑩卫：应据《甲乙经》卷五第四改作"衡"，与"阳""亡"等字协韵。

⑪血脉者：此前应据《甲乙经》卷五第四补"取"字。

⑫澄：应据《甲乙经》卷五第四改作"满"。

【注释】

（1）易陈而难入：《灵枢·小针解》："所谓易陈者，易言也。难入者，难着于人也。"谓针刺道理说起来容易，真正掌握其奥妙就困难了。

（2）粗守形，上守神：形，形体。神，神气。张介宾注："粗守形，粗工守形迹之见在也。上守神，上工察神气于冥冥也。不但用针，诸治皆然。"

（3）神乎神，客在门：前"神"字指变化莫测，后"神"字指人体正气。客，指邪气。门，邪入的门户。张介宾注："神乎神，言正气盛衰当辨于疑似也。客在门，言邪之往来当识其出入也。"

（4）刺之微，在速迟：微，精微的道理。速迟，指出入行针之疾徐。

（5）粗守关，上守机：张介宾注："粗守关，守四肢之关节也。上守机，察气至之动静也。"

（6）机之动，不离其空：空，通"孔"，此指各经俞穴。张介宾注："气机之至，随经皆有其处，可因之而知虚实也。"

（7）空中之机，清静而微：《灵枢·小针解》："空中之机，清静以微者，针以得气，密意守气勿失也。"

（8）其来不可逢，其往不可追：《灵枢·小针解》，"其来不可逢者，气盛不可补也。其往不可追者，气虚不可泻也。"张介宾注："来不可逢，勿补其实也。往不可追，勿泻其虚也。"

（9）不可挂以发：比喻不能有丝毫的差误，以免错过良机。马莳注："知机之道者，唯此一气而已，犹不可挂一发以间之，故守此气而勿失也。"

（10）叩之不发：以射手张弓开弩、扣而不发，比喻粗工不知守机，贻误治疗的良好时机，因而针刺无效。《灵枢·小针解》："扣之不发者，言不知补泻之意也，血气已尽而气不下也。"气不下，此指邪气不去。

（11）知其往来，要（yāo）与之期：《灵枢·小针解》："知其往来者，知气之逆顺盛虚也。要与之期者，知气之可取之时也。"要，张介宾注："约也。"

（12）闇：通"暗"，昧暗不明之意。

（13）往者为逆，来者为顺：张介宾注："往，气之去也，故为之逆；来，气之至也，故为之顺。"气，指经气。

（14）正行无问：张介宾注："正法行之，不必疑而更问也。"

（15）逆而夺之，恶得无虚：《灵枢·小针解》："迎而夺之者，泻也。"谓迎着邪气之来而用泻法，当然可以使邪气虚衰。

（16）追而济之，恶得无实：《灵枢·小针解》："追而济之者，补也。"谓随着经气之去而用补法，当然可以使正气充实。

（17）宛（yù）陈则除之：宛，同"菀"，通"郁"。《素问·针解》："菀陈则除之者，出恶血也。"王冰注："菀，积也。陈，久也。除，去也。言络脉之中，血积而久者，针刺而除去之也。"

（18）邪胜则虚之：虚之，使邪气虚衰。《灵枢·小针解》："言诸经有盛者，皆泻其邪也。"

（19）徐而疾则实，疾而徐则虚：《灵枢·小针解》："徐而疾则实者，言徐内而疾出也。疾而徐则虚者，言疾内而徐出也。"内，通"纳"。谓慢进针而速出针为补法，快进针而徐出针为泻法。

（20）言实与虚，若有若无：《灵枢·小针解》："言实者有气，虚者无气也。"张介宾注："气至之有无，针下之虚实，诚不易知也。疾不可知，故若无，明能察之，故若有。"

（21）察后与先，若存若亡：《灵枢·小针解》："察后与先，若亡若存者，言气之虚实，补泻之先后也，察其气之已下与常存也。"

（22）为虚与实，若得若失：《灵枢·小针解》："为虚与实，若得若失者，言补者佖然若有得也，写则怳然若有失也。"若得若失，形容患者对针刺补泻效果的感觉。

（23）补写之时，以针为之：张介宾注："补泻之时者，凡诸经脉气昼夜周行五十度，各有所至之时，故《卫气行》篇曰：谨候其气之所在而刺之，是谓逢时。此所谓补泻之时也。又若针下气来谓之开，可以迎而泻之；针下气去谓之阖，可以随而补之，此皆针与气开阖相合之义。"

（24）必持而内之，放而出之：谓用泻法时，持针用力快速刺入，而得气后宜缓慢出针。

（25）排扬出针，邪气得泄：指出针时摇大针孔，使邪气得以尽泄。

（26）按而引针，是谓内温（yùn）：按，谓按闭针孔。丹波元简按："若病当用泻法而反按而引针以补之，是谓内温。引针谓退其针。温，'蕴'同，乃《素问》温血之温，谓血气蕴畜于内而不得散泄也。"

（27）随之意若忘之：随与"迎"相对，言顺着经气运行的方向进针。若忘之，形容手法轻快，漫不经心的样子。

（28）若行若按，如蝨虻止，如留如环：行，行针导气。按，按压针孔。虻，同"蚊虻"。止，停留于体肤。张介宾注："若行若按，言行其气，按其处也。如蚊虻止，言当轻巧无迹而用得其精也。"如留如环，形容捻转行针的手法轻缓圆滑。

（29）去如弦绝：张志聪注："去如弦绝者，疾出其针也。"言出针时像弓弦断绝一样迅速。

（30）令左属右，其气故止：张介宾注："右手出针，左手随而按扪之，是令左属右也。"张志聪注："其正气故得止于内。"

（31）必无留血，急取诛之：留血，瘀血。诛，除去。张志聪注："此补正运邪之法，故必无留血。设有留血，急取而诛之。"

（32）坚者：指持针坚定不抖动。张介宾注："坚而有力，则直达病所。"

（33）神在秋毫，属意病者：秋毫，比喻细微的事物。张介宾注："医之神见，在悉秋毫，必精必确，加意病者。"属意病者，即精神专注于病人。

（34）审视血脉，刺之无殆：马莳注："审视其血脉之虚实而刺之，则无危殆矣。"

（35）心在悬阳，及与两衡：刘衡如说："《汉书·王莽传》'肝衡厉色'，孟康注'眉上曰衡'。上文'悬阳'谓目，本书《邪气藏府病形》篇'其精阳气上走于目而为睛"，称目为悬阳，亦犹谓'目如悬珠'。此句总谓刺时当一心注视病者眉目间神气之变化，方知针刺之效应。"

（36）血脉者，在腧横居：马莳注："然血脉何以验之？在于各经腧穴而横居其中者是也。"

（37）视之独澄，切之独坚：澄，清也。张志聪注："故有血络横在于经腧者，当视之独清，切之独确而去之也。"

【概要】

本段论述了针刺技术高低的标准，针刺补泻的原则、手法及注意事项等。

1. 区别医术高低的标准

原文通过"粗守形，上守神""粗守关，上守机""知机之道者……叩之不发"等对比，说明善于"守神""守机""知机之道"而不挂以发者，方为上工；而泥于"守形""守关""不知机道，叩之不发"者，是为粗工，强调指出善于守神候气者才是高明的针刺医生。

2. 针刺补泻的原则及手法

原则："虚则实之，满则泄之，宛陈则除之，邪胜则虚之。"

手法：一是疾徐补泻：所谓"徐而疾则实，疾而徐则虚"，即徐入针、速出针为补，速入针、徐出针为泻。二是迎随补泻：此就针刺方向与经气的运行关系而言。即"泻曰迎之""逆而夺之""补曰随之，追而济之"。三是开阖补泻："放而出之，排扬出针"，开大针孔，泄出邪气为泻；"若行若按，如蚊虻止""去如弦绝，令左属右"，紧按针孔，真气不泄为补。

3. 针刺的注意事项

（1）思想高度集中，详察病人神气。针刺时必须"神在秋毫，属意病者""方刺之时，必在悬阳，及与两衡"，只有"神属勿去"，方能"知病存亡"，这就是针刺的"治神"原则。

（2）持针坚定，正指直刺。原文指出"持针之道，坚者为宝，正指直刺，无针左右"，只有练好指力，才能行针迅捷准确，容易得气，不伤肌脉，以保"刺之无殆"。

（3）掌握虚实病机，正确施以补泻。针刺原理"易陈而难入"，即难于掌握患者藏府经络的气机，所谓"言实与虚，若有若无"就说明了这一点。"往者为逆，来者为顺"，医者只有"知其往来"，才能"要与之期"；只有懂得了"其来不可逢，其往不可追"的道理，才能做到"迎之随之，以意和之"；只有掌握"虚实之要"，才能"补泻之时，以针为之"。若病机不明，虚实错辨，就可能导致"血不得散，气不得出"，从而助邪伤正而遗人夭殃。

[273]《灵枢·逆顺肥瘦第三十八》 黄帝曰：愿闻自然[1]奈何？岐伯曰：临深决水，[2]不用功力，而水可竭也。循掘决冲①，[3]而经可通也。[4]此言气之滑涩，血之清浊，行之逆顺也。[5]黄帝曰：愿闻人之白黑肥瘦小②长[6]各有数[7]乎？岐伯曰：年质壮大，[8]血气充盈，肤革[9]坚固，因加以邪，[10]刺此者，深而留之，此肥人也③。广肩腋项，[11]肉薄厚皮而黑色，

唇临临然，⁽¹²⁾其血黑以浊，其气涩以迟，⁽¹³⁾其为人也，贪于取与，⁽¹⁴⁾刺此者，深而留之，多益其数也。⁽¹⁵⁾黄帝曰：刺瘦人奈何？岐伯曰：瘦人者，皮薄色少⁽¹⁶⁾，肉廉廉然，⁽¹⁷⁾薄唇轻言⁽¹⁸⁾，其血清气滑，易脱于气，易损于血，刺此者，浅而疾之。⁽¹⁹⁾黄帝曰：刺常人⁽²⁰⁾奈何？岐伯曰：视其白黑，各为调之，⁽²¹⁾其端正敦厚⁽²²⁾者，其血气和调，刺此者，无失常数⁽²³⁾也。黄帝曰：刺壮士真骨⁽²⁴⁾者奈何？岐伯曰：刺壮士真骨，坚肉缓节⁽²⁵⁾监监然⁽²⁶⁾，此人重⁽²⁷⁾则气涩血浊，刺此者，深而留之，多益其数；劲⁽²⁸⁾则气滑血清，刺此者，浅而疾之。黄帝曰：刺婴儿奈何？岐伯曰：婴儿者，其肉脆，血少气弱，刺此者，以豪刺^④，浅刺而疾发奈，日再⁽²⁹⁾可也。黄帝曰：临深决水奈何？岐伯曰：血清气浊^⑤，疾写之，则气竭焉。⁽³⁰⁾黄帝曰：循掘决冲奈何？岐伯曰：血浊气涩，疾写之，则经可通也。⁽³¹⁾

【校勘】

①决冲：此句后应据《甲乙经》卷五第六补"不顾坚密"四字，与上句"不用功力"为对文。

②小：应据《甲乙经》卷五第六及《太素》卷二十二刺法改作"少"。

③此肥人也：《太素》卷二人二刺法无，杨上善注"此为肥人"，疑后人传抄误入经文，可据删。

④刺：应据《甲乙经》卷五第六及《太素》卷二十二刺法改作"针"。

⑤浊：《太素》卷二十二刺法作"滑"，可据改。

【注释】

（1）自然：此指顺应自然之理。

（2）临深决水：决，开通。此句谓在临近水深的地方决堤放水。

（3）循掘（kū）决冲：掘，通"窟"，孔穴。冲，冲要。"循掘决

"冲"与"临深决水"为对文，意即顺着地下孔穴开通水渠。

（4）不顾坚密，而经可通也：言无论地质多么坚实固密，水道也可挖通。

（5）此言气之滑涩，血之清浊，行之逆顺也：张介宾注："水有通塞，气有滑涩，血有清浊，行有逆顺。决水通经，皆因其势而利导之耳。宜通宜塞，必顺其宜，是得自然之道也。"

（6）少长：指年龄的长幼。

（7）数：此作"标准"讲。

（8）年质壮大：即壮年之人。

（9）肤革：即皮肤。

（10）因加以邪：由于感受了邪气。

（11）广肩腋项：指肩、腋、项部皆宽阔。

（12）唇临临然：临临然，肥大貌。唇临临然，形容口唇肥厚下垂。

（13）其血黑以浊，其气涩以迟：浊，浓稠之意。张志聪注："黑者水之色。血黑以浊者，精水之重浊也。气涩以迟者，肌肉厚而气道滞也。"

（14）贪于取与：贪，欲望。取，得到。与，给与。张志聪注："夫太过则能与，不及则贪取。贪于取与者，不得中和之道，过犹不及也。"

（15）多益其数：指增加针刺的次数和延长留针的时间。

（16）色少：肤色浅而白。

（17）肉廉廉然：马莳注："廉，薄也。"此句形容肌肉消瘦的样子。

（18）轻言：指语声低弱，气少之故。

（19）浅而疾之：张介宾注："若此者，刺不宜过，恐其脱损气血，故必浅入其针而速去之也。"

（20）常人：指肥瘦适中之人。

（21）视其白黑，各为调之：谓根据其皮肤颜色的浅深，分别加以调治。如肤色白者，刺同瘦人；肤色黑者，刺同肥人。

（22）端正敦厚：敦厚，诚实厚道。张志聪注："端正敦厚者，坤之德也，此得天地平和之气，故其血气和调。"

（23）常数：即一般的刺法。

（24）真骨：张介宾注："壮士之骨多坚刚，故曰真骨。"

（25）坚肉缓节：即肌肉坚实而骨筋滞缓。

（26）监监然：张介宾注："监监，坚固貌。"

（27）重：指肢体沉重，行动迟缓。

（28）劲：指肢体轻便，行动迅捷。

（29）日再：一日针二次。张介宾注："以浅而速，若邪有未尽，宁日加再刺，不可深而久也。"

（30）血清气滑，疾写之则气竭焉：马莳注："所谓临深决水者，正以此人之血清气滑者，疾泻之而邪气遂竭，犹之临深渊以决放其水，不用功力而水可竭也。"

（31）血浊气涩，疾写之则经可通也：杨上善注："循其血气，掘决其冲，泻而通之。"谓对于"血浊气涩"而运行不利的人，只要寻求血气流注的关键之处而疾泻之，经脉亦可通调。

【概要】

本段论述了针刺当顺应因势利导的自然之理和针刺手法当因人而异的原则。

1. 针刺宜顺应因势利导的自然之理

原文以"临深决水""循掘决冲"为喻，指出针刺时因病人气血的滑涩清浊和脉行的逆顺盛衰之势而选用相应的手法，就可收事半功倍之效。

2. 体质不同，针刺有别

人与人在生理上，其气血的清浊滑涩、肌肉的肥瘦坚脆、皮肤的厚薄、筋骨的坚缓等都存在着差异，因此其针刺深浅、留针久暂也应各有不同，故原文指出："血气充盈，肤革坚固"之人，针刺当"深而留之"；"广肩腋项，肉薄厚皮而黑色"之人和壮士之"重"者，皆血浊气涩，当"深而留之"，且"多益其数"；瘦人"血清气滑""皮薄""肉廉"与壮士之"劲"者，气血易脱，当"浅而疾之"；常人"血气和调"，则当以常法刺之。

3. 年有长幼，刺法各异

不同年龄的人，其气血有盛衰，肌肉有坚脆，因此其用针的大小、针刺的浅深与久暂亦各有不同，故原文指出，对婴儿当"以毫针浅刺而疾发针，日再可也"；而对"年质壮大""因加以邪"者，针当"深而留之"。

[274]《灵枢·四时气第十九》 黄帝问于岐伯曰：夫四时之气，各不同形⁽¹⁾，百病之起，皆有所生⁽²⁾，灸刺之道，何者为定⁽³⁾？岐伯答曰：四时之气，各有所在，灸别^①之道，得气穴⁽⁴⁾为定。故春取经血脉分肉之间，⁽⁵⁾甚者深刺之，间者浅刺之。夏取盛经孙络，⁽⁶⁾取分间绝皮肤。⁽⁷⁾秋取经腧，⁽⁸⁾邪在府，取之合。⁽⁹⁾冬取并^②荥，⁽¹⁰⁾必深以留之。

【校勘】

①别：应据《甲乙经》卷五第一上及《太素》卷二十三杂刺改作"刺"，方与问语相合。

②并：应据《甲乙经》卷五第一上及《太素》卷二十三杂刺改作"井"。

【注释】

（1）形：此处指四时之气作用于人体后的表现。

（2）所生：生病的原因。

（3）定：准则。

（4）气穴：张介宾注："时气所在，即气穴也。"如春夏阳气浮于表，秋冬阳气沉于里，外邪中人，亦随四时之气而居，故针刺治疗当据四时之气所在而取穴。

（5）春取经血脉分肉之间：马莳注："此言灸刺之道顺四时之气而已。春取络穴之血脉分肉间，如手太阴肺经列缺为络之类。"

（6）夏取盛经孙络：杨上善注："夏时人气经满气溢，孙络受血，皮肤充实，故夏取盛经孙络。"

（7）绝皮肤：马莳注："夏气在表，故病在表，止于皮肤，绝而不深入以刺之，正以推之所居为甚浅也。"

（8）秋取经腧：马莳注："秋取各经之俞穴，如手太阴肺经太渊为俞之类。"

（9）邪在府，取之合：马莳注："若在府则取六阳经之合穴，如手阳明大肠经曲池为合之类。"

（11）冬取井荥：杨上善注："冬时盖藏，血气在中，内着骨髓，通于五藏，故取井以下阴气逆，取荥以实阳气也。"

【概要】

本段简要说明了因四时之气各不同形而选取不同灸刺法的原则。

1. 四时之气与人体生理病理的关系

四时之气对人体的作用各有一定的特点，即所谓"四时之气，各不同形"。人体气血随时气不同而相应地发生浮沉出入的变化，若感受外邪则邪气往往随气血而入客于人体的不同部位，从而产生不同的时令性疾病，故原文指出"百病之起，皆有所生"，而"四时之气，各有所在"。

2. 四时不同的灸刺法则

由于四时的病位、病情有浅深轻重的不同，故灸刺取穴有相应的法度，而总以"得气穴为定"。具体取穴法，春取络脉分肉之间；夏取盛经孙络，不可深刺；秋取经脉俞穴和阳经合穴；冬取井穴荥穴，且深以留之。

［275］《素问·水热穴论第六十一》　帝曰：春取络脉分肉，⑴何也？岐伯曰：春者木始治，肝气始生，肝气急，其风疾，经脉常深，其气少，不能深入，故取络脉分肉间。帝曰：夏取盛经分腠何也？岐伯曰：夏者火始治，心气始长，脉瘦气弱，⑵阳气留①溢，热熏分腠，内至于经，故取盛经分腠绝肤而病去者，⑶邪居浅也。所谓盛经者，阳脉也。帝曰：秋取经俞何也？岐伯曰：秋者金始治，肺将收杀，金将胜火，阳气在

合，⁽⁴⁾阴气初胜，湿气及体，⁽⁵⁾阴气未盛，未能深入，故取俞以写阴邪，取合以虚阳邪，⁽⁶⁾阳气始衰，故取于合。帝曰：冬取井荥何也？岐伯曰：冬者水始治，肾方闭，⁽⁷⁾阳气衰少，阴气坚盛，巨阳伏沈，阳脉乃去，⁽⁸⁾故取井以下阴逆，取荥以实阳气，⁽⁹⁾故曰冬取井荥，春不鼽衄，⁽¹⁰⁾此之谓也。

【校勘】

①留：应据《甲乙经》卷五第一上及《太素》卷十一变输改作"流"。

【注释】

（1）春取络脉分肉：姚止庵注："络脉分肉，居毫腠之内，在经脉之外，以肝木急疾而主风，所行止及浮浅，故针灸者亦不宜深也。"

（2）脉瘦气弱：即脉气瘦弱。瘦，不丰满也，夏季是火热当令，热则气津外泄，故脉瘦气弱。

（3）绝肤而病去者：绝，横过。绝肤，即刺透皮肤。姚止庵注："夏热气浮，邪居阳分，用针不必太深。绝肤，谓但绝其皮肤而病邪已去也。"

（4）阳气在合：张介宾注："其时金将胜火，阳气尚在诸经之合。"

（5）阴气初胜，湿气及体：姚止庵注："秋凉为寒之渐，故云阴气初胜。秋繁雾露，故云湿气及体也。"

（6）取俞以写阴邪，取合以虚阳邪：张介宾注："阴气未深，犹在阳分，故取经俞以泻阴邪。阳气始衰，邪将收敛，故取合穴以虚阳邪也。"

（7）肾方闭：方，正也。肾方闭，即肾藏正行闭藏之令。

（8）巨阳伏沉，阳脉乃去：张介宾注："少阴，肾也。巨阳，膀胱也。二经表里，阴气方盛，所以阳脉衰去。"

（9）取井以下阴逆，取荥以实阳气：姚止庵注："冬阴寒逆，抑之使下。冬阳气微，实之为贵。"张志聪注："夫井，木也。木生于水，故取井木以下阴气，勿使其发生而上逆也。荥，火也。故取荥穴以实阳气，乃助其伏藏也。"

（10）故曰冬取井荥，春不鼽衄：吴昆注："故曰，古语也。冬时既取其在下之井荥，则下无逆阴，故春时木气升发，亦无鼽衄之患也。"

【概要】

本段讨论了四时的针刺取穴法则及其机理。

1. 四时不同的取穴法则

不同的时令，邪客的部位及浅深各异，故针刺取穴的部位也不同，如"春取络脉分肉""夏取盛经分腠""秋取经俞""冬取井荥"等。

2. 针刺取穴因四时而异的道理

人与天地相参，与四时相应。四时当令之气有木、火、金、水的不同，则人体所主之藏有"肝气始生""心气始长""肺将收杀""肾方闭"之别，其阴阳气血亦有浮沉盛衰之变，故针刺部位亦有浅深、经络、井荥俞经合之异。

【按语】

以上两段是"因时制宜"治疗原则在针灸方面的具体体现。重视人与自然的整体联系，是《内经》的基本学术特点之一，本段从发病学和治疗学的角度论证了四时之气与人体的相应关系，具有一定的临床价值。学习本段，当参阅《素问》的"四时刺逆从论""诊要经终论"及《灵枢》的"本输""终始""寒热病"等篇。各篇所记载的具体取穴、刺法虽有一定的差异，但其基本精神都是夏刺宜浅，冬刺宜深，春秋则介于二者之间。

四、刺法

[276]《素问·针解第五十四》　黄帝问曰：愿闻九针之解，虚实之道。岐伯对曰：刺虚则实之者，针下热也，(1)气实乃热也。满而泄之者，针下寒也，气虚乃寒也。(2)菀陈则除之者，出恶血也。邪胜则虚之者，出针勿按。徐而疾则实者，徐出针而疾按之。疾而徐则虚者，疾出针而徐按之。言实与虚者，寒温气多少也。(3)若无若有者，疾不可知也。(4)察后与先者，知病先后也。为虚与实者，工①勿失其法。若得若失者，

离其法也。⁽⁵⁾虚实之要，九针最妙者，为其各有所宜也。补写之时^②者，与气开阖相合也。⁽⁶⁾九针之名，各不同形者，针穷其所当补写也。刺实须其虚者，留针阴气隆至^③，乃去针也。⁽⁷⁾刺虚须其实者，阳气隆至，针下热乃去针也。经气已至，慎守勿失者，勿变更也。深浅在志者，知病之内外也。⁽⁸⁾近远如一者，深浅其候等也。⁽⁹⁾如临深渊者，不敢堕⁽¹⁰⁾也。手如握虎者，欲其壮也。⁽¹¹⁾神无营于众物者，⁽¹²⁾静志观病人，无左右视也。义无邪下者，⁽¹³⁾欲端以正也。必正其神者，欲瞻病人，目制其神，⁽¹⁴⁾令气易行也。

【校勘】

①工：此后应据《太素》卷十九知针石补"守"字。王冰注引《针经》曰"慎守勿失"可证。

②补写之时：此后应据《甲乙经》卷五第四及《新校正》引《甲乙经》文补"以针为之"四字，与《灵枢·九针十二原》合。

③阴气隆至：吴昆注本此后"补针下寒"三字，与下"阳气隆至，针下热"为对文，可从。

【注释】

（1）刺虚则实之者，针下热也：张介宾注："针下热者，自寒而热也，热则正气至而虚者实矣，故为补。"

（2）气虚乃寒也：张介宾注："针下寒者，自然而寒也，寒则邪气去而实者虚矣，故为泻。"

（3）言实与虚者，寒温气多少也：张志聪注："言实与虚者，谓针下寒而气少者为虚，邪气已去也；针下热而气多者为实，正气已复也。"

（4）若无若有者，疾不可知也：马莳注："若无若有者，其寒温多少，至疾而速，正恍惚于有无之间，真不可易知也。"

（5）若得若失者，离其法也：吴昆注："妄为补泻，若有得若有失者，不能守其法而离之也。"

（6）补写之时，以针为之者，与气开阖相合也：马莳注："其针入之后，若针下气来谓之开，可以迎而泻之；气过谓之阖，可以随而补之。针与气开阖相合也。"

（7）阴气隆至，针下寒，乃去针也：隆，盛也。杨上善注："刺于热实，留针，使针下寒，无热乃出针。"下句义仿此。

（8）深浅在志者，知病之内外也：张志聪注："志者，心之所之也。"谓针刺的浅深当心中有数，就是要搞清楚疾病在表或在里，病在内当深刺，病在表当浅刺。

（9）近远如一者，深浅其候等也：张介宾注："深者取气远，浅者取气近，远近虽不同，以得气为候则如一也。"

（10）嚲：通"惰"，怠惰、松懈之意。

（11）壮：王冰注："谓持针坚定也。"

（12）神无营于众物：营，通"荧"，惑乱。此句言医者的精神要集中于病人，不得被外界的事物所扰乱。

（13）义无邪下者：义，理也。此指针刺的操作法则。邪，通"斜"。此句即《灵枢·九针十二原》"正指直刺，无针左右"，使针不偏斜之义。

（14）欲瞻病人，目制其神：瞻，视也。制，控制。目制其神，谓通过医生和病人目光交流而调动病人的神气。张介宾注："目者神之窍，欲正病人之神，必瞻其目，制彼精神，令无散越，则气为神使，脉道易行也。"

【概要】

本段主要论述针刺的基本法则、补泻手法和候气治神的要领。

1. 针刺治疗的基本法则

原文首先提出"虚则实之""满而泄之"和"菀陈则除之"为针刺的三大法则，三法的疗效标准分别是针下热、针下寒和恶血出。

2. 针刺的补泻手法

（1）徐疾补泻：本段以出针的速度和按针孔的疾徐划分补泻。"徐而疾则实者，徐出针而疾按之"，为补法；"疾而徐则虚者，疾出针而徐按之"，为泻法。"出针勿按"，则属于对"邪盛者"的大泻法。

（2）迎随补泻：本段指出用针补泻当"与气开阖相合"，即当经气来时迎而刺之，谓之泻；当经气去时随而刺之，谓之补。

（3）选好针具是施行补泻的必要条件："虚实之要，九针最妙"，说明各种针具有补虚泻实的不同功用，这是因为九针的形状各不相同，对于人体的作用当然就存在着差异，所以在治病时，要因病而选针，才能"穷其所当补泻"也。

3. 针刺候气治神的要领

（1）谨候经气，注意针感。"气至"是针刺取效的一个关键，无论病之内外、深浅、远近，都要以得气为准，若经气未至，应留针或捻针，"勿变更也"。"针下寒""针下热"分别是泻法、补法气至而去针的指标。

（2）集中精力，准确行针。由于经气"若无若有，疾不可知"，因此施针时应"如临深渊""手如握虎"，必须谨慎细心，专心致志，"静志观病人"，才能"义无邪下"，准确行针。

（3）视察病情，目制其神。"病为本，工为标"，针刺时病者和医生必须密切配合，做到"欲瞻病人，目制其神"，才能"令气易行"而获良效。

[277]《灵枢·终始第九》　凡刺之法，必察其形气，形肉未脱，少气而脉又躁，躁厥⁽¹⁾者，必为缪刺之，散气可收，聚气可布。⁽²⁾深居静处，占^①神往来，⁽³⁾闭户塞牖，魂魄不散，专意一神，精气之^②分，⁽⁴⁾毋闻人声，以收其精，必一其神，令志在针，⁽⁵⁾浅而留之，微而浮之，以移其神，气至乃休。⁽⁶⁾男内女外，坚拒勿出，谨守勿内，是谓得气。⁽⁷⁾

【校勘】

①占：应据《太素》卷二十二三刺改作"与"。

②之：应据《太素》卷二十二三刺改作"不"。

【注释】

（1）躁厥：病证名。张介宾注："病少气而形肉未脱，其脉躁急，其病躁而厥逆者，气虚于内，邪实于经也。"

（2）散气可收，聚气可布：布，分散之义。杨上善注："缪刺之益，正气散而收聚，邪气聚而可散也。"

（3）与神往来：张介宾注："言刺此者，须必清必静，聚精会神。"

（4）专意一神，精气不分：不分，不分散。杨上善注："去异思，守精神。"

（5）必一其神，令志在针：谓神志专注于针刺。

（6）浅而留之，微而浮之，以移其神，气至乃休：留，留针。微而浮之，即轻微地浮刺。休，止也。张介宾注："以气虚邪实之病而欲用针，故宜浅而留之，贵从缓也。微而浮之，惧伤内也。但欲从容以移其神耳。候其真气已至，乃止针也。"

（7）男内女外，坚拒勿出，谨守勿内，是谓得气：张志聪注："男为阳，女为阴。阳在外，放使之内，阴在内，故引之外，谓和调外内阴阳之气也。坚拒其正气而勿使之出，谨守其邪气而勿使之入，是谓得气。"

【概要】

本段论述了"躁厥"的证治和针刺当治神、得气的法则。

1. "躁厥"的证治

患者形气的虚实是针刺的基本依据之一。原文以"躁厥"为例，论述了这一因病机而论治的原则。"躁厥"的特点是形肉未脱而少气脉躁，即形盛气衰，故选用缪刺法，则邪气可散而正气可复而愈。

2. 针刺当治神得气

针刺时医生应保持高度的责任心，排除一切干扰，把精神集中在针刺和病人身上，所谓"与神往来""专意一神""令志在针"皆是言此。在此基础上，采用正确的针刺手法"以移其神"，引其气使内外阴阳之气和调平秘，"是谓得气""气至乃休"，就能得到好的疗效。

［278］《素问·离合真邪论第二十七》 帝曰：候气[1]奈何？岐伯曰：夫邪去络入于经也，舍于血脉之中，其寒温未相得，[2]如涌波[3]之起也，时来时去，故不常在。故曰方其来也，必按而止之，止而取之，[4]无逢其冲而写之。[5]真气者，

经气也。⁽⁶⁾经气太虚，故曰其来不可逢，⁽⁷⁾此之谓也。故曰候邪不审，大气已过，写之则真气脱，⁽⁸⁾脱则不复，邪气复至，而病益蓄。故曰其往不可追，⁽⁹⁾此之谓也。不可挂以发者，待邪之至时而发针写矣。^{①(10)}若先若后者，血气已尽，其病不可^②下。⁽¹¹⁾故曰知其可取如发机，不知其^③取如扣椎。⁽¹²⁾故曰知机道者不可挂以发，⁽¹³⁾不知机者扣之不发，⁽¹⁴⁾此之谓也。

【校勘】

①不可挂以发者，待邪之至时而发针写矣：《读书余录·内经素问》："'不可挂以发者'，六字衍文。'泻'字乃'焉'字之误。本作'待邪之至时而发针焉矣'。盖总承上文而结之……今衍此六字，盖涉下文而误。下文云：'故曰知机道者不可挂以发，不知机者扣之不发。'今误入此文，义不可通。又据上文虽是言泻，然'发针泻矣'殊苦不词，盖'写'与'焉'形似而误耳。"可据删改。

②可：应据《太素》卷二十四真邪补泻删。

③不知其：此后《太素》卷二十四真邪补泻有"可"字，可据朴。

【注释】

（1）候气：张介宾注："此欲候其邪气也，非针下气至之谓。"

（2）其寒温未相得：相得，即相合。杨上善注："邪之寒温未与正气相得。"

（3）涌波：如水波动荡不宁。

（4）按而止之，止而取之：黄元御注："方其来也，必手按而止之，遏其他往之路。止而不动，而后取之。"张介宾注："方其来也，邪气尚微，故可按其处而止之，取而泻之，早遏其势，则大邪可散，无深害矣。"

（5）无逢其冲而写之：逢，迎也。冲，邪隆盛。张介宾注："不为早治，其邪必甚。邪气虽盛，恐其气未必实，故宜详审，不可因逢其冲，辄泻之也。"

（6）真气者，经气也：言真气就是经脉之气。

（7）其来不可逢：吴昆注："经气太虚，其邪之来，不可逢其虚而取之，盖恐更伤其经气也。正此云'无逢其冲'之谓。"

（8）候邪不审，大气已过，写之则真气脱：姚止庵注："不审，谓认病不详细也。大气，大，邪之气。"张介宾注："过，往也。不能审察虚实，而泻其已去之邪，反乱真气，邪必乘虚复至而益甚矣。"

（9）其往不可追：张志聪注："谓邪气已过不可泻也。"

（10）待邪之至时而发针焉矣：吴昆注："待邪适至之时而施针，则邪泻去矣。"

（11）若先若后者，血气已尽，其病不下：张介宾注："先之则邪未至，后之则大气已过，徒有伐尽其血气而病不可下。下者，降服之谓。"

（12）知其可取如发机，不知其可取如扣椎：取，此指针刺。张介宾注："机，弩机也。椎，木椎也。知而取之，必随拨而应，如发机之易；不知而攻之，则顽钝莫入，如扣椎之难也。"

（13）知机道者，不可挂以发：机道，指针刺时气机来去之理。杨上善注："以毛发挂机，发速而往，言气至智者发针亦尔，不失时也。"

（14）不知机者，扣之不发：吴昆注："言非机之所在，扣之亦为无益。"

【概要】

本段阐明了针刺时正确候气、把握时机的方法和道理。针刺不仅要注意补泻手法，而且要掌握经气、邪气往来盛衰的时机，选择最有利的时候针刺去邪。所谓"方其来也，必按而止之，止而取之"，是言邪气初至，尚未隆盛，立足不稳，正气尚充，此时当机立断施针，则效果最好；若先而邪气未至，或后而"大气已过"，或"逢其冲"而邪气正盛，在此三时泻邪，都将徒伤正气而致"病益蓄"。所以原文以"发机"和"扣椎"为喻，反复强调"待邪之至而发针"是决定针刺是否有效的关键。

【按语】

以上原文俱论述了针刺中的调气手法。《灵枢·九针十二原》说："刺之要，气至而有效，效之信，若风之吹云，明乎若见苍天，刺之道毕矣。"又说："刺之而气不至，无问其数；刺之而气至，乃去之，勿复针。"可见，"得气""候气"的确是刺法中的核心问题之一，必须高度重视和深入钻研。

[279]《灵枢·官能第七十三》　明于调气，补写所在，徐疾之意，所取之处。(1)写必用员，(2)切而转之，(3)其气乃行，疾而徐出①，邪气乃出，(4)伸而迎之，(5)遥②大其穴，气出乃疾。(6)补必用方，(7)外引其皮，令当其门，(8)左引其枢，右推其肤，微旋而徐推之，(9)必端以正，安以静，坚心无解，(10)欲微以留，气下而疾出之，(11)推其皮，盖其外门，真气乃存。(12)用针之要，无忘其③神。(13)

【校勘】

①出：当改作"之"，与前句"切而转之"，后句"伸而迎之"句式一律。盖"之""出"篆文形近致误。

②遥：应据《甲乙经》卷五第四及《太素》卷十九知官能改作"摇"。

③其：应据《甲乙经》卷五第四及《太素》卷十九知官能改作"养"。

【注释】

（1）徐疾之意，所取之处：所取之处，即针刺的部位。《灵枢集注》闵振儒注："知气之实虚而为之补泻，以疾徐之意而取之也。"张介宾注："用针员活而迎夺之。"

（2）写必用员：杨上善注："员谓之规，法天而动，泻气者也。"用员，谓运用圆活流利的操作手法。

（3）切而转之：切，急迫。切而转之，谓用针急刺穴位且不断转动。

（4）疾而徐之，邪气乃出：《灵枢集注》闵振儒注："疾内而徐出者，疾而徐则虚也。邪气乃出，则实者虚矣。"

（5）伸而迎之：伸，伸展，此指进针。伸而迎之，言行针时针尖的方向迎着经气运行的方向。

（6）摇大其穴，气出乃疾：穴，针孔。《灵枢集注》闵振儒注："摇大其穴，以出其针，则邪气乃疾出矣。"

（7）补必用方：杨上善注："方谓之矩，法地而静，补气者也。"张介宾注："方即端正、安静之谓。"

（8）外引其皮，令当其门：引其皮，指抚按皮肤。张介宾注："外引其皮，令当其门，察穴于肌表也。"

（9）左引其枢，右推其肤，微旋而徐推之：谓进针时左手绷紧穴位，右手持针用力刺入皮肤，轻轻捻转，慢慢将针推进穴位的深部。

（10）坚心无解：解，通"懈"。《灵枢集注》闵振儒注："其针必端以正，安静以候气至，坚心而无懈惰。"

（11）欲微以留，气下而疾出之：气下，指气至针下。疾出之，即快出针。《灵枢集注》闵振儒注："微留其针，候气下而疾出之。"

（12）推其皮，盖其外门，真气乃存：言出针时推按皮肤以闭针孔，则真气存于内而不泄于外。

（13）用针之要，无忘养神：杨上善注："用针之道，下以疗病，上以养神。其养神者，长生久视，此大圣之大意。"

【概要】

本段介绍了补泻调气的基本手法。用针调气的主要手段是补泻。泻法如用圆规，圆活流动，其手法特点是"切而转之""疾而徐之""伸而迎之，摇大针孔"，旨在使经气运行，邪气疾出。补法如用方矩，端正安静，其手法特点是"外引其皮""微旋而徐推之""坚心无解，欲微以留，气下而疾出之""盖其外门"，旨在导引经气，使邪去而正留。无论施补施泻，都不要忘记养神这个要点。

［280］《素问·离合真邪论第二十七》　吸则内针，无令气忤，[(1)] 静以久留，无令邪布，[(2)] 吸则转针，[(3)] 以得气为故，[(4)] 候呼引针，呼尽乃去，大气皆出，救命曰写。[(5)] 帝曰：不足者补之奈何？岐伯曰：必先扪而循之，[(6)] 切而散之，[(7)] 推而按之，[(8)] 弹之怒之，[(9)] 抓而下之，[(10)] 通而取之，[(11)] 外引其门，以闭

其神，⁽¹²⁾呼尽内针，⁽¹³⁾静以久留，以气至为故，如待所贵，不知日暮，⁽¹⁴⁾其气以至，适而自护，⁽¹⁵⁾候吸引针，气不得出，各在其处，推阖其门，令神气存，大气留止，⁽¹⁶⁾故命曰补。

【注释】

（1）吸则内针，无令气忤（wǔ）：忤，逆也。张介宾注："盖吸则气至而盛，迎而夺之，其气可泄，所谓刺实者，刺其来也。去其逆气，故令无忤。"

（2）静以久留，无令邪布：杨上善注："静留针于穴中，持之勿令邪气散布余处。"

（3）吸则转针：张介宾注："邪气未泄，候病者再吸，乃转其针。转，搓转也，谓之'催气'。"

（4）以得气为故：得气，又称"气至"，指进针后患者局部有酸、麻、胀、重等感觉，医者亦感针下沉紧。故，准则。张介宾注："得气为故，以针下得气之故为度也。"

（5）候呼引针，呼尽乃去，大气皆出，故命曰写：王冰注："引谓引出，去谓离穴。候呼而引至其门，呼尽而乃离穴户，则经气审以平定，邪气无所勾留，故大邪之气随针而出也。"

（6）扪（mén）而循之：王冰注："扪循谓手摸。"杨上善注："先上下扪摸，知病之所在。"

（7）切而散之：张介宾注："次以指切捺其穴，欲其气之行散也。"

（8）推而按之：张介宾注："再以指揉按其肌肤，欲针道之流利也。"

（9）弹而怒之：怒，张也，起也。张介宾注："以指弹其穴，欲其意有所注，则气必随之，故脉络满如怒起也。"

（10）抓而下之：马蒔注："谓以左手爪甲掐其正穴，而右手方下针也。"

（11）通而取之：取，治之。张介宾注："下针之后，必候气通以取其疾。"

（12）外引其门，以闭其神：杨上善注："疾出针已，引皮闭门，使神气不出。神气，正气。"

（13）呼尽内针：张介宾注："呼尽则气出，气出内针，追而济之也，故虚者可实。"

（14）如待所贵，不知日暮：待，等待。张介宾注："静以久留，以候气至，如待贵人，毋厌毋忽也。"

（15）其气以至，适而自护：以，通"已"。王冰注："适，调适也。护，慎守也。言气已平调，则当慎守，勿令改变，使疾更生也。"

（16）大气留止：大气，指正气、神气。张介宾注："候吸引针则气充于内，推阖其门则气固于外，神存气留故谓之补。"

【概要】

本段论述了多种针刺补泻手法的综合运用。

1. 呼吸补泻和开合补泻的操作方法

所谓呼吸补泻，是配合病人的呼和吸，施行针刺的进和退。"呼尽内针""候吸引针"，为补；"吸则内针""吸则转针""候呼引针，呼尽乃去"，为泻。所谓开合补泻，是以出针后是否开闭针孔而分补泻。外引其门，以闭其神，"推阖其门，令神气存"为补；候呼引针，呼尽乃去，不按针孔，"大气皆出"，为泻。

2. 针刺时候气调气的操作

为了尽快"得气"，进针前常用"扪""切""推""按""弹""抓"等手法，使针刺处肌肤舒缓经络通畅，气血灌注而充盈，从而为针刺后尽快得气创造条件。进针后，泻法当"无令气忤，静以久留，无令邪布"，不可急躁而导致邪气淫溢；补法当"如待所贵，不知日暮，其气以至，适而自护"，即要谨慎耐心地等候气至，并使"大气留止"。无论补泻，都要"以得气为故"。

［281］《灵枢·官针第七》　凡刺有五，以应五藏。一曰半刺⁽¹⁾，半刺者，浅；内而疾发针，无针伤肉，如拔毛状，以取皮气⁽²⁾，此肺之应也。二曰豹文刺⁽³⁾，豹文刺者，左右前后针之，中脉为故，以取经络之血者，⁽⁴⁾此之应也。三曰关

刺⁽⁵⁾，关刺者，直刺左右尽筋上，⁽⁶⁾以取筋痹，慎无出血，此肝之应也，或曰渊刺，一曰岂刺。⁽⁷⁾四曰合谷^①刺，合谷^①刺者，左右鸡足，⁽⁸⁾针于分肉之间，以取肌痹，此脾之应也。五曰输刺⁽⁹⁾，输刺者，直入直出，深内之至骨，以取骨痹，此肾之应也。

【校勘】

① 谷：应据《太素》卷二十二五刺删。

【注释】

（1）半刺：马莳注："浅内其针而又速发之，似非全刺，故曰半刺。"

（2）取皮气：即祛除皮毛表浅部位的邪气。

（3）豹文刺：杨上善注："左右前后针，痏状若豹文，故曰豹文刺也。"

（4）取经络之血者：谓泄出经络的瘀血。

（5）关刺：张介宾注："关，关节也。"关刺，即直刺四肢关节处。

（6）直刺左右尽筋上：马莳注："直刺左右手足尽筋之上，正关节之所在，所以取筋痹也。"

（7）或曰渊刺，一曰岂刺：张介宾注："渊刺、岂刺，皆古名也。"

（8）合刺，左右鸡足：杨上善注："刺身左右分肉之间，痏如鸡足之迹，以合分肉间之气，故曰合刺也。"张介宾注："言三四攒合如鸡足也。邪在肉间，其气广大，非合刺不可。"

（9）输刺：杨上善注："依于输穴，深内至骨，以去骨痹，故曰输刺也。"

【概要】

本段介绍了"五刺"的刺法和主治范围。

1. "五刺"的刺法及注意点

"半刺"，进针极浅而速拔针，如拔毛状，"无针伤肉"；"豹文刺"，在穴位左右前后针之，针孔如豹纹，中脉为度，要泄出经络之血；"关刺"，直刺左右关节处，"慎无出血"；"合刺"，在穴位周围针之，针至分肉之间，针孔如鸡爪；"输刺"，直入直出，针深至骨。

2. "五刺"的主治范围

人身是一个以五藏为中心的统一整体，"五刺"就是通过针刺皮、肉、脉、筋、骨以治疗其相应之藏的病变。如：半刺即刺皮病而治肺，豹文刺即刺经病而治心，关刺即刺筋痹而治肝，合刺即刺肌痹而治脾，输刺即刺骨痹而治肾。

[282]《灵枢·官针第七》 凡刺有九，日^①应九变。⁽¹⁾一曰输刺，输刺者，刺诸经荥输藏腧也。⁽²⁾二曰远道刺，远道刺者，病在上取之下，刺府腧也。⁽³⁾三曰经刺，经刺者，刺大经之结络经分也。⁽⁴⁾四曰络刺，络刺者，刺小络之血脉也。⁽⁵⁾五曰分刺，分刺者，刺分肉之间也。⁽⁶⁾六曰大写刺，大写刺者，刺大脓以铍铍也。七曰毛刺，毛刺者，刺浮痹^②皮肤也。⁽⁷⁾八曰巨刺，巨刺者，左取右，右取左。⁽⁸⁾九曰焠刺，焠刺者，刺燔针则取痹也^③。⁽⁹⁾凡刺有十二节⁽¹⁰⁾，以应十二经。一曰偶刺⁽¹¹⁾，偶刺者，以手直心若背，直痛所，⁽¹²⁾一刺前，一刺后，以治心痹⁽¹³⁾，刺此者傍针之也⁽¹⁴⁾。二曰报刺⁽¹⁵⁾，报刺者，刺痛无常处也^④，上下行者，直内无拔针，以左手随病所按之，乃出针复刺之也。⁽¹⁶⁾三曰恢刺⁽¹⁷⁾，恢刺^⑤，直刺旁之，举之前后，⁽¹⁸⁾恢筋急，以治筋痹也。四曰齐刺⁽¹⁹⁾，齐刺者，直入一，傍入二，以治寒气小深者；或曰三刺，三刺者，治痹气小深者也。五曰扬^⑥刺⁽²⁰⁾，扬^⑥刺者，正内一，傍内四，而浮之，以治寒气之博大者也。⁽²¹⁾六曰直针刺，直针刺者，引皮乃刺之，⁽²²⁾以治寒气之浅者也。七曰输刺⁽²³⁾，输刺者，直入直出，稀发针而深之，以治气盛而热者也。八曰短刺⁽²⁴⁾，短刺者，刺骨痹，稍摇而深之，致针骨所，⁽²⁵⁾以上下摩骨也。九曰浮刺⁽²⁶⁾，浮刺者，傍入而浮之，以治肌急而寒者也。十曰阴刺⁽²⁷⁾，阴刺者，左右率^⑦刺之，⁽²⁸⁾以治寒厥，中寒厥，足^⑧踝

后少阴也。(29)十一曰傍针刺(30)，傍针刺者，直刺、傍刺各一，以治留痹久居者也。十二曰赞刺(31)，赞刺者，直入直出，数发癫而浅之出血，是谓治痈肿也。

【校勘】

①日：应据元代胡氏吉林书堂刊本及《甲乙经》卷五第二等改作"以"。

②浮痹：此后应据《甲乙经》卷五第二补"于"字。

③刺燔针则取痹也：《甲乙经》卷五第二作"燔针取痹气也"六字。义胜，可据改。

④也：应据《甲乙经》卷五第二及《太素》卷二十二十二刺删。

⑤恢刺：此后应据《甲乙经》卷五第二及《太素》卷二十二十二刺补"者"字，与前后文句一致。

⑥扬：应据《太素》卷二十二十二刺改作"阳"，与下"阴刺"为对文。

⑦率：应据《太素》卷二十二十二刺及《素问·长刺节论》《新校正》引《甲乙经》文改作"卒"。

⑧足：应据《太素》卷二十二十二刺及《甲乙经》卷五第二改作"取"。

【注释】

（1）以应九变：应，适应。马莳注："变者，异也。"全句言九种刺法以适应九种不同的病状。

（2）刺诸经荥输藏腧：张介宾注："诸经荥输，凡井荥经合之类皆腧也。藏腧，背间之藏府腧也。"

（3）远道刺者，病在上取之下，刺府腧也：道，通"导"。张介宾注："府腧，谓足太阳膀胱经、足阳明胃经、足少阳胆经。十二经中，惟此三经最远，可以因下取上，故曰远道刺。"

（4）刺大经之结络经分也：张介宾注："刺结络者，因其结聚而直取之，所谓解结也。"马莳注："刺大经之结络于经穴之分也。"即刺病变经脉经气结聚的穴位。

（5）刺小络之血脉也：张介宾注：《经脉》篇曰："诸刺络脉者，必刺其结上甚血者，虽无结，急取之以泻其邪而出其血，留之发为痹也。"即刺皮肤上的小络脉，以泻其瘀血。

（6）刺分肉之间也：张志聪注："分肉之间、溪谷之会，亦有三百六十五穴会，邪在肌肉者取之。"

（7）毛刺者，刺浮痹于皮肤也：张志聪注："毛刺者，邪闭于皮毛之间，浮浅取之，所谓刺毫毛无伤皮，刺皮无伤肉也。"

（8）巨刺者，左取右，右取左：张介宾注："邪客于经而有移易者，以巨刺治之。"巨刺与缪刺有刺经与刺络之别，详见后［346］段。

（9）焠刺者，燔针取痹气也：焠，灼也。张介宾注："谓烧针而刺也，即后世火针之属，取寒痹者用之。"

（10）节：杨上善注："节，约也。"法度之意。

（11）偶刺：马莳注："前后各用一针，有阴阳配合之义，故曰偶刺也。"

（12）以手直心若背，直痛所：张介宾注："直，当也。以手直心若背，谓前心后心，当其痛所，各用一针治之。"

（13）心痹：指心气痹阻，脉道不通所致心痛彻背、心悸气喘之类的病证。

（14）傍针之也：傍，通"旁"。马莳注："然不可以正取，须斜针以旁刺之，恐中心者。"

（15）报刺：报，复也。杨上善注："刺痛无常处之病，出针复刺，故曰报也。"

（16）直内无拔针，以左手随病所按之，乃出针复刺之也：马莳注："当直纳其针，无拔出之，以左手随其痛处而按之，然后出针，俟其相应，又复刺之。"

（17）恢刺：杨上善注："恢，宽也。筋痹病者，以针直刺傍，举之前后，以宽筋急之病，故曰恢刺也。"

（18）直刺傍之，举之前后：张介宾注："不刺筋而刺其旁，必数举其针，或前或后，以恢其气，则筋痹可舒也。"

（19）齐刺：张介宾："齐者，三针齐用也，故又曰三刺。"

（20）阳刺：杨上善注："内针浮而留之使温，故曰阳刺。"

（21）寒气之博大者：指寒邪侵袭较广泛的病证。

（22）直针刺者，引皮乃刺之：直针刺，非指针向下直刺，而是沿皮直刺不转向。引皮，即用手提起皮肤。

（23）输刺：杨上善注："直入直出，希发于针，以刺于输，故曰输刺也。"

（24）短刺：张介宾注："短者，入之渐也。"因其慢慢深入其针，非径直刺入，故曰短刺。

（25）稍摇而深之，致针骨所：马莳注："稍摇针而深入之，以致于骨所。"

（26）浮刺：张介宾注："傍入其针而浮举之，故可治肌肤之寒，此与上文毛刺义大同。"

（27）阴刺：杨上善注："病寒厥者，卒刺于阴，故曰阴刺也。"

（28）左右卒刺之：卒，尽也、皆也。此句言左右经脉穴位皆刺之。

（29）取踝后少阴：指针足少阴经的太溪穴。

（30）傍针刺：张介宾注："傍针刺者，一正一傍也。正者刺其经，傍者刺其络，故可以刺久居之留痹。"

（31）赞刺：张介宾注："赞，助也。数发针而浅之，以后助前，故可使之出血而治痈肿。"

【概要】

本段分别介绍了"九刺""十二刺"的刺法及主治范围。

1. "九刺"的刺法

所谓"九刺"，指针对不同病变的九种针刺法。其中：根据邪居部位不同而针刺部位亦异，如毛刺、分刺和巨刺；根据病在不同的藏府经络而选用不同的针刺输穴，如输刺、络刺、经刺及远道刺；根据病证性质不同而用相互的刺法，如大泻刺和焠刺。

2. "十二刺"的刺法和主治范围

（1）偶刺：以手按前心后背，当痛处下针，前后各一刺，"以治心痹"。应从痛处旁进针，针尖斜刺而不可直刺，恐伤心。

（2）报刺：当痛处垂直进针留针，然后以左手寻按病所，取针复刺之。"刺痛无常处，上下行者"。

（3）恢刺：在筋脉拘急处旁"直刺"，而后"举之前后""以治筋痹"，可以宽缓筋急。

（4）齐刺：病变处正中一针，两旁各一针，三针齐用，"以治寒气小深者"。

（5）阳刺：病变正中一针，四旁各一针，用浅刺法，"以治寒气之博大者也"。

（6）直针刺：用手提起皮肤，沿皮直刺，"以治寒气之浅者"。

（7）输刺：在输穴处"直入直出"，取穴少，针刺深，留针久，"以治气盛而热者也"。

（8）短刺：进针慢，稍摇针，以致针尖深至骨，上下提插，"治骨痹"。

（9）浮刺：从患处旁斜刺其浅表，"以治肌急而寒者也"。

（10）阴刺：刺左右足少阴经太溪穴，"以治寒厥"。

（11）傍针刺：在病变处正刺、旁刺各一针，"以治留痹久居者"。

（12）赞刺：在患处"直入直出"，多进针而浅刺出血，"治痈肿"。

【按语】

"十二刺"中，以针刺手法命名的有六种：偶刺（前后相配）、报刺（刺而复刺）、齐刺（三针齐用）、直针刺（沿皮直刺）、傍针刺（直傍各一针）、短刺（渐次深入）；以针刺功效命名的有四种：阳刺（阳热祛寒）、恢刺（宽缓筋急）、浮刺（走表散寒）、赞刺（助恶血出）；以针刺部位命名的有两种：输刺（深刺输穴）、阴刺（刺肾经穴）。

上段和本段介绍的"五刺""九刺""十二刺"俱为古代医家归纳的针刺方法，具体内容：包括针刺的手法（针刺浅深、方向、是否出血、加热等）、取穴（所属的经络、穴数的多少、布局及其相互配合等），针具不同，其针刺作用亦异等，因此对不同的病证应选用最适宜的针刺手法、穴位和针具。至于这几类针刺中，有些是名异而实略同（如"毛刺"和"半刺"），有些是名同而实稍异（如"九刺"的"输

刺"和"十二刺"的"输刺"），有的则是同中有异（如"络刺"和
"豹纹刺"，"分刺"和"合刺"，"齐刺"和"旁针刺"），应当在掌握
其异同的前提下，灵活运用之。

[283]《素问·调经论第六十二》　　五藏者，故得六府与
为表里，经络支节，各生虚实，其病^①所居，随而调之。⁽¹⁾病
在脉，调之血；⁽²⁾病在血，调之络；⁽³⁾病在气，调之卫；⁽⁴⁾病在
肉，调之分肉；⁽⁵⁾病在筋，调之筋；病在骨，调之骨。^②燔针劫
刺其下，及与急者，⁽⁶⁾病在骨，焠针药熨。⁽⁷⁾病不知所痛，两
跷为上。⁽⁸⁾身形有痛，九候莫病，则缪刺之。⁽⁹⁾痛在于左而右
脉病者，巨刺之。⁽¹⁰⁾必谨察其九候，针道备矣。

【校勘】

①其病：此前应据《甲乙经》卷六第三及《太素》卷二十四虚实
所生补"视"字。

②病在骨，调之骨：应据《太素》卷二十四虚实所生删，以使前
后句调筋法相连续，且不与后文"病在骨"句重复。

【注释】

（1）视其病所居，随而调之：杨上善注："视三百六十五节所生病
处，量其虚实，随而调之。"

（2）病在脉，调之血：王冰注："脉者血之府，脉实血实，脉虚血
虚，由此脉病而调之血也。"本句言脉病乃血虚血实所致，故调血即所
以治脉。

（3）病在血，调之络：姚止庵注："调之络者，谓血之流行由络走
经，故病在血分，必调其经络也。"本句言血病可表现于络脉色泽、盈
虚等变化，故针灸络脉即是治疗血分病变。

（4）病在气，调之卫：王冰注："卫主气，故气病而调之卫也。"
本句言补泻脉外的卫气，即是治疗气分的病变。

（5）病在肉，调之分肉：姚止庵注："拥护一身者，肉也。然而前
后左右各有部分，故曰分肉。肉之所分，经络系焉，观其病在何部，则

知其内属何经，然后或用药或用针也。"

（6）燔针劫刺其下及与急者：其下，指筋病之处。与急者，筋脉牵急处。吴昆注："燔针者，内针之后以火燔之暖耳，不必赤也。"

（7）病在骨，焠针药熨：张介宾注："病在骨者其气深，故必焠针刺之，及用辛热之药熨而散之……此言焠针者，用火先赤其针，而后刺之，不但暖也，寒毒固结，非此不可。"

（8）病不知所痛，两跷为上：吴昆注："病不知所痛者，湿痹为患而无寒也。故湿胜为痹，寒胜为痛，今不知所痛，湿痹明矣。所以取两跷者，阴跷出于肾经之照海，阳跷出于膀胱经之审脉，二经皆属寒水，湿其类也。"杨上善注："上者，胜也。"

（9）身形有痛，九候莫病，则缪刺之：张介宾注："形体有痛而大经之九候莫病者，病不在经而在络也。宜缪刺之者，刺络穴也，左痛刺右，右痛刺左。"

（10）痛在于左而右脉病者，巨刺之：张介宾注："身有所痛而见于脉者，病在经也。巨刺者，刺经穴也，亦左痛刺右，右痛刺左。"

【概要】

本段论述了病在不同部位的针刺法则。

对于全身各种虚实病形，首先当"谨察其九候""视其病所居"，然后"随而调之"。病变有在脉、在血、在气、在肉、在筋、在骨、在经、在络等的不同，治疗时就要各随其所在而分别调治其血分、浮络、卫分、分肉、筋、骨、经、络等，同时根据病情需要，分别选用燔针、焠针、药熨、取两跷、缪刺、巨刺等治法。

［284］《素问·缪刺论第六十三》　凡刺之数[1]，先视其经脉，切而从之，[2]审其虚实而调之，不调者经刺之，[3]有痛而经不病者缪刺之，[4]因视其皮部有血络者尽取之，[5]此缪刺之数也。[6]

【注释】

（1）凡刺之数：杨上善注："数，法也。"凡刺之数，概言针刺的法则。

（2）切而从之：吴昆注："既切其脉，然后从而刺之，则无失也。"

（3）不调者经刺之：杨上善注："不调者，偏有虚实也。偏有虚实者，可从经穴调其气也。"

（4）有痛而经不病者缪刺之：张志聪注："如身有痛而经脉不病者，此流溢于大络，所当缪刺者也。"

（5）因视其皮部有血络者尽取之：张介宾注："皮部有血络者，邪在皮肤孙络也，故当尽去其血。"吴昆注："所以泄络中之结邪也。"

（6）此缪刺之数也：张介宾注："凡此刺经者，刺大络者，刺皮部血络者，各有其治，所以辨缪刺之术数也。"

【概要】

本段简要指出了经刺、缪刺及刺皮部血络法的运用范围。

原文首先指出，针刺的基本法则是先观察经脉的证候，审定其病变的虚实，用一般的针刺补泻手法治疗。如治疗后经脉仍不调者，用"经刺"（包括"巨刺"）法治之；若经不病而络病身痛者，"缪刺之"；若皮部外现血络结滞者，则刺络以泄其血。

[285]《素问·缪刺论第六十三》　黄帝问曰：余闻缪刺⁽¹⁾，未得其意，何谓缪刺？岐伯对曰：夫邪之客于形也，必先舍于皮毛，留而不去，入舍于孙脉，留而不去，入舍于络脉，留而不去，入舍于经脉，内连五藏，散于肠胃，阴阳俱感，⁽²⁾五藏乃伤，此邪之从皮毛而入，极于五藏之次也，⁽³⁾如此则治其经焉。⁽⁴⁾今邪客于皮毛，入舍于孙络，留而不去，闭塞不通，不得入于经，流溢于大络，而生奇病也。⁽⁵⁾夫邪客大络者，左注右，右注左，⁽⁶⁾上下左右①与经相干，⁽⁷⁾而布于四末，其气无常处，不入于经俞，⁽⁸⁾命曰缪刺。帝曰：愿闻缪刺，以左取右以右取左奈何？其与巨刺⁽⁹⁾何以别之？岐伯曰：邪客于经，左盛则右病，右盛则左病，亦有移易者，⁽¹⁰⁾左痛②未已而右脉先病，如此者，必巨刺之，必中其经，非络脉也。⁽¹¹⁾故

络病者，其痛与经脉缪处，⁽¹²⁾故命曰缪刺。

【校勘】

①左右：《太素》卷二十三量缪刺无此二字，可据删。

②痛：应据《太素》卷二十三量缪刺改作"病"，与前"左病"等句一致。

【注释】

（1）缪刺：张介宾说："缪，异也。左病刺右，右病刺左，刺异其处，故曰缪刺，治奇邪之在络者也。"

（2）阴阳俱感：指表里皆感受邪气。

（3）极于五藏之次也：极，至也。次，序也。谓邪气传至于五藏的顺序。

（4）治其经焉：经，指十二正经。张介宾说："治经者，十二经穴之正刺也，尚非缪刺之谓。"

（5）流溢于大络而生奇病也：流溢，流传输注。张介宾注："大络者，十二经支别之络也。病在支络，行不由经，故曰奇邪。"以其病在络而不同于一般的病在经者，故曰奇病。

（6）左注右，右注左：张志聪注："因大络之左右互交，邪随络脉之气而流注也。"

（7）上下与经相干：干，犯也。此指邪气虽在大络流注，亦可在局部影响到经脉。

（8）其气无常处，不入于经俞：言奇邪在大络之间流注，并不在经脉之内环周，因而邪不在经脉俞穴。

（9）巨刺：吴昆注："病由邪客于经，故刺必中其经。巨刺，大经之刺也。"

（10）亦有移易者：易，变也。亦有移易者，言也有不是"左盛则右病，右盛则左病"的情况，而如下文左右之病未愈即相互传变而发病。

（11）必中其经，非络脉也：张介宾注："缪刺之法，以左取右，以右取左，巨刺亦然。但巨刺者，刺大经者也，故曰巨刺。缪刺者，刺其大络，异于经者也，故曰缪刺。皆以治病之左右移易者。"

（12）故络病者，其痛与经脉缪处：高世栻注："缪处，异处也。谓经脉之痛，深而在里；络脉之痛，支而横居。"

【概要】

本段叙述了外邪侵犯人体的传注规律，并阐明了缪刺的概念、适应证及其与巨刺的区别。

1. 外邪犯人的传注规律

风寒暑湿等外邪侵犯人体，往往由表入里，出浅入深。故经文指出，"夫邪之客于形也，必先舍于皮毛"，若"留而未去"，则将依次"舍于孙络""舍于络脉""舍于经脉"，最后犯及藏府，"此邪之从皮毛而入，极于五藏之次也"。

2. 缪刺的概念、适应证及其与巨刺的区别

缪刺，即"左病刺右，右病刺左"的一种交错刺络法。主要适用于外邪"入舍于孙络，留而不去，闭塞不通，不得入于经，流溢于大络"而形成的"奇病"。缪刺与巨刺虽同为左右交错针刺法，但缪刺乃刺络，其病位"与经脉缪处"；而巨刺"必中其经"，用于"邪客于经，左盛则右病，右盛则左病""左病未已，而右脉先病"等相互传变的经脉病证。

[286]《灵枢·经脉第十》　故诸刺络脉者，必刺其结上，(1)甚血者，虽无结，急取之，(2)以写其邪而出其血，留之发为痹也。

【注释】

（1）必刺其结上：杨上善注："此言疗络所在也。结，谓聚也。邪客于络，有血聚处可刺去之。"张介宾注："此以血之所聚，其结粗突倍常，是为结上，即当刺处也。"

（2）甚血者，虽无结，急取之：张介宾注："若血聚已甚，虽无结络，亦必急取之，以去其邪血，否则发为痹痛之病。"

第十章　针灸

【概要】

本段简介了刺络去邪法。凡邪在血络，常致血气聚结而外现结络，故刺络者"必刺其结上"；"甚血者，虽无结"，也当"急取之，以泻其邪而出其血"。若不泻去络中恶血，则邪留而"发为痹"。

【按语】

以上两段皆论刺络法。《素问·调经论》："视其血络，刺出其血，无令恶血得入于经，以成其疾。"《素问·缪刺论》："因视其皮部有血络者，尽取之。"《素问·气穴论》："孙络三百六十五穴会。亦以应一岁，以溢奇邪，以通荣卫……见而泻之，无间所会。"综合这些原文的基本精神可知，刺络是为邪留血滞的实证而设，属于泄血通瘀祛邪的泻法，对于虚证应慎用。原文所谓"刺血络而仆""发针而肿"血出而"面色苍苍然"等，即是误用刺络法而产生的不良后果。

[287]《灵枢·邪气藏府病形第四》 黄帝曰：病之六变者(1)，刺之奈何？岐伯答曰：诸急者多寒，缓者多热，大者多气少血，小者血气皆少；滑者阳气盛，微有热；濇者多血少气，微有寒。是故刺急者，深内而久留之。(2)刺缓者，浅内而疾发针，(3)以去其热。刺大者，微写其气，无出其血。(4)刺滑者，疾发针而浅内之，以写其阳气而去其热。刺濇者，必中其脉，随其逆顺而久留之，(5)必先按而循之，已发针，疾按其痏(6)，无令其血出，以和其脉。诸小者，阴阳形气俱不足，勿取以针，而调以甘药也。(7)

【注释】

（1）病之六变者：此指因五藏受病所出现的"缓急、大小、滑涩"等六种病脉。

（2）刺急者，深内而久留之：刺急者，指针刺脉紧急的患者。内，通"纳"。杨上善注："寒则气深来迟，故深纳而久留也。"

（3）浅内而疾发针：张介宾注："缓者多热，热从阳而易散也。"

（4）微写其气，无出其血：杨上善注："大者气多，故须微泻。以其少血，故不出血。"

（5）必中其脉，随其逆顺而久留之：杨上善注："以其多血，故先须以手扪循，然后刺之中其脉血，随其逆冷者，久而留针。"

（6）已发针，疾按其痏：痏，此指针孔。杨上善注："以其气少，恐其泄气，故发针已，疾按其痏。"

（7）调以甘药也：甘药，甘缓补益的药物。杨上善注："诸脉小者，五藏之阴，六府之阳，及骨肉形，并其气海之气，四者皆悉虚少。若引阴补阳，是则阴竭；引阳补阴，即使阳尽。阴阳既竭，形气又微，用针必死。宜以甘味之药调其脾气，脾胃气和，即四藏可生也。"

【概要】

本段讨论了六种脉象的主病及其治疗法则。

1. 脉象有异，则主病不同

一般地说，不同脉象是各藏府经脉不同病变的反映。原文以六种脉象为纲，指出脉紧急主寒，脉弛缓主热，脉洪大主气偏盛，脉细小主气偏少，脉滑利主阳热偏盛，脉涩滞主阴寒偏盛。

2. 六脉不同，而刺法有别

既然不同脉象反映了疾病的不同病机，那么其针刺也就应有不同的补泻手法。故原文说："刺急者，深内而久留"；"刺缓者，浅内而疾发"；"刺滑者，疾发针而浅内之"；"刺涩者，必中其脉，随其逆顺而久留之""已发针疾按其痏，无令其血出"；"刺大者，微泻其气，无出其血"；诸小者，"勿取以针，而调以甘药也。"

[288]《灵枢·寿夭刚柔第六》　黄帝曰：余闻刺有三变(1)，何谓三变？伯高答曰：有刺营者，有刺卫者，有刺寒痹之留经者。黄帝曰：刺三变者奈何？伯高答曰：刺营者出血，(2)刺卫者出气，(3)刺寒痹者内热(4)。黄帝曰：营、卫、寒痹之为病奈何？伯高答曰：营之生病也，寒热少气，(5)血上下行；卫之生病也，气痛时来时去，怫忾贲响，(6)风寒客于肠胃之中；寒痹之为病也，留而不去，时痛而皮不仁。黄帝曰：刺

寒痹内热奈何？伯高答曰：刺布衣者，以火焠之；⁽⁷⁾ 刺大人者，以药熨之。⁽⁸⁾ 黄帝曰：药熨奈何？伯高答曰：用淳酒⁽⁹⁾ 二十升，蜀椒一升，干姜一斤①，桂心一斤②，凡四种，⁽¹⁰⁾ 皆咬咀⁽¹¹⁾，渍酒中。用绵絮一斤，细白布四丈，并内酒中，置酒马矢煴中⁽¹²⁾，盖封涂，勿使泄。⁽¹³⁾ 五日五夜，出布绵絮，曝干之，干③复渍，以尽其汁，每渍必晬，⁽¹⁴⁾ 其日，乃出干。干④，并用滓与绵絮，复布为复巾，⁽¹⁵⁾ 长六七尺，为六七巾。则用之生桑炭炙巾，⁽¹⁶⁾ 以熨寒痹所刺之处，令热入至于病所，寒复炙巾以熨之，三十遍而止。汗出以巾拭身，亦三十遍而止。起步内中，⁽¹⁷⁾ 无见风。每刺必熨，如此病已矣，此所谓内热也。

【校勘】

①斤：应据《甲乙经》卷十第一上及《太素》卷二十二三变刺改作"升"。

②桂心一斤：应据《甲乙经》卷十第一上及《太素》卷二十二三变刺改作"桂一升"三字。

③之，干：应据《甲乙经》卷十第一上及《太素》卷二十二三变刺删。

④干：应据《甲乙经》卷十第一上及《太素》卷二十二三变刺删。

【注释】

（1）刺有三变：言有三种不同的刺法。张介宾注："刺营者，刺其阴；刺卫者，刺其阳；刺寒痹者，温其经。三刺不同，故曰三变。"

（2）刺营者出血：杨上善注："刺营见血，出恶血也。"《素问·调经论》："取血于营。"

（3）刺卫者出气：杨上善注："刺卫见气，出邪气也。"《素问·调经论》："取气于卫。"

（4）内热：谓使热气入内以温通血脉。杨上善注："寒湿之气停留于经络，久留针使之内热，以去其痹也。"

（5）寒热少气：张介宾注："营主血，阴气也。病在阴分则阳胜

新
编
黄
帝
内
经
纲
目

760

之，故为寒热往来。阴病则阴虚，阴虚则无气，故为少气。"

（6）怫愾（fúkài）贲响：怫，气郁滞。愾，气盛满。怫愾，胀满郁闷不舒。贲响，肠鸣如奔。

（7）刺布衣者，以火焠之：焠，烧灼。张介宾注："布衣血气涩浊，故当以火焠之，即近世所用雷火针及艾蒜蒸灸之类。"

（8）刺大人者，以药熨之：马莳注："大人气血清滑，刺其寒痹之后，当以药熨之。"

（9）淳酒：淳，通"醇"。醇酒，指气味浓烈的酒。

（10）凡四种：杨上善注："酒、椒、姜、桂四物，性热又泄气，故用之熨身，皮腠适而可刺也。此在冬日血气不流之时，熨之令通也。"

（11）㕮咀（fǔjǔ）：古人将药咬成细块，以利药效发挥，谓之㕮咀。

（12）马矢煴（yūn）中：矢，同"屎"。煴，没有火焰的小火。张介宾注："马矢煴中者，燃干马屎而煴之也，此西北方所常用者。"

（13）盖封涂，勿使泄：谓将酒器顶盖用盐泥密封，不使药气外泄。

（14）晬（zuì）：杨上善注："一日周时也。"即一昼夜。

（15）复布为复巾：巾，袋也。张介宾注："复布为复巾者，重布为巾，如今之夹袋，所以盛贮绵絮药滓也。"

（16）用之生桑炭灸巾：灸，烘烤也。张介宾注："灸巾以生桑炭者，桑能利关节，除风寒湿痹诸痛也。"

（17）起步内中：起步，散步也。内中，内室之中。张介宾注："刺后起步于密室内中，欲其血气行而慎避风寒也。"

【概要】

本段介绍了"三变刺"，着重叙述了刺寒痹的"内热"疗法。

1."三变刺"及其适应证

三变刺，一为"刺营者出血"，适用于营分病变所致的"寒热少气，血上下行"等病证；二为"刺卫者出气"，适用于卫气病所致的"气痛时来时去，怫愾贲响，风寒客于肠胃之中"等病证；三为"刺寒痹者内热"，适用于寒湿痹气"留而不去，时痛而皮不仁"等病证。

2. 刺寒痹的药熨"内热"疗法

治疗寒痹，在针刺的同时，"刺布衣者，以火焠之；刺大人者，以药熨之"。药熨的方法是，将蜀椒、干姜、桂心等药咬咀后渍于淳酒中，另用棉絮、细白布同渍，置马矢煴中，经"五日五夜，出布绵絮，爆干复渍，以尽其汁"，然后，"复巾"为袋，内装药渣与棉絮，并用生桑炭烘烤，而"熨寒痹所刺之处"，待巾凉再炙巾以熨之，三十遍而止，汗出"以巾拭身"，在密室内散步。"每刺必熨"，通过纳热以温经散寒，"如此病已矣"。

【按语】

本段关于药熨法的论述甚详，为药物外治法开辟了一条蹊径，对后世治疗风寒湿痹有所启发。至今，临床上广泛应用的药熨、药浴及药棒疗法等，都可看作是此法的继承和发展。

[289]《灵枢·终始第九》　刺诸痛者，①(1)其脉皆实。故曰②从腰以上者，手太阴阳明皆主之；从腰以下者，足太阴阳明皆主之。(2)病在上者下取之，病在下者高取之，病在头者取之足，病在足③者取之腘。(3)病生于头者头重，生于手者臂重，生于足者足重，治病者先刺其病所从生者也。(4)春气在毛④，(5)夏气在皮肤，秋气在分肉，冬气在筋骨，刺此病者各以其时为齐。(6)故刺肥人者，秋冬⑤之齐；刺瘦人者，以春夏之齐。病痛者阴也，(7)痛而以手按之不得者阴也，深刺之⑥。病在上者阳也，病在下者阴也。痒者阳也，(8)浅刺之⑥。病先起⑦阴者，先治其阴，而后治其阳；(9)病先起⑦阳者，先治其阳，而后治其阴。刺热厥者，留针反为寒；(10)刺寒厥者，留针反为热。刺热厥者，二阴一阳；(11)刺寒厥者，二阳一阴。所谓二阴者，二刺阴也；一阳者，一刺阳也。久病者，邪气入深，刺此病者，深内而久留之，间日而复刺之，必先调其左右，去其血脉，(12)刺道毕矣。

【校勘】

①刺诸痛者：此后应据《甲乙经》卷五第五及《太素》卷二十二三刺补"深刺之，诸痛者"六字。

②故曰：应据《甲乙经》卷五第五及《太素》卷二十二三刺删。

③足：应据《甲乙经》卷五第五及《太素》卷二十二三刺改作"腰"。

④毛：此前应据《甲乙经》卷五第五及《太素》卷二十二三刺补"毫"字。

⑤秋冬：此前应据《甲乙经》卷五第五及《太素》卷二十二三刺补"以"字，与下文句法一致。

⑥深刺之：此后应据《甲乙经》卷五第五，而将后文"痒者阳也，浅刺之"七字移入。

⑦先起：此后应《甲乙经》卷第五及《太素》卷二十二三刺补"于"字。

【注释】

（1）刺诸痛者，深刺之：杨上善注："脉之实满为痛，故刺深之。"

（2）从腰以上者，手太阴阳明皆主之；从腰以下者，足太阴阳明皆主之：张介宾注："此近取之法也。腰以上者，天之气也，故当取肺与大肠二经，盖肺经自胸行手，大肠经自手上头也。腰以下者，地之气也，故当取脾胃二经，盖脾经自足入腹，胃经自头下足也。"

（3）病在上者下取之，病在下者高取之，病在头者取之足，病在腰者取之腘：马莳注："此言治病有远取之法也。有病虽在上，其脉与下通，当取之下；病虽在下，其脉与上通，当取之高。故病在于头而取之于足，病在于腰而取之于腘，皆在上取下之法也。至于在下取高之义，可反观矣。"

（4）治病者，先刺其病所从生者也：其病所从生者，指最先发生的地方。张介宾注："先刺所从生，必求其本也。"

（5）春气在毫毛：张介宾注："此言病气之中人，随时气而为深浅也。"

（6）刺此病者各以其时为齐：齐，通"剂"。此处指针刺浅深的限度标准。各以其时为齐，即根据发病时令的不同，分别取不同的针刺浅深度。张介宾注："春夏阳气在上，故取毫毛皮肤，则浅其针；秋冬阳气在下，故取分肉筋骨，则深其针，是以时为齐也。"

（7）病痛者阴也：张介宾注："凡病痛者，多由寒邪滞逆于经，及深居筋骨之间，凝聚不散，故病痛者为阴也。"

（8）痒者阳也：杨上善注："卫气行皮肤之中，壅遏作痒，故浅刺之也。"

（9）病先起于阴者，先治其阴，而后治其阳：张介宾注："此以经络部位言阴阳也。病之在阴在阳，起有先后，先者病之本，后者病之标。治必先其本，即上文所谓先刺其病所从生之义。"

（10）刺热厥者，留针反为寒：热厥，此指阳热偏盛之病。张介宾注《灵枢·寒热病》说："热厥者，阳邪有余，阴气不足也。"张志聪注："刺热厥者留针，俟针下寒乃去针也。"即谓刺热证留针，有泻热的作用。下句"刺寒厥者"义仿此。

（11）二阴一阳：二阴，即二阴刺，谓用补法刺阴经两次；一阳，即一阳刺，谓用泻法刺阳经一次。如此使阴气盛而阳邪退，则热厥可愈。下"二阳一阴"义仿此。

（12）必先调其左右，去其血脉：张介宾注："然当先察其在经在络，在经者直刺其经，在络者缪刺其络，是谓调其左右，去其血脉也。"

【概要】

本段论述了局部病证的远近取穴刺法、顺应天时的浅深刺法和阴阳寒热病证及久病的治本刺法。

1. 局部病证的远近取穴刺法

人体是一个以经络气血相联系的统一整体，故针刺穴位既可循经近取，也可远取。原文以痛证脉实的深刺法为例，指出"腰以上者"，可近取手太阴、阳明，"腰以下者"，可近取足太阴、阳明；同时，病在上可远取下，病在下可远取高，病在头面取于足，病在腰而取于腘等。

2. 顺应天时的浅深刺法

人与自然阴阳相应，春夏人身阳气浮于表，秋冬则收藏于里。外邪随时气犯人，则春夏多客于皮肤毫毛，秋冬多深入分肉筋骨，所以"刺此病者，各以其时为齐"。同时，也要考虑体质和病性的差异。例如："刺肥人者，以秋冬之齐"而深刺之，"刺瘦人者，以春夏之齐"而浅刺之；病在阴分而痛者深刺之，病在阳分而痒者浅刺之等。

3. 阴阳寒热病证及久病的治本刺法

先病为本，后病为标，故病先起于阴者先治阴，先起于阳者先治阳。刺寒厥当"二阴一阳"，留针使之热；刺热厥当"二阳一阴"，留针使之寒；刺久病者"深内而久留之，间日而复刺之"。总之，应根据病变的阴阳虚实而施以各种补泻手法，以半调为度。

[290]《灵枢·热病第二十三》 气满胸中喘息，取足太阴大指之端，[1]去爪甲如薤[1]叶，寒则留之，热则疾之，气下乃止。心疝[2]暴痛，取足太阴、厥阴，尽刺去其血络。[3]喉痹[4]舌卷，口中干，烦心心痛，臂内廉痛，不可及头，[5]取[2]手小指次指爪甲下，[6]去端如韭叶。目中赤痛，从内眦始，取之阴跷。[7]风痉身反折，[8]先取足太阳及腘中及血络出血；中有寒，取三里。[9]癃[10]，取之阴跷及三毛上及血络出血。[11]男子如蛊，[12]女子如怚[3]，[13]身体腰脊如解，不欲饮食，先取涌泉见血，视跗上盛者，尽见血也。[14]

【校勘】

①薤：应据《太素》卷三十气逆满改作"韭"，以与下文一致。

②取：《甲乙经》卷九第二此后有"关冲，在"三字，可据补。

③怚：应据《甲乙经》卷八第一上改作"阻"。

【注释】

（1）取足太阴大指之端：张志聪注："太阴居中土，厥逆从上下散，足太阴脾脉上膈注心中，气满胸中喘息者，经气逆于上也，故取足太阴大指之隐白，使逆气下行，则快然如衰矣。"

（2）心疝：由心气郁积所致少腹有积块的病证。《素问·脉要精微论》："诊得心脉而急……病名心疝，少腹当有形也。"

（3）取足太阴、厥阴，尽刺去其血络：杨上善注："足太阴注心中，足厥阴从肝注肺，故心暴痛，取此二脉，去其血络也。"

（4）喉痹：马莳注："《素问·阴阳别论》云：'一阴一阳结，谓之喉痹。'则喉痹明系手厥阴心包络、手少阳三焦经也。"

（5）不可及头：指因臂痛而手不能抬举上及于头。

（6）取关冲，在手小指次指爪甲下：张志聪注："取小指次指之井穴，乃手少阳经之关冲，泻其相火，则诸病自平矣。"

（7）取之阴跷：张介宾注："阴跷之脉属于目内眦，足少阴之照海，即阴跷之所生也，故当刺之。"

（8）风痉身反折：风痉，病名。身反折，角弓反张之谓。风邪中于足太阳膀胱经，经脉挛急而发此证。

（9）取足太阳及腘中及血络出血；中有寒，取三里：张介宾注："此风证之在膀胱经者，故当取足太阳经穴。腘中，委中穴也。血络，浮浅之络也。皆当刺出其血。若中气有寒，仍当取足阳明之三里，温补胃气而风寒可除也。"

（10）癃：马莳注："膀胱不利为癃，谓小便不通也。"

（11）取之阴跷及三毛上及血络出血：马莳注："膀胱与肾为表里，当取肾经之照海穴以刺之，乃阴跷脉气所发也。及肝经之大敦穴，在足大指外侧之三毛上。及二经之有血络者，皆取之出血。李东垣曰："肾主闭藏，肝主疏泄，则取之两经也宜矣。"

（12）男子如蛊（gǔ）：张志聪注："形容其血气之留滞于内也。"丹波元简注：《玉机真藏论》云：'脾传之肾，病名曰疝瘕，少腹冤热而痛，出白，一名曰蛊。'盖男子如蛊，谓如疝瘕而非疝瘕也。"

（13）女子如阻：张志聪注："女子如阻者，如月经之阻隔也。"如阻，谓病如胎孕的月经停闭。

（14）先取涌泉见血，视跗上盛者尽见血也：马莳注："此病在上者当取之下，宜先取肾经涌泉穴以见血。又视足面之为跗上者，其血络盛处，尽取之以见血，盖指足阳明胃经也。"

【概要】

本段分别介绍了喘息、心疝、喉痹等杂病的证候及其针刺法。

胸满喘息，取足太阴的隐白穴，寒者留针，热者疾刺，喘平而止。

心疝，少腹有积块，心暴痛，取足太阴、厥阴，泻血络。喉痹，口干、心烦、舌卷等，泻手少阳的关冲穴。目中赤痛，泻阴跷所出的照海穴。风痉，角弓反张，先取足太阳的委中穴，泻血络。内有寒者，补足阳明的足三里。小便癃闭，取照海、大敦，泻血络。男子如蛊，女子如阻，腰脊酸软，不欲饮食等，先取肾经涌泉，再刺胃经足背血络，皆出血。

五、刺禁、刺害

［291］《灵枢·终始第九》　凡刺之禁：新内⁽¹⁾勿刺，新^①刺勿内。已醉勿刺，⁽⁴⁾已刺勿醉。^②新^③怒勿刺，⁽²⁾已刺勿怒。新^③劳勿刺，⁽³⁾已刺勿劳。已饱勿刺，⁽⁵⁾已刺勿饱。已饥勿刺，⁽⁶⁾已刺勿饥。已渴勿刺，⁽⁷⁾已刺勿渴。大惊大恐，必定其气，乃刺之。⁽⁸⁾乘车来者，卧而休之，如食顷⁽⁹⁾，乃刺之。出^④行来者，坐而休之，如行十里顷，乃刺之。凡此十二禁者，其脉乱气散，逆其营卫，经气不次，⁽¹⁰⁾因而刺之，则阳病入于阴，阴病出为阳，⁽¹¹⁾则邪气复生，粗工勿察，是谓伐身，形体淫泆^⑤，⁽¹²⁾乃消脑髓，津液不化，脱其五味，是谓失气也。⁽¹³⁾

【校勘】

①新：应据《脉经》卷七第十二及《甲乙经》卷上第一上等改作"已"，与后各句一致。

②已醉勿刺，已刺勿醉：此八字应据《脉经》卷七第十二及《甲乙经》卷五第一上等移于"已刺勿劳"句后。其中，前"已"字改作"大"。下文"已饱""已饥""已渴"之句均同。

③新：应据《脉经》卷七第十二及《素问·刺禁论》《新校正》引《灵枢经》文等改作"大"。

④出：应据《甲乙经》卷五第一上及《千金方》卷二十九第三改作"步"。

⑤泆：应据《甲乙经》卷五第一上改为"泺"，与篇后音释合。

【注释】

（1）新内：张志聪注："内者，入房也。新内则失其精矣。"

（2）大怒勿刺：张介宾注："怒本逆气，乘怒刺之，其逆益甚。"

（3）大劳勿刺：张介宾注："大劳者气乏，刺之则气愈耗。"

（4）大醉勿刺：张介宾注："大醉乱人气血，因而刺之，是益其乱。"

（5）大饱勿刺：张介宾注："新饱者谷气盛满，经气未定，刺之恐其易泄。"

（6）大饥勿刺：张介宾注："饥人气虚，刺则愈伤其气。"

（7）大渴勿刺：张介宾注："渴者液少，刺则愈亡其阴。"

（8）大惊大恐，必定其气，乃刺之："惊则气乱""恐则气下"，必待其神气安定，乃可刺之。

（9）食顷：顷，短时间。食顷，即吃一顿饭的时间。

（10）经气不次：谓经气运行不循正常的次序。

（11）阳病入于阴，阴病出为阳：言表里病气相互传变。

（12）形体淫泺：指形体虚弱乏力。

（13）津液不化，脱其五味，是谓失气：脱，失也。张志聪注："五味入口，藏于肠胃，味有所藏，以养五气，气和而生，津液相成，神乃自生。针刺之道，贵在得神致气。犯此禁者，则脱其五味所生之神气，是谓失气也。"

【概要】

本段介绍了针刺的十二禁忌，并指出违禁而刺的危害及其机理。

1. 针刺的"十二禁"

针刺直接作用于人的形体，引起经络气血的变化，所以凡"新内""大怒""大劳""大醉""大饱""大饥""大渴""大惊""大恐""乘车来者""步行来者"等皆不可立刻进针，应"必定其气乃刺之"。安定神气的方法，如乘车或步行刚来就诊者，应让其坐卧，稍事休息后再施针刺。

2. 针刺违禁的恶果及其机理

若医者不知或不遵禁忌，妄行针刺，则有"伐身""失气"之害，给病人的健康带来不良后果。因为在上述十二种情况下，人体精气多亏虚难复，或气血易于逆乱，此时行针，必致"邪气复生"，正气益虚，病情恶化，以致危及生命。

[292]　《素问·刺要论第五十》　黄帝问曰：愿闻刺要⁽¹⁾。岐伯对曰：病有浮沉，刺有浅深，各至其理，无过其道⁽²⁾，过之则内伤，不及则生外壅，^{①(3)}壅则邪从之，浅深不得，反为大贼，⁽⁴⁾内动五藏，后生大病。⁽⁵⁾故曰：病有在毫毛腠理者，有在皮肤者，有在肌肉者，有在脉者，有在筋者，有在骨者，有在髓者。是故刺毫毛腠理无伤皮，皮伤则内动肺，肺动则秋病温疟，⁽⁶⁾泝泝^②然寒栗。刺皮无伤肉，肉伤则内动脾，脾动则七十二日四季之月，⁽⁷⁾病腹胀烦^③，不嗜食。刺肉无伤脉，脉伤则内动心，心动则夏病心痛。⁽⁸⁾刺脉无伤筋，筋伤则内动肝，肝动则春病热而筋弛。⁽⁹⁾刺筋无伤骨，骨伤则内动肾，肾动则冬病胀腰痛。⁽¹⁰⁾刺骨无伤髓，髓伤则销铄胻酸，体解㑊然不去矣。⁽¹¹⁾

【校勘】

①不及则生外壅：王冰注："不及外壅。"是王所据本原无"生"字，方与前"过之则内伤"为对文，当据删"生"字。

②泝泝：应据《甲乙经》卷五第一下改作"热厥，淅淅"四字。

③烦：《甲乙经》卷五第一下"烦"后有"满"字，可据朴。

【注释】

（1）刺要：马莳注："刺要者，刺针之要法。"

（2）各至其理，无过其道："理""道"二字互训，指针刺浅深的法度而言。张介宾注："应浅不浅，应深不深，皆过其道也。"

（3）过之则内伤，不及则外壅：壅，指气机壅滞。王冰注："过之内伤，以太深也；不及外壅，以妄益他分之气也。"

（4）浅深不得，反为大贼：张志聪注："不得其浅深之法，反为大害矣。"

（5）内动五藏，后生大病：动，谓动其藏气也。姚止庵注："过则太深而真气泄，不及则浅而邪不去，于是病转至于深重也。"

（6）肺动则秋病温疟：张志聪注："肺主秋收之令，秋时阳气下降，阴气外出，妄动其肺则收令化薄，阴阳之气反相得于外而为温疟矣。"

（7）脾动则七十二日四季之月：脾属土，居中央，而寄旺于四季共七十二日。王冰注："谓三月、六月、九月、十二月各十二日后，土寄王十八日也。"

（8）脉伤则内动心，心动则夏病心痛：王冰注："心之合脉，王于夏气。真心少阴之脉起于心中，出属心系。心包心主之脉，起于胸中，出属心包。《平人气象》论曰：'藏真通于心。'故脉伤则动心，心动则夏病心痛。"

（9）肝动则春病热而筋弛：王冰注："肝之合筋，王于春气。《针经》曰：'热则筋缓'。故筋伤则动肝，肝动则春病热而筋弛缓。"

（10）骨伤则内动肾，肾动则冬病胀腰痛：王冰注："肾之合胃，王于冬气，腰为肾府，故骨伤则动肾，肾动则冬病腰痛也。"姚止庵注："其病胀者，人身中之气本源于命门，肾伤则命门已不能化气，壅遏不行，故胀。"

（11）髓伤则销铄胻酸，体解㑊然不去矣：解㑊然，即怠惰乏力的样子。去，走也，此指行动、运动。张介宾注："髓为骨之充、精之属，最深者也。精髓受伤，故为干枯销铄胻酸等病。解㑊者，懈怠困弱之名，阴之虚也。阴虚则气虚，气虚则不能举动，是谓不去也。"

【概要】

本段着重论述了针刺浅深的法度及针刺过深所致的病变。

1. "刺有浅深"是针刺的要领

气分阴阳，邪客表里，故病有浮沉，如"病有在毫毛腠理者，有在皮肤者，有在肌肉者，有在脉者，有在筋者，有在骨者，有在髓者"。因此，针刺有浅深之异，应注意"无过其道"。若"过之则内伤"而损正，"不及则外壅"而致邪"后生大病"，所以"刺有浅深"为针刺的要领之一。

2. 针刺过深所致的病变

原文告诫说，针刺浅深不当，"反为大贼，内动五藏"。五藏内合毛、皮、肉、脉、筋、骨、髓，外应自然界四时五气，刺之过深不仅伤其所合，而且内动五藏，表现为常在其相应的时令产生一系列病变。例如，"刺毫毛腠理无伤皮，皮伤则内动肺，肺动则秋病温疟，热厥，淅淅然寒栗。刺皮无伤肉，内伤则内动脾，脾动则七十二日四季之月病腹胀烦满，不嗜食"等。

[293]《素问·刺禁论第五十二》 刺中心，一日死，其动为噫；[1] 刺中肝，五日死，其动为语；[2] 刺中肾，六日死，其动为嚏；刺中肺，三日死，其动为咳；刺中脾，十日死，其动为吞；刺中胆，一日半死，其动为呕。刺跗上，中大脉，血出不止死。刺面，中溜脉,[3] 不幸为盲。刺头，中脑户,[4] 入脑立死。刺舌下,[5] 中脉太过，血出不止为喑。刺足下布络，中脉，血不出为肿。[6] 刺郄中①大脉，令人仆，脱色。[7] 刺气街，中脉，血不出，为肿鼠仆②。[8] 刺脊间，中髓，为伛。[9] 刺乳上，中乳房，为肿根蚀。[10] 刺缺盆中，内陷,[11] 气泄，令人喘咳逆。刺手鱼腹[12]，内陷，为肿。

无刺大醉，令人气乱。无刺大怒，令人气逆。无刺大劳人，无刺新饱人，无刺大饥人，无刺大渴人，无刺大惊人。

刺阴股，[13] 中大脉，血出不止，死。刺客主人[14]，内陷中脉，为内漏为聋。[15] 刺膝髌，出液为跛。[16] 刺臂太阴脉③，出血多，立死。[17] 刺足少阴脉，重虚出血，为舌难以言。[18] 刺膺中，陷中肺,[19] 为喘逆仰息。刺肘中[20]，内陷，气归之，为不屈伸。[21] 刺阴股下三寸,[22] 内陷，令人遗溺。刺掖下胁间，内陷，令人咳。[23] 刺少腹，中膀胱，溺出，令人少腹满。[24] 刺腨肠，肉陷，为肿。刺匡上，陷骨中脉，为漏为盲。[25] 刺关节中，液出,[26] 不得屈伸。

【校勘】

①刺郄中：《素问注证发微》："郄中之下，有一'中'字，去声。"可据改，与前文"刺蹴上，中大脉"等句式同。

②鼠仆：《千金方》卷二十九第三作"鼠鼷"。《新校正》："按别本，'仆'一作'鼷'。"可据改。

③太阴脉：此前应据《甲乙经》卷五第一上补"中"字。

【注释】

（1）刺中心，一日死，其动为噫：张介宾注："心为五藏六府之主，故中之者不出一日，其死最速。动，变动也。心在气为噫，噫见则心气绝矣。"

（2）其动为语：张介宾注："语，谓无故妄言也。肝在气为语，语见则肝绝矣。"余三藏刺害，义仿此。

（3）溜脉：张介宾注："溜，流也。凡血脉之通于目者，皆为溜脉。"

（4）中脑户：王冰注："脑户，穴名也，在枕骨上，通于脑中。然脑为髓之海，真气之所聚，针入脑则真气泄，故立死。"

（5）刺舌下：张介宾注："舌下脉者，任脉之廉泉穴也，足少阴之标也。中脉太过，血出不止则伤肾，肾虚则无气，故令人瘖。"

（6）刺足下布络，中脉，血不出为肿：布络，浮浅散见之络。马莳注："布络者，凡足之六经，皆有络脉也。误中其脉，而血又不出，则必邪不得散而为肿矣。"

（7）刺郄中，中大脉，令人仆，脱色：郄中，委中穴。仆，仆倒。脱色，面失红润之色，即面色苍白。王冰注："足太阳上头下项，又循于足，故刺之过禁则令人仆倒而面色如脱去也。"

（8）为肿鼠鼷：鼠鼷，即腹股沟处。张介宾注："刺气街者，不中穴而旁中其脉，若血不出，当为肿于鼠鼷也。"

（9）中髓，为伛（yǔ）：王冰注："刺中髓则骨精气泄，故伛偻也。"

（10）中乳房，为肿根蚀：张介宾："乳之上下，皆足阳明脉也。乳房乃胸中气血交凑之室，故刺乳上之穴而误中乳房，则气结不散，留而为肿，肿则必溃，且并乳根皆蚀而难于愈也。"

（11）刺缺盆中，内陷：缺盆中，指天突穴。内陷，指刺之过深而伤肺。

（12）手鱼腹：张志聪注："鱼腹在手大指下，如鱼腹之圆壮，手太阴之鱼际穴也。"

（13）刺阴股：指针刺大腿内侧的足三阴经。

（14）客主人：又名"上关"，属足少阳经穴名，在耳前颧骨弓中央之直上，张口有空。

（15）内漏为聋：张介宾注："刺之太深，则内陷中脉。脓生耳底，是为内漏。伤其经气，故致聋也。"

（16）刺膝髌，出液为跛：髌，膝盖骨。张志聪注："膝乃筋之会。液者，所以灌精濡空窍者也，液脱则筋无以濡养，屈伸不利而为跛矣。"

（17）中太阴脉，出血多，立死：张介宾注："肺主气以行营卫，血出多而营卫绝，气散则死也。"

（18）重虚出血，为舌难以言：张介宾注："少阴之脉循喉咙，系舌本，肾既虚而复刺出血，是重虚也，故令舌难以言。"

（19）刺膺中，陷中肺：丹波元简注："此总言膺中诸穴，盖肺位于胸膺中，故误中肺，则为云云证，不必中府、云门二穴。"

（20）肘中：张介宾注："肘中者，手太阴之尺泽、厥阴之曲泽皆是也。"

（21）内陷，气归之，为不屈伸：张志聪注："内陷者，不能写出其邪，而致气归于内也。气不得出，则血不得散，故不能屈伸也。"

（22）阴股下三寸：王冰注："股下三寸，肾之络也。冲脉与少阴之络皆起于肾下，出于气街，并循于阴股。"

（23）刺掖下胁间，内陷，令人咳：掖，通"腋"。张介宾注："腋下胁间，肺所居也。若刺深内陷，中其肺藏，故令人咳。"

（24）溺出，令人少腹满：张琦注："胞气外泄，恶气归之。"

（25）刺匡上，陷骨中脉，为漏为盲：匡，"眶"同。张介宾注："匡，眼眶也。目者宗脉之所聚，刺匡上而深陷骨间，中其目系之脉，则流泪不止而为漏，视无所见而为盲也。"

（26）刺关节中，液出：王冰注："诸筋者，皆属于节。津液渗润之，液出则筋膜干，故不得屈伸也。"

【概要】

本段论述了针刺禁忌，着重指出了误刺的危害。

1. 内藏刺禁及误刺之害

原文强调，心、肝、肾、肺、脾、胆、脑等藏府是人体的要害部门，若深刺而误中内藏则可出现噫、语、嚏、咳、吞、呕等各个藏气变动的病证，甚至造成死亡。

2. 禁刺的各种情况及其机理

凡大劳，大饥、太渴之人，气血津液已亏，刺之则正气愈虚；而大醉、大怒、大饱、大惊之人，精神紊乱，营卫失调，经气不定，故禁针，以免加重病情。

3. 误刺重要部位造成的危害

针刺时，对进针的具体穴位和深度，要准确地加以把握，特别是重要内藏及器官处更要细心。原文指出，头面、舌下、跗上、委中、气街、阴股、客主人、臂内手太阴之脉、足少阴脉、匡上、䯏肠等皆为重要经脉及其所过之处，不可误刺伤脉，如果中脉出血，轻则为盲、喑、肿、仆、聋、难言等病证，重则"血出不止"而"立死"。其次，某些重要组织器官附近和关节，如脊间、乳房、缺盆中、膺中、膝髌、肘中、腋下胁间、少腹等部位，不可深刺，若深刺，轻则致伛、肿、蚀、喘咳、仰息、遗尿、少腹满、不得屈伸等病证，重则亦可致死。

【按语】

关于本段所提出的误刺中藏府的死期，与《内经》他篇记载不尽相同，注家的解释观点亦异，例如，王冰从五行生成数立论，张介宾从阴阳缓急立论等。对此不必拘泥于数字，而应领会这些文字的基本精神在于强调误刺中藏的严重后果。所以《素问·诊要经终论》明确指出："凡刺胸腹者，必避五藏……刺避五藏者，知逆从也。所谓从者，膈与脾肾之处，不知者反之。刺胸腹者，必以布憿着之，乃从单布上刺，刺之不愈复刺。刺针必肃，刺肿摇针，经刺勿摇，此刺之道也。"

六、灸法

[294] 《灵枢·官能第七十三》 大热在上，推而下之；⁽¹⁾从下上者，引而去之；⁽²⁾视前痛^①者，常先取之。⁽³⁾大寒在外，留而补之；⁽⁴⁾入于中者，从合写之。⁽⁵⁾针所不为，灸之所宜。上气不足，推而扬之；⁽⁶⁾下气不足，积而从之；⁽⁷⁾阴阳皆虚，火自当之；⁽⁸⁾厥而寒甚，骨廉陷下，寒过于膝，下陵三里⁽⁹⁾。阴络所过，得之留止，寒入于中，推而行之。⁽¹⁰⁾经陷下者，火则当之，结络坚紧，火所治之。^{②(11)}不知所苦，两跷之下，⁽¹²⁾男阴女阳^③，良工所禁，⁽¹³⁾针论毕矣。

【校勘】

①痛：应据《太素》卷十九知官能改作"病"。

②火所治之：应据《甲乙经》卷五第四及《太素》卷十九知官能改作"火之所治"。

③男阴女阳：应据《甲乙经》卷五第四及《太素》卷十九知官能改作"男阳女阴"。阴与禁协韵。

【注释】

(1) 大热在上，推而下之：上，身半以上也。马莳注："推针而使之下，所谓高者抑之也。"使阳气下和于阴。

(2) 从下上者，引而去之：热邪由下向上发展者，针引其热从下而泄去。

(3) 视前病者，常先取之：马莳注："所谓凡病必先治其本也。"

(4) 大寒在外，留而补之：留，即留针。张志聪注："候阳气至而针下热，补其阳以胜其寒也。"

(5) 入于中者，从合写之：合治内府，故寒邪从经从府，取合穴以泻其邪。

(6) 上气不足，推而扬之：杨上善注："上气不足，谓膻中气少，可推补令盛。扬，盛也。"

（7）下气不足，积而从之：杨上善注："下气不足，谓肾间动气少者，可补气聚。积，聚也。从，顺也。"

（8）火自当之：谓当用灸法。

（9）下陵三里："下陵"乃"三里"之别名，指足三里穴，灸之以补阳散寒。

（10）推而行之：马莳注："又有阴络所过，为寒留止，或寒入于中，则必推其针而行以散之。"

（11）结络坚紧，火之所治：杨上善注："络脉结而坚紧，血寒，故火攻疗。"

（12）不知所苦，两跷之下：张介宾注："寒邪在肌肉血脉之间，有不痛、不仁、不知所苦者，当灸两跷之下，即足太阳申脉、足少阴照海二穴也。"

（13）男阳女阴，良工所禁：杨上善注："二跷之下，男可取阴，女可取阳，是疗不知所痛之病。男阳女阴，二跷之脉不可取之。"

【概要】

本段论述了寒热虚实病证的针灸疗法。

1. 寒热虚实病证的针刺法

凡寒热、虚实之证，均可用针。刺热证，"大热在上，推而下之；从下上者，引而去之"；刺寒证，"大寒在外，留而补之；入于中者，从合泻之""寒入于中，推而行之"；刺虚证，"上气不足，推而扬之，下气不足，积而从之"等。

2. 灸的适应范围和施用方法

灸法可补针刺之不足，故曰"针所不为，灸之所宜"。灸法主要用于虚寒病证，所谓"阴阳皆虚，火自当之""经陷下者，火则当之，结络坚紧，火之所治"等。灸法亦要选好穴位，原文以"寒过于膝，下陵三里"和灸两跷禁取"男阳女阴"为例说明了这一点。

［295］《素问·骨空论第六十》　灸寒热之法，先灸项大椎，以年为壮数，(1)次灸橛骨(2)，以年为壮数，视背俞陷者灸

之，⁽³⁾举臂肩上陷者⁽⁴⁾灸之，两季胁之间⁽⁵⁾灸之，外踝上绝骨之端⁽⁶⁾灸之，足小指次指间⁽⁷⁾灸之，腨下陷脉⁽⁸⁾灸之，外踝后⁽⁹⁾灸之，缺盆骨上切之坚痛⁽¹⁰⁾如筋者灸之，膺中陷骨间⁽¹¹⁾灸之，掌束骨下⁽¹²⁾灸之，脐下关元三寸⁽¹³⁾灸之，毛际动脉⁽¹⁴⁾灸之，膝下三寸分间⁽¹⁵⁾灸之，足阳明跗上动脉⁽¹⁶⁾灸之，巅上一^{①(17)}灸之，犬所啮⁽¹⁸⁾之处灸之三壮，即以犬伤病法灸之，凡当灸二十九处⁽¹⁹⁾。伤食灸之⁽²⁰⁾，不已者，必视其经之过于阳者⁽²¹⁾数刺其俞而药之。

【校勘】

①一：《太素》卷二十六灸寒热法作"动脉"，可据改。

【注释】

（1）以年为壮数：壮，灸的数量单位，每艾灸一柱为一壮。马莳注："以年为壮数，如十岁灸十壮之谓。"

（2）橛（jué）骨：王冰注："尾穷谓之橛骨。"即尾骶骨。此处指长强穴。

（3）背俞陷者灸之：张介宾注："背俞，皆足太阳经穴。陷下之处，即经气之不足者，故当灸之。"

（4）举臂肩上陷者：张介宾注："肩髃也，手阳明经穴。"

（5）两季胁之间：张介宾注："足少阳京门穴也。"

（6）外踝上绝骨之端：张介宾注："足少阳阳辅穴也。"

（7）足小指次指间：张介宾注："足少阳侠溪穴也。"

（8）腨下陷脉：张介宾注："足太阳承山穴也。"

（9）外踝后：张介宾注："足太阳昆仑穴也。"

（10）坚痛：坚痛，谓按之坚硬，触之疼痛。

（11）膺中陷骨间：张介宾注："任脉之天突穴也。"

（12）掌束骨下：高世栻注："束骨，横骨也。掌束骨下，犹言掌下束骨，谓横骨缝中大陵二穴。"

（13）脐下关元三寸：关元，王冰注："正在脐下同身寸之三寸也。"

（14）毛际动脉：张介宾注："足阳明气冲穴也。"

（15）膝下三寸分间：张介宾注："足阳明三里穴也。"

（16）足阳明跗上动脉：王冰注："冲阳穴也。"

（17）巅上动脉：张介宾注："督脉之百会穴也。"

（18）啮（niè）：咬也。

（19）二十九处：张介宾注："自犬啮之上，共计二十九处。犬伤者无定所，故不在数内。"

（20）伤食灸之：张介宾注："伤食而发寒热者，如上法求阳明经穴灸之。"

（21）过于阳者：张介宾注："阳邪之盛者也。"

【概要】

本段介绍了寒热及犬啮、伤食等病的灸法。对寒热病的治疗，原文指出：当先灸大椎穴、长强穴，以病人的年龄定灸的壮数；其次可选灸背俞、肩髃、京门、阳辅、侠溪、承山、昆仑、缺盆、天突、大陵、关元、气冲、足三里、冲阳、百会等穴，共二十九处。对犬咬伤，当先灸所咬之处三壮，再以"犬伤病法灸之"。伤食，以灸足阳明经穴为主，"不已者，必视其经之过于阳者，数刺其俞而药之"。

【按语】

本段主要是举"寒热"为例说明灸法的应用，但对"寒热"的理解，诸注不一。张介宾说："此下灸寒热之法，多以虚劳为言，然当因病随经而取之也。"而张志聪、高世栻等则本《灵枢·寒热》篇，认为"上文云'鼠瘘寒热，还刺寒府'夫有余则刺，不足则灸。故又言灸寒热法"（《素问直解》），并将后文"犬伤""伤食""数刺""药之"等与鼠瘘联系起来。按"寒热"一词，《内经》多篇皆见，可由多种病因引起，而灸属温补疗法，因此凡因寒因虚所致的"寒热"用灸法较为适宜，不必局限于某些特殊病种。

第十一章 运 气

一、五运

[296]《素问·六节藏象论第九》 黄帝问曰：余闻天以六六之节^(1)，以成一岁，人①以九九制会^(2)，计人亦有三百六十五节，^(3)以为天地，^(4)久矣。不知其所谓也？岐伯对曰：昭乎哉问也，请遂言之。夫六六之节，九九制会者，所以正天之度，气之数也。^(5)天度者，所以制日月之行也；^(6)气数者，所以纪化生之用也。^(7)天为阳，地为阴，日为阳，月为阴，行有分纪，^(8)周有道理，^(9)日行一度，月行十三度而有奇焉。^(10)故大小月三百六十五日而成岁，积气余而盈闰矣。^(11)立端于始，^(12)表正于中，^(13)推余于终，^(14)而天度毕矣。帝曰：余已闻天度矣，愿闻气数何以合之？岐伯曰：天以六六为节，地以九九制会，天有十日，^(15)日六竟而周甲，^(16)甲六复而终岁，三百六十日法也。

【校勘】

①人：'人'字当是涉下文致误，应据后文改作"地"，故《新校正》云："详下文云：地以九九制会。"

【注释】

（1）六六之节：节，节度、节段。此指六十日为一节。古人以天干地支纪年、纪月，干支相合六十日一个甲子为一节，六个甲子（即六节）计三百六十日而为一年，故谓六六之节。

（2）九九制会：九九，指九州九野；制，裁断；会，通也。因九州九野的时间不能一致，古人乃根据九州九野之日影以校正之，从而确定标准的节气交替时刻。即下文"六六之节，九九制会者，所以正天之度，气之数也"。

（3）三百六十五节：《灵枢·九针十二原》："节之交，三百六十五会……所言节者，神气之所游行出入也。"节，指俞穴。

（4）以为天地：指人与天地相应。

（5）正天之度，气之数：正，校正、确定之意。高世栻注："天度，周天三百六十五度也。气数，二十四气之常数也。"

（6）制日月之行：张志聪注："制，度也。天度者，周天三百六十五度，日日行一度，一岁而一周天，月日行十三度，一月而一周天，盖以天之度数，以纪日月之行也。"

（7）纪化生之用：张介宾注："纪，记也……气数无形，本不易察，所可察者，在阴阳往来，见于节序，有节序则时令相承，而万物之消长有期，乃所以纪化生之用也。"

（8）行有分纪：张志聪注："行有分纪者，谓日月之行有分野纪度。"分野纪度，谓据天体运行位置所划分的区域和度数。

（9）周有道理：张志聪注："周有道理者，谓日月之周天，有南道北道之理路也。"道理，即轨道。

（10）日行一度，月行十三度而有奇（jī）：奇，余数。地球绕太阳公转一周（360度）需365日，平均每天运行接近一度。月亮绕地球运转一周，约为27.32天，平均每天运转360度÷27.32＝13.18度，此即十三度而有奇。

（11）积气余而盈闰：气，节气；闰，闰月。古历以回归计年，朔望计月。月一盈亏计29.5305日，但实际运用中，尾数不便计算，故将月份分成大小，大月30天，小月29天，一年中大小月各占六个，总计天数为354日。按照节气和日影变化推算出来的回归年，一年总天数为365.2422日，比按朔望月计算出来的天数多11.2422日，因此就形成了月份常不足、节气常有余的情况，余气累计29日左右，即置一闰月。故农历三年一闰，五年再闰，平均十九年中须置七个闰月，才能使节气与月份归于一致。

（12）立端于始：确定岁首的起始时间。端，岁首，即冬至节。吴昆注："立端于始，谓造端为历元，所谓冬至日子之半是也。"

（13）表正于中：表，指圭表，古代的天文仪器。表正于中，即以圭表测度日影的长短方位变化，来校正时令节气。

（14）推余于终：指最后推算出节气之余，以确定盈闰。

（15）天有十日：天，指天干。古以天干纪日，十天干配十日，故曰"天有十日"。

（16）日六竟而周甲：张介宾注："竟，尽也。十干六竟，则六十日也，是谓花甲一周。"

【概要】

本段原文主要从人与天地相应的角度论述了日月运行的规律和岁月置闰的道理等。

1. 六六之节以成岁

古人以十天干、十二地支相配合以计年计日，干支排列六十天为一周，甲子六周为六节，计三百六十日为一年，又以九州九野之日影校正并确定一年中二十四个节气交替的时刻。而人体三百六十五俞穴之神气所出入游行，则是与天地之气相适应的。

2. 日月运行与积气盈闰

古人认为，天地日月是阴阳相应的，日月的环周运行在太空中具有一定的方位、度数和轨道。日行迟，故昼夜行天之一度，三百六十五日一周天；月行速，故昼夜行天之十三度余，二十九日一周天。古代历法以回归计年，朔望计月，月一盈亏计 29 天余，分大月 30 天，小月 29 天，则一年总计为 354 天，这比回归年总计的 365 天余要少 11 天余，因此形成了月份常不足、节气常有余的情况，古人为此采用了置闰的办法，以解决节气与月份之间有余不足所造成的偏差。所以农历中三年一闰，五年再闰，平均十九年七闰。

3. 对日月运行、节气时令的观察、校正

古人确定冬至节为一年的开始，在九州九野设置圭表，以观察测量日影的长短、方位，根据其变化，计算出日月运行的度数，以校正时令节气的偏差。

【按语】

干支甲子是运气学说的演绎工具。运气学说，简称运气，是我国古代探讨气象运动规律及其对生物体（《内经》主要指人体的生理、病理）影响的学说。

"五运"和"六气"，是运气学说的两个组成部分。"五运"是指木、火、土、金、水五行之气的运行，"六气"是指存在于空间的风、寒、暑、湿、燥、火六种气候要素的变化。由于暑、火同性，实际上只是五气。六气与三阴三阳配合，即风为厥阴、君火为少阴、相火为少阳、湿为太阴、燥为阳明、寒为太阳。

人体五藏六经之气的活动，与自然界五运六气的变化，是内外通应的。人类生活并适应于五运六气的变化，是人体得以维持生理功能活动的基本条件之一。在"人与天地相参"的整体思想指导下，以五运、六气、三阴三阳等理论为基础，运用天干地支等符号作为演绎工具，来论述气候变化规律和疾病流行情况，这就是《内经》五运六气学说的基本内容。

《内经》中记载的五运六气内容，主要见于《素问》的六节藏象论以及天元纪、五运行、六微旨、气交变、五常政、六元正纪、至真要等所谓七篇大论中。

[297]《素问·六节藏象论第九》　帝曰：余已闻六六九九之会也，夫子言积气盈闰，愿闻何谓气？请夫子发蒙解惑(1)焉。岐伯曰：此上帝(2)所秘，先师(2)传之也。帝曰：请遂闻之。岐伯曰：五日谓之候，(3)三候谓之气(4)，六气谓之时，四时谓之岁，而各从其主治焉。(5)五运相袭，(6)而皆治之，终朞(7)之日，周而复始，时立气布，(8)如环无端，候亦同法。(9)故曰：不知年之所加，(10)气之盛衰、虚实之所起，不可以为工(11)矣。帝曰：五运之始①，如环无端，其太过、不及，(12)何如？岐伯曰：五气更立，(13)各有所胜，盛虚之变，此其常也。

帝曰：平气何如？岐伯曰：无过⁽¹⁴⁾者也。帝曰：太过不及奈何？岐伯曰：在经有也。⁽¹⁵⁾帝曰：何谓所胜？岐伯曰：春胜长夏，长夏胜冬，冬胜夏，夏胜秋，秋胜春，所谓得五行时之胜，各以气命其藏。⁽¹⁶⁾帝曰：何以知其胜？岐伯曰：求其至也，皆归始春，⁽¹⁷⁾未至而至，⁽¹⁸⁾此谓太过，则薄所不胜，而乘所胜也，⁽¹⁹⁾命曰气淫⁽²⁰⁾。不分邪僻内生，工不能禁。^②至而不至，此谓不及，则所胜妄行，而所生受病，⁽²¹⁾所不胜薄之也，命曰气迫⁽²²⁾。所谓求其至者，气至之时也。谨候其时，气可与期，⁽²³⁾失时反候，五治不分，⁽²⁴⁾邪僻⁽²⁵⁾内生，工不能禁也。帝曰：有不袭乎？岐伯曰：苍天之气，不得无常也。气之不袭，是谓非常，⁽²⁶⁾非常则变矣。帝曰：非常而变奈何？岐伯曰：变至则病，⁽²⁷⁾所胜则微，所不胜则甚，⁽²⁸⁾因而重感于邪，则死矣。故非其时则微，当其时则甚也。⁽²⁹⁾

【校勘】

①之始：吴昆注本作"终始"，义长，可据改。

②不分邪僻由生，工不能禁：王冰注："此上十字，文义不伦，应古人错简，次后五治下，乃其义也。"当据删。

【注释】

（1）发蒙解惑：张介宾注："蒙者，蒙昧于目；惑者，疑惑于心也。"发蒙解惑，谓启发蒙昧，解释疑惑。

（2）上帝、先师：王冰注："上帝，谓上古帝君也。先师，岐伯祖之师僦贷季，上古之理色脉者也。"

（3）五日谓之候：候，一个节候，包括万物随之而变化的情状。如《礼记·月令》云："立春节，初五日，东风解冻；次五日，蛰虫始振……"之类。张介宾注："天地之气，五行而已。日行天之五度，则五日也。日有十二时，五日则六十时，是甲子一周，五行毕而气候易矣，故五日谓之候，而一岁三百六十五日，共成七十二候也。"

（4）气：节气。张介宾注："气，节也。岁有二十四节，亦曰二十四气。一气统十五日二时五刻有奇，故三候谓之气。"

（5）各从其主治：从，随也。主治，指当旺之气。张介宾注："岁易时更，故各有所主之气，以为时之治令焉。"

（6）五运相袭：指五行运行之气，互相承袭。

（7）朞（jī）：周年。

（8）时立气布：谓每岁立四时以测定气候的变化规律。

（9）候亦同法：吴昆注："其七十二候，周而复始，亦同此法。"

（10）年之所加：指各年主客气加临的情况。

（11）工：指良医。张介宾注："天运有盛衰，则人气有虚实，医不知此，焉得为工。"

（12）太过、不及：太过，运气偏盛而有余。不及，运气偏衰而不足。五运的十干中，甲、丙、戊、庚、壬为阳干之年，主运气有余，乙、丁、己、辛、癸为阴干之年，主运气不足。

（13）五气更立：指木、火、土、金、水五运之气，随时移而更递。

（14）无过：张介宾注："过，过失之谓。凡太过不及，皆为过也。"凡运太过而被抑，或运不及而得助，就是平气。如戊戌年，戊属阳火，戌是太阳寒水司天，火运虽太过，但受到司天寒水之气的抑制，便由太过变为平气。

（15）在经有也：经，指古医经。《新校正》："当《云气交变大论》《五常政大论》篇已具言也。"

（16）各以气命其藏：命，命名。张志聪注："春木合肝，夏火合心，长夏土合脾，秋金合肺，冬水合肾，各以四时五行之气，以名其藏焉。"

（17）其至也，皆归始春：始春，指立春前十五日的大寒节。张介宾注："至，气至也，如春则暖气至，夏则热气至是也""盖春为四时之首，元旦为岁度之首，故可以候一岁盛衰之气。"

（18）未至而至：谓时未至而气先至。如未到春天而有春暖之气候。

（19）薄所不胜，而乘所胜也：乘，克制、太过。张介宾注："凡五行之气，克我者为所不胜，我克者为所胜。假如木气有余，金不能制而木反侮金，薄所不胜也。木盛而土受其克，乘所胜也。"

（20）气淫：王冰注："此皆五藏之气，内相淫并为疾，故命曰气淫也。"

（21）所生受病：张介宾注："所生者，生我者也。如木不及则土无畏，所胜妄行也，土妄行则水受克，所生受病也。"

（22）气迫：张志聪注："主气不及，而所胜所不胜之气，交相逼迫也。"

（23）气可与期：期，日期。张介宾注："知其时则气之至与不至，可得其期矣。"

（24）失时反候，五治不分：张介宾注："若不知之而失其时、反其候，则五运之治，盛衰不分。"

（25）邪僻：僻，邪也。邪僻，邪气。

（26）气之不袭，是谓非常：高世栻注："苍天之气，不得无常，若主时之气，不相承袭，是谓非常，非常则变异而灾怪矣。"

（27）变至则病：即天气变异则为邪，而使人生病。

（28）所胜则微，所不胜则甚：张志聪注："如春木主时，其变为骤注，是主气为风木，变气为湿土，变气为主气之所胜，而民病则微；如变为肃杀，是主气为风木，变气为燥金，变气为主气之所不胜，而民病则甚。"

（29）非其时则微，当其时则甚也：张志聪注："故变易之气至，非其克我之时，为病则微；当其克我之时，为病则甚。"

【概要】

本段原文主要论述了掌握运气的重要性和五运六气的发病规律。

1. 医生掌握运气的重要性

一年分为四时，一时分有六个节气，一个节气又包括三候。五运之气相互承袭，其主岁主时都有一定的规律，如果没有掌握每年主气客气的加临、节气的盛衰、病气的虚实，就很难当好医生。

2. 五运之气的常、变及其发病规律

五运之气，相互递承，时更则气变，有正常的平气，亦有太过不及的异常之气。对太过不及的判断及其发病规律是：从大寒节开始，其"未至而至，此谓太过，则薄所不胜而乘所胜也，命曰气淫""至而不至，此谓不及，则所胜妄行，而所生受病，所不胜薄之也，命曰气迫"。五运之气不相承袭而为病害的规律是："变至则病，所胜则微，所不胜则甚，因而重感于邪则死矣。故非其时则微，当其时则甚也。"

【按语】

运气学说在中医的理论体系中占有一定的地位，它是古人运用当时天文、地理、气象、历法等学科的知识和成就，并结合对人们生活和医疗实践的长期观察研究而总结出来的。任应秋曾在《运气学说》一书中列举二十四节气的确定、阴阳历调整的成功、重要天象的翔实记录等，论证了运气学说的科学基础。因此，学习运气学说，更好地掌握中医学"人与天地相应"整体观医学理论的特点，无疑会有利于理论和实践的提高。同时，整理研究运气学说，也属于继承、发掘中医药学的组成部分。

[298]《素问·六微旨大论第六十八》　帝曰：善。愿闻其步⁽¹⁾何如？岐伯曰：所谓步者，六十度而有奇，⁽²⁾故二十四步积盈百刻而成日也。⁽³⁾帝曰：六气应五行⁽⁴⁾之变何如？岐伯曰：位有终始，⁽⁵⁾气有初中，⁽⁶⁾上下⁽⁷⁾不同，求之亦异也。帝曰：求之奈何？岐伯曰：天气始于甲，地气始于子，⁽⁸⁾子甲相合，命曰岁立，⁽⁹⁾谨候其时，气可与期。

【注释】

（1）其步：指六气的步位。

（2）六十度而有奇：一日为一度，周天之数一年为三百六十五日二十五刻，分作六步，则每步是六十日又八十七刻半，故曰"六十度而有奇"。奇，零数的意思。

（3）二十四步积盈百刻而成日：每年为六步，二十四步即四年，盈指每年的余数二十五刻，四年为一百刻，百刻为一天，这就是"积盈百刻而成日"。

（4）六气应五行：张志聪注："五行者，谓厥阴风木主初气，君相二火主二气三气，太阴湿土主四气，阳明燥金主五气，太阳寒水主六气，此主时之五行，守定位而不移者也。"

（5）位有终始：高世栻注："位者，主时之定位。"即主时是六气都有其开始和终止的步位。

（6）气有初中："初"言其始，气自始而渐盛；"中"言其盛，气自盛而渐衰。

（7）上下：上指天气，下指地气。

（8）天气始于甲，地气始于子，天干以纪天气，其首为甲；地支以纪地气，其首为子。

（9）子甲相合，命曰岁立：张介宾注："子甲相合，即甲子也。干支合而六十年之岁气立。"

【概要】

本段原文论述了六步积盈和甲子纪年的问题。

1. 六步积盈的情况

每步是六十度八十七刻半，每年六步，计三百六十五点二五度，积每年余数二十五刻，则四年成百刻，刚好是一日。

2. 甲子纪年的方法

一年之中，六气之位有始有终，每气又有微盛。运用天干纪天气，地支纪地气，以干支相合即甲子纪年，便可推求出六十年岁气的更递变化。

【按语】

宋代刘温舒《素问入式运气论奥》载："天气始于甲干，地气始于子支者，乃圣人究乎阴阳重轻之用也。著名以彰其德，立号以表其事，由是甲子相合，然后成其纪，远可步于岁而统六十年，近可推于日而明十二时。岁运之盈虚，气令之早晏，万物生死，将今验古，咸得而知之……明其用而察病向往之死生，则精微之义可谓大矣哉。"古代把天干、地支作为计算年、月、日、时和方位的符号。五运配天干，运从甲始；六气配地支，气从子始，甲子相合，用以推算六十年中岁运演变的气候规律，及其对生物（主要指人体）的影响。

天干为甲、乙、丙、丁、戊、己、庚、辛、壬、癸，又称"十干"。干，有"个"的意思。地支为子、丑、寅、卯、辰、巳、午、未、申、酉、戌、亥，又称"十二支"。"支"，有分支的意思。干支的次第先后，并不是随意排列的，它不仅是一个顺序符号，而且是古代表示物质的符号。它们分别标志着万物由发生到少壮、到繁茂、到衰老、到死亡、到更始的特点和过程。

干支配阴阳，其总的属性是天干属阳，地支属阴。而天干中的甲、丙、戊、庚、壬为阳干，乙、丁、己、辛、癸为阴干。地支之中，子、寅、辰、午、申、戌为阳支，丑、卯、巳、未、酉、亥为阴支。干支配五行，张介宾《类经图翼》概括为："东方甲乙寅卯木，南方丙丁巳午火，西方庚辛申酉金，北方壬癸亥子水，辰戌丑未王四季，戊己中央皆属土。"

天干在上，地支在下，天干与地支配合，就叫作甲子，古代就是用"甲子"来纪岁的。由于天干数十，阴阳相合为五；地支数十二，阴阳相合为六。天干周转六次，地支周转五次，合为六十甲子之数，称为"六十甲子"。所以《素问·天元纪大论》载："天以六为节，地以五为制，周天气者六期为一备，终地气者五岁为一周……五六相合，而七百二十气为一纪，凡三十岁；千四百四十气，凡六十岁而为一周，太过不及，斯皆见矣。"

干支阴阳属性表

天干	阳	甲　丙　戊　庚　壬
	阴	乙　丁　己　辛　癸
地支	阳	子　寅　辰　午　申　戌
	阴	丑　卯　巳　未　酉　亥

干支五行属性表

五行所属	木	火	土	金	水
天干	甲乙	丙丁	戊己	庚辛	壬癸
地支	寅卯	午巳	辰丑戌未	申酉	子亥

六十甲子表

天　干	甲	乙	丙	丁	戊	己	庚	辛	壬	癸
地　支	子	丑	寅	卯	辰	巳	午	未	申	酉
天　干	甲	乙	丙	丁	戊	己	庚	辛	壬	癸
地　支	戌	亥	子	丑	寅	卯	辰	巳	午	未
天　干	甲	乙	丙	丁	戊	己	庚	辛	壬	癸
地　支	申	酉	戌	亥	子	丑	寅	卯	辰	巳
天　干	甲	乙	丙	丁	戊	己	庚	辛	壬	癸
地　支	午	未	申	酉	戌	亥	子	丑	寅	卯
天　干	甲	乙	丙	丁	戊	己	庚	辛	壬	癸
地　支	辰	巳	午	未	申	酉	戌	亥	子	丑
天　干	甲	乙	丙	丁	戊	己	庚	辛	壬	癸
地　支	寅	卯	辰	巳	午	未	申	酉	戌	亥

［299］《素问·天元纪大论第六十六》　夫五运阴阳[(1)]者，天地之道也，万物之纲纪，变化之父母，生杀之本始，神明之府也，可不通乎？

【注释】

（1）五运阴阳：指阴阳五行理论。

【概要】

本段概述了阴阳五行理论的重要意义。五行和阴阳是自然界的基本法则，它可以作为概括、区别万事万物的纲领，也用以说明事物发生、发展、变化、消亡的原因，因此，对这一理论必须通晓。

【按语】

本段原文与"阴阳应象大论"所载基本相同。彼论但言阴阳，此则将五运与阴阳结合起来，因此可以视为运气学说的指导思想。在运气学说中，以天干配五运，地支配三阴三阳六气，从而推演出每年气候的常规更递和特殊变化及其对生物的影响。

［300］《素问·天元纪大论第六十六》　甲己之岁，土运

第十一章　运气

统之；⁽¹⁾乙庚之岁，金运统之；丙辛之岁，水运统之；丁壬之岁，木运统之；戊癸之岁，火运统之。帝曰：其于三阴三阳，合之奈何？鬼臾区曰：子午之岁，上见少阴；⁽²⁾丑未之岁，上见太阴；寅申之岁，上见少阳；卯酉之岁，上见阳明；辰戌之岁，上见太阳；巳亥之岁，上见厥阴。少阴所谓标也，厥阴所谓终也。⁽³⁾厥阴之上，风气主之，⁽⁴⁾少阴之上，热气主之；太阴之上，湿气主之；少阳之上，相火主之；阳明之上，燥气主之；太阳之上，寒气主之。所谓本也，是谓六元^①。⁽⁵⁾

【校勘】

①六元：《新校正》云："按别本'六元'作'天元'也。"可据改。

【注释】

（1）甲己之岁，土运统之：运，气运。统，治也。甲己之岁，土运统之，谓甲年为阳土通治全年之气运；己年为阴土通治全年之气运。余可类推。

（2）子午之岁，上见少阴：子年午年，司天之气为少阴君火，故曰上见少阴。下同此义。

（3）少阴所谓标也，厥阴所谓终也：张介宾注："标，首也；终，尽也。六十年阴阳之序始于子午，故少阴谓标。尽于巳亥，故厥阴谓终。"

（4）厥阴之上，风气主之：三阴三阳与六气相应，厥阴司天，风气为之主，故称厥阴之上，风气主之。此下同义。

（5）所谓本也，是谓天元：元，本也。天之风寒暑湿燥火六气为三阴三阳之本气，故称为"天元"。

【概要】

本段论述了运气学说中关于天干化五运、地支配三阴三阳六气的概念。

1. 天干化五运

凡天干逢甲逢己之年，中运为土运，逢乙逢庚之年，中运为金运；

逢丙逢辛之年，中运为水运；逢丁逢壬之年，中运为木运；逢戊逢癸之
年，中运为火运。

2. 地支配三阴三阳六气

子午少阴君火，丑未太阴湿土，寅申少阳相火，卯酉阳明燥金，辰
戌太阳寒水，巳亥厥阴风木。从地支的子午配少阴开始，直至巳亥配厥
阴，均以风寒暑湿燥火六气为本。

地支配三阴三阳六气表

地 支	子 午	丑 未	寅 申	卯 酉	辰 戌	巳 亥
三阴三阳	少 阴	太 阴	少 阳	阳 明	太 阳	厥 阴
六 气	君 火	湿 土	相 火	燥 金	寒 水	风 木

【按语】

本段所述天干化五运和地支化三阴三阳六气，分别属于五运和六气
的推算法则。兹将五运的基本内容概述如下：

五运，即木运、火运、土运、金运、水运。一年五季，春属木，夏
属火，长夏属土，秋属金，冬属水。所以，五运概括了一年中每个季节
的基本性质及其气候变化的规律。

（1）天干化五运：前面已述，天干配五行是甲乙属木，丙丁属火，
戊己属土，庚辛属金，壬癸属水。但在五运的变化上，则要把天干中的
阴干和阳干重新组合配以五行，这就叫作天干化五运，如《素问·五运
行大论》所载："土主甲己，金主乙庚，水主丙辛，木主丁壬，火主戊
癸。"天干所化的运，称为中运。由于它统主一年的气候，所以也叫作
大运、岁运。这就是说：凡是天干逢甲逢己之年，中运便是土运；逢乙
年庚年，中运便是金运；逢丙年辛年，中运便是水运；逢丁年壬年，中
运便是木运；逢戊年癸年，中运便是火运。

中运是主管全年气候的岁运，我们可以用中运概括说明该年气候总
的特点以及人体与之相应的藏府功能状况。该年属某个中运，这一年的
气候变化和人体藏府功能变化就会表现出该运的五行特性，例如中运是
土运，这一年就会表现出湿土的特征，人体的脾胃亦有相应的变化。

（2）主运：指五运之气主治一年之内五时的气候常规变化，正如

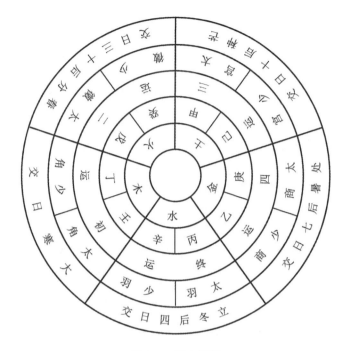

图1　五运主运图

《医宗金鉴·主运歌》所说："主运者，主运行四时之常令也。"一年分为五时，每运主治一时，按照五行相生的顺序，始于木运而终于水运，年年如此，固定不变。五运概括五时的特性，即一年中五运分主五时，每一时令气候的变化和人体藏府的活动，会表现出与其相应的五行特性。

主运分为五步运行，每一步运，各主七十三日零五刻。主运五步的推算，木运起于大寒日，火运起于春分后十三日，土运起于芒种后十日，金运起于处暑后七日，水运起于立冬后四日，合计三百六十五日零二十五刻，正合周天之数。

（3）客运：客运是相对主运而言的，由于它所主治五时是年年轮转的，十年之内，每年各不相同，犹如客之来去，故名"客运"。客运概括了每年五个运季的特殊变化。客运的推算是在值年中运的基础上进行的，即以当年的中运为客运的初运，以下按五行相生的顺序，分为五步，行于主运之上，逐岁变迁，十年为一周期。例如：甲己年的中运是

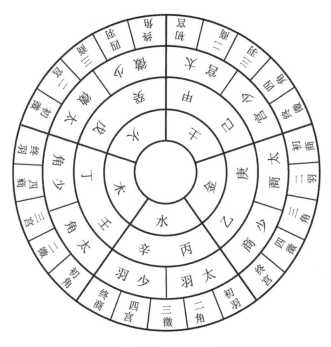

图2　五运客运图

土运，其客运的初运是土运，二运为金运，三运为水运，四运为木运，终运则是火运。

以上中运、主运、客运，都是以五行学说配合十天干，用来概括每年及各运季气候的变化特点的。其中中运表明全年变化的总的情况，主运表明全年五个季节的常规变化，客运说明全年各个季节的变通情况。

[301]《素问·六元正纪大论第七十一》　帝曰：气至而先后⁽¹⁾者何？岐伯曰：运太过则其至先，运不及则其至后，此候之常也。帝曰：当时⁽²⁾而至者何也？岐伯曰：非太过非不及，则至当时，非是者眚也。⁽³⁾帝曰：善。气有非时而化者，⁽⁴⁾何也？岐伯曰：太过者当其时，⁽⁵⁾不及者归其己胜⁽⁶⁾也。帝曰：四时之气，至有早晏高下左右，⁽⁷⁾其候何如？岐伯曰：行有逆顺，至有迟速，故太过者化先天，不及者化后天。⁽⁸⁾帝曰：愿闻其行何谓也？岐伯曰：春气西行，夏气北行，秋气东

行，冬气南行。⁽⁹⁾故春气始于下，秋气始于上，夏气始于中，冬气始于标；⁽¹⁰⁾春气始于左，秋气始于右，冬气始于后，夏气始于前。⁽¹¹⁾此四时正化之常。故至高之地，冬气常在，至下之地，春气常在，⁽¹²⁾必谨察之。

【注释】

（1）气至而先后：王冰注："谓未应至而至太早，应至而至反太迟之类也"。

（2）当时：王冰注："当时，谓应日刻之期也。"

（3）非是者眚（shěng）也：眚，灾祸之意。全句谓气不应时而主就会发生疾病。

（4）气有非时而化：张志聪注："如清肃之气行于春，炎热之气行于秋，凝寒之气行于夏，溽蒸之气行于冬，是谓非时而化。"

（5）太过者当其时：运太过则其当令之时的气化偏盛。

（6）归其己胜：王冰注："冬雨、春凉、秋热、夏寒之类，皆可归己胜也。"即归属于胜己的气化。

（7）至有早晏高下左右：四时气候的来到有时间的迟早、地势的高下、方位的左右等不同。

（8）太过者化先天，不及者化后天：太过则气行速，先天时而生化；不及则气行迟，后天时而生化。

（9）春气西行，夏气北行，秋气东行，冬气南行：张志聪注："春气生于东，故从东而西行；夏气发于南，故从南而北行；秋气始于西，故从西而东行；东气本于北，故从北而南行，此四时之应四方也。"

（10）春气始于下，秋气始于上，夏气始于中，冬气始于标：中，内也。标，表也。春气发生，草木萌发，蛰虫出土，皆自下而上升；秋气收敛，叶落霜凝，天气清明，皆自上而下降；夏气盛长，万物滋荣繁茂，皆自内而达外；冬气伏藏，冰封雪盖，蛰虫封藏，皆由表而入里。

（11）春气始于左，秋气始于右，冬气始于后，夏气始于前：面南而立定位，则左为东应春气，右为西应秋气，后为北应冬气，前为南应夏气。

（12）至高之地，冬气常在，至下之地，春气常在：王冰注："高山之巅，盛夏冰雪；污下川泽，严冬草生，长在之义足明矣。"此明时气随地势而异。

【概要】

本段论述岁运的太过不及与时令气候的关系，以及四时之气的气化特点。

1. 岁运太过不及与时令气候的关系

岁运太过，月气候先时令而至，万物生化速而早；岁运不及，气候就比时令来得迟，万物生化缓而迟；岁运既不太过，也不是不及，则气候适时而至，万物生化"当时"。六气的太过、不及与时令气候的关系是：气太过的当其时而行其治化，如夏暑太过则炎热气行，气不及的则表现为胜己之气的作用，如夏暑不及则凝寒气行。

2. 四时之气的气化特点

四时气行的起始和方向：春气从东而西行，由左行于右，物象由下而升发；秋气从西而东行，由右行于左；物象由上而肃降；夏气从南而北行，由前行于后，物象旺盛于中；冬气从北而南行，由后行于前，物象由表入里而蛰藏。另外地势高低对气化亦有影响：至高之地，冬气常在；至下之地，春气常在。

【按语】

原文所论述的岁运太过、不及与时令气候之先后、物质变化之迟速的关系，以及四时之气的左右运行、上下升降的规律，本是属于气象方面的问题，但由于人是生活在一定的时令气候、地理环境之中的，所以了解这些气象规律，无疑会有利于掌握在一定条件中人体生理活动、病理变化状况，从而因时因地诊治疾病，所以原文要求"必谨察之"。

[302]《素问·气交变大论第六十九》 五运之化⁽¹⁾，太过何如？岐伯曰：岁木太过⁽²⁾，风气流行，脾土受邪，民病飧泄食减体重烦冤⁽³⁾，肠鸣腹支满，上应岁星⁽⁴⁾，甚则忽忽⁽⁵⁾善怒，眩冒巅疾⁽⁶⁾。化气不政，生气独治，⁽⁷⁾云物飞动，草木

不宁，甚而摇落，⁽⁸⁾反胁痛而吐甚，冲阳绝者，死不治，⁽⁹⁾上应太白星⁽¹⁰⁾。

岁火太过，⁽¹¹⁾炎暑流行，肺金受邪，民病疟，少气咳喘，血溢血泄注下，嗌燥耳聋，中热肩背热，⁽¹²⁾上应荧惑星⁽¹³⁾。甚则胸中痛，胁支满胁痛，膺背肩胛间痛，两臂内痛，身热骨痛①，而为浸淫⁽¹⁴⁾。收气不行，长气独明，⁽¹⁵⁾雨水霜寒⁽¹⁶⁾，上应辰星⁽¹⁷⁾。上临少阴少阳，⁽¹⁸⁾火燔焫，冰泉涸，物焦槁，病反谵妄狂越，咳喘息鸣，下甚血溢泄不已，⁽¹⁹⁾太渊绝者，死不治，上应荧惑星。

岁土太过，⁽²⁰⁾雨湿流行，肾水受邪，民病腹痛，清厥意不乐，体重烦冤，⁽²¹⁾上应镇星⁽²²⁾。甚则肌肉萎，足痿不收，行善瘛，脚下痛，饮发中满，⁽²³⁾食减，四支不举，变生得位，⁽²⁴⁾藏气伏，化气独治之，⁽²⁵⁾泉涌河衍⁽²⁶⁾，涸泽生鱼，风雨大至，土崩溃，鳞见于陆，⁽²⁷⁾病腹满溏泄肠鸣，反下甚而太溪绝者，死不治，⁽²⁸⁾上应岁星。

岁金太过，⁽²⁹⁾燥气流行，肝木受邪，民病两胁下少腹痛，目赤痛眦疡，耳无所闻。⁽³⁰⁾肃杀而甚，则体重烦冤，胸痛引背，两胁满且痛引少腹，上应太白星，甚则喘咳逆气，肩背痛，尻阴股膝髀腨胻足皆病②，⁽³¹⁾上应荧惑星。收气峻，生气下，草木敛，苍干凋陨，⁽³²⁾病反暴痛，胠胁不可反侧，咳逆甚而血溢，⁽³³⁾太冲绝者，死不治，⁽³⁴⁾上应太白星。

岁水太过，⁽³⁵⁾寒气流行，邪害心火，民病身热烦心躁悸，阴厥上下中寒，谵妄心痛，⁽³⁶⁾寒气早至，⁽³⁷⁾上应辰星。甚则腹大胫肿，喘咳寝汗出憎风③，（38）大雨至，埃雾朦郁，⁽³⁹⁾上应镇星。上临太阳，⁽⁴⁰⁾雨冰雪霜不时降，湿气变物，⁽⁴¹⁾病反腹满肠鸣，溏泄食不化，渴而妄冒，⁽⁴²⁾神门绝者，死不治，⁽⁴³⁾上应荧惑、辰星。⁽⁴⁴⁾

【校勘】

①骨痛：《新校正》云："按《玉机真藏论》云：'心脉太过，则令人身热而肤痛，为浸淫'。此云'骨痛'者，误也。"当据改。

②病：《内经评文》谓，病"当作痛"，恰与《藏气法时论》之脾病相合，可据改。

③风：《新校正》云："详太过五化，木言化气不政，生气独治；火言收气不行，长气独明；土言藏气伏，长（当为'化'字）气独治；金言收气峻，生气下；水当言藏气乃盛，长气失政，今独亡者，阙文也。"据此，"风"字后可补"藏气乃盛，长气失政"八字。

【注释】

（1）五运之化：指岁运的气化。

（2）岁木太过：张介宾注："六壬岁也。木之化风，木胜则克土，故脾藏受邪。"

（3）宛：通"惋"，郁闷也。

（4）岁星：即木星。张介宾注："木气胜则岁星明而专其令。"

（5）忽忽：迫促，有骤然的意思。

（6）巅疾：张志聪注："厥阴与督脉会于巅，故眩冒巅疾。"

（7）化气不政，生气独治：张介宾注："化气，土气也。生气，木气也。木盛则土衰，故化气不能布政于万物，而木之生气独治也。"

（8）甚而摇落：指草木之枝干动摇而叶落。王冰注："动而不止，金则胜之，故甚则草木摇落也。"

（9）冲阳绝者，死不治：张志聪注："冲阳，胃脉也。木淫而土气已绝，故为不治之死证。"

（10）太白星：即金星。张介宾注："木胜而金制之，故太白星光芒以应其气。"

（11）岁火太过：张介宾注："六戊岁也。火之化暑，火胜则克金，故肺藏受邪。"

（12）民病疟，少气咳喘，血溢血泄注下，嗌燥耳聋，中热肩背热：张介宾注："火邪伤阴，寒热交争，故为疟。壮火食气，故少气。火乘肺金，故咳喘。火迫血而妄行，故上溢于口鼻，下泄于二便，火性急速，故水泻注下，嗌燥耳聋，中热肩背热，皆火炎上焦也。"

（13）荧惑星：即火星。张介宾注："火气胜，则荧惑星明而当其令。"

（14）浸淫：即浸淫疮。由于火热毒邪侵犯心经，发于皮肤而成。此段与《藏气法时论》所述心病证候相似。

（15）收气不行，长气独明：张介宾注："收气，金气也。长气，火气也。火盛则金衰，故收气不行而长气独明也。"

（16）雨水霜寒：火亢刑金，则水寒复母之仇，故自然界出现雨水霜寒。

（17）辰星，即水星。张介宾注："火亢则水制之，故辰星光芒以应其气。"

（18）上临少阴，少阳：上临，指岁运与司天之气相合，即为"天符"之岁。火运太过之年为戊年，若值少阴司天即为戊子、戊午年，若遇少阳司天则为戊寅、戊申年。运和气同为火，则火热更甚。

（19）病反谵妄狂越，咳喘息鸣，下甚而血溢泄不已：张志聪注："病反者，火亢极而反自伤也。谵妄狂越，热极之变证也。喘咳息鸣者，火上炎而铄金也。心主血脉，下甚，则迫血下泄而不已也。"

（20）岁土太过：张介宾注："六甲年也。土之化湿，土胜则克水，故肾藏受邪。"

（21）民病腹痛、清厥意不乐、体重烦冤：张志聪注："腹痛，谓大腹小腹作痛，乃肾藏之病，土胜而水伤也……清，冷；厥，逆也。肾为生气之原，肾气受邪，故手足厥冷也。意之所存谓之志，肾藏志，志不舒，故意不乐也。人之行动，藉气煦而血濡，肾乃血气之生原，故体重、烦冤者，水不能济火也。"

（22）镇星：即土星。张介宾注："土气胜，则镇星明耀主其令。"

（23）饮发中满：张志聪注："饮者，脾气不能转输，而为痰饮水饮也。中满食减，土虚而不能主化也。此淫胜太过，则反虚其本位而自伤也。"

（24）变生得位：姚止庵注："得位，谓四季月，土旺之时也。土分王于四季，凡土邪为变，必于其应王之时。太过五化，独言此变生得位者，见土之为变，四季皆有，不独长夏为然也。"

（25）藏气伏，化气独治之：藏气指五行之水气，化气即土气。岁土太过，水气受克，故藏气伏，而化气独治。

（26）河衍：衍，溢也。河水泛滥。

（27）风雨大至，土崩溃，鳞见于陆：鳞，指鱼类。全句谓木气来复，而风雨大至，土败水泛成灾，陆地上出现鱼类。

（28）反下甚而太溪绝者，死不治：张志聪注："太溪，肾脉也。反下甚而太溪绝者，土败而水反下甚也。水泛甚，则肾气绝矣。"

（29）岁金太过：张介宾注："六庚年也。金之化燥，金胜则克木，故肝藏受邪。"

（30）民病两胁下少腹痛，目赤痛，眦疡，耳无所闻：张志聪注："两胁下少腹痛，肝病也。肝开窍于目，故目痛眦疡；肝虚，则耳无所闻也。"

（31）甚则喘咳逆气，肩背痛，尻阴股膝髀腨胻足皆痛：张志聪注："肃杀太甚，则金气自虚，而火气来复也。喘咳逆气，肺病也。肺俞在肩背，故肩背痛。尻阴股膝髀腨皆病者，金气虚而下及于所生之水藏也。夫金淫太过，则反虚其本位，金虚不能生水，则火无所畏，而得以复之矣。"

（32）收气峻，生气下，草木敛，苍干凋陨：张介宾注："收气，金气也。生气，木气也。陨，坠落也。金胜木衰，则收气竣速，生气下而不伸，故草木多敛而苍干凋陨也。"

（33）病反暴痛，胠胁不可反侧，咳逆甚而血溢：岁金之气太过，伤及肝木，肝脉气机不畅，故胠胁暴痛不可反侧。金胜则火气来复，火刑肺金，肺络受伤，故咳逆甚而血溢。

（34）太冲绝者，死不治：太冲属于肝脉。张介宾注："金亢则肝绝，故死不治。"

（35）岁水太过：张介宾注："六丙岁也。水之化寒，水胜则克火，故心藏受邪。"

（36）阴厥上下中寒，谵妄心痛：张志聪注："上下中寒者，三焦之火衰也。心神不宁，故谵妄也。"

（37）寒气早至：寒主冬令，岁水太过则先天，故寒气早至。

（38）甚则腹大胫肿，喘咳寝汗出憎风：寝当作"寝"（见［148］条校勘和注释）。张志聪注："此水淫甚而自伤，所谓满招损也。《藏气法时论》曰：'肾病者腹大胫肿，喘咳，寝汗出，憎风。'盖水邪泛溢，土不能制之，则腹大胫肿，水气上逆，则喘咳也。太阳之气，生于水中，而主于肤表，水泛则源竭，太阳之气，无从资生，表阳虚，故汗出憎风也。"

（39）埃雾朦郁：高世栻注："土湿如雾，朦昧郁结也。"

（40）上临太阳：指遇到太阳司天，即丙辰、丙戌之年，是谓天符。

（41）雨冰雪霜不时降，湿气变物：张志聪注："寒水交盛，是以雨冰雪霜不时降。冰雪者，寒水之变易也。雨水下降，则土湿而物变。"

（42）病反腹满肠鸣，溏泄食不化，渴而妄冒：张志聪注："民病腹满肠鸣溏泄，食不化者，皆水泛土败之证也。脾土不能转输其津液，故渴。湿气冒明，故妄冒也。"

（43）神门绝者死不治：王冰注："神门，心脉也，水胜而火绝，故死。"

（44）上应荧惑、辰星：张介宾注："按太过五运，独水火言上临者，盖特举阴阳之大纲也。且又惟水运言荧惑、辰星者，谓水盛火衰，则辰星明朗，荧惑减耀，五运皆然，举此二端，余可从而推矣。"

【概要】

本段具体论述了岁运太过之年的气象、物候以及导致人体发病的情况。

岁运太过之年，即中运属阳干的年份，太过则本气有余，而出现相应的气象、物候变化。如木运太过，出现生气独治、云物飞动、草木不宁等气象物候变化。余同此例。

岁运太过之气，影响到人体，则导致所胜之藏发病，若致气脱脉绝，则为死证。如木运太过，发病则脾土受邪，而有飧泄食减、体重烦冤、肠鸣胁支满等证，若冲阳脉绝则死不治。余同此例。

岁运太过之甚，盛极必衰，衰则己所不胜者乘之，导致本藏受病。

如本运盛极而衰，则所不胜之金气乘之。而肝木受病，发为忽忽善怒、眩冒巅疾、胁痛吐甚等证。余同此例。

五运之气，上应五星。当禁运之气旺时，则其上应之星格外明亮，所胜之星相对暗淡。余同此例。

此外，若太过之运，逢司天之气与本气相同时，则其气更甚，文中水火二运，即属此类。

岁运太过的灾变、发病归纳表

岁运	甲子	灾时眚点	自然界变异		人体发病				星象		
			本气亢盛	复气	本藏病证	己所胜之藏病	死脉	复气	明	暗	复气
木	六壬岁	风气流行脾土受邪	化气不政，生气独治，云物飞动，草木不宁	（草木）摇落	忽忽善怒，眩冒巅疾，胁痛吐甚	飧泄食减，体重烦冤肠鸣腹支满	冲阳绝		岁星	（镇星）	太白星
火	六戊岁	炎暑流行肺金受邪	收气不行，长气独明，火燔炳，水泉涸，物焦槁	雨水霜寒	胸中痛，胁支满，膺背肩胛间痛，两臂内痛，身热骨痛而为浸淫，反谵妄狂越，血溢泄不已	疟、少气，咳喘，血溢血泄注下，嗌燥耳聋，中热，肩背热	太渊绝		荧惑星	（太白星）	辰星
土	六甲岁	雨湿流行肾水受邪	变生得位，藏气伏，化气独治，泉涌河衍，涸泽生鱼	风雨大至，土崩溃，鳞见于陆	肌肉痿，足痿不收，行善瘈，脚下痛，饮发中满，四肢不举，溏泄，肠鸣	腹痛，清厥，意不乐，体重，烦冤	太溪绝	腹满、肠鸣、溏泄	镇星	（辰星）	岁星

岁运	甲子	灾时眚点	自然界变异		人体发病				星象		
			本气亢盛	复气	本藏病证	己所胜之藏病	死脉	复气	明	暗	复气
金	六庚岁	燥气流行肝木受邪	肃杀而甚，收气峻，生气下，草木苍干凋陨		咳喘逆气，肩背痛，尻、阴股、膝、髀、腨、骭、足皆痛，病反暴痛，胠胁不可反侧	两胁下少腹痛，目赤眦疡，耳无所闻，体重烦冤，胸痛引背，两胁满痛引少腹	太冲绝	咳逆甚而血溢	太白星	（岁星）	（荧惑星）
水	六丙岁	寒气流行邪害心火	寒气早至，上临太阳，雨冰雪霜不时降	大雨至，埃雾朦郁，湿气变物	腹大胫肿，喘咳寝汗出，憎风	身热，烦心，躁悸，阴厥上下中寒，谵妄心痛	神门绝	反腹满、肠鸣溏泄，食不化而妄冒	辰星	荧惑星	镇星

[303]《素问·气交变大论第六十九》　帝曰：善，其不及何如？岐伯曰：悉乎哉问也。岁木不及，⁽¹⁾燥乃大行，生气失应，草木晚荣，⁽²⁾肃杀而甚，则刚木辟着，悉①萎苍干，⁽³⁾上应太白星，民病中清，胠胁痛少腹痛，肠鸣溏泄，⁽⁴⁾凉雨时至，上应太白星，其谷苍，⁽⁵⁾上临阳明，⁽⁶⁾生气失政，草木再荣，化气乃急，⁽⁷⁾上应太白、镇星，⁽⁸⁾其主苍早②，复⁽⁹⁾则炎暑流火，湿性燥，柔脆草木焦槁，⁽¹⁰⁾下体再生，⁽¹¹⁾华实齐化，⁽¹²⁾病寒热疮疡痱胗痈痤，上应荧惑、太白，⁽¹³⁾其谷白坚，⁽¹⁴⁾白露早降，收杀气行，寒雨害物，⁽¹⁵⁾虫食甘黄，脾土受邪，⁽¹⁶⁾赤气后化，心气晚治，上胜肺金，白气乃屈，⁽¹⁷⁾其谷不成，⁽¹⁸⁾咳而衄，⁽¹⁹⁾上应荧惑太白星。

　　岁火不及，⁽²⁰⁾寒乃大行，长政不用，物荣而下，⁽²¹⁾凝惨而甚，则阳气不化，乃折荣美，⁽²²⁾上应辰星，民病胸中痛，胁支满，两胁痛，膺背肩胛间及两臂内痛，郁冒朦昧，心痛暴瘖，胸腹大，胁下与腰背相引而痛，⁽²³⁾甚则屈不能伸，髋髀如别，⁽²⁴⁾上应荧惑辰星，其谷丹，⁽²⁵⁾复则埃郁，⁽²⁶⁾大雨且至，黑气乃辱，⁽²⁷⁾病鹜溏腹满，食饮不下，寒中肠鸣，泄注腹痛，暴挛痿痹，足不任身，⁽²⁸⁾上应镇星、辰星，玄谷不成。⁽²⁹⁾

岁土不及，⁽³⁰⁾风乃大行，化气不令，草木茂荣，飘扬而甚，秀而不实，⁽³¹⁾上应岁星，民病飧泄霍乱，体重腹痛，筋骨繇复^③，肌肉瞤酸，⁽³²⁾善怒，藏气举事，蛰虫早附，⁽³³⁾成病寒中，上应岁星、镇星，其谷黅，⁽³⁴⁾复则收政严峻，名木苍凋，⁽³⁵⁾胸胁暴痛，下引少腹，善大息，虫食甘黄，气客于脾，黅谷乃减，民食少失味，苍谷乃损，⁽³⁶⁾上应太白岁星，上临厥阴，⁽³⁷⁾流水不冰，蛰虫来见，藏气不用，⁽³⁸⁾白乃不复，⁽³⁹⁾上应岁星，民乃康。

岁金不及，⁽⁴⁰⁾炎火乃行，生气乃用，长气专胜，庶物以茂，燥烁以行，⁽⁴¹⁾上应荧惑星，民病肩背瞀重，鼽嚏血便注下，⁽⁴²⁾收气乃后，⁽⁴³⁾上应太白星，其谷坚芒，⁽⁴⁴⁾复则寒雨暴至，乃零冰雹霜雪杀物，阴厥且格，阳反上行，⁽⁴⁵⁾头脑户痛延及囟顶，发热，上应辰星，丹谷不成，⁽⁴⁶⁾民病口疮，甚则心痛。⁽⁴⁷⁾

岁水不及，⁽⁴⁸⁾湿乃大行，长气反用，其化乃速，⁽⁴⁹⁾暑雨数至，上应镇星，民病腹满身重，濡泄寒疡流水，腰股痛发，腘腨股膝不便，烦冤足痿清厥，脚下痛，甚财跗肿，⁽⁵⁰⁾藏气不政，肾气不衡，⁽⁵¹⁾上应辰星，其谷秬，⁽⁵²⁾上临太阴，则大寒数举，蛰虫早藏，地积坚冰，阳光不治，⁽⁵³⁾民病寒疾于下，甚则腹满浮肿，上应镇星，其主黅谷，复则大风暴发，草偃木零，生长不鲜，⁽⁵⁴⁾面色时变，筋骨并辟，肉瞤瘛，目视䀮䀮，⁽⁵⁵⁾物疏璺，肌肉胗发，气并膈中，痛于心腹，⁽⁵⁶⁾黄气乃损，其谷不登，⁽⁵⁷⁾上应岁星。

【校勘】

①悉：守山阁本作"柔"，可据改。

②其主苍旱：沈祖绵《读素问臆断》："'旱'为'白'字讹。木受金制，土又为木所制。白，金色；苍，木色也。'主'字上脱'谷'字。《五运行大论》：其色苍白，可旁证"。律之其他四节：当改作"其谷苍白"。

③繇复：《新校正》云："按至真要大论云：筋骨繇并。疑此'复'字，'并'字之误也。"可据改。

【注释】

（1）岁木不及：张介宾注："六丁岁也，木不及而金乘之，故燥气大行。"

（2）生气失应，草木晚荣：张介宾注："失应者，不能应时，所以晚荣。"

（3）刚木辟着，柔萎苍干：王冰注："刚，劲硬也。辟着，谓辟着枝茎，干而不落也。柔，奜也，苍，青也。柔木之叶，青色不变而干卷也。"

（4）民病中清，胠胁痛，少腹痛，肠鸣溏泄：中清，张志聪注："清凉之气乘于中，而中气冷也。"胠胁痛、少腹痛，是金气乘木而肝脉受病的缘故。肠鸣、溏泄为中清运化失司之证。

（5）其谷苍：张介宾注："谷之苍者属木，麻之类也，金胜而火不复，则苍谷不成也。"

（6）上临阳明：张志聪注："阳明燥金，临于司天之上，乃丁卯、丁酉二岁。"

（7）生气失政，草木再荣，化气乃急：王冰注："金气承天，下胜于木，故生气失政，草木再荣。生气失政，故木华晚启。金气抑木，故秋夏始荣，结实成熟，以化气急速，故晚结成就也。"

（8）上应太白、镇星：岁木不及，则金胜土盛，故上应金星、土星俱明。

（9）复：指复气。张介宾注："复者，子为其母而报复也。木衰金亢，火则复之，故为炎暑流火。"

（10）湿性燥，柔脆草木焦槁：王冰注："火气复金，夏生大热，故万物湿性，时变为燥。"燥则草木柔脆，枝叶干枯焦槁。

（11）下体再生：指从根部重长枝芽。

（12）华实齐化：华、开花。张介宾注："其生既迟，则旋花旋实，是谓齐化。"

（13）上应荧惑、太白：火气来复而亢盛，所以荧惑增光；金受火刑而气衰，所以太白减耀。

（14）其谷白坚：张介宾注："白坚属金，秀而不实。"

（15）白露早降，收杀气行，寒雨害物：阳明司天，秋金之气用事，故"白露早降"；金气清肃，故"收杀气行，寒雨害物"。

（16）虫食甘黄，脾土受邪：张介宾注："金胜者火必衰，火衰者土必弱，故虫食味甘色黄之物。以甘黄皆属土，而阴气蚀之，故虫生焉。观晒能除蛀，则虫为阴物可知。故其在人，又当脾土受邪也。"

（17）赤气后化，心气晚治，上胜肺金，白气乃屈：赤气、即火气；白气，指金气。因岁木不及，燥金胜之，而后火气来复，故心气继燥胜而后治。心火复则胜肺金，故燥金之气被屈而退缩。

（18）其谷不成：谷，指"金"谷。张介宾注："金谷，稻也。"因火胜刑金，故属金的稻谷不能收成。

（19）咳而鼽：指肺病而咳嗽，鼻流清涕。

（20）岁火不及：张介宾注："六癸岁也。火不及而水乘之，故寒乃大行。"

（21）长政不用，物荣而下：夏长之气不能主事。植物由繁荣趋向衰落。下，落也。

（22）凝惨而甚，则阳气不化，乃折荣美：张志聪注："凝惨，阴寒之气也。太阳之气，生于寒水之中，如凝惨太甚，则阳气不生化矣。万物得阳气而荣，阳气不化，而荣美乃折矣。"

（23）郁冒朦昧，心痛暴瘖，胸腹大，胁下与腰背相引而痛：张介宾注："冒，若有所蔽也。一曰目无所见也。火不足则阴邪盛而心气伤，故为此诸病，皆手心主及心经所行之处。二经虽不行背，然心在膈上，为背之阳藏，故病连腰背也。"

（24）髋髀如别：别，作"裂"解，谓髋髀部位如裂一样的痛。

（25）其谷丹：丹，赤色也。张介宾注："丹色之谷，应其气而不成也。"

（26）复则埃郁：复，土气来复。埃郁，指湿土之气郁蒸。

（27）黑气乃辱：黑气，指水气；辱，屈也。

（28）病鹜溏腹满，食饮不下，寒中肠鸣，泄注腹痛，暴挛痿痹，足不任身：张志聪注："鹜溏腹满，足不任身，皆寒湿之证。盖水寒太甚，而又湿土复之，故为此诸病也。"

（29）玄谷不成：玄谷，指黑色的谷类。张志聪注："寒湿相胜，而无燥热之化，是以玄谷不成。"

（30）岁土不及：张介宾注："六己岁也，土不及而木乘之，故风气行。"

（31）飘扬而甚，秀而不实：风胜则动，故飘扬甚则草木虽秀而不能结实。

（32）筋骨繇并，肌肉瞤酸：繇并，谓摇动而强直；瞤，跳动也；酸，酸痛也。肝主筋，脾主肉，此皆土湿木胜而然。

（33）藏气举事，蛰虫早附：藏气，水寒之气；附，通"伏"。因土不及而水寒之制，故行冬令而蛰虫伏匿。

（34）其谷齢（jin）：指黄色的谷物。

（35）复则收政严峻，名木苍凋：复，指燥金之气来复，故行收杀之令，大树凋谢零落。

（36）民食少失味，苍谷乃损：张志聪注："金气复，则苍谷乃损；水气胜则齢谷乃减，民食少失味矣。"

（37）上临厥阴：张志聪注："上临厥阴，己巳、己亥岁也。"

（38）流水不冰，蛰虫来见，藏气不用：张志聪注："厥阴在上，则少阳在下，是以流水不冰，蛰虫不藏，而藏气不用。谓岁半以下，得少阳之火，而冬令不寒也。"

（39）白乃不复：白，指金气。谓岁半以后，木气已平，故金气不再来复。

（40）岁金不及：张介宾注："六乙岁也。金不及而火乘之，故炎火乃行。"

（41）生气乃用，长气专胜，庶物以茂，燥烁以行：张志聪注："金不能制木，故木之生气乃用，火之长气专胜。生长之气盛，故庶物以茂。火气专胜，故燥烁以行。"

（42）民病肩背瞀重，鼽嚏血便注下：张志聪注："肺俞在肩背，故民病肩背，低目俯首曰瞀。《经脉》篇曰：'肺，是动则病缺盆中痛，甚则交两手而瞀。'鼽嚏，肺病也。血便注下，火迫血液下注也。"

（43）收气乃后：收气即秋气。岁金不足，火气乘之，故至深秋而后行收气之令。

（44）其谷坚芒：坚芒，犹言白色。《新校正》云："详其谷坚芒，白色可见，故不云其谷白也。"

（45）阴厥且格，阳反上行：厥，逆也；格，拒也。是以阴寒厥逆，则格拒而致阳气上浮为病。

（46）丹谷不成：由于水寒克火，故属火的红色谷类不能成熟。

（47）民病口疮，甚则心痛：张志聪注："水寒之气上乘，迫其心火外炎，故民病口疮，甚则心痛。"

（48）岁水不及：张介宾注："六辛岁也。水不及而土乘之，故湿乃大行。"

（49）长气反用，其化乃速：长气，即火气；化，指土气之化。以岁水不及，不能制火，火气亢盛，故长气反用。又湿土之气乘之，火土合化，故物早成也。

（50）民病腹满身重，濡泄寒疡流水，腰股痛发，腘腨股膝不便，烦冤足痿清厥，脚下痛，甚则胕肿：张介宾注："土湿太过，伤及肾阴，故为此诸病。寒疡流水，阴蚀阴疽之类也。烦冤，烦闷抑郁也。清厥，寒厥也。胕肿，浮肿也。"

（51）藏气不政，肾气不衡：岁水不及，冬之藏气不能主令，肾气失去平衡状态。

（52）其谷秬（jù）：指黑色的谷物。

（53）上临太阴，则大寒数举，蛰虫早藏，地积坚冰，阳光不治：上临太阴，指遇到太阴司天，即辛丑、辛未之年。太阴司天则太阳在泉，在泉主下半年的气候，所以大寒之气多次降临，蛰虫提前伏藏土中，地面积着很厚的坚冰，天上的阳光不能发挥温暖的作用。

（54）复则大风暴发，草偃木零，生长不鲜：土湿大行则风木复之，故大风暴发，以致草类偃伏，树叶零落，生长的万物色泽不鲜。

（55）面色时变，筋骨并辟，肉瞤瘛，目视䀮䀮：张介宾说："面色时变，肝气动也。并，拘挛也。辟，偏颇也。瞤瘛，动掣也。䀮䀮，目不明也。"风胜则动，此皆肝风为患。

（56）物疏璺（wèn），肌肉胗发，气并鬲中，痛于心腹：璺，裂也。张介宾注："璺，物因风而破裂也。肝气在外，则肌肉风疹，肝气在中，则痛于心腹，皆木胜之所致。"

（57）黄气乃损，其谷不登：黄气即土气。木气胜则土气受损，故黅谷不能丰登。

【概要】

本段具体论述了岁运不足之年的气象、物候，以及导致人体发病的情况。

岁运不及之年，即中运属阴干的年份。不及则本气衰虚，而出现己所不胜亢盛的气象物候变化。如木运不及，出现燥乃大行、生气失应、草木晚荣等气象物候变化。余同此例。

岁运之气不及，影响到人体则导致本藏被乘为病，如木运不及，金气乘之，肝木受邪而为胠胁痛、少腹痛、中清、肠鸣溏泄等证。余同此例。

岁运不及，乘气盛极必衰，衰则其所不胜之气来复，而使与复气相应之藏发病。如木运不及，金气乘之，至金气衰则木之子气（火）来复，火应于心，而病疮疡、痱胗、痈痤等火极之证。余同此例。

五运上应五星，气盛则所应之星明亮，气衰则所应之星暗淡。余同此例。

此外，岁运不及之年，若遇到所乘之气与司天之气相同时，则中运被抑的情况更甚，如岁木不及，金气乘之，而上临阳明，就是这种情况。

岁运不及致胜气的灾变、发病归纳表

岁运	甲子	灾害特点	气象物候	人体发病	星象	
					亮	暗
木	六丁岁	燥乃大行，生气失应，上临阳明，化气乃急	草木晚荣，肃杀而甚，则刚木辟着，柔萎苍干，凉雨时至，其谷苍。白露早降，收杀气行，寒雨害物，虫食甘黄，草木再荣	胠胁痛，少腹痛，中清，肠鸣，溏泄	太白星镇星	（岁星）
火	六癸岁	寒乃大行，长政不用	物荣而下，凝惨而甚，则阳气不化，乃折荣美，其谷丹	胸中痛，胁去满，两胁痛，膺背肩胛及两臂内痛，郁冒朦昧，心痛暴瘖，胸腹大，胁下及腰背相引而痛，甚则屈不能伸，髋髀如别	辰星	荧惑星
土	六己岁	风乃大行，化气不令，上临厥阴，藏气不用	草木茂荣，飘扬而甚秀而不实，其谷黅。藏气举事，蛰虫早附。流水不冰，蛰虫来见，藏气不用，白乃不复	飧泄霍乱，体重腹痛。筋骨繇复，肌肉瞤酸，善怒，咸病寒中	岁星	镇星
金	六乙岁	炎火乃行，生气乃用，长气专胜，收气乃后	庶物以茂，燥烁以行，其谷坚芒	肩背瞀重，鼽嚏，血便注下	荧惑星	太白星
水	六辛岁	湿乃大行，长气反用，其化乃速，藏气不政，上临太阴，阳光不治	暴雨数至，其谷秬，大寒数举，蛰虫早藏，地积坚冰，其主黅谷	腹满身重，濡泄寒疡流水，烦冤足痿清厥，腰股痛发腘腨股膝不便，脚下痛，甚则跗肿，肾气不衡	镇星	辰星

岁运有及致复气的灾变、发病归纳表

岁运	复气	灾眚特点	气象物候变化	人体发病	星象	
					亮	暗
木	火	炎暑流火	湿性燥，柔脆草木焦槁，下体再生，华实齐化，其谷白坚赤气后化，白气乃屈，其谷不成	心气晚治，上胜肺金。寒热疮疡痈疹痈痤，咳而衄	荧惑星	太白星
火	土	埃郁	大雨且至，黑气乃辱，玄谷不成	骛溏腹满，食饮不下，寒中肠鸣，泄注腹痛，暴挛痿痹，足不任身	镇星	辰星
土	金	收政严峻	名木苍凋，虫食甘黄，黅谷乃减，苍谷乃损	胸胁暴痛，下引少腹，善太息。气客于脾，食少失味	太白星	岁星
金	水	寒雨暴至	乃零冰雹霜雪杀物，丹谷不成	阴厥且格，阳反上行，头脑户痛，延及囟顶，发热口疮，甚则心痛	辰星	（荧惑星）
水	木	大风暴发	草偃木零，生长不鲜物疏璺，黄气乃损，其谷不登	面色时变，筋骨并辟，肉䐃瘛，目视䀮䀮，肌肉胗发，气并膈中，痛于心腹	岁星	（镇星）

〔304〕《素问·气交变大论第六十九》 帝曰：夫子之言岁候，不及其太过，^①而上应五星，今夫德化政令灾眚变易⁽¹⁾非常而有也，⁽²⁾卒然而动，其亦为之变乎？⁽³⁾岐伯曰：承天而行之，故无妄动，无不应也。卒然而动者，气之交变也，其不应焉。故曰：应常不应卒，⁽⁴⁾此之谓也。帝曰：其应奈何？岐伯曰：各从其气化也。⁽⁵⁾

【校勘】

①不及其太过：张志聪、高世栻等注本作"其太过不及"，可据改。

【注释】

（1）变易：指异常的变化。

（2）非常而有：不按常规出现。

（3）卒然而动，其亦为之变乎：其，代指五星。全句谓德化政令，灾眚变易，突然发生变动，那么天上的星象是否也发生相应的变动呢？

（4）应常不应卒：张介宾注："承天而行，谓岁候承乎天运，故气无妄动，而五星之见，则动无不应也。但其卒然而动者，非关天运，随遇为变，则五星未必应焉，以应常不应卒也。常，谓盛衰之常，其来有自，故必无不应。卒者，一时之会，非有大变，则亦有不应者矣。"

（5）各从其气化也：指五气各从其相应之运而化。王冰注："岁星之化，以风应之；荧惑之化，以热应之；镇星之化，以湿应之；太白之化，以燥应之；辰星之化，以寒应之。气变则应，故各从其气化也。"

【概要】

本段论述了五星"应常不应卒"的问题，原文详述了五运太过不及及其上应五星的各种表现，然而，当五气的德化政令发生灾眚变易的时候，五星不会与之相应，因为五星是随着天运的改变而改变的，气候的突然变化，则是由于五气相交而临时发生的，与天运的常规无关，所以对五星没有影响。因此，五星只应运气的常规，不会随气候的突变而变化。

【按语】

以上几段原文论述了五运之气的变化规律，以及各太过、不及之年出现的具体病证。"气有余，则制己所胜而侮所不胜；其不及，则己所不胜侮而乘之，己所胜轻而侮之"。这是依据五行相尅理论概括出来的五运太过、不及导致发病的一般规律。

原文所载岁运太过不及的气象、物候变化特点，人体发病的藏府病证，是在"人与天地相应"整体观指导下，通过长期的观察所总结出来的。掌握其中有关本气、胜气、复气的变化，有关本藏、所胜及所不胜的发病规律，以及作为判断何藏受病之依据的具体病证，这就是运气学说在医学上具体运用的基本内容，对临床实践也具有一定的指导意义。

二、六气

[305]《素问·五运行大论第六十七》 燥以干之，暑以蒸之，风以动之，湿以润之，寒以坚之，火以温之。(1) 故风寒在下，燥热在上，湿气在中，火游行其间，(2) 寒暑六入，(3) 故令虚而生化也。(4) 故燥胜则地干，暑胜则地热，风胜则地动，湿胜则地泥，寒胜则地裂，火胜则地固矣。

【注释】

（1）燥以干之，暑以蒸之，风以动之，湿以润之，寒以坚之，火以温之：这是六气对大地万物作用的概括。张志聪注："此言六气之游行于天地上下之间也。风寒暑湿燥火，在天无形之气也；干、蒸、动、润、坚、温，在地有形之征也。"

（2）风寒在下，燥热在上，湿气在中，火游行其间：张介宾注："寒居北，风居东，自北而东，故曰风寒在下，下者左行也。热居南，燥居西，自南而西，故曰燥热在上，上者右行也。地者土也，土之化湿，故曰湿气在中也。惟火有二，君火居湿之上，相火居湿之下，故曰火游行其间也。"

（3）寒暑六入：寒暑，此泛指一年。风寒暑湿燥火六气下临大地，如自外而入，故称"六入"。

（4）令虚而生化：生化，指自然界出现的生化活动。张介宾注："凡寒暑再更而气入者六，非虚无以寓气，非气无以化生，故曰令虚而化生也。"

【概要】

本段论述了六气的分布及其对万物的作用。

1. 六气在空间分布的情况

风寒之气在下，燥热之气在上，湿气在中，火气游行于上下之间，以生化万物。

2. 六气对大地万物的不同作用

在正常情况下，六气对大地万物的作用是："燥以干之，暑以蒸之，风以动之，湿以润之，寒以坚之，火以温之。"如果六气太过，则会引起大地的异常变化，即"燥胜则地干，暑胜则地热，风胜则地动，湿胜则地泥，寒胜则地裂，火胜则地固"。

【按语】

六气，即风、寒、暑、湿、燥、火等气候要素，它是在一年四季阴阳消长进退的变化下产生出来的。六气配以三阴三阳，结合十二地支，用以说明和推算每年气候变化的基本规律和具体情况。

（1）地支配三阴三阳六气：《素问·天元纪大论》载："寒、暑、燥、湿、风、火，天之阴阳也，三阴三阳上奉之。"奉，奉承也，有相配的意思。三阴三阳是阴阳气多少的三个不同名称，所谓三阴，就是一阴（厥阴）、二阴（少阴）、三阴（太阴）；所谓三阳，就是一阳（少阳）、二阳（阳明）、三阳（太阳）。故《天元纪大论》又曰："阴阳之气，各有多少，故曰三阴三阳也。"所以，六气是气候变化的本元，三阴三阳是六气的标象，标本相合，便为：厥阴风气，少阴热气（君火），太阴湿气，少阳火气（相火），阳明燥气，太阳寒气。

地支配三阴三阳六气，简称"十二支化气"。《素问·五运行大论》载："子午之上，少阴主之；丑未之上，太阴主之；寅申之上，少阳主之；卯酉之上，阳明主之；辰戌之上，太阳主之；巳亥之上，厥阴主之。""上"是指在天之气。意即：逢子午之年，是为少阴君火之气所主；逢丑未之年，是为太阴湿土之气所主；逢寅申之年，是为少阳相火之气所主；逢卯酉之年，是为阳明燥金之气所主；逢辰戌之年，是为太阳寒水之气所主；逢巳亥之年，是为厥阴风木之气所主。运用地支配三阴三阳六气作为工具，就可以推演出每年主气、客气和客主加临的情况。

（2）主气：主气与主运具有相似的含义，也是对每年各个季节气候常规变化的概括，又称为主时之气。所不同的是：主气一年分为六步，一步主四个节气，计六十天八十七刻半，共主一年二十四个节气。其次序是按五行相生之序排列：厥阴风木为初之气，主大寒至春分节；

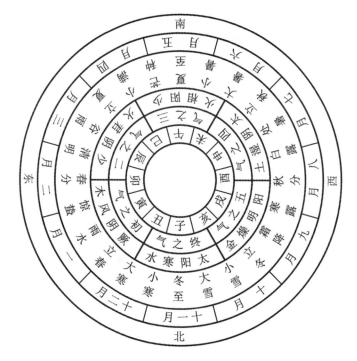

图3　六气主时节气图

木生火，少阴君火为二之气，主春分至小满节；由于君相同气相随，故少阳相火为三之气，主小满至大暑节；火生土，太阴湿土为四之气，主大暑至秋分节；土生金，阳明燥金为五之气，主秋分至小雪节；金生水，太阳寒水为终之气，主小雪至大寒节。

六气主时是年年不变的，每个节序是哪一个主气主时，这一节序就会表现出相应的五行特性。所以，主气是指每年各个节序的常规气候变化。

[306]《素问·五运行大论第六十七》　帝曰：善。论[1]言天地者，万物之上下，左右者，阴阳之道路，未知其所谓也。岐伯曰：所谓上下[2]者，岁上下见阴阳之所在[3]也。左右[4]者，诸上见[5]厥阴，左少阴右太阳；[6]见少阴，左太阴右厥阴；见太阴，左少阳右少阴；见少阳，左阳明右太阴；见阳

明，左太阳右少阳；见太阳，左厥阴右阳明。所谓面北而命其位，[7]言其见也。帝曰：何谓下？岐伯曰：厥阴在上则少阳在下，左阳明右太阴；[8]少阴在上则阳明在下，左太阳右少阳；太阴在上则太阳在下，左厥阴右阳明；少阳在上则厥阴在下，左少阴右太阳；阳明在上则少阴在下，左太阴右厥阴；太阳在上则太阴在下，左少阳右少阴。所谓面南而命其位，言其见也。上下相遘，[9]寒暑相临，[10]气相得则和，不相得则病。[11]帝曰：气相得而病者何也？岐伯曰：以下临上，不当位也。[12]帝曰：动静何如？岐伯曰：上者右行，下者左行，[13]左右周天，余而复会也。[14]

【注释】

（1）论：张介宾注："论，即《天元纪大论》。"

（2）上下：上指司天，下指在泉。

（3）阴阳之所在：指三阴三阳之所在。

（4）左右：此指司天和在泉之左右间气。

（5）诸上见：上指客气司天之位。见，同"现"。全句意为凡客气司天之位既定，司天的左右间气即相应而定。

（6）左少阴，右太阳：指厥阴风木司天，其左侧（其后）为少阴君火，右侧（其前）为太阳寒水。余准此。

（7）面北而命其位：上为南，下为北。"面北"与下"面南"相对，面向不同，其左右恰恰相反。司天的左右，是面向北方而定的。

（8）少阳在下，左阳明，右太阴：指少阳相火在泉，则其左侧（其后）的间气为阳明燥金，右侧（其前）的间气为太阴湿土。余准此。

（9）上下相遘（gòu）：上，指客气；下，指主气。遘，《说文》："遇也。"上下相遘，即客气加临于主气，简称"客主加临"。

（10）寒暑相临：与"上下相遘"同义，即客气的司天、在泉、左右间气加临在主时的六气之上。所谓寒暑，泛指相应的气候。姚止庵注："不言六气而止言寒暑者，盖特举其显而易见者言也。"

（11）气相得则和，不相得则病：客主加临，客主气之间相生或同气为相得，相克者为不相得。王冰注："木火相临，金水相临，水木相临，火土相临，土金相临为相得也。土木相临，土水相临，水火相临，火金相临，金木相临，为不相得也。"

（12）以下临上，不当位也：张介宾注："气同类者，本为相得，而亦不免于病者，以下临上也。如《六微旨大论》曰：君位臣则顺，臣位君则逆。此指君相二火而言也。"

（13）上者右行，下者左行：张介宾注："上者右行，言天气右旋，自东而西以降于地。下者左行，言地气左转，自西而东以升于天。"

（14）左右周天，余而复会：司天右转，在泉左转，左右旋转一周（"三百六十五日而成岁"）而余四分之一度，又回到原来的位置上。

【概要】

本段指出客气司天、在泉、左右间气的位置关系和客主加临的顺逆情况。

（1）司天、在泉、间气的位置关系

司天在上，在泉在下。面北而立，确定司天的左右间气；面南而立，确定在泉的左右间气。如厥阴司天，左为少阴，右为太阳；少阳在泉，左阳明右太阴。

（2）客主加临的逆顺

客主加临是将轮转值年的客气，加在年年不变的主气之上，以推演气候变化的方法。根据主客气的属性，可以判断两者的逆顺关系，主客气之间是相生或同气关系的为顺，是相克关系的则为逆，顺者相得而和，逆者不相得而病。但是，在同气相得中若是臣凌君位的，是"以下临上，不当位也"，亦不免于病。

【按语】

以上二段论述了六气中客气和客主加临等内容。

（1）客气：客气相对主气而言，由于它所主治的节气是年年转移的，十二年之内，每年都不相同，犹如客之来去，故名"客气"。

客气决定着各个年度气候的具体变化。客气和主气一样，也分为风、湿、燥、寒、君火、相火六种。但是，二者在六步的次第上略有区别，《素问·六微旨大论》载："上下有位，左右有纪。故少阳之右，阳明治之；阳明之右，太阳治之；太阳之右，厥阴治之；厥阴之右，少阴治之；少阴之右，太阴治之；太阴之右，少阳治之。"客气六步以阴阳为序，先三阴，后三阳，其顺序是：一阴厥阴风木，二阴少阴君火，三阴太阴湿土，一阳少阳相火，二阳阳明燥金，三阳太阳寒水。而且，主气分管全年各个季节，而客气除管每年各个节序外，它还概括全年的气候变化。

①司天：司天有主行天令的意思。刘温舒说："司天者，司为言直也，主行天之令，上之位也。"所谓"上之位"，是指"面背而命其位"，司天居于正南方位，即主气的三之气位置上。它的轮值以纪年的地支为推演工具，凡逢子午年，则为少阴君火司天，丑未年则为太阴湿土司天，寅申年则为少阳相火司天，卯酉年则为阳明燥金司天，辰戌年则为太阳寒水司天，巳亥年则为厥阴风木司天。

②在泉：在泉是指与司天相对之气，居于正北方位，在主气的终之气位置上。在泉与司天的关系是：阴司天，阳就在泉，阳司天，阴就在泉。而且两者的阴阳多少也是相应的，一阳（少阳）司天，则一阴（厥阴）在泉。二阴（少阴）司天，则二阳（阳明）在泉，余可类推。

③间气：间气是指除司天、在泉以外的其余四气，分别排列在在泉的左间（主气的初之气），司天的右间（主气的二之气），司天的左间（主气的四之气）、在泉的右间（主气的五之气）的位置上。

司天、在泉、间气共为六步，司天主管上半年的客气，在泉主管下半年的客气，间气分管其余四步的客气。值年客气逐年转移，每年的司天、在泉、间气在各不相同，例如癸亥年，按地支配三阴三阳，巳亥厥阴风木，所以癸亥为厥阴风木司天，厥阴为一阴，该年的在泉之气即为一阳（少阳）。全年六步的排列为：司天厥阴的左间为少阴，右间为太阳，在泉少阳的左间为阳明，右间为太阴。

客气的司天、在泉、四间气六年一转移，这是客气的变化规律，但在特殊情况下也可出现异常的变化，即《素问遗篇·刺法论》所载的"不迁正""不退位"。所谓"不迁正"是指应该转位的司天之气仍然停留在原位上。例如丑未年为太阴湿土司天，次年则是寅申年的少阳相火

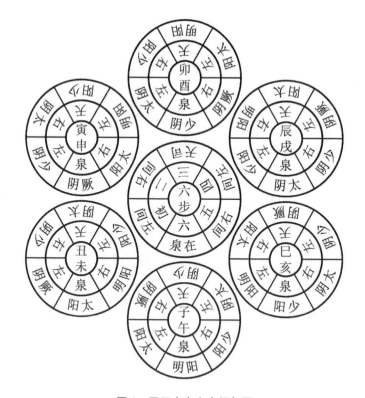

图4 司天在泉左右间气图

司天，如果丑未年湿土之气太过，留而不去，到了寅申年在气候变化和其他方面仍然表现为湿土之气的特点，这就是"不退位"，因而少阳相火也自然不能到来，这就是"不迁正"，在此情况下，左右间气也会应升不升，应降不降，导致整个客气运动的失常。

（2）客主加临：客主加临，就是将轮转值年的客气，加在年年不变的主气上面，也就是将客气和主气的六步结合起来进行分析，由于主气概括一年内气候的常规变化，客气则决定一年气候的具体状况，把两者结合起来研究，才能测知该年气候的全面变化。

确定客主加临的法则是：把值年客气的司天之气，与主气的三之气相加。主气从厥阴到太阳的六步是不变的，其三之气即少阳相火。主气六步不动，客气则按三阴、三阳的顺序，每年依次轮转，运行不息。

对于客主加临的气候常变的推测，主要是取决于客气和主气的关系

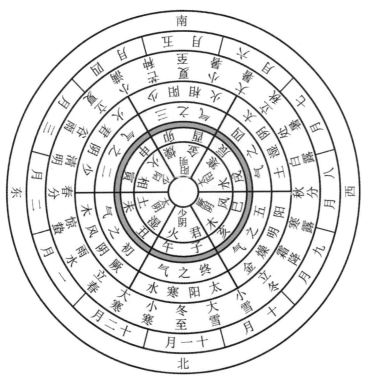

图 5　客主加临图

相得或不相得，正如《素问·五运行大论》载："气相得则和，不相得则病。"所谓相得，指客主之气是五行相生的关系，或是客主同气；所谓不相得，则是呈五行相克的关系。相得则气候和平，人体安和；不相得则气候反常，人体易病。但是，客主虽相得，若君位臣则从，臣位君则逆。还有主胜客和客胜主的不同情况，《素问·至真要大论》谓："主胜逆，客胜从。"因为主气居而不动，为岁气之常，客气动而不居，为岁气之变，如果经常的主气制胜短暂的客气，则客气无从司令，所以为逆，而短暂的客气制胜经常的主气，则转瞬就会过去，所以相对则顺。

[307]《素问·六微旨大论第六十八》　帝曰：何谓气交⁽¹⁾？岐伯曰：上下之位，气交之中，人之居也。故曰：天

枢⁽²⁾之上，天气主之；天枢之下，地气主之；气交之分，人气从之，万物由之，⁽³⁾此之谓也。帝曰：何谓初中？岐伯曰：初凡三十度而有奇，⁽⁴⁾中气同法。帝曰：初中何也？岐伯曰：所以分天地也。帝曰：愿卒闻之。岐伯曰：初者，地气也；中者，天气也。⁽⁵⁾帝曰：其升降何如？岐伯曰：气之升降，天地之更用也。⁽⁶⁾帝曰：愿闻其用何如？岐伯曰：升已而隆，降者谓天；降已而升，升者谓地。天气下降，气流于地；地气上升，气腾于天，故高下相召，升降相因，而变作矣。⁽⁷⁾

帝曰：善。寒湿相遘，燥热相临，风火相值，⁽⁸⁾其有间乎？⁽⁹⁾岐伯曰：气有胜复，⁽¹⁰⁾胜复之作，有德有化，有用有变，⁽¹¹⁾变则邪气居之。帝曰：何谓邪乎？岐伯曰：夫物之生从于化，物之极由乎变，⁽¹²⁾变化之相薄，成败之所由也。故气有往复，用有迟速，四者之有，而化而变，风之来也。⁽¹³⁾帝曰：迟速往复，风所由生，而化而变，故因盛衰之变耳。成败倚伏游乎中，⁽¹⁴⁾何也？岐伯曰：成败倚伏生乎动，动而不已，则变作矣。⁽¹⁵⁾帝曰：有期乎？岐伯曰：不生不化，静之期也。⁽¹⁶⁾帝曰：不生化乎？岐伯曰：出入废则神机化灭，升降息则气立孤危，⁽¹⁷⁾故非出入则无以生长壮老已，非升降则无以生长化收藏，是以升降出入，无器⁽¹⁸⁾不有，故器者，生化之宇⁽¹⁹⁾，器散则分之，⁽²⁰⁾生化息矣。故无不出入，无不升降，化有小大，期有近远，⁽²¹⁾四者之有，而贵常守，⁽²²⁾反常则灾害至矣，故曰无形无患。⁽²³⁾此之谓也。

【注释】

（1）气交：王冰注："天地之气，上下相交，人之所处也。"

（2）天枢：天地升降之枢机。张介宾注："枢，枢机也。居阴阳升降之中，是为天枢，故天枢之义，当以中字为解。"

（3）人气从之，万物由之：张志聪注："人与万物，生于天地气交之中，人气从之而生长壮老已，万物由之而生长化收藏。"

（4）初凡三十度而有奇：一度，约等于一日。一气为六十日八十七刻半，一气中又分初中二气，每气各占一半，即三十日四十三刻又四分之三刻。

（5）初者地气也，中者天气也：吴昆注："凡气先升而后降，故初者地气，中者天气。"

（6）天地之更用：更用，相互更替为用。

（7）高下相召，升降相因，而变作矣：张志聪注："天气流于地，地气腾于天，高下卜地之气，交相感召，因升而降，因降而升，升降相因，而变化作矣。"

（8）寒湿相遘，燥热相临，风火相值：遘、临、值同义，相遇的意思。

（9）其有间乎：张介宾注："间，异也。惟其有间，故或邪或正，而变由生焉。"意思是上述情况下将发生什么变化？

（10）气有胜复：六气中一气亢盛，则由其所克一气之子来报复，以使气候变化保持相对平衡，这是六气的自然变化规律。

（11）有德有化，有用有变：德，本质；化，生化；用，作用；变，变异。高世栻注："德、化、用，气之正也。变则邪气居之。"

（12）物之生从于化，物之极由乎变：生，生长。极，终极。张介宾注："物之生从于化，由化而生也。物之极由乎变，由极而变也。"全句谓万物的产生和终结是由天地阴阳之气的化和变所导致的。

（13）气有往复，用有迟速，四者之有，而化而变，风之来也：张介宾注："气有往复，进退也。用有迟速，盛衰也。凡此四者之有，而为化为变矣。但从乎化，则为正风之来，从乎变，则为邪风之来，而人之受之者，安危系之矣。"

（14）成败倚伏游乎中：倚伏，互为因果的意思。张介宾注："当其成也，败实倚之；当其败也，成实伏之，此成败倚伏游行于变化之中者也。"意思是万物成败的原因存在于六气阴阳的变化之中。

（15）动而不已，则变作矣：由于天地之气运动不止，万物的变化就发生了。王冰注："动静之理，气有常运，其微也为物之化，其甚也为物之变。化流于物，故物得之以生，变行于物，故物得之以死。由是

第十一章 运气

成败倚伏，生于动之微甚迟速尔。"

（16）不生不化，静之期也：静，静止不动，引申为死亡。全句谓六气若失去生化的作用，就是静止死亡的时候。

（17）出入废则神机化灭，升降息则气立孤危：神机，指生物内在的生命活动。生物赖六气以维持生命，故将生物与外在环境的密切联系称作"气立"。二句为互文，寓生物内外环境的升降出入运动停止，则其生命活动也就终止了。

（18）器：形也。此处指有生命的形体。

（19）生化之宇：宇，屋宇、场所。生化之宇，就是进行生化活动的场所。王冰注："器谓天地及诸身也。宇谓屋宇也。以其身形包藏府藏，受纳神灵，与天地同，故皆名器也。"

（20）器散则分之：散，离散、瓦解。张介宾注："若形气散敝，则出入升降，无所依凭，各相离分而生化息矣。"

（21）化有小大，期有近远：指生物生化的规模有小有大，生存的时间有长有短。

（22）四者之有，而贵常守：贵在保持升降出入的正常运动。

（23）无形无患：出入升降的生化运动必须在一定的形体上进行，因此无论正常的生化或是反常的灾害，都是在有形的生物体上表现出来的，所以说"无形无患"。

【概要】

本段原文论述了天地之气升降运动与万物的关系，以及生物体与升降出入运动的关系。

1. 天地六气与万物的关系

天气自上而下降，地气自下而上升，两气相交之中，为人之所处，万物也由此而化生。天地六气的阴阳升降运动，导致了万物生化极变的过程；而天地六气的异常、胜复变化所产生的邪气，则导致了万物的灾眚变动。"动而不已，则变作矣"，概括指出了天地的运动是自然界万物一切变化的根源。

2. 生物体与升降出入运动的关系

升降出入的内在运动和内外联系，是一切生物体阴阳运动的基本形式，若生物的升降出入运动平衡协调，则表现为生长壮老已、生长化收藏的生化过程；若其升降出入反常失调，则生物发生病害；若升降出入的运动停止，则生化过程也就中断了，生物便分化瓦解而消亡。所以，凡生物皆有升降出入的生化运动，即"四者之有，而贵常守"；而"生化""极变"的运动又都是在有形的生物体内进行的，故称"器者，生化之宇"。

【按语】

原文对天地之气，阴阳升降运动与万物密切相关的论述，体现了《内经》朴素的辩证法思想。如"高下相召，升降相因"包含着天地阴阳之气的对立互根和消长转化；"出入废则神机化灭，升降息则气立孤危""成败倚伏生乎动，动而不已，则变作矣"，揭示了万物"生化""极变"的原因，是由于阴阳之气的不断运动；"器者生化之宇，器散则分之"和"无形无患"等，指出"器"是"生化""极变"的物质基础和场所。这些论述为中医整体观和运动观的确立奠定了基础。

［308］《素问·至真要大论第七十四》 帝曰：善。天气之变何如？岐伯曰：厥阴司天，(1)风淫所胜，则太虚埃昏，云物以扰，(2)寒生春气，流水不冰。民病胃脘当心而痛，上支两胁，鬲咽不通，饮食不下，舌本强，食则呕，冷泄腹胀，溏泄瘕水闭，蛰虫不去，①病本于脾，(3)冲阳绝，(4)死不治。

少阴司天，(5)热淫所胜，怫热(6)至，火行其政。民病胸中烦热，嗌干，右胠满，皮肤痛，寒热咳喘，大雨且至，②唾血，血泄，鼽衄嚏呕，溺色变，甚则疮疡胕肿，肩背臂臑及缺盆中痛，心痛肺䐜，腹大满膨膨而喘咳，病本于肺，(7)尺泽(8)绝，死不治。

太阴司天，(9)湿淫所胜，则沉阴且布，雨变枯槁，(10)胕肿骨痛阴痹，阴痹者，按之不得，腰脊头项痛，时眩，大便难，阴气不用，饥不欲食，咳唾则有血，心如悬，病本于肾，(11)太溪⁽¹²⁾绝，死不治。

少阳司天，⁽¹³⁾火淫所胜，则温气流行，金政不平，民病头痛发热恶寒而疟，热上皮肤痛，色变黄赤，传而为水，身面胕肿，腹满仰息，泄注赤白，疮疡、咳唾血，烦心胸中热，甚则衄衊，病本于肺，⁽¹⁴⁾天府⁽¹⁵⁾绝，死不治。

阳明司天，⁽¹⁶⁾燥淫所胜，则木乃晚荣，草乃晚生，筋骨内变。民病左胠胁痛，寒清于中，感而疟，大凉革候，③⁽¹⁷⁾咳，腹中鸣，注泄鹜溏，名木敛生，菀于下，草焦上首，③⁽¹⁸⁾心胁暴痛，不可反侧，嗌干面尘腰痛，丈夫癞疝，妇人少腹痛，目昧④眦疡，疮痤痈，蛰虫来见，③病本于肝，⁽¹⁹⁾太冲⁽²⁰⁾绝，死不治。

太阳司天，⁽²¹⁾寒淫所胜，则寒气反至，水且冰，血变于中，发为痈疡。民病厥心痛，呕血血泄鼽衄，善悲时眩仆，运火炎烈，雨暴乃雹，⑤胸腹满，手热肘挛掖肿⑥，心澹澹大动，胸胁胃脘不安，面赤目黄，善噫嗌干，甚则色炲，渴而欲饮，病本于心，⁽²²⁾神门⁽²³⁾绝，死不治。

所谓动气⁽²⁴⁾，知其藏也。

【校勘】

①蛰虫不去：张介宾注本移此句于上文"流水不冰"句后，义顺，可从。

②大雨且至：张介宾注本移此句于上文"火行其政"句后，义顺，可从。

③大凉革候，名木敛生菀于下，草焦上首，蛰虫来见：张介宾注本集此四句而移于上文"筋骨内变"句后，义顺，可从。

④昧：应据张介宾注本改作"眜"。

⑤运火炎烈，雨暴乃雹：张介宾注本将此二句移于上文"水且冰"句后。义顺，可从。

⑥冲：应据元胡氏古林书堂刻本及王冰注语等改作"肿"。

【注释】

（1）厥阴司天：张志聪注："厥阴司天，巳亥岁也。"

（2）太虚埃昏，云物以扰：王冰注："不分远物，是为埃昏。"由于风淫于上，所以天空坌浊不清，云物被风气扰动。

（3）病本于脾：张介宾注："胃脘当心而痛等证，病皆在脾。按《经脉》篇以舌本强，食则呕，胃脘痛，腹胀食不下，溏泄瘕水闭，为足太阴脾病。此以木邪乘土，故诸病皆本于脾也。"

（4）冲阳绝：吴昆注："冲阳，胃脉也，在足跗上，动而应手，绝注则脾胃绝矣，故死不治。"

（5）少阴司天：张志聪注："少阴司天，子午岁也。"

（6）怫热：张志聪注："怫，郁也。盖少阴之火，发于阴中，故为怫热。少阴太阳，阴中有阳，阳中有阴，阴阳相从，标本互换，是以火热甚而大雨至。"

（7）病本于肺：张介宾注："胸中烦热嗌干等证，皆君火上炎，肺金受伤也。金气主右，故右胠满。按《经脉》篇以溺色变、肩背臂臑及缺盆中痛，肺胀满膨膨而喘咳，为手太阴肺病；鼽衄，肩前臑痛，为手阳明大肠病。盖肺与大肠为表里，金被火伤，故诸病皆本于肺也。"

（8）尺泽：穴名。王冰注："在肘内廉大纹中，动脉应手，肺之气也。"

（9）太阴司天：张介宾注："丑未岁也，湿淫于上，故沉阴且布。"

（10）雨变枯槁：张介宾注："况阴雨变，则浸渍为伤，故物多枯槁。"

（11）病本于肾：吴昆注："民病胕肿，按之肉如泥而不起，湿土淫邪乘于肾水。肾主骨，故骨痛。肾主藏，故阴痹。肾主督脉，故腰脊头项痛。肾色黑，故目前玄而时眩。肾主液，液亡故大便难。肾者作强之官，肾衰故阴气不用。肾主吸入，肾衰而不能吸，故虽饥不欲食，阴精衰无以济火，故咳唾有血，心如悬也。若是者，肾受湿邪使然，故曰病本于肾。"

（12）太溪：穴名。王冰注："在足内踝后跟骨上陷中，动脉应手，肾之气也。"

（13）少阳司天：张介宾注："寅申岁也。相火淫胜于上，则金受其制，故温气流行，金政不平。"

（14）病本于肺：吴昆注："火炎上，故头痛。火气热，金气寒，金火交争，故发热恶寒而为疟也。皮肤者，金之合，金畏火，故热上皮肤而痛。色变黄赤，因火而变也。传而为水者，火热蒸腾，水饮不得通调也。由是身面浮肿，腹中胀满，不能隐首，但仰息也。热伤血则泄赤，热伤气则注白，热伤肌表则疮疡，火搏于气则咳嗽，火乘于脉则唾血，火熏于心则烦心，火炎于膈则胸中热。肺热出涕名曰鼽，鼻中见血名曰衄。若是者，肺受火邪使然，故曰病本于肺。"

（15）天府：穴名，张介宾注："在臂臑内廉，腋下三寸，动脉应手。"

（16）阳明司天：张介宾注："卯酉岁也。燥金淫胜于上，则木受其克，故草木生荣俱晚。"

（17）大凉革候：大凉之气使万物生长之象改变。

（18）名木敛生菀于下，草焦上首：大树收敛不荣，郁伏于下而不长，草梢出现焦干，此皆燥淫所胜之变。

（19）病本于肝：张介宾注："左肢胁痛等证，皆肝经病，肝木主左也。按《经脉》篇以心胁痛不能转侧，面微有尘，为足少阳胆病，腰痛不可俯仰，丈夫㿉疝，妇人少腹痛，嗌干面尘殃泄，为足厥阴肝病。此以肝与胆为表里，木被金伤，故诸病皆本于肝也。"

（20）太冲：穴名。张志聪注："在足大指本节后二寸，动脉应手，肝经之俞穴脉也。"

（21）太阳司天：张介宾注："戊戌岁也。寒淫于上，故寒反至，水且冰。若乘火运而火气炎烈，则水火相激，故雨暴乃雹。"

（22）病本于心：吴昆注："水不升，火不降，故胸腹满，所谓天地不交而成否是也。火怫于中，故手热。寒客于络，故肘挛。心脉出腋下，故腋肿。澹澹，动貌。火畏水，故澹澹大动。惟其大动，故胸胁胃脘不安，心病自见其色，故面赤。热在内，故目黄。五气所病，心为噫，火怫于心，故善噫。心脉上挟咽，故嗌干。炲，焦黑色，火极而兼水化也。火甚则五液干涸，故渴而欲饮。若是者，心受寒邪使然，故曰病本于心。"

（23）神门：穴名。张志聪注："心之俞穴，在掌后锐骨端，动脉应手。"

（24）动气：张介宾注："动气者，气至脉动也。察动脉之有无，则藏气之存亡可知矣。此总结六气之病变也。"

【概要】

本节论述了司天之气淫胜所导致气象、物候的变化和人体的病证。司天之气为主管上半年的客气，客气太过，则导致本气淫胜所克的物候被抑的变化，在人体则引起所胜之藏的一系列病证。如阳明司天之燥淫所胜，在气象物候为"大凉草候""木乃晚荣，草乃晚生""名木敛生菀于下，草焦上首"等表现，在人体为左胠胁痛，寒注于中，感而疟，丈夫癫疝、妇人少腹痛等一系列肝木受病的证候。其余司天之气淫胜同此例。

[309]《素问·至真要大论第七十四》 岁厥阴在泉，风淫所胜，则地气不明，平野昧，（1）草乃早秀，（2）民病洒洒振寒，（3）善伸数欠，心痛支满，两胁里急，饮食不下，鬲咽不通，食则呕，腹胀善噫，得后与气，则快然如衰，身体皆重。

岁少阴在泉，（4）热淫所胜，则焰浮川泽，阴处反明，民病腹中常鸣，（5）气上冲胸，喘不能久立，寒热皮肤痛，目瞑齿痛頔肿，恶寒发热如疟，少腹中痛，腹大，蛰虫不藏。①

岁太阴在泉，草乃早荣，②湿淫所胜，则埃昏岩谷，黄反见黑，（6）至阴之交，（7）民病饮积，（8）心痛耳聋，浑浑焞焞，（9）嗌肿喉痹，阴病血见，（10）少腹痛肿，不得小便，病冲头痛，目似脱，项似拔，腰似折，髀不可以回，腘如结，腨如别。

岁少阳在泉，火淫所胜，则焰明郊野，寒热更至，（11）民病注泄赤白，少腹痛溺赤，甚则血便，少阴同候。

岁阳明在泉，燥淫所胜，则霿雾清暝。（12）民病喜呕，（13）呕有苦，善大息，心胁痛不能反侧，甚则嗌干面尘，身无膏泽，足外反热。

岁太阳在泉，寒淫所胜，则凝肃惨栗。[14]民病少腹控睾，[15]引腰脊，上冲心痛，血见，嗌痛颔肿。

【校勘】

①蛰虫不藏：张介宾注本将此句移于"阴处反明"句后，义顺可从。

②草乃早荣：《新校正》云："详此四字疑衍。"可据测。

【注释】

（1）平野昧（mèi）：平野，原野。昧，昏暗。张志聪注："风淫于下，则尘土飞扬，故地气不明，平野昏昧。"

（2）草乃早秀：早秀，指提前结实。张介宾注："木气有余，故草乃早秀。"

（3）民病洒洒振寒：张介宾注："按《经脉》篇，自洒洒振寒至数欠，为阳明胃病，自食则呕至身体皆重，为太阴脾病。且厥阴肝脉，贯膈布胁肋，故又为心痛支满等证，皆木邪淫胜，脾胃受伤之为病。"

（4）少阴在泉：张志聪注："少阴在泉，卯酉岁也。少阴君火生于水中，是以焰浮川泽，少阴标阴而本火，故阴处反明。"

（5）民病腹中常鸣：吴昆注："腹中常鸣，雷奔之象，热内搏也。火禀炎上之性，故气上冲胸。火乘于肺，故喘。阴精为火所灼，无以养骨，故不能久立。热甚则兼胜己之化，故寒热。皮肤者金之合，火乘于金，故皮肤痛。热甚则喜阴，故目瞑。热气乘于阳明，故齿痛颐肿。阳明主金，金火相战，故恶寒发热如疟也。少阴之脉络小肠，故少腹中痛。阳常有余，故腹大。"

（6）埃昏岩谷，黄反见黑：张介宾注："岩谷者，土厚之处，故埃昏岩谷。黄，土色。黑，水色。土胜湿淫，故黄反见黑。"

（7）至阴之交：王冰注："水土同见，故曰至阴之交，合其气色也。"

（8）民病饮积：张介宾注："饮积心痛，寒湿乘心也。自耳聋至喉痹，按《经脉》篇为三焦经病自阴病至不得小便，以邪湿下流，为阴虚肾病；自冲头痛至腨如别，按《经脉》篇为膀胱经病，此以土邪淫胜克水，而肾合三焦膀胱，俱为水藏，故病及焉。"

（9）浑浑焞焞：浑浑，不清貌；焞焞，无光耀貌。吴昆注："浑浑焞焞，聋家之景象也。"

（10）阴病血见：吴昆注："阴病见血者，湿变热而动血，血淋、血泄之类也。"

（11）焰明郊野，寒热更至：吴昆注："相火在下，故阳焰明于郊野。火甚则兼其在下所承之气，故寒热更至。"

（12）霿（méng）雾清瞑：霿，晦暗。张介宾注："金气淫胜于下，故霿暗如雾，清冷晦瞑。"

（13）民病喜呕：张介宾注："按《经脉》篇以口苦善太息，心胁痛不能转侧，甚则面微有尘，体无膏泽，足外反热，为足少阳胆经病。嗌干面尘，为足厥阴肝经病，此以金邪淫胜，故肝胆受伤，而为病如此。"

（14）凝肃惨栗：王冰注："凝肃，谓寒气霭空，凝而不动，万物静肃其仪形也。惨栗，寒甚也。"

（15）民病少腹控睾：吴昆注："寒气入中，自伤其类，则膀胱肾也。膀胱系于腹，故少腹痛。肾主阴丸，故控睾。腰为肾之府，太阳之脉挟脊抵腰中，故引腰脊。肾脉络心，故上冲心痛。心藏血，故血见，火畏水之象也。手太阳之脉，循咽上颐，故嗌痛颔肿。"

【概要】

本段论述了在泉之气淫胜所导致的气象、物候变化和人体病证。在泉之气为主管下半年的客气，其气太过，主要导致与本气淫胜相应的气候变化和其所胜的藏府发病，例如阳明在泉之燥气淫胜，在气候表现为雾气迷蒙，天气清冷，在人体则产生口苦善太息、心胁痛不能转侧、嗌干面尘等肝胆受病的证候。其余在泉之气淫胜同此例。

【按语】

司天、在泉之气，是在一年中主事的值年客气，司天主上半年，在泉主下半年，合左右四间气，主要用以推测一年中各时令气候具体状况。以上两节原文分别从司天、在泉之气的淫胜，具体地阐述了它们对气象物候的影响，和导致人体发病的规律，这是运气学说中关于客气和发病关系的主要内容。

[310]《素问·至真要大论第七十四》　帝曰：六气相胜[1]奈何？岐伯曰：厥阴之胜，[2]耳鸣头眩，愦愦欲吐，胃鬲如寒①，大风数举，倮虫不滋，胠胁气并，化而为热，小便黄赤，胃脘当心而痛，上支两胁，肠鸣飧泄，少腹痛，注下赤白，甚则呕吐，鬲咽不通。

少阴之胜，[3]心下热善饥，齐下反动，气游三焦，炎暑至，木乃津，草乃萎，呕逆躁烦，腹满痛溏泄，传为赤沃。

太阴之胜，[4]火气内郁，疮疡于中，流散于外，病在胠胁，甚则心痛热格，头痛喉痹项强，独胜则湿气内郁，寒迫下焦，痛留②顶互引眉间，胃满，雨数至③，燥④化乃见，少腹满，腰脽重强，内不便，善注泄，足下温，头重足胫胕肿，饮发于中，胕肿于上。

少阳之胜，[5]热客于胃，烦心心痛，目赤欲呕，呕酸善饥，耳痛溺赤，善惊⑤谵妄，暴热消烁，草萎水涸，介虫乃屈，少腹痛，下沃赤白。

阳明之胜，[6]清发于中，左胠胁痛溏泄，内为嗌塞，外发癫疝，大凉肃杀，华英改容，毛虫乃殃，胸中不便，嗌塞而咳。

太阳之胜，[7]凝溧且至，非时水冰，羽乃后化，痔疟发，寒厥入胃，则内生心痛，阴中乃疡，隐曲不利，互引阴股，筋肉拘苛，血脉凝泣，络满色变，或为血泄，皮肤否肿，腹满食减，热反上行，头项囟顶脑户中痛，目如脱，寒入下焦，传为濡写。

【校勘】

①寒：周学海《内经评文》："寒似当作'塞'。"形近致误，可

据改。

②留：《香草续校书·内经素问》："留字于义可疑，或当'凶'字之形误。"可据改作"凶"。

③雨数至：《新校正》云："此文于'雨数至'下，脱少'鳞见于陆'四字，不然则王注无因而鲜也。"可据补。

④燥：张介宾注云："（燥）当作湿。"可据改。

⑤硴：应据元胡氏古林书堂刻本、明赵简王居敬堂刊本等改作"惊"。

【注释】

（1）相胜：张介宾注："六气互有强弱，而乘虚相胜也。"

（2）厥阴之胜：张介宾注："厥阴之胜，风邪盛也。耳鸣头眩，肝脉会于顶巅而风主动也。愦愦欲吐，胃鬲如寒（当作'塞'，下'寒'字同），以木邪伤胃，胃虚生于寒也。倮虫不滋，土气衰也。胠胁气并，肝邪聚也。化热而小便黄赤，邪侵小肠也。其在上则胃脘当心而痛，上支两胁，为呕吐，为鬲咽不通，在下则飧泄少腹痛，注下赤白，皆肝经脉气所及，而木邪乘于肠胃也。"倮虫，指无鳞介之虫，如蚯蚓之类，属土。愦愦，烦乱之意。

（3）少阴之胜：吴昆注："少阴之脉起于心中，出属心系，故心下热。火能消物，故善饥。少阴之脉络小肠，故脐下反痛。心热则协心包络，其脉历络三焦，故气游三焦。在天则炎暑至，在物则木流津，草乃萎。火有炎上之体，故呕逆。火有躁动之形，故躁烦。火有长壮之德，而无收敛之化，故腹满。邪热作实，故痛。热乘大肠，则失庚金之燥政，故溏泄。热邪传于小肠，则为赤沃。"木乃津，指树木之津汁外流。赤沃，即下血、赤痢、尿赤之类。

（4）太阴之胜：张志聪注："阴湿之气淫于外，则火气内郁，而疮疡于中矣。湿热之气流散于外，则及于风木，而病在胠胁。甚则心痛者，木甚而传于火也。热格头痛喉痹项强者，风火之气，与湿气相离，从颈项而上于巅顶也。此言太阴之气，火土相合，而淫于岁半以前。独胜者，阴湿之气，复胜于岁半以后也。湿气在中，故内郁而迫于下焦。痛留（当作'凶'）顶而互引眉间者，风火之气，留于巅顶，传于阳明之经而下及于胃满也。雨数至，燥化乃见者，至四气五气之交，而后见此证也。少腹满腰脽重者，湿气下淫，而及于肾也。足下温，头重者，风火之气，复流于下也。足胫胕肿者，土淫而水泛也。饮发于中，胕肿于上者，水邪之从下而中，中而上也。"热格，热气阻格。脽（shuí），臀肉也。内不便，指房事受限。

（5）少阳之胜：张介宾注："少阳之胜，相火盛也。热客于胃而上行，则为烦心心痛、目赤欲呕、呕酸、善饥、耳痛等病，下行则为溺赤。火盛则伤阴，故善惊谵妄，暴热消烁。热极则害物，故草萎水涸。介虫属金，故遇火而屈。热陷下焦，故少腹为痛。下沃赤白者，热在血分则赤，气分则白，大便曰利，小便曰浊也。"介虫，即外披坚甲的虫，属金。屈，屈伏，此指不能生长。

（6）阳明之胜：吴昆注："阳明，金化也。胜则清冷发于中，金胜则木受害，故左膀胁痛，清在中故溏泄。金之德为收敛，故嗌塞。金之化为坚刚，故癫疝。在天则大凉肃杀，在物则华英改容。毛虫，木属也，故遇金则殃。胸中者，肺金所部，燥甚则肺敛而失其治节，故令不便嗌塞而咳也。"毛虫，通体皆毛，犹木之森丛也。胸中不便，即呼吸不畅之义。

（7）太阳之胜：张介宾注："太阳之胜，水邪盛也，故为凝溧水冰。羽虫属火，故后化。太阳经夹脊，贯臀，故痔发。寒胜则邪正分争，故为疟。寒气入胃，厥逆于中，上侵君火，故内生心痛。太阳之脉络肾属膀胱，故为阴疡，为隐曲不利而互引阴股。筋肉得寒则为急为痹，故筋急肉苛。血脉得寒则营卫凝泣。经脉不行，故络满色变。血滞于经则妄行，故成为血泄。表寒不行，故皮肤否肿。里寒为滞，故腹满食减；阴寒在下，则戴阳于上，散热反上行，头项囟顶脑户目内眦，皆太阳经也，寒气居之，故为痛如脱。寒入下焦，则命门阳衰。故传为大便濡泻。"羽，羽虫，指有羽毛的飞禽类，属火虫。隐曲不利，此指房事难行。拘苛，指拘急而麻木不仁。

【概要】

本节原文论述了六气亢盛引起的气象、物候变化及引起人体的具体病证。

六气为厥阴风气，少阴热气（君火），太阴湿气，少阳火气（相火），阳明燥气，太阳寒气。六气是气候变化的本元，六气无太过不及，则气候正常，万物盛。若六气亢盛则导致相应的气象、物候变化，如厥阴风气亢盛，出现"大风数举，倮虫不滋"的现象。六气太过则为邪气，可在人体引起相应之藏及所胜之藏发病，如厥阴风气亢盛，既出现耳鸣头眩、胠胁气并等肝风动、肝邪聚的病象，在上则愦愦欲吐，胃鬲如塞，胃脘当心而痛，上支两胁，在下则飧泄、少腹痛等风木乘土的证候。其余五气同此例。

[311]《素问·至真要大论第七十四》 帝曰：六气之复⁽¹⁾何如？岐伯曰：悉乎哉问也。厥阴之复，少腹坚满，里急⁽²⁾暴痛，偃木飞沙，⁽³⁾倮虫不荣，厥^①心痛，汗发呕吐；饮食不入，入而复出，筋骨掉眩，⁽⁴⁾清厥，甚则入脾，食痹而吐，冲阳绝，死不治。

少阴之复，燠热⁽⁵⁾内作，烦躁鼽嚏，少腹绞痛，火见燔焫⁽⁶⁾，嗌燥，分注时止，⁽⁷⁾气动于左，上行于右，⁽⁸⁾咳，皮肤痛，暴瘖心痛，郁冒不知人，乃洒淅恶寒，振栗谵妄，寒已而热，渴而欲饮，少气骨痿，隔肠不便，⁽⁹⁾外为浮肿哕噫，赤气后化，⁽¹⁰⁾流水不冰，热气大行，介虫不复，病痱胕疮疡，痈疽痤痔，甚则入肺，咳而鼻渊，天府绝，死不治。

太阴之复，湿变乃举，⁽¹¹⁾体重中满，食饮不化，阴气上厥，胸中不便，饮发于中，咳喘有声，大雨时行，鳞见于陆，⁽¹²⁾头顶^②痛重，而掉瘈⁽¹³⁾尤甚，呕而密默⁽¹⁴⁾，唾吐清液，甚则入肾，窍写无度，⁽¹⁵⁾太溪绝，死不治。

少阳之复，大热将至，枯燥燔爇，⁽¹⁶⁾介虫乃耗，惊瘈咳衄，心热烦躁，便数憎风，厥气上行，面如浮埃，目乃瞤瘈，⁽¹⁷⁾火气内发，上为口糜呕逆，血溢血泄，发而为疟，⁽¹⁸⁾恶寒鼓栗，寒极反热，嗌络焦槁，渴引水浆，色变黄赤，少气脉萎，化而为水，传为胕肿，⁽¹⁹⁾甚则入肺，咳而血泄，尺泽绝，死不治。

阳明之复，清气大举，森木苍干，毛虫乃厉，⁽²⁰⁾病生胠胁，气归于左，⁽²¹⁾善太息，甚则心痛否满，腹胀而泄，呕苦咳哕烦心，病在鬲中，头痛，甚则入肝，惊骇筋挛，太冲绝，死不治。

太阳之复，厥气⁽²²⁾上行，水凝雨冰，羽虫乃死，心胃生寒，胸膈不利，心痛否满，头痛善悲，时眩仆，食减，腰脽反痛，屈伸不便，地裂冰坚，阳光不治，少腹控睾，引腰脊上冲心，唾出清水，及为哕噫，⁽²³⁾甚则入心，善忘善悲，⁽²⁴⁾神门绝，死不治。

【校勘】

①厥：此当据王冰注语"气厥，谓气冲胸胁而凌及心也"改作"气厥"。

②顶：《新校正》云："按上文太阴在泉，头痛项似拔。又太阴司天云'头项痛'。此云头顶痛，'顶'疑当作'项'。"可据改作"项"。

【注释】

（1）复：张介宾注："复者，报复之义。六气盛衰不常，有所胜，则有所复也。"

（2）里急：王冰注："里，腹胁之内也。"张介宾注："厥阴风木之复，内应肝气。少腹坚满，肝邪实也。里急暴痛，肝主筋膜，其气急也。"

（3）偃木飞沙：指暴风使树木折伏，沙土飞扬。

（4）筋骨掉眩：吴昆注："筋骨掉眩，掉摇而目眩，风淫之象也。"

（5）燠热：即温热。

（6）燔燎：谓火势盛而燔灼。

（7）分注时止：谓大小便时泻时止。王冰注："分注，谓大小（便）俱下也。"

（8）气动于左，上行于右：张介宾注："气动于左，阳升在东也；

上升于右，火必乘金也。"

少阴热气属阳，故动于左；心火乘肺，肺藏于右，故上升于右。

（9）隔肠不便：王冰注："谓肠如隔绝而不便也。"即大小便不通。

（10）赤气后化：张介宾注："赤气后化，阳明先胜，少阴后复也。"即少阴火气之令行迟。

（11）湿变乃举：湿气的病变就会发生。

（12）鳞见于陆：鳞，为有鳞片的水生动物，属水虫。张介宾注："大雨时行，鳞见丁陆，湿令行也。"陆，陆地。

（13）掉瘈：掉，动摇也。瘈，抽掣也。指振动、抽搐之类的证候。

（14）密默：张志聪注："密默者，欲闭户牖而独居也。"

（15）窍写无度：张介宾注："窍泻无度，以肾开窍于二便，而门户不要也。"

（16）燔焫（rè）：即灼热。

（17）面如浮埃，目乃瞤瘈：王冰注："火炎于上，则庶物失色，故如尘埃浮于面，而目瞤动也。"

（18）发而为疟：张志聪注："发而为疟者，少阳主枢，是以寒热阴阳，外内出入，寒极反热，从火化也。"

（19）传为胕肿：张介宾注："以气蒸热化，水道不通，而浮肿如泥也。"

（20）毛虫乃厉：王冰注："厉，谓疵厉，疾疫死也。"毛虫属木，阳明之复则燥金胜木，故毛虫乃厉。

（21）气归于左：肝气生于左，此乃肺金克肝木为病。

（22）厥气：指阴寒之气。

（23）唾出清水，及为哕噫：张介宾注："寒水侮土，胃脘无阳也。"

（24）善忘善悲：张介宾注："寒甚者，必乘心，心藏神，神不足则善忘善悲。"

【概要】

本节原文论述了六气之复引起的气象、物候变化，以及导致人体的具体病证。

复气是指继六气盛极而衰时出现的己所不胜之气，所以说是"胜尽而起，得位而甚"之气。复气之甚，也导致相应的气象物候变化，影响人体相应之藏和被克之藏发生病证。如厥阴复气之甚，在气象物候有"僵木飞沙，倮虫不荣"的变化，在人体有"少腹坚满，里急暴病""筋骨掉眩、清厥"等厥阴肝病的病象，又有"厥心痛，汗发呕吐，饮食不入""食痹而吐，冲阳绝"等脾胃被克的证候。其余五气同此例。

[312]《素问·至真要大论第七十四》　帝曰：胜复之动，时有常乎？气有必乎？岐伯曰：时有常位，而气无必也。(1)帝曰：愿闻其道也。岐伯曰：初气终三气，天气主之，胜之常也。(2)四气尽终气，地气主之，复之常也。(3)有胜则复，无胜则否。(4)帝曰：善。复已而胜，(5)何如？岐伯曰：胜至则复，无常数也，衰乃止耳。(6)复已而胜，不复则害，此伤生也(7)……帝曰：胜复之变，早晏何如？岐伯曰：夫所胜者，胜至已病，病已愠愠(8)，而复已萌也。夫所复者，胜尽而起，得位而甚，(9)胜有微甚，复有少多，胜和而和，胜虚而虚，(10)天之常也。帝曰：胜复之作，动不当位，(11)或后时而至，其故何也？岐伯曰：夫气之生，与其化衰盛异也。①寒暑温凉，盛衰之用，其在四维(12)。故阳之动，始于温，盛于暑；阴之动，始于清，盛于寒。春夏秋冬，各差其分。(13)故《大要》曰：彼春之暖，为夏之暑，彼秋之忿，为冬之怒，谨按四维，斥候皆归，(14)其终可见，其始可知，此之谓也。

【校勘】

①夫气之生，与其化衰盛异也：《素问·六元正纪大论》《新校正》引本篇交为"夫气之生化与其衰盛异也"，可据改。

【注释】

（1）时有常位，而气无必也：王冰注："虽位有常，而发动有无不必定之也。"谓六气的胜复非常规变化，不一定每年每季都有。

（2）胜之常也：张介宾注："岁半之前，天气主之，岁半之后，地气主之，胜在前，复在后，故自初气以至三气，乃司天所主之时，太过则胜其不胜，不及则胜者来胜，此胜之常也。"

（3）复之常也：张介宾注："自四气以至终气，乃在泉所主之时，太过则承者起而制之，不及则于为母而复之，此复之常也。"

（4）有胜则复，无胜则否：张介宾注："有胜必有复，无胜则无复。"

（5）复已而胜：张介宾注："谓既复之后而又胜也。"

（6）胜至则复，无常数也，衰乃止耳：张介宾注："胜至则复，言再胜则再复，本无常数也。胜复之变本由乎气，若气有余而胜复微，则气有未尽，故不免再胜再复。若胜复甚，则彼此气尽而已，故衰乃止耳。"

（7）不复则害，此伤生也：张介宾注："若有胜无复，则亢而为害，故伤生也。"

（8）愠愠（yùn）：蓄积、蕴积之意思。

（9）胜尽而起，得位而甚：胜气终了则复气起，遇到复气的时位就加剧。

（10）胜和而和，胜虚而虚：胜气和缓则复气亦和缓，胜气虚则复气亦虚。张介宾注："故胜复之道，亦犹形影声应之不能爽也。"

（11）胜复之作，动不当位：位，指气主的时位。全句谓胜气复气的发生不在自己所主的时位上。

（12）四维：即辰戌丑未之月。吴昆注："温盛于辰，暑盛于未，凉盛于戌，寒盛于丑，过此则渐衰矣。"

（13）各差其分：分，即下文之"度"。指四时的交接，或先或后，在时间上有一定差别。王冰注："征其气化及在人之应，则四时每差其日数，与常法相违。"

（14）谨按四维，斥候皆归：斥候，侦察之意，此指观察气候而言。吴昆注："斥候，占步四时景候也。言占步四时景候，皆归终于四维之月。"

【概要】

本段论述了胜复之气的相互关系及其变化规律。

1. 胜气和复气的关系

胜气，指某一节令的偏胜之气。复气，指被胜气所克之气的子气。如风木之气太过为胜气，则被胜的土气生金气来报复，故燥金之气为复气。"有胜则复，无胜则否"，说明有胜气才有复气，没有胜也就没有复，胜气有轻有重，复气就有少有多，胜气平和，复气也平和，胜气虚，复气也虚，所以原文说"胜和而和，胜虚而虚"。但某一时令是否有胜复之气及胜复的次数、长短等是不一定的，这是因为"时有常位，而气无必也""胜至则复，无常数也，衰乃止耳"。

2. 胜复之气不当时位的原因及其观察方法

由于六气发生和交化有盛衰的不同，胜复之气往往不当时候，或后其时位而至。衡量一年中寒暑温凉的变化，可以四维即辰戌丑未四季月作为标准。这是因为阳气的发动，始于温时，盛于暑时；阴气的发动，始于凉时，盛于寒时。"春夏秋冬，各差其分"。谨慎地按照四维的标准，去观察四时气候的变化，就可以知道时气的终始和更递时间。

【按语】

以上三段原文论述了六气胜复的部分内容，这也是运气学说的重要组成部分。

《素问·六微旨大论》谓："气有胜复，胜复之作，有德有化，有用有变，变则邪气居之。"三阴三阳分主一岁之气，主气始于厥阴风木，终于太阳寒水。为一年中六步的主气，岁岁不变。客气虽每年不同，但其当年内各时令的气候变化仍是有规律可循的。如果应时之客气"未至而至"，是谓太过之胜气，则会使所胜之气发生变化，使所胜之藏发病，这就是上文所载"六气相胜"的内容。复气是相对于胜气而言的，有胜气就有复气。复气是对胜气的报复，所以也就是乘胜之气。复气的产生，在胜气到来的时候就已萌芽了，胜气的终极，就是复气的开始，"胜有微甚，复有多少"，复气是随着胜气的盛衰面盛衰的。复气也会导致相应的气象、物候变化及人体发病。然而就主气与客气的相互作用而言，由于客气动而变，主气静而常，气强则胜，时去则已，所以它们只存在盛衰逆从的关系，而没有胜复的说法，正如至真要大论所说"客主之气，胜而无复也"。

[313]《素问·至真要大论第七十四》　帝曰：六气标本(1)，所从不同奈何？岐伯曰：气有从本者，有从标本者，有不从标本者也。帝曰，愿卒闻之。岐伯曰：少阳太阴从本，(2)少阴太阳从本从标，(3)阳明厥阴不从标本，从乎中也。(4)故从本者化生于本，从标本者有标本之化，从中者以中气为化也。(5)帝曰：脉从而病反者，其诊何如？岐伯曰：脉至而从，按之不鼓，(6)诸阳皆然。帝曰：诸阴之反，其脉何如？岐伯曰：脉至而从，按之鼓甚而盛也。(7)是故百病之起，有生于本者，有生于标者，有生于中气者，有取本而得者，有取标而得者，有取中气而得者，有取标本而得者，有逆取而得者，有从取而得者。逆，正顺也。若顺，逆也。(8)故曰：知标与本，用之不殆，明知逆顺，正行无问。

【注释】

（1）六气标本：高世栻注："三阴三阳，六气之标也。风火湿热燥寒，六气之本也。标本阴阳不同，则所从亦不同。"

（2）少阳太阴从本：少阳本火而标阳，太阴本湿而标阴，标本同气，故二者皆从本化。

（3）少阴太阳从本从标：少阴本热标阴，而中见太阳寒气，太阳本寒标阳，而中见少阴热气，二者标本异气，且互为中见。由于水火阴阳对立，本标不能同化，故两者或从本化，或从标化。

（4）阳明厥阴不从标本，从乎中也：阳明本燥而中见太阴湿气，厥阴本风而中见少阳火气，燥从湿化，风从火化，故二者不从标本，而从乎中气。

（5）故从本者化生于本，从标本者有标本之化，从中者以中气为化也；张介宾注："六气之太过不及皆能为病，病之化生必有所因，故或从乎本，或从乎标，或从乎中气，知其所从，则治无失矣。"

（6）脉至而从，按之不鼓：阳证见阳脉为从，按之应洪大而鼓指。如果按之不鼓指，便非真阳证。

（7）按之鼓甚而盛：阴证见阴脉，按之不应鼓指，若按之鼓指甚而盛，便非真阴证。

（8）逆，正顺也；若顺，逆也：吴昆注："此释上文逆从二字之义，言所谓逆者，正是顺治。若所谓顺者，乃逆治也。如以寒治热，以热治寒，以药逆病，正顺治也。从寒治寒，以热治热，以药顺病，乃用之反治，谓之逆也。"

【概要】

本节原文着重论述了六气标本的从化及其临床意义。

1. 六气标本的从化

少阳太阴标本属性相同而从本化，少阴太阳标本属性相反，其化则或从标或从本，阳明厥阴皆从化于中见之气。所以六淫邪气也有从本气，从标本之气，或从中气而发病的。

2. 六气标本从化的临床意义

脉候于内，证见于外，故脉象为本，证候为标，从脉象可辨别真假的阴证阳证。若阳病见阳脉，其脉应鼓指，否则不是真的阳证；阴病见阴脉，其脉反而鼓指，则不是真的阴证。治病亦应根据六气标本所从，分别从本，从标从本，从中气治之，使其痊愈。不论逆病势而治，还是从病势而治，都要掌握标本，才不致发生错误。

[314]《素问·六微旨大论第六十八》 少阳之上，火气治之，中见厥阴；(1)阳明之上，燥气治之，中见太阴；太阳之上，寒气治之，中见少阴；厥阴之上，风气治之，中见少阳；少阴之上，热气治之，中见太阳；太阴之上，湿气治之，中见阳明，所谓本也，本之下，中之见也，见之下，气之标也，(2)本标不同，气应异象。(3)

【注释】

（1）少阳之上，火气治之，中见厥阴：张介宾注："此以下言三阴三阳各有表里，其气相通，故各有互根之中气也。少阳之本火，故火气在上，与厥阴为表里，故中见厥阴，是以相火而兼风术之化也。"

（2）所谓本也，本之下，中之见也，见之下，气之标也：本指六气，标指三阴三阳，中见指与三阴三阳之为表里者。六气在上，三阴三阳在下，中见之气则见于标本之间。

（3）本标不同，气应异象：象，气候和病状。由于六气标本不同，所反映出的气候和疾病的表现也不一样。

【概要】

本节概要地论述了标本中气的概念。在上之六气为本，在下之三阴三阳为标，与三阴三阳为表里者为中见之气。如少阳司天，火气主治，与少阳为表里的厥阴就是中气。人生存在于气交之中，由于标本中气的不同，六气的交化就具有各种不同的形式，因此而影响于人体，就表现为不同的病状。

【按语】

以上两段原文所论标本中气及其从化的理论，是在"人与天地相参"的整体思想指导下，概括出六气各自变化的特点及其相互联系，以探讨其相应的发病规律，从而为采用取标、取本或取中气的相宜治法提示了方向。同时标本中气理论又被后世一些医家用于《伤寒论》六经病证机理的阐释，成为《伤寒论》气化学派的重要理论依据。

三、运气合治

［315］《素问·天元纪大论篇六十六》　帝曰：善。何谓气有多少，形有盛衰？鬼臾区曰：阴阳之气各有多少，故曰三阴三阳也。形有盛衰，谓五行之治，各有太过不及也。故其始也，有余而往，不足随之，不足而往，有余从之，[(1)]知迎知随，气可与期。[(2)]应天为天符，[(3)]承岁为岁直，[(4)]三合[(5)]为治。

帝曰：上下相召，⁽⁶⁾奈何？鬼臾区曰：寒暑燥湿风火，天之阴阳也，三阴三阳上奉之。⁽⁷⁾木火土金水火，地之阴阳也，生长化收藏下应之。⁽⁸⁾天以阳生阴长，地以阳杀阴藏。⁽⁹⁾天有阴阳，地亦有阴阳。木火土金水火，地之阴阳也，生长化收藏。^①故阳中有阴，阴中有阳。所以欲知天地之阴阳者，应天之气，动而不息，⁽¹⁰⁾故五岁而右迁；⁽¹¹⁾应地之气，静而守位，⁽¹²⁾故六期而环会，⁽¹³⁾动静相召，⁽¹⁴⁾上下相临，⁽¹⁵⁾阴阳相错，而变由生也。⁽¹⁶⁾帝曰：上下周纪⁽¹⁷⁾，其有数乎？鬼臾区曰：天以六为节，地以五为制，⁽¹⁸⁾周天气者，六期为一备；终地纪者，五岁为一周，君火以明，相火以位，⁽¹⁹⁾五六相合而七百二十气，⁽²⁰⁾为一纪，凡三十岁；千四百四十气，凡六十岁而为一周，不及太过，斯皆见矣。

【校勘】

①木火土金水火，地之阴阳也，生长化收藏：此十六字，应据吴昆、张介宾注本等删。

【注释】

(1) 有余而往，不足随之，不足而往，有余从之：谓气运的更迭消长，如有余的甲子阳年过后，随之而来的是不足的乙丑阴年，不足的乙丑阴年过后，从之而来的是有余的丙寅阳年。

(2) 知迎知随，气可与期：张志聪注："迎，往也。随，来也。知岁运之往来，则太过不及之气，可与之相期而定矣。"

(3) 应天为天符：符，合也。通主一年的中运之气与司天之气相符的，叫"天符"。如乙酉年，天干主运，乙为金运，地支主气，酉为阳明司天，阳明属燥金，运和气在五行都属金，就是"天符"。

(4) 承岁为岁直：张介宾注："承，下奉上也。直，会也。"岁直也叫岁会，通主一年的中运之气与年支的五行属性相同，叫作岁直。如丁卯年，丁年属木为木运，卯位在东方，在五行属木，中运和年支在五行都是木，就是"岁直"。

(5) 三合：指中运之气、司天之气、年支的五行属性三者同类相合，叫"三合"，也叫太乙天符。如戊午年，中运戊为火，司天午也是火，地支午居南方，也属火，就是"三合"。

（6）上下相召：上指天气，下指地气，召，招也。天气与地气相互感召，如"天气下降，气流于地；地气上升，气腾于天"。

（7）三阴三阳上奉之：奉，承也。天气有风火暑湿燥寒不同，地气以三阴三阳与之相承。张志聪注："太阳之上，寒气主之，少阴之上，热气主之；阳明之上，燥气主之；太阴之上，湿气主之；厥阴之上，风气主之；少阳之上，火气主之，是三阴三阳，上奉天之六气也。"

（8）生长化收藏下应之：应，相应。木火土金水火，为地之五行之气，亦分阴阳，分别与万物之生长化收藏相应，即春应木主生，夏应火主长，长夏（或四季月）应土主化，秋应金主收，冬应水主藏。

（9）天以阳生阴长，地以阳杀阴藏：张志聪注："岁半以上，天气主之，是春夏者，天之阴阳也，故天以阳生阴长；岁半以下，地气主之，是秋冬者，地之阴阳也，故地以阳杀阴藏。"此二句为互文，即天地之阴阳导致生长杀藏的生化过程。

（10）应天之气，动而不息：张介宾注："应天之气，五行之应天干也；动而不息，以天加地而六甲周旋也。"

（11）五岁而右迁：右迁，自东而西迁移。五岁，指岁运五年一周转。张介宾注："盖甲乙丙丁戊，竟五运之一周，己庚辛壬癸，又五运之一周，甲右迁而己来，己右迁而甲来，故五岁而右迁也。"

（12）应地之气，静而守位：张介宾注："应地之气，六气之应地支也。静而守位，以地承天而地支不动也。"

（13）六期而环会：指地气之应十二支，六年一周转。如甲子年为少阴热气，过六年至庚午又为少阴热气。

（14）动静相召：动静指上文"动而不息"的应天之气与"静而守位"的应地之气。动静相召即动静阴阳之间相互作用。

（15）上下相临：指天气下降于地，地气上升于天。

（16）阴阳相错，而变由生：天之六气，地之五行，相互交错，运气的变化由此而发生。

（17）上下周纪：张志聪注："上下周纪者，天干地支，五六相合，凡三十岁为一纪，六十岁为一周也。"

（18）天以六为节，地以五为制：节、制，在此俱指法度。此句谓六气以六为度，地纪以五为度。

（19）君火以明，相火以位：明，通"名"。火有君相之分，但君火不主岁气，凡火主岁之年，由相火代行火令。王冰注："君火在相火之右，但立名于君位，不立岁气，故天之六气，不偶其气以行，君火之政，守位而奉天之命，以宣行火令尔。以名奉天，故曰君火以名；守位禀命，故云相火以位。"

（20）七百二十气：五月为一候，三候为一气（即节气），如立春、雨水、惊蛰、春分、清明等，一年共二十四气，三十年共七百二十气。

【概要】

本段运用阴阳理论述了天之六气与地之五行的运动规律及其相互作用。

1. 天之六气与地之五行的运动规律

天气，即寒暑燥湿风火六气，属阳，其运动规律是"动而不息，故五岁而右迁"；地气，即木火土金水火之气，属阴，其运动规律是"静而守位，故六期而环会"。由于天地阴阳之气的共同作用，自然界才呈现生长化收藏的生化过程。

2. 天地阴阳之气的相互作用

"动静相召，上下相临，阴阳相错，而变由生也"，说明天地阴阳之气的相召、相临、相错，就是运气呈现各种变化的原因，五运与六气相合，经过一千四百四十个节气，就是六十年甲子一周，气与运的太过和不及，便都显现出来了。

[316]《素问·五常政大论第七十》 故气主有所制，岁立有所生，[1] 地气制己胜，[2] 天气制胜己，[3] 天制色，地制形[4]，五类衰盛，各随其气之所宜也。故有胎孕不育，治之不全，此气之常也，所谓中根[5]也。根于外者亦五，故生化之别，有五气五味五色五类五宜①也。[6]帝曰：何谓也？岐伯曰：

根于中者，命曰神机，神去则机息。⁽⁷⁾根于外者，命曰气立，气止则化绝。⁽⁸⁾故各有制，各有胜，各有生，各有成，⁽⁹⁾故曰：不知年之所加，气之同异，不足以言生化。此之谓也。

帝曰：气始而生化，气散而有形，气布而蕃育，气终而象变，其致一也。⁽¹⁰⁾然而五味所资，生化有薄厚，成熟有少多，终始不同，其故何也？岐伯曰：地气制之也，⁽¹¹⁾非天不生，地不长也。⁽¹²⁾

【校勘】

①五宜：应据王冰注语及张介宾注本改作"互宜"。

【注释】

（1）气主有所制，岁立有所生：张介宾注："气主者，六气主乎天地也。岁立者，子甲相合，岁气立乎中运也。制者，盛衰相制也。生者，化生所由也。"

（2）地气制己胜：马莳注："在泉之地气则制己所胜，如厥阴在泉而木能胜土之类，但其所制者，则在五类之形，如倮虫不育之类。"

（3）天气制胜己：张介宾注："谓司天之气，能制夫胜己者也。如丁丑丁未，木运不及，而上见太阴，则土齐木化""盖以司天在上，理无可胜，故反能胜己者，胜己者犹可制，则己胜者不言可知矣。"

（4）天制色，地制形：色、形，指自然界动植物的颜色和形体。张介宾注："色化于气，其象虚，虚本乎天也；形成为质，其体实，实出乎地也。故司天之气制五色，在泉之气制五形。"

（5）中根：王冰注："生气之根本，发自身形之中，中根也。"

（6）五类互宜：张介宾注："无论动植之物，凡在生化中者，皆有五行之别。如臊焦香腥腐，五气也；酸苦甘辛咸，五味也；青赤黄白黑，五色也。物各有类，不能外乎五者。物之类殊，故各有互宜之用。"

（7）根于中者，命曰神机，神去则机息：张介宾注："物之根于中者以神为之主，而其知觉运动，即神机之所发也，故神去则机亦随而息矣。"机，生机。

（8）根于外者，命曰气立，气止则化绝：张介宾注："物之根于外者，必假外气以成立，而其生长收藏，即气化之所立也，故气止则化亦随而绝矣。所以动物之神去即死，植物之皮剥即死，此其生化之根，动植物之有异也。"

（9）各有制，各有胜，各有生，各有成：高世栻注："根中根外，故运气各有所制，各有所胜，各有所生，各有所成。"

（10）气始而生化，气散而有形，气布而蕃育，气终而象变，其致一也：张介宾注："始者，肇其生机。散者，散于万物。布者，布其茂盛。终者，收于成功。此言万物之始终散布，本同一气。"生化，指胎孕繁殖。有形，指发育成形。蕃育，指生长、壮大。象变，指动植物衰亡而物象改变。

（11）地气制之也：张介宾注："地气者，即在泉也。制之者，由其所成也。在泉六气，各有盛衰，物生于地，气必应之。"

（12）非天不生，地不长也：即万物非天气不能生，非地气不能长。本句在强调自然界动植物的盛衰变化是天地阴阳之气共同作用的结果。

【概要】

本段原文主要说明六气的主客加临、司天在泉等岁气变化对万物生化的影响。

1. 运气与动植物生命的关系

岁气有主客加临、司天在泉、五运合治等气候交化，毛羽倮鳞介五类动物的胎孕不育等衰盛交化是与其相适应的。由于动物的生命活动根于体内、植物的生命活动根于体外，因此生物的生命活动程度不等地依赖于外界六气的作用，并表现出有所倚、有所胜、有所生、有所成的不同生化过程。所以，如果不明白每年六气主客加临和司天在泉的变化，就无法解释生化不同的现象。

2. 天地之气对于生物生命过程的作用

天之六气的始成、流散、布化到终末的运动，导致生物的生化、成形、蕃育、象变的生命过程。之所以同样禀受五味之气，但生化有薄有厚，成熟有多有少，其开始和终止的情况也不一样，是由于地气的制约作用。所以，任何生物的生命过程都是天地之气的共同作用的产物，即

"非天不生、地不长也"。

[317]《素问·六微旨大论第六十八》　帝曰：盛衰何如？岐伯曰：非其位则邪，当其位则正，邪则变甚，正则微。(1)帝曰：何谓当位？岐伯曰：木运临卯，火运临午，土运临四季(2)，金运临酉，水运临子，所谓岁会(3)，气之平(4)也。帝曰：非位何如？岐伯曰：岁不与会也。(5)帝曰：土运之岁，上见太阴，(6)火运之岁，上见少阳少阴；金运之岁，上见阳明；木运之岁，上见厥阴；水运之岁，上见太阳，奈何？岐伯曰：天之与会也。故《天元册》(7)曰天符。天符岁会何如①？岐伯曰：太一天符之会(8)也。帝曰：其贵贱何如？岐伯曰：天符为执法，(9)岁位为行令，(10)太乙天符为贵人。(11)帝曰：邪之中也奈何？岐伯曰：中执法者，其病速而危，(12)中行令者，其病徐而持，(13)中贵人者，其病暴而死。(14)帝曰：位之易也何如？岐伯曰：君位臣则顺，臣位君则逆。(15)逆则其病近，其害速；顺则其病远，其害微。所谓二火也。(16)

【校勘】

①天符岁会何如：此前马莳、高世栻注本并有"帝曰"二字，按前后文例，当补之。

【注释】

（1）非其位则邪，当其位则正，邪则变甚，正则微：位，指十二地支分布在地平方位上的位置。非其位，指不在五方正位的寅申巳亥；当其位，指子午卯酉四方之正位，及辰戌丑未属中央的土位。全句是说值年的年支不当五方之正位，是反常气候之年，邪气致人生病后，病重而多变；值年的年支正当五方之正位，是正常气候之年，人虽受邪致病，也比较轻微。

（2）土运临四季：四季，指辰戌丑未四个方位。《新校正》："土运临四季，甲辰、甲戌、己丑、己未岁也。"

（3）岁会：值年的中运和年支的五行属性相同的，叫作岁会，又叫"岁直"。

（4）气之平：即平气。五运之气，既非太过，又非不及，谓之平气。

（5）岁不与会：张介宾注："岁运不与地支会，则气有不平者矣。"

（6）土运之岁，上见太阴：土运，为值年之中运；上见太阴，为太阴司天。值年中运与司天之气的五行属性相符合的，叫作天符。

（7）《天元册》："天元纪大论"王冰注："此太古占候灵文。泊乎伏羲之时，已镌诸玉版，命曰册文。太古灵文，故命曰太始天元册也。"

（8）太一天符之会：张介宾注："既为天符，又为岁会，是太一天符之会。"即值年中运、司天之气与年支三者的五行属性俱同，谓之太乙天符年，又称"三合为治"。

（9）天符为执法：冈本为竹《运气论奥谚解》："执法是执柄、执权的意思。有如执行国政，其权威振于天下，所以天符的岁气速而且强。"

（10）岁位为行令：岁位，此指岁会。行令犹言诸候。冈本为竹《运气论奥谚解》："诸候各司其国，威力只限于本国施行不广……其岁势较之天符缓而不烈。"

（11）太乙天符为贵人：贵人，犹言君主。《运气论奥谚解》："太乙天符的岁势，在三者之中，专而最盛，所以比作贵人。"

（12）中执法者，其病速而危：张介宾注："中执法者，犯司天之气也。天者生之本，故其病速而危。"

（13）中行令者，其病徐而持：张介宾注："中行令者，犯地支之气也。害稍次之，故其病徐而持。持者，邪正相持而吉凶相半也。"

（14）中贵人者，其病暴而死：张介宾注："中贵人者，天地之气皆犯矣，故暴而死。"

（15）君位臣则顺，臣位君则逆：张介宾注："君者，君火也。臣者，相火也。君位臣者，如以少阴之客而加于少阳之主，是君在上而臣在下，故为顺，顺则病期远而害亦微。""臣位君则逆"义与此相反。

（16）所谓二火也：张介宾注："唯此二火者，虽曰同气，然亦有君相上下之分，故特举而辨之。"

【概要】

本段举例论述了岁会、天符、太乙天符等运气概念，说明了它们与发病的关系。

1. 岁会、天符、太乙天符的概念

（1）凡值年的中运与年支的五行属性相同，叫作岁会，气候变化和缓，属平气之年。如木运临卯的丁卯年，火运临午的戊午年，金运临酉的乙酉年，水运临子的丙子年，土运临四季的甲辰、甲戌、己丑、己未年。

（2）凡值年的中运与司天之气的五行属性相同的，叫作天符，气候变化较剧烈，如土运上见太阴的己丑己未年，火运上见少阳少阴的戊子戊午戊寅戊申年，金运上见阳明的乙卯乙酉年，木运上见厥阴的丁巳丁亥年，水运上见太阳的丙辰丙戌年。

（3）既为天符年，又是岁会年，称太乙天符，气候变化最盛，如己丑、己未，戊午，乙酉年。

2. 不同岁气，病变各异

凡岁气无太过、不及的平气之年，气候正常，不易发病，所以原文说"当其位则正""正则微"；"岁位为行令""中行令者，其病徐而持"。反之，"非其位则邪""邪则变甚"。例如，"天符为执法""中执法者，其病速而危""太乙天符为贵人""中贵人者，其病暴而死"。另外，如果客气的君火加于主气的相火，"君位臣则顺"，主病轻；如果客气的相火加于主气的君火，"臣位君则逆"，主病重。

【按语】

按甲子纪年法，每个年号上都有一个天干、一个地支，其中天干标志当年的中运的盛衰，地支标志当年的六气的变化，而运与气之间又是相互作用、相互影响的，所以，必须把运和气结合起来，才能较全面地分析和推算出一年内各时令气候的复杂变化。以下为运气学说中关于"运气相合"的内容要点。

1. 太过、不及与平气

太过，指五运之气盛而有余；不及，指五运之气衰而不足。凡遇

第十一章 运气

甲、丙、戊、庚、壬五阳干之年，均为运气有余；凡遇乙、丁、己、辛、癸五阴干之年，则属运气不足。如甲己土运，逢六甲之年，即甲子、甲戌、甲申、甲午、甲辰、甲寅，便属土运太过；逢六己之年，即己巳、己卯、己丑、己亥、己酉、己未，则为土运不及。其他四运可以类推。

太过为本运气盛，故本气流行，如"岁木太过，风气流行"。不及为本运气衰，则胜气大行，如"岁木不及，燥乃大行"。凡属太过之运，均在大寒节前十三日交运，不及之运则在大寒节后十三日交运。

平气，指五运之气平和之年。形成平气之年的，有两种情况：一是在运和气的关系上，运太过而被抑，或运不及而得助。所谓被抑或得助，分别指同年司天之气对五运之气的相克或属性相同，例如戊辰年，以戊属阳干为火运太过，合年支辰是太阳寒水司天，火被水克，即为平气之年；乙酉年以乙为阴干属金运不及，而年支酉为阳明燥金司天，对不及的金运有资助的作用，所以也是平气之年。二是指交运的日干或时干与年干相同，例如壬申年初运交运的大寒节第一天是丁卯日，日干之"丁"与年干之"壬"同可化木，刚柔相济，即是平气之年。

2. 运气同化

所谓同化，是指一年之中的运和气具有相同属性的联系而反映出同类的气候变化。在单子六十年中，约有二十多年的同化关系。

属于运气同化的年份，除了本段原文概要中已述的天符、岁会、太乙天符以外，还有：

同天符：凡逢阳年，太过的中运之气，与在泉之气五行属性相同的，叫作"同天符"。如甲辰、甲戌年，为阳干甲土主运，太阴湿土在泉，土湿同化；壬寅、壬申年，为阳干壬木主运，厥阴风木在泉，木风同化；庚子、庚午年，为阳干庚金主运，阳明燥金在泉，金燥同化，这六年便是"同天符"。

同岁会，凡逢阴年，不及的中运之气与在泉之气五行属性相同的，叫作"同岁会"。如癸巳、癸亥年，癸卯、癸酉年，为阴干癸火主运，巳亥为少阳相火在泉，卯酉为君火在泉，皆火气同化；辛丑、辛未年，为阴干辛水主运，丑未为太阳寒水在泉，水寒同化，这六年便是"同岁会"。

运气同化，一般说来，凡逢"天符""同天符"之年，气候变化较大；凡逢"岁会""同岁会"之年，则气候变化较小，若逢太乙天符之年，则气候变化暴烈。

[318]《素问·五运行大论第六十七》　五气更立，各有所先，[1]非其位则邪，当其位则正。帝曰：病生之变何如？岐伯曰：气相得则微，不相得则甚。[2]帝曰：主岁[3]何如？岐伯曰：气有余，则制己所胜而侮所不胜；[4]其不及，则己所不胜侮而乘之，己所胜轻而侮之。侮反受邪，[5]侮而受邪，寡于畏也。[6]

【注释】

（1）五气更立，各有所先：张志聪注："五气，五方之气也。更立，四时之更换也。各有所先者，如春之风，夏之热，秋之凉，冬之寒，各先应期而至也。"各有所先，谓各个方位时令，都有其先至的主气。

（2）气相得则微，不相得则甚：张介宾注："主客相遇，上下相临，气有相得不相得，则病变由而生矣。相得者，如彼此相生则气和而病微，不相得者，如彼此相克则气乖而病甚也。"

（3）主岁：指五运六气各有主岁之时。

（4）制己所胜而侮所不胜：己所胜，我所能胜者，即我克者；所不胜，我所不能胜者，即克我者。本段之"制""侮""乘"都是过度或反向克制之意。

（5）侮反受邪：张志聪注："此言乘侮而反受其复也。如岁木不及，则所不胜之金气侮而乘之，两金反自虚其位矣。至秋令之时，金气虚而反受木之子气来复，则火热烁金，所谓侮反受邪也。"

（6）侮而受邪，寡于畏也：寡，少也。张介宾注："五行之气，各有相制，畏其所制，乃能守位。寡于畏则肆无忌惮，而势极必衰，所以反受其邪。"

【概要】

本段论述四时五行之气的常变及有余不足时的乘侮关系。

1. 五行之气的常变

五行之气更替主于四时，气按时而至的为正气，气不按时而至，则为邪气，邪气致病时，主、客之气相生，其病轻微；主、客之气相克，其病则剧。

2. 五行之气有余或不足的乘侮关系

五行之气相互影响的规律是：气有余则克制自己所胜之气，而侮自己所不胜的气；气不足则受自己所胜之气的侮，被自己所不胜之气乘。但是，有胜就有复，乘侮他气者，自己也会受到复气的报复。

第十二章　医学教育

一、医无鬼神

[319]《素问·五运行大论第六十七》　夫变化之用，天垂象，地成形，⁽¹⁾七曜纬虚，五行丽地。⁽²⁾地者，所以载生成之形类也；⁽³⁾虚者，所以列应天之精气也。⁽⁴⁾形精之动，犹根本之与枝叶也，⁽⁵⁾仰观其象，虽远可知也。⁽⁶⁾

帝曰：地之为下，否乎？岐伯曰：地为人之下，太虚之中者也。⁽⁷⁾帝曰：冯乎⁽⁸⁾？岐伯曰：大气举之也。⁽⁹⁾

【注释】

（1）夫变化之用，天垂象，地成形：垂，从上落下，此处指从天上显示出来。张志聪注："变化之用者，谓天地阴阳之运动也。在天无形而垂象，在地有形而成形。"高世栻注："象者，日月星辰之属；形者，山川动植之属。"

（2）七曜纬虚，五行丽地：纬，经纬，用如动词，按一定轨道运行之意。虚，太虚，太空。丽，附着。高世栻注："天垂象，此七曜所以纬虚，言日月五星经纬于太虚也。地成形，此五行所以丽地，言天布五行，下丽于地，而生长化收藏也。"

（3）地者，所以载生成之形类也：载，运载。形类，指各种有形的物质。本句言大地是运载五行之气化生的各种物质的地方。

（4）虚者，所以列应天之精气也：列，布列。应，应和。精气，此指由精气变化形成的日月星辰。本句言太空是布列与星辰相应的精气的场所。

（5）形精之动，犹根本之与枝叶也：姚止庵注："然有形者虽丽于地，而其气则本于天，故有形之本，常本于虚。虚者精气之所蕴，有精气然后有形类，亦犹有根本然后有枝叶。"

（6）仰观其象，虽远可知也：高世栻注："但仰观其天象，天虽高远，理可知也。"

（7）地为人之下，太虚之中也：张介宾注："人在地之上，天在人之上。人以之所见言，则上为天，下为地。以天地之全体言，则天包地之外，地居天之中，故曰太虚之中者也。由此观之，则地非天之下也。"

（8）冯乎：冯，通"凭"（凭），凭借之意。马莳注："地居太虚之中，何所凭附而不坠也？"

（9）大气举之也：大气，即天气，分言之则为六气。举，托举。黄元御注："乃天以大气包举其间，是以不至沦坠也。"

【概要】

本段论述了天和地的本质及其相互联系。

1. 天和地都是"气"变化的产物

《内经》认为整个宇宙都是由"气"这种微细物质构成的，由于阴阳之气的升降出入运动，太空中日月五星等天体沿着一定的轨道运行而显现出星象；地球上木、火、土、金、水五种运动着的物质则具有多种形态。因此，地上载运着五行之气所以化生的形类，天空布列着精气变成的星体。无论天上地下，凡宇宙中的一切物体及现象都是"气"变化的产物。

2. 天体和地物运动的密切联系

由于天体和地物都是"气"构成的，而且地居于"太虚之中"，并依靠周围的"大气"托举着，因此太空中的天体和地上物质的运动存在着一定的联系，就像树木的根茎和枝叶的关系一样。所以，天体虽然高远，通过观察日月星辰等天象的变化及其对地上物体的不同影响，其运动规律是能够测知的。

【按语】

《内经》的自然观和宇宙观是在古代精气、阴阳、五行等学说的影响下形成的。这些认识虽然现在看来比较朴素和抽象，但由于它的指导思想是唯物的和辩证的，因此它的一些基本观点仍然是科学的，例如天体和地球的运动相互联系，地球居宇宙之中并由大气托举着，天地之气相互作用而化生万物等观点。

［320］《素问·五藏别论第十一》　凡治病①，必察其下②，适其脉③，⁽¹⁾观其志意，⁽²⁾与其病也④。⁽³⁾拘于鬼神者，不可与言至德；⁽⁴⁾恶于针石者，不可与言至巧；⁽⁵⁾病不许治者，病必不治，治之无功矣。⁽⁶⁾

【校勘】

①病：此后应据《太素》卷十四人迎脉口诊补"者"字。

②下：此前应据《太素》卷十四人迎脉口诊补"上"字。

③脉：此后应据《太素》卷十四人迎脉口诊补"候"字。

④也：应据《太素》卷十四人迎脉口诊改作"能"。

【注释】

（1）必察其上下，适其脉候：适，调适。杨上善注："疗病之要，必须上察人迎，下诊寸口，适于脉候。"此二句为互文，谓全面诊察人迎、气口的脉象。

（2）观其志意：张介宾注："志意者，如《本藏》篇曰：'志意和则精神专直，魂魄不散，悔怒不起，五藏不受邪矣。'是志意关乎神气，而存亡系之，此志意之不可不察也。"

（3）与其病能：病能，即证候。杨上善注："复观其人病态，能可疗以否。"吴昆注："证有风寒暑湿之异、经络藏府之殊，皆宜明辨之。"

（4）拘于鬼神者，不可与言至德：拘，拘泥。至德，此指医学理论。吴昆注："拘于鬼神之说者，不知至德，虽与之言，必不见信，故不可与言也。"

（5）恶（wù）于针石者，不可与言至巧：恶，讨厌，畏惧。至巧，此指精巧的医疗技术。王冰注："恶于针石，则巧不得施。"马莳

第十二章　医学教育

注："恶于针石者，谓针无益，与言针石之至巧，必不肯从。"

（6）病不许治者，病必不治，治之无功矣：张介宾注："其有已病而尚不许治者，特以偏见不明，信理不笃，如拘于鬼神，恶于针石之类皆是也。既不相信，不无掣肘，强为之治，焉得成功？即有因治而愈者，彼亦犹谓不然，总亦属之无功也。"

【概要】

本段论述治病必须以病人的具体证候为凭据，并指出病人破除迷信、相信医学是取得疗效的必要保证。

1. 治病必以脉、神、证为凭

医生的工作对象是病人，医疗的根本目的是解除病人的疾苦，因此医生诊治的凭据只能是病人的病情——各种临床表现。原文特别指出，病人的上下脉候、神气变化、各种证候是诊治疾病必须掌握的要点。

2. 病人破除迷信、相信医学是保证疗效的必要条件

《内经》从唯物论的认识论出发，否定鬼神致病的邪说，指出凡迷信鬼神，不相信医道，甚至拒绝医治的病人，病是难于治好的，如果勉强治疗，效果也不会好。

［321］《灵枢，贼风第五十八》　黄帝曰：今夫子之所言者，皆病人之所自知也。(1) 其毋所遇邪气，又毋怵惕之所①志，(2) 卒然而病者，其故何也？唯有因鬼神之事乎？(3) 岐伯曰：此亦有故邪留而未发，(4) 因而志有所恶，及有所慕，(5) 血气内乱，两气相抟。(6) 其所从来者微，(7) 视之不见，听而不闻，故似鬼神。(8) 黄帝曰：其祝而已者，(9) 其故何也？岐伯曰：先巫(10)者，因②知百病之胜，先知其病之所从生者，(11) 可祝而已也。

【校勘】

①所：应据《甲乙经》卷六第五及《太素》卷二十八诸风杂论删。

②因：《太素》卷二十八诸风杂论作"固"，可据改。

【注释】

（1）皆病人之所自知也：指本篇前文所述"有所堕坠""卒然喜怒不节，饮食不适，寒温不时"等病人自己能够明显察觉的致病原因。

（2）其毋所遇邪气，又毋怵惕之志：毋，音义同"无"。邪气，此处指外来邪气。怵惕，惊恐，代表情志失调。

（3）唯有因鬼神之事乎：唯，句首语助词，无义。杨上善注："有卒然为病，当是鬼神为之乎？"

（4）此亦有故邪留而未发：发，指发作为病。马莳注："久有湿气恶血等之故邪留而未发，因病人素所不知。"

（5）志有所恶，及有所慕：张介宾注："恶者，恶其所憎也。慕者，慕其所好也。"此句指情志的喜恶变化而致气机失常。

（6）血气内乱，两气相抟：马莳注："或好或恶，则血气内乱，故邪与新志相抟，遂尔为病。"

（7）其所从来者微：张介宾注："但病所从来者，其机甚微，有非闻见可及，故人以鬼神为疑。"

（8）故似鬼神：马莳注："故人不知其故，而以鬼神为疑，乃似鬼神而非鬼神也。"

（9）其祝而已者：祝，祝由，是古代一种精神疗法。已，病愈。《素问·移精变气论》玉冰注："无假毒药，祝说病由，不劳针石而已。"即通过祝告患病原由和调治方法，以转移患者神志，解除患者病苦的一种治疗手段。

（10）先巫：《灵枢集注》王子方注："先巫者，言上古之能祝由而愈病者，谓之巫医。故古之医字从巫，非与师巫之贱役比也。"可见，先巫指上古时代用祝由治病的巫医，与后世装鬼弄神骗取钱财的巫师有别。

（11）固知百病之胜，先知其病之所从生者：固，本来。百病之胜，指战胜各种疾病的原理、方法，如五志、五味相互制胜等。张介宾注："胜者，凡百病五行之道，必有所以胜之者；然必先知其病所从生之由，而后以胜法胜之，则可移精变气，祛其邪矣。病有药石所不及，非此不可者，惟先巫知之，故可祝而已也。然则先巫用祝之妙，正不在祝，其机在胜之而已。"

【概要】

本段指出疾病乃体内外病因所致，而非鬼神所作，并论述了祝由愈病的道理。

1. 没有明显病因，却"卒然而病"的原理

有些人既未遭遇外界邪气，又没有怵惕惊恐等不良精神刺激，为什么突然发病呢？原文指出，这仍然是体内有故邪伏藏而未发作，加之情志喜恶的变化，导致血气内乱，新故邪气结合而致病。由于这些邪气的产生是极为隐蔽、缓慢而不易觉察的，因此其发病好像是鬼神所作，实际上并非如此。

2. 祝由愈病的道理

上古的"先巫"对某些疾病"祝而已"的原因，在于他们本来就掌握了治疗许多疾病的道理和方法，又事先了解了病人患病的各种具体原因，所以能够针对病情采取祝告病由的方法而治好病。可见，先巫治病采用了精神疗法，并非神灵所为。

【按语】

《内经》所说的"祝由"，是古代在神秘的"外衣"下采取的以精神心理疗法为主的一种治疗手段，用之得当，有一定效果，但不可滥用。诚如张介宾所说："此因情志之胜，而更求其胜以制之之法也……今之人，既不知祝由之法自有一种当用之处，乃欲动辄赖之，信为实然，致有妄言祸福而惑乱人心者，有禁止医药而坐失机宜者，有当忌寒凉而误吞符水者，有作为怪诞而荡人神气者，本以治病而适以误病，本以去鬼而适以致鬼，此之为害，未可枚举，其不为奸巫所窃笑者几希矣。"可见，对祝由治法必须持一分为二的正确态度，要把《内经》所载的祝由同后世巫婆神汉的符咒祈祷等迷信活动区别开来。对此，《灵枢识》曾引用清代医学家吴鞠通的话说："按祝由二字，出自《素问》。祝，告也；由，病之所从出也。近时以巫家为祝由科，并列于十三科之中。《内经》谓信巫不信医不治，巫岂可列之医科中哉？吾谓凡治内伤者，必先祝由，详告以病之所由来，使病人知之而不敢再犯，又必细体变风变雅，曲察劳人思妇之隐情，婉言以开导之，庄言以振惊之，危言

以悚惧之，必使之心悦诚服，而后可以奏效如神。"此语当有助于我们对祝由疗法的正确理解和运用。

[322]《素问·移精变气论第十三》　黄帝问曰：余闻古之治病，惟其移精变气，可祝由而已。⁽¹⁾今世治病，毒药治其内，针石治其外，或愈或不愈，⁽²⁾何也？岐伯对曰：往古人居禽兽之间，⁽³⁾动作以避寒，阴居以避暑，⁽⁴⁾内无眷慕之累，外无伸官^①之形，⁽⁵⁾此恬憺之世，邪不能深入也。⁽⁶⁾故毒药不能^②治其内，针石不能^②治其外，故可移精祝由而已。⁽⁷⁾当今之世不然，忧患缘^③其内，苦形伤其外，⁽⁸⁾又失四时之从，逆寒暑之宜，⁽⁹⁾贼风数至，虚邪朝夕，⁽¹⁰⁾内至五藏骨髓，外伤空窍肌肤，所以小病必甚，大病必死，⁽¹¹⁾故祝由不能已也。⁽¹²⁾

【棱勘】

①伸官：应据《太素》卷十九知祝由改作"申宦"。

②能：应据《太素》卷十九知祝由删。

③缘：《太素》卷十九知祝由作"琢"，可据改。

【注释】

（1）惟其移精变气，可祝由而已：惟，仅也。其，作语助词，无义。吴昆注："古之治者，明见其情，为之祝说病由，言志有所偏，则气有所病，治以所胜，和以所生，移易精神，变化藏气，导引营卫，归之平调而已。"张介宾注："上古以全德之世，邪不能侵，故凡有疾病，惟用祝由而已，以其病不甚而治亦易也。"

（2）或愈或不愈：杨上善注："今代之人苦于针药而疗病不愈者，为是病有轻重？为是方术不妙？"

（3）往古人居禽兽之间：杨上善注："上古禽兽多而人少，人在禽兽之间，巢居以避禽兽，故称有巢氏也。"

（4）动作以避寒，阴居以避暑：王冰注："动躁阳盛，故身热足以御寒。凉气生寒，故阴居可以避暑矣。"

（5）内无眷幕之累，外无申宦之形：眷，眷恋。累，劳累。申，古时官府行文时下级对上级的尊称。宦，做官。申宦，指官场活动。形通"刑"，役也。杨上善注："恬然自得，内无眷慕之情；淡然至乐，外无申宦之役。申宦不役于躯，故外物不形，眷慕不劳于志，故内欲不累。"

（6）此恬憺之世，邪不能深入也：恬憺，指思想安闲清静而无贪欲杂念。张介宾注："内无眷慕，外无趋求，故曰恬憺之世。恬憺则天真完固，气血坚实，邪不能入。"

（7）故毒药不治其内，针石不治其外，故可移精祝由而已：马莳注："是以往古不必用毒药以治其内，针石以治其外，而祝说病由，遂能移精变气而已病也。"

（8）忧患琢其内，苦形伤其外：琢，雕琢，有损害之义。形，通"刑"，劳役。此二句与上"内无眷慕之累，外无申宦之形"义正相反。

（9）又失四时之从，逆寒暑之宜：此二句为互文，即违背了顺应四时寒暑的养生法则。杨上善注："不领四时逆顺之宜，不依冬夏寒暑之适。"

（10）贼风数至，虚邪朝夕：数，屡次。朝夕，早晚，引申为经常。高世栻注："以致贼风数至于身，虚邪朝夕相乘。"

（11）所以小病必甚，大病必死：杨上善注："虚邪伤体，内入藏而客髓；贼风开腠，外客肌以伤窍。所以积微疾而成大病也。"张志聪注："精神内虚，故小病必甚。无正气以胜邪，故大病必死也。"

（12）故祝由不能已也：杨上善注："苦之针药尚不能愈况祝由之轻，其可遣也？"

【概要】

本段论述了随着时代和生活环境的变迁，对疾病的治疗亦不断充实和发展的道理。

1. 往古之病"可祝由而已"的道理

"往古人居禽兽之间，动作以避寒，阴居以避暑"，说明原始社会生产力低下，人们的生活环境、物质条件极差。这样的历史背景决定当时人们的社会关系简单，思想淳朴，科学技术和医疗知识处于萌芽阶段，针药尚未普遍使用，而鬼神观念占统治地位，因此，通过祝说病由以"移精变气"的原始精神疗法，就成了当时治病的主要手段。

2. 当今之世"祝由不能已"的原因

《内经》作者所处的社会与"往古"大不相同，当时的生活环境、物质条件已大为改善，但由于阶级的分化和阶级压迫，人们不是"忧患琢其内"，就是"苦形伤其外"，而且又违背四时阴阳的养生法则，因此虚邪贼风极易伤害人体。加之当时人的体质较往古之人虚弱，邪气内入五藏，病变复杂而深重，所以即使医疗技术发展了，"毒药治其内，针石治其外"仍然是"或愈或不愈"，若单用"祝由"就更不能适应社会的进步和满足治病的需要了。

[323]《灵枢·九针十二原第一》　今夫五藏之有疾也，譬犹刺也，(1) 犹污(2) 也，犹结(3) 也，犹閟(4) 也。刺虽久，犹可拔也；(5) 污虽久，犹可雪也(6)；结虽久，犹可解(7) 也；閟虽久，犹可决(8) 也。或言久疾之不可取者，非其说也。(9) 夫善用针者，取其①疾也，犹拔刺也，犹雪污也，犹解结也，犹决閟也，疾虽久，犹可毕(10) 也。言不可治者，未得其术也。(11)

【校勘】

①取其：应据《太素》卷二十一诸原所生改作"其取"。

【注释】

（1）譬犹刺也：譬，比喻。犹，如同。全句谓：五藏得了疾病，就像肌肤上扎了刺一样。杨上善注："客耶（疑为'邪'字之误）入身，其犹刺也。"

（2）污：指污垢沾染了干净的物体。

（3）结：指线绳失理而成乱结。杨上善注："阴阳积聚，其犹结也。"

（4）閟：乃"闭"的异体字。闭，此处指水流闭塞不通。杨上善注："血气不流，其犹闭也。"

（5）刺虽久，犹可拔也：犹，仍然。马莳注："此详喻久疾之犹可治也。"

（6）雪：洗涤干净。张介宾注："污染营卫，贵净涤也。"

（7）解：解开绳结。张介宾注："结留关节，贵释散也。"

（8）决：疏通水道。张介宾注："闭塞道路，贵开通也。"

（9）非其说也：即"其说非也"的倒文。

（10）毕：尽也。此指邪尽除而病痊愈。

（11）言不可治者，未得其术也：如果说疾病不能治愈，是医生没有掌握相应的治疗技术。张介宾注："若能效而用之，则疾虽久，未有不愈者也。"

【概要】

本段通过比喻说明疾病都是可以治疗的，关键在于医术高超，方法得当。

1. 五藏之久疾皆可治疗

疾病在五藏，则邪已深入，就像刺扎入肌肤，污垢沾染衣服，绳线已经打结，水道已闭阻，虽属失常，却是可以改变的。即使是久病，也可像拔刺、洗污、解结、决闭一样用针刺等治疗手段使其治愈，所以"言久疾之不可取者"是不正确的。

2. 言疾不可治是未得其术

既然五藏的久病都是可以治愈的，为什么一些疾病常治不好呢？这是医生"未得其术"的缘故。因为疾病的病机多种多样，治疗疾病的法则也如拔刺、雪污、解结、决闭等一样应有所区别。只有医生掌握了多种治疗方法并加以正确运用，疾病才是"可毕"的。

二、尊师重道

［324］《灵枢·外揣第四十五》 黄帝曰：余闻九针九篇⁽¹⁾，余亲授①其调，颇得其意。⁽²⁾夫九针者，始于一而终于九，⁽³⁾然未得其要道⁽⁴⁾也。夫九针者，小之则无内，大之则无外，⁽⁵⁾深不可为下，高不可为盖，⁽⁶⁾恍惚无穷，流溢无极，⁽⁷⁾余知其合于天道、人事、因时之变也。然余愿杂之毫毛，浑束为

一，⁽⁸⁾可乎？岐伯曰：明乎哉问也！非独针道焉，夫治国亦然。黄帝曰：余愿闻针道，非国事也。岐伯曰：夫治国者，夫惟道焉。⁽⁹⁾非道，何可小大深浅，杂合而为一乎？⁽¹⁰⁾

黄帝曰：愿卒⁽¹¹⁾闻之。岐伯曰：日与月焉，水与镜焉，鼓与响焉。夫日月之明，不失其影，⁽¹²⁾水镜之察，不失其形，⁽¹³⁾鼓响之应，不后其声，⁽¹⁴⁾动摇则应和，尽得其情。⁽¹⁵⁾黄帝曰：窘乎哉！昭昭之明不可蔽，⁽¹⁶⁾其不可蔽^②不失阴阳也。⁽¹⁷⁾合而察之，切而验之，见而得之，⁽¹⁸⁾若清水明镜之不失其形也。五音不彰，五色不明，五藏波荡，⁽¹⁹⁾若是则内外相袭，⁽²⁰⁾若鼓之应桴，响之应声，影之似形。故远者司外揣内，近者司内揣外，⁽²¹⁾是谓阴阳之极，天地之盖。⁽²²⁾请藏之灵兰之室，弗敢使泄也。⁽²³⁾

【校勘】

①授：应据《太素》卷十九知要道改为"受"。

②蔽：此后应据《太素》卷十九知要道补"者"字。

【注释】

（1）九针九篇：指古代关于九针的九篇论文。

（2）余亲受其调（diào），颇得其意：调，才情、格调，此处引申为文章的理论、特色。颇，很、甚。全句意为我亲自领会了这些文章的理论、特色，对其内容很有认识。

（3）始于一而终于九：张志聪注："夫九针者，始于一以应天，二以应地，三以应人，四以应时，五以应音，六以应律，七以应星，八以应风，九以应野。始于一而终于九者，合于天地人事四时之变也。"

（4）要道：张志聪注："然道之要，惟一而后能贯通。"

（5）小之则无内，大之则无外：杨上善注："九针之道，小之有内，则内者为小；针道非小也，故知针道小者，小之穷也。针道之大，有外者为大；针道非大也，故知针道大者，大之极也。"指九针理论，小则没有比它更细微的了，大则没有比它更广博的了。

（6）深不可为下，高不可为盖：下，底层。盖，顶盖。黄元御注：

"深不可为下，无有下之者也。高不可为盖，无有盖之者也。"指九针理论深得不能再深，高得不能再高了。

（7）恍惚无穷，流溢无极：恍惚，形容模糊变幻，不易辨认。马莳注："惚惚恍恍，其妙无穷，泛溢散漫，其流无极。"此二句是言针道的玄妙和复杂。

（8）杂之毫毛，浑束为一：杂，庞杂。浑，义同"混"。束，约束。浑束，综合、归纳之意。张介宾注："故散之则杂如毫毛，约之则浑束为一。一者，欲得其要也。"

（9）夫惟道焉：夫，发语词，无义。杨上善注："理国，安人也；针道，存身也。安人之与存身，非道不成，故通两者，浑然为一也。两者通道，故身国俱理耳。"

（10）非道，何可小大深浅杂合而为一乎：张介宾注："至大至小，至浅至深，无不有道存焉。故治国有道，治针亦有道。必知乎道，乃可合万变而为一矣。"

（11）卒：尽也。引申为全部。

（12）日月之明，不失其影：张志聪注："日月丽天，绕地即转，不失其光明之影。"意即日月光照，使物体即刻显现影子。

（13）水镜之察，不失其形：张志聪注："如水与镜，不失其照应之形。"意即清水和明镜可以清楚地照映出物体的形象。

（14）鼓响之应，不后其声：杨上善注："不后者，同时者也。"指击鼓的动作和鼓的声响同时发生。

（15）动摇则应和（hè），尽得其情：黄元御注："凡有动摇，则应和之捷，纤毫不失，尽得其情也。"

（16）昭昭之列不可蔽：昭，明亮。蔽，遮掩。此句谓事物内外应和之理明白清楚，是不许含混误解的。

（17）其不可蔽者，不失阴阳也：黄元御注："明不可蔽，以善察色脉，不失阴阳也。"

（18）合而察之，切而验之，见而得之：指综合内外以审察病机，切诊脉候以验证病变，观视神色以获知病情。

（19）五音不彰，五色不明，五藏波荡：马莳注："设使五音不能彰，五色不能明，则阴阳不明，而五藏在人身者，如水波荡然紊乱无纪。"

（20）内外相袭：张介宾注："五音五色见于外，因藏气而彰明也。五藏之气藏于内，因形声而发露也。外之不彰不明者，知内之波荡也。"即声色与藏气相互作用，内外之间有着必然的联系。

（21）远者司外揣（chuài）内，近者司内揣外：张介宾注："揣，推测也。司，主也。远者主外，近者主内，察其远能知其近，察其内能知其外。病变虽多，莫能蔽吾之明矣。"

（22）阴阳之极，天地之盖：张介宾注："内外远近无所不知，以其明之至也，阴阳之道尽于此矣。天地虽大，又安能出于是哉？"

（23）藏之灵兰之室，弗敢使泄也：灵兰之室，传说黄帝藏书的地方。泄，此指传扬于外。杨上善注："请藏灵兰室，宝而重之。"

【概要】

本篇以针道为例论述了医学理论的深奥广博、指导意义及其要领。

1. 针道内容的深奥广博

九针等医学理论"小之则无内，大之则无外，深不可为下，高不可为盖"，其内容十分丰富，其理论十分深奥，其范围十分广泛，而且"恍惚无穷，流溢无极"，难于精通。

2. 医学理论对于医疗实践的指导意义

治国和治病都需要理论作指导，原文把理论与实践喻为明与影、水与镜、鼓响与声的"应和"关系，并指出没有理论"何可使小大深浅杂合而为一乎"？即不能从错综复杂的事物中把握其规律。正因为理论如此重要，所以应珍藏而"弗致使泄也"。

3. 掌握医学理论的要领

医学理论虽然杂如毫毛，但掌握它是有要领的，即所谓"浑束为一"。掌握要领必须以阴阳的对立统一学说为指导，运用"司外揣内""司内揣外"的思维推理方法，在"合而察之，切而验之，见而得之"的诊疗实践中去学习和体会，才能达到"治则动摇应和，尽得其情"的诊治效果。

[325]《灵枢·禁服第四十八》　雷公问于黄帝曰：细子得受业，(1)通于九针六十篇，(2)旦暮勤服之，(3)近①者编绝，久②者简垢，(4)然尚讽诵弗置，(5)未尽解于意矣。《外揣》言浑束为一，未知③所谓也。夫大则无外，小则无内，大小无极，高下无度，束之奈何？士之才力，或有厚薄，智虑褊浅，(6)不能博大深奥，自强于学，若④细子，(7)细子恐其散于后世，绝于子孙，(8)敢问约之(9)奈何？黄帝曰：善乎哉问也！此先师之所禁坐私传之也，(10)割臂歃血之⑤盟也。(11)子若欲得之，何不斋(12)乎？雷公再拜而起曰：请闻命(13)。于是也⑥，乃斋宿三日而请曰：(14)敢问今日正阳，(15)细子愿以受盟。黄帝乃与俱入斋室，割臂歃血，黄帝亲祝(16)曰：今日正阳，歃血传方(17)，有敢背此言者，反⑦受其殃。雷公再拜曰：细子受之。黄帝乃左握其手，右授之书，曰：慎之慎之，吾为子言之。

凡刺之理，经脉为始，营其所行，知其度量，(18)内刺⑧五藏，外刺⑧六府，审察卫气，为百病母，(19)调其虚实，虚实乃止，(20)写其血络，血尽不殆矣。(21)雷公曰：此皆细子之所以通，(22)未知其所约也。黄帝曰：夫约方者，犹约囊也。(23)囊满而弗约则输泄，方成弗约则神与弗⑩俱。(24)雷公曰：愿为下材者，勿满而约之。(25)黄帝曰：未满而知约之，以为工，不可以为天下师。(26)

【校勘】

①近：《太素》卷十四人迎脉口诊杨上善注："远年者，编有断绝。"据此，"近"乃"远"之误字，当改。

②久：《太素》卷十四人迎脉口诊杨上善注："其近年者，简生尘垢。"据此，"久"乃"近"之误字，当改。

③知：此后《甲乙经》卷四第一上及《太素》卷十四人迎脉口诊并有"其"字，可据补。

④若：此前应据《太素》卷十四人迎脉口诊补"未"字。

⑤之：《太素》卷十四人迎脉口诊作"为"，可据改。

⑥也：应据《太素》卷十四人迎脉口诊删，并连下读。

⑦反：应据《太素》卷十四人迎脉口诊改作"必"。

⑧刺：应据《灵枢·经脉》及《太素》卷十四人迎脉口诊改作"次"。

⑨刺：应据《灵枢·经脉》及《太素》卷十四人迎脉口诊改作"列"。

⑩与弗：应据《太素》卷十四人迎脉口诊改作"弗与"。

【注释】

（1）细子得受业：细子，犹言小子。杨上善注："细子者，雷公自谦之辞也。"受业，指接受医学知识和理论。

（2）通于九针六十篇：通，指通读。张介宾注："六十篇，古经数也。今失其传。"

（3）旦暮勤服之：服，从事。本句言从早到晚勤奋地学习这些医学著作。

（4）远者编绝，近者简垢：编，古时用以穿联竹简的皮条或绳子。绝，断也。简，竹简，古时用以记载文字。垢，污垢。杨上善注："其简之书远年者，编有断绝；其近年者，简生尘垢。言其深妙，学久日勤，未能达其意也。"

（5）讽诵勿置：讽，背诵。诵，朗读。置，弃置。

（6）智虑褊（biǎn）浅：褊，狭小。浅，浮浅。此句谓思想狭窄、见识浅薄的人。

（7）自强于学，未若细子：杨上善注："人之所学，未若细子。"指"智虑褊浅"的人，不能像"我"一样勤勉地学习。

（8）恐其散于后世，绝于子孙：散，散失。绝，终断、失传。杨上善注："惟恐其至道绝于后代，无及子孙。"

（9）约之：黄元御注："约之，即浑束为一，合其简约也。"

（10）此先师之所禁坐私传之也：杨上善注："上古贷季（姓儵）传至岐伯，岐伯授之黄帝，故贷季为先师也。非其人不可授道，故须禁之坐私传也。"刘衡如说："禁坐，谓坐中禁绝他人，即《史记》长桑君呼扁鹊'私坐'而传禁方之意。"

（11）割臂歃（shá）血为盟也：盟，立誓缔约之称。割臂，指用刀割臂膊取血。歃血，指盟者以血涂于口旁。割臂歃血，是古代最郑重的一种盟誓仪式，以示绝不背弃誓约的决心。

（12）斋：古人在祭祀或重要的仪式之前，清心洁身以示庄敬的活动。

（13）请闻命：请让我听从你的指示，并照着去做罢。

（14）乃斋宿三日而请曰：斋宿，谓隔夜后举行斋戒。三日，指沐浴更衣，不饮酒、不吃荤，独宿三日，以示虔诚。

（15）敢问今日正阳：请问在今天正午的时候。

（16）亲祝：亲自对天祝告。

（17）传方：传授医学要道。

（18）经脉为始，营其所行，知其度量：张介宾注："经脉为始，必先明经络也。营其所行，营行有终始也。知其度量，脉度有短长也。"

（19）审察卫气，为百病母：张介宾注："卫气者，阳气也，卫外而为固者也。阳气不固，则卫气失常而邪从卫入，乃生疾病，故为百病母。"即卫气的虚弱或失常，是产生疾病的一个基本原因。

（20）调其虚实，虚实乃止：马莳注："正气之虚则补，邪气之实则泻，则虚者实、实者虚，而虚实自止矣。"

（21）写其血络，血尽不殆矣：张志聪注："盖络脉络于皮肤之间，乃气血之交会，故视其血络，尽泻其血，则邪病不致传溜于经脉藏府而成危殆之证矣。"

（22）所以通：以，通"已"。所以通，指已经学通了的理论。

（23）夫约方者，犹约囊也：约，约束，提纲挈领。方，此指治病的理法。囊，袋囊。张介宾注："约者，要也。约方约囊，其道同也。"

（24）囊满而不约则输泄，方成弗约则神弗与俱：俱，同在。张介宾注："囊清弗约受输泄而倾，方成弗约则不切于用，盖杂则不精也。"《易》曰："精气入神，以致用也。不得其精，焉能入神？有方无约，即无神也。"

（25）愿为下材者，勿满而约之：下材，指才学之偏下者。张介宾

注："满言欲博，约言欲精。弗满而约之，谓亦有不由博学而可得其捷径者，否也，故曰愿为下材。"

（26）未满而知约之，以为工，不可以为天下师：工，指一般的医生。天下师，指闻名于全国的医师。张介宾注："因满而约，约之善也。由博两精，精之至也。未满而知约，何约之有？未博而言精，何精之有？若是者谓之为工，安足以为天下师？是以言约者非满不可，言精者非博不可也。"

【概要】

本段反映了古人重道尊师的优良学风，论述了医学教育博与约的关系。

1. 古人重道尊师的优良学风

原文通过雷公与黄帝的对话，说明了三点：

（1）医道博大精深，必须认真学习：所谓"九针六十篇""大则无外，小则无内，大小无极，高下无度"，描述了针刺等医学理论和知识博大精深，业医者必须刻苦钻研，所谓"旦暮勤服之，远者编绝，近者简垢"，就反映了古人这种长期勤奋学习的精神。

（2）学医应有老师的指导传授：雷公"讽诵弗置，未尽解于意"，虽"自强于学"，仍不能"约之"，因此由学识经验丰富的老师给予指导传授就是学好医道的必要条件，不然，精深的医学理论就可能"散于后世，绝于子孙"而失传。

（3）传道宜慎，受学当诚：由于医学既重要又难学，古人对于医学教育是异常慎重的，所谓"禁坐私传""割臂歃血""斋宿三日"等都表明医疗技术不可轻易传人，而学医者亦须下决心，有诚心，尊敬师长，坚持不懈，才能学到手。

2. 医学教育博与约的辩证关系

医学内容，从经络、藏府、病机等基本理论，到补虚泻实、针灸药物等诊疗技术，是十分丰富的。一个高明的医生必须既知识广博、基础坚实，同时又能由博返约、提要钩玄、运用自如、出神入化。如果只博而不约，犹如囊满而输泄，则"神弗与俱"，不能收到良好疗效；如果"未满而约之"，即但求简约而未广博，则只能成为一般水平的医生，而不可以为"天下师"。因此，由博返约，才是培养高明医者的方法。

【按语】

"审察卫气，为百病母"是对"卫气者，所以温分肉，充皮肤，肥腠理，司关阖者也"（《灵枢·本藏》）、"卫者，水谷之悍气也，其气栗疾滑利，不能入于脉也，故循皮肤之中、分肉之间，熏于肓膜，散于胸腹"（《素问·痹论》）等卫气功能的反面论证，它说明卫气的盛衰对于疾病的形成、发展和预后具有重要的作用。这一论点不仅对于中医病机理论具有深远的影响，而且对于临床疾病的防治也具有指导意义。例如，太阳中风用桂枝汤调和营卫，衰虚自汗用玉屏风散益气实卫等，同卫气"为百病母"这一学术观点有着内在联系。

本篇"禁坐私传""歃血为盟""斋宿""亲祝"等记载，是《内经》成书时代的产物，具有历史的局限性，这些拜师的形式方法在今天已不可取，但是其重道尊师、学须至诚等基本精神还是可资借鉴的。

[326]《素问·气交变大论第六十九》 帝曰：余闻得其人不教，是谓失道，(1) 传非其人，慢泄天宝。(2) 余诚菲德，未足以受至道；(3) 然而众子哀其不终，愿夫子保于无穷，流于无极，(4) 余司其事，则而行之，(5) 奈何？岐伯曰：请遂言(6) 之也。《上经》曰：夫道者，上知天文，下知地理，中知人事，可以长久。(7) 此之谓也。

善言天者，必应于人，(8) 善言古者，必验于今；(9) 善言气者，必彰于物；(10) 善言应者，同天地之化；(11) 善言化言变者，通神明之理。(12)

【注释】

（1）得其人不教，是谓失道：其人，指具有接受至道（包括医学）的品德和能力的人。失道，使至道失传。张介宾注："然古今相传，惟圣人乃知圣人，而道统之传自有其真，故传道非难而得人为难。得而不教，则失其人。"

（2）传非其人，慢泄天宝：慢，怠慢，轻忽。泄，泄露，外传。

天宝，此指关于自然界生命活动基本规律的理论。张介宾注："非人而教，则失其道，均可惜也。"

（3）余诚菲德，未足以受至道：菲，微、薄。菲德，道德不深，此为黄帝的谦辞。张介宾注："道者，天地万物之所由，故曰至道。""此帝虽借己为言，而实深慨夫治统者之难耳。"

（4）众子哀其不终，愿夫子保于无穷，流于无极：哀，怜悯。黄元御注："众子，百姓也。不终，不得终其天年也。帝欲岐伯传运气之法，保赤子十无穷，流恩泽于无极。"即黄帝怜悯百姓不能长寿，希望岐伯使大道流传后世，对人民的养生保健永远发挥作用。

（5）余司其事，则而行之：余，黄帝自称。司，主管、承办。事，指使百姓健康长寿的事业。则，取法。则而行之，就是以此为法则而施行。

（6）遂言：遂，终、尽。遂言，即全部讲述出来。

（7）夫道者，上知天文，下知地理，中知人事，可以长久：张介宾注："知此三者，则大无不通，细无不得，合同于道，永保天年，故可以长久。"姚止庵注："天文者，星辰风雨寒暑也，其气本于天而位乎上。地理者，山川飞潜动植也，其气本于地而位乎下。人事者，气血虚实表里逆顺也，其气本于人而位乎中。"

（8）善言天者，必应于人：善，擅长。言，谈论。天，泛指自然界的事物及其运动规律。此句即天人相应，天人一理之意。

（9）善言古者，必验于今：验，应验。王冰注："言古之道而今必应之。"

（10）善言气者，必彰于物：气，指天地阴阳之气，乃肉眼看不见的精微物质。彰，明显、显现。物，物体。王冰注："化气生成，万物皆禀，故言气应者，以物明之。"

（11）善言应者，同天地之化：应，指一事物对另一事物的反应或应答。王冰注："气化之应，如四时行，万物备，故善言应者，必同天地之造化也。"即天地之事物相应之理，亦即天地造化之理。

（12）善言化言变者，通神明之理：通，通晓、掌握。神明，此指引起事物变化莫测的内在动力。王冰注："物生谓之化，物极谓之变。

言万物化变终始必契于神明运为，故言化变者，通于神明之理。圣人智周万物，无所不通，故言必有发，动无不应之也。"

【概要】

本段论述了传道应择人的道理，以及道的广泛性、实践性。

1. 传道择人的重要性和条件

道是关于天、地、人的基本规律的理论，它关系着人民的寿夭和安危，因此被视为"天宝"。对传授的对象应严加选择，既要防止"得其人不教"，丧失了良机，又要避免"传非其人，嫚泄天宝"。原文借黄帝自谦的口吻，指出受道的人必须品德高尚，对人民的疾苦有同情心，并且资质聪敏，能够掌握医道，"则而行之"。

2. 道的广泛性和实践性

掌握医道的人，应该"上知天文，下知地理，中知人事"，即必须具有广博的知识，才能正确地诊治疾病，使人民生命长久。同时，由于道是对客观规律的认识，因此它既能解释自然的万物，又能说明人体的生理病理；既能反映过去，又能验证于今天；既能阐明其本质，又能表现于现象。总之，至道揭示了事物内部的必然联系，其理论经历了时间和空间的验证，因此通晓它就能把握住事物一切神奇莫测的变化。

[327]《灵枢·官能第七十三》　雷公问于黄帝曰：《针论》⁽¹⁾曰：得其人乃传，非其人勿言。何以知其可传？黄帝曰：各得其人，任之其能，⁽²⁾故能明其事⁽³⁾。雷公曰：愿闻官能⁽⁴⁾奈何？黄帝曰：明目者，可使视色；⁽⁵⁾聪耳者，可使听音；⁽⁶⁾捷疾辞语者，不使传论语①；⁽⁷⁾徐而安静，手巧而心审谛者，⁽⁸⁾可使行针艾，理血气而调诸逆顺，察阴阳而兼诸方②；⁽⁹⁾缓节柔筋而心和调者，⁽¹⁰⁾可使导引行气；疾毒言语轻人者，可使唾痈呪病；⁽¹¹⁾爪苦手毒，为事善伤者，可使按积抑痹。⁽¹²⁾各得其能，方乃可行，其名乃彰；不得其人，其功不成，其师无名。故曰：得其人乃言，非其人勿传，此之谓也。手毒者，可使试按龟，⁽¹³⁾置龟于器下，而按其上，五十日而死矣。⁽¹⁴⁾手甘

者，复生如故也。⁽¹⁵⁾

【校勘】

①传论语：《太素》卷十九知官能作"传论而语余人"六字，可据改。

②方：此后《素问·金匮真言论》王冰注引文有"论"字，可据补。

【注释】

（1）《针论》：古医书名。

（2）各得其人，任之其能：任，使用。杨上善注："人受命于天，各不同性，性既不同，其所能亦异。量能用人，则所为必当。"

（3）明其事：明，明白、通晓。其事，指所从事的专业技术。

（4）官能：官，职能，此用作动词，任用之意。马莳注："官人之能者，任人之能，犹《书》之所谓'在官人'也。"

（5）明目者，可使视色：杨上善注："视面部五行变色，知其善恶，此为第一，明人也。"即视力好的人，可使其从事望诊。

（6）聪耳者，可使听音：杨上善注："听病人五音，即知其吉凶，此为第二，聪听人也。"即听力好的人，可使其从事闻诊。

（7）捷疾辞语者，可使传论而语余人：捷疾，敏捷。辞语，言谈辞令。传论，传授医道。语余人，给别人讲解。杨上善注："其知（通'智'）接疾，其辨（通'辩'）敏给，此可为物说道以悟人，此第三，智辨人也。"

（8）徐而安静，手巧而心审谛者：审，审察。谛，仔细。杨上善注："神清性明，故安静也。动合所宜，明手巧者，妙察机微，故审谛也。此为第四，静慧人也。"张介宾注："语徐者不苟，安静者不乱，手巧者轻重疾徐有妙，心审谛者精思详察无遗，故可胜是任。"

（9）兼诸方论：即兼以方药论治。

（10）缓节柔筋而心和调者：杨上善注："身则缓节柔筋，心则和性调顺，此为第五，调柔人也。调柔之人，导引则筋骨易柔，行气则其气易和也。"缓节柔筋，即筋骨调柔、舒缓，运动自如轻便。心和调，即心平气和，不急躁鲁莽。

（11）疾毒言语轻人者，可使唾痈呪病：疾，毒也。疾毒言语，即语言尖刻恶毒。唾痈，吐唾沫到痈疽上，呪，祝告。呪病，即祝说病由。唾痈呪病，属于祝由疗法。杨上善注："心嫉毒，言好轻人，有此二恶，物所畏之，故可使之唾祝，此为第六，口苦人也。"

（12）爪苦手毒，为事善伤者，可使按积抑痹：爪，指甲。"爪苦"和"手毒"为互文，言指力重而凶狠，所以"善伤"。积、痹，俱为病名。按、抑，即按摩、推拿疗法。杨上善注："爪手苦毒，近物易伤，此为第七，苦手人也。"张介宾注：牟然积坚痹固，非爪苦手毒者不能破。"

（13）手毒者，可使试按龟：马莳注："即如任手毒者，试以按龟之法，则其手之甘毒自别矣。盖遇人之手，有凶有善，犹用味之甘苦，故即以甘毒名之，毒即苦也。"

（14）五十日而死矣：五十日，测指力的大约时间。张介宾注："龟能运任脉，其息以耳而导引伏气，所以灵而多寿，不易于死，故可用此以验人之手毒与否。"

（15）手甘者，复生如故也：甘，和缓。"手甘"与"手毒"相对面言，"手甘"即手指之力柔弱，所以用手按龟后，龟活如故。

【概要】

本段论述传授医术须因人任能的必要性和方法。

1. 传授医术因人任能的必要性

"得其人乃传"是传授医道的基本原则。而在"得其人"的前提下，具体传授何种专业技术，还须根据其人的素质等具体条件，"任之其能"，即用其所长，避其所短，"方乃可行，其名乃彰"，否则，就将"其功不成，其师无名"。

2. 因人任能的方法举例

原文列举了七种人所适宜的专业技术，说明了因材施教、各得其能的教育法则。例如：善于言谈辞令的，可使其从事教学工作；沉着安静、手巧心细的，可使其运用针艾方药；心平气和、筋骨舒缓、关节灵活的，可使其从事导引行气；手指有力而凶狠的，可使其施行按摩推拿等。原文还附带介绍了按龟以试测指力的方法。

[328]《灵枢·逆顺肥瘦第三十八》　黄帝问于岐伯曰：余闻针道于夫子，众多毕悉[(1)]矣。夫子之道应若失[①,(2)]而据未有坚然者也。[(3)] 夫子之问学熟乎？将审察于物而心生之乎？[(4)] 岐伯曰：圣人之为道者，上合于天，下合于地，中合于人事，必有明法，以起度数，[(5)] 法式检押，乃后可传焉。[(6)] 故匠人不能释尺寸而意短长，废绳墨而起平木[②]也；[(7)] 工人不能置规而为圆，去矩而为方。知用此者，固自然之物，易用之教，逆顺之常也。[(8)] 黄帝曰：愿闻自然奈何？岐伯曰：临深决水，不用功力，而水可竭也；循掘决冲[③]，而经可通也。此言气之滑涩，血之清浊，行之逆顺也。[(9)]

【校勘】

①失：据上下文义，此字乃形近而误，当改作"矢"。

②平木：应据《太素》卷二十二刺法改作"水平"。

③循掘决冲：此后应据《甲乙经》卷五第六补"不顾坚密"四字。

【注释】

（1）众多毕悉：毕悉，详尽。黄元御注："众多毕悉，诸法皆尽也。"

（2）夫子之道应若矢：夫子之道，指岐伯所述的医学理论。矢，箭头。本句喻医理得到实践的应验，如矢之中的。

（3）而据未有坚然者也：张介宾注："言随应而解，若无坚据之难破者也。"意为治疗的功效卓著。

（4）夫子之问学熟乎？将审察于物而心生之乎：熟，成熟，精熟。将，抑或。心生，由思维而产生。马莳注："未知由学问而熟，抑亦由心而生。"

（5）必有明法，以起度数：言圣人之道必有明确的法则作为衡量的尺度标准。

（6）法式检押，乃后可传焉：法式，法则。检押，亦作"检柙"，规矩之意。法式检押，即以法式作为检押。张介宾注："有法有则，以防其错乱，乃可传于后世焉。"

（7）匠人不能释尺寸而意短长，废绳墨而起水平也：谓木工不能丢开尺寸而臆测长短，不能废弃绳墨而削平材料。

（8）知用此者，固自然之物易用之教，逆顺之常也：马莳注："此乃自然之道，其为教易行，其行之逆顺有常。"张介宾注："此言圣人之道，合于三才，工匠之巧，成于规矩，固皆出于自然之理。知自然之妙者，是谓易用之教，逆顺之常也。"

（9）黄帝曰：愿闻自然奈何……行之逆顺也：此段注释见"针灸"章［273］段。

【概要】

本段论述传授医道必明法度的道理。

1. 掌握法度的重要性和必要性

原文通过黄帝和岐伯的讨论，指出医道博大精深，学医除了要勤学好问，善于观察思考外，掌握基本法度是重要一环。因为只有掌握了法度，才能执简驭繁，熟练运用，达到"应若矢而据未有坚然者也"的效果；同时，医学的法度就像工匠的尺寸、绳墨、规矩一样，没有它们就失去了衡量事物的标准，无法实现预定的目的。

2. 以顺应自然之理说明用法度的效果

为了进一步阐明在学习中掌握法度、规矩的重要，原文以顺应自然之理为例，指出"临深决水""循掘决冲"，用的功力小而收效大，同样，在医学上，对气血失常的调治，也应顺应气血运行的自然趋势，因势而利导之，才能收到事半功倍的疗效。

【按语】

从本段和上段可以看出，《内经》医学教育理论的一个特点就是主张因材施教，强调授法育能。所谓因材施教，就是根据教育对象的素质、特长，选择其最有利的发展方向进行培养。所谓授法育能，就是在教学中把传授学习方法、培养实际工作的能力放在首要位置，即把掌握知识技术的工具交给学生，启发学生主动积极地学习，以培养出善于学以致用和探索创新的优秀医学人才。这些观点对今天医学教育仍然有一定的启示。

三、学用结合

[329]《素问·著至教论第七十五》　黄帝坐明堂⁽¹⁾，召雷公而问之曰：子知医之道乎？雷公对曰：诵而颇能解，⁽²⁾解而未能别，别而未能明，明而未能彰，⁽³⁾足以治群僚，不足至^①侯王。⁽⁴⁾愿得受树天之度，四时阴阳合之，别星辰与日月光，⁽⁵⁾以彰经术，后世益明，⁽⁶⁾上通神农，著至教，疑于二皇。⁽⁷⁾帝曰：善，无失之。此皆阴阳表里上下雌雄相输应也，⁽⁸⁾而道上知天文，下知地理，中知人事，⁽⁹⁾可以长久，⁽¹⁰⁾以教众庶，亦不疑殆，⁽¹¹⁾医道论篇，可传后世，可以为宝。⁽¹²⁾

【校勘】

①至：应据明吴悌校刊本及清守山阁刊本改作"治"。

【注释】

（1）明堂：吴昆注："明堂，天子布政之所，向明而治，故曰明堂。"就是天子宣明政教的殿堂。

（2）诵而颇能解：诵，诵读。颇，略微。解，理解。张介宾注："颇能解，粗解其义耳。"

（3）解而未能别，别而未能明，明而未能彰：彰，通"章"，行也。杨上善注："习道有五：一诵，二解，三别，四明，五彰。"张介宾注："别者，别其条理；明者，明其精微；彰则利于用矣。"

（4）足以治群僚，不足治侯王：僚，官吏。群僚，一般的官吏们。侯王，最上层统治者。马莳注："群僚之情易通，侯王之心难必，故治有难有易也。"吴昆注："公不敢自高其道，故谦言此。"

（5）愿得受树天之度，四时阴阳合之，别星辰与日月光：张介宾注："树，立也。天度立则四时阴阳之序可以合，星辰日月之光可以别。"

（6）以彰经术，后世益明：彰，显也。经术，指医学。姚止庵注：

"言欲帝指示天道，以解后人之迷惑也。"即用以阐明医道，使后世发扬光大。

（7）上通神农，著至教，疑于二皇：著，显示。至教，最精深的理论。疑，通"拟"，比拟之意。张介宾注："是上通神农之道，著为至教，则拟德于二皇矣。二皇，伏羲、神农也。"疑于二皇，即与二皇的功绩相媲美。

（8）此皆阴阳表里上下雌雄相输应也：相输应，指相互联系、应合之意。吴昆注："此皆阴阳表里上下雌雄相输应，指天疫四时阴阳星辰日月光言。"

（9）道上知天文，下知地理，中知人事：张志聪言："言明乎阴阳之道，则上知天文，下知地理，中知人事。"

（10）可以长久：杨上善注："言其所教合道，行之长生久视也。"

（11）以教众庶，亦不疑殆：众庶，老百姓。殆，近似。疑殆，疑惑不明。张介宾注："斯可以垂教后世，不致疑殆。"

（12）医道论篇，可传后世，可以为宝：高世栻注："故著医道之论以成篇，可传后世，可以为宝，当守之而弗失也。"

【概要】

本段论述了医经的重要内容及其学习方法。

1. 医经的学术内容和地位

医经是前辈医学家对医学经验的理论性的总结，这些"医道论篇"之所以流传后世，视为珍宝，是因为它们记载的理论是古人对客观世界规律性认识，所谓"树天之度，四时阴阳合之，别星辰与日月光""此皆阴阳表里上下雌雄相输应也""道上知天文，下知地理，中知人事"等，都说明了这一点。因此，运用这些理论于医疗实践，可以养生治病，用此教育学生，可使医术彰明，流传后世，而不致疑殆，所以诵读医经是学医的重要途径。

2. 学习医经的方法

学习医经必须循序渐进，采取一诵，二解，三别，四明，五彰的学习方法。诵，就是反复诵读，对医学内容有一个初步和大致的印象，并对其重要部分加以记忆。解，就是对医经的学术内容加以分别归类，对

比联系。明，就是明确其学术思想、观点及整个理论体系。彰，就是将
所学的医学理论运用于临床实践，并能取得显著效果。这五个环节缺一
不可，否则诊疗效果就不完满，所谓"足以治群僚，不足治侯王"。

[330]《素问·示从容论第七十六》　黄帝燕坐$^{(1)}$，召雷
公而问之曰：汝受术诵书者①，若能览观杂学，$^{(2)}$及于比类，
通合道理，$^{(3)}$为余言子所长。$^{(4)}$五藏六府，胆胃大小②肠脾胞$^{(5)}$
膀胱，脑髓，涕唾，哭泣悲哀，水所从行，$^{(6)}$此皆人之所生，
治之过失，$^{(7)}$子务明之，可以十全，即不能知，为世所怨。$^{(8)}$
雷公曰：臣请诵《脉经》上、下篇$^{(9)}$，甚众多矣，别异③比
类，犹未能以十全，又安足以明之？$^{(10)}$

帝曰：子别试④通五藏之过，$^{(11)}$六府之所不和，针石之败，
毒药所宜，汤液滋味，具言其状，悉言以对，请问不知。$^{(12)}$雷
公曰：肝虚肾虚脾虚，皆令人体重烦冤，$^{(13)}$当⑤投毒药，刺灸
砭石汤液，或已，或不已，愿闻其解。帝曰：公何年之长而问
之少，余真问以自谬也。$^{(14)}$吾问子窈冥$^{(15)}$，子言上下篇以对，
何也？夫脾虚浮似肺，肾小浮似脾，肝急沉散似肾，此皆工之
所时乱也，$^{(16)}$然从容得之。$^{(17)}$若夫三藏土木水参居，$^{(18)}$此童子
之所知，问之何也？雷公曰：于此有人头痛，筋挛骨重，怯然
少气，哕噫腹满，时惊不嗜卧，$^{(19)}$此何藏之发也？脉浮而弦，
切之石坚，不知其解，复问所⑥以三藏者，以知其比类也。帝
曰：夫从容之谓也。夫年长则求之于府，年少则求之于经，年
壮则求之于藏。$^{(20)}$今子所言，皆失八风菀熟⑦，五藏消烁，传
邪相受，$^{(21)}$夫浮而弦者，是肾不足也。$^{(22)}$沉而石者，是肾气内
着也。$^{(23)}$怯然少气者，是水道不行，形气消索也。$^{(24)}$咳嗽烦冤
者，是肾气之逆也。$^{(25)}$一人之气病在一藏也，若言三藏俱行，
不在法也。$^{(26)}$

雷公曰：于此有人四支解堕，喘咳血泄，而愚$^{(27)}$诊之以

新编黄帝内经纲目

为伤肺，切脉浮大而紧⑨，愚不敢治，粗工下砭石，病愈，多出血，血止身轻，⁽²⁸⁾此何物也？帝曰：子所能治，知亦众多，与此病失矣。⁽²⁹⁾譬以鸿飞亦冲于天，⁽³⁰⁾夫圣人之治病，循法守度，援物比类，⁽³¹⁾化之冥冥，⁽³²⁾循上及下，何必守经？⁽³³⁾今夫脉浮大虚者，是脾气之外绝，去胃外归阳明也。⁽³⁴⁾夫二火不胜三水，是以脉乱而无常也。⁽³⁵⁾四支解堕，此脾精之不行也。⁽³⁷⁾喘咳者，是水气并阳明也。⁽³⁶⁾血泄者，脉急血无所行也。⁽³⁷⁾若夫以为伤肺者，由失以狂也。⁽³⁸⁾不引比类，是知不明也。⁽³⁹⁾夫伤肺者，脾气不守，胃气不清，经气不为使，真藏坏决，经脉傍绝，五藏漏泄，不衄则呕，⁽⁴⁰⁾此二者不相类也。⁽⁴¹⁾譬如天之无形，地之无理，白与黑相去远矣。⁽⁴²⁾是失吾过矣⑨，以子知之，故不告子。⁽⁴³⁾明引比类从容，是以名曰诊轻⑩，是谓至道也。⁽⁴⁴⁾

【校勘】

①者：应据《太素》卷十六脉论删。

②小：应据《太素》卷十六脉论删。

③别异：《素问集注》作"则无"。《香草续校书·内经素问》："'列异'二字，今本作'则无'，似与上文黄帝问辞'若能览观杂学及于比类'为义合。"可据改。

④别试：《太素》卷十六脉论作"试别"，义长，可据改。

⑤当：吴昆注本作"尝"。义长，可据改。

⑥所：应据《太素》卷十六脉论删。

⑦熟：吴昆、马莳等注本并作"热"，当据改。

⑧紧：应据吴昆注本改作"虚"，方与答语"今夫脉浮大虚者"相合。

⑨是失吾过矣：应据《太素》卷十六脉论改作"是吾失过"四字。

⑩轻：应据《太素》卷十六脉论改作"经"。

880

【注释】

（1）燕坐：燕，通"宴"，安闲之意。燕坐，即闲坐。

（2）览观杂学：览，观也。杂学，不专主一家的学术。此处指除《内经》以外的各种医学流派的著作。

（3）及于比类，通合道理：高世栻注："触类引申而及于比类，贯通会悟而通合道理。"

（4）为余言子所长：所长，所擅长的理论和技术。杨上善注："帝令雷公言己所长。"

（5）脾胞：杨上善注："脾胃糟粕入于小肠，小肠盛受，即是脾之胞也。"故脾胞为小肠的别名。

（6）水所从行：水，津液。所从行，指津液所运行输布之处。

（7）此皆人之所生，治之过失：吴昆注："言五藏六府，七情五液，皆人所赖以生，治之者恒有过有失也。"

（8）即不能知，为世所怨：即，倘若。知，指知比类通合之法。张介宾注："不能十全，必有过失，故招人之怨。"

（9）《脉经》上、下篇：吴昆注："《脉经》，古《脉经》，非今世之王氏《脉经》也。"古之《脉经》有上、下两篇。

（10）则无比类，犹未能以十全，又安足以明之：全句谓《脉经》内容众多，若不通合比类，尚且不能达到十全的疗效，又怎能算对医学完全明了了呢？

（11）子试别通五藏之过：子，黄帝对雷公的称呼。试别通，丹波元简注："谓《脉经》上、下篇之外，别有所通，试论之也。下文'子言上下篇以对，何也'语可见耳。"五藏之过，即五藏的病证。

（12）具言其状，悉言以对，请问不知：全部陈述其情况，详尽地做出回答。马莳注："请问不知，言有不知者，则当请问也。"

（13）皆令人体重烦冤：冤，同"悗"。吴昆注："肝主筋，筋缓则不能收持；肾主骨，骨痿则艰于举动；脾主四肢，四肢衰弱则倦怠无力，故皆令人体重。然三者皆阴藏，阴虚则本藏之阳独亢，故皆令人烦冤闷满也。"

（14）公何年之长而问之少（shào），余真问以自谬也：王冰注：

"言问之不相应也。以问不相应，放言余真发问以自招谬误之对也。"

（15）窈（yǎo）冥（míng）：深远难见貌。此指深奥玄妙的医学理论。高世栻注："吾问子杂学比类，通合道理，可以十全者，乃问子窈冥之道。"

（16）此皆工之所时乱也：张介宾注："脾本微耎，病而虚浮，则似肺矣。肾本微沉，病而小浮，则似脾矣。肝本微弦，病而急沉散，则似肾矣。脉有相类，不能辨之，则以此作彼，致于谬误，此皆工之不明，所以时多惑乱也。"姚止庵注："时犹常也，乱谓昏乱。脉象变幻，有真有似，以似为真则误矣。"

（17）然从容得之：马莳注："若明从容篇以比类之，则窈冥之妙得矣。"

（18）三藏土木水参居：杨上善注："土脾木肝水肾三气参居受邪，令人体重者，此乃初学，来足深也。"

（19）时惊不嗜卧：时常谅骇心悸，没有睡意。

（20）夫年长则求之于府，年少则求之于经，年壮则求之于藏：年长，即年老。年少，即年幼。年壮，即中青年。张介宾注："夫年长者每多口味，六府所以受物，故当求之于府以察其过。年少者每忽风寒劳倦，所受在经，故当求之于经以察其伤。年壮者多纵房欲，五藏所以藏精，故当求之于藏以察其虚实。"

（21）皆失八风菀热，五藏消烁，传邪相受：八风，泛指外来邪气。菀，同"郁"。吴昆注："菀热，积热也。帝言公之所言，不求病之所来，是失八风菀热之故，五藏消烁之由，及邪传相受之次第。"

（22）浮而弦者，是肾不足也：张介宾注："肾脉宜沉，浮则阴虚，水以生木，弦则气泄，故为肾之不足。"

（23）沉而石者，是肾气内着也：张介宾注："沉而石，沉甚而坚也。阴中无阳则肾气不迭，故内着不行也。"

（24）怯然少气者，是水道不行，形气消索也：怯然，畏惧貌。消索，消散。杨上善注："肾气虚，故肾间动气微弱，致使膀胱水道不得通利也。肾间动气乃是身形性命之气，真气不足动形取气，故曰形气乘（当是"索"字之误）也。"

（25）咳嗽烦宽者，是肾气之逆也：杨上善注："水道不利，气循肾脉上入心肺，故咳嗽烦悗，是肾气之逆也。"

（26）一人之气病在一藏也，若言三藏俱行，不在法也：行，动也，此指发生病变。法，指《从容》篇所述之脉法。张琦注："言病皆在肾之一藏耳，非三藏俱行也。此义推之，则所云头痛者，浊阴上壅也；筋挛者，木气不荣，水不能涵也；骨重，肾本病也；哕噫者，肾脉上贯肝膈也；腹满者，水道不行，中焦壅滞也；时惊者，肝虚也；不嗜卧者，阴逆则阳不降，故不安卧也。虽病变不一，兼及他藏，而病本则在一藏，余皆传邪相受也。"

（27）愚：雷公自谦的称呼。

（28）病愈多出血，血止身轻：谓粗工以砭石刺之，虽出血多，而血止则病愈，身觉轻快。

（29）子所能治，知亦众多，与此病失矣：谓雷公所能治的病证和所知晓的医理甚多，但诊断此病为伤肺，则是错误的。

（30）譬以鸿飞亦冲于天：鸿，鸿雁，水鸟。张介宾注："譬以鸿飞，亦冲于天，虽所之任意，而终莫能得其际，亦犹长空浩渺之难测耳。"喻医道之深难穷。

（31）循法守度，援物比类：援，引进。吴昆注："言圣人治病，循由古人之法度，亦必援引事物比方品类。"

（32）化之冥冥：张介宾注："握变化于莫测之间而神无方也。"意即法则的运用是无边无际，无穷无尽的。

（33）何必守经：高世栻注："不拘常度，又何必守经，而不知权变耶？"即知常达变，灵活运用。

（34）今夫脉浮大虚者，是脾气之外绝，去胃外归阳明也：吴昆注："脉来浮大而虚，有表无里。是脾气出外而内已绝，去其胃府而外归阳明经也。"张介宾注："此言所问脉证，皆脾胃病也……故雷公问粗工下砭石而愈者，正所以泄阳明之邪实耳。"

（35）夫二火不胜三水，是以脉乱而无常也：杨上善注："二火者二阳，即阳明也。三水者三阴，即太阴也。今太阴病气外乘阳明，即二火不能胜三水也。"吴昆注："阳明不胜太阴，是以脉乱而失其常。常脉浮缓，今失而为浮大虚矣。"

（36）喘咳者，是水气并阳明也：吴昆注："脾病不能制水，水不通调，并于胃府，泛溢上焦，气道不利，故令为喘为咳。"

（37）血泄者，脉急血无所行也：张介宾注："脉之急疾由于气乱，气乱则血乱，故注泄于便，无所正行矣。"

（38）若夫以为伤肺者，由失以狂也：失，误也。张志聪注："若夫以为伤肺者，由失其比类之义，而以狂论也。"

（39）不引比类，是知不明也：张介宾注："不引比类，故因喘咳为伤肺，是知之不明也。着参合脉证而求之，则病在脾而不在肺，可类察之矣。"

（40）真藏坏决，经脉傍绝，五藏漏泄，不衄则呕：张介宾注："此明伤肺之候也。肺金受伤，窃其母气，故脾不能守。人受气于谷，谷入于胃，以传于肺，肺病则谷气无以行，故胃不能清。肺者所以行营卫通阴阳，肺伤则营卫俱病，故经气不为使。真藏，言肺藏也。肺藏损坏，则治节不通，以致经脉有所偏绝，而五藏之气皆失其守，因为漏泄，故不衄血于鼻，则呕血。"

（41）此二者不相类也：吴昆注："二，指脾肺二端而言。言脾与肺各显其候，不相类也。"

（42）天之无形，地之无理，白与黑相去远矣：张介宾注："天有象，地有位，若不知之，则天若无形，地若无理。此言三藏之伤，形证悬别，不能明辨亦犹是也，黑白混淆，相去远矣。"

（43）是吾失过，以子知之，故不告子：失过，即过错。杨上善注："谓子知之，不告子者，吾之过也。"

（44）明引比类《从容》，是以名曰诊经，是谓至道也：张介宾注："谓此篇明引形证，比量异同，以合《从容》之法，故名曰诊经，乃至遭之所在也。"诊经，即论诊法的经典著作。

【概要】

本篇通过对两个病例的讨论剖析，介绍了循法比类的辨证方法，突出了理论与实践结合学习的重要性。

1. 对"体重烦冤"病例的比类辨析

雷公以"体重烦冤"患者，治疗后"或已或不已"为问，黄帝在详审证候的基础上，通过反复的分析、比较、鉴别、归纳，从复杂的病情中探求出病证的病机。

（1）初析脉证：对"体重烦冤""夫脾虚浮似肺，肾小浮似脾，肝急沉散似肾"等脉证表现，通过初步剖析，缩小到"三藏土木水参居"的范围。

（2）因人制宜："大年长则求之于府，午少则求之于经，年壮则求之于藏"，表明年龄、生活习惯等不同的人，其生理特点、病理变化亦有差异，在辨证时应有所区别。

（3）探明病因："八风菀热，五藏消烁，传邪相受"等，是比类辨证时应该深入探讨的病因，而原文所谓"夫浮而弦者，是肾不足也"以下一段文字便是审证求因的过程。

（4）归纳病机：对上述各个方面加以综合、归纳，得出病机在于肾虚的结论，所谓"一人之气，病在一藏也，若言三藏俱行，不在法也"，说明病机应是对引起病证的主要矛盾的高度概括。

2. 对失血证属脾属肺的比类辨析

"四支解堕，喘咳，泄血"，粗看似乎伤肺，实则不然。原文通过脉证的分析，指出此病脾虚不能散精而肢怠，不能制水而喘咳，不能统血而泄血，阴虚阳浮而脉浮大虚。若由肺伤所致者，肺为本，脾为标，病在上焦"不衄则呕"。所以，无论病因证候，"此二者不相类也"。

3. 学习医经与临证实践相结合的重要性

原文一开始就明确指出，只有把"受术诵书""览观杂学"同"及于比类，通合道理"的实践活动结合起来，才"足以明之""可以十全"，否则就会造成"治之过失""为世所怨"。所谓"比类""通合"的方法，光读书是学不到的，只有在理论与实践不断结合的过程中才能逐渐掌握。原文记载的两个病例分析表明，医经所述的法度无疑是十分宝贵的，所以说"从容得之""是谓至道也"；但是临床的具体情况却如"鸿飞冲天"，变化无穷，所以"圣人之治病"，既要根据医经以"循法守度"，又须结合实际，"援物比类，化之冥冥，循上及下，何必守经"，即把理论和实践紧密地结合起来，做到原则性和灵活性的辩证统一。

四、医德修养

[331]《素问·征四失论第七十八》　所以不十全者，精神不专，志意不理，(1)外内相失，故时疑殆，(2)诊不知阴阳逆从之理，(3)此治之一失矣。受师不卒，妄作杂术，(4)谬言为道，更名自功①，(5)妄用砭石，后遗身咎，(6)此治之二失也。不适(7)贫富贵贱之居，坐(8)之薄厚，形之寒温，不适饮食之宜，不别人之勇怯，不知比类，足以自乱，不足以自明，(9)此治之三失也。诊病不问其始，忧患饮食之失节，起居之过度，或伤于毒，不先言此，卒持寸口、何病能中？妄言作名，为粗所穷，(10)此治之四失也。

是以世人之语者，驰千里之外，(11)不明尺寸之论，诊无人事，治数之道，从容之葆，(12)坐持寸口，诊不中五脉，百病所起，(13)始以自怨，遗师其咎。②(14)是故治不能循理，弃术于市，(15)妄治时愈，愚心自得。(16)

【校勘】

①功：《香草续校书·内经素问》："'功'字当依林校正引《太素》作'巧'。'巧'与上文'道'字，下文'咎'字为韵。"可据改。

②遗师其咎：当据王冰注语"遗过咎于师氏者"之意改作"遗咎其师"，方与前后文为韵。

【注释】

（1）精神不专，志意不理。张介宾注："故精神不能专一者，以中无主而杂合也。志意不分条理者，以心不明而纷乱也。"意即医生诊病时注意力不集中，思维紊乱。

（2）外内相失，故时疑殆：高世栻注："不能内得于心、外应于手，外内相失，故时疑殆而未明。"

（3）诊不知阴阳逆从之理：张介宾注："阴阳逆从之理，脉色证治无不赖之。不知此者，恶足言诊？"

（4）受师不卒，妄作杂术：卒，终也。张介宾注："受师不卒者，学业未精，苟且自是也。妄作离（当作'杂'）术者，不明正道，假借异端也。"

（5）谬言为道，更名自巧：吴昆注："缪，亦妄也。道，至道也。更名，变易其说也。"丁邑说："窃取前人之法而更其名目，是以前人之巧为己巧、故曰自巧。"

（6）后遗身咎（jiù）：遗，留也。身，自己。咎，罪过。此句谓结果给自己留下了过失。

（7）适：张介宾注："适，察其所便也。"

（8）坐：张介宾注："坐，处也。"指居住条件。

（9）不知比类，足以自乱，不足以自明：吴昆注："不知比类，谓不能援引类例而旁通也。"高世栻注："贫与富，贵与贱，薄与厚，寒与温，勇与怯，皆有比类之道，医不知此，自乱不明。"

（10）诊病不问其始……为粗所穷：此段原文注释见"诊法"章〔225〕段。

（11）世人之语者，驰千里之外：世人，此指一般世俗的医生。高世栻注："世人之语，妄自夸张，是驰骛于千里之外。"谓世俗医生好夸大自己的技术，追求名扬天下。

（12）不明尺寸之论，诊无人事，治数之道，《从容》之葆：尺寸之论，指审尺切脉的诊法理论。人事，指社会和家庭状况、起居、饮食、情志等。治数，即治疗技术。葆通"宝"，贵重之意。全句言世俗庸医不明诊法、诊病时不知参考人事，也不知道运用《从容》等篇论述的比类辨证的重要法则。

（13）坐持寸口，诊不中五脉，百病所起：坐，只、徒。张介宾注："若理数未明而徒持寸口，则五藏之脉且不能中，又焉知百病之所起？"

（14）始以自怨，遗咎其师：吴昆注："始则自怨其术不精，既则追咎师传之不尽。"

（15）治不能循理，弃术于市：市、市场。张介宾注："不能循理，焉能济人？人不相信如弃术于市，言见弃于众人也。"

（16）妄治时愈，愚心自得：张志聪注：'设安治之'而或有时愈，庸愚之心，以为自得，此亦行险以侥幸耳，岂真学问之功哉？"

【概要】

本段总结了医生临证时易犯的四种过失，论证了医生保持良好的医疗道德和作风的重要意义。

1. "四失"的具体内容

（1）精神不专，内外相失，病机不明：医生治病时，若不专心致志，集中精力，必然不能全面准确地了解病情，当然也就不能正确地认识病机、采取恰当的施治方案，反而"不知阴阳逆从之理"，而产生"疑殆"。

（2）学业不精，妄作杂术，而遗身咎：如果对医学不刻苦深专，不虚心向老师请教，而是投机取巧，"妄作杂术"，滥施治疗，必然"后遗身咎"，对病人带来灾祸，给自己造成过失。

（3）不明人事，不知比类，诊治错乱：如果医生诊病时马虎粗心，对病人的贫富贵贱、居住环境、身体寒湿、饮食好恶、体质勇怯等都不做深入细致的调查，又不能运用鉴别、比较、推理等方法对病情加以分析综合，就会使诊断和治疗出现混乱。

（4）重脉轻问，妄言作名，为粗所困：有的医生为了显示自己的高明，临证时不详细询问病因、病史和各种自觉症状，单凭切脉便下结论，这样的诊断必然不能切中病情，从而给治疗带来困难，也给病人造成不必要的痛苦。

2. 提高医疗技术、端正医疗作风的重要意义

上述四种过失从反面说明，医术不精和医德不高，是招致治疗失败的两大基本原因。因此，要努力学习医学理论，提高医疗技术；另一方面，要反对"妄作杂术""更名自巧""妄言作名""遗咎其师""愚心自得"等不良的医疗作风，加强医疗道德的修养，切实端正医疗作风。

[332]《素问·疏五过论第七十七》 凡未诊病者,必问尝贵后贱,⁽¹⁾虽不中邪,病从内生,名曰脱营⁽²⁾。尝富后贫,名曰失精⁽³⁾,五气留连,病有所并。⁽⁴⁾医工诊之,不在藏府,不变躯形,⁽⁵⁾诊之而疑,不知病名。身体日减,气虚无精,⁽⁶⁾病深无气,洒洒然时惊,⁽⁷⁾病深者,以其^①外耗于卫,内夺于营。良工所失,不知病情,⁽⁸⁾此亦^②治之一过也。

凡欲诊病者,必问饮食居处,暴乐暴苦,始乐后苦,皆伤精气,⁽⁹⁾精气竭绝,形体毁沮。⁽¹⁰⁾暴怒伤阴,暴喜伤阳,⁽¹¹⁾厥气上行,满脉去形。⁽¹²⁾愚医治之,不知补写,不知病情,精华日脱,邪气乃并,⁽¹³⁾此治之二过也。

善为脉⁽¹⁴⁾者,必以比类、奇恒、从容知之,⁽¹⁵⁾为工而不知道,此诊之不足贵,此治之三过也。

诊有三常,⁽¹⁶⁾必问贵贱,封君败伤,及欲候王,⁽¹⁷⁾故贵脱势,虽不中邪,精神内伤,身必败亡。始富后贫,虽不伤邪,皮焦筋屈,痿躄为挛。⁽¹⁸⁾医不能严,不能动神,⁽¹⁹⁾外为柔弱,乱至失常,⁽²⁰⁾病不能移,则医事不行,此治之四过也。

凡诊者,必知终始,有知余绪,⁽²¹⁾切脉问名,当合男女,⁽²²⁾离绝菀结,⁽²³⁾忧恐喜怒,五藏空虚,血气离守,工不能知,何术之语?尝富^③大伤,斩筋绝脉,⁽²⁴⁾身体复行,令泽不息,⁽²⁵⁾故伤败结,留薄归阳,脓积寒炅。⁽²⁶⁾粗工治之,亟刺阴阳,⁽²⁷⁾身体解散,四支转筋,死日有期。医不能明,不问所发,唯言死曰,⁽²⁸⁾亦为粗工,此治之五过也。

凡此五者,皆受术不通,人事不明也。⁽²⁹⁾

【校勘】

①病深者,以其:"新校正":"按《太素》'病深者,以其'作'病深以甚也'。"可据改。

②亦:吴昆注本无此字。《素问识》:"据下文例'亦'字衍。"可据删。

③富：乃"负"字因声近而误。"尝负大伤"，方与下句"斩筋绝膝"义相顺承。

【注释】

（1）尝贵后贱：即社会地位由尊贵而变卑下。

（2）脱营：病名，指因情志抑郁而致营血内损的病证。吴昆注："贵者尊荣，贱者屈辱，既屈且辱，虽不中邪，忧惶内生，则心志不乐，血无以生，脉气虚减，名曰脱营。"

（3）失精：病名，指因营养不良而致五藏精亏之证。张介宾注："尝富后贫者，忧煎日切，奉养日廉，故其五藏之精，日加消败，是为失精。"

（4）五气留连，病有所并：张志聪注："谓五藏之神气，留郁于内而不能疏达。并者，谓并病于五藏也。"

（5）不在藏府，不变躯形：王冰注："言病之初也，病由想恋所为，故未居藏府。事因情念所起，故不变躯形。"张介宾注："如前二病者，求之内证则藏府无可凭，求之外证则形躯无所据。"

（6）身体日减，气虚无精：王冰注："言病之次也，气血相逼，形肉消烁，故身体日减。阴阳应象大论曰：气归精，精食气。今气虚不化，精无所滋故也。"

（7）病深无气，洒洒（xiǎnxiǎn）然时惊：张介宾注："及其病深，则真气消索，故曰无气，无气则阳虚，故洒然畏寒也。阳虚则神不足，故心怯而惊也。"

（8）良工所失，不知病情：张介宾注："虽曰良工，而不能察此，则不得其情，焉知其本？"

（9）皆伤精气：吴昆注："问其饮食，则膏粱藜藿，施治不同；问其居处，则温凉燥湿，制方亦异；乐则喜，喜则气缓，苦则悲，悲则气消，故皆伤于精气。"

（10）形体毁沮（jǔ）：张介宾注："故苦乐失常皆伤精气，甚至竭绝，则形体毁沮，沮坏也。"

（11）暴怒伤阴，暴喜伤阳：张介宾注："怒伤肝，肝藏血，故伤阴。喜伤心，心藏神，故伤阳。"

（12）厥气上行，满脉去形：王冰注："厥，气逆也。逆气上行，满于经络，则神气惮散，去离形骸矣。"

（13）邪气乃并：张介宾注："以致阴阳败竭，故精华日脱。阳脱者邪并于阴，阴脱者邪并于阳，故曰邪气乃并。"

（14）脉：此处作"诊"字解。

（15）必以比类、奇恒、从容知之：奇恒，即异常和正常。张介宾注："《从容》，古经篇名，盖法在安详静察也。凡善诊者，必比类相求，故能因阴察阳，因表察里，因正察邪，因此察彼，是以奇恒异常之脉证，皆自《从容》之法而知之矣。"

（16）诊有三常：常，黄元御注："经常之法也。"张介宾注："三常，即常贵贱，常贫富，常药禾之义。"

（17）封君败伤，及欲侯王：王冰注："封冰败伤，降君之位，封公卿也。及欲侯王，谓情恭尊贵，而妄为不已也。"张介宾注："封君败伤者，追悔以往。及欲侯王者，妄想将来，皆致病之因。"（18）皮焦筋屈，痿躄为挛：吴昆注："失其肥甘，五液干涸，故令焦屈挛躄。"

（19）医不能严，不能动神：张介宾注："戒不严，则无以禁其欲；言不切，则无以动其神"。黄元御注："医不能严词危论以开导之，则不能动其神思，以致改悔。"

（20）外为柔弱，乱至失常：张介宾注："又其词色外为柔弱，而委随从顺，任其好恶，则未有不乱而至失其常者。"

（21）必知终始，有知余绪：有，通"又"。余绪，指次要部分。张介宾注："必知终始，谓原其始、要其终也。有知余绪，谓察其本、知其末也。"

（22）切脉问名，当合男女：吴昆注："切脉，按脉。问名，问证也。当合男女，谓男女气血不同，其脉与证亦当符合也。"

（23）离绝菀结：张介宾注："离者，失其亲爱；绝者，断其所怀。菀谓思虑抑郁，结谓深情难解。"

（24）尝负大伤，斩筋绝脉：尝负大伤，就是曾经遭受严重的外伤。吴昆注："大伤，大有伤损也。斩筋绝脉，损之甚也。"

（25）身体复行，令泽不息：息，生长、滋养。王冰注："身体虽以复旧而行，且令津液不为滋患也。何者？精气耗减也。泽者，液也。"

（26）故伤败结，留薄归阳，脓积寒炅：炅，热也。张介宾注："言旧之所伤，有所败结，血气留薄不散，则郁而成热，归于阳分，故脓血蓄积，令人寒炅交作也。"

（27）亟（jí）刺阴阳：亟，屡次。王冰注："不知寒热为脓积所生，以为常热之疾，概施其法，数刺阴阳经脉，气夺病甚。"

（28）不问所发，惟言死曰：张志聪注："不问受病所发之因，止知阴阳坏而与之死期。"

（29）受术不通，人事不明：吴昆注："无所不贯之谓通，无所不照之谓明。"此句谓医生的诊法技术未臻精湛，对病人实情亦未明确。

【概要】

本段论述了由于医生"受术不通，人事不明"所造成的五种诊治过失。

1. 问证不详，忽略暗伤

由于对患者的贵贱、贫富等社会经济状况的变化未做深入了解，因而对"病从内生"的"脱营""失精"等病往往不易及时觉察，加之这些精气营卫暗耗的病证初发时"不在藏府，不变躯形"，即使"良工"也易失于"不知病情"。

2. 不辨虚实，不明补泻

由于对患者的饮食、居处、苦乐等致病原因未做调查，对"精气竭绝，形体坏沮""厥气上行，满脉去形"等不同病理变化认识不清，虚实病机未辨，则补泻之法误施，以致造成"精华日脱，邪气乃并"的不良后果。

3. 不知比类，诊不足贵

"为工而不知道"，就是做为医生不能运用医学理论对病人的全部证候进行分析、对比、判断、推理，就不可能作出正确的诊断，所以"此诊之不足贵"，必将造成治疗的过失。

4. 精神内伤，不能动神

对各种复杂的社会因素导致情志抑郁、精神内伤的病人，如果医生不能坚持进行严肃的说服开导工作，以改变其精神状态，终将"乱至失常，病不能移"，即使用针药治疗亦不会收到好的效果。

5. 不知终始，盲目施治

任何疾病都有一个形成和发展的过程，由于病因和体质等差异，疾病的性质、表现和转归也不一样，例如，"离绝菀结，忧恐喜怒"等多导致虚证，"尝贵大伤，斩筋绝脉"则可演变"脓积寒炅"的实证。如果医生"不问所发"而"亟刺阴阳"，将会出现"身体解散，四肢转筋，死日有期"的严重后果。

【按语】

本段所述诊治的"五过"多与患者的贵贱、贫富、苦乐等"三常"有关，这说明《内经》作者不仅十分强调自然环境对人体生命活动的巨大影响，而且也极为重视社会环境，特别是政治地位（贵贱）、经济状况（贫富）及其相应的情志变化（苦乐）对人体病理过程的重要作用，并提出用说服劝导的"动神"法配合治疗与此有关的病证。这一见解不仅在当时是难能可贵的，就是对现在和将来的诊疗实践中也具有不容忽视的指导作用。

[333]《素问·方盛衰论第八十》　诊有十度，⁽¹⁾度人脉度、藏度、肉度、筋度、俞度，⁽²⁾阴阳气^①尽，人病自具。⁽³⁾脉动无常，散阴颇阳，⁽⁴⁾脉脱不具，诊无常行。⁽⁵⁾诊必上下，度民君卿。⁽⁶⁾受师不卒，使术不明，不察逆从，是为妄行，持雌失雄，弃阴附阳，不知并合，诊故不明，⁽⁷⁾传之后世，反论自章。⁽⁸⁾

至阴虚，天气绝；至阳盛，地气不足^②。⁽⁹⁾阴阳并交，至人之所行。⁽¹⁰⁾阴阳并交者，阳气先至，阴气后至。是以圣人持诊之道，先后阴阳而持之，⁽¹¹⁾奇恒之势，乃六十首，⁽¹²⁾诊合微之事，追阴阳之变，章五中之情，⁽¹³⁾其中之论^③，取虚实之要，定五度之事，⁽¹⁴⁾知此乃足以诊。是以切^④阴不得阳，诊^⑤消亡；得阳不得阴，守学不湛；⁽¹⁵⁾知左不知右，知右不知左，知上不

第十二章　医学教育

知下，知先不知后，故治不久。⁽¹⁶⁾知丑知善，知病知不病，知高知下，知坐知起，知行知止，⁽¹⁷⁾用之有纪，诊道乃具，万世不殆。⁽¹⁸⁾起所有余，知所不足，⁽¹⁹⁾度事上下，脉事因格。⁽²⁰⁾

【校勘】

①气：据王冰注语"诊备盖（当为'尽'字之误）阴阳虚盛之理"，此"气"字当改作"理"，方与本段阐述阴阳之理相贯通。

②不足：据王冰注语"地气微而不升"，此二字当改作"微"字，"地气微"方与"天气绝"为对文。

③其中之论：张琦注："按'其中之论'四字衍"。此四字与前后句不伦，当删。

④切：据后文例，当改作"得"。

⑤诊：此后当补"道"字。"诊道消亡"方与下句"守学不湛"为对文，并与后文"诊道乃具"相应。

【注释】

（1）诊有十度：度，度数，此指度量人身之法。马莳注："诊本五度，而此曰十度，盖脉、藏、肉、筋、俞左右相同，则谓之十度亦可也。"

（2）度（duó）人脉度、藏度、肉度、筋度、俞度："度人"之"度"作动词，度量之意，余皆作名词。马莳注："有脉度，故《灵枢》有经脉、脉度等篇；有藏度，故《灵枢》有本藏、肠胃、平人绝谷等篇；有肉度，故《灵枢》有卫气失常等篇；有筋度，故《灵枢》有经筋篇；有俞度，故《素问》有气府、气穴，《灵枢》有本输等篇。"黄元御注："脉度，诊其脉象也；藏度，候其藏府也；肉度，相其肌肉也；筋度，量其筋膜也；俞度，测其俞穴也。"

（3）阴阳理尽，人病自具：具，全也。张介宾注："凡此十度者，人身阴阳之理尽之矣，故人之疾病亦无不具见于此。"

（4）脉动无常，散阴颇阳：颇，偏颇而不平和。"散阴"与"颇阳"为互文。吴昆注："脉动无常者，脉来不常其状也……散阴颇阳者，阴阳散乱偏颇也。"

（5）脉脱不具，诊无常行：脉脱，指脉象应指不明显。具，具备。张琦注："更有脉脱而不具者，如脉暴沉伏，因阴阳否隔所致，并非脉绝，不可以常行之诊度之。"

（6）诊必上下，度民君卿：民，老百姓。君，君主。卿，高级官吏。张介宾注："贵贱、尊卑、劳逸有异，膏粱藜藿，气质不同，故当度民、君、卿，分别上下以为诊。"

（7）持雌失雄，弃阴附阳，不知并合，诊故不明：持，守也。附，旧依。"持雌失雄，弃阴附阳"二句为变文。并合，参合并观之意。张介宾注："故凡善诊者，见其阴必察其阳，见其阳必察其阴。使不知阴阳逆从之理，并合之妙，是真庸庸者耳，诊焉得明？"

（8）传之后世，反论自章：反论，指违反古圣遗教的错误言论。王冰注："章，露也。以不明而授与人，反古之迹，自然章露也。"

（9）至阴虚，天气绝；至阳虚，地气不足：绝，阻隔不交通。马莳注："地位乎下，为至阴，若至阴虚，则天气绝而不降，何也？以其无所升也。天位乎上，为至阳，若至阳盛，则地气无自而足，何也？以其无所降也。"张介宾注："盖阴阳二气，互藏其根，更相为用，不可偏废。此借天地自然之道，以喻人之阴阳贵和也。"

（10）阴阳并交，至人之所行：张介宾注："并交者，阴阳不相失而得其和平也。此其调摄之妙，惟至人者，乃能行之。"

（11）先后阴阳而持之：张介宾注："凡阴阳之道，阳动阴静，阳刚阴柔，阳倡阴随，阳施阴受，阳升阴降，阳前阴后，阳上阴下，阳左阴右，数者为阳，迟者为阴，表者为阳，里者为阴，至者为阳，去者为阴，进者为阳，退者为阴，发生者为阳，收藏者为阴，阳之行速，阴之行迟。故阴阳并交着，必阳先至而阴后至。是以圣人之持诊着，在察阴阳先后以测其精要也。"

（12）奇恒之势，乃六十首：势，情也，此指内容。首，段、条。马莳注："奇恒者，古经篇名也。六十首，古人诊法也。"

（13）诊合微之事，追阴阳之变，章五中之情：张介宾注："诊合微之事者，参诸诊之法而合其精微也。追阴阳之变者，求阴阳盛衰之变也。章，明也。五中，五藏也。"

（14）取虚实之要，定五度之事：获取邪正虚实的纲要，测定患者五度的状况。吴昆注："五度，脉藏肉筋俞五度也。"

（15）得阴不得阳，诊道消亡；得阳不得阴，守学不湛（zhàn）：诊道消亡，吴昆注："谓诊道不行于世也。"守学，指学识。湛，精深。此二句谓诊病不能全面掌握阴阳盛衰的病机，诊断必致失误，也说明医生的医术不精。

（16）故治不久：张介宾注："如左右上下先后者，皆阴阳之道也。使不知左右，则不明升降之理；不知上下，则不明清浊之宜；不知先后，则不明缓急之用，安望其久安长治而万世不殆哉？"

（17）知坐知起，知行知止：本篇后文说："诊有大方，坐起有常，出入有行。"故知坐、起、行、止，是指医生诊病时所应持的态度、举止等。

（18）用之有纪，诊道乃具，万世不殆：张介宾注："能明此义而用之有纪，诊道斯备，故可万世无殆矣。纪，条理也。殆，危也。"

（19）起所有余，知所不足：张介宾注："言将治其有余，当察其不足，盖邪气多有余，正气多不足。若只知有余，而忘其不足，则取败之道也。"

（20）度事上下，脉事因格：上下，泛指事物对立的两个侧面。脉事，指诊病之事。格，推究。吴昆注："格者，穷至其理也。言揆度病情之高下，而脉事因之穷至其理也。"

【概要】

本段从正反两面论述了全面诊察和"并合"阴阳的道理。

1. 诊病必须全面审度，切忌片面

疾病的证候及其机理是复杂多变的，所谓"脉动无常，散阴颇阳，脉脱不具，诊无常行，诊必上下，度民君卿"，就说明了这一点。因此，医生除了要学好"持脉之道"外，临证时还须全面地收集和审察病人各种表现，"度人脉度、藏度、肉度、筋度、俞度""诊合微之事，追阴阳之变，章五中之情，取虚实之要，定五度之事"，才能做出正确的诊断，否则，就可能"持雌失雄，并阴附阳""不察逆从，是为妄行"，而招致失败。

2. 诊病应以阴阳理论做指导，由此及彼，以常达变

原文以天地阴阳之气互根互用为喻，指出"阴阳理尽，人病自具"，即阴阳的对立统一原理是医学理论的精髓。诊治疾病时，若能"先后阴阳而持之"，从左右、上下、先后、丑善、坐起、行止、有余不足等多方面分析、对比、鉴别、归纳病情，则"脉事因势""用之有纪"，达到"万世不殆"的诊治水平。反之，若"得阴不得阳"，或"得阳不得阴""不知并合"，则不仅"守学不湛"而致"诊道消亡"，而且由于诊治错误还会造成人的伤亡。